普外科常见病诊断与处理

王付春等◎编著

吉林科学技术出版社

图书在版编目（CIP）数据

普外科常见病诊断与处理 / 王付春等编著. -- 长春：
吉林科学技术出版社，2017.9
　ISBN 978-7-5578-3220-9

　Ⅰ．①普… Ⅱ．①王… Ⅲ．①外科－常见病－诊疗
Ⅳ．①R6

中国版本图书馆CIP数据核字(2017)第232606号

普外科常见病诊断与处理
PUDAIKE CHANGJIANBING ZHENDUAN YU CHULI

编　　著　王付春等
出 版 人　李　梁
责任编辑　刘建民　韩志刚
封面设计　长春创意广告图文制作有限责任公司
制　　版　长春创意广告图文制作有限责任公司
开　　本　889mm×1194mm　1/16
字　　数　350千字
印　　张　28.5
印　　数　1—1000册
版　　次　2017年9月第1版
印　　次　2018年3月第1版第2次印刷

出　　版　吉林科学技术出版社
发　　行　吉林科学技术出版社
地　　址　长春市人民大街4646号
邮　　编　130021
发行部电话/传真　0431-85635177　85651759　85651628
　　　　　　　　　　　　　　85652585　85635176
储运部电话　0431-86059116
编辑部电话　0431-86037565
网　　址　www.jlstp.net
印　　刷　永清县晔盛亚胶印有限公司

书　　号　ISBN 978-7-5578-3220-9
定　　价　98.00元

编委会

主　编

王付春　赵东海　郭传申　李　剑
曹绍军　韩元圣

副主编

岳远永　李云鹏　杨　军　闫进贵
胡志亮　廉恩英　张　斌　傅　华
刘永健

编　委（按姓氏笔画排序）

王付春（山东省曹县第二人民医院）

邓仲鸣（湖北医药学院附属襄阳市第一人民医院）

刘永健（河北省枣强县人民医院）

闫进贵（山东省惠民县人民医院）

李　剑（承德医学院附属医院）

李云鹏（山东省宁津县人民医院）

杨　军（湖北省宜昌市优抚医院）

杨瑞明（山东省平邑县中医医院）

张　斌（湖北省云梦县人民医院）

张东来（河北省辛集市第二医院）

张青云（承德医学院附属医院）

岳远永（山东省莘县第二人民医院）

赵东海（山东省曹县第二人民医院）

胡志亮（济宁医学院附属医院）

郭传申（山东省阳谷县人民医院）

曹绍军（山东省冠县中医医院）

韩元圣（湖北省当阳市人民医院）

傅　华（承德医学院附属医院）

廉恩英（山东省汶上县人民医院）

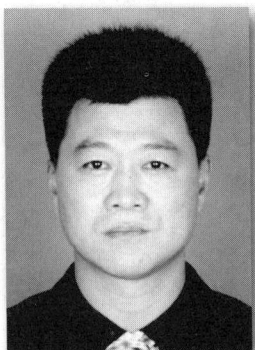

王付春

　　男，1976年7月出生，大学本科学历，现为山东省曹县第二人民医院外科主任，副主任医师。曾分别于2000年9月至2001年9月在单县中心医院普外科、2004年9月至2005年9月在青州医学院附属医院普外科进修学习。熟练掌握外科常见病、多发病的诊治及手术，能妥善处理普通外科中、大型手术围手术期出现的各种问题，对本专业领域内的危急重病例及疑难病症有丰富的临床经验。发表论文四篇，著作两部。

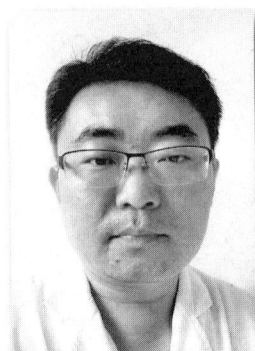

赵东海

　　男，1976年1月出生，本科学历，一直从事外科临床工作，在二十多年的临床工作在对外科常见病、多发病及各种疑难危重病人的治疗和抢救中积累了丰富的临床经验。多次赴上级三甲医院进修学习，长期从事外科临床和教学工作，发表论文多篇、参与本专业著作多部。

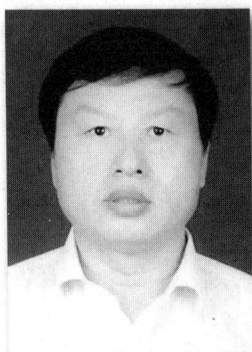

郭传申

　　男，毕业于济宁医学院。山东省阳谷县人民医院普外科副主任医师，山东省医师协会胃肠外科委员会委员，山东省老年医学学会胃肠外科委员会委员。

C目录 Contents

第一章 腹部损伤

第一节 胃肠道外伤

一、胃损伤

胃损伤在腹部开放性损伤时常见,碰撞、挤压、钝性打击等腹部闭合性损伤时,若为空腹,胃被胸廓保护,且有一定活动度,一般不易伤及,但饱胃状态下则容易损伤。由于解剖关系,胃损伤常合并其他内脏损伤,使伤情复杂,手术探查时应避免遗漏。

（一）损伤原因

1.腹部开放性损伤

刀刺伤、枪弹伤、爆破伤等都有可能伤及胃,可造成胃前壁损伤或胃前、后壁贯通伤,及其他邻近脏器、大血管损伤。胃内容物漏到腹腔,可引起严重腹痛和弥漫性腹膜炎。

2.腹部闭合性损伤

常因车祸或钝性打击如碰撞、挤压、拳打脚踢所致,可造成胃壁挫伤,裂伤,穿孔等。胃小弯前壁易发生穿孔,贲门、幽门因固定于周围组织易发生撕裂伤。在钝力作用下,腹壁可以完全没有外观上的损伤,而胃壁已发生不同程度的损伤。

3.医源性胃损伤

临床时有发生,如胃镜检查和治疗时切开或烧灼过深易导致胃穿孔。手术中因解剖困难和操作失误也可发生胃损伤,但这种损伤一般能及时发现而得到处理,不至于引起不良后果。偶有心肺复苏时按压过度导致胃穿孔的报道。

4.其他原因

吞服尖锐异物、误服腐蚀性化学物品常导致胃穿孔,更罕见的还有成人自发性胃破裂。

（二）临床表现

胃壁贯穿伤后通常有腹膜刺激征表现,决定手术探查并不困难。但若胃损伤只局限在浆膜层或肌层,尚未穿透,则可无明显腹部症状和体征。胃壁全层破裂时立即有剧烈全腹痛及腹膜刺激征,表现为全腹压痛及反跳痛,可呈板状腹,肝浊音界消失,肠鸣音可减弱或消失。腹部 X 线平片可见膈下游离气体,CT 检查可发现腹腔积液及胃损伤局部异常征象。单纯胃后壁破裂不一定有典型的全腹腹膜炎表现。胃壁血运丰富,胃裂伤有时可出现失血性休克,留置胃管有血性液引出,腹腔穿刺可抽出血性液。在某些情况下胃损伤的诊断也可能延误,如脑外伤昏迷和脊髓损伤者,难以检出腹膜刺激征;其他部位损伤,如多发骨折,引起的疼痛掩盖了腹部症状;伤者因情绪和精神状况而依从性差,拒绝诊疗;胃破裂口小,早期被大网膜、血凝块等掩盖,胃内容物漏出少,腹膜刺激征不明显。故对暂未决定手术探查的可疑病例应严密观察病情变化,反复检查腹部体征、进行腹腔诊断性穿刺,复查影像学检查,以尽早明确诊断。

（三）诊断

胃损伤后主要的临床表现为急性腹膜炎和失血性休克,以前者多见。根据腹部外伤史、典型症状体征和影像学检查,可帮助明确诊断,部分病例需在手术探查中明确诊断。

（1）有明确的腹部钝性打击、锐性刺伤或吞服化学药物等外伤史。

（2）临床表现主要有上腹部持续性疼痛，或先有上腹痛，之后有全腹痛，伴有呕血或胃管抽出血性液，开放性伤口流出胃内容物。体检有全腹压痛、反跳痛，腹肌紧张，甚至呈板状腹，以上腹部最重。

（3）腹平片可见膈下游离气体，腹腔穿刺可抽出胃内容物。

（4）胃后壁或非全层胃壁损伤可无典型临床表现。可留置胃管，观察是否抽出血性液，病情稳定者可经胃管注入气体或泛影葡胺造影剂后摄 X 线片，观察有无膈下游离气体或造影剂外漏。

（四）治疗

胃贯穿伤需要紧急手术治疗。一旦外伤后出现腹膜刺激征，即为手术探查适应证。紧急情况下，腹平片或 CT 等辅助检查并非必须。手术探查应全面，有胃前壁损伤时必须切开胃结肠韧带探查胃后壁，同时对大小网膜附着处亦应仔细检查，以免遗漏。胃损伤常合并肝、脾、膈肌、结肠等损伤，应全面探查。

胃壁轻度挫伤可不作处理。胃壁撕裂伤，裂口边缘整齐，可在止血后直接缝合修补；边缘破损不规则或有失活组织，应修整后再缝合修补；胃壁毁损伤范围广泛，无法单纯修补者，可行胃部分切除术。术后须彻底冲洗腹腔，放置引流管。

胃损伤时应用腹腔镜探查和手术应严格把握适应证，须由有丰富腹腔镜手术经验的医师进行。对腹腔污染严重、大出血、生命体征不稳定、合并多脏器损伤者不宜实施，腹腔镜探查发现伤情复杂，视野不佳，或怀疑有深部损伤时，应及时中转开腹。腹腔镜下探明伤情后的处理方法同开腹手术，对于简单的胃裂伤和单纯修补，其微创优势非常明显，避免了大的腹壁探查切口，患者术后恢复快。

二、十二指肠损伤

十二指肠可分为 4 部，除球部外，其余 3 部（降部、水平部、升部）皆位于腹膜后。十二指肠上接胃，下与空肠相连，全段呈 C 形，突向右侧，环抱于胰头周围，与周围大血管及肝、胆、胰腺等重要脏器相毗邻（图1-1）。十二指肠位置深在，后有脊柱、腰背肌，前有腹壁保护，因而受伤机会较少，仅占腹腔脏器损伤的 3%～5%。

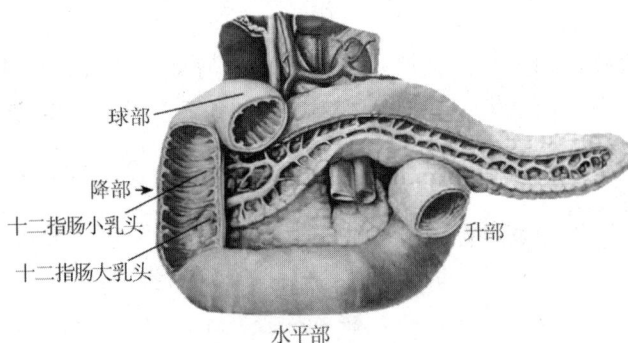

图 1-1　十二指肠解剖及毗邻

（一）病因

十二指肠外伤可分为穿透性、钝性和医源性损伤三种。

1.穿透性损伤

国外居多，如子弹、榴弹或工地铁棍等建筑材料引起的穿透性损伤。

2.钝性损伤

国内多见，多由交通事故及工程事故导致，损伤部位以十二指肠第2、3部最为多见。

3.医源性损伤

多发生于手术中，因解剖不清或术者失误等原因引起，如腹腔镜下胆囊切除术、胃肠肿瘤手术等伤及十二指肠。

（二）病理生理

十二指肠穿透伤及医源性损伤可直接导致肠管破裂。十二指肠钝性损伤以交通事故及工程事故为主，其损伤机制大致如下：十二指肠第2、第3段后方紧贴脊柱（第2腰椎，L_2），没有腹膜覆盖，活动度小，暴力突然从前腹壁挤向坚硬的脊柱，可直接造成十二指肠损伤，如撞击伤、急刹车时驾驶员腹部撞于方向盘上等。撞击时十二指肠游离段和固定段交界处可发生撕裂，形成的剪力可致十二指肠横断。暴力突然从上向下挤向脊柱时，如压砸伤、高处坠落伤等，可将十二指肠第2、3段和胰头推向右侧，第1、4段和胰体尾推向左侧，此时幽门和十二指肠空肠曲突然收缩、关闭，使十二指肠形成闭袢，腔内压力骤增，导致破裂。当L_2遭受巨大暴力发生压缩性骨折时，也容易损伤附近的十二指肠、右肾等。

十二指肠一旦发生破裂，其内容物流入腹腔或腹膜后，炎症刺激、感染将引起腹膜内外大量渗出，对全身生理造成很大扰乱，如电解质及酸碱平衡紊乱。此外，十二指肠血供差，肠内容物复杂，故损伤部位的处理亦甚困难。加之十二指肠损伤多合并有其他脏器损伤，伤者全身情况多较危重。

美国创伤外科协会（AAST）脏器损伤委员会（OIS）将十二指肠损伤分为Ⅴ级。Ⅰ级：血肿仅涉及十二指肠一段，裂伤未穿透肠壁；Ⅱ级：血肿超出一段，穿透性裂伤少于肠管半周；Ⅲ级：裂伤累及远端胰管，穿透性裂伤累及降段50%～75%周径，或其他3段的50%～100%周径；Ⅳ级：裂伤接近肠系膜上静脉，或降段破裂＞75%周径，包括十二指肠乳头和远端胆总管；Ⅴ级：十二指肠严重损伤，包括胰头部和胆胰管严重毁损，或十二指肠血供中断（图1-2）。

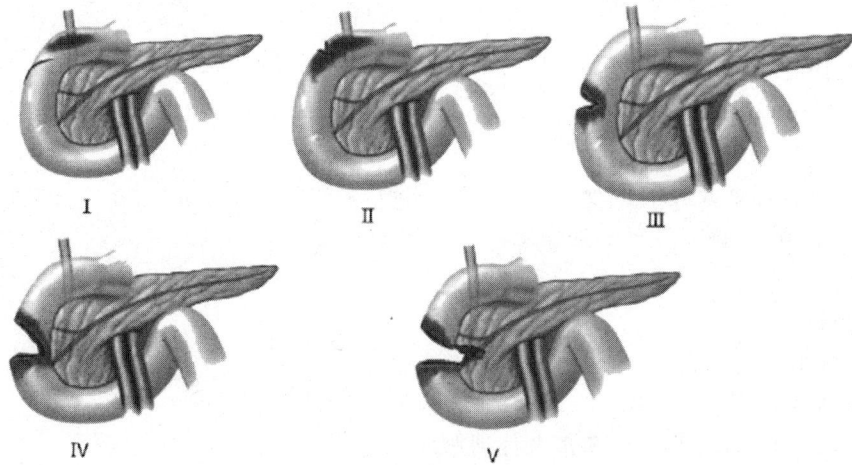

图1-2　AAST-OIS十二指肠损伤分级

（三）临床表现

十二指肠因损伤部位、程度以及有否复合伤等，临床表现有显著差异。

（1）腹腔内十二指肠破裂，临床表现明显。主要是突发的剧烈腹痛，以右侧为重，同时伴有恶心、呕吐，随着腹腔渗液增加及腹膜炎加重，出现腹胀和停止排气。上腹部压痛、反跳痛及腹肌紧张，即腹膜刺激征，肠鸣音消失。

（2）十二指肠壁间血肿，临床表现早期一般较轻，以上腹部疼痛与压痛为主，随后可能出现梗阻症状，反复发生胆汁性呕吐，随呕吐加重可出现水电解质与酸碱平衡失调。若因外伤后巨大腹膜后血肿压迫十二指肠第2、3段，可发生十二指肠广泛坏死、穿孔。

（3）腹膜外十二指肠破裂，常发生在上腹部严重钝性创伤之后。伤者可能暂时失去意识，但数分钟后即恢复，并无特殊不适，甚至可以继续行动和工作。经过一段时间逐渐出现持续性腹痛，并可能出现恶心、呕吐，呕吐物含血液。疼痛一般局于右上腹或背部，并逐渐加重。由于腹膜后睾丸神经与伴随精索动脉的交感神经受到肠内流出物的刺激，偶可发生睾丸痛和阴茎勃起的症状。体查时右上腹或背部有压痛，并可见皮下气肿。早期轻度腹胀，腹肌紧张不显著，肠鸣音减弱或消失。体温、脉搏、呼吸在初期无大变化。

但随病程进展,上述临床表现逐渐增强或明显,甚至压痛可能延至右肾区、右腰大肌内缘,右腹叩击浊音逐渐扩大。

(四)辅助检查

1.实验室检查

血常规可见白细胞升高,伤及胰腺时血、尿淀粉酶可升高。

2.X线检查

腹部X线平片如发现右膈下或右肾周围有空气积聚、腰大肌阴影消失或模糊、脊柱侧凸,则有助于诊断。口服水溶性造影剂后拍片,如见造影剂外渗即可确诊。

3.腹腔穿刺和灌洗

腹腔穿刺和灌洗是一种可靠的辅助诊断方法,倘若抽得肠液、胆汁样液体或血液表明有内脏损伤,但非十二指肠损伤的特征,腹穿阴性也不能排除十二指肠损伤。若诊断性腹穿液淀粉酶测定大于血淀粉酶3倍则应高度怀疑。

4.十二指肠镜检查

若不能明确诊断而病情允许时,可行十二指肠镜检查明确。

5.CT扫描

可见十二指肠腔外、右肾前旁间隙游离气体或液体积聚,右肾周阴影模糊,十二指肠扩张等征象,口服造影剂可中断而不进入远侧十二指肠。

(五)诊断

十二指肠损伤发生率较低,不容易引起临床医师重视,故漏诊概率较大。应从术前与术中两个方面诊断。

1.术前诊断

结合病史、症状、体征及相关检查。

(1)外伤史:上腹、下胸或腰背部外伤史。

(2)腹痛或腰背剧痛。

(3)腹膜刺激征。

(4)内出血或出血性休克。

(5)腹腔穿刺或灌洗阳性结果。

(6)X线腹部平片,可见腹腔内游离气体或腹膜后气影。

(7)必要时可行十二指肠镜检查、CT扫描。

2.术中诊断

术中探查需全面彻底,对多发伤患者在控制危及生命的大出血后再全面探查,十二指肠损伤线索可归纳为:

(1)十二指肠周围脏器损伤,如肝挫裂伤,右肾挫裂伤可能合并十二指肠破裂。

(2)出现皂化斑,腹膜胆汁黄染,提示可能存在十二指肠破裂。

(3)横结肠、小肠系膜血肿。

(4)未发现出血来源的血性液体。

(六)治疗

1.保守治疗

作为伤后明确诊断前的检查期治疗和手术前准备:①禁食、胃肠减压。②静脉补液,维持水电解质酸碱平衡,并进行肠内外营养支持。③应用有效抗生素。④使用质子泵抑制剂和生长抑素,抑制胃酸和消化液分泌。⑤监测血流动力学及其他生命体征,必要时监测CVP。⑥如有休克应积极抗休克治疗,并留置导尿管观察尿量,指导液体治疗。⑦穿透性损伤者,应引流、收集肠道流出物,清创包扎伤口,内脏脱出者予以适当保护。⑧诊断有困难者,可行腹穿、腹腔灌洗等。⑨做好术前准备。

2.手术治疗

原则是以最简单的术式达到阶段性治疗目标。十二指肠损伤多需分期手术治疗,每一阶段酌情选用不同术式。

(1)单纯修补术:适用于裂口<1.5 cm,时间短于24小时,局部感染不严重,裂口边缘整齐,血运好,无张力的情况。

手术方法:①直接双层缝合。②胃肠有效减压。③空肠造瘘。十二指肠减压有如下方法:①将胃肠减压管置入十二指肠腔内,持续吸引。②十二指肠造瘘,持续吸引(造瘘管应从十二指肠壁另戳孔引出,而不宜从破裂缝合处直接引出,因容易形成十二指肠瘘),此法最直接可靠,临床应用较多且效果满意。③胃造瘘持续吸引,同时行空肠上段造瘘,将导管逆行送入十二指肠,持续吸引,又称逆行十二指肠减压术,可单独应用。上述十二指肠减压还需配合肠腔外引流,以及时发现十二指肠瘘。另外可同时安置空肠造瘘管以进行术后肠内营养(图1-3)。

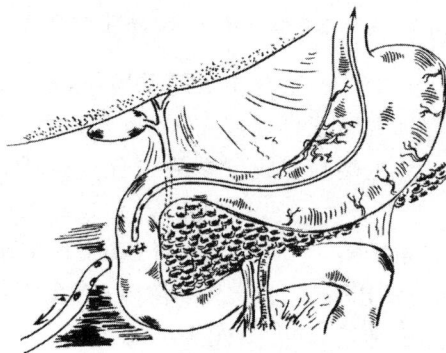

图 1-3　十二指肠修补及内外引流

(2)带蒂肠片修补术:适用于裂口>1.5 cm,但尚可拉拢缝合者。

手术方法:①采用横向缝合以防止肠腔狭窄。②游离一小段带蒂肠管,将其剥开修剪后镶嵌缝合于缺损处,修补缝合时应尽可能清除无生机的肠壁组织,带蒂肠片应完全遮盖修补处,并尽可能缝合于正常肠壁上,以确保损伤部位愈合。③行十二指肠减压及外引流。

(3)十二指肠吻合术:适用于十二指肠完全横断或部分横断者,这时单纯修补易发生狭窄。

手术方法:局部清创后作十二指肠近远段端端或侧侧吻合,对端吻合前必须充分游离十二指肠,以免吻合后张力过大,致吻合口崩裂形成高位肠瘘;侧侧吻合口要够大,以免狭窄、梗阻(图1-4)。

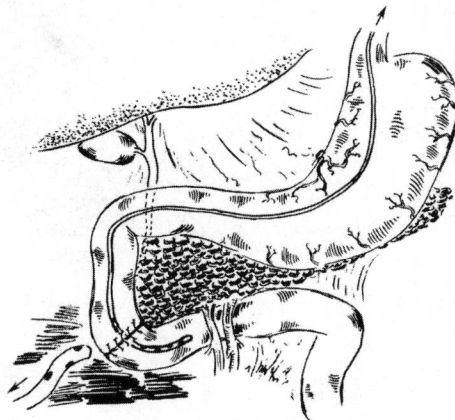

图 1-4　十二指肠吻合术

(4)十二指肠空肠 Roux-en-Y 吻合术:适用于缺损较大、不适合吻合术或直接修补术者。

手术方法:将空肠距 Treitz 韧带约15 cm 处切断,将远端空肠从结肠后或结肠前上提至十二指肠缺损处做端侧或侧侧吻合,近端空肠与距此吻合口45 cm 处空肠吻合(图1-5)。

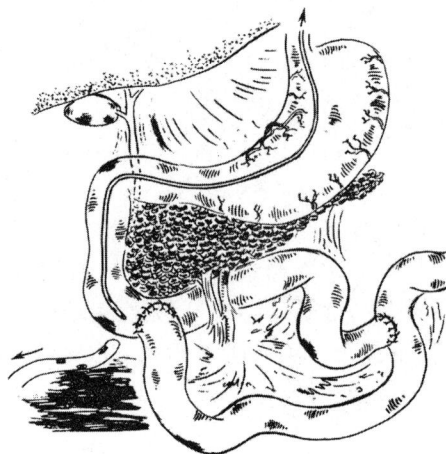

图 1-5　十二指肠空肠 Roux-en-Y 吻合术

（5）损伤肠段切除吻合术：适用于十二指肠第 3、4 段严重损伤，不宜缝合修补者。

手术方法：①将受损肠管切除，与远端肠管行端端吻合术，尤其是第 4 段损伤，要尽量切除受损部分。②若张力过大无法吻合，可将远端关闭，近端与空肠行端侧吻合；或关闭两端，行十二指肠空肠侧侧吻合。③均需加行空肠端侧 Y 形吻合术。

（6）十二指肠憩室化：适用于十二指肠第 1、2 段严重损伤或伴有胰腺损伤者。

手术方法：①修复十二指肠损伤。②Billroth Ⅱ式胃切除术（胃窦部切除术）。③胆总管造口术。④十二指肠置管减压和腹腔引流术。⑤迷走神经切断术（图 1-6）。

（7）改良十二指肠憩室化：适用于十二指肠第 1、2 段严重损伤或伴有胰腺损伤者。

手术方法：①修复十二指肠损伤。②在距幽门 3～5 cm 处胃壁用 3-0 可吸收线作全层间断贯穿交锁缝合，暂时阻断胃十二指肠通路，以减低十二指肠腔内的压力，利于破裂口愈合。③在 Treitz 韧带附近置空肠造瘘管 2 条，靠近端者逆行插入十二指肠破口附近，作为十二指肠腔内减压管，靠远端者插入空肠作为空肠营养管。④置鼻胃管或胃造瘘管作胃内减压。⑤十二指肠修补处附近置双套管一根作十二指肠腔外引流（图 1-7）。

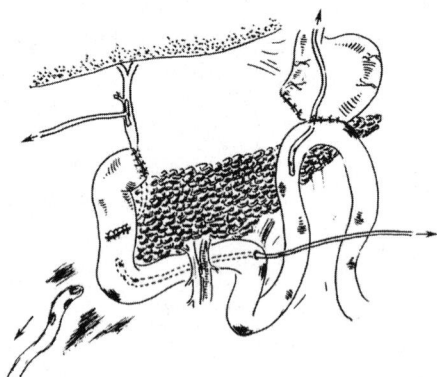

图 1-6　十二指肠憩室化

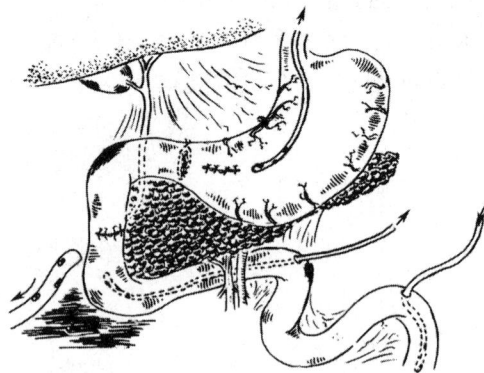

图 1-7　改良十二指肠憩室化

（8）胰十二指肠切除术：适用于十二指肠第 2 段严重碎裂，殃及胰头，无法修复者（图 1-8）。

（9）浆膜切开血肿清除止血术：适用于十二指肠壁间血肿，出现腹膜刺激征或持续梗阻，经保守治疗无效者。

手术方法：①清除血肿、止血、修补浆肌层破裂处。②建立肠腔减压和破损处引流，预防可能发生的十二指肠破裂。

无论选用何种手术，有效的肠腔减压和肠腔外局部引流是保证愈合的关键。

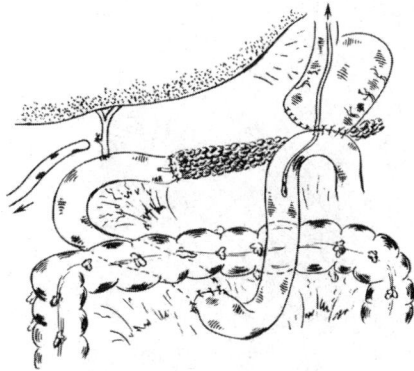

图 1-8 胰十二指肠切除术

（七）术后处理

十二指肠外伤行手术治疗后，除常见的一般腹部手术并发症之外，如再出血、腹膜后间隙感染、急性胰腺炎、腹腔及膈下感染等，最常见并发症为肠瘘。因此，要提高警惕，严密观察，每日详细记录各种引流管引流物的量、颜色、性质等。保持各引流管通畅，使十二指肠修补区处于"空虚"环境，不受肠腔内压力和局部积液的影响，以减少漏的危险。

十二指肠损伤术后出现下列征象应考虑发生十二指肠瘘：①术后腹膜炎体征加剧。②术后上腹部或膈下有局限性感染或腹腔脓肿形成。③腹腔引流量增加或含胆汁样物，并出现水电解质及酸碱平衡紊乱。④腹部引流口或切口裂开处周围皮肤灼痛、糜烂，有时从伤口可见破裂的肠管或黏膜外翻和肠液流出。

若发生十二指肠瘘，可根据其变化规律，采用早期（约1～2周）吸引，中期（约2～3周）封堵，后期修补（4周以上）的原则：①瘘口局部可采用双套管负压吸引，也可局部冲洗，瘘周围皮肤可涂抹氧化锌软膏等保护。根据瘘的进展情况，逐渐调整导管口径和深度，必要时可更换较细的胶管引流。②对低排出量、较小的瘘口可试用医用黏合胶或橡皮片等堵塞法。③选择手术时机，通常经过上述处理，多数十二指肠瘘可闭合，对高排出量（>200 mL/d），或未行十二指肠内容物转流术（憩室化或改良憩室化），或未行肠腔内减压术并持续治疗不愈合者，可考虑手术治疗，时机为瘘管已得到适当处理，感染得到控制，同时对瘘管情况有所了解，瘘口远侧肠管无梗阻，全身情况已改善后。通常在瘘形成后3～6个月行关瘘手术。④手术方法可酌情选用瘘管切除和修复术、空肠补浆膜贴覆术、带血管蒂空肠片修补术，或 Roux-en-Y 空肠十二指肠瘘端侧吻合术。

十二指肠瘘属高位瘘，消化液损失量大，可严重影响患者营养状况，而营养不良会造成不利于肠瘘治疗的恶性循环。故对十二指肠瘘患者的营养支持很重要，初期可采用经深静脉置管的全肠外营养支持，条件允许时尽量转为经空肠造瘘管的肠内营养支持，同时注意防治营养支持相关并发症。可使用生长抑素抑制消化液分泌量，也可使用生长激素促进合成代谢。应用广谱抗生素时间长则应注意二重感染发生，控制感染最重要的因素应是充分引流而非应用抗生素。总之，十二指肠瘘属复杂重症的胃肠外科病症，其治疗涉及诸多治疗方法和并发症，费用高昂，是复杂的系统工程。

三、小肠及小肠系膜损伤

小肠及小肠系膜在腹部的分布范围广，占据了腹腔绝大部分空间，位置相对表浅，缺乏骨骼保护，故在腹部外伤中受损伤的概率较大（图1-9）。腹部小范围的猛烈钝性撞击常造成单纯小肠损伤，刀刺伤和枪弹伤则多同时合并其他脏器损伤。需要注意的是由于小肠重叠盘绕，常发生不同肠段的多处损伤。

（一）损伤原因

小肠损伤主要见于猛烈撞击、突然减速安全带挤压等腹部钝性伤，高速锐器伤等，共同特点是损伤发生时外力作用速度快。原因在于小肠游离，系膜长，对单方向低速损伤具有躲避作用，故小肠及小肠系膜损伤在实际中相对较少，仅占腹部外伤的5%～10%。小肠损伤分为闭合性、开放性和医源性损伤（图1-10）。

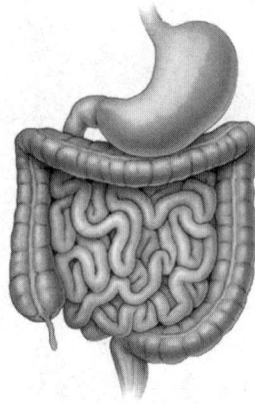

图 1-9　小肠的位置

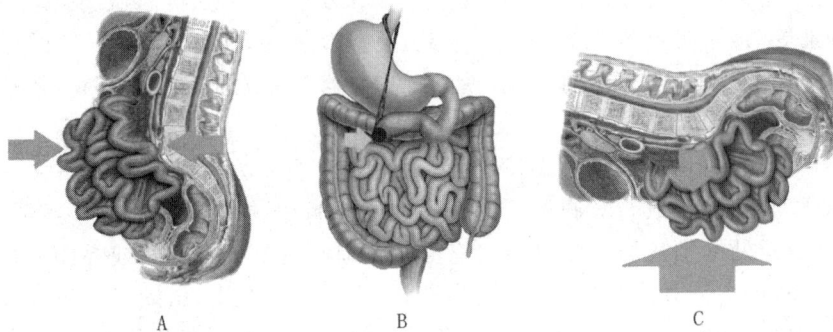

A　　　　　　　　B　　　　　　　　C

图 1-10　不同原因的小肠损伤

A. 直接暴力示意图（小肠受前后方双向挤压）；B. 侧向暴力示意图（侧向外力使 Treitz 韧带附近小肠受损）；C. 间接暴力示意图（高速坠落时小肠因高速惯性发生损伤）

1. 闭合性小肠损伤

根据暴力作用原理大致分为以下几种：①直接暴力损伤，腰骶椎形成的生理弯曲朝向腹壁，在快速强大的外力作用下，肠管在腹壁与椎体间被挤压，小肠充盈时易造成挫裂伤，严重的可致小肠断裂，有时伴有肠系膜撕裂，多为单处损伤。②侧向暴力损伤，当外力沿侧向或斜向作用于腹部，小肠及其系膜向一侧快速移动，当移动范围超过肠管韧带或系膜的承受力时，可能导致其附着处肠管撕裂，常见于 Treitz 韧带附近的空肠，回盲部附近的末端回肠，以及因腹腔手术、炎症等导致的病理性粘连附近的小肠。③间接暴力损伤，高处坠落、跌伤、车祸等情况时，肠管在高速惯性状态下突然骤停，因无法抵御速度突然变化所形成的压力而发生损伤，多见于充盈状态的小肠。④消化道异物损伤，吞入锐性异物在消化道下行过程中导致小肠穿破，多见动物骨骼、金属锐性异物等。

2. 开放性小肠损伤

异物穿透腹膜腔致小肠及其系膜损伤，主要为刀伤、枪伤等，多为多发小肠及系膜裂伤或复合其他脏器损伤。

3. 医源性小肠损伤

此类患者多存在较严重的腹腔粘连，在手术分离肠管时发生损伤，或者在实施腹腔镜手术放置腹壁套管时发生，也见于人工流产手术中刮宫器械穿透子宫误伤小肠。

（二）临床表现

小肠损伤的临床表现取决于损伤程度、时间及是否伴有其他脏器损伤。首先需了解受伤史，包括致伤原因，伤时姿态，受伤时间等，可提供重要的诊断信息，若见锐器伤口有肠内容物流出则诊断明确。

小肠壁尚完整的挫伤或血肿一般在伤后初期出现轻至中度腹痛和轻度、局限的腹膜刺激征，多无明显全身症状,随着血肿吸收或挫伤修复,腹部症状和体征逐渐消失。但也可能因损伤继续发展而出现迟发性肠壁坏死、穿孔,导致急性腹膜炎。

小肠损伤导致肠破裂、穿孔时,肠内容物外溢,因腹膜受消化液刺激而出现剧烈腹痛,伴有恶心、呕吐。体检可有全腹压痛、反跳痛,腹肌紧张,移动性浊音阳性及肠鸣音消失等腹膜炎相关体征。部分患者由于小肠裂口不大,或被肠内容物暂时堵塞,在损伤初期并无明确腹膜炎体征。小肠损伤伴肠系膜撕裂多量出血时,可出现面色苍白、皮肤湿冷、脉搏细弱、呼吸急促、血压下降等休克表现。部分未及时就诊的患者,因严重的急性腹膜炎而出现烦躁、焦虑,苍白,口唇和甲床轻度发绀,肢端湿冷、呼吸急促等感染中毒症状。小肠损伤可合并腹内实质脏器破裂而出现出血及休克,也可合并多器官损伤而出现相应临床表现,诊治中需全面考虑。

(三)辅助检查

1.腹部超声检查

对外伤患者具有重要意义,可及时简便地在床边实施,小肠以及系膜损伤主要表现为腹腔积液或血肿。但超声检查易受肠气干扰,对于空腔脏器诊断能力有限。

2.腹部 X 线平片

在部分小肠穿孔或破裂伤者可见膈下游离气体,但并不能作为确诊依据,因开放性外伤时体外气体可进入腹腔形成气腹表现。

3.腹部 CT

如果伤员全身情况允许,行 CT 检查对明确诊断很有帮助,目前高速螺旋 CT 扫描时间短,并可获得连续层面影像,可实现全身多部位同期快速检查,优化伤者入院后的诊断流程。

4.诊断性腹腔穿刺和手术探查

诊断性腹腔穿刺抽出肠内容物,在排除穿刺进入肠腔的情况下,可决定手术探查。腹腔镜探查对小肠损伤的初步明确有一定意义,但由于小肠行程长,部分小肠系膜缘损伤因被覆盖而不易发现,大血管和深部脏器损伤容易在腹腔镜探查中漏诊,对小肠及其系膜损伤应用腹腔镜探查应慎重。

(四)治疗

小肠损伤的预后与是否及时合理地治疗有很大关系。

1.非手术治疗

没有明显腹膜炎表现、生命体征稳定、辅助检查无阳性发现,或对损伤过程有怀疑的患者,可留院严密观察。主观症状较轻,腹膜刺激征轻且局限,并逐渐消失的伤者,可能存在肠壁血肿或挫伤,需要暂时禁食,胃肠减压并使用抑酸药物,以减少消化道压力,同时给予短期肠外营养支持,完善术前准备,密切观察病情变化,一旦出现明显腹膜炎表现需及时手术探查。

2.手术治疗

对于怀疑存在小肠及小肠系膜损伤,有明显腹膜炎的患者,均需手术探查,适应证包括:①有腹膜炎体征,或开始不明显,但随时间进展逐渐加重,肠鸣音逐渐减弱或消失。②腹腔穿刺或腹腔灌洗阳性。③闭合性腹部损伤腹平片或腹部 CT 发现有气腹者。④有典型腹部受伤史,合并休克者,应积极纠正休克,创造条件进行手术探查。手术中需全面系统探查全部小肠及其系膜。探明损伤后的手术方式包括。

(1)单纯肠壁修补:单纯肠壁锐性裂伤可作沿长轴的横向间断内翻双层缝合,修复后需检查该处小肠管径,需至少能通过一个手指。对周围存在挫伤或烫伤(如枪伤等)的肠壁裂口,需修整切除受损组织,确定裂口周围组织血运良好、肠壁层次完整后再作缝合修补。需特别注意与损伤相对的系膜缘肠壁有否损伤。

(2)肠段切除术:以下情况应考虑行肠段切除术。损伤时间长,损伤处肠壁水肿渗出、污染严重;肠壁伤口过长、直接缝合可能导致肠道狭窄;多处小肠损伤集中在较短的肠管范围内;小肠系膜严重损伤,导致肠段血运障碍;系膜缘进行性扩大的血肿,结扎血肿处血管后出现小肠段血运障碍。

(3)肠外置造口术:腹腔污染严重,空回肠穿孔或破裂时间较长(超过 36～48 小时),合并其他系统严重创伤,伤情危重时,不宜作肠段切除或单纯修补,可将受损肠段外置造口,待病情稳定,腹腔感染消退后再行外置肠管回纳手术,通常至少需 3 个月以后。

对小肠系膜缘附近的血肿应切开检查,探查血肿内是否有活动性出血,或存在肠壁损伤。对于不波及肠管的单纯系膜血肿,需根据进入血肿的血管情况决定是否行结扎止血,肠系膜上动、静脉只能修补,不可结扎,严重损伤时需要作血管吻合或重建。其他肠系膜动静脉分支多可结扎,但需注意结扎后是否影响肠管血运,必要时需行肠段切除。肠系膜裂孔需缝合关闭,以预防腹内疝发生。

医源性损伤多可被及时发现,并在开放手术中或腹腔镜手术中即时修补。

四、结肠损伤

结肠损伤是较常见的腹内脏器损伤,在腹部外伤中居第四位,占平时腹部损伤的 10%～20%,战时更多。结肠的解剖和生理特点,外科医生对其损伤的理论认识和新观念接受程度,处理方法和经验差异,以及综合治疗手段选择均直接影响结肠损伤的预后。目前对结肠损伤的治疗仍存在争议,焦点主要是左半结肠损伤后是采取一期手术还是分期手术。随着人们对结肠损伤后病理生理的进一步认识,先进仪器的使用,手术方法的改进和创新,围术期治疗手段的多样化,结肠损伤后的并发症和死亡率将大幅度降低,一期手术越来越多,分期手术明显减少或避免,可减轻患者痛苦和经济负担,提高生活质量。

(一)病因

战时主要为火器伤,平时主要为暴力、车祸、事故导致的外伤和医源性损伤。火器伤多为枪弹伤和炸伤,以枪伤居多;平时外伤常见刀刺所致的开放性损伤,腹部受撞击、碾压造成的结肠破裂;医源性损伤主要见于:①结肠镜检查,穿孔发生率为 0.19%～0.8%,经肠镜息肉切除穿孔发生率更高,其中有蒂息肉为 1.9%,无蒂息肉为 4.9%,其发生率高低与操作熟练程度有明显关系。②钡剂灌肠造影检查。③手术并发症,腹部手术误伤结肠血供或直接损伤结肠,如脾或胆囊切除时损伤结肠脾曲或肝曲。④器官移植,最多见于肾移植。⑤妇产科子宫腔内器械操作。另外有罕见的化学性物质致结肠损伤,如误用高浓度石炭酸灌肠等。

(二)病理生理

1.结肠解剖特点

结肠壁薄,外周脂肪组织较多。结肠壁内的血供不如小肠丰富,尤其在对系膜侧,而左半结肠的血供不如右半结肠丰富。结肠内容物稠厚或已形成粪便,肠腔内压力大于小肠,破裂后成形粪便污染轻,而稠厚内容物污染重,故通常左半结肠破裂污染较右半结肠轻。结肠内的致病菌无论种类或数量都超过小肠和上消化道。回盲部、升结肠、肝曲、脾曲、降结肠的背面位于腹膜后,较隐蔽,术中探查不细易漏诊。

2.结肠损伤后病理生理特点

结肠壁薄,血供不丰富,伴有休克时,结肠血供将明显少于其他器官,休克纠正后的再灌注损伤也更严重。在创伤后的全身炎症反应期中,肠道的炎症反应较为显著,如肠管扩张、肠壁水肿、通透性增加,可发生细菌易位。受伤后小肠蠕动恢复比结肠早,小肠内容物被推向已充满粪便的结肠,将造成结肠内压力增高。结肠破裂后腹腔内感染较严重,将加重结肠修补处的炎症反应。

3.结肠损伤的临床特点

结肠损伤常伴有其他脏器损伤,据报道 40.6%～87% 伴发 1 个以上的其他脏器伤,而单纯结肠单处或多处伤较少,这是由于从腹部正面观结肠呈 M 形走行的解剖特点。结肠走行包括腹腔各部,不同部位的结肠损伤都可能伴有其他腹腔脏器损伤。结肠损伤常伴有休克、骨折、颅脑损伤、胸部创伤及广泛软组织挫伤等,这些损伤的临床表现更为严重和明显,可能因此而忽视腹部检查,有报道误诊率可高达 21%～37%。

4.结肠损伤分级

按美国脏器损伤委员会(OIS)制定的标准(图 1-11),将结肠损伤分为 5 级:Ⅰ级,肠壁血肿或撕裂,无穿孔;Ⅱ级,肠壁全层撕裂小于 1/2 周径;Ⅲ级,肠壁全层撕裂大于 1/2 周径,但未横断;Ⅳ级,肠管横断;Ⅴ级,肠管横断伴组织缺损或血管损伤致肠供血不足。

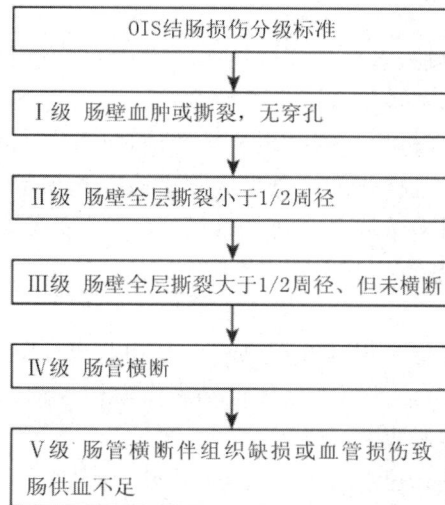

图 1-11　OIS 结肠损伤分级

　　按 Flint 分级法将结肠损伤分 3 级：Ⅰ级为结肠孤立伤,无腹腔其他脏器合并伤,腹腔污染轻,从受伤至手术时间间隔短,不伴有休克;Ⅱ级为结肠贯通伤,有撕裂伤和腹部其他脏器合并伤或伴有轻度休克;Ⅲ级为严重组织损伤,并有重度污染或休克。

　　(三)辅助检查

　　由于结肠损伤时常合并其他脏器损伤或较严重的颅脑损伤,临床表现复杂,而各种伤情可能互相重叠,目前尚无特异性的诊断手段,结果仅供参考。常用辅助检查如下。

　　1. 腹部 X 线平片和腹部透视

　　由于结肠内富含气体,故肠壁开放后应具备空腔脏器穿孔的特点,即立位腹平片可见膈下游离气体,侧卧位腹平片可见穹隆征或镰状韧带征。但实践中 X 线检查阳性率较低,可能原因是结肠内粪便成形、较干或较稠堵塞裂口,肠内气体无法溢出;破裂口较小;肠壁浆膜和肌层破裂,但黏膜层尚未破裂;结肠血供受损,但结肠壁尚未出现坏死破裂;腹膜后结肠(升结肠和降结肠)破裂,因后腹膜间隙狭小或裂口紧贴后腹膜,肠内气体无法到达游离腹腔;合并实质性脏器破裂,大量血液封堵结肠破裂口。若 X 检查发现腹腔游离气体,排除开放性腹部外伤或胸腹复合伤所致的外界或肺内气体进入腹腔,即可以诊断腹腔空腔脏器破裂,包括结肠破裂。间断复查腹部 X 线检查发现腹腔出现游离气体,对迟发性结肠破裂有诊断意义。

　　2. 超声检查

　　可发现腹腔积液(积血),实质性脏器破裂。也可发现腹腔游离气体征,在腹部闭合性损伤中对空腔脏器破裂有间接提示作用。

　　3. 诊断性腹腔穿刺

　　诊断性腹腔穿刺是腹部损伤时简捷有效的常用检查方法,阳性率较高,对结肠损伤诊断有很大帮助。若穿刺吸出粪样液体,并排除误入肠腔可能后,可诊断结肠破裂。但阴性结果并不能排除脏器损伤,受伤时间较短,穿孔较小,渗液少以及穿刺技术不正确等都可能导致阴性结果。必要时可重复穿刺和腹部检查,以动态观察病情。

　　4. CT

　　CT 对结肠损伤诊断无特异性。CT 可发现腹腔实质性脏器损伤,腹腔积液(积血)等,若发现腹膜后组织水肿明显,则提示可能存在腹膜后空腔脏器破裂,包括结肠腹膜后部分。

　　5. 常规实验室检查

　　血常规检查可了解伤者的失血和感染情况,尿常规检查可了解肾脏损伤情况,血淀粉酶升高提示胰腺损伤。

（四）诊断

重点是判断有无手术探查适应证，多数腹部外伤在手术探查前很难也无需完全明确具体伤情。询问受伤史和体格检查仍是最重要的基本步骤。了解受伤方式、力度、姿态、伤器等信息非常重要，有助于初步判断损伤的部位、类型和程度。腹部体检除腹壁表面伤情外，应重点判断有无腹腔内出血，腹膜炎，或腹膜后大血肿。诊断性腹腔穿刺可提供直接证据。急诊实验室检查和影像学检查可协助初步诊断。综合以上信息判断有无手术探查适应证。对多系统复合伤员，或已昏迷的重伤员诊断较困难，重点同样是判断有无手术探查适应证，而具体伤情多在探查中才能明确。

1. 非医源性结肠损伤

（1）穿透性结肠损伤：结肠壁全层破裂，肠腔开放，内容物漏出。常有明显的伤道，腹膜后结肠穿透性损伤早期体征常不明显，对可疑病例需间断重复体检和影像学检查动态观察。穿透伤肠内容流入腹腔时，则引起严重的腹腔感染和弥漫性腹膜炎。

（2）非穿透性结肠损伤：结肠壁未全层穿透，肠腔未开放。虽然肠内容物暂未漏出造成污染，但随伤情进展，肠壁仍可能发生迟发破裂，其临床表现更为复杂和隐匿。非穿透性结肠损伤可以是结肠本身受伤，也可以是肠系膜损伤累及结肠供血血管，导致血供障碍，可引起肠壁逐渐坏死而致迟发性破裂。严重结肠挫伤可直接导致结肠壁破裂，或受伤时为非穿透性损伤，继而逐渐坏死和迟发破裂。

2. 医源性结肠损伤

医源性结肠损伤在医疗操作当时发生，或之后短期内即有明确的临床表现，诊断相对容易，在临床虽不多见，但处理不当将会引起新的并发症，如肠瘘、腹腔脓肿等，严重的可危及生命。医护人员应重视预防，而早诊断、早治疗则是取得疗效的关键。常见的医源性结肠损伤原因有：①不熟悉解剖及手术操作粗暴，由于结肠肝曲和脾曲分别与肝脏和脾脏关系密切，强行分离或盲目钳夹大块组织都可能导致结肠损伤，泌尿科医生行腹膜后入路手术时，若不熟悉手术区域结肠解剖，也可导致损伤。②对于疾病导致的解剖和病理变化未予重视，如腹膜后肿瘤压迫推移、腹腔粘连可使结肠位置异常，而容易造成术中误伤。③操作技术不熟练，如子宫腔内器械操作时对子宫位置、大小没有查清，扩张宫口或吸宫时放入器械方向与子宫轴向不符，容易导致子宫穿孔后损伤结肠；结肠镜检查时没有看清肠腔而硬行置入，没有考虑到肠壁炎症、肠壁外粘连导致肠管移位成角，或充气过多都易造成结肠损伤。可见在医疗操作中重视避免结肠损伤因素时，大多数医源性结肠损伤是可以预防的。

（五）治疗

结肠损伤的术式选择，应遵循损伤控制原则（DC），应根据受伤时间，腹腔污染程度，结肠伤口情况，伤员全身情况酌情选择一期手术或分期手术，并无明确标准，较普遍的原则是，腹腔污染严重，严重的多发伤或复合伤，有糖尿病或肝硬化等基础疾病，失血量大，老年伤员，救治时间已延误（＞12小时）者均不适宜选择一期手术。

1. 原位修补术

原位修补术不需临时性肠造瘘和二期手术，可保持肠管完整性，对患者全身影响小，生存质量高，住院时间短，因此在评估适应证安全的情况下，可行原位修补术。掌握结肠损伤后一期原位修补术的适应证很重要，仅适用于经肠道准备并及时发现的结肠损伤，损伤裂口新鲜整齐，尚未有明显的炎症渗出和水肿，患者全身情况较好，没有严重的复合伤和合并症，没有大量失血或休克。此类适应证主要见于结肠镜检查等医源性损伤。对结肠损伤一期修补的适应证建议严格掌握，因为若修补失败，将使伤者多承受至少2次手术（造口和还纳手术）和腹膜炎等并发症，增加创伤和风险。

2. 肠造口术和造口还纳术

结肠损伤后因粪便污染严重，肠壁水肿渗出、变硬，需行肠造口术，包括结肠造口或末段回肠造口。急诊肠造口术简单安全，是处理结肠损伤的基本术式。肠造口术分为单腔和双腔造口两种，单腔造口即将损伤的结肠近端提至腹腔外，远端缝闭后放回腹腔内，但因二期手术时远端肠管不易寻找等原因，建议行双腔造口术。结肠损伤时的双腔造口多直接将损伤处结肠袢提至腹腔外，固定于腹壁，损伤处即作为造口处,经开口可探及近端及远端肠腔(图 1-12)。若损伤处肠段难以提出腹腔,对边缘整齐,尚未水肿变硬的损伤可予修补,同时在近端较游离的肠段双腔造口(图 1-13);若损伤污染和渗出严重,已无法修补,又无法提出造口,则尽量切除损伤肠管,行近远断端双腔造口(图 1-14);若无法实现近远断端双腔造口,可行近断端单腔造口,远端封闭(图 1-15);若近端位置不宜造口,可吻合后在吻合口近端游离肠段造口。若患者全身情况或损伤局部条件不允许行肠管切除术,则尽量清除局部污染,创面留置充分引流,近端肠管造口。常用造口位置包括乙状结肠、横结肠、盲肠和末段回肠。关腹前需将腹盆腔尽量清洗干净,并留置有效引流。结肠对系膜缘的刀刺等锐性穿透伤,应注意探查裂口对侧的系膜缘有无贯通伤,因此处被系膜脂肪遮盖,容易遗漏。

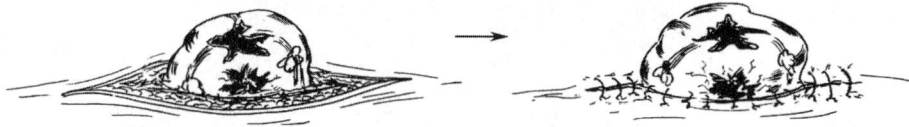

图 1-12　损伤肠祥双腔造口

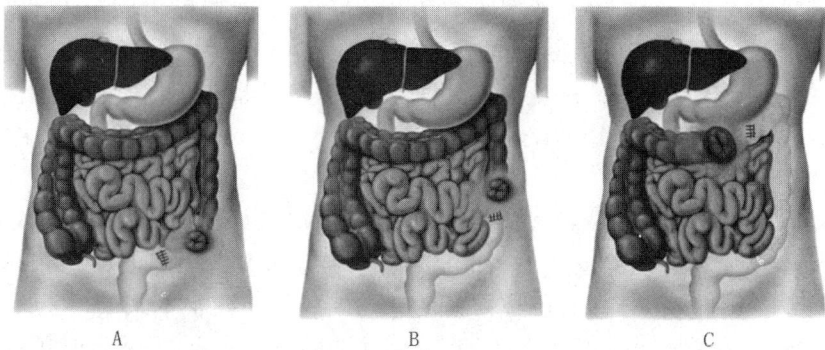

图 1-13　不同位置结肠损伤修补后近端造口

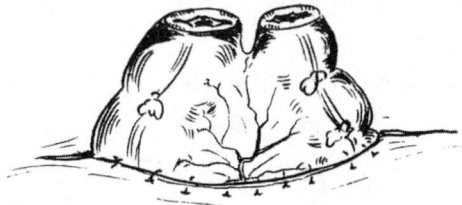

图 1-14　结肠两断端双腔造口

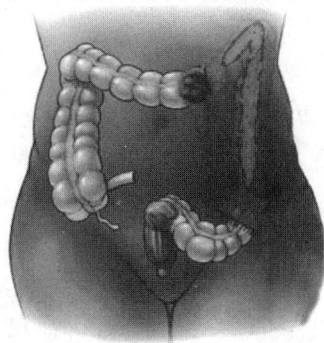

图 1-15　结肠部分切除后近端造口,远端封闭

　　升结肠或右半横结肠损伤时可选择盲肠造口,还可选择末段回肠造口,造口方式同样推荐双腔造口(图 1-16)。回肠造口处应距回盲瓣 15～20 cm,以免二期还纳手术后因回盲瓣关闭作用,使距离较近的造

口封闭处因肠管压力升高而破裂。需注意盲肠造口还纳时有一定难度,多需切除回盲部,而末段回肠造口还纳术相对容易。但因肠内容物通过回盲瓣进入盲肠后已成粪便,故盲肠造口更便于管理,而末段回肠造口则有肠液排出量大,水电解质丢失多,碱性肠液腐蚀皮肤等缺点。

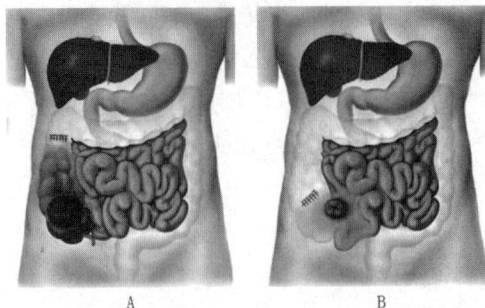

图 1-16 双腔造口
A.盲肠造口;B.末段回肠造口

造口还纳和重建肠道通畅性的手术通常在 3 个月以后进行,此时腹腔内因手术或创伤所致的炎症和粘连已大部分吸收,进行手术较为安全。而一期手术后 2 周至 3 个月内,致密的腹腔粘连将导致手术非常困难,且易致误伤。对于伤情复杂严重,全身情况欠佳的患者,应酌情延后二期手术。造口还纳术实施前应充分评估患者全身状态和造口远端是否存在梗阻等情况。

3.结肠切除吻合术

仅适用于已有肠道准备后发生的结肠损伤,且患者全身情况较好,损伤亦被及时发现时,多为医疗过程中的损伤,如患者因结肠肿瘤等行结肠镜检查时造成损伤或诱发穿孔,则同期手术切除肿瘤和损伤肠段后一期吻合。一期切除吻合不适用于未经肠道准备的急性结肠损伤。本术式的严重并发症是吻合口漏,预防除严格掌握适应证外应做到:吻合口无张力,吻合口远端肠道无梗阻;术后定时扩肛,避免肛门括约肌痉挛,降低直肠内压力;充分保留吻合口周围血管,避免吻合口血供短缺,确保愈合;常规于吻合口周围放置引流,以便术后观察,及时发现吻合口漏,尽早处理。

4.损伤肠祥外置术

由于横结肠和乙状结肠为腹膜内位器官,系膜较长,活动度大,肠祥拉出腹壁外较容易,故此范围的结肠损伤可选择损伤肠祥外置术,手术方便快捷,适应证包括:①有广泛严重的肠壁损伤,肠段活力无法判定。②有严重休克,或合并多发伤危及生命,需迅速结束手术时。

5.原位修补外置术

此术式适用于活动度较大的横结肠和乙状结肠。将修补后的肠管置于腹壁外,可观察损伤处愈合情况,若发生漏即可将损伤处扩大为造口,而不会发生腹腔内感染。若修补处愈合良好,则避免了肠造口给患者带来的不便,3 月后再行外置肠管还纳术。

6.腹腔镜手术

腹腔镜手术的优点是创伤轻,术后恢复快,但需注意掌握适应证。腹腔镜结肠修补术的适应证与一期原位修补术相同。腹腔镜肠造口术可避免腹部大切口,减少腹腔粘连,为二期手术创造有利条件。但将腹腔镜手术用于腹部外伤的探查和治疗,比开腹手术仍存在局限性,故不适用于广泛多发的损伤,也不适用于伤情危重的情况,且需要娴熟的经验和技术。

(六)术后处理

应根据结肠损伤的严重程度、手术方式和患者的全身情况而定。除一般治疗如补液、静脉营养和应用抗生素外,应注意观察有无吻合口漏、修补破裂和腹膜炎发生。常规包括:①间断复查血浆蛋白,及时纠正明显的低蛋白血症,有利于吻合口愈合。②间断复查外周血白细胞及中性粒细胞比值,及时发现感染。③严密观察患者症状和腹部体征,间断复查腹部超声,及时发现吻合口漏、修补破裂和腹膜炎,尽早处理。④保持引流管通畅。⑤定时人工扩肛,降低直肠内压力和肛门括约肌张力,减少吻合口和修补处远端肠腔的压力和阻力,有利于防止吻合口漏和修补破裂。⑥条件允许时尽早下床活动和恢复流质饮食,有利于肠蠕动功能恢复,可配合腹部物理治疗,促进腹腔炎症吸收和肠道功能恢复。⑦妥善护理切口和造口,避免切口污染,及时发现切口感染并予换药处理。⑧原位修补术后应在1周内采用全肠外营养支持或无渣流质饮食尽量控制大便,以利于伤口愈合。

五、直肠肛管损伤

直肠、肛管有坚实的骨盆保护,损伤较少见,一旦出现损伤则伤情普遍较重。由于直肠内粪便含有大量细菌,直肠周围间隙内是疏松的脂肪结缔组织,血运不丰富,一旦损伤即易导致严重感染,危害很大。直肠、肛管的致伤原因很多,伤情较复杂,常合并骨盆骨折,膀胱或尿道损伤等,诊断及治疗较困难,若医师经验不足,容易造成误诊和漏诊。

(一)病理生理

直肠上接乙状结肠,下接肛管,长度约12～15 cm。其上1/3的前面及两侧有腹膜覆盖,中1/3前面有腹膜向前形成返折,在男性形成直肠膀胱陷凹,在女性形成直肠子宫陷凹,下1/3则完全位于腹膜外。直肠肛管损伤后除出血外,临床表现当与致伤原因、伤情、部位及合并症情况有关。腹膜返折以上直肠破裂引起的病理生理变化主要是粪性或细菌性腹膜炎。腹膜返折以下直肠损伤造成的腹痛程度常不严重,也常无腹膜炎表现,此时含有大量细菌的粪便溢出进入疏松的直肠周围间隙,很快引起需氧菌和厌氧菌混合性感染,若不及时引流,将导致广泛的组织坏死、菌血证和感染性休克。若伴有腹膜后大血管或骶前静脉损伤,可出现腹膜后血肿及失血性休克。若损伤累及膀胱、尿道,尿液和粪便即可互相沟通形成直肠尿道瘘。肛管长约2～3 cm,其周围有控制排便功能的肛门括约肌,一旦损伤将造成不同程度的肛门控便功能障碍甚至肛门失禁。

(二)病因

1.开放性损伤

直肠、肛管开放性损伤以战伤和外伤多见,尤其是下腹部和(或)会阴部锐器伤。常见原因有骑跨伤、尖锐物穿透伤、弹片伤、爆炸伤、骨盆骨折移位时的撕裂伤或骨片伤,分娩时因产力过强亦可导致直肠肛管撕裂伤。

2.闭合性损伤

主要包括撞击伤、挤压伤和坠落伤等。直肠、肛管内异物也可以引起损伤。此类损伤较易被误诊,或被其他病情掩盖。

3.医源性损伤

常见于下腹部及盆腔手术,如泌尿外科或妇产科手术损伤。结肠镜检查时的插镜、取活检、息肉电切等操作,灌肠时的插管都可能引起直肠损伤。另外,放射性治疗亦可致直肠黏膜及周围组织损伤。

4.其他

灌肠误灌入腐蚀性药物而造成直肠肛管损伤。操作不当的肛镜检查也可能造成不同程度损伤,甚至穿孔。

(三)临床表现

因损伤部位不同而临床表现各有特点。当损伤位于腹膜返折以上时,主要表现为腹痛,严重者可弥漫至全腹,腹部有明显的腹膜刺激征,即压痛、反跳痛和腹肌紧张。直肠破裂可出现气腹征,腹部叩诊出现肝浊音界缩小或消失。当弥漫性腹膜炎发展至腹腔广泛渗出的炎症期时,叩诊有移动性浊音。因肠麻痹听诊可闻及肠鸣音减弱,腹胀随病情进展可逐渐加重。肛门指诊可见指套染血。当损伤发生在腹膜返折以下的直肠、肛管时,腹痛相对较轻且较局限,以下腹部为主,范围不易确定,可放射至骶尾部或肛周,常伴有里急后重感。肛门流血也是重要症状之一。腹膜上下贯通伤时,以上症状均可出现。严重的肛管损伤致肛门括约肌断裂时,可出现控便功能减弱或消失。若直肠损伤未能及时发现和处理,可出现严重的感染表现,包括高热、寒战,下腹部胀痛,里急后重感,下腹部、会阴部皮肤红肿,皮温升高,腹部压痛明显,严重者可出现感染性休克。合并有大血管损伤或骶前静脉丛损伤时,可出现大出血或腹膜后血肿表现,严重可致失血性休克。合并泌尿系统损伤常见为尿道断裂,表现为下腹及会阴肿胀,常有尿潴留、排尿困难、血尿等,并可造成尿道直肠瘘。伴生殖系统损伤者表现为子宫直肠瘘、阴道直肠瘘等。伴骨盆骨折则表现为骨盆挤压痛,可有耻骨联合分离征,X线平片常能确诊。

（四）辅助检查

怀疑有直肠、肛管损伤时,应常规行直肠指诊,有损伤存在时指套通常有血染或发现直肠腔内凝血块,损伤部位较低时可以摸到破裂口、破损区肿胀和压痛。若发现肛门括约肌松弛,需高度怀疑括约肌损伤。若指诊阴性,又怀疑有直肠、肛管损伤时,个别病例在病情许可时可行结肠镜检查明确损伤部位。

怀疑腹膜返折以上直肠损伤或合并腹腔内其他脏器损伤时,诊断性腹腔穿刺有助于明确,若抽出粪样液体,提示结肠或较高部位的直肠损伤。腹部X线检查可明确有无直肠异物,有无膈下游离气体和骨盆骨折等。

MRI可清晰显示直肠、肛管损伤部位,明确有无括约肌断裂,并确定肛周感染范围。由于对脂肪和肌肉等软组织的高分辨率,MRI目前正逐渐成为直肠、肛管外伤的常规检查。直肠腔内超声也可以清晰显示肛门括约肌复合体的细节。在非急诊情况下,盆底神经肌电图可以评估支配括约肌的神经功能,了解有无合并神经损伤。

（五）诊断

对于腹膜返折以上的直肠损伤,结合外伤史、临床表现及辅助检查,多可早期作出诊断,而腹膜返折以下的直肠、肛管损伤,由于临床表现不典型,合并周围脏器及软组织损伤时容易漏诊。故存在以下情况时应高度怀疑直肠、肛管损伤:①肛门部的直接暴力损伤。②会阴区软组织撕裂伤。③骨盆挤压伤。④伤后出现肛门流血。⑤骶尾部及肛门周围有放射性坠痛及里急后重感。⑥尿道与阴道损伤。

对明确的直肠肛门损伤,应重视合并伤的诊断。当合并膀胱损伤时,可出现伤口尿瘘、膀胱直肠瘘。合并尿道损伤时,则可出现尿道口少量流血及不能排尿等情况。尿生殖膈撕裂时会出现会阴、阴囊部血肿及尿外渗。合并生殖系统损伤时,可出现直肠阴道瘘或直肠子宫瘘,常见阴道有粪水流出或阴道流血等表现。合并骨盆骨折时可致后腹膜血肿,并可出现大出血,严重者可致失血性休克。

（六）治疗

直肠、肛管损伤从伤后的急诊处理,直至最终各种并发症的治愈,多需经过长期过程和多期手术,每一个阶段的治疗选择,均应体现损伤控制原则(DC)。

1.紧急处理

直肠、肛管损伤时常合并其他脏器严重损伤或大量出血,需尽快建立有效的静脉通道以补充循环血量。对肛门流血且发现损伤部位者,可先予纱布压迫止血。对怀疑骨盆骨折或已有休克表现的患者应尽量减少搬动,急救时最好将患者抬放在担架或木板上,以免在搬运中扰动不稳定的骨盆,增加创伤出血,加重休克。对有腹膜炎表现者需进行急诊剖腹探查。对盆腔大出血者可行双侧髂内动脉结扎。

2.急诊剖腹探查指征

（1）下腹部、会阴部及骶尾部有深入直肠肛门的外伤,或有骨盆挤压受伤史。

（2）伤后出现腹痛逐渐加剧,伴有恶心呕吐等胃肠道症状。

（3）有明显的腹膜刺激征或伤口流粪。

（4）腹腔穿刺抽出粪样液体或不凝血。

（5）合并大出血,经抗休克治疗无效。

（6）结肠镜检发现直肠上段有破口。剖腹探查切口以正中切口为宜,因火器伤时,弹片及子弹等穿入腹腔后弹道可在任何方位,正中切口利于全腹探查。探查时应从盲肠开始,分别向近端和远端逐段排查小肠和结直肠损伤。

3.大出血的处理

术中先将小肠推向右上或提出切口,暴露腹主动脉下段及其分叉,对于出血凶险者可暂时控制下段腹主动脉,快速输血使血压上升,待循环稳定后可根据情况结扎一侧或双侧髂内动脉。如发现中小静脉断裂或骨折断端渗血,可用纱条填塞压迫止血。对髂内静脉破裂所致的大出血可行破口修补。若直肠后壁或直肠两侧有血肿时应切开探查。若骶前静脉丛破裂出血,少数病例可以单纯缝扎或结扎止血,多数情况下需压迫止血,具体方法包括头低脚高体位以降低出血部位静脉压力,充分暴露出血区域后试行钝头器械捣碎骶骨血管孔压迫止血,还可用不锈钢图钉将大网膜或明胶海绵钉于血管孔处止血。在紧急情况下,压迫是最有效的止血方式,在术后3~5天内逐步将纱条拔除,出血一般可以控制。

4.腹腔内直肠损伤的处理

直肠损伤位置在腹膜返折以上时,对经肠道准备并及时发现的医源性直肠损伤,肠壁伤口处尚无明显水肿渗出,如结肠镜检查,可行直肠破口缝合修补术,但术中必须将腹腔及盆腔冲洗干净,并放置有效引流。多数直肠损伤须在损伤近端行肠造瘘术,暂时性粪便转流是治疗直肠损伤的基本原则。在无其他部位肠道损伤时多选择乙状结肠双腔造瘘,远侧肠道需用大量生理盐水冲洗干净,并留置有效的腹盆腔引流。在已有明显污染和炎症渗出的情况下修补直肠破裂并无意义。损伤严重,或乙状结肠双腔造瘘无法实施时,也可行乙状结肠单腔造瘘,远端封闭,酌情清除污染和坏死组织,不必强求彻底,也不必在急诊手术中寻求切除损伤直肠,但必须留置有效引流。行急诊肠造瘘和局部引流术后,需待局部感染控制,坏死组织排除,炎症消退,损伤处愈合后,再行造瘘还纳手术恢复肠道连续性,酌情可切除部分直肠,时间通常在3个月以上,根据伤情不同应酌情延长。

5.腹膜外直肠损伤的处理

经肠道准备并及时发现的医源性直肠损伤,如结肠镜检查,可经直肠内修补破口,术中需良好的麻醉和经肛门暴露,并在术后7天内进无渣流质饮食,尽量减少大便,有利于修补愈合。大部分腹膜外直肠损伤的基本治疗原则仍是结肠造瘘。破口位置较低时可经会阴入路进入直肠周围间隙清创引流,破口位置较高时可经腹游离直肠清创引流,或上下入路合作尽量清除直肠周围间隙污染并引流。同时应打开肠造口处大量冲洗肠腔,以避免术后粪便继续污染。局部清创不必强求彻底,因可能在解剖不清情况下导致副损伤,但必须建立有效的创面引流。腹腔镜结肠造瘘术创伤小,避免腹腔粘连,为二期手术创造有利条件,也可避免常见的开腹造瘘术切口感染,在患者无腹腔镜手术禁忌证时是良好的选择。修补已有明显污染和炎症渗出的直肠损伤并无意义,只要经肠造瘘粪便转流,局部清创和有效引流,感染控制后直肠损伤有自行愈合的可能。造瘘还纳手术需在确定损伤处愈合,局部感染控制,炎症消退后进行,通常在3个月以后。

6.肛管和肛门损伤的处理

经肠道准备的医源性损伤,如结肠镜检查,或损伤轻,伤口小,无直肠周围间隙污染时,可行单纯清创缝合。如果损伤重,位置深时,常合并尿道、阴道损伤,此时需行结肠造瘘术,待局部感染和炎症控制,合并伤修复后再行造瘘还纳术。若括约肌撕裂严重,需先行肛门括约肌成形术,远期再行造瘘还纳术。若会阴部有广泛组织缺损和坏死,永久性结肠造瘘也是合理的选择。肛管损伤修复术后第3周开始应予每日人工扩肛,防止狭窄。

7.直肠、肛管损伤合并伤的处理

直肠、肛管损伤时应重视合并伤的诊断和处理。合并骨盆骨折时,宜少搬动,有移位者需固定。对腹膜后出血者应密切观察,并进行输血、输液补充血容量。若经积极抢救休克未能纠正者,可行血管介入造影,选择一侧或两侧髂内动脉栓塞。这种疗法创伤小,可与抗休克治疗同时进行。合并膀胱破裂时,可经腹行膀胱修补术,同时行耻骨上膀胱造瘘。对尿道损伤者,应先放置导尿管,防止尿液外渗引起软组织感染。如导尿管插入困难时,可行耻骨上膀胱造瘘术及尿道会师术。在损伤早期留置尿管,对防止尿道闭锁、尿道肠瘘及尿道狭窄均有重要意义。合并阴道损伤时,早期伤口如新鲜清洁可进行修补术,若与直肠相通,存在污染或组织损伤较多,则应清创引流,3~6个月后待直肠肛管损伤痊愈后,再行修补和整形。

(七)术后处理

1.使用抗生素

使用广谱抗生素是直肠、肛管损伤术后的关键治疗。常联合使用抗需氧菌(如氨苄青霉素、庆大霉素、第三代头孢菌素类)和抗厌氧菌抗生素(首选甲硝唑)。

2. 全身支持治疗

由于严重的创伤出血、机体应激消耗和术后禁食,患者容易出现抵抗力下降和营养不良,故应及时纠正水电解质失衡和加强营养支持,术后早期可进行全肠外营养支持,病情好转后逐渐向肠内营养过渡。未行结肠造瘘者首选无渣肠内营养剂,以控制大便,避免会阴伤口感染。

3. 肠造瘘

通常在术中一期开放,或术后48小时,或肠功能恢复后开放。开放后应注意保护造瘘口周围切口,避免粪便污染,可用防水敷贴封闭切口,与造瘘污染区隔离。造瘘还纳手术需根据病情而定,至少在3个月后才能进行。

4. 引流管

腹腔内引流管若引流量减少,无发热及腹痛症状者可在2～3天后拔除。若腹腔内有明显感染,引流管需放至感染控制后拔除。若发生吻合口漏或修补失败,引流管需放至引流液减少,瘘管形成后拔除。会阴部引流管可在3～5天后引流量减少后拔除,若引流量多则酌情延后。

5. 会阴部伤口

会阴部伤口如合并感染,需打开伤口充分引流,待其肉芽组织逐渐从基底长出愈合。若会阴部创面较大,感染控制后可考虑行植皮手术。

(八)并发症

1. 感染

切口感染是直肠、肛管损伤术后的常见并发症,初期缝合的感染率是20%～40%,延期缝合的感染率是8%～12%。腹腔脓肿的发生率是20%。因直肠周围间隙污染,肛管直肠周围脓肿亦常见。感染发生多在术后5天左右,出现体温升高,白细胞计数升高,伤口红肿、疼痛。盆腔感染时会出现排便次数增多、里急后重感等。在条件允许时行腹腔镜结肠造瘘术可避免腹部大切口及切口感染。术后使用封闭式敷贴隔离造瘘口和切口可避免部分感染。感染发生后的主要治疗措施是使用广谱抗生素同时局部引流,如盆腔脓肿可经直肠或阴道穹进行穿刺引流,肛周脓肿应切开皮肤引流。

2. 瘘

直肠、肛管损伤后常形成直肠-阴道瘘,直肠-尿道-膀胱瘘,或直肠-皮肤瘘。形成瘘道后应在3～6个月后,局部感染控制,炎症消退后再行确定性手术,切除瘘道,修复器官缺口。

3. 肛门狭窄和肛门失禁

直肠、肛管损伤后容易出现肛管狭窄,多由括约肌修补或肛周组织瘢痕所致。术后人工扩肛非常重要,应根据每个病例的具体情况制定适当的扩肛计划,通常从术后第3周开始,每日两次,每次约5分钟,用戴手套的食指充分涂抹润滑油后缓慢插入肛门,循序渐进,最后达到可顺利插入食指第二指节的目标,视扩肛效果,其频率可逐渐减小,但建议持续6个月以上。肛门直肠环的损伤将导致肛门失禁,需行临时性肠造瘘术,若无特殊情况多选择乙状结肠造瘘。待感染控制,全身伤情好转后行肛门括约肌成形术,远期再行造瘘还纳手术。若肛门括约肌已无法修复,则需永久性肠造瘘。

(王付春)

第二节　脾脏外伤

脾是人体最大的淋巴器官,位于胃左侧与膈之间,相当于第9至11肋的深面,其长轴与左侧第10肋平行。脾的体积约为(12～14)cm×(7～10)cm×(3～4)cm,正常人脾重约100～250 g。脾毗邻胃、膈、胰尾、左肾和左肾上腺、结肠脾曲等重要结构,故脾的位置可因体位、呼吸和胃的充盈程度而有所变化(图1-17)。

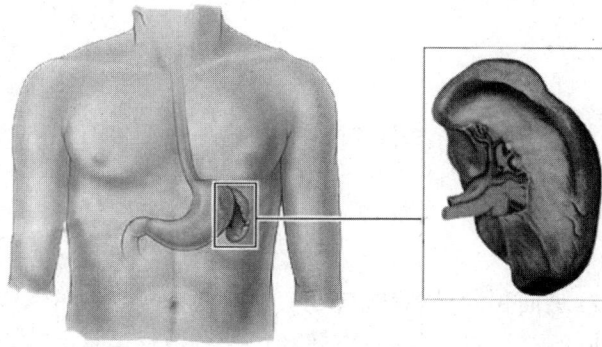

图 1-17　脾脏位置和解剖

脾色暗红,质软而脆。左季肋区受暴力时,常导致脾脏破裂。脾是腹部内脏中最容易受损伤的器官,其发病率在开放性损伤中约为 10%,在闭合性损伤中约为 20%~40%。病理情况下(如血吸虫病、疟疾、黑热病、传染性单核细胞增多症、淋巴瘤等)的脾脏更容易破裂。根据病理解剖,脾破裂可以分为中央型破裂(破损在脾实质深部)、被膜下破裂(破损在脾实质周边)和真性破裂(破损累积被膜)3 种。

一、病因

主要病因有创伤性脾破裂、自发性破裂和医源性脾损伤 3 种。创伤性脾破裂占绝大多数,往往都有明确的外伤史,破裂部位主要取决于暴力作用的方向和部位,又可分为开放性和闭合性两类。开放性脾破裂多由刀刺、子弹贯通和爆炸等所致。闭合性脾破裂多由交通事故、坠落伤、左胸外伤和左上腹挫伤等引起。自发性脾破裂极少见,主要发生在病理性肿大的脾脏,多数有一定的诱因,如剧烈咳嗽、打喷嚏或突然体位改变等。医源性脾损伤主要是指手术操作或医疗器械使用不当造成的脾损伤。此损伤一旦发生,将影响手术过程,甚至会因此行脾切除。

二、病理生理

根据脾破裂的临床特点,一般分为Ⅳ级。Ⅰ级,脾被膜下破裂或被膜及实质轻度损伤,脾裂伤长度＜5.0 cm,深度≤1.0 cm;Ⅱ级,脾裂伤总长度＞5.0 cm,深度＞1.0 cm,或脾段血管受累,但脾门未累及;Ⅲ级,脾破裂伤及脾门或脾部分离断,或脾叶血管受损;Ⅳ级,脾广泛破裂,或脾蒂、脾动静脉主干受损。

脾破裂由于病因和损伤程度不同,病理生理变化差异较大。中央型破裂和被膜下破裂,因脾脏包膜完整,出血受到限制,故临床上并无明显内出血征象而不易被发现。如未被发现,可形成血肿而最终被吸收。但有些血肿(特别是包膜下血肿)在某些微弱外力的影响下,可以突然破裂,应予警惕。脾实质深处的血肿也可逐渐增大而发生破裂,少数可并发感染而形成脾脓肿。

真性脾破裂时破损累积脾脏被膜,破裂部位较多见于脾上极及膈面,有时也发生在脏面。当脏面破裂,尤其邻近脾门时,有撕裂脾蒂的可能。这种类型的脾破裂出血量大,患者可迅速发生休克,导致生命危险。真性脾破裂的患者往往出现有效循环血容量锐减及组织灌注不足的病理生理改变,同时还伴随微循环改变、血液流变学改变、细胞代谢改变及器官功能的改变。

三、临床表现

脾破裂的临床症状轻重取决于脾脏损伤程度、就诊早晚、出血量多少及合并伤的类型。出血量少而慢者症状轻微,除左上腹轻度疼痛外,多无恶心,呕吐等表现。随着出血量越来越多,才会出现休克前期的表现,继而发生休克。出血量大而速度快的很快就出现低血容量性休克,出现烦躁、口渴、心慌、心悸、乏力、呼吸急促、神志不清等症状;严重者可因循环衰竭而死亡。由于血液对腹膜的刺激而有腹痛,起初在左上腹,慢慢涉及全腹,但仍以左上腹最为明显。有时因血液刺激左侧膈肌而有左肩牵涉痛,深呼吸时牵涉痛可以加重。

四、辅助检查

（一）血常规检查

可以发现红细胞和血红蛋白下降，呈急性贫血表现，伤后早期也可有白细胞升高，为急性出血反应。

（二）腹部 X 线片

可以发现肋骨骨折，并观察脾脏轮廓、形态、大小和位置改变。

（三）腹部超声

可以显示脾脏轮廓不整齐，表面欠光滑，脾包膜及实质性组织连续性中断，并可见脾脏进行性肿大和双重轮廓影，同时在脾周、肝前间隙、肝肾间隙、左右髂窝可探及液性暗区。

（四）腹部 CT

CT 检查能清楚地显示脾脏形态，对诊断脾脏实质裂伤或包膜下血肿具有非常高的敏感性和特异性。

（五）放射性核素显像

一般用于病情稳定后或病情复杂时，对了解受损脾脏的功能状况有特殊价值。

（六）诊断性腹腔穿刺和腹腔灌洗

从腹腔内抽出不凝血，是判断内出血最简单易行的方法，积血 500 mL 时阳性率可达 80%。腹腔灌洗用于发现腹腔内少量出血，可提高对内出血诊断的阳性率至 90% 以上。方法是向腹腔内放置一根塑料软管，注入 500～1000 mL 生理盐水，抽出灌洗液观察其性状并进行生化检测。

（七）选择性腹腔动脉造影

能明确显示脾脏受损的血管和部位，对脾损伤诊断的准确率可高达 100%。一般用于伤情稳定而其他方法未能明确诊断的闭合性损伤。该检查既可以明确诊断，又可以同时进行栓塞治疗。

五、诊断

（一）病史

多有胸部或腹部损伤史，左上腹或左季肋部外伤常致脾脏破裂，尤其在肋骨骨折时更易发生。有此类损伤时必须想到和排除脾脏损伤。

（二）临床表现

腹痛以左上腹为主，为持续性疼痛，部分患者伴左肩部疼痛。伴有腹膜刺激征，压痛以左上腹为显著，往往伴有轻度肌紧张和明显反跳痛。出血量大时有内出血或出血性休克的临床表现。

（三）辅助检查

包括血常规监测、腹部 X 线片、超声检查、CT、放射性核素显像、诊断性腹腔穿刺和腹腔灌洗以及选择性腹腔动脉造影，有助于明确诊断。

六、治疗

随着医学免疫学的发展，人们已认识到脾脏是免疫系统的重要组成部分，在体液免疫和细胞免疫中发挥重要作用。1919 年 Morris 和 Bullock 通过详细的临床观察，认识到脾切除术后患者对感染的易感性增加。1952 年 King 和 Schumacker 首先提出脾切除后可导致严重的全身性感染，即脾切除术后凶险感染（overwhelming postsplenectomy infection，OPSI）。OPSI 主要发生于儿童，尤其是血液病患儿。目前，大家普遍认同的脾脏外伤处理原则是：①抢救生命第一，保留脾脏第二。②年龄越小，保脾价值越大。③根据脾脏损伤程度和患者病情选择最佳手术方式，全部或部分地保留脾脏。④不主张保留病理性脾脏。

（一）保守治疗

对于一些包膜下或浅层脾破裂的患者，如出血不多，生命体征稳定，又无合并伤，可在严密监视血压、脉搏、腹部体征、血细胞比容及影像学变化的条件下行保守治疗。主要措施包括：绝对卧床、禁食水、胃肠减压、输血补液、止血、抗炎及对症治疗等，约 2～3 周后可下床轻微活动，恢复后 1 个月内应避免剧烈活动。住院期间如出现继续出血,应及时手术治疗。

(二)保脾治疗

1.脾栓塞术

脾栓塞可以栓塞脾动脉主干,也可以选择性栓塞脾动脉分支,现在以后者为主。栓塞材料包括明胶海绵、聚乙烯醇颗粒、可脱球囊、无水乙醇、碘化油、鱼肝油酸钠等。脾栓塞术保留了脾组织结构的完整,符合现代外科保留脾脏及其功能的要求。脾部分栓塞术(partial splenic embolization,PSE)降低了全脾栓塞后的严重并发症,同时也可避免脾切除术后导致严重感染。一般在局麻下,于腹股沟下方经皮行股动脉穿刺,选择性插管至脾动脉分支,将栓塞剂注入血管进行栓塞,即可以达到脾部分切除的效果。脾栓塞术后常见并发症有穿刺部位血肿、栓塞后综合征(包括腹痛、发热、恶心、呕吐等)、肺炎、肺不张、胸腔积液、脾脓肿、脾静脉或门静脉血栓形成等。

2.脾破裂修补术

适用于小而浅的脾脏裂口。选择左侧经腹直肌切口或左肋缘下斜切口进腹,吸尽腹腔积血,探查腹腔脏器。如发现脾破裂处大量出血,可以先捏住脾蒂控制出血。充分显露脾脏破裂处后,用不可吸收缝线和肝针间断缝合,打结前可以用明胶海绵或大网膜填塞裂口。缝合裂口时缝线应穿过裂口底部,以免残留死腔,打结时要松紧适度。缝合完毕后应该仔细检查有无其他裂口,以免遗漏。如果缝合修补失败,应立即行脾部分切除术或全脾切除术。

3.脾破裂物理凝固止血

脾破裂物理凝固止血是通过微波、红外线、激光等物理方法使脾破裂处表面凝固而达到止血目的。该方法可以单独应用,也可与其他保脾手术联合应用。

4.脾破裂生物胶黏合止血

主要是用快速医用ZT胶、PW喷雾胶等生物胶在脾脏裂口处形成薄膜,堵塞血管裂口而止血。主要适用于表浅且未伤及大血管的裂伤。

脾动脉临时阻断可减少脾脏血流量,使脾脏体积缩小、表面张力降低,以利于协同缝合、黏合或其他方法来共同达到止血目的。

5.脾部分切除术

分为规则性和不规则性两种。规则性脾部分切除术主要是指根据脾脏血管的分布规律所施行的脾段切除、脾叶切除和半脾切除术。不规则性脾部分切除术是指根据脾破裂的实际情况,而非一定按照脾脏血管分布规律所施行的脾部分切除术。脾部分切除术主要适用于脾脏某一部分重度破裂,无法缝合修补的情况。目前普遍认为脾切除不应超过全脾的2/3,否则将不能维持正常脾脏功能。进入腹腔后,探查脾破裂的情况,拟定预切线,切开脾被膜,用电刀或超声刀切断脾实质,所遇血管钳夹离断,近心端用丝线双重结扎。断面可用肝针和不可吸收缝线间断缝合。有空腔脏器损伤时不应行脾部分切除术。

6.脾破裂捆扎术

脾破裂捆扎术是通过压迫脾脏周边,减少脾门向裂口的供血,从而达到止血目的。手术方法是用肠线沿脾脏的横轴与纵轴进行多道捆扎,捆扎后肠线形成"♯"形分布,应有捆扎线靠近裂口或跨越其上,从而达到压迫止血的目的。对捆扎止血效果不理想的,可用明胶海绵或大网膜填塞裂口之后再行捆扎。

(三)自体脾组织大网膜内移植

脾脏功能的重要性越来越多地被认识,自体脾组织大网膜内移植对行脾切除术后保留脾脏功能有重要意义。通常将相对完整的1/3脾脏剪切成硬币大小的脾片,再将脾片缝合固定在大网膜内放回腹腔。该方法可以减少OPSI和血栓形成的发生率,但应根据患者综合病情制订方案,必须遵循生命第一、移植脾片第二的原则。另外,移植脾片的大小和数量也是手术成败的关键,移植脾片太多会引起腹腔粘连,数量太少又不能有效发挥脾脏功能。通常将相对完整的1/3脾脏剪切成硬币大小的脾片,移植数量从5片、10片至几十片到100余片,报道不一,尚无统一标准。

（四）脾切除术

对于开放性脾损伤，合并空腔脏器破裂的脾损伤，病理脾自发性破裂，年老体弱、全身情况差，不允许行保脾手术的情况，应行急诊脾切除术。脾切除术可以分为开腹手术和腹腔镜手术。

1. 开腹脾切除术

可以选用上腹正中切口、左旁正中切口、左肋缘下斜切口等。进腹后，首先用手指捏住脾蒂，控制出血，同时吸尽腹腔内游离血液，清除血凝块，确认脾损伤程度。探查中如果发现脾脏裂口内有血凝块，切勿取出，以防增加出血。经简单分离后用粗线或血管钳阻断脾蒂，将脾脏由腹腔左外侧翻向内侧，并托出腹壁切口外，在脾窝内置入纱布垫，防止脾脏回缩。向下分离脾结肠韧带，所遇血管结扎后切断，游离脾下极；分离脾肾韧带，再向上分离脾上极的脾膈韧带；分离脾胃韧带，结扎切断胃短血管及其分支，直至脾上极。脾脏游离后，将其托起并仔细分离胰尾和脾蒂，用血管钳钳夹脾蒂，切断脾蒂，移除脾脏，脾蒂残端先用 7 号丝线结扎，再用 4 号丝线贯穿缝扎。如果脾脏动、静脉较粗大，需将其分别结扎后再切断。腹腔彻底止血后，于脾窝处放置腹腔引流管一根，关腹术毕。若脾脏较大时，则不需将脾脏托出切口外，上述操作全部在腹腔内进行。

2. 腹腔镜脾切除术

腹腔镜技术已经越来越多地应用于腹部外科急诊手术中，当发生脾脏破裂时，如果患者生命体征平稳，心肺功能无明显异常，能够耐受 CO_2 气腹，则可以考虑行全腹腔镜下脾切除术或手助腹腔镜下脾切除术。

（1）体位与套管位置：患者取头高右倾体位，监视器置于患者头侧，术者、扶镜手及第一助手均位于患者右侧，术者居中，扶镜手位于其右侧，第一助手位于其左侧。取脐与左肋缘中点连线的中点放置 10 mm 套管（A 点）为观察孔，建立气腹后在腹腔镜直视下于剑突左侧肋缘下 2 cm 处放置 5 mm 套管（B 点）及左腋前线肋缘下 2 cm 处放置 12 mm 套管（C 点）为主操作孔，剑突右侧肋缘下 2 cm 处放置 5 mm 套管（D 点）为辅助操作孔（图 1-18 和图 1-19）。

如果施行手助腹腔镜下脾切除术，则首先作上腹正中切口或右侧腹直肌旁辅助切口，长度约为 6 cm，置入蓝碟手助器，术者左手置入患者腹腔后，再放置观察孔及操作孔套管。

（2）探查腹腔：首先吸尽腹腔内游离血液和血凝块，探查脾脏的膈面、脏面、上极、下极和脾门等处，找到出血部位。脾脏探查完毕后，还应探查其他脏器有无损伤破裂。

（3）阻断脾动脉：用超声刀或双极电凝刀自幽门下方向胃近端离断胃结肠韧带、脾胃韧带和胃短血管，在胰尾上缘游离暴露脾动脉主干，用丝线结扎阻断，或用血管夹夹闭，不必切断。

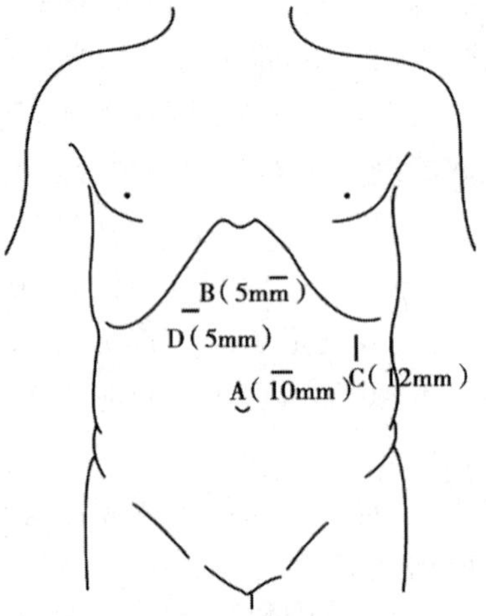

图 1-18　全腹腔镜下脾切除术套管位置

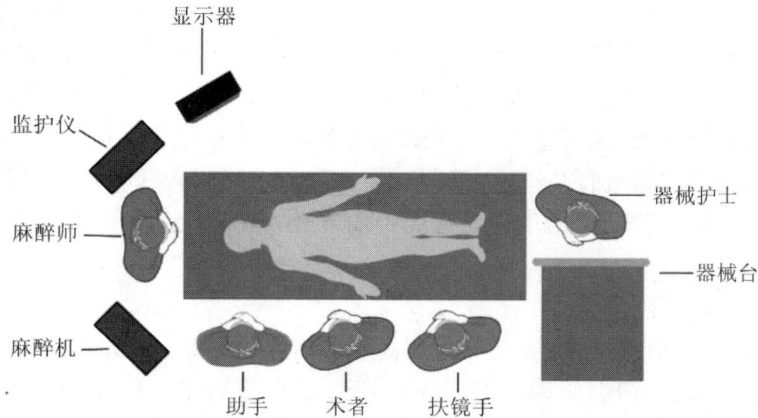

图 1-19　全腹腔镜下脾切除术手术室布局

（4）处理脾脏韧带：切除脾脏：通常从脾脏下极开始，用超声刀分离脾结肠韧带、脾胃韧带中下部及脾肾韧带，显露脾蒂。第一助手将脾下极抬起，在脾门处自下而上逐支分离出脾蒂血管分支，用丝线结扎或用血管夹夹闭后离断。最后处理胃脾韧带上部及脾膈韧带，移除脾脏。处理脾蒂时也可以用腔内切割缝合器夹闭并离断脾动静脉。腹腔彻底止血后，于脾窝处放置腹腔引流管一根，关腹术毕。

七、术后处理

（一）术后注意事项

术后应严密观察血压、脉搏、呼吸和引流液性状，注意有无活动性出血、胰漏、胃肠漏等并发症。动态监测血小板数量，如血小板过高应及时给予抗凝治疗，避免长时间卧床导致的下肢深静脉血栓形成。给予液体支持和营养支持，应用抗生素预防感染，对儿童及衰竭患者要注意 OPSI。患者清醒后应取半卧位，鼓励并协助患者深呼吸和咳痰，以防止膈下积液和肺部感染的发生。排气后可以拔除胃管，从流质饮食过渡到半流质饮食、普食。

（二）术后并发症防治

1.出血

术后腹腔内出血一般发生在术后早期，常为术中止血不彻底、结扎线脱落或凝血机制障碍引起的手术创面渗血。对于肝硬化和血液病患者，应针对性地纠正凝血功能。对于怀疑结扎线脱落的患者，应立刻再次手术止血。

2.上消化道大出血

对于肝硬化门静脉高压症患者，脾切除术破坏了门体静脉间的侧支循环，使门脉系统的血流更为集中地经过胃冠状静脉流向胃底和食管下段，更容易发生食管胃底静脉曲张破裂、门脉高压性胃炎、应激性溃疡，从而导致严重的上消化道大出血。首选治疗方案是保守治疗，补足循环血量，应用抑酸药和垂体加压素，放置三腔二囊管压迫止血等。条件允许时也可行内镜治疗或介入治疗。

3.肺部感染

患者术后往往因疼痛而使膈肌活动受限，导致左膈下积液感染，并引起胸腔内炎症反应、肺不张，继发肺部感染。主要临床表现是咳嗽咳痰、持续发热、呼吸不畅等。预防措施主要是术中减少对膈肌的刺激、术后取半卧位、鼓励患者咳嗽咳痰以及深呼吸、及时处理膈下积液。

4.膈下积液、腹腔感染

膈下积液感染的主要原因是术中胰腺损伤、止血不彻底、术后引流不通畅及患者免疫功能低下等。其临床表现为持续高热、左季肋区疼痛等。预防措施有术中彻底止血、避免损伤胰尾、保持引流通畅、使用有效抗生素等。如果已经形成膈下脓肿，可以在 B 超或者 CT 引导下穿刺置管引流。

5.脾热

脾切除术后2~3周,患者持续低热,体温波动在38 ℃左右,常常可自行缓解。脾热的发生机制尚不明确,可能与脾静脉血栓形成、腹腔包裹性积液、免疫因素等有关。对这些患者首先要排除全身性感染,其次要排除局部感染,如切口感染、膈下感染、肺部感染等常见术后并发症。对于脾热症状不明显者,可采取精神安慰及对症治疗,发热多可自行消退。对于体温较高,持续时间较长者,可以首选足量广谱抗生素,短期应用观察疗效。如效果不明显,可加用适量肾上腺皮质激素。如效果仍不满意,可试用中医中药调理或全面停药观察。

6.血栓形成

脾切除术后血小板迅速升高,一般在2周达到高峰。血小板升高至$600×10^9$/L时为血栓形成危险因素,栓塞发生于肠系膜上静脉、门静脉残端及主干时可造成严重后果。临床表现多为上腹疼痛、恶心、呕吐、发热、血便等。脾切除术后应常规监测血小板,及时给予肠溶阿司匹林、潘生丁等药物处理。静脉血栓形成多用抗凝、祛聚治疗,肠系膜上静脉血栓形成应根据病情积极予介入或手术治疗。

7.伤口感染

部分患者由于免疫功能低下、营养状况不良,易发生伤口感染、全层或部分裂开。主要预防措施是及时改善患者营养状况,重视伤口换药,发现感染后及时充分敞开引流,治疗糖尿病等合并症。

8.肠梗阻

脾切除术后,因腹腔内积血积液、脾窝空虚、下床活动时间晚等原因,可导致肠粘连、肠梗阻的发生。患者主要表现为恶心、呕吐、腹胀、腹痛、排气排便减少或停止等症状。治疗措施以胃肠减压、禁饮食、灌肠等保守治疗为主,如果肠梗阻症状不能缓解,则应该考虑手术治疗。

9.肝性脑病

重症肝硬化患者,由于术前就存在肝功能不良、黄疸、腹水等症状,又遭受大量失血、手术应激等因素的影响,极易诱发肝性脑病,以内科治疗为主。

10.脾切除术后全身性凶险感染(overwhelming post-splenectomy infection,OPSI)

OPSI的发病率因不同脾切除原因而异,外伤所致脾切除的OPSI发病率最低(0.5%~1%),血液系统疾病所致脾切除的OPSI发病率最高(1%~25%)。OPSI在切脾后数日至终生均可发病,但多在术后2~3年。儿童易患,主要是婴幼儿,其发病率虽然不高,但发病急、死亡率高。OPSI的临床特点是起病隐匿、发病突然、来势凶猛,症状包括骤起寒战高热、头痛腹泻、恶心呕吐、昏迷休克、弥漫性血管内凝血(DIC)和多器官功能障碍综合征(MODS)等。50%患者的致病菌为肺炎球菌,其次为奈瑟脑膜炎球菌、大肠埃希杆菌、流感嗜血杆菌。对已诊断为OPSI的患者,应及时进行细菌培养及药敏试验,同时给予积极有效的抗感染、抗休克治疗,维护重要脏器功能,可以获得较好的疗效。为预防脾切除术后OPSI的发生,在坚持"抢救生命第一,保留脾脏第二"的原则下尽量保留脾脏(特别是儿童)已被越来越多的外科医生所接受,应缩小全脾切除术的适应证,提倡脾修补术、脾脏部分切除术及脾脏移植术等保脾手术。另外,预防OPSI可用多价肺炎球菌疫苗,丙种球蛋白以及中药(如人参、黄芪、白花蛇舌草等)。

八、延迟性脾破裂

延迟性脾破裂(delayed rupture of the spleen,DRS)是创伤性脾破裂的一种特殊类型,临床上不多见。DRS的临床诊断标准是腹部钝性创伤后(48小时内,隐匿期)无腹内损伤的临床证据,或B超等特殊检查正常,后来又发生脾破裂。DRS出现症状的时间距离受伤时间长短不一,大部分患者在受伤2周内,个别病例长达数周或数月,甚至更长。DRS早期症状不典型,病情变化快,如果不能得到及时有效的诊治,病死率较高。

DRS多见于交通事故、钝器伤、坠落伤、挤压伤、摔伤等。其发生机制可能有:①脾实质损伤而脾包膜完整,包膜下出血及血肿经过一段时间后张力增大,包膜破裂,出现腹腔内大出血。②脾包膜裂伤后,局部血凝块与周围组织嵌顿包裹裂口,在轻微外力影响下,血凝块脱落,导致腹腔内大出血。③脾包膜破裂较小，出血少，持续一段时间后才表现出腹腔大出血证状。

DRS 的临床表现往往有左上腹疼痛、左肩放射痛，深呼吸时加重，另外可以出现脉搏细速、皮肤苍白、四肢厥冷、尿量减少、烦躁不安、神志模糊等休克表现。也有患者在轻度左季肋部或左上腹外伤后局部疼痛或体征很快消失，或轻度损伤后无明显不适，而在伤后 2 周左右因咳嗽、喷嚏等腹内压突然增高，或无任何先兆而突然出现全腹剧痛、休克等脾破裂症状。DRS 容易发生诊断延迟和误诊，应注意以下几点：①左上腹及左季肋区有外伤史的患者，应在伤后密切观察病情变化，定期监测血常规等常规检查。②定期检查血压、脉搏，进行体格检查，了解腹部体征。③动态监测 B 超、CT 等影像学检查，B 超简便易行，是 DRS 的主要检查方法，可发现脾脏背面覆盖一层不均等回声组织带，与脾脏界限清楚，是包膜下积血和血凝块的反射层，称为超声"被覆征"，是脾破裂出血尤其是 DRS 的特有图像，CT 检查能更准确的评估脾脏损伤程度及部位。④借助其他检查来完善诊断，包括选择性腹腔动脉造影、诊断性腹腔穿刺和腹腔灌洗等。⑤有条件的医院也可以用腹腔镜进行探查，其优点是直观可靠，并且可以同时采取有效的治疗措施。

DRS 治疗需根据脾脏损伤程度决定，主要分为保守治疗和手术治疗。保守治疗包括绝对卧床休息、暂禁食，禁止增加腹压的咳嗽与排便，维持正常血容量，必要时输血治疗，另外给予抗感染、止血药及对症治疗。定期监测血压、脉搏、尿量、血常规、B 超、CT 等检查，严密观察病情变化及腹部体征。通过动态观察评估病情变化及保守治疗效果。若病情加重应及时手术治疗。因保守治疗疗效不确定且治疗时间较长，选择保守治疗时应充分告知患者及家属利弊。手术治疗主要包括脾修补术、脾部分切除术、脾动脉结扎术及脾切除术等。对生命体征平稳、血流动力学稳定的患者，有条件的医院可以开展腹腔镜下手术治疗，但术中必须注意气腹压力不宜过高，以免造成气体栓塞。在诊治腹部外科急症患者时应重视 DRS 的可能性，提高警惕。

九、医源性脾损伤

主要指手术操作或医疗器械使用不当造成的脾损伤。医源性脾损伤多发生于食管癌、十二指肠溃疡、胃溃疡、胃癌、结肠癌、胰腺肿瘤等手术中。引起医源性脾损伤的原因主要有：①麻醉效果不理想，手术视野暴露不良。②拉钩用力不当或角度不适。③特殊的体形与体位。医源性脾损伤多数在术中或手术结束检查腹腔时发现，也有极少数病例是在关腹后发现。其治疗同样遵循"抢救生命第一、保留脾脏第二"的原则。其次应根据脾脏损伤的程度进行适当处理，切忌为避免医疗纠纷而对重度脾破裂的患者行保脾手术，从而导致更严重的后果。医源性脾损伤的治疗包括脾脏局部电凝、脾动脉结扎、生物胶粘合、大网膜或明胶海绵填塞、脾部分切除或全脾切除术等。对于医源性脾破裂的预防应注意以下几点：①术野暴露清楚、精细轻柔操作。②术中维持良好的麻醉状态。③拉钩牵拉适度，及时调整角度。④手术全程应时刻注意保护脾脏。

（王付春）

第三节　肝脏和胆道外伤

肝外伤在战争时期占腹部外伤的 20% 左右。在战时最常见的腹部外伤中，其发生率仅次于小肠和大肠外伤而居第三。绝大多数是弹片伤和枪弹伤。由于弹片的穿入力比枪弹小，对肝组织和血管的破坏程度亦较轻，伤后立即死于战场的较少，故肝的弹片伤员比枪弹伤员多。在和平时期，肝外伤亦约占腹部外伤的 20%。从 20 世纪 60 年代末，西方的肝外伤大多数为刀刺伤和枪伤，达到 90% 以上，近年来有所下降，而闭合性损伤则明显增多。其中车祸造成的闭合性肝损伤约占 72%，而坠落伤和运动伤分别仅占12% 和 5%。

一、分类与分级

（一）分类

1. 开放性损伤

由锐性外力如穿刺伤、弹片伤或枪弹伤等所致。

2. 闭合性损伤

由钝性外力如撞击、挤压、爆震伤和坠落等使肝直接遭到冲击，或受到间接对冲力量而破裂，腹壁并无伤口沟通。

战时以开放性损伤较多见，平时则以闭合性损伤较多见。

（二）分级

AAST 分级法是目前较为通用的分级方法，1994 年美国创伤外科学会（AAST）在原有的分级基础上，以手术或 CT 表现为依据，将肝外伤进行了更详尽、明晰的分级，为肝外伤治疗提供了较客观的依据，是一种较适合临床应用的分级方法。AAST 分类 Ⅲ 级以上肝脏损伤即为严重损伤（表 1-1）。

表 1-1　肝损伤 AAST 分级

分级*		损伤情况
Ⅰ	血肿	肝包膜下、不扩展、<10%肝表面积
	裂伤	包膜撕下、无出血、肝实质深度<1 cm
Ⅱ	血肿	肝包膜下、不扩展、10%～50%肝表面积
		肝实质内、不扩展、直径<10 cm
	裂伤	包膜撕裂、活动性出血、深度 1～3 cm、长度<10 cm
Ⅲ	血肿	肝包膜下、扩展性或>50%肝表面积
		肝包膜下血肿破裂并有活动性出血
		肝实质内、扩展性或直径>10 cm
	裂伤	肝实质深度>3 cm
Ⅳ	血肿	肝实质内血肿破裂病有活动性出血
	裂伤	肝实质破裂累及 25%～75%的肝叶或同一肝叶中 1～3 个肝段
Ⅴ	裂伤	肝实质破裂累及肝叶>75%或同一肝叶中超过 3 个肝段
	血管伤	近肝静脉损伤（肝后下腔静脉、主肝静脉）
Ⅵ	血管伤	肝脏撕脱

＊肝脏有多处伤时分级增加 1 级

二、病理生理

肝外伤的病理生理改变以出血、失血性休克和胆汁性腹膜炎为主。渗漏的胆汁不仅引起细胞外液的过多丢失，加重休克，还可引起继发性感染和出血。战时肝外伤主要为弹片伤、枪弹伤之类的开放性损伤，平时则多为闭合性损伤。刃器伤造成的肝实质损伤一般较轻。而肝门部的大血管、下腔静脉和肝静脉损伤时，虽然肝组织损伤不重，但由于出血速度快，出血量大，常在短时间内导致伤者死亡。开放性损伤的组织破坏，主要在伤道周围，距离伤道较远的肝组织多保持正常。而闭合性肝损伤可发生肝脏多处裂伤，或肝脏表层组织保持完整，但内部损伤严重，常引起坏死、延迟出血、胆汁漏、感染等并发症。

除肝脏本身伤情外，合并伤是影响肝外伤死亡率的又一重要因素，合并损伤的脏器数目和伤处越多，死亡率越高。其他脏器的合并伤除其本身正常功能受到影响外，势必进一步加重创伤后全身脏器功能和代谢障碍，延长伤者的恢复过程。如同时伴有颅脑、肺部、胰腺等重要脏器损伤，则影响更为明显，增加了伤情复杂性和治疗难度,并发症亦多,常可引起病情的不可逆性发展而致死。

出血是肝外伤致死的主要原因。第一次世界大战期间,因受到当时外科学水平的限制,肝外伤的总死亡率超过 60%。第二次世界大战期间,由于抗休克和外科手术技术的进步,肝外伤的死亡率下降至 27%。朝鲜战争和越南战争期间,美军肝外伤的死亡率进一步下降到 14% 和 8.5%,这与及时转送(用直升机等)和早期手术有直接关系。和平时期肝外伤的总死亡率在 10% 左右。

三、临床表现

肝脏位于右上腹部,凡遇有右下胸部或右上腹部的外伤,都有可能伤及肝脏。肝外伤的主要临床表现是腹腔内出血、休克和腹膜刺激症状。如合并其他脏器损伤,则临床表现更为复杂,故应在短时间内全面认真地检查,综合分析伤情,以免顾此失彼,贻误诊断及治疗。肝外伤的临床表现因损伤的程度、部位而有所不同。

(一)表浅裂伤

肝脏表浅裂伤出血和胆汁外渗都不多,常在短时间内自行停止,故其临床表现往往较轻,很少影响循环血量和发生休克。一般仅有右上腹疼痛,腹部体征亦较轻微,可有轻度腹膜刺激症状。上腹部疼痛范围可随时间推移而逐渐缩小。

(二)中央型肝挫裂伤或贯通伤

因常有广泛的肝组织碎裂和肝内较大血管、胆管断裂,腹腔内出血与胆汁渗漏量大,表现为剧烈腹痛和休克,常伴有恶心、呕吐等消化道症状。体格检查有面色苍白、脉速、低血压,腹部明显压痛、腹肌紧张和反跳痛,肝区叩击痛,肠鸣音减弱或消失等。腹腔内大量积血时可出现明显的移动性浊音。伤后如未得到及时救治,伤情随时间推移而加重。

(三)严重破裂伤合并大血管破裂

肝脏严重破裂或合并肝门部大血管、下腔静脉破裂者,出血迅速而量大,伤员往往在短时间内即出现严重休克,脉搏细速、呼吸困难,意识障碍,腹部逐渐隆起等表现。由于伤情在短时间内迅速恶化,往往未及救治而死亡。

(四)肝包膜下血肿或肝实质内血肿

肝脏损伤但未引起腹腔内出血,故临床表现可不典型。但仍具有以下特点:在较轻的损伤后有较轻但持续的上腹部疼痛;右上腹部有轻度或中度的压痛,反跳痛和肌紧张不明显;经过一般处理和休息后,伤情可能一度好转,但不易消失;腹腔穿刺可能无血液;血肿部位多在肝右叶前外侧,体检可触及右上腹痛性包块;肝实质内血肿还可穿破至肝内胆管发生胆道出血。

(五)其他脏器合并伤

对肝外伤的患者应注意有无其他脏器合并伤。伴随肝开放性损伤的其他损伤多达 63%,多数为胃肠道损伤。在肝脏闭合性损伤中,伴随损伤达 4%~15%,其中横膈破裂占 3%~9%。应特别注意胸部损伤、心包填塞及腹部其他脏器损伤。胸心外伤所致急性功能障碍,如窒息、开放性或张力性气胸引起的呼吸衰竭、心包填塞等,可引起循环衰竭直接致死,必须立即抢救。合并有挤压伤常易发生急性肾衰竭,伴有多发伤或大管状骨骨折时还可并发急性呼吸窘迫综合征。对其他部位损伤如脑外伤、骨折等患者,有不易解释的低血压甚至休克,应立即想到有腹腔内出血的可能,肝、脾破裂是最常见的原因。

四、诊断

(一)诊断要点

肝外伤的诊断主要依靠临床检查和综合判断。右上腹部或右下胸部的外伤都有发生肝外伤的可能。诊断须从以下几个方面进行判断:①是否有肝外伤。②腹腔内出血是否仍在继续或已经停止。③肝外伤的严重程度和大致分级。④是否存在合并伤。⑤是否伴有其他腹腔内脏器损伤。⑥是否需要立即手术治疗。现代影像学检查虽然常能提供准确的信息,但在紧急情况下并不都能实施。但是对于某些严重的肝外伤,经积极救治,伤情暂稳定后,为准确掌握伤情进行后续处理,影像学检查是不可缺少的。

（二）外伤史

对于开放性损伤,根据伤口部位及伤道方向,诊断肝外伤多无困难,手术治疗的指征亦很明确。但对于闭合性肝外伤,诊断有时比较困难,特别是在严重创伤和多发伤时,抢救过程中往往注意颅脑、心肺方面的表现,腹部体征不明显而易于忽略,以致延误诊治。

（三）症状和体征

观察患者的腹痛、腹胀、腹膜刺激征、移动性浊音以及有无休克等,以判断肝脏损伤程度。肝表浅裂伤往往临床表现较轻,损伤较重且失血量多的患者可有脉快、低血压、脉压减小、皮肤苍白湿冷等表现,腹部有明显触痛和腹肌紧张,并有反跳痛,可有移动性浊音。包膜下及中央肝破裂由于未引起血容量明显减少,临床表现经常不典型。伤员通常仅有右上腹痛,无明显休克症状,体征一般较轻,有时可触到肿大的肝脏和包块。

（四）腹腔穿刺

对诊断肝破裂是有价值的方法,安全简便,不受医疗条件限制,并可反复进行。无论是成人还是小儿肝外伤,腹腔穿刺阳性率均可达 90% 以上。特别是有多处伤而腹部体征尚不够明显时,腹腔穿刺可帮助作出腹腔内出血的诊断。如能抽出不凝固的血液,即为阳性。如腹腔内积血量少,一次抽吸不一定有阳性结果,这时应活动穿刺针,改变方向抽吸,或变更穿刺部位重新穿刺,切忌在同一部位反复穿刺。在 B 超引导下穿刺抽吸腹腔内液性暗区,可提高穿刺阳性率。

（五）超声检查

目前常作为首选影像学检查方法,因其无损伤且可重复,伤情较重不宜搬动伤员时可在床旁进行,能作出迅速准确的诊断。肝外伤超声检查的主要表现为:①真性破裂:肝脏外形增大,形态不规则,轮廓线中断;包膜不完整、断离、缺损,断离口周围常伴有不规则混合性强回声区,边界模糊;肝实质内可见强弱不均的杂乱回声,与正常肝组织无明显分界,损伤早期表现为不规则模糊的絮状、云雾状或斑块状强回声,随着时间的延长,病灶密度逐渐变为低回声或无回声液性暗区;肝肾间隙探及不等量的无回声区。②被膜下破裂:肝脏大小、形态正常,内部回声均匀,肝包膜强回声亮线与肝实质间出现无回声区,呈棱形改变,随着时间的延长,血肿机化时呈较强回声。③中央型破裂:肝脏肿大,形态异常,但包膜完整,内部回声紊乱,肝实质内出现不规则的液性暗区及强弱不均的回声区,边界欠清晰。以增强 CT 证实的腹部创伤为基准,目前普通超声对腹部创伤诊断的灵敏性、特异性以及阳性率分别可达 70.2%、59.2% 和 74.7%,而增强对比超声(CEUS)分别可达 96.4%、98% 和 98.8%。CEUS 对活动性出血的诊断灵敏度可达 74.6%,与增强 CT 并无差异。

尽管超声检查对肝损伤的确诊率较高,但患者伤后急诊检查,腹腔气体、胃肠内容物、膈面肺气或皮下气肿都可对检查产生干扰,受伤后因疼痛而采取的强迫体位、检查前未做准备、操作人员技术不熟练等也会影响超声检查结果。对临床怀疑有肝脏损伤的患者,首次超声检查可能出现假阴性,应动态观察,防止迟发性内脏破裂,有条件者可行 CT 检查。肝脏膈顶部、后叶、左外叶上段及肝门部损伤因肺部气体,肝门部管腔图像复杂,胃、十二指肠内气体以及左肝外侧上段肋骨遮盖等的影响,超声检查易误诊和漏诊。肝中央型破裂声像图易与肝血管瘤、肝脓肿、肝癌等混淆。对于严重的肝脏外伤,超声检查往往不能准确发现肝脏实质和血管的损伤,对于循环稳定的患者,还需要 CT 扫描。

（六）CT

CT 是诊断腹部损伤的标准手段,同时为确定治疗原则和方法提供详实的影像信息。全身扫描比针对具体器官的扫描更具应用价值,并可节省多科治疗团队的时间。CT 也为肝脏外伤的非手术治疗发展提供了依据。CT 检查的优势:①可以判断肝脏损伤的严重程度及分级。②显示腹腔内积血,并可估计失血量。③增强扫描可了解肝破裂处是否继续活动性出血以及具体出血部位。④明确腹腔和腹膜后有无其他脏器损伤。⑤用于观察肝外伤的并发症,如胆漏、延迟出血、腹腔脓肿等。⑥在病情稳定后行 CT 检查有助于明确伤情及进一步治疗。

虽然 CT 是检查肝外伤的金标准,但 CT 存在电离辐射、造影剂肾损伤等风险,且在大多数医院,CT 检查需要搬动伤员,对于循环不稳定的伤员可能无法实施。通常应在争取循环稳定的情况下尽量行 CT 增强扫描,肝实质裂伤多数密度低于正常肝实质,如果损伤区不强化则说明局部肝实质血供丧失或肝坏死可能,如果损伤区强化则说明血运良好。尤其当强化程度和肝实质一样时,则预后较佳,即在较短时间内损伤可愈合。不增强的肝叶、段提示此叶、段动脉断裂或栓塞,愈合时间较长,少数甚至会发生肝坏死。

(七)选择性肝动脉造影

选择性肝动脉造影可以帮助了解肝损伤的全面情况,但由于其检查过程较复杂,须具备特殊设备与技术,需要搬动伤员,而且检查结果对手术治疗无更大的帮助,故一般不作为急诊伤员的手术前检查项目。

(八)其他检查

包括诊断性腹腔灌洗、胸部平片和腹部平片检查等,但都不能对肝外伤做出准确的定性和定位诊断,还需结合以上辅助检查或临床表现判断。诊断性腹腔灌洗已经很大程度上被超声检查和 CT 取代,诊断性腹腔穿刺比腹腔灌洗更为常用,而后者多用于腹腔出血量少,穿刺难以确认的情况,腹腔出血也并不是绝对手术指征。腹腔灌洗也会干扰随后 CT 扫描结果的分析。

五、治疗

(一)急救处理

1. 紧急措施

对于轻度肝脏挫伤、裂伤或包膜下血肿的伤员,应绝对卧床,避免过多搬动,以免增加失血量,加重休克。保持呼吸道通畅,必要时可作气管插管或气管切开。保持充分供氧,吸氧可增加动脉血含氧量,有利于减轻组织缺氧状态,给氧量为每分钟 3～5 L,并可适当应用镇静剂,保持伤员安静。

2. 迅速建立输液通道

肝外伤伤员应迅速建立至少 2 条以上良好的输液通路,且均建立在上腔静脉分布区。通常选用上肢静脉、锁骨下静脉或颈内静脉,后两者输液通道口径大,能保证抢救时所需的输入量,且可监测中心静脉压(CVP)。输液部位忌用下肢大隐静脉,因肝外伤可能合并有下腔静脉损伤,手术时搬动肝脏或压迫肝脏裂伤出血时可能压迫下腔静脉,在处理大血管时往往需暂时阻断下腔静脉,这些原因均妨碍下腔静脉的回心血量,或导致输入的液体漏出血管外,影响输血、输液效果。

3. 抗休克治疗

肝外伤的失血量大,快速及时地输血是成功治疗严重肝外伤的关键。一般可根据监测指标来估计血容量和微循环情况,以调节补液量和速度,以 CVP 变化来调节补液量则更为可靠。输液时避免大量使用代血浆制剂,因其缺乏携氧能力、凝血物质及蛋白质。还要注意输入大量库存血可能发生凝血功能障碍。

血源缺乏时,术中将腹腔内的积血回输有一定价值。回输血量以 1000～1500 mL 为宜,必须是无污染和损伤时间短的血液。伤及大血管的肝脏闭合性损伤,或虽属枪弹伤,但因其污染轻微且未合并空腔脏器穿孔者,腹腔内的大量出血经过滤后可用于自身输血。大多数肝脏开放性损伤,污染一般较为严重,并常合并有多脏器伤,不宜作自身输血。

一般伤员宜在抗休克同时施行手术。若伤员在入院时已处于休克状态,应先予输血、输液,使血压回升后施行手术。若伤情严重,输入 1000 mL 血液后血压及一般情况无明显改善,应立即施行手术止血,才能纠正休克,改善伤员状况。但此时手术风险甚大,伤员在麻醉下及手术中发生心跳停止的可能性很大,应做好抢救准备。

(二)非手术治疗

通过对近 1/4 世纪以来肝外伤治疗的总结发现,对于生命体征稳定的伤者,非手术治疗已成为金标准;对于需要手术处理的伤者,也可以考虑行微创治疗。非手术治疗的选择,应以临床表现和 CT 所见,以及是否存在其他损伤为依据。血流动力学稳定、无腹膜炎征象是非手术治疗的绝对必需条件,严密动态的临床评估是非手术治疗成功的基础,遗漏或延迟腹内脏器损伤的诊治会导致严重并发症,甚至死亡。

结合腹部临床表现和 CT 所见,几乎可以为所有内脏损伤提供可靠诊断或高度可疑诊断。重要的 CT 发现包括:肠壁增厚,无法解释的腹腔积液,游离气体,肠系膜断裂。对于提示损伤的可疑病例,在数小时后应重复行 CT 扫描。

1.常规处理方法

选择非手术治疗的、严重的肝脏损伤(Ⅲ～Ⅴ级)患者必须进入重症监护病房(ICU),密切观察生命体征和血红蛋白,并且频繁检查腹部情况。对严重的肝脏损伤、肝实质内出现造影剂(云雾状影),或者腹腔明显游离血液积聚,在血流动力学不稳定发生前或输血之前应考虑及早应用血管介入造影栓塞术。非手术治疗的失败定义为:尽管患者已行血管介入造影栓塞术,仍发展为血流动力学不稳定,出现腹膜炎体征或腹腔间隔室综合征。这些患者需要剖腹探查手术控制损伤。

创伤后的最初 2～3 天,患者需要在 ICU 监护和严格卧床休息。如不伴有其他脏器损伤,此后可转到普通病房,并逐步下地活动。肝脏损伤的性质和严重程度决定在多长时间内避免剧烈体力活动。大多数肝脏创伤患者应避免剧烈体力活动约 6～8 周。但对于广泛肝实质损伤、大的包膜下血肿或肝内血肿,其自然病史和进展并不清楚。这些损伤有时在外部损伤后扩大、破裂或压迫周围组织,因此需要更长的观察才能决定何时恢复日常活动。重复 CT 扫描有助于判断肝损伤好转和决定恢复正常生活的时间。所有严重肝脏损伤患者在恢复活动之前必须进行 CT 扫描以重新评估。

2.选择性肝动脉造影栓塞术

选择性肝动脉造影栓塞术已成为多学科治疗肝外伤的组成部分,Denton 等 1997 年曾报道一例 Ⅴ 级肝外伤合并肝后腔静脉损伤的患者,在经过肝脏包裹(perihepatic packing,PHP)暂时止血后,通过肝动脉栓塞以及经肝放置静脉支架后成功治愈。最近报道肝动脉栓塞控制出血成功率在 68%～87%,减少了输血量以及手术治疗的机率。Letoublon 报道 23 例接受动脉栓塞治疗的严重肝外伤(Ⅲ～Ⅴ级)患者,13 例为受伤初期立即接受栓塞治疗,其中 3 例只进行栓塞治疗后痊愈,其余 10 例在栓塞后 1～100 小时内又接受了开腹手术,5 例是因为腹腔高压或腹腔间隔室综合征(ACS),3 例是因为感染性腹膜炎,1 例为胆漏,1 例为肝包膜下血肿。手术包括 3 例开放手术和 7 例腹腔镜腹腔引流术,其中 8 例在术中未见肝脏出血。6 例为开腹术后栓塞治疗,1 例无并发症痊愈,5 例发生并发症包括 ACS、区域性肝脏坏死肝脓肿和缺血性胆囊炎等。4 例为创伤后 2～22 天行栓塞治疗,病因均为假性动脉瘤破裂出血或有出血可能。23 例患者均痊愈出院,有学者认为,对于严重肝外伤患者,只要患者循环稳定或经治疗后稳定,动脉栓塞已成为初期保守治疗措施的重要组成部分,同时也是初期止血措施的第一选择。

3.非手术治疗的并发症

(1)持续出血:肝脏持续出血是肝外伤保守治疗最常见的并发症,发生率在 0%～9%,持续出血是外科干预的主要指征,也是保守治疗失败的常见原因。首先要区分是持续活动性出血还是延迟出血。延迟出血往往是由于原有肝脏裂口扩大,延伸到中央血肿而引起,也可能是假性动脉瘤与血肿或胆汁瘤相通引起。常表现为突发疼痛加重、输液量增加和肝功能异常,最好的影像诊断是螺旋 CT。大多数出血的患者可以用血管造影栓塞术安全治疗,少数需要手术治疗。

(2)腹腔间隔室综合征(ACS)。

(3)其他并发症:包括胆汁瘤、胆瘘、脓肿、假性动脉瘤、动静脉瘘、胆道出血、胆管狭窄、继发于下腔静脉被肝脏血肿压迫的布-加综合征。大多数的并发症可以经穿刺引流或血管栓塞术治疗,很少需要手术治疗。

目前美国非手术治疗钝性肝脏外伤的比例已达到 86.3%,而且从单一肝外伤来分析,91.5%的Ⅰ～Ⅱ级、79%的Ⅲ级、72.8%的Ⅳ级以及 62.6%的Ⅴ级肝外伤均可经非手术治疗治愈。因此即使程度很重的肝外伤,也有可能通过非手术方法得到很好的治疗。

(三)手术治疗

1.手术时机和原则

根据肝损伤的情况、有无合并伤和休克程度等决定手术时机。手术适应证:①肝损伤较重,但在致伤早期休克程度较轻,经适当输液或输血后伤情较稳定即可手术。②经抗休克治疗,短时间内输血1000~2000 mL后休克仍不能纠正,说明肝脏损伤出血严重,此时须在加强抗休克治疗同时立即手术。③非手术治疗过程中,一旦出现伤情变化,如血压不稳定、心率加快、腹胀和腹膜刺激症状加重,应立即手术治疗。④合并腹腔其他脏器损伤。

肝脏外伤的手术原则包括对受创肝脏的清创、止血、消灭死腔、缝合创缘和充分引流。部分患者尚需进行伤侧肝动脉结扎、肝部分切除术、胆道减压、肝静脉和(或)下腔静脉处理及肝移植。

2.麻醉和切口

采用全身麻醉最为合适,不仅能保证呼吸道通畅,还能满足在术中对复杂伤情处理的切口要求,如开胸、向下腹部延伸切口等。通常采用经右侧腹直肌切口、上腹正中切口,或右肋缘下切口,必要时作右侧胸腹联合切口。

3.手术方法

在80%~85%的肝外伤手术中,可以通过较简单的外科技术处理损伤,比如应用局部止血药、电凝、浅表缝合或是闭合引流。其余15%~20%的病例需要更复杂的外科技术,可以通过压迫肝脏创口起到暂时止血作用。如果压迫不奏效,还可以通过阻断第一肝门(Pringle法)减少出血。深部肝裂伤可用深部"8"字无张力缝合直接缝合、结扎主要出血处。应尽量消灭死腔,以避免肝实质内血肿。出现缝合后肝内脓肿或者胆管内出血可以通过经皮引流或血管栓塞来解决。大的肝脏创口用大网膜填塞已经成为普遍做法。

(1)穿透性肝脏伤道:肝子弹伤或刀伤伤道严重出血是一个难题。用止血药物填塞伤道不能有效地控制出血,现普遍采用伤道切开止血。此技术简单且对表浅肝损伤很有效。当深度肝裂伤广泛出血、弹道伤或刀刺伤无法查出出血血管时,可采用指捏切肝法切开肝实质,直至创伤底部,显示损伤的血管或胆管,钳夹后结扎或缝扎,或直接在肝创面上缝扎止血。此法止血确切可靠,不需做肝叶切除。

(2)选择性血管结扎:探查深度肝裂伤广泛出血、弹道伤或刀刺伤时,在Pringle法控制出血的情况下,可采用指捏法切开肝实质,或通过肝撕裂伤口用手指分裂肝实质,直至创伤底部,找到损伤的血管或胆管,钳夹后结扎或缝扎,或直接在肝创面上缝扎止血。由于止血确切可靠,可明显减少肝叶切除的比例。

(3)肝周填塞:常用填塞物为不可吸收纱布垫。纱布填塞治疗肝外伤已有多年历史,由于会引起肝坏死、感染、继发性出血、胆瘘等并发症,曾一度摒弃。然而临床研究发现纱布填塞往往是肝外伤止血的最有效办法,由纱布填塞引起的并发症对肝外伤死亡率并无明显影响。近十多年来,肝周填塞用于严重肝外伤及分期性手术又得到重视和肯定。纱布填塞是用通常的剖腹术纱布垫,干纱垫比湿的效果好。纱布垫可填充在肝前面与膈肌之间,亦可在肝后面再加充填,纱布垫与肝创面之间应放置一层明胶海绵或大网膜等,以防止拔除纱布垫时粘连撕裂继发出血。纱布垫旁需放置双套管引流管持续吸引,以使纱布垫保持在较干的状态。在肝周填塞之后,为避免出现腹腔间隔室综合征,可采用临时腹腔关闭,也有报道采取关闭部分切口以增强压迫效果,即将远离肝的约2/3切口开放或敷以橡胶膜,缝合固定在皮肤边缘。一旦病情稳定,凝血异常和低温被纠正,即在48~72小时内去除肝周填塞。保持填塞72小时不增加局部感染的风险,但是延长填塞(>3天)与肝周感染风险增加相关,术后需使用广谱抗生素以减少脓毒血证的发生。

(4)大量肝实质破坏的清创性肝切除术:严重钝器伤或高速枪伤可以引起严重而广泛、无法深部缝合的肝实质损伤,需要清创性切除失活的肝组织以止血、防止继发性坏死和脓肿形成,亦防止迟发性出血。在清创同时要尽量多保存健康肝组织。闭合性肝挫裂伤时,肝损伤范围远超过裂伤边缘,单纯从肝外伤表面很难判断其内部损伤的程度及范围。此时应结合B超、CT等影像学检查及术中探查情况加以判断。肝损伤区表面的失活组织切除后,损伤的血管或胆管应予钳夹结扎。清创切除术适合于多数肝裂伤和复杂严重的肝外伤,在临床上应用广泛,使规则的肝叶切除或半肝切除大为减少。

(5)规则性肝切除术:当某一肝段或肝叶损伤严重且合并邻近管道的损伤及缺血改变,而且不能修复时,通过规则性肝切除术切除毁损或坏死的肝组织,止血彻底,可以防止手术后出血、感染等并发症(图1-20),但其风险和问题不容忽视。首先,典型的肝叶切除术本身是很大的手术,出血多,附加创伤大,手术时间长,对较重肝外伤的伤员更增加应激和创伤,死亡率也高。在急诊条件下施行规则性肝切除术,死亡率可高达 43%～59%。其次,肝外伤范围往往不受肝叶或肝段解剖限制,有时还是多发性的,规则性肝叶切除术往往将损失过多的健康肝组织。因此,对于规则性肝切除术的适应证应严格掌握,目前严重肝外伤规则性肝切除的比例约为 2%～4%。

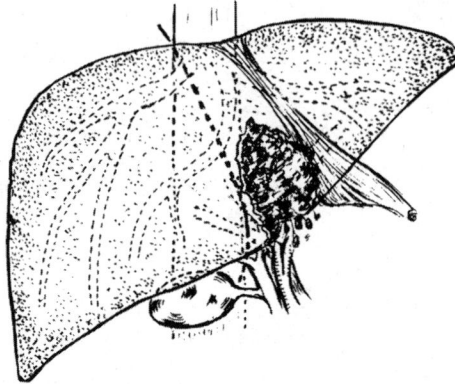

图 1-20　规则性左半肝切除

(6)肝后下腔静脉和肝静脉损伤:近肝的大静脉损伤是最致命的肝脏损伤,往往因大出血和空气栓塞死亡。术中发现包括稳定的肝后血肿或严重的活动性出血。稳定的肝后血肿不需干预,因探查可能会导致严重出血而死亡。活动性出血即使对有经验的创伤外科医生也是很大挑战,往往在试图旋转或抬起肝脏暴露出血部位时会加重出血,对局部解剖的熟悉是决定手术策略的关键。

充分暴露是成功处理肝后静脉损伤的基础。增加肋下切口有利于肝后血管充分暴露。分离肝周韧带和游离肝脏在一定程度上可以改善暴露,但如果肝后填塞能有效控制出血,则不需要这样做。如果肝脏填塞成功,应临时关闭腹部,患者转入 ICU。如填塞无效则尝试更复杂的方法。在许多肝内静脉损伤中,出血血管可通过损伤的肝脏实质直接暴露和结扎,有时需要沿叶间平面切开肝脏,以充分暴露腔静脉和肝静脉的汇合处。

用全肝血流阻断或者腔静脉分流可以暂时控制出血,全肝血流阻断方法是阻断第一肝门和肝上及肝下下腔静脉(图 1-21)。有报道该方法治疗 Ⅴ 级肝外伤合并肝后下腔静脉损伤,治愈率达到 90%。该方法的缺点是在阻断下腔静脉后,可引起低血压和循环障碍。

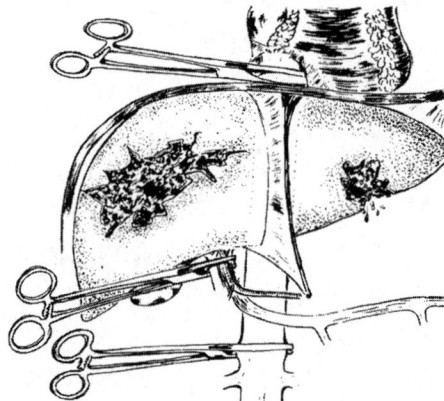

图 1-21　全肝血流阻断

对于某些复杂的静脉损伤可行腔静脉内分流。该方法是采用气囊分流导管经股静脉或右心房插入下腔静脉,将肾上肝下和膈上的气囊充气,或将肝下下腔静脉用阻断带环绕后阻断,肾及下半身血流直接经分流导管流入心脏,使出血大为减少,在清晰的手术野下更加容易修补损伤的血管。但腔静脉内分流的效果不甚理想,手术操作较复杂,并未降低近肝静脉损伤的死亡率,而且需要特殊的分流管。然而,对于填塞止血或直接修补失败者,内分流仍不失为一个可行选择。

(7)肝外胆管损伤:肝外胆管树的创伤是非常少见的,在所有的腹部创伤发生率为2%,其中85%由贯通伤造成,85%仅涉及胆囊。刺伤常伤及胆囊,而枪击伤则随机分布于肝外胆管系统。胆管系统钝性伤很少见,通常由挤压、安全带压迫伤和减速伤造成,胆囊损伤多由于Oddi括约肌收缩状态时胆囊受到撞击而造成,胆管损伤的机制则较为复杂。胆道损伤常常在剖腹探查术中诊断,肝损伤手术中须对胆道损伤保持警惕。也有患者表现为延迟损伤,常见于单纯钝性胆管损伤者,伤后最初无任何具体症状,之后数天或数周出现恶心、呕吐、腹胀、食欲减退、黄疸、腹腔穿刺出胆汁样液体。ERCP能提供胆管树的细节图像,被认为是最佳诊断性检查。

胆管损伤的手术处理差异较大,取决于病情稳定与否、联合损伤的程度和部位、胆管直径等。大多数胆囊损伤最好采用胆囊切除术。如果患者情况稳定,应尝试修补胆管损伤。胆总管完全横断时最好行Roux-en-Y胆肠吻合(图1-22),因为单纯修补有很高的狭窄率。若胆总管损伤周径小于50%,可采用修补术,首选通过另外的胆总管切口放置T管,在T管上方修补损伤。胆总管损伤周径超过50%,或者<50%但损伤组织活力可疑时,应当按完全横断来处理。单纯的胰腺段胆总管横断伤,可将远端结扎,近端与空肠吻合。但如果伴有十二指肠或胰腺损伤,可能需要胰十二指肠切除术。所有胆道损伤修补必须在其周围放置引流。如果胆总管损伤严重,病情不允许行确定性修复时,可在近端置管外引流,延期修复胆道损伤。

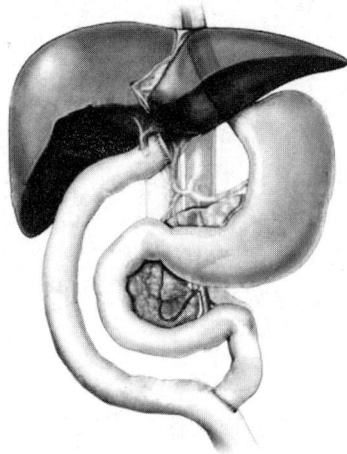

图1-22 Roux-en-Y胆肠吻合

肝管损伤处理不同于胆总管,因肝叶和肝段胆管更细。单侧肝管损伤可选择局部肝切除、单纯引流或联合ERCP支架引流。如果损伤处不太靠近肝门,可行肝管损伤修复胆肠吻合术。

(8)肝固有动脉结扎术和选择性肝动脉结扎术:难以控制的肝实质伤出血,多来源于肝动脉损伤。采用肝固有动脉结扎术能迅速控制动脉性出血,并能减轻或避免大量输血造成的凝血功能障碍。但因其引起的肝坏死和肝脓肿,亦不能明显降低肝外伤患者的死亡率,故近年很多学者对肝外伤采用肝固有动脉结扎治疗持十分谨慎的态度,该术式已逐渐被诸如肝切除、创面血管结扎缝合以及肝周填塞等代替。

选择性肝动脉结扎主要是指结扎肝叶动脉,结扎后由于健侧肝组织有充分的动脉血供,肝功能代偿较好。结扎部位最好紧靠肝包膜,以避免因肝门处左、右肝动脉间侧支循环少而影响手术效果。当肝门部左肝或右肝动脉损伤严重无法修复,而且同侧门静脉完好时,可以行左或右肝动脉结扎,但结扎右肝动脉时应同时切除胆囊,以避免发生坏死性胆囊炎。

(9)肝固有动脉损伤的处理:肝固有动脉损伤后应尽量争取进行血管修补、吻合或血管移植。倘若损伤严重保留有困难,或病情危重,不允许作复杂处理时,可将其结扎。只要门静脉供血良好,很少引起肝坏死。

(10)门静脉损伤的处理:门静脉主干损伤出血量多,情势凶险,应立即阻断破裂处近端血管,显露损伤部位,尽量作修补或吻合,或行血管移植。有时门静脉破损可延长至肝门部位,处理很困难,采用上述方法常难奏效,或伤员情况不允许较长时间手术,在明确肝动脉供血无疑问的情况下,可先行门静脉主干结扎,待患者情况允许时再行门-腔静脉分流术。门静脉左、右支损伤合并同侧严重肝损伤时,应行相应的半肝切除。

(11)肝移植:有极少数用肝移植治疗大面积肝外伤以及Ⅵ级肝外伤的报道。困难在于在等待供肝时如何维持伤者生命。腔房分流和暂时性端侧门-腔分流可在无肝期保证静脉回流和内脏减压。但由于严重肝外伤时往往合并腹内空腔脏器破裂而污染腹腔,或合并头、胸部等其他重要脏器损伤,会直接影响移植手术效果。

(12)腹腔镜技术的应用:闭合性肝外伤术前很难确诊,B超、CT等检查也有一定的局限性。如果仅行保守治疗,会使少数需要手术的伤者失去抢救的最好时机,增加手术风险,若行开腹手术,由于肝脏血供丰富,质脆易碎,又可能使已停止出血的肝脏再现活动性出血,给无需手术的患者带来额外创伤。而腹腔镜手术可实现在微创探查下明确肝脏外伤情况,决定治疗方式。对于Ⅰ～Ⅲ级肝外伤,采用腹腔镜下电凝止血、明胶海绵填塞压迫、可吸收夹夹闭血管(胆管)、缝合、生物蛋白胶喷涂创面等方法,完全可以达到止血目的;对部分保守治疗后出血停止者,可清除腹腔积血、积液和漏出的胆汁等,也可以对肝内血肿或脓肿进行清除或引流,可免除不必要的剖腹手术。如发现同时合并腹腔内其他部位损伤,可在腹腔镜下一并处理。对于术中探查Ⅲ级以上肝外伤,或肝外伤虽属于Ⅰ、Ⅱ级,但肝破裂处出血量较大,出血部位无法暴露、视野不清、镜下难控制时,应立即中转开腹手术,不要再反复尝试而延误时机。应用腹腔镜技术探查腹部外伤时,应先将气腹压力设置为8～10 mmHg,尽量避免因膈肌损伤或静脉血管破裂而发生与气腹相关的并发症。

腹腔镜技术并非适用于所有病例,位于Ⅰ、Ⅶ、Ⅷ段的肝脏外伤是腹腔镜手术的相对禁忌证,因为这些肝段位于肝脏膈面和深面,腹腔镜显露困难。此外腹腔镜探查对于腹腔其他隐匿部位的损伤也易发生遗漏,如胃后壁(尤其是靠近贲门处)、结肠、十二指肠的腹膜后部分,小肠和结肠系膜缘,肠系膜、小网膜囊和胰腺的损伤,腹膜后肾、输尿管损伤等。术前CT等影像学检查可在一定程度上帮助弥补腹腔镜探查的不足。术中如发现积血难以清除或其他原因使腹腔镜难以探查清楚,或内脏损伤无法在腹腔镜下处理,应及时中转开腹手术。

4.引流

充分引流是减少肝外伤手术后并发症及死亡率的重要措施。即使肝脏损伤轻,或伤处缝合严密,亦应放置腹腔内引流,以防止发生腹腔内感染、胆汁性腹膜炎等。腹腔引流必须保持通畅,以直接观察引流物的质和量,决定拔除时间。腹腔内引流物一般多采用橡皮管或双套管,接负压吸引引流。双套管因有进气通道,空气流入打破了腹腔内真空状态,可避免附近脏器组织被吸附堵塞引流管孔,从而保持良好的引流效果。

六、术后并发症防治

严重肝损伤(Ⅲ～Ⅴ级)接受外科治疗存活的患者,术后肝相关并发症发生率为50%,包括早、晚期出血、肝坏死、肝脓肿、胆汁瘤、胆管瘘、假性动脉瘤、动静脉瘘、胆道出血以及肝内胆管狭窄,出现时间从数日到数月不等。许多并发症,如胆汁瘤、动脉瘤、动静脉瘘常无症状,仅到后期危及生命时才表现出来。

(一)出血

出血是肝脏损伤术后常见的并发症,包括原发性和继发性两种。原发性出血多因止血不彻底,或因严重肝损伤用填塞治疗未能达到止血目的,或因大量输入库存血导致凝血功能障碍。故在术中对分离的肝周韧带应仔细止血,肝切除后断面出血点必须彻底缝合结扎,创面敞开比闭合的效果更好,可避免引流不畅导致感染。采用纱布填塞时应尽可能先将较大的血管结扎或缝扎。术中出血量大时,应尽量输新鲜血液,同时输入凝血酶原复合物、纤维蛋白原以及其他止血药物。继发性出血多因失去活力的肝组织坏死脱落或继发性感染引起,常在术后1周左右发生,也可发生在拔除填塞纱布时。不论是原发性出血或继发性出血,均应立即进行止血处理,除对出血处手术止血外,还可作肝动脉结扎、填塞压迫止血,或经血管介入方法行肝动脉栓塞(TAE),并同时予改善凝血功能等治疗。

(二)胆道出血

常与肝中央破裂或深部残留死腔有关。发生肝实质内感染而感染物又不能引出时会引起感染部位胆管与血管溃烂,受侵蚀血管破裂出血形成血肿,再破溃至附近胆管内引起胆道出血。侵蚀的血管多为肝动脉或门静脉分支,临床表现为周期性上腹部绞痛、呕血、黑便及黄疸等典型症状,结合肝外伤史或手术史,诊断多能确定。如诊断有困难,可借助超声、CT检查或选择性肝动脉造影等明确。胆道出血的处理以手术为主:①对于较为局限、表浅的包膜下或肝实质内血肿,行血肿切开止血,结扎相应的动脉和胆管,必要时以纱布暂时填塞。②对限于半肝范围内的较大血肿或肝中央血肿,疑为肝动脉分支出血,并经肝动脉造影加以证实者,可行同侧肝动脉结扎或肝动脉栓塞术。不论采取以上哪种方式止血,均应同时行胆总管T管引流术。

(三)膈下感染

膈下感染是肝外伤后常见并发症。由于解剖学上存在膈下间隙,血液、坏死组织、渗出液等易滞留该处,如果引流不畅,容易引起感染,形成膈下脓肿。开放性损伤时细菌往往被直接带进体内,而闭合性损伤则常由于合并伤的污染或细菌经血路侵入引起感染。膈下脓肿多发生在右肝上间隙和右肝下间隙。根据发病的临床过程和体格检查,结合超声或CT检查显示膈下积液,一般可获得正确诊断。由于介入技术的广泛应用,膈下感染多数可在超声引导下经穿刺抽吸或置管引流获得较好治疗效果。少数病例需行手术治疗,包括经腹膜外引流术、经肋间引流术和经腹腔引流术等。

(四)胆瘘

胆瘘也是常见的并发症之一,主要是由于肝脏创面上较大胆管破裂,清创时遗漏,未予结扎,或局部感染未能较好引流,导致创面上较大的胆管支溃破,胆汁外溢。因此,正确处理肝脏创面,加强引流,严重肝外伤加做胆总管T管引流,有助于防止胆瘘发生。胆瘘发生后,如胆汁流出量少且无胆道梗阻,经持续引流,常可使其逐渐愈合。如流出量多,或伴有胆道下端引流不畅者,常经久不愈,需手术治疗。术前需经瘘管或T管作胆道造影,以了解肝内外胆管情况。ERCP不仅能清楚了解肝内外胆管情况,还可同时置入支架或鼻胆管引流,起到良好的治疗作用。如破溃的胆管局限于肝的一叶或一段,可行肝部分切除或肝叶切除术。

(五)肝内包裹性积液——创伤性肝脏假性囊肿

肝实质破裂损伤,如局部形成之血肿与肝外或胆管不相通,日久可形成含有血液和胆汁的创伤性肝囊肿,感染后便形成肝脓肿。主要临床表现为上腹痛,常有肩背部放射痛,有时上腹部可扪及肿大的肝脏或包块,可能出现黄疸。CT检查可发现边界整齐的肝内占位性病变,超声检查显示肝内病变为液性暗区。治疗主要是在超声或CT引导下行经皮经肝穿刺抽吸或置管引流,必要时可行手术引流,极少数需作肝部分切除术。

(赵东海)

第四节　胰腺外伤

胰腺位于腹膜后,位置深在,一般腹部闭合性外伤不易伤及胰腺,故胰腺外伤并不多见,约占腹部外伤的3%～5%,多为机动车事故、高空坠落或上腹部穿透性创伤所致。但胰腺创伤后果较严重,大多合并周围器官和重要血管损伤,且合并伤的处理常常决定胰腺外伤的预后和死亡率。因此,熟悉胰腺解剖对其外伤的救治非常重要。

一、损伤原因

(一)闭合性创伤

胰腺为腹膜后器官,紧贴并横跨脊柱,组织脆弱,移动度小,常见高速行驶的车辆突然减速,致方向盘撞击上腹部，与脊柱共同挤压胰腺，导致胰腺损伤；高空坠落时上腹部受到巨大冲击，同样可使脆弱的胰腺组织挤压于腹壁与脊柱之间，引起损伤。

（二）开放性创伤

占胰腺创伤的70%～80%，常伴一个或多个周围脏器损伤。下胸部、腰部、上腹部的刀、枪、爆炸等外伤皆应警惕胰腺损伤。枪伤和爆炸伤常致胰腺不规则断裂、贯通性损伤，多合并较严重的污染。

（三）医源性损伤

胰腺肿块活检、腹膜后穿刺引流、胰腺周围脏器手术等可引起胰腺损伤。

二、分型

了解胰腺损伤的类型有助于选择合理治疗方案。目前对胰腺外伤的分型国际上有以下几种方法：Lucas分型法、Smego分型法、道见弘分型法、美国创伤外科学会（AAST）分型法，其中以AAST分型法应用最为普遍。

（一）Lucas分型法

Ⅰ型，胰腺轻度挫伤或裂伤，无大胰管损伤；Ⅱ型，胰腺远侧部裂伤，可疑有大胰管损伤；Ⅲ型，胰腺近侧部（胰头）挫裂或断裂伤；Ⅳ型，严重的胰十二指肠损伤。

（二）Smego分型法

Ⅰ型，胰腺挫伤或被膜下小血肿；Ⅱ型，胰腺实质内血肿，但无大胰管损伤；Ⅲ型，胰腺实质挫裂或断裂伤，有大胰管损伤；Ⅳ型：胰腺严重挫裂伤。

（三）道见弘分型法

Ⅰ型（挫伤型），胰腺点状出血或血肿，被膜完整，腹腔内无胰液漏出；Ⅱ型（裂伤型），无主胰管损伤的各类胰腺损伤；Ⅲ型（主胰管损伤）：①胰体、尾部主胰管损伤，②胰头部主胰管损伤。

（四）AAST分型法

Ⅰ型，小血肿、浅表裂伤，无大胰管损伤；Ⅱ型，较大血肿、较深裂伤，无大胰管损伤；Ⅲ型，胰腺远侧断裂伤，有大胰管损伤；Ⅳ型，胰腺近侧断裂伤或累及壶腹部，有大胰管损伤；Ⅴ型，胰头严重毁损，有大胰管损伤。

二、临床表现

胰腺损伤的临床表现差异很大，主要受胰管有无损伤、损伤程度及部位等影响。胰管无破裂的胰腺挫伤或包膜撕裂伤，往往表现出急性胰腺炎的症状和体征。一些轻伤患者可能在受伤后数周至数年，才因为胰腺损伤后并发症，如胰腺假性囊肿出现上腹部包块、慢性胰腺炎、胰腺脓肿、胰腺纤维化等出现低热、肩背部牵涉痛或上腹长期不适等就诊。有胰管损伤的患者，胰液外溢引起急性腹膜炎，表现为剧烈腹痛、腹胀、恶心、呕吐。如近端胰管破裂，大量胰液外漏，可出现虚脱或休克。合并十二指肠损伤的患者，损伤早期即可出现休克，腹部检查可有全腹明显的肌紧张、压痛及反跳痛，肠鸣音减弱至消失。

偶然有些病例，尽管胰管完全断裂，伤后数周或数月也无症状和体征出现。这种情况可能同下列因素有关：①胰腺位于腹膜后、位置深，胰液未流入腹腔。②损伤部位被隔离，胰酶未被激活。③胰实质受损伤后胰液分泌减少。

靠近胰腺的腹部手术，如有胰腺损伤，术后即可出现持续性腹痛，或伴有持续呕吐、体温升高、脉搏增快以及腹膜炎征象。有些患者表现为手术切口或引流口较多渗液，测定渗液pH值常为碱性，淀粉酶值可高达1000～2000 U/dL（Somogyi法）以上。

三、辅助检查

（一）实验室检查

1.血液检查

红细胞计数减少，血红蛋白及血细胞比容下降，而白细胞计数明显增加，早期白细胞计数增加是应激反应所致。

2.血清淀粉酶测定

胰腺闭合性损伤血清淀粉酶升高较穿透伤者多,但文献报道血清淀粉酶测定对诊断胰腺外伤的价值有争论。部分胰腺损伤的患者早期测定血清淀粉酶可不增高,目前大多认为血清淀粉酶超过300 U/dL(Somogyi法),或伤后连续动态测定血清淀粉酶出现逐渐升高趋势,应作为诊断胰腺损伤的重要依据。

3.尿淀粉酶测定

胰腺损伤后12~24小时尿淀粉酶逐渐上升,虽然晚于血清淀粉酶升高,但持续时间较长,因此尿淀粉酶测定有助于胰腺损伤的诊断。对怀疑有胰腺损伤的患者进行较长时间监测,若尿淀粉酶＞500 U/dL(Somogyi法)有诊断意义。

4.腹腔穿刺液淀粉酶测定

在胰腺损伤早期或轻度损伤的患者,腹腔穿刺可为阴性。胰腺严重损伤的患者,腹腔穿刺液为血性,淀粉酶升高,可高于血清淀粉酶值。有人认为超过100 U/dL(Somogyi法)可作为诊断标准。

5.腹腔灌洗液淀粉酶测定

对怀疑有胰腺损伤的患者,腹部症状和体征不明显,全身情况稳定,若腹腔穿刺为阴性,可行腹腔灌洗后测定灌洗液中淀粉酶浓度,对胰腺损伤的诊断有一定价值。

(二)影像学检查

1.X线平片

可见上腹部大片软组织致密影,左侧腰大肌及肾影消失,腹脂线模糊或消失,为胰腺肿胀和周围出血所致。若合并胃十二指肠破裂,可见脊肋三角气泡或膈下游离气体。

2.B超检查

可判断腹腔内实质性器官的损伤和部位、程度、范围以及创伤后腹腔内局限性感染、脓肿。能发现胰腺局限性或弥漫性增大,回声增强或减弱,血肿及假性囊肿形成,并可定位行诊断性穿刺。胰腺断裂伤可见裂伤处线状或带状低回声区。但该检查易受肠道积气的影响。

3.CT检查

CT对胰腺损伤的早期诊断有很高价值。胰腺损伤的CT表现为胰腺弥漫性或局限性增大,边缘不清,或见包裹不全的非均匀性液体积聚,CT值在20~50 Hu,胰腺水肿或胰周积液,左肾前筋膜增厚。在增强CT片上可见断裂处呈低密度的线状或带状缺损。合并十二指肠损伤者还可见肠外气体或造影剂。

4.内镜逆行胰胆管造影(ERCP)(图1-23)

有时对胰腺损伤有一定诊断价值,可发现造影剂外溢或胰管中断,是诊断有无主胰管损伤的可靠方法。但该检查可能出现4%~7%的并发症,病死率为1%,而且上消化道改建手术、食管、胃十二指肠严重狭窄及病情危重者不能行此项检查。腹部闭合性损伤患者度过急性期后行该检查,能够明确胰管损伤情况,对手术方案的确定有重要价值。

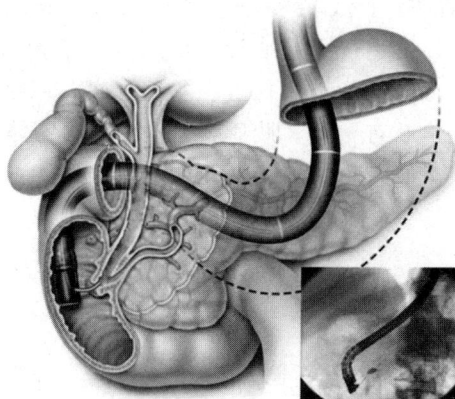

图1-23 ERCP示意图

5.磁共振胰胆管造影(MRCP)

MRCP 是一种观察胰胆管系统的无创技术,可以显示自然的胰胆管形态,无注射造影剂压力的影响,能够与 ERCP 互补,已成为胆胰系统疾病的重要诊断方法。

6.诊断性腹腔镜探查

腹腔镜探查的优点是可在微小创伤下直接观察损伤脏器并判断有无活动性出血,不但可提供准确诊断,有利于选择适宜的治疗方案,也避免了不必要的剖腹探查,减少了手术所致的并发症和病死率,可使54%~57%的患者避免剖腹手术的创伤。但它仍属侵入性诊治方法,因暴露不易,对腹膜后脏器的诊断不及 CT 检查,肠道损伤有可能漏诊,大出血、明显腹膜炎和患者全身情况不佳时并不适用,因此合理选择病例非常重要。有报道认为腹腔镜探查适用于患者临床症状较轻,但又无法排除腹内脏器损伤时,或已经证实有腹内脏器损伤,而血流动力学相对稳定的伤者;或不同程度意识障碍致临床表现和体征模糊,需排除腹内脏器损伤者。腹腔内大出血、休克、危重患者、腹腔广泛粘连、中期以上妊娠等属禁忌证。有报道普通外科诊断性腹腔镜探查术的并发症发生率为 0%~3%。

五、诊断

胰腺损伤的诊断,尤其闭合性胰腺损伤的诊断较困难。由于胰腺的解剖学特点,其损伤初期腹部症状、体征轻微,甚至胰管横断患者外伤后数周、乃至数月无症状,直至形成假性胰腺囊肿时才获得诊断。在合并腹内其他脏器损伤时,更无法依据腹腔内出血或弥漫性腹膜炎在术前确诊胰腺损伤。在剖腹探查中,外科医师也可能将注意力集中于处理其他腹内脏器损伤,或仅注意了胰腺前表面包膜撕裂和胰实质小裂伤,而忽略了胰腺后面和主胰管的损伤。在颅脑、脊髓损伤或意识障碍者,腹部症状、体征可被掩盖,更易导致遗漏胰腺损伤。因此,提高对胰腺损伤的警惕是很必要的。以下几个方面有助于胰腺损伤的诊断。

(一)外伤史和体征

枪弹伤或利器伤引起的上腹、下胸部开放性损伤,都要考虑胰腺损伤的可能。一般对腹部枪弹伤主张立即剖腹探查。前腹壁刀伤,如有腹膜炎症状、体征,伤道检查证明穿透腹膜者也应立即剖腹探查。如没有明显腹膜炎表现,而又怀疑腹腔内脏器损伤者,腹腔穿刺或腹腔灌洗有助于诊断。钝性腹部外伤中,如交通事故中方向盘撞击,突然减速时安全带压迫,高空坠地,以及其他高动能重物撞击等,暴力方向直接作用于上腹或季肋区者,都需高度注意胰腺损伤。

(二)淀粉酶测定

胰腺外伤后胰管断裂时,胰液流入腹腔,经腹膜淋巴管回流入静脉,引起血尿淀粉酶升高。White 等观察到损伤部位越接近主胰管的近端,血清淀粉酶水平越高,这反映了在主胰管断裂远侧,分泌胰液的腺泡细胞和漏出的分泌物容量越多。当远侧胰腺组织严重损毁,使腺泡细胞大量失活,血清淀粉酶可能正常。据国外资料统计约 40% 的胰腺外伤最初血清淀粉酶水平正常。有学者发现低血容量性休克和应用血浆增容剂可引起血淀粉酶升高,认为这种现象与肾脏低灌流或增容剂抑制肾廓清有关。Olsen 报道 225例钝性腹部外伤血清淀粉酶升高者中,证实有胰腺外伤的仅 8%。腮腺也分泌淀粉酶,因此血淀粉酶由胰和非胰淀粉酶两部分组成,而腮腺外伤也可引起血淀粉酶升高。所以,淀粉酶作为胰腺外伤的血清学标志物,缺乏特异性和敏感性。只有当缺乏立即剖腹探查指征时,定时监测血、尿淀粉酶,呈持续高水平或进行性升高时,对胰腺外伤及其并发症诊断有帮助。胰腺外伤初期血淀粉酶水平增高,随后恢复正常者,应进行其他详细检查。

(三)诊断性腹腔穿刺

对腹腔内出血的诊断价值高。当患者昏迷、截瘫掩盖症状体征时,诊断困难,腹腔穿刺是很好的诊断方法。主胰管断裂时,腹腔穿刺液淀粉酶明显升高。

(四)影像学诊断

血流动力学稳定而又可疑胰腺损伤者,可进一步选用影像学诊断。

1.B超检查

可显示胰腺影像及腹腔内积液情况。文献报道B超检查对钝性腹部外伤诊断敏感性为92.8%,特异性为100%。因此,B超检查对钝性腹部外伤中胰腺损伤的诊断具有重要价值。

2.CT检查

CT扫描可显示腹腔内和腹膜后脏器影像,腹腔内100 mL以上的液体CT即可显示,对诊断腹腔内出血有帮助。有学者报道CT对胰腺外伤诊断的准确性为99%、敏感性为95%、特异性为100%。血流动力学稳定时,可疑胰腺外伤者,CT检查是可靠的诊断方法。

3.ERCP

对确定胰管的完整性是最有用的检查方法。适用于胰腺损伤后症状、体征轻微,血流动力学稳定的少数患者。

(五)术中诊断

术中胰腺损伤诊断依据包括:①显露胰腺可直接看见胰腺损伤。②胰腺周围、小网膜囊内腹膜水肿,脂肪坏死或皂化斑。③后腹膜胆汁染色。

六、治疗

胰腺损伤的治疗原则为:控制出血,寻找胰管,适当清创,充分引流,处理联合伤。胰腺轻度挫裂伤占胰腺损伤的87%,这类损伤没有较大胰管的破裂,治疗需要严密止血及充分外引流。胰腺组织的出血需通过缝扎止血,切忌钳夹,否则不仅达不到止血目的,反而会造成新的出血。钛夹和氩气刀均可尝试,止血效果较好。对于胰腺被膜下血肿,应切开被膜,清除血肿。胰腺被膜不需要修补,修补会增加假性囊肿形成的机会。无论损伤大小,局部引流都十分重要。引流的目的在于控制胰漏,防止脓肿及假性囊肿形成。主动的负压引流优于被动引流,有学者报道前者的并发症发生率只有2%,而后者高达39%。另也有研究显示两种引流的效果差别不大。引流后虽然有些患者会发生胰漏,但多数胰漏可以自愈,少数长期不愈的胰漏,可再次手术行内引流。放置引流时,最好选择质地柔软的硅胶管,过硬的引流管可能会对周围组织造成损伤。引流管放置时间一般为1周左右,渗液减少后即可拔除。对于损伤复杂严重,引流放置时间较长的患者,需注意保持引流管通畅。

远端胰腺损伤是指肠系膜上血管左侧胰腺的挫裂伤或断裂伤,占胰腺损伤的11%,当此类损伤伴有主胰管断裂时,可将损伤的远端胰腺切除,并将保留的头端胰腺的胰管找出,予以缝扎。对于此类损伤单纯引流并发症多,不提倡。对仅累及胰尾的严重挫裂伤,行简单的胰尾切除术即可,预后多良好。如果胰尾很容易被游离出来,应当尽量保留脾脏。如果胰腺损伤严重或血流动力学不稳定,而保留脾脏需花费许多时间游离胰尾与脾门时,则应果断切除脾脏。脾切除术后败血症的发生率并不高,但术后有脾静脉和门静脉血栓形成的可能,应注意预防。

胰腺残端可以间断缝合或使用缝合器关闭,Wisnar发现使用不可吸收缝线比使用可吸收缝线术后并发症发生率高,也有多种临床实验显示缝线的类型以及是否使用缝合器对术后并发症的发生率并无影响,但是使用缝合器关闭胰腺残端显然更加快捷、安全。为降低胰漏的发生率,可以在缝线上使用纤维蛋白胶,也可以在胰腺残端上覆盖网膜。但是无论采用何种方法关闭胰腺残端,均应放置引流管。如果近端胰管有损伤或有病变影响胰液引流,则胰腺残端应与空肠行Rouxen-Y胰肠吻合术。

值得注意的是,胰腺远端断裂伤的切除界限清楚,而重度挫裂伤,尤其是胰腺背侧的挫裂伤,其前表面可能损伤不严重。为明确有无主胰管损伤或断裂,常需要显露胰腺的后方。可通过Kocher手法松解十二指肠第2段至Treitz韧带,以便从胰头和十二指肠的后方进行探查。切开降结肠旁沟无血管区,游离降结肠和结肠脾曲,在胰腺和肾脏之间的平面游离,将脾和结肠脾曲向中线掀起,可游离并从后方探查胰体尾部。

近端胰腺损伤是指肠系膜上血管右侧胰腺组织的挫裂伤或断裂伤。此类损伤情况复杂,处理起来比较困难,主要有下列几种情况。

（1）单纯胰头损伤而没有胰管断裂,仅需清创缝合损伤处,然后置管引流即可。

（2）单纯胰头重度挫裂伤,难以寻找断裂的胰管,患者情况不稳定,不允许手术时间过长时,可对挫伤或断裂的胰腺创面施以缝合,放置外引流,这种情况术后发生胰漏往往是不可避免的,通过营养支持以及生长抑素等治疗措施,部分患者的胰漏可在术后 1～2 个月愈合。

（3）胰头损伤合并主胰管断裂时,如果切除损伤处远端胰腺后剩余胰腺占全胰 20% 以上,则行远端胰腺切除、胰头断端修补缝合术,并放置引流管,亦可不做胰腺切除,而将胰头损伤处直接与空肠做吻合(图1-24),局部留置充分引流。

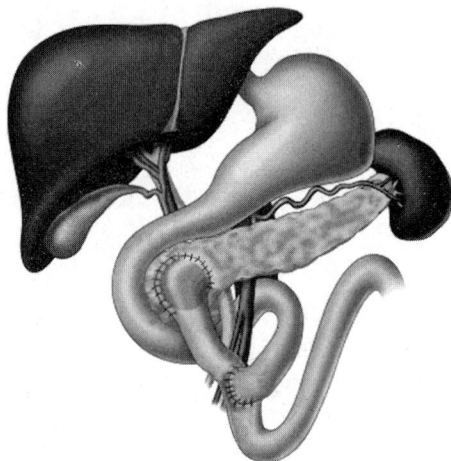

图 1-24　胰头与空肠吻合

（4）上述情况如果切除的远端胰腺将占全胰 80% 以上,可能会引起术后胰腺功能不全,此种情况下在对损伤面清创处理后,应行远端胰腺与空肠 Roux-en-Y 吻合术。

需强调的是,是否应行吻合术式,有时医生的抉择非常困难。原则是治疗中应分清主次、抓住主要矛盾,关键问题是患者能否耐受,如果患者血流动力学不稳定,应放弃该术式而单纯引流。不提倡对胰腺断端两侧施行胰肠吻合术。

（5）胰管的处理很重要但又非常困难,胰管处理是否得当关系到并发症发生率的高低。超过胰腺实质横径一半以上的断裂伤、穿透伤或严重挫裂伤常合并胰管断裂。在手术中判断胰管断裂很困难,如能确定胰管断端,则果断将其结扎,以减少并发症。但当胰腺组织破坏较严重,血肿、污染、组织水肿,或患者全身情况不稳定时,很难找到胰管,或没有时间寻找,则可在胰腺损伤处水平缝合胰腺断面,达到结扎胰管的目的。

（6）胰头与十二指肠的严重挫裂伤或断裂伤处理起来相当困难,此类型损伤常合并胆总管或胰头周围大血管损伤,抢救的首要目的是控制出血,进行循环复苏,待患者生命体征稳定后,才可以考虑胰头和十二指肠的修复或切除。下列术式可供参考。

十二指肠旷置术:亦称十二指肠憩室化手术,自 1968 年 Berne 首次报告用之治疗胰头十二指肠联合伤后,现已成为胰头十二指肠联合伤的标准术式。十二指肠旷置术的内容包括胃窦部切除、迷走神经切断、胃空肠吻合、十二指肠断端闭合或十二指肠置管造瘘、腹腔置多管引流、胆总管引流、十二指肠破裂和胰头损伤的清创缝合。近年来还提倡在胃空肠吻合时向空肠输出袢放置营养管,以便术后行肠内营养支持。该术式设计的原理是胃窦部切除、胃空肠吻合将十二指肠旷置,使胃液不再经过十二指肠;胃窦部切除和迷走神经切断使胃酸分泌减少,使十二指肠液和胰液分泌减少,抑制胰酶激活;十二指肠造瘘可降低十二指肠腔压力,有利于十二指肠破裂修补处的愈合;胆总管引流通过降低胆总管压力,有利于胰液引流,减轻损伤所致的胰液外溢,同时可以使进入十二指肠的胆汁量减少。

改良十二指肠旷置术(胃幽门缝合术):1982 年 Cogbill 等报告了改良十二指肠旷置术,具体方法是:首先切开胃窦前壁,在胃内用可吸收缝线缝合胃幽门,再将胃窦处切口与空肠吻合,这样胃内容物通过胃空肠吻合进入远端空肠,不再进入十二指肠,便于十二指肠破损修补后的愈合。闭锁的幽门将在术后3～4周随着缝线吸收而自行开放。此术式的优点是可缩短手术时间,尤其适用于病情危重,生命体征不稳定而不能耐受长时间手术的患者。有文献报告可用缝合器闭合幽门,然后再行胃空肠吻合术,理论上更能节省时间。上述两种方法死亡率12%～19%,胰瘘发生率12%～25%。

胰十二指肠切除术:只有大约3%的胰腺损伤患者须行胰十二指肠切除术,适应证包括十二指肠胰头严重损伤,或胰头部出现难以控制的出血,或胰腺内胆管损伤,或门静脉损伤。外伤行胰十二指肠切除术的死亡率超过29%,如此高的死亡率原因在于这些患者往往伴有大出血、休克等,病情危重,难以耐受长时间手术。如果患者血流动力学不稳定,胰十二指肠切除术的重建步骤可以延时进行,也可将胰管结扎来保证胰肠吻合口的安全愈合,但结扎胰管后胰漏、胰腺炎以及消化不良的发生率明显增加。胰腺损伤患者的胆管和胰管无扩张,术中寻找胰管困难,胰十二指肠切除术后胰肠与胆肠吻合口发生吻合口漏及狭窄的可能性大,建议胰肠吻合采用捆绑式胰肠套入吻合法,胆肠吻合可采用胆囊空肠吻合。应当明确,行胰十二指肠切除术是迫不得已的措施,只能在其他各种方法无效时采用,不能将其作为首选。

胰腺外伤手术后2～3天应使用广谱抗生素。术后营养支持也非常重要,给予方式可行全肠外营养,也可通过术中放置的空肠营养管行肠内营养。空肠肠内营养并不增加胰腺的外分泌。腹腔引流对于胰腺损伤十分重要,至少要放置1周以上。患者能进食后,24小时引流液少于20 mL后才考虑拔除引流管,如果引流量持续无减少,应及时检测引流液的淀粉酶,排除胰漏。

生长抑素对于减少手术后并发症是有益的。有研究表明使用生长抑素后,胰腺切除的并发症发生率从54%降至32%,另一项研究显示,胰腺外伤后预防性使用生长抑素使并发症发生率从29%降至0。生长抑素的常用方法为"生长抑素3 mg+50 mL生理盐水"静脉泵入,维持12小时,连续应用3～5天。

七、术后处理

胰腺外伤手术常有多种严重并发症,术后处理可能甚为复杂,这主要取决于胰腺的伤情、手术的方式、合并伤的严重程度。无主胰管断裂的单纯胰腺外伤手术后患者常能顺利恢复,而伤情严重,需要行胰十二指肠切除术者,术后并发症多,处理复杂,病死率也高。合并伤常是胰腺外伤手术中和术后早期死亡的原因,如合并重型颅脑损伤、腹膜后大血管伤、腹腔内大出血等。

胰腺外伤手术后的一般处理应包括以下:①重症患者转外科ICU治疗。②对合并伤的相应处理。③保持胃肠减压和腹腔引流管通畅,腹腔引流常加用负压吸引,注意引流液的性质、量、淀粉酶值。④遇有腹胀、肠麻痹、胃肠功能恢复缓慢时,应寻找其原因,可能与胰漏、腹膜后感染有关。⑤保持足够的尿量。⑥全肠外营养支持或经空肠肠内营养支持,直到胰漏愈合或已完全形成窦道。⑦若有胰管伤,经口进食时间应推迟,应到胰漏停止,一般至少2周以后。若有严重并发症,则需要更长时间,此时主要经全肠外营养支持或经空肠造口肠内营养支持。⑧腹腔引流管放置的时间较一般腹部手术要长,平均10天左右,据伤情和有无并发症而定。⑨使用广谱抗生素。⑩使用生长抑素,可减少胰液分泌,使胰漏易于处理,但不能防止胰漏发生。

胰腺外伤手术后并发症总发生率约20%～35%,包括:①胰瘘是胰腺创伤常见的并发症,发生率约10%～35%,其中多数是低流量瘘(<200 mL/d),如果引流通畅,一般可在2周左右自行闭合。高流量瘘(>700 mL/d)很少,都需长期外引流和再次手术治疗。在胰瘘患者治疗中,营养支持十分重要,采用要素饮食、全肠外营养支持或经空肠肠内营养支持,不仅能维持内环境稳定,补充营养,还可以减少胰腺分泌,有助于胰瘘自愈。②腹腔脓肿:发生率5%～11%。常由于坏死胰腺组织清创不彻底,引流不通畅所致,一旦发现需积极引流,否则会造成毒血证至MODS。③继发性出血:胰腺创伤手术后8%～16%的患者可能发生继发性出血,表现为消化道出血或引流管出血,通常可采用血管介入动脉造影栓塞止血,或再手术止血。④胰腺假性囊肿:创伤后胰腺囊肿发生率占胰腺创伤患者的5%,一般需要行内引流等手术治疗。⑤创伤性胰腺炎:有文献报告150例胰腺创伤手术后7例发生术后胰腺炎,其临床表现与非创伤性胰腺炎相似,一般采用非手术治疗均可收到良好疗效。

(赵东海)

第五节　腹部大血管损伤

腹部血管损伤为血管外科最常见的危急重症,战争时期较为多见,和平时期主要见于工伤事故和车祸。近年随着经济活动和交通事业的迅速发展,腹部血管损伤的发生率也迅速增长。

一、腹主动脉损伤

腹主动脉损伤严重威胁伤员生命,多数伤员由于急性大出血,未能送抵医院即死于低血容量性休克。

（一）损伤原因

腹主动脉位于腹后壁,位置较深,一般不易损伤。腹部穿透性火器伤或锐器伤可引起腹主动脉损伤,战时多见。腹部闭合性损伤时,强大的暴力从正前方冲击腹部,腹主动脉于外力和脊柱之间遭受严重挤压而挫裂,发生严重损伤。其损伤原因归纳如下:①火器伤:由枪弹和弹片引起。②刺伤:由刺刀、匕首或其他锐器所致。③钝性损伤:偶见于车祸或工伤事故,损伤广泛而严重,多合并其他内脏损伤,很少能存活时送抵医院。

医源性损伤是临床一直存在的问题。腹腔内大血管旁及血管本身的手术,血管的牵拉或挤压,甚至为止血施行的热敷都可能损伤血管内膜。由于各种微创技术在腹部和盆腔手术中的发展,不熟练的操作者误伤血管的情况也时有发生。

在腔镜下行腰椎间盘摘除术患者,可能出现左侧髂动脉起始部破裂引起的巨大张力性血肿。造成左侧髂动脉损伤的原因,应该是术者在摘除椎间盘时髓核钳进入椎间隙太深,穿过前纵韧带损伤髂血管所致。

（二）损伤分类和病理

1.损伤部位

按照腹主动脉受伤的位置不同,可分为肾动脉以上和肾动脉以下腹主动脉损伤。肾动脉以上腹主动脉损伤常合并肝脏、胰腺、十二指肠以及腹腔动脉、肠系膜上动脉等邻近脏器创伤,伤情复杂而严重,伤后迅速出现严重出血和低血容量性休克。肾动脉以上腹主动脉的显露、止血和修复均较困难,因而死亡率甚高,约为75%。有人将腹腔动脉附近及其上方的创伤称为"横膈部腹主动脉损伤",因该部有膈肌、胰腺、十二指肠及其系膜,可限制血肿扩展,腹主动脉的裂口由于血肿形成的张力而被压迫闭塞,并且形成凝血块,有利于止血。从腹腔动脉以下至肾动脉之间的腹主动脉创伤,多有严重和难以控制的急性大出血,一旦合并肠系膜上动脉损伤,将引起全部小肠和右半结肠坏死,患者多因休克而死亡。

肾动脉以下腹主动脉创伤,手术显露、控制出血和修复损伤皆较容易,阻断肾动脉以下的腹主动脉不会中断肾脏的血液供应,术后少发急性肾衰竭,因此,肾动脉以下腹主动脉损伤的死亡率较低。然而,腹主动分叉处的创伤,往往合并一侧或两侧髂总动脉撕裂,不仅引起严重的大出血,而且修复困难,死亡率较前者增高。

2.损伤类型

按照动脉损伤的病理解剖,腹主动脉损伤可分为以下几种类型。

（1）主动脉壁切线伤:动脉内膜未破裂,只有外膜和中层损伤,伤后局部不立刻发生动脉出血,但由于腹主动脉压力甚高,可能发生继发性出血或形成动脉瘤,一旦动脉瘤破裂,即可突然发生大出血。

（2）主动脉壁部分裂伤:子弹、弹片或锐器伤及主动脉壁,血管壁部分破裂或缺损,钝性损伤也可使血管壁撕裂。由于血管壁收缩使裂口哆开,出血不易自止。

（3）主动脉贯通伤:子弹、弹片或锐器自腹主动脉的一侧穿入,经血管腔,从对侧穿出。血管壁有2个相对应的伤口——入口和出口。此类损伤出血多,修复比较困难。

（4）主动脉断裂伤:血管完全横断后,血管壁平滑肌和弹力纤维收缩,使两端卷缩,加之血压降低,局部血栓形成而闭塞血管断端,出血有可能停止。但是,腹主动脉血管腔大,压力高,完全断裂后,多因急性大出血而死于低血容量性休克,极少能挽救生命。

（5）主动脉挫伤：多见于钝性损伤。血管壁内膜粗糙或撕裂,易形成血栓。动脉壁可能形成夹层血肿而压迫主动脉腔,使血流通过障碍。创伤部位亦可能发生继发性破裂出血或形成假性动脉瘤。主动脉夹层常常使内膜片遮盖重要脏器供血动脉的开口,导致相应脏器出现缺血和功能障碍。

（6）腹膜后血肿和假性动脉瘤：腹膜后间隙可容纳 4000 mL 液体。腹主动脉破裂后,大量血液流至腹膜后间隙,形成腹膜后血肿,同时伴有低血容量性休克。合并后腹膜撕裂时,血液经裂口流至游离腹腔。若同时有腹腔内实质性脏器和血管损伤,则腹腔内有大量积血,腹腔穿刺可以证实。

腹膜后血肿具有一定的张力,压迫受伤的腹主动脉。失血致使血压降低,血流流速减慢,创伤局部易形成血凝块,或由于周围组织的填塞作用,如血管破口不大,可使出血暂时停止。但是,经复苏后血压升高,或由于后送途中的搬动或颠簸,可再出血。血肿被周围组织包绕可形成假性动脉瘤。

（7）损伤性动静脉瘘：致伤物恰好在腹主动脉和下腔静脉之间穿过,使两者同时受伤,腹主动脉和下腔静脉邻近处皆有破裂,如破口不大,腹膜后组织和血肿压迫并限制大量出血,腹主动脉内高压力的血流经裂口流入下腔静脉,形成动脉血流直接流入静脉的循环短路,使回心血量大量增加,引起心脏扩大和高排血量急性心力衰竭。

3.合并损伤

腹主动脉损伤基本上均合并有腹部脏器和其他血管损伤。合并损伤使伤情更加严重和复杂。腹部空腔脏器损伤污染腹腔,引起急性化脓性腹膜炎和严重脓毒性感染,更将使处理非常困难。

4.急性肾衰竭

腹主动脉损伤经紧急复苏后,如血压回升,休克得到纠正,手术治疗可望伤员生存。但由于低血压所致的肾供血不足,尤其是肾动脉以上腹主动脉损伤,为了控制出血和修复创伤,需阻断腹主动脉,致使肾脏缺血,产生急性肾小管缺血性坏死,术后发生急性肾衰竭。在正常情况下,肾脏安全耐受温缺血的时限为30～45分钟。在低血容量性休克伴肾脏灌注减少的伤员,这种"安全时限"明显缩短。应用冰水或冰袋使肾脏局部降温,结合使用甘露醇或山梨醇等药物,能够延长安全缺血时限,减低肾功能不全的发生率。

（三）临床表现和诊断

腹主动脉损伤最突出的临床表现是低血容量性休克。早期,伤员精神紧张,面色苍白,出冷汗,脉搏快速,血压下降。随后,表情淡漠,或躁动、谵妄,四肢冰冷,脉搏细弱。血压继续下降,伤者出现昏迷,最后脉搏和血压均不能测得,呼吸微弱,瞳孔散大,为垂危征象,最终心跳停止而死亡。

腹主动脉的连续性遭到破坏或动脉壁挫伤,加之血管痉挛收缩,可导致主动脉血管栓塞或血栓形成,致使腹主动脉的各分支血管血流中断,可导致相应器官缺血及功能障碍,临床上可表现为腹痛、腹胀,少尿或无尿,截瘫,双下肢动脉搏动明显减弱或消失,下肢麻木、疼痛、发凉,严重时出现下肢坏死。

合并腹腔脏器和腹部其他大血管损伤,主要表现为急性腹膜炎和腹腔积液征象。伤后常有恶心呕吐。如伤员清醒,会诉说腹痛。腹部检查可发现腹胀、压痛、肌紧张和反跳痛,叩诊有移动性浊音,肝浊音界缩小或消失,听诊肠鸣音消失。

腹部开放性损伤,应根据受伤时姿势、伤口位置和弹道方向,结合腹部各个器官的解剖位置以及临床表现,分析可能受伤的器官。腹部闭合性创伤因无伤口,诊断比较困难。除根据临床表现作出初步诊断外,需借助其他辅助诊断方法或经剖腹探查术,才能明确诊断。

腹部损伤的患者短期内即出现低血容量性休克而无其他部位出血者,应高度怀疑有腹部大血管损伤。应立即将伤员送至急救室进行复苏。同时,应了解和询问受伤史,迅速而仔细地检查伤员,作出初步诊断。为进一步明确诊断,可根据伤员具体情况进行下列检查。

1.化验检查

红细胞和血红蛋白明显降低,红细胞比容下降,白细胞总数和多形核白细胞增高,表明有内出血。但受伤初期不一定立刻出现上述征象。

2.导尿检查

受伤后如未曾小便,或休克患者不能自解小便,应置入导尿管持续导尿,目的是了解有无泌尿系统创伤,如有血尿,则为泌尿系统损伤征象。留置尿管观测每小时尿量,对于判断复苏与调节输血输液量和速度有重要价值。

3.超声检查

超声检查简便易行,不但可明确腹主动脉损伤的部位,还可以明确血肿大小、腹腔有无积血积液、是否合并其他脏器损伤等,为主动脉损伤诊断提供可靠依据。随着超声技术的不断发展,超声诊断的分辨率和灵敏度也不断提高。血管腔内超声的探头可直接接触血管壁,在检查过程中衰减很小,可非常准确地作出诊断。

4.腹腔穿刺和腹腔灌洗

腹主动脉损伤腹腔内多有积血,腹腔穿刺往往能抽出不凝固的血液。腹部闭合性损伤诊断有困难时,腹腔穿刺可为诊断提供重要根据。偶尔因腹主动脉损伤的出血局限在腹膜后间隙,仅有少量血液渗入游离腹腔,腹腔穿刺不能获得有意义的结果,腹腔灌洗可提高诊断阳性率。

5.CTA、MRA 或 X 线检查

腹部、胸部和脊柱 CTA、MRA 或 X 线检查,可观察膈下有无游离气体,膈肌位置和活动度;有无肋骨骨折、血气胸和心包积液等胸部损伤;有无脊柱损伤;有无大血管损伤及有无腹膜后血肿。火器伤时还可确定存留在体内的子弹或弹片及其位置。应按照伤情和需要选择适当的检查。严重休克的伤员,首先宜积极纠正休克,过多地检查和搬动伤员,将贻误宝贵的抢救时机,加速伤员死亡。无明显休克,或经复苏后血压回升、病情平稳者,可根据需要选择必要的 CTA、MRA 或 X 线检查。

6.剖腹探查

腹部损伤合并低血容量性休克或有腹腔积血和急性腹膜炎征象者,均应行剖腹探查术,以确定受伤器官,进行相应处理。腹部创伤后短期内出现休克,病情迅速恶化,经快速输入晶体溶液(如平衡盐溶液、乳酸林格氏溶液等)和血浆代用品或输血 2000 mL,休克仍无改善者,多提示有腹部大血管损伤,应果断地行剖腹探查术,查明出血来源和腹部损伤情况,控制出血,进行确定性手术治疗。

(四)急救

1.运输和后送

对腹主动脉损伤,缩短从受伤到治疗之间的时限是提高生存率的关键。美国在越南战争以前的历次战争中,由于运输工具落后,从受伤地点转运到医院经历时间过长,绝大多数伤员死于战场或后送途中。自从采用医疗后送直升机输送伤员后,存活到达医院的伤员大大增加,使严重创伤也可能获得接受治疗的机会。

2.复苏

及时而果断的紧急复苏是成功治疗腹主动脉损伤的重要措施。医护人员接到伤员后,应立即建立通畅的静脉输液通道,如疑有下腔静脉损伤,应从上肢静脉输血输液。腹主动脉损伤在救治过程中需要大量输液,平均输入液体总量可达 5000~7000 mL,个别报告曾输血达 15 000 mL。在输液过程中应监测 CVP 或肺动脉楔压,并结合尿量随时调整输血输液量和速度。复苏必须迅速、果断,复苏后血压和病情平稳者可酌情进行必要的诊断措施和术前准备,并及时施行手术。复苏时间一般不宜超过 30~60 分钟。严重休克的患者,快速输入液体和血液 2000 mL 后仍无反应者,应立即紧急手术,不可等待血压回升。此时手术已成为复苏的重要手段。

3.体表抗压力装备的应用

应用充气橡胶服对抗手术中半卧位或坐位患者的姿势性低血压,可使患者血压保持正常,出血停止。经改良后的医用抗加速服(又名抗休克裤),经临床观察和实验证明,能够控制横膈以下的出血而不中断血液循环,使受伤的腹主动脉出血显著减少,因而使血压稳定,避免发生严重低血容量性休克。使用方法是自乳头以下,用抗加速服将患者环形包裹,然后充气至 30 mmHg,并使压力维持恒定。

经动物实验证明,抗加速服充气后,腹腔内压力升高。如腹壁完整,并维持抗加速服的压力,可使已升高的腹内压力保持不变,此时较低的腹主动脉外周压力受腹腔内压力的压缩而升高,血管腔内压力则相对减低。同时,抗加速服作用于腹部,对腹主动脉产生环形或箍状压力,以克服血管壁的切线拉力,使纵行血管裂伤的两侧壁靠拢,血管腔缩小,因而出血减少。创伤部位血液凝固填塞已缩小的血管裂口,也是控制出血的重要因素。

医用抗休克裤压缩双下肢和横膈以下躯干,由于压缩血管床而驱使血液转流至膈上,使回心血量增加,起到"自体输血"作用,故血压往往升高,对低血容量性休克产生有利影响。为维持腹腔压力,腹壁必需完整。开放性腹部创伤,若创口较大,应包扎伤口后再穿抗休克裤。腹部大血管创伤手术时,切开腹壁将加速出血,常引起严重的低血压和心搏停止。

腹部创伤有严重低血容量性休克、疑为腹主动脉创伤的伤员,应尽早穿着抗休克裤,充气并维持压力在 30 mmHg。经紧急复苏,输入足够的液体和输血后,临床表现和检查提示已基本纠正低血容量性休克,即可除去抗休克裤,显露腹部,行剖腹手术。解除抗休克裤后可能出现低血压和心律失常,宜迅速控制主动脉和(或)其他血管的活动性出血。垂危伤员,尤其是上腹部损伤,宜切开左侧胸壁,在膈上阻断降主动脉后,再解除抗休克裤,以减少发生严重低血压和心搏停止的可能性。腹部损伤未发生低血容量性休克,或经一般性复苏后休克纠正,病情稳定,认为腹主动脉损伤可能性较小者,可不穿抗休克裤。

（五）手术治疗

1. 切口

从胸骨剑突至耻骨联合的腹正中长切口,可全面探查腹部器官。肾动脉以下腹主动脉损伤,能获得满意显露,从而易于控制出血和修复损伤。肾动脉以上腹主动脉损伤,尤其是腹腔动脉附近的损伤,经腹部切口难以得到良好显露,宜将切口上端向左上方延长,改为胸腹联合切口,经第7或第8肋间开胸,能清晰显露腹主动脉近端和胸主动脉远端。

2. 腹主动脉的显露和控制出血（图 1-25）

切开腹壁后,迅速吸引腹腔内积血,清除凝血块,查明出血来源和位置。如尚未开胸阻断降主动脉,宜在主动脉裂孔处压迫腹主动脉,暂时控制出血。一旦发现腹主动脉损伤处,应立刻用纱布填塞或用手指临时按压止血。必须将受伤血管的近端和远端游离,用无损伤血管钳钳夹止血,或用线绳将受伤血管的近端和远端各环绕一圈,勒紧线绳以控制出血。出血被控制后,宜加快输血以纠正休克,然后分离和显露受伤血管,予以修复。完成修复后除去血管钳或两端线绳,恢复正常血流。

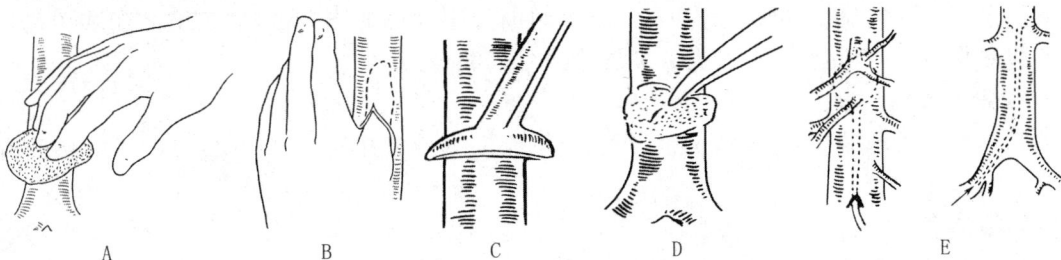

图 1-25 腹主动脉的显露和控制出血图

A. 用手指压迫止血；B. 由破口插入手指止血；C. 用压迫器止血；D. 用纱布压迫止血；E. 插入球囊导管止血

腹膜后血肿是否应探查尚有分歧,近来多数学者主张,凡穿透性腹部损伤有腹膜后血肿者,应切开血肿检查,以免遗漏腹膜后大血管或其他器官损伤。腹膜后血肿位于中线者,多因腹主动脉或下腔静脉损伤所致。腹主动脉损伤形成的血肿呈搏动性。动静脉瘘所形成的血肿有连续性震颤。

沿左侧结肠旁沟无血管区切开侧腹膜,将降结肠、结肠脾曲、脾脏、胰腺体尾部与左肾游离,向前内侧翻转,即可显露肾动脉以下腹主动脉。采用胸腹联合切口,切开左侧膈肌至主动脉裂孔,降主动脉的下端和肾动脉以上腹主动脉可获得良好显露。

3.修复方法

按照不同损伤类型采用不同修复方法。动脉壁部分裂伤可行血管侧壁缝合术。如血管壁缺损较多,单纯侧壁缝合会引起腹主动脉明显狭窄,致使狭窄远端供血不足,肾动脉以上腹主动脉狭窄,将产生高血压症,可采用血管补片修复此类创伤。

腹主动脉贯通伤,若前壁和后壁各有一个伤口,则后壁伤口修补困难。可以纵行切开、扩大血管前壁伤口,经血管腔缝合后壁伤口,再缝合前壁伤口。另一种方法是将受伤的腹主动脉游离一段,将血管旋转,显露后壁予以修复,再修复前壁。旋转腹主动脉可能需要结扎、切断局部的动脉分支。

腹主动脉完全断裂或损伤严重时,上述方法不能修复者,则修整残端或切除部分血管,如缺损不多,可将血管的近端和远端直接行对端吻合,恢复腹主动脉连续性。血管缺损较多不能对端吻合,或吻合后血管张力太大者,宜行血管移植术,重建腹主动脉。常用移植材料为人造血管(如 Dacron 或 PTFE),有取材方便,口径适宜,管壁韧性较好等优点,移植于压力较高的腹主动脉后发生血栓栓塞或形成瘤样扩张的可能性较小。但是,当合并胃肠道损伤,尤其有结肠破裂时,腹腔严重污染,移植的人工血管容易感染,甚至引起吻合口破裂出血。因此,腹腔严重污染的患者,应避免人工血管移植,可行腋双股旁路转流术。

腹主动脉合并腹腔动脉损伤应修复腹主动脉,而腹腔动脉则可以结扎,无需修复,因其供血区域有丰富的侧支循环,结扎后不致发生胃、脾脏缺血坏死和肝脏功能损害。腹主动脉与肠系膜上动脉联合创伤,除修复腹主动脉外,还应恢复肠系膜上动脉的血液循环。根据血管受伤情况可行血管侧壁缝合、肠系膜上动脉-主动脉吻合或血管移植术,重建肠系膜上动脉血液循环。结扎肠系膜上动脉将引起广泛的肠坏死。

腹主动脉-下腔静脉动静脉瘘严重损害心脏功能,最终导致心脏扩大和高排血量心力衰竭,一旦明确诊断,宜尽早手术。治疗目的是关闭动、静脉之间的瘘口,纠正血流动力学紊乱,以减轻心脏负担,同时修复腹主动脉和下腔静脉,恢复正常循环。四头结扎法易造成严重的血液循环紊乱,术后多数患者死亡或遗留严重后遗症,现已废弃不用。多数病例可切断动、静脉之间的"瘘管",分别缝合修补下腔静脉和腹主动脉瘘口。如瘘口近端的腹主动脉明显扩张,可切除该段扩张血管,用人造血管移植重建腹主动脉。

4.其他器官损伤的处理

腹部损伤的手术原则是"先止血,后修复"。修复腹主动脉或(和)其他大血管损伤后,应详细检查腹部脏器,确定有无其他器官损伤,并予恰当处理。尤应注意腹膜后器官损伤,切勿遗漏。

修复损伤后,需用大量无菌生理盐水冲洗腹腔,清除异物和凝血块。将腹部脏器放回原来位置,再缝合后腹膜和侧腹膜。腹膜后间隙安置软橡皮引流管,从下腹部另作切口引出体外。根据腹膜腔污染情况决定是否需要安放腹腔引流。胸腹联合切口或开胸阻断降主动脉的患者,需安置胸腔闭式引流。开放性腹部创伤的腹壁伤口另行清创术,酌情行一期缝合或延期缝合。

(六)手术后处理

腹主动脉损伤经手术治疗后,病情仍相当危重,可能发生严重并发症,应有良好的术后治疗和精心的术后护理。

1.继续防治休克

术后继续对患者严密监护,监测血压、脉搏、呼吸、每小时尿量和 CVP,监测红细胞比积、红细胞计数和血红蛋白,根据结果酌情补给液体和血制品,使血容量恢复正常。损伤和手术后机体常有水、钠滞留,输入液体过多,尤其输入过量的氯化钠溶液,会加重心脏负担,甚至发生肺水肿。宜适当限制钠离子摄入,根据血清电解质含量调节输入量。

2.凝血机制失调的治疗

复苏和手术期间大量输血,特别是输入过多库血,可引起凝血机制失调而发生出血。凝血功能缺陷是由于血小板耗损或功能异常,以及凝血因子缺乏所致。为预防出血,凡需要大量输血的患者,至少应输给 1/3 的新鲜血液。不合并腹部空腔脏器损伤者,可收集腹腔内血液,经自体血回收机处理后行自体输血,不仅节约用血量,还可避免发生凝血机制失调。一旦发生出血倾向,应输入新鲜冰冻血浆和血小板,补充维生素 K、钙离子和应用抗纤维蛋白溶酶制剂。

3.保护肾功能和治疗急性肾衰竭

低血容量性休克使肾脏供血不足,为了控制出血和修复损伤而阻断肾动脉以上腹主动脉时,肾脏缺血更为严重。缺血时间过长可产生急性肾小管坏死,手术后发生急性肾衰竭。肾功能轻度损害时,可通过适当控制输液量,静脉输入甘露醇或山梨醇,使尿量增加,改善肾脏功能。严重肾衰竭,血液尿素氮和钾离子明显增高者,应及时行透析治疗。

4.改善呼吸功能和预防肺部并发症

保持呼吸道通畅,吸氧,使血液 PaO_2 达到正常水平。应用抗生素,加强护理,协助排痰,预防坠积性肺炎、肺不张等并发症。胸腔安置闭式引流管者,应保持引流通畅,适时拔除引流管。

二、下腔静脉损伤

下腔静脉损伤是一种极严重的损伤,常复合其他脏器损伤,在临床上并不罕见。下腔静脉损伤的处理较主动脉损伤更为困难,而且,约有1/3的患者在入院前已死亡,34%～57%的患者入院后仍会死亡。下腔静脉损伤的部位可分为肾静脉上、下两段。肾静脉上方的下腔静脉损伤,术中控制出血甚为困难,而且常伴有肝脏等脏器损伤,所以死亡率很高。

(一)损伤原因

下腔静脉损伤的主要原因是腹部开放性损伤,闭合性损伤比较少见。其中,枪伤约占75%,刺伤13%,钝性损伤12%,腹部开放性损伤约占88%。

(二)损伤部位

下腔静脉损伤的部位与预后密切相关,通常以肾静脉为标志,分为肾静脉以上的下腔静脉损伤和肾静脉以下的下腔静脉损伤。

1.肾静脉以上下腔静脉损伤

肾静脉平面以上的下腔静脉分为三部分,一是从肾静脉至肝脏的下方,一部分位于肝脏的下腔静脉沟内,称为肝后下腔静脉,肝静脉从此部汇入下腔静脉,另一部分从肝脏上缘至右心房下腔静脉入口,下腔静脉经腔静脉裂孔穿过膈肌汇入心脏。肾静脉以上的下腔静脉邻近肝脏、胰腺、十二指肠和心脏等重要器官,以及肝动脉、门静脉、肝静脉、肠系膜上血管和腹主动脉等大血管。下腔静脉损伤常合并这些脏器和血管损伤,伤势十分危重,伤员迅速发生低血容量性休克。肝后下腔静脉损伤几乎皆伴有肝静脉撕裂,不仅出血相当严重,而且因显露困难,很难迅速控制出血和修复创伤,因此死亡率最高。结扎肾静脉以上下腔静脉治疗下腔静脉损伤,虽然已有少数存活的报告,但多数患者由于回心血量骤然减少或其他严重并发症而死亡。

2.肾静脉以下下腔静脉损伤

肾静脉平面至下腔静脉分叉之间的损伤,较少伤及腹腔实质脏器和其他大血管,且手术显露比较容易,能有效地控制出血和修复创伤,即使结扎肾静脉以下的下腔静脉也较少发生严重后果。与肾静脉以上下腔静脉损伤相比较,死亡率显著降低。然而,下腔静脉分叉部损伤多伴有一侧或两侧髂静脉损伤,不仅出血严重,有时处理也更加困难。

(三)临床表现和诊断

下腔静脉的压力虽然很低(6～12 cmH₂O),但血管口径和血流量较大,一旦损伤破裂,可引起大量出血。合并其他大血管损伤时,短期内即可因大量血液丧失而发生低血容量性休克。

下腔静脉损伤常合并腹腔脏器损伤,以肝脏、小肠、结肠、胰腺和十二指肠损伤较多见,因此受伤后常可出现腹膜刺激征。由于胃肠道破裂,常有气腹。如出现移动性浊音则提示有腹腔内大出血或有大量消化液溢出,腹腔穿刺可确诊。伤后尿液检查有血尿者,说明有泌尿系损伤。肾静脉以上下腔静脉损伤,或肝上部位的损伤,可能合并胸部器官损伤,可出现呼吸困难,咯血或心包填塞等征象。

开放性损伤,腹部或下胸部可见伤口。根据伤口位置,受伤时姿势和致伤物或弹道的方向,结合临床表现,能大致估计受伤的器官。闭合性损伤,可能在腹壁或下胸部发现软组织擦伤或挫伤,可根据临床表现判断有无腹部器官损伤。伤后短期内即发生低血容量性休克,排除其他部位出血者,应首先怀疑有腹部大血管损伤。腹腔穿刺检查或腹腔灌洗术是必不可少的重要诊断方法。

伤员情况较好者,可根据需要尽量行胸部和腹部超声、X 线、CT 或 MRI 检查,注意观察有无腹腔脏器破裂、肋骨骨折、血气胸、外伤性膈疝、膈下游离气体等征象,了解存留在体内的子弹或弹片位置。已有低血容量性休克者,不宜施行下腔静脉造影或选择性动脉造影等检查,这些检查将延误手术止血和治疗时机,使休克加重,结果导致伤员死亡。

(四)急救

下腔静脉损伤,威胁伤员生命的主要是大出血和低血容量性休克,紧急复苏和迅速控制出血是提高生存率的关键。

首先,应尽快将伤员从受伤地点运送到医院,若能在发生低血容量性休克之前得到良好救治,将显著减低死亡率。其次,须迅速判断伤情,采取积极的复苏措施,随时保持呼吸道通畅。因血气胸可引起呼吸困难,应及时行胸腔闭式引流。下腔静脉损伤,应选择上肢静脉作为输血输液途径。经锁骨下静脉插管至上腔静脉监测 CVP,留置导尿管观测每小时尿量,据此调节输血输液的速度和用量。置入鼻胃管行持续胃肠减压,可减轻腹胀,有利于手术操作和术后胃肠道功能恢复。

紧急手术控制出血和修复创伤是救治成败的关键。对腹部大血管损伤,试图等待血压正常再行手术,往往延误手术时机,因继续失血而加重休克,结果导致患者死亡。复苏时间不宜过久,30～60 分钟内输入液体或血液 2000 mL 休克仍无改善者,应果断紧急剖腹探查,控制出血。上腹部损伤,有严重低血容量性休克,疑为下腔静脉肾静脉以上部分损伤者,可切开左侧胸壁,有利于术中显露和控制出血。

(五)手术治疗

1.切口和显露

从胸骨剑突至耻骨联合的腹正中长切口,能够全面探查腹部器官,下腔静脉可获得良好显露。作 Kocher 切口,并沿升结肠外侧切开侧腹膜,游离右侧结肠、十二指肠、胰腺和小肠系膜根部,将上述器官向左上方翻转,即可满意地显露肝脏下缘至分叉部的下腔静脉。肾脏和肾上腺无需游离(图 1-26)。

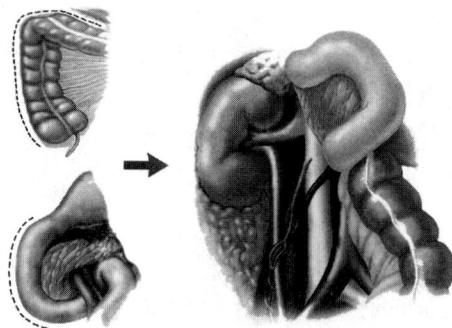

图 1-26　显露下腔静脉

肾静脉以上下腔静脉损伤,尤其是肝后下腔静脉和肝以上下腔静脉损伤,由于肝脏的阻碍,单纯腹部切口很难获得满意显露和控制出血,应延长切口,常用切口有以下两种。

(1)胸腹联合切口:腹正中切口的上端向右上方延长,经第 5 或第 6 肋间切开胸壁,于肝顶部切开膈肌至下腔静脉裂孔,肝上和肝后下腔静脉可得到较好的显露。

(2)经胸骨正中切口:腹正中切口的上端径直向上方延长,于中线纵行切开胸骨,暴露前纵隔。经胸骨切口操作简便,可不切断膈肌,除便于从右心房插入导管行下腔静脉内分流外,尚能满意地显露肝左叶和肝后下腔静脉,故多数人推荐这种切口。

2.控制出血

肾静脉以下下腔静脉损伤,可用手指直接压迫或用纱布填塞出血的伤口暂时控制出血。如已形成腹膜后血肿并怀疑由下腔静脉损伤所致,应在血肿的两端游离下腔静脉,用无损伤血管钳或线绳阻断下腔静脉近远端血流后,才能切开血肿探明出血来源。未阻断血流即切开血肿,将发生难以控制的大出血。对两旁的腰静脉用钳夹纱布块或手指压迫,可减少出血,必要时也可结扎两侧腰静脉。

肾静脉以上下腔静脉损伤,尤其是肝后下腔静脉和肝以上下腔静脉损伤,上述方法很难控制出血。肝后下腔静脉损伤常常伴有肝静脉损伤,只有在膈上和肝下阻断下腔静脉,同时在肝门处阻断肝动脉和门静脉,甚至要阻断降主动脉的血流,方能控制严重的出血。然而,在肝脏近端阻断下腔静脉血流,回心血量骤然大量减少,心脏排出量随之减低,有效循环血量更加不足,患者往往死于休克。

近年来,采用下腔静脉内分流术控制肾静脉以上下腔静脉出血,使一些过去难以挽救的伤员得以生存。具体操作方法是,在右心耳作一切口,周围安置荷包口缝线,从切口插入一根 Argyle 导管至下腔静脉,使导管通过受伤部位,导管末端开口位于肾静脉附近。导管近端相当于右心房平面有一侧孔,导管插入后,该侧孔恰好在右心房内。导管的近侧末端可钳闭或用作输血。在下腔静脉的心包段和肾静脉上方分别套以线绳,勒紧后即可阻断下腔静脉血流,而下腔静脉的血液可以经导管回流至右心房,避免回心血量急骤减少,使低血容量性休克经救治后可得以恢复。安置下腔静脉内分流导管,还应在肝门处阻断肝动脉和门静脉血流,使肝静脉血流中断,出血减少。若同时阻断降主动脉,则能可靠地控制肝后和(或)肝上下腔静脉出血,使手术野完全无血,显露清晰,有利于解剖和修复下腔静脉与肝静脉。采用下腔静脉导管内分流时,应当注意预防空气栓塞。插管前用生理盐水或血液将导管充满,使导管内气体全部排空,然后钳闭导管或连接输液器,可避免气体从导管进入心脏。导管壁或导管内可能有血栓附着,若利用导管输血,应将导管内可能存在的血栓吸出,以免血栓脱落进入心脏而引起致命的肺栓塞。使用下腔静脉内分流时,一般无需全身应用肝素。

肝动脉和门静脉的血液循环同时被阻断,肝细胞可因缺氧而受到损害。若间断放松肝门部血管钳或线绳,间歇恢复肝脏血流,有利于保护肝细胞功能。用无菌冰盐水局部降温,或使伤员体温降低到 32 ℃,或使用肝脏保护液如 HTK 液对缺血肝脏进行低温灌注,对肝脏有保护作用。一般认为,肝脏耐受缺血的时限在常温仅 15 分钟,在 32 ℃低温时可延长至 30 分钟。

采用 Foley 导管也可以控制肾静脉以上下腔静脉损伤的出血。在受伤远侧的下腔静脉安置荷包口缝线,于荷包缝线的中央将下腔静脉切一小口,经切口向上插入 Foley 导管,使末端气囊通过下腔静脉的受伤处,生理盐水 30 mL 注入气囊内,使气囊膨胀,即可阻断受伤血管近心端的血流。导管插入处的远端,用线绳环绕下腔静脉一周,勒紧线绳以阻断下腔静脉远端回流的血液。Foley 氏导管的两根接管均用血管钳夹闭,防止空气栓塞和保持气囊内的压力。两旁的腰静脉可结扎或压迫止血。该法能满意地控制出血。但其缺点是阻断下腔静脉回流的血液后使回心血量减少。对已处于严重休克的患者或肝上和肝后下腔静脉损伤者,使用下腔静脉内分流更加安全可靠。

3.修复方法

按照下腔静脉损伤的不同类型选择不同修复方法。

(1)下腔静脉壁单纯撕裂伤:若裂口不大,可用无损伤血管钳部分阻断下腔静脉,然后用 5-0 无损伤线直接缝合修补。如裂口较长,用无损伤血管钳分别钳夹损伤的上端和下端,暂时阻断下腔静脉血流,压迫或结扎侧方腰静脉,缝合修复伤口。

(2)下腔静脉贯通伤,可纵行切开、扩大前壁伤口,经血管腔缝合后壁伤口,然后再修整、缝合前壁伤口。或者游离受伤的血管段,结扎、切断邻近的腰静脉后,将下腔静脉后壁向前方旋转,缝合修复后再缝合前壁伤口。

(3)下腔静脉创伤致使血管壁有较大缺损者,直接缝合可导致血管狭窄,下腔静脉回流受阻,甚至发生血栓栓塞。遇此情形,尤其是肾静脉上的下腔静脉创伤,为避免管腔狭窄,宜用血管补片修复创伤。

(4)下腔静脉横断伤,游离修整两侧断端后,若张力不大,可行对端吻合术。

(5)下腔静脉创伤严重、范围广泛者,可施行血管移植或下腔静脉结扎术。下腔静脉结扎术方法简便,但可引起血流动力学的剧烈变化,虽伤员可以耐受,但因回流受阻可产生水肿。人造血管和同种异体血管移植,虽然可以恢复下腔静脉的连续性,但因下腔静脉的压力低、流速慢,移植血管容易形成血栓而闭塞。

也有人将两段等长的大隐静脉纵行切开,缝合成一根内径较大的血管作为移植材料,行自体血管移植。因为大隐静脉有静脉瓣膜,且缝制后的血管损伤较多,容易形成血栓,不仅会使移植的血管闭塞,一旦血栓脱落,可导致危及生命的肺栓塞。因此,多数学者认为,肾静脉以下下腔静脉广泛创伤,结扎血管较血管重建更为优越。

(6)结扎肾静脉以上下腔静脉虽然已有少数患者存活,但多数伤员死亡,许多学者不同意结扎肾静脉以上下腔静脉。虽然下腔静脉的静脉压较低,但肾静脉以上下腔静脉的血流量很大,采用人造血管或同种异体血管移植可望成功。自体静脉移植的取材,除大隐静脉外,有人主张截取一段肾静脉以下下腔静脉重建肾静脉以上下腔静脉。

(7)肝后下腔静脉创伤常伴有肝静脉损伤,若有可能,应分别修复下腔静脉和肝静脉。肝静脉创伤严重,甚至撕脱,难以重建者,可结扎受伤的肝静脉。肝静脉有3支主干,结扎单支肝静脉后,所属肝静脉的血流瘀滞、压力增高,促使肝内静脉之间的交通支开放,瘀滞的血液经交通支得到引流,所以不会发生严重后果。若3支肝静脉皆已撕脱,至少要修复重建1支肝静脉,但缝合已撕脱的肝静脉技术上极端困难,伤员多因严重休克而死亡。

(赵东海)

第二章　消化道出血

第一节　上消化道大出血

上消化道出血系指 Treitz 韧带以上的消化道,包括食管、胃、十二指肠、胆道和胰管等病变引起的出血。根据出血病因分为非静脉曲张性出血和静脉曲张性出血两类。在所有引起急性上消化道出血的病因中,十二指肠溃疡、胃溃疡和食管静脉曲张占前三位。上消化道大出血一般指在数小时内失血量超出1000 mL 或总血容量的 20%,出现急性周围循环改变甚至休克,是临床最常见的急症之一,其死亡率和病因误诊率分别高达 10% 与 20%。所以,尽快明确病因和出血部位,并予以积极合理的治疗,对预后有着重要意义。

一、病因

引起急性上消化道出血的原因很多,但以胃、十二指肠溃疡和食管、胃底静脉曲张破裂出血最为常见。近年来急性出血性胃炎和糜烂性胃炎伴发出血的病例也有所增长,约有 5% 左右的病例即使剖腹探查也不能找到确切的出血病灶。引起大出血且急需外科处理的,在我国以下列几种比较常见。

（一）胃、十二指肠溃疡

又称消化性溃疡,约占上消化道出血的 50%。大出血溃疡一般位于十二指肠球部后壁或胃小弯,由于溃疡基底血管被侵蚀破裂导致出血,多数为动脉出血。特别是在慢性溃疡,因有大量瘢痕组织形成,出血的动脉裂口缺乏收缩能力,往往引起不能自止的大出血。

幽门螺旋杆菌（H. Pylori）和非甾体类抗炎药已被公认为消化性溃疡的两个最主要病因。非甾体类抗炎药如保泰松、阿司匹林、吲哚美辛等,以及肾上腺皮质激素可的松等都可促进胃酸分泌、抑制黏液分泌,导致胃黏膜屏障受损、加重胃局部血管痉挛,长期应用较大剂量可引起急性溃疡形成,或使已有的溃疡活动化,发生大出血。

胃部分切除术后或单纯胃空肠吻合术后,在胃和空肠吻合口附近可发生溃疡,在前者发生率约为1%～3%,在后者可高达 15%～30%。发生时间多在术后 2 年内,也可在术后十余日。50% 的吻合口溃疡会出血,且可引起大出血,多不易自止。

（二）门静脉高压症

在上消化道大出血中所占比例逐渐增多,约占 20%。肝硬化引起门静脉高压症,门—体循环间交通支开放,常见食管下段和胃底静脉曲张形成。由于黏膜因静脉曲张而变薄,易被粗糙食物损伤,或由于胃液反流入食管,腐蚀已变薄的曲张静脉表面黏膜,同时门脉系统内压力增高,以致曲张静脉破裂,发生难以自止的大出血。

（三）应激性溃疡或急性糜烂性胃炎

应激性溃疡约占上消化道大出血的 20%,休克、脓毒血症、多器官功能衰竭（MODS）、严重烧伤（Curling 溃疡）、严重脑外伤（Cushing 溃疡）或大手术、血液系统疾病、尿毒症、心力衰竭等均可引起。危重症时,交感神经兴奋、上腺髓质儿茶酚胺分泌增多,使胃黏膜下血管发生痉挛收缩,组织灌流量骤减,导致缺血、缺氧,直接破坏胃黏膜屏障,胃腔 H^+ 反向弥散明显增加,从而发生表浅（不超过黏膜肌层）而边缘平坦的溃疡,或大小不等的多发糜烂。此类病变多发生于胃,较少发生于十二指肠,常导致难以自止的大出血。

(四)胃癌

约占上消化道出血的 2%~4%。癌灶表面可发生局部溃烂或溃疡,侵蚀血管而导致大出血。在胃癌引起的上消化道大出血中,黑便比呕血更常见。

(五)邻近器官组织疾病

胆道出血,即胆血证,为各种原因导致血管与胆道相通,使血液涌入胆道,再进入十二指肠。胆道出血是胆道疾病和胆道手术后的严重并发症,国内胆道出血以肝内胆管出血为主,常见原因如胆结石、胆道蛔虫病等引起的肝内局限性感染,可致肝内小胆管扩张合并形成多发脓肿,脓肿直接破入门静脉或肝动脉分支引起出血。肝癌、胆囊或胆管癌、术后胆总管引流造成的胆道壁受压坏死侵蚀血管,以及肝动脉瘤破入胆道等均可引起胆道出血。

此外还有胰腺癌、急性胰腺炎并发脓肿溃破导致十二指肠出血,动脉瘤破入食管、胃或十二指肠引起的出血等。

(六)消化道血管异常

内镜和血管造影技术的广泛应用,使消化道血管病变引起的出血被越来越多地认识。消化道血管病变可以单发或多发,可为独立病变,也可以是全身性疾病、综合征的表现,如先天性动静脉畸形、血管发育异常、血管瘤、动脉瘤和 Dieulafoy 病等。Dieulafoy 病又称 Dieulafoy 溃疡、黏膜下动脉畸形(submucosal arterial malformation)、恒径动脉(caliber-persistent artery)等,属先天性病变,多见于中老年男性,占消化道出血的 0.3%~6.7%,可发生于消化道任何部位,但绝大多数位于贲门下 6 cm 以内的胃小弯侧后壁,病灶多 1~3 mm,呈局灶性黏膜缺损或糜烂,或呈孤立圆锥状突起,中央可见搏动的动脉突出黏膜,病变周围黏膜多正常。

二、临床表现与病理生理

(一)出血方式

呕血为上消化道大出血的主要症状,呕血前可有上腹不适和恶心,然后呕吐血性胃内容物。呕吐物颜色与出血部位、出血量以及在胃内停留时间有关。出血位于食管,或出血量多、在胃内停留时间短时,呕血呈鲜红色或暗红色,常混有凝血块。出血量较少、血液在胃内停留时间长时,因血红蛋白与胃酸作用形成酸化正铁血红蛋白,呕吐物呈咖啡渣样或棕褐色。因上消化道大出血后有部分血液经肠道排出,从而出现黑便或便血。急性大量出血时,往往大量呕鲜血和红色血便并存。食管胃底静脉曲张破裂出血多来势凶猛,表现为大量呕血,一次出血量就可达 500~1000 mL,治疗不及时则较快出现休克。消化性溃疡急性出血量也较大,但一般一次出血不超过 500 mL。胆道出血前可有类似胆绞痛的剧烈上腹痛,量相对少,一次约 200~300 mL,其特征是间隔 1~2 周的周期性规律。

(二)失血性周围循环衰竭

上消化道大出血可导致急性周围循环衰竭。失血量大,出血不止或治疗不及时可引起组织灌注减少和细胞缺氧,进而因缺氧、代谢性酸中毒和代谢产物蓄积,造成周围血管扩张,毛细血管广泛受损,致使大量体液淤滞于组织间隙,有效循环血量锐减,心、脑、肾等重要器官血供严重不足,终致不可逆转的休克而死亡。

在出血性周围循环衰竭发展过程中,临床表现为头昏、心悸、恶心、口渴、黑矇或晕厥;皮肤由于血管收缩和灌注不足而灰白、湿冷;按压甲床呈现苍白,久不恢复;静脉充盈差,体表静脉瘪陷;患者感觉疲乏无力,进而可出现精神萎靡、烦躁不安甚至反应迟钝、意识模糊。老年人器官储备功能低下,加之常有动脉硬化、高血压病、冠心病、慢性支气管等基础病,即使出血量不大也可较快引起多器官功能衰竭,死亡风险更高。

(三)氮质血症

可分为肠源性、肾性和肾前性氮质血症三种(图 2-1)。肠源性氮质血症指在上消化道大出血后,血液蛋白在肠道内被分解,大量分解产物吸收入血导致氮质血症。肾前性氮质血症是由于失血性周围循环衰竭造成肾血流减少,肾小球滤过率降低、排泄减少以致氮质潴留。肾性氮质血症是由于严重而持久的休克造成肾小管坏死(急性肾衰竭),或失血加重了原有肾病的肾脏损害,临床表现为少尿或无尿。出血停止后血清尿素氮水平多在2~3天降至正常。氮质血症表现为不同程度的水肿、恶心呕吐、腹胀等。

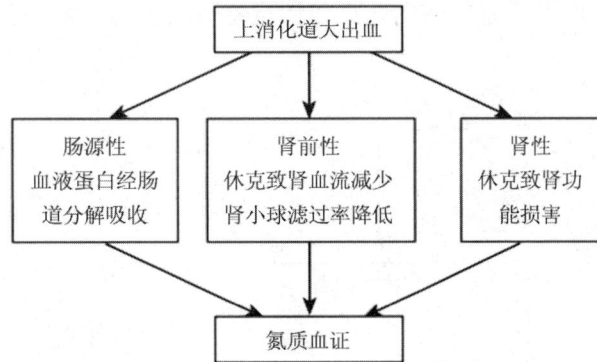

图 2-1　氮质血症发生机制

(四)发热

多数患者在发生大出血后 24 小时内出现低热。发热原因可能是血容量减少、贫血、周围循环衰竭、血液蛋白分解吸收等影响了体温调节中枢功能。上消化道大出血患者发热时要注意排查是否并存其他致热因素,如肺炎等。

三、辅助检查

上消化道大出血发病急,病情重,除常规实验室检查外,首选可以快速实施,诊断直观且可同时进行止血治疗的内镜检查和 DSA,而不适合选择耗时较长,灵敏度或精确度受限的检查,如消化道钡剂造影或放射性核素显影等检查。

(一)内镜检查

为迅速明确上消化道出血的部位和病因,在无禁忌证时急诊纤维胃镜检查为首选。并可酌情进行止血治疗(双极电凝、电灼、热探头、激光、药物局部注射等),对食管胃底静脉曲张破裂出血,消化性溃疡出血,胃癌,贲门黏膜撕裂症,糜烂性胃炎等,胃镜均可迅速作出诊断。胃镜检查最好在出血后 2~24 小时内进行,若延误时间较长,一些浅表的黏膜损害已修复,将使诊断阳性率下降。对失血性休克的患者,应尽快补充血容量,待血压平稳后再作胃镜检查。呕吐鲜血较多时检查前可用 4~8 mg 去甲肾上腺素加入温盐水 500 mL 洗胃,有利于收缩血管和激活凝血因子,并冲洗积血利于观察。出血急且量大时行急诊胃镜检查,要求检查者具备熟练技术和丰富经验。

(二)DSA

经股动脉插管行选择性腹腔动脉、肠系膜上动脉以及超选择性动脉造影,可显示活动性出血部位,明确出血部位后,还可进行局部栓塞或注射药物止血,是目前广泛应用且发展迅速的微创诊疗方法,可使部分患者免于急诊剖腹探查的创伤和风险,在有条件时应优先于手术探查选用。在临床实践中仅约 20% 行 DSA 的消化道出血病例能显示活动性出血,但 DSA 观察到的血管痉挛,血管畸形,动脉瘤,肿瘤等征象,也可为诊断或必要的手术探查提供参考信息。

(三)实验室检查

常规实验室检查应包括血常规、血型、凝血功能、肝肾功能,血电解质,血糖等。血红蛋白、红细胞计数和血细胞比容等在急性出血早期并无变化。因机体代偿机制,组织液在急性失血后进入血液循环补充血容量,同时使血液稀释,以上指标一般在急性出血后 3~4 h 小时才能反映失血程度。对大出血患者进行大量输注红细胞悬液时,应复查监测血常规,凝血功能和血电解质,除判断治疗效果和病情进展外,须及时发现和处理可能出现的高钾血症,和大量凝血物质消耗造成的凝血功能障碍。

四、诊断思路

对于上消化道大出血患者,首先应快速评估生命体征和休克状态,给予严密监护和纠正休克治疗,止血药物治疗,再在短时间内有重点地完成病史采集和体格检查,初步判断出血病因和部位,进一步安排内镜或 DSA 检查(图 2-2)。

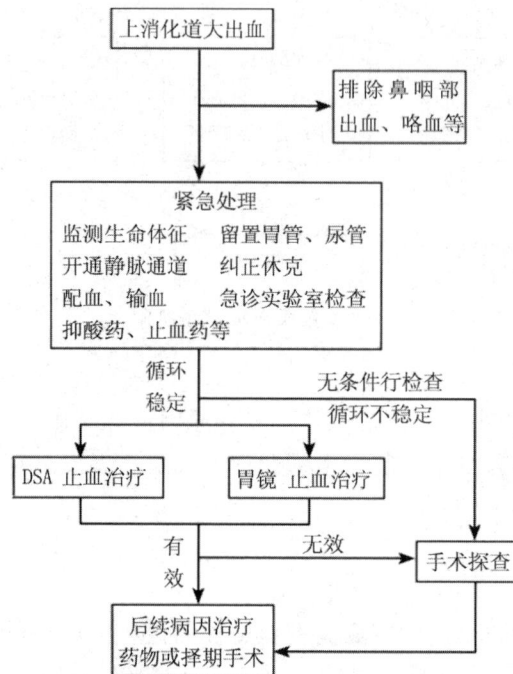

图 2-2 上消化道大出血建议诊疗流程

(一)判断出血量和有无活动性出血

首先要了解排出体外的血量。同时有呕血和暗红色血便说明出血量多且速度快。呕鲜血可认为当时有活动性大量出血,仅排黑便者提示近期有较高位的消化道出血,包括空肠上段,而不一定当时有活动性出血。根据休克的临床表现,补液、输血后心率和血压变化亦可大致估计出血量和出血是否已控制。从正常状态至出现出血性休克的早期症状,收缩压<90 mmHg,脉率>100 次/分,失血量应已超过有效循环血量的 20%,即 800~1000 mL;急性失血达有效循环血量的 30%~40%,失血量约为 1500 mL,出现中等程度休克;急性失血超过有效循环血量的 40%时,则呈现重度休克,救治不及时将导致死亡。有活动性出血的征象包括:反复呕血,黑便次数增多或转为暗红色,伴有肠鸣音亢进;经充分输血补液后,休克未见明显改善,或好转后又恶化;红细胞计数、血红蛋白与血细胞比容持续下降,经输血后仍继续下降或未增加至应有水平。

(二)判断出血部位

上消化道出血的基本表现是呕血和黑便。通常幽门以上的出血主要导致呕血,而幽门以下的出血主要导致黑便,但量大时也可有暗红或鲜红血便,或反流入胃内,引起恶心和呕血。食管胃底静脉曲张破裂出血多来势凶猛,表现为大量呕血,一次出血量就可达 500~1000 mL,治疗不及时则较快出现休克。消化性溃疡急性出血量也较大,但一般一次出血不超过 500 mL。胆道出血前可有类似胆绞痛的剧烈上腹痛,量相对少,一次约 200~300 mL,其特征是间隔 1~2 周的周期性规律,感染性胆道出血同时伴有寒战、高热、黄疸。

病史采集和体格检查仍是需认真执行的基本程序,往往为诊断方向提供重要信息。应向患者或陪同人员重点询问有无消化性溃疡病史,非甾体类抗炎药物或激素用药史,肝病史,血液病史,家族史,近期体重明显下降等。对重症治疗中的患者应考虑应激性溃疡。需注意有些患者在出血前没有任何症状,如10%～15%消化性溃疡出血并没有溃疡病史,约1/4门静脉高压症上消化道出血原因并非曲张静脉破裂,很多胆道出血病例并没有肝内感染病史。以往上消化道出血的病因也不一定是再次出血的病因。体格检查应先排除鼻咽部出血,注意蜘蛛痣、肝掌、腹壁静脉曲张、肝脾肿大、腹水、巩膜黄染等体征。上消化道大出血时腹部一般无腹膜炎体征,多无固定压痛,肠鸣音活跃,病情重时可出现腹胀,肠鸣音减弱。但有消化性溃疡存在和胆道出血时,上腹和右上腹也可有不同程度的压痛,甚至触及肿大的胆囊。

急性上消化道出血的诊断同样遵循首先考虑常见病、多发病的原则。对无病史和前期症状的病例,仍以常见多发病可能性较大,常见情况包括:无症状的溃疡,多为十二指肠溃疡;食管胃底静脉曲张和肝硬化均不明显的门静脉高压症;出血性胃炎或应激性溃疡;无症状的早期胃癌。其他少见病因有食管裂孔疝、胃息肉、胃和十二指肠良性肿瘤、剧烈呕吐造成的贲门黏膜撕裂综合征(Mallory-Weiss syndrome),以及血友病或其他血液病。

五、治疗

(一)非手术治疗

在急性大出血的危重情况下接受麻醉和手术,无疑会进一步增加患者的创伤和应激,转为重症和死亡的风险均很高。故非手术治疗非常重要,既是入院后的抢救措施,也可使大部分急性大出血得到控制,缓解危重状态,转入后续的内镜、介入治疗或择期手术,这也符合损伤控制原则(DC)。非手术治疗也为必要的急诊手术创造条件,争取时间。约70%的胃十二指肠溃疡大出血可经非手术治疗止血,而肝硬化静脉曲张破裂出血的患者,通常伴有肝功能异常、黄疸、腹水或肝性脑病等,急诊手术死亡率很高,也应尽量采用非手术治疗止血,病情平稳后再进行择期手术。

对上消化道大出血患者应紧急评估和纠正休克状态,快速建立中心静脉通道或多个静脉通道,输注晶体液(乳酸林格液等)和胶体液(羟乙基淀粉,人血清蛋白等)扩容,同时配血备血。应先输晶体液再输胶体液,晶胶比为4:1或3:1,应给予适当剂量输血,估计出血量在有效循环血量20%以内(<800 mL),可不输血。因机体存在代偿机制补充丢失的血容量和血细胞,在出血可以得到有效控制的情况下,一般总输血量达到实际出血量的3/4至4/5即可,持续大量出血则需要在持续输血的同时进行止血治疗,而总的输液扩容和输血量应达到失血量的2～3倍。输血治疗首选红细胞悬液,若短时间内出血和输血量大(>2000 mL),应输注血小板和冷沉淀补充凝血物质。扩容和输血时应注意速度、量和心肺负荷情况,特别是对老年患者和有心肺病史的患者,避免大量快速输注诱发心衰。

应监测生命体征、中心静脉压,复查血红蛋白和血细胞压积、血小板、凝血功能、血电解质,留置胃管可观察出血颜色和计量,必要时可进行胃腔灌洗,留置尿管观察尿量,以评估病情和及时调整治疗。病情平稳的指标主要是血压>90/60 mmHg,心率<110次/分,尿量>30 mL/h,血红蛋白>80 g/L。另应暂禁饮食,对烦躁不安者可给予镇静药物,注意保暖。

药物治疗主要包括抑酸剂和止血药物。对消化性溃疡、急性胃黏膜损害等引起的出血,使用抑酸剂是重要的治疗措施,目前抑酸作用最强的是质子泵阻滞剂类药物(如埃索美拉唑等),可以静脉输注,可快速强效的抑制胃酸分泌,控制胃黏膜屏障损害,而达到止血效果。但连续静脉用药不宜超过一周,出血停止后应转为口服给药,可长期使用。垂体加压素可使内脏小血管收缩,降低门静脉压力而使食管胃底静脉曲张破裂出血停止,但在高血压、冠心病患者使用受限,可能引起血压升高和心绞痛。生长抑素可选择性收缩内脏血管,降低门静脉压力,而达到止血效果。另有血凝酶、维生素K等止血药物可选择使用。胃内出血时可用去甲肾上腺素8 mg加入100～200 mL冰生理盐水后注入胃腔,每0.5～1小时一次,可重复3～4次。但应激性溃疡或出血性胃炎避免使用此法。还可用血凝酶、云南白药加生理盐水灌洗胃腔,均有一定止血功效。

三腔二囊管对食管胃底静脉曲张破裂的中小量出血止血效果较好,也可作为大量出血的应急措施,在实施其他治疗前暂时控制出血。使用时将三腔二囊管放入胃内后,先向胃囊充气200～250 mL,轻拉管至不能再拉出时,经滑轮悬挂0.5 kg重物牵引压迫胃底,经与胃相通的腔注入冷盐水洗胃,若仍有鲜血则向食管囊充气 100～150 mL 压迫食管下段(图 2-3)。使用三腔二囊管期间应反复冲洗胃腔,观察出血是否控制。初次充气后可维持 12～24 小时,以后每 12 小时放气 10～20 分钟,以避免食管胃底长时间受压而糜烂坏死,食管破裂。三腔二囊管放置不宜超过 3 天,排气时应先放空食管囊,再放空胃囊,观察 12～24 小时无出血后将管缓慢拉出。使用期间需注意避免吸入性肺炎和气囊上滑引起窒息。

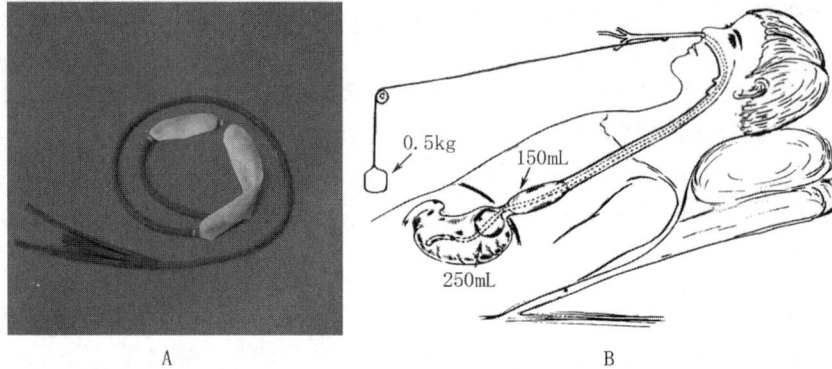

图 2-3　三腔二囊管

经胃镜止血是在内镜检查明确病灶后首先选择的止血治疗,包括电凝或电灼、激光、微波凝固、喷洒或注射血管收缩药物、硬化剂注射、静脉曲张套扎、钛夹夹闭等多种方式行 DSA 检查同时可以进行血管介入治疗,对发现的活动性出血或可疑出血血管进行局部注药或栓塞止血,已是上消化道大出血重要的微创治疗方法。

(二)手术治疗

上消化道大出血诊断不清,经积极非手术治疗、内镜和介入治疗未能控制,或急性出血量大无条件行以上治疗,出血持续或反复出血,血压、脉率不稳定时,应尽快剖腹探查。急诊手术探明病因后,选择术式时需再次评估患者整体状况。遵循 DC 原则,上消化道大出血的急诊手术目标是止血,可待病情控制后再对原发病行择期确定性手术,如胃癌根治术。不要勉强行复杂大手术,特别对老年和有其他合并症的患者,将导致其术后难以恢复甚至死亡。

剖腹探查多采用经腹正中线切口或经右腹直肌探查切口。探查手术应有序全面,虽术前判断为上消化道出血,术中探查也应包括全部消化道和腹盆腔各部,但以上消化道为重点。首先探查胃和十二指肠,注意不可忽略贲门附近和胃底部的探查,若未发现溃疡或其他病变,再探查有无肝硬化和脾肿大,有无胆囊和胆总管异常。胆道出血时,胆囊多肿大,因含有血性胆汁而呈暗蓝色,可行胆囊或胆总管穿刺协助诊断。若仍未发现病变,则切开胃结肠韧带,探查胃和十二指肠球部后壁,并提起横结肠及其系膜,自 Treitz 韧带开始顺序探查空肠、回肠、结肠和直肠、盆腔。如果仍未发现病变,而胃或十二指肠内有积血,可沿长轴纵行切开胃窦前壁探查胃腔。切开胃壁时,要用超声刀、电凝或结扎进行有效的黏膜下血管止血,以免因胃壁出血而影响胃内探查。不必拘于胃壁的小切口,需要时可作 10 cm 以上,以便在直视下检查胃内壁所有部位。浅而较小的出血性溃疡多在胃底部,容易被忽略,常被胃内壁附着的血凝块遮盖。Dieulafoy 病表现为溃疡中含有一动脉瘤样变的小动脉残端。如果仔细检查胃内壁后仍未发现病变,则需用手指通过幽门,必要时纵行切开幽门,检查十二指肠球部后壁靠近胰头的部位。经上述探查,多能发现出血部位。

术中内镜检查已被越来越多地应用,尤其在从胃肠道外的手术探查未有明确发现时更有意义。在胃壁切开一小口,清除积血后置入胃镜检查,可避免因牵拉造成胃肠黏膜损伤出血,而混淆真正的出血灶,且可简化探查步骤。术中胃镜配合分段钳夹阻断胃肠腔,自上而下用生理盐水反复冲洗,更有助于发现出血灶。手术探查与内镜相结合,可有机结合各自优势,提高探查成功率,简化手术操作,缩短手术和麻醉时间,减少手术创伤,有利于患者恢复。

关于探查明确后术式的选择,现代观点已有改变:根据 DC 原则,应以快速止血为目标,故以溃疡出血面缝扎止血为主,可同时或单纯结扎溃疡周边供血血管,如胃十二指肠动脉和胰十二指肠上动脉。控制急性大出血后再进行药物治疗,减少胃酸分泌,多可获得较好效果。在急性大出血的情况下行胃切除术将增加患者的创伤应激,造成其病情危重,恢复困难,易发生各种术后并发症,基于现代强效抑酸药物的进步,因消化性溃疡而需行胃大部切除术的病例已明显减少。仅在既往内科治疗无效、溃疡病变严重、反复出血且评估患者条件允许时,可行胃大部切除术。若溃疡粘连严重无法切除,可行溃疡旷置术,但必须缝扎溃疡基底部的出血血管,并结扎溃疡区供血血管。肝硬化食管胃底静脉曲张破裂出血时,对 Child A 级和 B 级患者,首选断流手术,包括贲门周围血管离断术和胃底横断术;Child C 级患者因难以耐受而不宜行急诊手术,应尽量以非手术疗法止血。胆道出血可经胆总管用术中胆道镜探查,能提供一定的诊断信息,如出血来源于某个胆道分支,但较难发现确切部位,可行患侧肝动脉结扎术。因蛔虫或结石引起胆道出血者,去除病灶、胆道引流并配合患侧肝动脉结扎可达到止血效果。肝内胆管出血、肝癌或胆管癌出血时可结扎患侧肝动脉或肝固有动脉,此方法亦适用于术中出血已停止而无法确定出血部位的情况。肝脓肿侵蚀胆道出血应予脓肿清除引流,并行患侧肝动脉结扎术,若无法实施,或脓肿内腔有活动性出血时,可以碘仿纱条填塞压迫,术 3~5 天开始逐渐拔除。脓腔内应留置引流管。

六、术后处理

经非手术或手术止血治疗后再次评估出血是否得到控制。若仍考虑存在活动性出血,可根据患者病情选择再次内镜、介入或手术治疗,且应优先考虑内镜和介入治疗,重复的剖腹手术将对患者造成更大创伤,易使病情发展至重症状态。待患者出血控制、病情稳定后可根据原发病转诊专科病房或出院随访,如消化性溃疡出血患者若幽门螺杆菌阳性,应予抗幽门螺杆菌治疗及抗溃疡治疗;肝硬化静脉曲张出血患者应针对其肝硬化病因如病毒性肝炎、酒精性、胆汁淤积性、自身免疫性、遗传代谢及药物性肝病等进行相应治疗。

(曹绍军)

第二节　下消化道大出血

下消化道出血是指 Treitz 韧带以下的消化道出血,但通常不包括痔和肛裂引起的出血,可分为急性大出血、活动性出血和隐性出血。当失血量超过 800 mL,引起血液循环不稳定甚至休克者称大出血。

一、病因

在我国结肠、直肠癌是最常见的病因,约占下消化道出血病例的 30%,其次是肠道息肉、炎症性病变、憩室及血管和全身性疾病。国外文献报道的下消化道出血中结肠出血占 95%,小肠出血约占 5%,其中结肠憩室出血比例高达 30%~40%,其次是结肠新生物、肛管直肠疾病和缺血性疾病等。下消化道大出血中由结直肠肿瘤和结肠炎引起的比例分别为 9% 和 14%。青壮年下消化道大出血病因以 Meckel 憩室和炎性肠病多见,而在老年人中憩室病是最常见病因。随我国人口老龄化进展,老年人中因血管性疾病导致的下消化道大出血有增加趋势。下消化道大出血病因可分为以下几类。

（一）肠道恶性肿瘤

结直肠癌,肠道恶性间质瘤,淋巴瘤,小肠腺癌,肠道转移性肿瘤。

（二）息肉

结直肠息肉,小肠息肉,家族性结肠息肉病。

（三）炎性肠病

溃疡性结肠炎,Crohn 病(尤以结肠 Crohn 病发生大出血多见,而小肠少见),放射性肠炎,肠结核,急性坏死性小肠炎,非特异性结肠炎,结肠阿米巴,药物性肠炎。

（四）血管性疾病

肠血管畸形,先天性毛细血管扩张症,肠系膜动脉栓塞,肠系膜静脉血栓形成,结肠静脉曲张,小肠海绵状血管瘤,毛细血管瘤。

（五）憩室

小肠、结肠憩室,Meckel 憩室,肠道憩室病。

（六）全身性疾病

感染性疾病如败血症,流行性出血热,伤寒,钩端螺旋体病等;血液系统疾病如过敏性紫癜,血小板减少性紫癜,再生障碍性贫血,白血病,血友病,恶性网状细胞增多症等;寄生虫病。

（七）医源性出血

息肉切除术后,结肠镜创伤,小肠或结肠吻合口出血等。

二、病理生理

（一）肿瘤

出血机制多为溃疡型肿瘤侵犯血管或肿瘤坏死破溃出血。

（二）肠息肉

常因炎症、粪便、异物刺激或机械性损伤引起出血。

（三）炎性肠病

因合并溃疡或息肉形成而引起出血。

（四）血管性疾病

血管瘤破溃出血;血管栓塞或血栓形成导致小肠缺血,随后肠管静脉发生栓塞,肠壁毛细血管充血,甚至破裂出血,继而发生溃疡和坏死。

（五）憩室

可因炎症继发溃疡、出血和穿孔。

（六）全身性疾病

因凝血功能障碍或 DIC 导致出血。

（七）医源性出血

多为直接损伤,或术后肠壁、吻合口血管残端出血。

三、临床表现

（一）便血

急性下消化道大出血的主要临床表现为便血,由于出血量、出血速度、出血位置及血液在肠道存留时间长短不同,血便可为鲜红色、暗红色或柏油样黑便。若有大便与血相混,提示出血部位多在小肠或高位结肠,若血液附于大便表面,提示出血部位多来自直肠或肛管。

（二）腹痛

基于出血的不同原因,肠道炎性疾病、癌性溃疡刺激、肿瘤引起梗阻等均可引起腹痛。

（三）伴随症状

常见腹泻、腹胀、里急后重感、发热,急性出血量大者可出现休克。

四、辅助检查

（一）直肠指诊

约 70% 的直肠癌可通过直肠指诊发现。

（二）结肠镜检查

在下消化道大出血中,结肠镜实现了最多数的特异性诊断和直接治疗。若结肠镜不能到达近端结肠,可应用虚拟结肠镜(即 CT 三维重建影像)弥补。

（三）胶囊内镜（capsule endoscopy，CE）

胶囊内镜是小肠病变诊断措施的重要变革。在消化道出血的辅助检查中，可作为标准内镜检查结果阴性后的下一步选择。对诊断小肠病变出血具有重要意义。但胶囊内镜目前尚不能完成活组织检查，不能在检查过程中实施治疗，且在食管、胃及结肠段不能获得满意的视野信息，在急性大出血时并不适用。

（四）双气囊小肠镜（double balloon enteroscopy，DBE）

DBE 作为消化内镜领域的一项新技术，不仅可对全小肠直视观察，而且可进行止血、切除息肉、黏膜下注射等治疗，其不足之处包括检查效果有限、耗时、镇静要求以及肠粘连影响，在急性大出血时并不适用。常见并发症包括小肠穿孔和胰腺炎。

（五）推进式小肠镜（push-type small-bowel endoscope，PE）

对于 50～150 cm 内的近端小肠病损，PE 可进行活组织检查和治疗性干预。尽管其诊断效果小于胶囊内镜，但有前瞻性对比研究表明，PE 比 DBE 具有更高的诊疗效益。因此 PE 可作为近端小肠病损的首选内镜检查，但在病情紧急的消化道大出血时应用受限。

（六）CTA

具有无创、快捷、多层螺旋获取和多平面重建等优势，已成为消化道出血影像诊断的重要方法。在动物模型中 CTA 可探测到 0.3 mL/min 的流体，在临床上也表现出与 DSA 相同的敏感度，对出血灶的定位准确率接近 100%。CTA 无创、适应证广泛，可以可靠地指导血管介入治疗或手术治疗。但在急性大出血病情紧急的情况下实用性不如 DSA。

（七）核素扫描

以 ^{99m}Tc 标记红细胞为标记物的核素扫描是一项敏感、无创的检查，主要用于探测消化道出血的存在与否，0.1 mL/min 的出血量即可被探知，延迟扫描更可以探测到间断性出血，但也可能会被远离出血灶的积血误导。核素扫描诊断灵敏度高，但定位出血灶的能力差，不适用于急性大出血时的检查。

（八）DSA

可确认大于 0.5 mL/min 的出血，定位准确，并且可以发现血管扩张、畸形、肿瘤等病变。DSA 检查同时可以进行栓塞、注药等止血治疗，对于消化道急性大出血，特别对涉及长段肠道的下消化道大出血，是一种具有微创优势的诊疗方法，条件允许时应优先于剖腹探查选择。实践中 DSA 显示造影剂外溢的机会仅有 20%，但仍可以根据血管痉挛、肿瘤等征象为诊断和手术提供重要参考信息。

（九）钡剂灌肠检查

钡剂灌肠快速、无创，但不能明确是否存在活动性出血，不适用于危重病例，且不能良好显示肠炎等黏膜表面病变。因此对下消化道大出血无应用价值。

（十）术中内镜

方法是经剖腹手术或腹腔镜手术进入腹腔后，作肠壁小切口置入内镜进行肠道检查。术中内镜可以有机结合两种技术的优势，提高诊断率、安全性、减小创伤。特别是对涉及长段肠道的下消化道大出血，有时手术探查寻找病灶仍然十分困难，且可能因探查中的牵拉挤压等造成损伤，与原发病灶混淆，而术中内镜则可以在很大程度上解决这些问题，目前应用已日益广泛。

五、诊断

结合病史、症状、体征、辅助检查或手术探查以明确其病变部位及性质。

（1）多数下消化道大出血由消化道本身疾病所致，少见为全身性疾病的局部表现。

（2）胃肠道手术史、外伤史或遗传病史可提示下消化道大出血的病因。

（3）便血性质可提示出血部位、速度、数量和病变性质：鲜血与粪便不相混合提示肛管、直肠病变；血与粪便混合提示出血部位来自小肠或结肠；粪便呈脓血样或血便伴有黏液和脓液应考虑炎性肠病或结直肠癌；便血伴有剧烈腹痛和（或）腹胀应考虑肠系膜血管栓塞、出血坏死性肠炎、缺血性结肠炎、肠套叠等；伴有皮肤或其他器官出血者多提示血液系统疾病、急性感染性疾病、寄生虫病等；伴有腹部肿块者应考虑结肠癌、肠套叠等。

（4）辅助检查在下消化道大出血的诊断中具有至关重要的作用。结肠镜可在确定病变部位后进行内镜下止血治疗，DSA可发现活动性出血或间接病变依据，并同时行介入止血治疗。以上方法都具有微创优势，都可作为最终治疗措施或手术治疗前的暂时止血措施。CTA为无创检查，可发现肿瘤、肠系膜血管栓塞或血栓形成、出血等，但对于病情危重的急性大出血，其应用受限。

（5）由于上消化道大出血也可有便血和黑便，可安置鼻胃管或行胃镜检查以鉴别。

（6）医疗技术进步已大大拓宽了下消化道大出血诊疗方法的选择范围，因此医生对各种诊疗方式的优缺点、适应证和禁忌证的熟练掌握非常重要（表2-1）。

表 2-1 下消化道大出血常用检查方法比较

方法	定位率	优点	缺点	并发症率
结肠症	60%～97%	可进行治疗 低复发率（<10%）	依赖于操作者技能，需要充分肠道准备	<5%
DSA	47%	可进行治疗 低复发率（<10%）	依赖于操作者技能，造影剂肾病风险，出血风险	5%～10%
CT	50%～86%	低风险，快速，不需要肠道准备	不能进行治疗，造影剂肾病风险	未知

六、治疗

下消化道大出血的诊断以定位为先，明确诊断后根据病变性质和出血缓急行不同处理。

（一）非手术治疗

下消化道大出血通常没有上消化道大出血猛烈，多可通过非手术治疗止血，因出血引起休克者占少数。所以积极的支持疗法不仅可作为保守治疗方案，也可为其他治疗争取时间。措施包括绝对卧床休息，严密观察生命体征，定期复查血常规，建立大通量或多条静脉通道，留置鼻胃管排除上消化道出血，配血备血和给予适当输血，液体复苏等。

内镜下止血方法包括局部喷洒或注射药物止血，如5%孟氏液、去甲肾上腺素、无水酒精等；高频电凝、激光、微波止血；内镜黏膜下层切除术（endoscopic submucosal dissection，ESD）适用于绝大部分消化道息肉、早期癌和黏膜下肿瘤，消化道息肉电切术后出血、组织活检后出血等；生物夹、钛夹等钳夹止血主要适用于直径小于3 mm血管的出血。

血管介入治疗是目前腹腔急性出血性疾病的重要微创诊疗方法。经DSA发现活动性出血或可能出血病灶后，可进行局部注药（血管加压素、肾上腺素、去甲肾上腺素等动脉内灌注）或栓塞治疗，包括选择性或超选择性动脉栓塞，可根据不同病因采用不同的短暂或永久性栓塞材料，如溃疡、糜烂、憩室等可采用短暂性栓塞剂止血，如明胶海绵，而对动静脉畸形、血管瘤、静脉曲张等可采用永久性栓塞剂，如PVA粒子和金属线圈。而多聚物、硅胶及无水酒精可阻塞末梢血管而引起肠管缺血坏死，一般不用于肠道出血病例。栓塞治疗有发生脏器梗死的可能，但超选择性动脉栓塞已大大减少此不良反应。血管介入治疗可作为最终治疗，使部分患者免于急诊手术的创伤，也可作为探查手术前的暂时止血措施，为手术准备赢得时间，有利于患者恢复，故在具备条件时应优先选用。血管介入治疗也为无法耐受剖腹手术的大出血患者提供了有效的治疗选择。

（二）手术治疗

对下消化道大出血不主张轻易进行剖腹探查，若有下列情况则应进行剖腹探查：活动性大出血并出现血流动力学不稳定，不允许进行内镜或DSA检查；出血持续，但上述检查未发现出血部位；反复类似的严重出血。术中应全面仔细探查，应全程仔细触摸消化道，并将肠道提出，选用肠段灯光透照、术中肠段隔离法、术中内镜、肠系膜动脉注入亚甲蓝、术中动脉造影等方法明确出血部位并给予相应治疗。在新英格兰医学杂志（The New England Journal of Medicine，NEJM）近期的一篇空肠憩室出血个案报道中，作者通过术前介入经肠系膜血管注入亚甲蓝以定位出血肠段，有利于术中迅速确定出血肠管和切除病灶，是一种有推广价值的新方法。

随着腹腔镜手术的快速进展,近年来腹腔镜技术在下消化道出血中的应用也得到发展。腹腔镜手术可全面探查腹盆腔各部,主要适应于肠扭转、肠套叠、急性出血坏死性小肠炎、憩室炎、Crohn 病、肿瘤等,若结合内镜,即采用双镜联合技术更可提高诊断率,并可能通过腹腔镜手术切除病灶。腹腔镜及双镜联合技术最大的优势在于创伤小、应激反应轻,有利于患者恢复。但需注意掌握腹腔镜手术的适应证,在存在腹腔粘连、探查不清或大出血病情紧急时不适用。双镜联合技术对小肠病变的应用价值亦有限。

下消化道大出血急诊手术的术式选择,最常用的有病变肠段切除术和憩室切除术。对肠道弥漫性或多发病变,以及患者无法耐受肠切除吻合术时,可选用肠造口术,减少肠内容物对病灶的刺激,有利于止血,可暂时缓解病情,为二期手术创造条件,多用于结肠病变的处理。对不能耐受肠切除吻合术或肠道病变范围广,出血不易控制的情况,也可选用肠系膜下动脉,直肠上动脉或髂内动脉结扎术控制出血,这些动脉供血区域存在侧支循环,术后很少发生缺血性并发症。

(三)下消化道大出血诊断与治疗流程

下消化道大出血涉及肠道长,病因种类多,诊疗方法亦多样,在此推荐一套诊疗流程,以帮助整合资源、快速有效地处理下消化道大出血(图 2-4)。

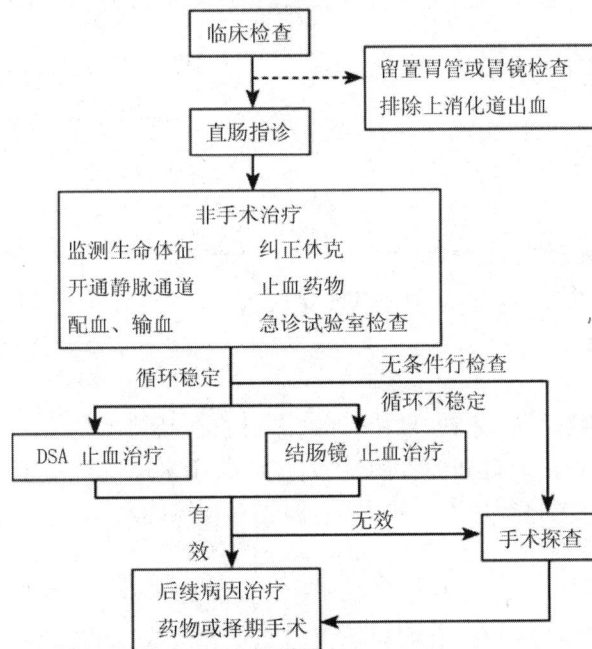

图 2-4 下消化道大出血诊疗流程

七、术后处理

(一)术后常规处理

术后患者应绝对卧床休息,严密观察生命体征,复查监测血常规,给予肠外营养支持,术前有休克者应继续给予充足的晶体和胶体液支持,判断无活动性出血后即可从小量起递增恢复流质饮食。酌情给予止血药、生长抑素等。

(二)内镜和介入治疗后处理

内镜治疗后需严密观察腹部体征,警惕再出血、继发性肠穿孔、弥漫性腹膜炎,一旦发现则需紧急手术。介入治疗后需密切观察有无继续出血,若仍有活动性出血应及时手术治疗。

(曹绍军)

第三章 胃、十二指肠疾病

第一节 胃肠道异物

胃肠道异物主要见于误食,进食不当或经肛门塞入。美国消化内镜学会2011年《消化道异物和食物嵌塞处理指南》指出,异物摄入和食物团嵌塞在临床上并非少见,80％以上的异物可以自行排出,无须治疗。但故意摄入的异物63％～76％需要行内镜治疗,12％～16％需要外科手术取出。经肛途径异物常见于借助器具的经肛门性行为,医源性(纱布、体温计等)遗留,外伤或遭恶意攻击塞入,绝大多数可通过手法取出,少数需外科手术治疗。下文按两种途径分别阐述。

一、经口吞入异物

(一)病因

1. 发病对象

多数异物误食发生在儿童,好发年龄段在6个月至6岁之间;成年人误食异物多发生于精神障碍,发育延迟,酒精中毒以及在押人员等,可一次吞入多种异物,也可有多次吞入异物病史;牙齿缺如的老年人易吞入没有咀嚼大块食物或义齿。

2. 异物种类

报道种类相当多,多为动物骨刺、牙签、果核、别针、鱼钩、食品药品包装、义齿、硬币、纽扣电池等,也有磁铁、刀片、缝针、毒品袋及各种易于拆卸吞食的物品,笔者曾手术取出订书机、门扣、钢笔等。在押人员吞食的尖锐物品较多,常用纸片、塑料等包裹后再吞下,但仍存在风险。

(二)诊断

1. 临床表现

多数病例并无明显症状。完全清醒、有沟通能力的儿童和成人,一般都能确定吞食的异物,指出不适部位。一些患者并不知道他们吞食了异物,而在数小时、数天甚至数年后出现并发症。幼儿及精神病患者可能对病史陈述不清,如果突然出现呛咳、拒绝进食、呕吐、流涎、哮鸣、血性唾液或呼吸困难等症状时,应考虑到吞食异物的可能。颈部出现肿胀、红斑、触痛或捻发音提示口咽部损伤或上段食管穿孔。腹痛、腹胀、肛门停止排气应考虑肠梗阻。发热、剧烈腹痛,腹膜炎体征提示消化道穿孔可能。在极少数情况下可出现脸色苍白、四肢湿冷,心悸、口渴,焦虑不安或淡漠以至昏迷,可能为异物刺破血管,造成失血性休克。

2. 体格检查

对于消化道异物病例,病史、辅助检查远较体格检查重要。多数患者无明显体征。当出现穿孔、梗阻及出血时,相应出现腹膜炎、腹胀或休克等体征。

3. 辅助检查

(1)胸腹正侧位X线片:可诊断大多数消化道异物及位置,了解有无纵隔和腹腔游离气体,然而鱼刺、木块、塑料、大多数玻璃和细金属不容易被发现。不推荐常规钡餐检查,因有误吸危险,且造影剂裹覆异物和食管黏膜,可能会给内镜检查造成困难。

(2)CT:可提高异物检出的阳性率,且更好的显示异物位置和与周围脏器的关系,但是对透X线的异物为阴性。

（3）手持式金属探测仪：可检测多数吞咽的金属异物，对儿童可能是非常有用的筛查工具。

（4）内镜检查：结肠镜和胃镜是消化道异物诊疗的最常用方法，且可以直接取出部分小异物。

需特别指出的是，一些在押人员为逃避关押，常用乳胶避孕套或透明薄膜包裹尖锐金属异物后吞食，或将金属异物贴于后背造成 X 线片假象，应当予以鉴别。

（三）治疗

首先了解通气情况，保持呼吸道通畅。

1. 非手术治疗

包括等待或促进异物自行排出和内镜治疗。

（1）处理原则：消化道异物一旦确诊，必须决定是否需要治疗、紧急程度和治疗方法。影响处理方法的因素包括患者年龄，临床状况，异物大小、形状和种类，存留部位，内镜医师技术水平等。内镜介入的时机，取决于发生误吸或穿孔的可能性。锋利物体或纽扣电池停留在食管内，需紧急进行内镜治疗。异物梗阻食管，为防止误吸，也需紧急内镜处理。圆滑无害的小型异物则很少需要紧急处理，大多可经消化道自发排出。任何情况下异物或食团在食管内的停留时间都不能超过 24 小时。儿童患者异物存留于食管的时间可能难以确定，因此可发生透壁性糜烂、瘘管形成等并发症。喉咽部和环咽肌水平的尖锐异物，可用直接喉镜取出。而环咽肌水平以下的异物，则应用纤维胃镜。胃镜诊治可以在患者清醒状态下或是在静脉基础麻醉下进行，取决于患者年龄、配合能力、异物类型和数量。

（2）器械：取异物必须准备的器械包括鼠齿钳、鳄嘴钳、息肉圈套器、息肉抓持器、Dormier 篮、取物网、异物保护帽等。有时可先用类似异物在体外进行模拟操作，以设计适当的方案。在取异物时使用外套管可以保护气道，防止异物掉入，取多个异物或食物嵌塞时允许内镜反复通过，取尖锐异物时可保护食管黏膜免受损伤。对于儿童外套管则并不常用。异物保护帽用于取锋利的或尖锐的物体。为确保气道通畅，气管插管是一备选方法。

（3）钝性异物的处理：使用异物钳、鳄嘴钳、圈套器或者取物网，可较容易地取出硬币。光滑的球形物体最好用取物网或取物篮。在食管内不易抓取的物体，可以推入胃中以更易于抓取。有报道在透视引导下使用 Foley 导管取出不透 X 线的钝性物体的方法，但取出异物时 Foley 导管不能控制异物，不能保护气道，亦不能评估食管损伤状况，故价值有限。如果异物进入胃中，大多在 4～6 天内排出，有些异物可能需要长达 4 周。在等待异物自行排出的过程中，要指导患者日常饮食，可以增服一些富有纤维素的食物（如韭菜），以利异物排出，并注意观察粪便以发现排出的异物。小的钝性异物，如果未自行排出，但无症状，可每周进行一次 X 线检查，以跟踪其进程。在成人，直径＞2.5 cm 的圆形异物不易通过幽门，如果 3 周后异物仍在胃内，就应进行内镜处理。异物一旦通过胃，停留在某一部位超过 1 周，也应考虑手术治疗。发热、呕吐、腹痛是紧急手术探查的指征（图 3-1）。

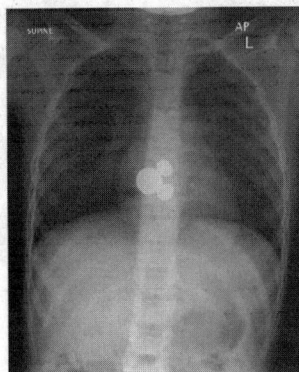

图 3-1　X 线检查见钝性异物

（4）长形异物的处理：长度超过 6～10 cm 的异物，诸如牙刷、汤勺，很难通过十二指肠。可用长型外套管（>45 cm）通过贲门，用圈套器或取物篮抓住异物拉入外套管中，再将整个装置（包括异物、外套管和内镜）一起拉出（图 3-2）。

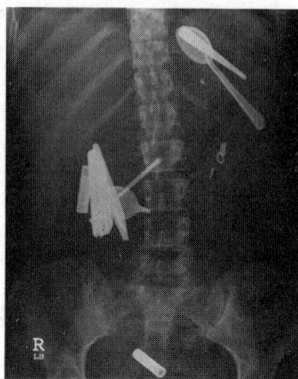

图 3-2 X 线见长形异物

（5）尖锐异物的处理：因为许多尖锐和尖细异物在 X 线下不易显示，所以，X 线检查阴性的患者必须行内镜检查。停留在食管内的尖锐异物应急诊治疗。环咽肌水平或以上的异物也可用直接喉镜取出。尖锐异物虽然大多数能够顺利通过胃肠道而不发生意外，但其并发症率仍高达 35％。故尖锐异物如果已抵达胃或近端十二指肠，应尽量用内镜取出，否则应每天行 X 线检查确定其位置，并告诉患者在出现腹痛、呕吐、持续体温升高、呕血、黑便时立即就诊。对于连续 3 天不前行的尖锐异物，应考虑手术治疗。使用内镜取出尖锐异物时，为防黏膜损伤，可使用外套管或在内镜端部装上保护兜。

（6）纽扣电池的处理：对吞入纽扣电池的患者要特别关注，因纽扣电池可能在被消化液破坏外壳后有碱性物质外泄，直接腐蚀消化道黏膜，很快发生坏死和穿孔，导致致命性并发症（图 3-3），故应急诊处理。通常用内镜取石篮或取物网都能成功。另一种方法是使用气囊，空气囊可通过内镜工作通道，到达异物远端，将气囊充气后向外拉，固定住电池一起取出。操作过程中应使用外套管或气管插管保护气道。如果电池不能从食管中直接取出，可推入胃中用取物篮取出。若电池在食管以下，除非有胃肠道受损的症状和体征，或反复 X 线检查显示较大的电池（直径>20 mm）停留在胃中超过 48 小时，否则没有必要取出。电池一旦通过十二指肠，85％会在 72 小时内排出。这种情况下每 3～4 天进行一次 X 线检查是适当的。使用催吐药处理吞入的纽扣电池并无益处，还会使胃中的电池退入食管。胃肠道灌洗可能会加快电池排出，泻药和抑酸剂并未证明对吞入的电池有任何作用。

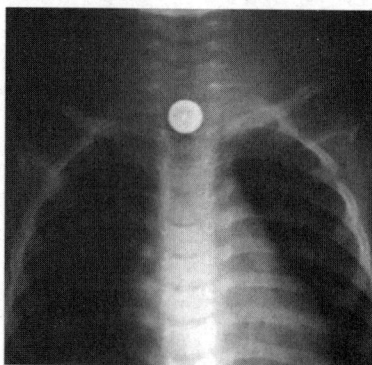

图 3-3 食管内纽扣电池的 X 线表现

（7）毒品袋的处理："人体藏毒"是现代毒品犯罪的常见运送方法，运送人常将毒品包裹在塑料中或乳胶避孕套中吞入。这种毒品包装小袋在 X 线下通常可以看到，CT 检查也可帮助发现。毒品袋破损会致命，用内镜取出时有破裂危险，所以禁用内镜处理。毒品袋在体内若不能向前运动，出现肠梗阻症状，或怀疑毒品袋有破损可能时，应行外科手术取出。

（8）磁铁的处理：吞入磁铁可引起严重的胃肠道损伤和坏死。磁铁之间或与金属物体之间的引力，会压迫肠壁，导致坏死、穿孔、肠梗阻或肠扭转，因此应及时去除所有吞入的磁铁。

（9）硬币的处理：最常见于幼儿吞食。如果硬币进入食管内，可观察 12～24 小时，复查 X 线检查，通常可自行排出且无明显症状。若出现流涎，胸痛，喘鸣等症状，应积极处理取出硬币。若吞入大量硬币，还需警惕并发锌中毒。

（10）误食所致直肠肛管异物的处理：多因小骨片、鱼刺、小竹签等混在食物中，随进食时大口吞咽而进入消化道，随粪便进入直肠，到达狭窄的肛管上口时，因位置未与直肠肛管纵轴平行而嵌顿，可刺伤或压迫肠壁过久，导致直肠肛管损伤。小骨片等直肠异物经肛门钳夹取出一般不难，但有时异物大部分刺入肠壁，肛窥直视下不易寻找，需用手指仔细触摸确定部位，取出异物后还需仔细检查防止遗漏。

2.手术治疗

（1）处理原则。需手术治疗的情况包括：①尖锐异物停留在食管内，或已抵达胃或近端十二指肠，内镜无法安全取出者，或已通过近端十二指肠，每天行 X 线检查连续 3 天不前行。②钝性异物停留胃内 3 周以上，内镜无法取出，或已通过胃，但停留在某一部位超过 1 周。③长形异物很难通过十二指肠，内镜也无法取出。④出现梗阻、穿孔、出血等症状及腹膜炎体征。

（2）手术方式。进入消化道的异物可停留在食管、幽门、回盲瓣等生理性狭窄处，需根据不同部位采取不同手术方式。①开胸异物取出术：尖锐物体停留在食管内，内镜无法取出，或已造成胸段食管穿孔，甚至气管割伤，形成气管—食管瘘，继发纵隔气肿、脓肿，肺脓肿等，均应行开胸探查术，酌情可采用食管镜下取出异物加一期食管修补术、食管壁切开取出异物、或加空肠造瘘术。②胃前壁切开异物取出术：适用于胃内尖锐异物，或钝性异物停留胃内 3 周以上，内镜无法取出者，术中全层切开胃体前壁，取出异物后再间断全层缝合胃壁切口，并作浆肌层缝合加固。③幽门切开异物取出术：适用于近端十二指肠内尖锐异物，或钝性异物停留近端十二指肠 1 周以上，或长形异物无法通过十二指肠，内镜无法取出者。沿胃纵轴全层切开幽门，使用卵圆钳探及近端十二指肠内的异物并钳夹取出，过程中注意避免损伤肠壁，不可强行拉出，取出异物后沿垂直胃纵轴方向横行全层缝合幽门切口，并作浆肌层缝合加固，行幽门成形术。④小肠切开异物取出术：适用于尖锐异物位于小肠内，连续 3 天不前行，或钝性异物停留小肠内 1 周以上时。术中于异物所在部位沿小肠纵轴全层切开小肠壁，取出异物后，垂直小肠纵轴全层缝合切口，并作浆肌层缝合加固。⑤结肠异物取出术：适用于尖锐异物位于结肠内连续 3 天不前行，或钝性异物停留结肠内 1 周以上，肠镜无法取出者。绝大多数结肠钝性异物可推动，对于降结肠、乙状结肠的钝性异物多可开腹后顺肠管由肛门推出，对于升结肠、横结肠的钝性异物可挤压回小肠，再行小肠切开异物取出术。对于结肠内尖锐异物，可在其所处部位切开肠壁取出，根据肠道准备情况决定是否一期缝合，也可将缝合处外置，若未愈合则打开成为结肠造瘘，留待以后行还瘘手术，若顺利愈合则可避免结肠造瘘，3 个月后再将外置肠管还纳腹腔。⑥特殊情况：对于梗阻、穿孔、出血等并发症，如梗阻严重术中可行肠减压术、肠造瘘术等；穿孔至腹腔者，需行肠修补术（小肠）或肠造瘘术（结肠），并彻底清洗腹腔，放置引流；肠坏死较多者需切除坏死肠段，酌情一期吻合（小肠）或肠造瘘（结肠）；尖锐异物刺破血管者予相应止血处理。

二、经肛门置入异物

（一）病因

1.发病对象

多由非正常性行为引起，患者多见为 30～50 岁之间男性。偶有外伤造成异物插入，体内藏毒，或因排便困难用条状物抠挖过深难以取出等，极少数为医疗操作遗留。

2.异物种类

多为条状物和瓶状物，种类繁多，曾见于临床的有按摩棒、假阳具、黄瓜、衣架、茄子、苹果、雪茄、灯泡、圣诞饰品、啤酒瓶、扫帚、钢笔、木条等，也有因外伤插入的钢条，极少数情况为医源性纱布、体温计等（图 3-4）。

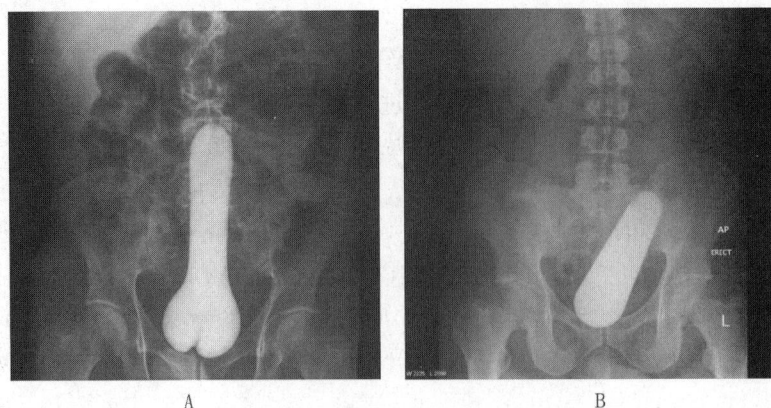

图 3-4　经肛塞入直肠的异物(X 线腹平片)

(二)诊断

1.临床表现

异物部分或全部进入直肠,造成肛门疼痛,腹胀,直肠黏膜和肛门括约肌损伤者有疼痛及出血,若导致穿孔可出现剧烈腹痛、会阴坠胀、发热等症状,合并膀胱损伤者有血尿、腹痛、排尿困难等症状。一部分自行取出异物的患者,仍有可能出现出血和穿孔,此类患者往往羞于讲述病因,可能为医生诊断带来困难。较轻的异物性肛管直肠损伤,由于就诊时间晚,多数发生局部感染症状。

2.体格检查

由于患者多羞于就医,就医前多自行反复试图取出异物,就医后也可能隐瞒部分病史,因此体格检查尤为重要。腹部体检有腹膜炎体征者,应怀疑穿孔和腹腔脏器损伤,肛门指诊为必须项目,可触及异物,探知直肠和括约肌损伤情况。

3.辅助检查

体格检查怀疑穿孔可能时,血常规检查白细胞计数和中性粒细胞比值升高有助于帮助判断。放射学检查尤为重要,腹部立卧位 X 线片可显示异物形状、位置,CT 有助于判断是否穿孔及发现其他脏器损伤。

(三)治疗

1.处理原则

(1)对直肠异物病例首先需明确是否发生直肠穿孔,向腹腔穿孔将造成急性腹膜炎,腹膜返折以下穿孔将引起直肠周围间隙严重感染。X 线腹平片可显示异物位置和游离气体,可帮助诊断穿孔。若患者出现低血压,心动过速,严重腹痛或会阴部红肿疼痛,发热,体查发现腹膜炎体征,X 线腹平片存在游离气体,可诊断为直肠穿孔。应立即抗休克和抗生素治疗,尽快完善术前准备,放置尿管,急诊手术。若病情稳定,生命体征正常,但不能排除穿孔,可行 CT 检查以协助诊断。此类穿孔通常发生于腹膜返折以下,CT 可发现直肠系膜含气、积液,周围脂肪模糊。当异物被取出或进入乙状结肠,行肛门镜或肠镜检查可明确乙状结肠直肠损伤或异物位置。

(2)对于没有穿孔和腹膜炎,生命体征稳定的患者,大多数异物可在急诊室或手术室内取出。近肛门处异物可直接或在骶麻下取出。对远离肛门进入直肠上段或乙状结肠的异物不可使用泻剂和灌肠,这可能造成直肠损伤,甚至可能将异物推至更近端的结肠,可尝试在肛门镜或肠镜下取出,否则只能手术取出异物。

(3)取出异物后,应再次检查直肠,以排除缺血坏死或肠壁穿孔。

(4)应当指出的是,直肠异物患者中同性恋者较多,为 HIV 感染高危人群,在处理直肠异物尤其是尖锐异物时,医务人员应注意自身防护。

2.经肛异物取出

多采用截石位,有利于暴露肛门,而且便于下压腹部,以助取出异物。

使直肠和肛门括约肌放松是经肛异物取出的关键,可以用腰麻、骶麻或静脉麻醉,配合充分扩肛,以利于暴露和观察。如果异物容易被手指触到,可在扩肛后使用 Kocher 钳或卵环钳夹持住异物,将其拉至肛缘取出。之后需用乙状结肠镜或肠镜检查远端结肠和直肠有无损伤。直肠异物种类很多,需根据具体情况设计不同方式取出。

(1)钝器:如前所述,在患者充分镇静、扩肛、异物靠近肛管的情况下,使用器械钳夹或手指可较为容易地取出异物。在操作过程中可要求患者协助作用力排便动作,使异物下降靠近肛管,以便取出(图 3-5)。

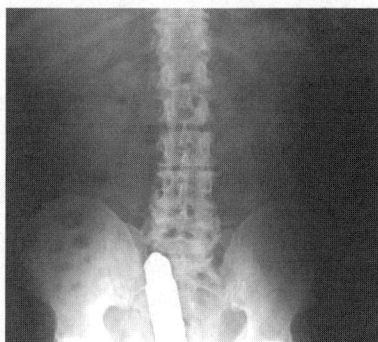

图 3-5 直肠内钝器的 X 线表现

(2)光滑物体:光滑物体如酒瓶、水果等不易抓取,水果等破碎后无伤害的物体可以破碎后取出,但酒瓶、灯泡等破裂后可造成损伤的物体应小心避免其破碎。光滑异物与直肠黏膜紧密贴合,将异物向下拉扯时可形成真空吸力妨碍取出,此时可尝试放置 Foley 尿管在异物与直肠壁之间,扩张尿管球囊,使空气进入,去除真空状态,取出异物(图 3-6)。

(3)尖锐物体:尖锐物体的取出比较困难,而且存在黏膜撕裂、出血、穿孔等风险,需要外科医生在直视或内镜下仔细、耐心操作。异物取出后应再次检查直肠以排除损伤(图 3-7)。

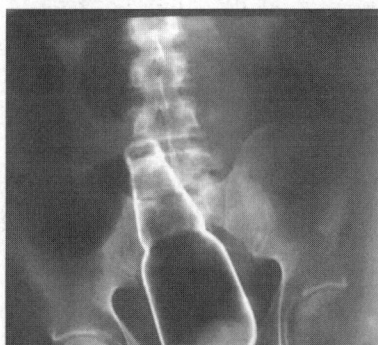

图 3-6 直肠内光滑物体 X 线表现

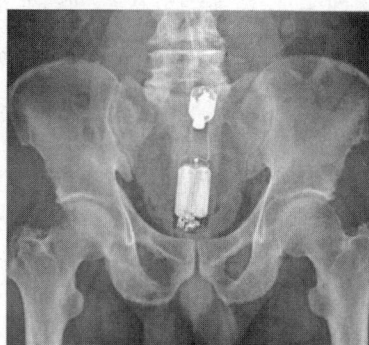

图 3-7 直肠内尖锐物体 X 线表现

3.肠镜下异物取出

适用于上段直肠或中下段乙状结肠,肠镜可提供清晰的画面,可观察到细小的直肠黏膜损伤。有报道使用肠镜可顺利取出 45% 的乙状结肠异物和 76% 的直肠异物,而避免了外科手术。常用方法是用息肉圈套套住异物取出。使用肠镜还可起到去除真空状态的作用,适用于光滑异物的取出。成功取出异物后应在肠镜下再次评估直肠损伤情况。

4.手术治疗

经肛门或内镜多次努力仍无法取出异物时需手术取出。有穿孔、腹膜炎等情况也是明确的手术适应证。在开腹或腹腔镜手术中,可尝试将异物向远端推动,以尝试经肛门取出。不能成功则须开腹切开结肠取出异物,之后可根据结肠清洁程度一期缝合,或将缝合处外置。若异物已导致结直肠穿孔,则按结直肠损伤处理。还应注意勿遗漏多个异物,或已破碎断裂的异物部分。

（四）并发症及术后处理

直肠异物最危险的并发症是直肠或乙状结肠穿孔,接诊医生应作三方面的判断:①患者全身情况。②是否存在穿孔,穿孔部位位于腹腔还是腹膜返折以下。③腹腔穿刺是否存在粪样液体。治疗的 4D 原则是:粪便转流,清创,冲洗远端和引流。

若发现直肠黏膜撕裂,最重要的是确认有否肠壁全层裂伤,若排除后,较小的撕裂出血一般为自限性,无需特殊处理,而撕裂较大时需在麻醉下缝合止血,或用肾上腺素生理盐水纱布填塞。术后 3 天内应调整饮食或经肠外营养支持,尽量减少大便。

开腹取异物术后易发切口感染,对切口的处理可采用甲硝唑冲洗、切口内引流,或采用全层减张缝合关腹,并预防性使用抗生素。

若因肛门括约肌损伤或断裂导致不同程度大便失禁,需进行结肠造瘘术、括约肌修补或成形术和造瘘还纳术的多阶段治疗。

（岳远永）

第二节　急性胃扭转与胃扩张

一、急性胃扭转

胃因各种原因而发生沿其纵轴或横轴的过度转位称为胃扭转,但先天性内脏反位除外。胃扭转可发生于任何年龄,但以 40～60 岁多见。胃扭转在临床并不常见,有急性和慢性之分,慢性较急性常见。急性胃扭转与解剖异常有密切关系,发展迅速,不易诊断,常导致治疗延误,以往报道死亡率可高达30％～50％,但随现代诊疗技术的进步,病死率已降至 1％～6％。

（一）病因

急性胃扭转多数存在解剖学因素,在不同诱因激发下致病。胃的正常位置主要依靠食管下端和幽门固定,其他部位由肝胃韧带、胃结肠韧带、胃脾韧带以及十二指肠制约,故不能作 180°的转动。若韧带松弛或缺如,在某些诱因下即可发生部分或全部胃扭转。暴饮暴食、急性胃扩张、胃下垂等都是胃扭转的诱发因素。较大的食管裂孔疝、膈疝、膈肌膨出、周边脏器如肝脏或胆囊的炎性粘连等,都可使胃的解剖位置变化或韧带松弛,而发生继发性胃扭转。

（二）临床分型

根据扭转方式不同,可分为以下 3 型。

1. 纵轴型或器官轴型

胃沿贲门与幽门的连线（纵轴）发生旋转,胃大弯向上向右翻转,致小弯向下,大弯向上。胃可自前方或后方发生旋转,有时横结肠亦随大弯向上移位。

2. 横轴型或系膜轴型

即胃沿小弯中点至大弯的连线（横轴）发生旋转。幽门向上向左旋转,胃窦转至胃体之前,或胃底向下向右旋转,胃体转至胃窦之前。胃前后壁对折而形成两个腔。

3. 混合型

混合型扭转兼有上述两型不同程度的扭转,约占 10％。3 种类型中以横轴型扭转常见,纵轴型次之,混合型少见。

（三）临床表现

急性胃扭转起病突然,有突发的上腹部疼痛,程度剧烈,并放射至背部或左胸肋部。常伴频繁呕吐,量不多,不含胆汁。如为胃近端梗阻则为干呕。胃管常难以插入。体检见上腹膨胀而下腹柔软平胆。急性胃扭转造成较完全的贲门梗阻时,上腹局限性膨胀疼痛、反复干呕和胃管不能插入三联征被认为是诊断依据。如扭转程度较轻,则临床表现很不典型。

（四）辅助检查

1. 实验室检查

血常规可出现白细胞、中性粒细胞升高,出现并发症如上消化道大出血时,则出现急性血红蛋白下降。亦可出现低钠、低钾血症等。

2. 影像学检查

（1）X线检查:立位胸腹部平片可见左上腹有宽大液平的胃泡影,胃角向右上腹或向后固定,不随体位改变,左侧膈肌抬高或有膈疝表现,犹如胃泡位于下胸腔。

（2）上消化道钡剂检查:在胃扭转早期可见十二指肠无钡剂充盈,典型表现为钡剂不能通过贲门。若经胃管减压成功,缓解急症状态后再行钡剂造影检查,纵轴型扭转可见胃上下颠倒,胃大弯位于胃小弯之上,胃底液平面不与胃体相连,胃体变形,幽门向下,胃黏膜皱襞可呈扭曲走行;横轴型扭转可见胃食管连接处位于膈下的异常低位,而远端胃位于头侧,胃体、胃窦重叠,贲门和幽门可在同一水平,食管下端梗阻,呈尖削阴影。

3. 内镜检查

急性胃扭转时行胃镜检查具有难度,可发现镜头插入受阻,胃内解剖关系失常,包括胃大弯侧纵行皱襞在上方,而胃小弯在下方,胃前后位置颠倒,胃形态改变或消失,无法看见幽门等。在有些患者可发现食管炎、胃肿瘤或胃溃疡。经内镜充气或旋转镜身等操作后部分胃扭转可复位,成为胃扭转良好的非手术治疗选择。

（五）治疗

急性胃扭转少见于临床,且其临床表现与其他急腹症有混淆之处,容易发生误诊。发生急性胃扭转时应先试行放置胃管,若能抽出部分液体气体,可以缓解急性症状,为进一步检查和治疗创造条件。胃镜已成为诊断和治疗本病的主要手段。

胃镜复位方法:胃镜通过贲门后先注气扩张胃体腔,然后循腔进镜,以确定胃扭转的类型、部位、方向、程度,依胃扭转的类型采取不同方法复位。若胃腔潴留液过多,应首先吸出再注气循腔进镜,根据扭转方向逆时针或顺时针旋转镜身并向前推进,若能看见幽门,继续注气即可复位,有时需要旋转数次方能复位。若侧卧位胃镜不易进入胃腔,让患者变换为仰卧可能容易将胃镜置入。复位后可给患者腹部加压,进流质饮食3天。

急性胃扭转若胃管减压和内镜诊疗未成功,即应急诊手术治疗。胃扭转可能导致胃壁缺血坏死,但少见。多数情况下术前诊断难以明确,而是以急腹症诊断剖腹探查,在术中明确诊断。若胃扩张明显,应先抽除积气积液后再探查。若发现导致胃扭转的病因,如膈疝,胃肿瘤和溃疡,粘连带,周围韧带松弛等,应针对病因进行手术治疗,如膈疝修补和胃固定术等。若需行胃切除术或较复杂的手术,必须评估患者整体情况,在可耐受的情况下进行。否则应遵循损伤控制原则（DC）,以最简单迅速的方式结束手术,病情好转后再行后期治疗。围术期需纠正水、电解质紊乱,给予液体和营养支持,术后应持续胃肠减压数天。

二、急性胃扩张

急性胃扩张是指短期内由于大量气体和液体积聚,胃和十二指肠上段高度扩张而致的一种综合征。通常为某些内外科疾病或麻醉手术的严重并发症,临床并不常见。

（一）病因与发病机制

器质性疾病和功能性因素均可导致急性胃扩张,常见者归纳为四类。

1. 饮食过量或饮食不当

尤其是狂饮暴食,是引起急性胃扩张的最常见病因。短时间内大量进食使胃突然过度充盈,胃壁肌肉受到过度牵拉而发生反射性麻痹,食物积聚于胃内,胃持续扩大。

2.麻醉和手术

尤其是腹盆腔手术及迷走神经切断术,均可直接刺激躯体或内脏神经,引起胃自主神经功能失调,胃壁反射性抑制,胃平滑肌弛缓,进而形成扩张。麻醉时气管插管,术后给氧和胃管鼻饲,亦可使大量气体进入胃内,形成扩张。

3.疾病状态

胃扭转、嵌顿性食管裂孔疝、各种原因所致的十二指肠淤滞、十二指肠肿瘤、异物等均可引起胃潴留和急性胃扩张。幽门附近的病变,如脊柱畸形、环状胰腺、胰腺癌等偶可压迫胃的输出道引起急性胃扩张。躯体上石膏套后1~2天发生急性胃扩张,即"石膏管型综合征",可能是脊柱伸展过度,十二指肠受肠系膜上动脉压迫的结果。情绪紧张、精神抑郁、营养不良均可引起植物神经紊乱,使胃的张力减低和排空延迟,在有诱发因素时发生急性胃扩张。糖尿病神经血管病变,使用抗胆碱能药物,水、电解质平衡紊乱,严重感染均可影响胃的张力和排空,导致急性胃扩张。

4.创伤应激

尤其是上腹部挫伤或严重复合伤,可引起胃的急性扩张。其发生与腹腔神经丛受强烈刺激有关。

发生急性胃扩张时,由于胃黏膜的表面积剧增,胃壁受压,血液循环受阻,加之食物发酵刺激胃黏膜发生炎症,使胃黏膜有大量液体渗出。同时,胃窦扩张和胃内容物刺激使胃窦分泌胃泌素增多,刺激胃液分泌。小肠受扩张胃的推移而使肠系膜受到牵拉,一方面影响腹腔神经丛而加重胃的麻痹,另一方面使十二指肠水平部受肠系膜上动脉压迫,空肠上部亦受到牵拉而出现梗阻。幽门松弛等因素使十二指肠液反流增多。胃扩张后与食管角度发生改变,使胃内容物难以经食管排出。这些因素互为因果,形成恶性循环,终使胃急性进行性扩大,形成急性胃扩张。如病情继续发展,胃壁血液循环状况将进一步恶化,胃、十二指肠腔可出现血性渗出,最终发生胃壁坏死穿孔。

(二)临床表现

1.症状和体征

术后患者常于术后开始进流质饮食后2~3天发病。初期仅进食后持续上腹饱胀和隐痛,可有阵发性加剧,少有剧烈腹痛。随后出现频繁呕吐,初为小口,以后量逐渐增加,呕吐物为混浊棕绿色或咖啡色液体,无粪臭味。呕吐为溢出性,不费力,吐后腹痛腹胀不缓解。腹部呈不对称性膨隆(以上腹为重),可见无蠕动的胃轮廓,局部有压痛,并可查见振水音。也可呈全腹膨隆。脐右侧偏上可出现局限性包块,外观隆起,触之光滑而有弹性,轻压痛,此为极度扩张的胃窦,称"巨胃窦征",是急性胃扩张的特有体征。腹软,可有位置不定的轻压痛,肠鸣音减弱。随病情进展患者全身情况进行性恶化,严重者可出现脱水、酸中毒或碱中毒,并表现为烦躁不安、呼吸急促、手足抽搐、血压下降和休克。晚期可突然出现剧烈腹痛和腹膜炎体征,提示胃穿孔。救治不及时将导致死亡。

2.辅助检查

(1)实验室检查:常规血液尿液实验室检查可发现血液浓缩,低钾、低钠、低氯血症和碱中毒,脱水严重致肾衰竭者,可出现血肌酐、尿素氮升高。白细胞多不升高。呕吐物隐血试验为强阳性。

(2)X线检查:立位腹部平片可见左上腹巨大液平面和充满腹腔的特大胃影,左膈肌抬高。

(3)B超检查:胃肠道气体含量较多,一般不适合B超检查,但对于一些暴饮暴食导致的急性胃扩张,B超是一项直接、简便的检查,可见胃内大量食物残留及无回声暗区。

(4)CT:CT可见极度扩大的胃腔及大量胃内容物,胃壁变薄。

(三)诊断和鉴别诊断

根据病史、体征,结合实验室检查和影像学检查,诊断一般不难。手术患者进食后初期或过分饱食后,如出现多次溢出性呕吐,并发现上腹部膨隆,振水音,即应怀疑为急性胃扩张。置入胃管后如吸出大量混浊棕绿色或咖啡色液体,诊断即可成立,不应等到大量呕吐和虚脱症状出现后,才考虑本病可能。在严重创伤和感染的危重患者,如出现以上征象也应想到本病可能。

鉴别诊断主要包括幽门梗阻、肠梗阻和肠麻痹,胃瘫。幽门梗阻有胃窦及幽门部的器质性病变,如肿瘤、溃疡瘢痕狭窄等,可表现为上腹饱胀和呕吐,呕吐物为酸臭宿食,胃扩张程度及全身症状较轻。肠梗阻和肠麻痹主要累及小肠,腹胀以腹中部明显,胃内不会有大量积液积气,立位 X 线腹平片可见多个阶梯状液平。弥漫性腹膜炎导致的肠麻痹具有腹膜炎体征。但需注意急性胃扩张穿孔导致弥漫性腹膜炎的情况。胃瘫在外科主要发生在腹部大手术后,由胃动力缺乏所致,表现为恢复饮食后的上腹饱胀和呕吐,呕吐多在餐后 4~6 小时,呕吐物为食物或宿食,不含血液,腹胀较急性胃扩张轻,消化道稀钡造影可显示胃蠕动波消失,胃潴留,但多没有严重的胃腔扩张。

(四)治疗

急性胃扩张若早期诊断和治疗,预后良好。及至已发生休克或胃坏死穿孔时,手术死亡率高,早年文献记载可达 75%。暴饮暴食导致的急性胃扩张病死率仍高,可达 20%,早期诊断和治疗是降低病死率的关键。

1. 对于手术后急性胃扩张的措施

(1)留置鼻胃管:吸出胃内全部积液,用温等渗盐水洗胃,禁食,并持续胃管减压,至吸出液为正常性质为止,然后开始少量流质饮食,如无潴留,可逐渐增加。

(2)调整体位:目的是解除十二指肠水平部的受压,应避免长时间仰卧位,如病情许可,可采用俯卧位,或将身体下部略垫高。

(3)液体和营养支持:根据实验室检查经静脉液体治疗调整水、电解质和酸碱平衡。恢复流质饮食前进行全肠外营养支持,恢复进食后逐渐减少营养支持剂量。给予充分液体支持维持尿量正常。

2. 对于暴饮暴食所致的急性胃扩张的措施

胃内常有大量食物和黏稠液体,不易用一般胃管吸出,需要使用较粗胃管并反复洗胃才能清除,但应注意避免一次用水量过大或用力过猛而造成胃穿孔(图 3-8)。若洗胃无效则需考虑手术治疗,切开胃壁清除内容物后缝合,术后应继续留置胃管减压,并予经静脉液体和营养支持,逐渐恢复流质饮食。

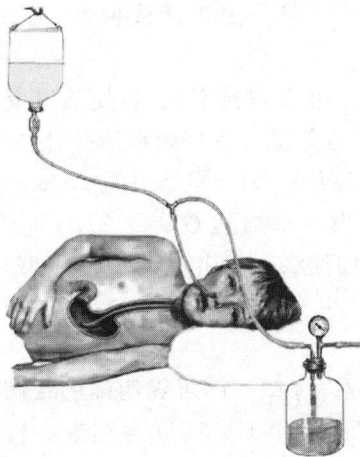

图 3-8 洗胃示意图

(三)并发症的治疗

对于已出现腹膜炎或疑有胃壁部分坏死的患者,应积极准备后尽早手术治疗。手术方法以简单有效为原则,如胃切开减压、穿孔修补、胃壁部分切除术等。术后应继续留置胃管减压,并予经静脉液体和营养支持,逐渐恢复流质饮食。

(岳远永)

第三节 胃、十二指肠溃疡

胃、十二指肠溃疡是临床上最常见的消化性溃疡,多属于一般性溃疡。多年来的研究和临床资料分析表明,GU 和 DU 虽有共同之处,但在诸多方面又有所不同,故一般常将 GU 和 DU 视为不同的疾病。本节也将 GU 和 DU 分开叙述。

一、胃溃疡

胃溃疡(GU)的发病率在世界各地不同,日本和南美高于欧洲和美国。在一般地区,GU∶DU 为 1∶(2～4),而在胃癌高发地区则相反。GU 的发病年龄多在 30～40 岁,也有资料提示其发病高峰为 40～50 岁。男性较女性易患 GU,发病率随年龄增长而增高。GU 好发于胃窦黏膜和胃体黏膜交界处的小弯侧,约占 95％,其中 60％又限于离幽门 6 cm 之内。但也可发生在胃的其他部位,可有不同的特点。溃疡位置不同,则酸分泌量也不同,越近贲门的溃疡,酸分泌越低。与 DU 比较,药物治疗对 GU 效果较差。

(一)病因和发病机制

1.胃溃疡的分型

Johnson 等按 GU 的部位、临床表现和胃酸分泌情况将 GU 加以分型,后又经补充,将 GU 共分成四型。

Ⅰ型:最常见,占 75％。位于小弯侧胃切迹部附近。发生在胃窦黏膜和胃体黏膜交界处。因胃窦黏膜大小的变异,溃疡可发生在自小弯侧贲门下 4 cm 至幽门前 2 cm 之间。一般认为是由于胃黏膜对酸-胃蛋白酶活性的正常防御机制减弱所致,胃酸分泌正常或偏低,而促胃液素偏高。本型的真正病因尚未明了。

Ⅱ型:GU 合并 DU。常先发生 DU,并发胃排空延迟,使酸胃蛋白酶活性增加,因而继发 GU。本型占 22％。胃酸分泌情况与 DU 相同,为高酸分泌。本型内科治疗往往无效,易合并出血,常需外科手术治疗。

Ⅲ型:幽门管溃疡或近幽门 2 cm 以内的 GU,本型占约 20％。和 DU 一样,通常为高胃酸分泌。

Ⅳ型:高位 GU,较少见,但在智利发病率高达 GU 的 27.4％。溃疡多位于胃上部,距食管胃连接处 4 cm 以内,在 2 cm 以内者称之为近贲门溃疡。患者血型多为 O 型,属低胃酸分泌,常有穿透性溃疡,易并发出血和再出血,穿孔和梗阻少见。

2.病因与发病机制

GU 是由于多种因素相互作用所致。Ⅰ型 GU 可无明确的致病因素。Ⅱ型 GU 的形成主要是由于酸-蛋白酶活性增加和胃排空延迟,通常先发生 DU,GU 为继发。Ⅲ型 GU 曾被认为可能和服用 NSAIDs 有关,但化学剂诱发溃疡的机制尚未肯定。引起 GU 的主要因素有:①胃酸分泌增多。80％的 GU 患者胃酸分泌水平正常或低于正常,因此,在 GU 发病原因中胃酸是一个重要的但是有限的因素。②胃黏膜中前列腺素合成受到抑制。③胃黏液的产生和碳酸氢盐的分泌受抑制。④胃黏膜屏障的直接破坏。⑤胃黏膜血流的减少。不论何种情况,胃黏膜屏障减弱使氢离子反流和其他病理生理改变是 GU 形成的基础。

(1)胆汁反流:一般认为由于胃炎改变了胃黏膜生理功能的完整性而继发 GU。黏膜完整性的破坏主要是由于局部直接损伤、胆汁和其他十二指肠内容而引起。幽门括约肌功能不全,十二指肠内容反流入胃是重要的致病因素。GU 患者的胆汁常存在空腹和餐后的胃内容内,在 GU 愈合后仍持续有胆汁反流。胆汁中的溶血磷脂酰胆碱、牛黄胆酸盐等破坏胃黏膜屏障,使之通透性增高,H^+ 逆向弥散进入黏膜,随后细胞功能破坏,在酸性胃蛋白酶的侵袭下,发生黏膜细胞死亡、脱落和溃疡形成。

(2)胃排空延迟:胃排空的延迟导致胃窦的滞留,然后促胃液素分泌增加,刺激壁细胞引起胃酸分泌过多,可解释上述Ⅰ、Ⅱ型 GU 的发生。由于 DU 的长期发作,十二指肠变形影响胃的排空,也可导致 GU 的发生。但是,GU 和胃排空延迟的因果关系尚存在着争议,因为消化性溃疡本身也可引起胃肠动力异常。GU 时胃窦和幽门区多有退行性变,胃窦部肌肉肥厚及纤维变性,自主神经节减少,影响食糜向前推进,使胃排空延缓。胃窦和幽门功能障碍还能使十二指肠内容反流,引起反流性胃炎,可能在 GU 的发病中起重要作用。

(3)HP 感染:有关 HP 在 GU 中的作用比在 DU 中的作用研究得少,根据现有的资料尚不能做出最后的结论。GU 患者 HP 感染率粗略估计约为 70%～80%。有研究资料提示 HP 的感染增加了黏膜对 NSAIDs 损害的易感性,但这一看法仍有争议。HP 感染后发生的慢性胃炎的类型取决于宿主的胃酸分泌功能。胃酸分泌增高者,HP 感染后发生慢性胃炎以胃窦炎为主,易发生 DU;胃酸分泌功能较低者,HP 感染后发生慢性全胃炎,倾向于发生近端胃溃疡。研究还提示消除 HP 可增加溃疡的愈合率,并有减少溃疡复发的倾向。

(4)非甾体类抗炎药(NSAIDs):NSAIDs 是产生消化性溃疡的一个重要因素。临床上任何年龄组的人使用 NSAIDs 均可导致急性胃黏膜损伤和 GU 的发生率增加。对 NSAIDs 研究最多的是阿司匹林,有人认为连续应用阿司匹林 4 天以上者发生 GU 的机会是不服用者的 3 倍,且在不伴有 HP 感染的 GU 患者多有应用 NSAIDs 的情况。

(二)诊断

1.临床表现

主要症状为上腹部疼痛,但其节律性不如 DU 明显。进食后多数疼痛不缓解,多为餐后 0.5～1 h 起开始痛,持续 1～2 h 不等。不少患者诉稍食即饱,常伴恶心、食欲不振甚至呕吐,以致患者进食减少,体重减轻。发作的周期性较 DU 为长。体检可无特殊发现,有时上腹有轻压痛。一些患者可患无症状性溃疡,溃疡偶然由于 X 线钡餐或胃镜检查而发现,或由于并发症(穿孔、出血)手术而证实。

2.实验室及其他检查

(1)X 线检查:X 线钡餐检查仍为最常用的检查方法。慢性 GU 主要表现为一个周围光滑而整齐的龛影,龛影的轮廓突出于胃腔之外,溃疡的深和宽几乎相等,其周围黏膜呈放射状集中。龛影的切面观常见"引项圈征""狭颈征"和"黏膜线征"(或称为 Hampton 线征)。溃疡边缘及底部不规则常表示病变仍处于活动状态。龛影直径以 1～1.5 cm 多见,且一般在 2.5 cm 以内,80%的直径≤2 cm。溃疡的项圈征、狭颈征和黏膜线征是良性 GU 的重要 X 线特征。X 线诊断 GU 的敏感性由溃疡的大小和位置而定。沿胃小弯侧的小溃疡常易于发现,但同样大、的溃疡在胃底和大弯侧则不易发现。

(2)胃镜检查:未经治疗的溃疡胃镜下所见的形状多为圆形或椭圆形,边缘稍呈红色,很少隆起,溃疡基底可见白色纤维蛋白沉积。溃疡周围有放射状的黏膜皱襞,每一皱襞均延伸至溃疡边缘,此现象用常规前视式内镜不易看到,用侧视镜则易看到。在溃疡愈合时,溃疡特征则有所改变,轮廓和颜色均变成不规则。内镜检查是 GU 必需的检查,可区分溃疡属活动期、愈合期还是或瘢痕期,胃镜下活检更可区别良性和恶性溃疡。内镜的细致观察,溃疡边缘多个标本的组织学活检和刷洗液的细胞学检查,可将诊断的正确率提高至 98%,尤其是对发现早期胃癌有重要的意义。

(三)治疗

1.内科治疗

良性 GU 无并发症时开始可用内科治疗,溃疡愈合时间约需 8～12 周,而大的溃疡则需更长的时间。首先必须免除致溃疡因素,包括戒烟、戒酒,避免严重的应激反应对胃黏膜的刺激,停止应用激素和 NSAIDs 等。

对 GU 最有效的药物是 H_2 受体拮抗剂和质子泵抑制剂。抗酸剂也可增加溃疡愈合率,但要达到和 H_2 受体拮抗剂相同的疗效必须采用大剂量的抗酸剂,可造成 30%～40%的患者发生腹泻。在需继续使用阿司匹林或其他可致胃黏膜损伤的药物时,可合并应用 H_2 受体拮抗剂和抗酸剂。应用细胞保护剂理论上有很大的吸引力,因为胃黏膜屏障缺陷是 GU 形成的基础。硫糖铝是这类药物的代表,它是不吸收的化合物,当接触胃酸时变成黏性物,黏着于胃黏膜并形成物理屏障,且可中和胃酸,抑制胃蛋白酶的活性和消除胆盐,刺激黏液分泌。

症状的缓解和溃疡的愈合常常不平行,故在治疗 8 周后须复查胃镜。胃镜优于 X 线钡餐检查,有时钡餐检查可见龛影消失,但胃镜检查仍能发现未愈合的溃疡。溃疡治愈后若症状复发,则需再做胃镜检查。

GU 内科治疗的复发率较高,与溃疡的位置、大小和患者的年龄无关。未用维持量者一年内复发率高达 50%,若应用维持量其复发率则降至 10% 以下。持续吸烟和服用对胃黏膜有刺激的物质,可降低溃疡愈合率和增加复发率。

2.胃溃疡的外科治疗适应证

原则上 GU 的外科手术适应证应较 DU 放宽。其理由基于以下几个特点:①GU 症状较剧,对内科治疗疗效较差,又易复发;②GU 患者多数年龄较大,体弱,一旦发生大出血、急性穿孔等严重并发症,手术危险性较大;③GU 可发生恶变,而 GU 溃疡恶变和早期胃癌有时难以鉴别;④手术治疗 GU 的效果满意。

GU 的手术适应证大致是:①经过短期(4~6 周)内科治疗无效或愈合后复发者;②年龄超过 45 岁的 GU 患者;③X 线钡餐或胃镜证实为较大溃疡或高位溃疡者;④不能排除或已证实为溃疡恶变者;⑤以往有一次急性穿孔或大出血病史,而溃疡仍为活动期者。

二、十二指肠溃疡

(一)病因与发病机制

1.黏膜抵抗力下降

正常的胃、十二指肠黏膜有一系列的防护功能,包括胃黏膜分泌含有多种多糖、糖蛋白的黏液,具有润滑、保护、抵御 H^+ 向黏膜的逆行弥散和胃蛋白酶的作用;胃壁具有丰富的血液供应,给黏膜提供充足的氧和营养,带走进入胃壁的 H^+;十二指肠分泌的碱性重碳酸盐使黏膜细胞表面的 pH 值维持在中性并对抗 H^+ 的侵入。内源性前列腺素在维持胃黏膜的完整性方面具有重要的意义,其缺乏可能是溃疡病的病因之一。DU 患者的前列腺素分泌降低、黏液分泌也存在缺陷,致使黏膜保护大受影响。

2.胃酸和胃蛋白酶的作用

在 DU 发病中最重要的侵袭因素是胃酸分泌过多。曾有学者认为"没有酸就没有溃疡",人们目前仍普遍相信这一观点,因为胃酸和胃蛋白酶分泌增多时胃液的消化作用增强,从而发生溃疡。研究证明,胃蛋白酶仅在酸性胃液中才具有活性,当胃内 pH>3.5 时,胃蛋白酶原呈非活性状态,在 pH1.5 的酸性环境下,胃蛋白酶原转变为胃蛋白酶,这种活性形式有助于破坏完整的蛋白分子结构;相反,如果 pH>6.5,胃蛋白酶就变性而失去作用。胃蛋白酶只作用于已被酸作用而失活的细胞,单纯的胃蛋白酶分泌增加而无酸分泌增多并不形成溃疡,而组胺刺激引起的胃酸分泌增多虽不伴有胃蛋白酶分泌增多,但仍可发生溃疡;当胃液中酸浓度增高达 100 mmol/L 时,胃蛋白酶活性则不能进一步增加,但此时致溃疡作用却增加。胃泌素瘤患者的异常高酸分泌可产生顽固性溃疡,迷走神经切断术或胃大部切除术可使 DU 永久愈合,H_2 受体拮抗剂和质子泵抑制剂可使大部分消化性溃疡愈合,均提示了胃酸是消化性溃疡的一个重要病因。然而,高酸分泌并非溃疡形成的必要条件,临床上仅约 40% 的 DU 患者属于高酸分泌者,这提示除酸以外尚有其他的因素。

3.幽门螺杆菌(HP)感染

HP 不是消化性溃疡的唯一病因,但却是消化性溃疡诸致病因素中非常重要的因素。目前认为,当无别的诱发因素(如服用 NSAIDs 或胃泌素瘤等)HP 是绝大多数消化性溃疡发病的先决条件。这是基于下列两个重要的事实:①90% 以上的 DU 和 70%~80% 的 GU 患者可检出 HP 感染。②有效根治 HP 可加速溃疡愈合和减少溃疡复发。HP 的致病机制主要有胃上皮化生学说和促胃液素—胃酸学说。近年来,该菌的致病机制已趋明了,认为 HP 能在酸性胃液中存活是由于 HP 能分解尿素,在菌体周围形成保护自己的氨环境。尿素酶水解尿素产生的氨可以干扰胃黏膜正常的离子交换,引起 H^+ 向胃黏膜反渗,导致黏膜损伤。HP 还产生过氧化酶、酯酶、磷脂酶、粘蛋白酶等有害酶及细胞毒素、溶血素、CagA、VacA 等毒素,这些毒素、毒性酶均可破坏胃黏膜表面黏液层的完整性,导致黏膜损伤。此外,HP 还可引起炎性介质的增加,导致上皮细胞的损伤。

4.其他致病因素

NSAIDs 也是产生 DU 的一个重要因素,可能是通过抑制胃肠黏膜的保护因子而致病。NSAIDs 可抑制前列腺素(PG)的合成,PG 在胃黏膜中产量最高的是 PGI_2 和 PGE_2,两者有很强的生物活性,可增加胃黏膜的血流、抑制胃酸的分泌、增加黏膜和黏液的分泌,防止 H^+ 逆向扩散。

正常的十二指肠内有对 pH 敏感的受体,调节胃排空的快慢及胃酸的分泌,使十二指肠内容的 pH 维持在 6 左右。近年来证明 DU 患者这种调节功能有缺陷,胃排空增快。

吸烟可以增加消化性溃疡的发生率,同时还可以延迟溃疡愈合。然而吸烟对溃疡病的作用机制仍不清楚,可能是由于吸烟可以降低幽门括约肌的张力,促进十二指肠液胃反流,并抑制胰液和碳酸氢盐的分泌。动物实验发现,尼古丁可以减少鼠的胃黏膜血流。此外,精神因素、应激和遗传因素等也与溃疡病的发生有关。

总之,在 DU 形成的病因中以侵袭因素更为突出,有高酸分泌存在、壁细胞总数明显增多、对乙酰胆碱和胃泌素的敏感性增加、胃酸分泌的反馈抑制消失或减弱、胃排空过快等是 DU 形成的主要因素。

(二)诊断

1.临床表现

DU 可发生于任何年龄,但常见于 20~40 岁,男性患者约为女性的 4 倍。主要症状为上腹部疼痛,典型的溃疡症状具有明显的节律性,与饮食有关,并有季节性,疼痛的部位多在上腹中线偏右,较为局限,疼痛的性质为烧灼痛、隐痛、钝痛。一般在餐后 2~4 h 疼痛发作,或呈饥饿痛、夜间痛,进食或服用碱性药物、制酸药物后可缓解。可长期、反复发作,多在秋末春初。少数患者疼痛可放射至背部,提示溃疡可能穿透胰腺等脏器。体格检查可于上腹正中偏右有轻压痛。

2.病理

慢性 DU 的组织学改变与慢性 GU 相似,溃疡周围的黏膜常有不同程度的慢性炎症,黏膜绒毛变短变厚,固有膜内有较多淋巴细胞、浆细胞浸润。有时黏膜上皮细胞呈胃上皮化生。DU 一般不发生癌变。

有人将溃疡分成Ⅳ度,Ⅰ度者又称糜烂,仅为黏膜的缺损;Ⅱ度者黏膜、黏膜下层缺损,称为溃疡;Ⅲ度者溃疡底达肌层;Ⅳ度者肌层已断裂,溃疡中央的瘢痕组织已突出而形成胼胝性溃疡。Ⅱ至Ⅳ度溃疡治愈后有瘢痕残留。

3.实验室及其他检查

(1)X 线钡餐检查:十二指肠壶腹部溃疡大多数表现为间接 X 线征象,如球部激惹征、球部畸形、幽门痉挛和幽门变形等。炎性水肿和瘢痕化可致球部偏离幽门管中央或假憩室形成。少数可见龛影及周围黏膜纹向龛影集中的表现。

(2)纤维胃镜检查:对症状典型或症状持续而 X 线表现不典型者,应行纤维胃镜检查。慢性 DU 绝大多数(90%)发生于十二指肠壶腹部,最多见于球部前壁,其次为后壁、小弯侧及大弯侧,距幽门 2 cm 以内。常为单个,也可在前壁和后壁出现对吻溃疡。溃疡直径多在 1 cm 以内,很少超过 3 cm。有时溃疡底部可见管腔哆开的血管和凝血块。溃疡瘢痕收缩常引起十二指肠壶腹部变形,也可产生继发性憩室(假性憩室)。胃镜下可见到溃疡的形态、大小、活动期或愈合期等变化,还可取组织行病理学检查和检测有无幽门螺杆菌感染,在伴有上消化道出血时,更可确定出血的部位和原因,甚至可进行内镜下治疗及预示再出血的可能。

(3)胃液分析或胃分泌功能检查:目前常用的方法是测定每小时基础胃酸分泌量(BAO)和胃酸最大分泌量(MAO),再计算出 BAO/MAO 的比值。国人 BAO 的正常值为 2~5 mmol/h,MAO 为 3~23 mmol/h,最高胃酸分泌量(PAO)为 21 mmol/h,正常 BAO/MAO 约为 0.2。DU 者,BAO 常 >5 mmol/h,MAO 或 PAO 常 >40 mmol/h,BAO/MAO 为 0.4 左右。如 BAO >15 mmol/h,BAO/MAO≥0.6,则需进一步排除促胃液素瘤的可能。

近年来,由于胃肠 X 线技术的提高和胃镜检查技术的普及,胃酸分析检查已不作为胃部疾病的常规检查方法,但它对某些胃部病变仍有诊断参考价值。如五肽促胃液素刺激的胃酸分泌功能检查在促胃液素瘤的诊断和治疗中具有重要意义。

胃液分析检查时要注意以下几点:①禁食并停用一切影响胃酸分泌的药物 24 h;②胃管前端的位置应放置在胃体最低位,可用饮水回收法来确定,即饮水 20 mL,立即抽液,如抽出 16 mL 以上则表示胃管位置是正确的;否则应调整胃管位置,以达到以上标准为止,然后固定好胃管;③胃液抽吸过程中,患者唾液不能咽下,应吐在盘中;④持续用 3.99～6.66 kPa(30～50 mmHg)的负压吸取胃液,或用注射器每 5 min 抽吸 1 次;⑤先抽尽空腹胃液,半小时后再抽尽胃液弃除,然后持续抽吸 1 h,放置瓶中,准确计量。然后肌内注射刺激剂(五肽促胃液素 6 μg/kg 体重);⑥使用刺激剂后,持续抽吸胃液,每 15 min 收集胃液标本,共 4 次,准确计量。

胃液分析计算方法:①BAO(mmol/h)=空腹 1 h 胃液容量(L)×可滴定酸浓度(mmol/L)。②MAO(mmol/h)——注射五肽促胃液素后 4 次胃液标本的酸排出量之和(每次标本的酸排出量的测定方法同 BAO)。③PAO(mmol/h)——注射五肽促胃液素后 4 次胃液标本中 2 次最大数值的和再乘以 2。

(三)治疗

1.内科治疗

无并发症的溃疡病应内科治疗,药物治疗的主要目的是解除症状和促进溃疡愈合,防止复发和并发症的出现。

1)一般处理:患者应禁烟酒和对胃肠有刺激性的食物及药物,如咖啡、甾族化合物、NSAIDs 等治疗期间应软食,少食多餐,生活有规律,并适当休息。

2)药物治疗。

(1)H₂ 受体拮抗剂:是治疗溃疡病的主要药物,对 DU 治疗效果较好。可用西咪替丁、雷尼替丁、法莫替丁等药物治疗。①西咪替丁常用用法为:200 mg,日服 3 次,400 mg 临睡前再服;4 周愈合率为 70%～80%,8 周几乎为 100%,给予 800 mg/d 维持量,一年内复发率为 44%,如溃疡愈合后不给维持量预防复发,则一年内复发率 50% 以上。②雷尼替丁的常用方法为:150 mg,日服 2 次,愈合后给予维持剂量 150 mg 每晚临睡前再服;4 周溃疡愈合率为 50%～90%,8 周为 83%～93%,应用维持剂量者一年复发率为 35% 左右。③法莫替丁的用法为:20 mg,日服 2 次或 40 mg 每晚临睡前服;疗效与雷尼替丁相近。

(2)H⁺-K⁺-ATP 酶(质子泵)抑制剂:以奥美拉唑(洛赛克)为代表,是目前最新和抑酸作用最强的药物,并具有黏膜保护和抗幽门螺杆菌的作用。奥美拉唑在消化性溃疡的治疗中不仅能迅速缓解活动性溃疡的症状,加速溃疡愈合,而且在长期治疗中有可靠的维持愈合的作用。每日应用 20～60 mg 的奥美拉唑,大约有 64% 的患者在治疗 2 周后症状消失、溃疡愈合。与 H₂ 受体拮抗剂相比,奥美拉唑对缓解疼痛的效果出现得更快,溃疡愈合率更高。

(3)抗幽门螺杆菌(HP)治疗:对 HP 有明确抑制或杀灭作用的药物主要有铋剂、甲硝唑或替硝唑、阿莫西林、克拉霉素、四环素、呋喃唑酮等。杀灭 HP 可提高疗效和防止复发。但目前尚无单一药物可有效根除 HP,二联用药根除率也不高,故目前主张三联用药。

(4)有关治疗方案很多,常用的方案有:①奥美拉唑 20 mg(或兰索拉唑 30 mg)+克拉霉素 250～500 mg+甲硝唑 400 mg,2 次/天,疗程 7 天。②奥美拉唑 20 mg+阿莫西林 1 g+甲硝唑 400 mg,2 次/天,疗程 14 天。③铋剂(如 De-Nol)120 mg+四环素 250 mg+甲硝唑 200 mg,4 次/天,疗程 14 天。

(5)保护胃黏膜,促进溃疡愈合的药物:此类药物有硫糖铝和胶体铋,它们对胃酸无抑制和中和作用,其主要作用是能与溃疡创面的蛋白质结合形成一层保护膜,使免受胃酸—胃蛋白酶的侵袭。枸橼酸铋钾(胶体铋,三钾二枸橼酸铋盐,De-Nol)对幽门螺杆菌有抑制作用,服药 6 周后,DU 的愈合率达 70%～90%,但停药后复发率高达 80%。

(6)其他:抗胆碱能药物能抑制乙酰胆碱对毒蕈碱受体的作用,减少胃酸分泌,但不如 H₂ 受体拮抗剂有效,用前已不是治疗溃疡病的首选药物,仅用于辅助治疗。多潘立酮(吗丁啉)可促进胃排空,利于溃疡的愈合。丙谷胺被认为能阻断促胃液素受体而减少胃酸分泌;前列腺素能抑制胃酸分泌并具有细胞保护作用,可增强黏膜的抵抗力。

2.DU 的外科治疗适应证

DU 外科治疗的适应证主要有两类:①发生严重并发症的 DU,如急性穿孔、大出血和瘢痕性幽门梗阻。②内科治疗无效或某些特殊类型的溃疡。

(1)急性穿孔:一般是指急性游离穿孔,出现下列情况须采取手术治疗:①饱食后穿孔。②腹腔渗液较多,就诊时间较晚,发生局限或弥漫性化脓性腹膜炎。③一般情况欠佳或有休克表现。④溃疡病史较长,有顽固性疼痛且发作频繁。⑤伴有幽门梗阻、出血等并发症。⑥保守治疗效果不佳。

(2)大出血:若溃疡病并大出血已经确诊,一般先行内科治疗,出现下列情况应考虑外科手术治疗。①出血迅猛,情况危急,出血后不久即发生休克者。②6~8 h 内输血 600～900 mL,生命体征不见好转或虽一度好转,但停止输血或输血速度减慢后,又迅速恶化,或在 24 h 内需输血1000 mL 以上才能维持血压者。③内科治疗出血不止,或暂时止住出血,不久又复发者。④年龄大于 60 岁,血管硬化,估计难以止血者。⑤同时有溃疡穿孔或幽门梗阻者。⑥胃镜检查见活动性大出血,而内科治疗无效者。

(3)幽门梗阻:一旦诊断为瘢痕性幽门梗阻,应在充分做好术前准备后进行手术治疗。

(4)内科治疗无效或某些特殊类型的溃疡:内科治疗无效的 DU,是指经过严格的药物治疗,溃疡症状持续不缓解或反复发作影响患者的日常生活和工作者。从病理变化来看,大致相当于慢性穿透溃疡,或位于十二指肠壶腹后的溃疡,或胃泌素瘤、多发内分泌腺瘤等引起的溃疡。从临床特点来看,溃疡疼痛的节律性消失,多变为持续性疼痛,进食和抗溃疡药物不能止痛,或发作时间延长等。对于这种难治性溃疡,不能贸然诊断,急于手术治疗,但也不能无限制的继续药物治疗。虽然各医院掌握的标准不尽相同,但选择手术治疗的具体临床标准大致是:①病史多年,发作频繁,病情越来越重,疼痛难忍,至少经一次严格的内科治疗,未能使症状减轻也不能制止复发,以致影响身体营养状态,不能正常生活和工作。②经 X 线钡餐检查或胃镜检查,证实溃疡较大,球部变形严重,有穿透到十二指肠壁外或溃疡位于壶腹后部者。③过去有过穿孔或反复大出血,而溃疡仍呈活动性。④胃泌素瘤患者。

(岳远永)

第四节　胃、十二指肠溃疡急性并发症

胃、十二指肠局限性圆形或椭圆形全层黏膜缺损,称为胃十二指肠溃疡,因溃疡形成与胃酸—蛋白酶的消化作用有关,也称为消化性溃疡。大部分消化性溃疡可用药物治愈,药物治疗无效的溃疡患者可导致急性穿孔、出血、幽门梗阻,是胃十二指肠溃疡的主要并发症,也是临床常见的急腹症,通常需要急诊手术处理。手术方式主要有单纯修补术和胃大部切除术。迷走神经切断曾作为治疗消化性溃疡的一种重要术式,近年来已逐渐弃用。对于幽门梗阻不能切除原发病灶的患者还可行胃—空肠短路手术。

自 1880 年 Mikulicz 实施首例溃疡病穿孔缝合以来,大网膜缝合修补至今仍是最普遍使用的方法。因单纯修补术后溃疡复发率很高,到 20 世纪中期较强调行确定性胃大部切除手术。其后由于幽门螺杆菌(HP)感染与溃疡病关系的确定,又回到提倡行单纯缝合修补,术后用药物根治 HP,并使用抑酸药物治疗溃疡。

消化性溃疡穿孔后应行单纯缝合还是即时行确定性手术(胃大部切除),目前仍存争论。支持行确定性手术者认为,确定性手术后的溃疡复发率、再手术率均明显低于单纯缝合组,主张穿孔至手术≤6 小时、腹腔污染不重、无危险因素存在时应行确定性手术。反对者认为单纯缝合后用抑酸加抗 HP 药物治疗,可获得溃疡痊愈,且不带来胃大部切除术后诸多近远期并发症,若药物治疗无效可再行确定性手术。随着损伤控制外科概念和快速康复外科概念的普及,后一观点渐成主流。

对溃疡病穿孔采用腹腔镜手术治疗是近20多年来的趋势,1990年由 Mouret 首次报道,其后有较多报道均取得较好结果。腹腔镜治疗的优点包括可明确诊断;便于冲洗腹腔,减少感染;无开腹术的长切口,创伤小;术后止痛药用量少,恢复快等。目前我国已有较多医院开展腹腔镜手术,并在加速普及中,开腹单纯修补仅在不具备条件的基层医院仍是首选方式,但可预期腹腔镜穿孔修补术将成为消化性溃疡穿孔的普遍首选式。本章节将重点介绍腹腔镜胃十二指肠溃疡穿孔修补术、腹腔镜远端胃大部切除术和腹腔镜胃—空肠吻合术。

一、病因

胃十二指肠溃疡发病是多因素综合作用的结果,其中最为重要的是胃酸分泌异常、HP 感染和黏膜防御机制破坏。

(1)溃疡只发生在与胃酸相接触的黏膜,十二指肠溃疡患者的胃酸分泌高于健康人,除与迷走神经张力及兴奋性过度增高有关外,与壁细胞数量的增加也有关,此外壁细胞对胃泌素、组胺、迷走神经刺激的敏感性亦增高。

(2)HP 感染与消化性溃疡密切相关,95%以上的十二指肠溃疡与近80%的胃溃疡患者中检出 HP 感染。清除 HP 感染可以明显降低溃疡病复发率。

(3)非甾体类抗炎药、肾上腺皮质激素、胆汁酸盐、酒精等可破坏胃黏膜屏障,造成 H^+ 逆流入黏膜上皮细胞,引起胃黏膜水肿、出血、糜烂,甚至溃疡。正常情况下,酸性胃液对胃黏膜的侵蚀作用和胃黏膜防御机制处于相对平衡状态,如平衡受到破坏,侵害因子作用增强,胃黏膜屏障等防御因子作用削弱,胃酸、胃蛋白酶分泌增加,最终将导致溃疡。

二、病理生理

(一)穿孔

90%的十二指肠溃疡穿孔发生在球部前壁,而胃溃疡穿孔60%发生在胃小弯,40%分布于胃窦及其他各部位。急性穿孔后,有强烈刺激性的胃酸、胆汁、胰液等消化液和食物溢入腹腔,引起化学性腹膜炎,导致剧烈腹痛和大量腹腔渗出液。约6~8小时后细菌开始繁殖,并逐渐转变为化脓性腹膜炎,病原菌以大肠杆菌、链球菌为多见。由于强烈化学刺激、细胞外液丢失和细菌毒素吸收等因素,患者可出现休克。胃十二指肠后壁溃疡,可穿透全层并与周围组织包裹,形成慢性穿透性溃疡,也可引起广泛的腹膜后感染。

(二)出血

溃疡基底的血管壁被侵蚀而破裂出血,大多数为动脉出血,溃疡基底部血管破裂出血不易自行停止,可引发致命的动脉性出血。引起大出血的十二指肠溃疡通常位于球部后壁,可侵蚀胃十二指肠动脉或胰十二指肠上动脉及其分支。胃溃疡大出血多数发生在胃小弯,出血源自胃左、右动脉及其分支。大出血后血容量减少,血压降低,血流变缓,可在血管破裂处形成血凝块而暂时止血。由于胃肠蠕动和胃十二指肠内容物与溃疡病灶的接触,暂时停止的出血可能再次活动出血,应予高度重视。

(三)幽门梗阻

溃疡引起幽门梗阻有痉挛、炎症水肿和瘢痕三种,前两种情况是暂时、可逆性的,在炎症消退、痉挛缓解后幽门恢复通畅,而瘢痕造成的梗阻是永久性的,需要手术方能解除。瘢痕性幽门梗阻是由于溃疡愈合过程中瘢痕收缩所致,最初为部分性梗阻,由于同时存在痉挛或水肿,使部分性梗阻渐趋完全性。初期,为克服幽门狭窄,胃蠕动增强,胃壁肌层肥厚,胃轻度扩大。后期,胃代偿功能减退,失去张力,胃高度扩大,蠕动消失。胃内容物滞留使胃泌素分泌增加,胃酸分泌亢进,胃黏膜呈现糜烂、充血、水肿和溃疡。幽门梗阻病程较长者可出现营养不良和贫血。呕吐引起的水电解质丢失可导致脱水、低钾低氯性碱中毒等。

三、临床表现

(一)穿孔

多数患者有既往溃疡病史,穿孔前数日症状加重,情绪波动、过度疲劳、刺激性饮食或服用皮质激素药物等常为诱发因素。穿孔多在夜间空腹或饱食后突然发生,表现为骤起上腹部刀割样剧痛,迅速波及全腹,患者疼痛难忍,可有面色苍白、出冷汗、脉搏加速、血压下降等表现,常伴恶心、呕吐。疼痛可放射至肩部,当漏出的胃内容物沿右结肠旁沟向下流注时,可出现右下腹痛。当腹腔有大量渗出液稀释漏出的消化液时,腹痛可略有减轻。由于继发细菌感染,出现化脓性腹膜炎,腹痛可再次加重。多数患者在病程初期发热可不明显,但随病情进展体温可逐渐升高。偶尔可见溃疡穿孔和溃疡出血同时发生。溃疡穿孔后病情的严重程度与患者的年龄、全身情况、穿孔部位、穿孔大小和时间以及是否空腹穿孔密切有关。体检时患者表情痛苦,多采取仰卧微屈膝体位,不愿移动,腹式呼吸减弱或消失;全腹压痛、反跳痛,腹肌紧张呈"板样"强直,尤以右上腹最明显;叩诊肝浊音界缩小或消失,可有移动性浊音;听诊肠鸣音消失或明显减弱。

(二)出血

胃十二指肠溃疡大出血的临床表现取决于出血量和速度,主要症状是呕血和解柏油样黑便,多数患者只有黑便而无呕血,迅猛的出血则为大量呕血与紫黑血便。呕血前常有恶心,便血前后可有心悸、眼前发黑、乏力、全身疲软,甚至出现晕厥。患者过去多有典型溃疡病史,近期可有服用阿司匹林等情况。如出血速度缓慢则血压、脉搏改变不明显,短期内失血量超过 800 mL 可出现休克症状,表现为焦虑不安、四肢湿冷、脉搏细速、呼吸急促、血压下降。如血细胞比容在 30% 以下,出血量已超过 1000 mL,患者可呈贫血貌,面色苍白,脉搏增快。腹部体征不明显,腹部可稍胀,上腹部可有轻度压痛,肠鸣音亢进。腹痛严重的患者应注意有无伴发溃疡穿孔。大量出血早期,由于血液浓缩,血象变化不大,以后红细胞计数、血红蛋白值和血细胞比容均呈进行性下降。

(三)幽门梗阻

主要症状为腹痛与反复发作的呕吐。患者最初有上腹膨胀不适并出现阵发性胃收缩痛,伴嗳气、恶心与呕吐。呕吐多发生在下午或晚间,呕吐量大,一次可达 1000～2000 mL,呕吐物含大量宿食,有腐败酸臭味,但不含胆汁。呕吐后自觉胃部饱胀改善,故患者常自行诱发呕吐以期缓解症状。常有少尿、便秘、贫血等慢性消耗表现。体检常见营养不良,消瘦,皮肤干燥,弹性消失,上腹隆起,可见胃型,有时有自左向右的胃蠕动波,晃动上腹部可听到振水音。

四、辅助检查

(一)穿孔

实验室检查示白细胞计数增加,血清淀粉酶轻度升高。站立位 X 线检查在 80% 的患者可见膈下新月状游离气体影。CT 检查可提供的直接征象包括胃肠壁连续性中断,局部管壁不规则,境界欠清;间接征象包括腹腔内游离气体,邻近脂肪间隙内有小气泡影,腹腔积液,以及肠系膜、网膜、腹膜密度增高,结构模糊等腹腔炎表现。

(二)出血

大出血时不宜行上消化道钡餐检查,急诊纤维胃镜检查可迅速明确出血部位和病因,出血 24 小时内胃镜检查阳性率可达 70%～80%,超过 48 小时则阳性率下降。选择性腹腔动脉或肠系膜上动脉造影也可用于血流动力学稳定的活动性出血患者,可明确病因与出血部位,并可同时进行栓塞、注药等介入治疗。

(三)幽门梗阻

清晨空腹置胃管,可抽出大量酸臭胃液和食物残渣。X 线钡餐检查可见胃腔扩大,胃壁张力减低,钡剂入胃后有下沉现象。正常人胃内钡剂 4 小时即排空,如 6 小时尚有 1/4 钡剂存留者,提示有胃潴留,24 小时后仍有钡剂存留者提示有瘢痕性幽门梗阻。纤维胃镜检查可确定梗阻,并明确梗阻原因。

五、诊断

（一）穿孔

既往有溃疡病史,突发上腹部剧烈疼痛并迅速扩展为全腹疼痛,伴腹膜刺激征等,为上消化道穿孔的特征性表现,结合 X 线检查发现膈下游离气体,诊断性腹腔穿刺抽出液含胆汁或食物残渣,不难作出正确诊断。在既往无典型溃疡病史,十二指肠及幽门后壁溃疡小穿孔,胃后壁溃疡向小网膜腔内穿孔,老年体弱患者反应差,空腹小穿孔等情况下,症状、体征不典型,较难诊断。需与急性胆囊炎、急性胰腺炎、急性阑尾炎等急腹症鉴别诊断。

（二）出血

有溃疡病史,出现呕血与黑便时诊断并不困难。无溃疡病史时,应与应激性溃疡出血、胃癌出血、食管胃底曲张静脉破裂出血、食管炎、贲门黏膜撕裂综合征和胆道出血鉴别。

（三）幽门梗阻

根据长期溃疡病史,特征性呕吐和体征,即可诊断幽门梗阻,但应与下列情况鉴别:①痉挛水肿性幽门梗阻,由活动性溃疡所致,有溃疡疼痛症状,梗阻为间歇性,经胃肠减压和应用解痉制酸药,症状可缓解。②十二指肠球部以下的梗阻病变,如十二指肠肿瘤、胰头癌、十二指肠淤滞症等也可以引起上消化道梗阻,根据呕吐物含胆汁,以及 X 线、胃镜、钡餐检查可助鉴别。③胃窦部与幽门的癌肿可引起梗阻,但病程较短,胃扩张程度轻,钡餐与胃镜活检可明确诊断。

六、保守治疗

（一）穿孔

保守治疗适用于一般情况好,症状体征较轻的空腹穿孔;穿孔超过 24 小时,腹膜炎已局限的情况;或用水溶性造影剂行胃十二指肠造影,证实穿孔业已封闭的患者。不适用于伴有出血、幽门梗阻、疑有癌变等情况。治疗措施主要包括:①持续胃肠减压,减少胃肠内容物继续外漏。②输液以维持水、电解质平衡,并给予肠外营养支持。③应用抗生素控制感染。④经静脉给予 H_2 受体阻断剂或质子泵拮抗剂等制酸药物。非手术治疗 6～8 小时后病情仍继续加重应尽快转手术治疗。非手术治疗后少数患者可出现膈下或腹腔脓肿。痊愈的患者应行胃镜检查排除胃癌,根治 HP 感染并继续口服制酸剂治疗。

（二）出血

治疗原则是补充血容量,防治失血性休克,尽快明确出血部位,并采取有效止血措施。主要措施包括:①建立可靠畅通的静脉通道,快速滴注平衡盐溶液,同时紧急配血备血,严密观察血压、脉搏、CVP、尿量和周围循环状况,判断失血量以指导补液和输血量。输入液体中晶体与胶体之比以 3∶1 为宜。出血量较大时可输注浓缩红细胞,并维持血细胞比容不低于 30％。②留置鼻胃管,用生理盐水冲洗胃腔,清除血凝块,持续低负压吸引,动态观察出血情况。可经胃管注入 200 mL 含 8mg 去甲肾上腺素的生理盐水溶液,促进血管收缩以利于止血,可每 4～6 小时重复一次。③急诊纤维胃镜检查可明确出血病灶,还可同时施行内镜下电凝、激光灼凝、注射或喷洒药物等局部止血措施。检查前必须纠正患者的低血容量状态。④应用抑酸(H_2 受体阻断剂或质子泵拮抗剂)、生长抑素等药物,经静脉或肌内注射蛇毒血凝酶等止血药物。

（三）幽门梗阻

可先行盐水负荷试验,即空腹情况下置胃管,注入生理盐水 700 mL,30 分钟后经胃管回吸,回收液体超过 350 mL 提示幽门梗阻。经过 1 周包括胃肠减压、全肠外营养支持以及静脉给予制酸药物治疗后,重复盐水负荷试验,如幽门痉挛水肿明显改善,可以继续保守治疗,如无改善则应考虑手术治疗。术前需要充分准备,包括禁食,留置鼻胃管用温生理盐水洗胃,直至洗出液澄清;纠正贫血与低蛋白血症,改善营养状况;维持水、电解质平衡等。

七、手术治疗

胃十二指肠溃疡穿孔、出血、幽门梗阻的手术方式主要有单纯修补术、远端胃大部切除术、胃—空肠短路术、迷走神经切断术。迷走神经切断术曾作为消化性溃疡治疗的一种重要术式,近年来已逐渐弃用,尤其急诊手术时由于腹腔污染、组织水肿,更不适宜行此手术。手术途径有开腹手术和腹腔镜手术两种。

(一)单纯穿孔修补缝合术

优点是操作简便,手术时间短,安全性高。适应证为,穿孔时间超出 8 小时,腹腔内感染及炎症水肿严重,有大量脓性渗出液;以往无溃疡病史,或有溃疡病史但未经正规内科治疗,无出血、梗阻并发症,特别是十二指肠溃疡患者;有其他系统器质性疾病,不能耐受急诊彻底性溃疡手术;穿孔边缘出血。

1.开腹单纯穿孔修补术

采用全身麻醉,平卧位,上腹部正中切口。入腹后吸除腹腔内积液及食物残渣。穿孔多发生在十二指肠球部或胃前壁、小弯侧,将胃向左下方牵拉多可发现穿孔部位。若在前壁未发现穿孔,则应考虑后壁穿孔的可能,需切开胃结肠韧带,将胃向上翻转,检查胃后壁。发现穿孔后,如系胃溃疡疑有恶变时,应先做活组织病理检查。沿胃或十二指肠纵轴,在距穿孔边缘约 0.5 cm 处用丝线作全层间断缝合。取附近网膜覆盖穿孔处,用修补缝线扎住,结扎缝线时不宜过紧,以免阻断大网膜血液循环而发生坏死。吸尽腹腔积液,若污染严重可用温水冲洗,吸尽后放置腹腔引流管,关腹术毕。

2.腹腔镜下穿孔修补术

患者全麻后取平卧位,双下肢外展。术者立于患者左侧,助手立于患者右侧,扶镜手立于患者两腿间(图 3-9)。于脐下缘作 1 cm 切口,向腹腔刺入气腹针,充气并维持气腹压力在 12 mmHg,再经此切口置入 10 mm 套管,插入腹腔镜。在腹腔镜直视下分别于左中腹、左上腹和右中腹置入 3 个 5 mm 套管(图 3-10)。

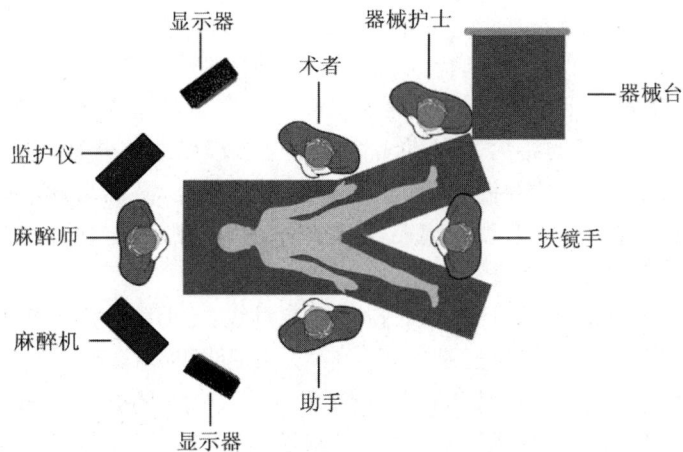

图 3-9　腹腔镜下穿孔修补术手术室布局

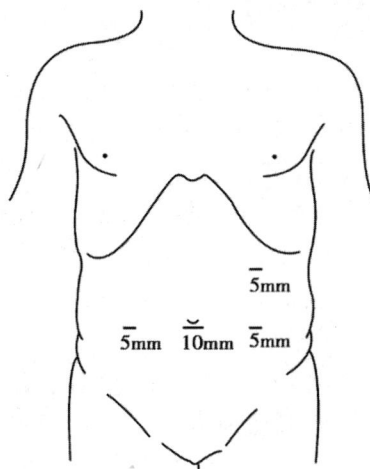

图 3-10　腹腔镜下穿孔修补术套管位置

81

吸除腹腔内积液及食物残渣,探查腹腔,寻找穿孔部位。穿孔多发生在十二指肠球部或胃的前壁、小弯侧,将胃向左下方牵拉便可发现穿孔部位。若肝脏遮盖术野,可用粗缝线将肝左叶暂时悬吊(缝线在脂肪处缝扎一针固定并穿出腹壁)。

十二指肠穿孔可用 2-0 带针缝线沿十二指肠的纵轴,距穿孔边缘约 0.5 cm 作全层间断缝合。取附近网膜覆盖穿孔处,用修补缝线扎住。如系胃溃疡疑有恶性变时,应先做活组织病理检查,明确诊断。穿孔边缘的陈旧瘢痕组织可用超声刀适当修整后再间断缝合。吸净腹腔积液,大量生理盐水冲洗腹腔直至吸出液澄清。仔细检查无活动性出血后,在盆腔及右肝下各置引流管一根。放尽气腹,逐层缝合脐部套管口,术毕。

(二)远端胃大部切除术

该术式优点是一次手术可同时解决穿孔和溃疡两个问题,手术适应证包括:患者一般情况良好,穿孔在 8 小时内,虽超过 8 小时但腹腔污染尚不严重;慢性溃疡病特别是胃溃疡患者,曾行内科治疗,或治疗期间穿孔;十二指肠溃疡穿孔修补术后再穿孔;有幽门梗阻或出血史者。

1. 开腹远端胃大部切除术

全麻成功后患者取平卧位,取上腹部正中切口入腹。探查见幽门梗阻。助手将横结肠向足侧牵拉,将胃牵向头侧,并向上提拉,充分展开胃结肠韧带,造成一定张力。沿距大弯侧胃壁 3 cm 的无血管区切开胃结肠韧带,进入网膜囊。向右侧分离胃结肠韧带直至十二指肠下方。寻找横结肠系膜前后叶间的分离平面,沿此平面向胰腺下缘分离,在胰头表面幽门下寻找胃网膜右静脉,予以结扎离断。向胃窦方向继续寻找胃网膜右动脉,根部双重结扎并离断。沿胃大弯向左侧继续分离胃结肠韧带,直至脾下极,寻找胃网膜左动静脉,根部双重结扎并离断。

评估切除范围与吻合张力等因素,可选择保留胃短血管或离断胃短血管 1~2 支。游离出大弯侧胃壁以供离断胃和吻合之用。将胃向足侧牵拉,将肝脏牵向头侧,充分显露胃小弯。离断幽门上血管,从幽门上缘切开肝胃韧带,完成十二指肠的游离。用直线切割闭合器离断十二指肠,十二指肠残端作 3~4 针浆肌层间断缝合加固。将胃向头侧牵拉并向上提起,充分暴露胃胰襞,游离胃胰襞寻找胃左动静脉,分别结扎、离断。将胃向足侧牵拉,游离胃小弯以备离断胃和吻合之用。沿预定切离线用直线闭合器钉合后,切除远端胃,胃断端闭合线可酌情加强缝合。

提起空肠起始部,在距 Treitz 韧带 15 cm 处肠壁缝牵引线。利用牵引线将残胃大弯与近端空肠靠近并列,吻合方向通常"空肠近端对胃大弯,远端对胃小弯"。在距胃断端 2 cm 处近大弯侧开一小口,在近端空肠对系膜缘开一小口,将直线切割闭合器的两支分别插入小口中(闭合前注意有无进入胃肠壁层次间,有无夹入肠系膜),确定方向后击发,完成胃肠吻合。最后缝闭残留开口前可经胃腔将胃管下拉,置入吻合口远侧空肠。双层缝合残留开口,完成 B-Ⅱ式吻合。冲洗腹腔,检查无活动性出血后在右肝下置引流管,从右侧腹引出、固定,缝合腹壁切口,术毕。检视切除标本,可见幽门管壁形成瘢痕,增厚明显。

2. 腹腔镜远端胃大部切除术

(1)体位与套管位置:全麻成功后患者取平卧位,两腿分开。术者立于患者左侧,助手立于患者右侧,扶镜手立于患者两腿之间。监视器需用两台,分置于患者头端两侧。经脐孔穿刺并建立气腹,维持气腹压 12 mmHg。套管孔分布采用"弧形五孔法",脐部放置 10 mm 套管为观察孔,左侧腋前线肋缘下放置 12 mm 套管为主操作孔,脐左侧 5 cm 偏上放置 5 mm 套管为辅助操作孔,右侧腋前线肋缘下放置 5 mm 套管、右锁骨中线脐水平偏上放置 10 mm 套管为助手操作孔。

(2)探查:探查腹腔污染情况,寻找穿孔部位,明确胃病灶大小、部位、胃壁炎症程度,评估吻合条件。探查腹腔有无其他异常,边探查边用吸引器吸净腹腔污染物。

(3)远端胃切除术:用粗缝线悬吊肝脏,以充分显露胃小弯侧。根据穿孔大小,可选择用钛夹夹闭或丝线缝合穿孔处,控制污染物继续溢出,并可控制溃疡出血。助手用肠钳将胃大弯向头侧牵拉,并向上提拉,术者以左手分离钳牵拉胃结肠韧带,造成一定张力,沿距大弯侧胃壁 3 cm 的无血管区用电钩或超声刀打开胃结肠韧带,进入网膜囊。向右侧分离胃结肠韧带直至十二指肠下方,寻找横结肠系膜前后叶间的分离平面,沿此平面向胰腺下缘分离并寻找胃网膜右静脉,血管夹夹闭并离断。向胃窦方向继续寻找胃网膜右动脉,血管夹夹闭并离断。转而沿胃大弯向左侧继续分离胃结肠韧带,直至脾下极,寻找胃网膜左动静脉,结扎并离断。游离出大弯侧胃壁以供离断胃和吻合之用。术者左手钳将胃向足侧牵拉,助手提拉肝胃韧带,于肝十二指肠韧带左侧寻找胃右血管并离断。游离并离断幽门上血管,完成十二指肠的游离。充分暴露胃胰襞,超声刀游离胃胰襞寻找胃左静脉、动脉,分别夹闭并离断。游离胃小弯4~5 cm以备离断胃和吻合之用。有学者认为腹腔镜下 B-Ⅰ式吻合操作较复杂,可靠性逊于 B-Ⅱ式吻合,故推荐选择后者。用直线切割闭合器离断十二指肠。用2把抓钳固定钳夹胃窦断端和距 Treitz 韧带15 cm处空肠对系膜缘处定位,以备开腹后操作。上腹正中开5 cm纵行切口入腹,将胃提出腹腔外,沿预定切离线用直线切割闭合器离断切除远端胃。于残胃大弯远端缝牵引线。提出空肠,在钳夹肠管远端肠壁缝牵引线。利用牵引线将残胃大弯与近端空肠靠近并列,吻合方向通常按"空肠近端对胃大弯,远端对胃小弯"。在距胃断端2 cm大弯侧开一小口,于钳夹空肠处开一小口,将直线切割闭合器的两支分别插入小口中,调整方向后击发完成胃肠吻合。可经胃腔将胃管下拉置入吻合口远端空肠后,双层缝合残留开口,完成 B-Ⅱ式吻合。关闭上腹切口,重新建立气腹,冲洗腹腔,检查无活动性出血后,在右肝下置引流管。放尽气腹,关闭腹壁各套管口,术毕。

(三)胃—空肠短路吻合术

幽门狭窄梗阻,又无法切除,或者虽可勉强切除,但患者全身情况差,无法耐受者,按照损伤控制外科理念,可行胃—空肠短路吻合术。

1.开腹胃—空肠短路吻合术

患者全麻,取平卧位。作上腹正中切口约10 cm逐层入腹。探查病变部位,梗阻程度,腹腔有无其他异常。选择吻合部位后切开胃结肠韧带,进入网膜囊。向两侧分离胃结肠韧带,游离出大弯侧胃壁以供吻合之用。提起空肠,在距 Treitz 韧带15 cm处对系膜缘缝牵引线。在胃大弯侧开一小口,近端空肠对系膜缘开一小口,将直线切割闭合器的两支分别插入,闭合击发后完成胃—空肠吻合,双层缝合残留开口。可距胃—肠吻合口10 cm处加作布朗吻合(图3-11),以缓解胆汁反流。

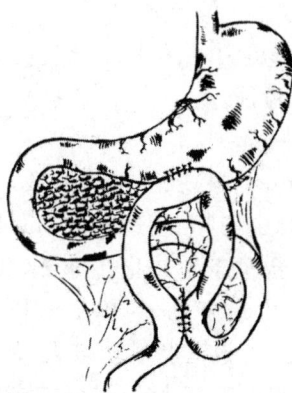

图3-11　布朗吻合

2.腹腔镜胃—空肠短路吻合术

手术人员站位和套管孔位置同前述腹腔镜远端胃大部切除术。

探查腹腔,寻找病变部位,明确病灶大小、部位、胃壁炎症程度,评估吻合条件。探查腹腔有无其他异常。沿距大弯侧胃壁3 cm的无血管区用电钩或超声刀切开胃结肠韧带,进入网膜囊。向两侧分离胃结肠韧带,游离出大弯侧胃壁以供吻合之用。助手将胃体向上翻起,术者将距 Treitz 韧带20 cm处空肠自结肠前拉向胃体后壁。在胃后壁近大弯侧及距 Treitz 韧带20 cm处空肠对系膜缘缝牵引线。在牵引线处胃后壁近大弯侧及空肠对系膜缘各开一约0.5 cm小孔,分别置入直线切割闭合器的两支(注意勿进入胃肠壁的层次间),牵拉牵引线使胃壁、空肠壁对齐,注意勿夹入肠系膜,闭合击发行胃空肠侧侧吻合(结肠前吻合,空肠输入袢对胃大弯)。在腹腔镜下用3-0可吸收缝线连续或间断缝合关闭侧侧吻合后残留的小开口。间断或连续缝合关闭空肠系膜与横结肠系膜之间间隙,以防发生内疝。放尽气腹,关闭腹壁各切口,术毕。

十二指肠后壁溃疡向腹膜后穿孔引起广泛腹膜后感染者,应按十二指肠损伤处理,此类情况临床少见,病情隐匿,且病情重,死亡率高。

八、术后处理

监测生命体征,持续胃肠减压,应用抗生素预防感染,应用抑酸药物,肠外营养支持。鼓励患者早期活动,以助胃肠道功能恢复,并预防深静脉血栓形成。肛门排气后可酌情拔除胃管,渐次恢复流质饮食。使用药物或物理方法协助排痰。保持引流管畅通,每日记录引流量,观察引流液性状,以及时发现吻合口漏、出血等情况,术后48小时引流量减少后可拔除。恢复饮食后可改为口服抑酸药治疗,手术6周后复查胃镜。

（岳远永）

第五节 十二指肠良性肿瘤

十二指肠良性肿瘤(benign tumor of duodenum)少见,良、恶性比例为1:2.6～1:6.8。据国内1747例与国外2469例十二指肠良恶性肿瘤综合统计,十二指肠良性肿瘤分别占21%与33%。十二指肠良性肿瘤本身虽属良性,但部分肿瘤有较高的恶变倾向,有的本身就介于良、恶性之间,甚至在镜下均难于鉴别。尤其肿瘤生长的位置常与胆、胰引流系统有密切关系,位置固定,十二指肠的肠腔又相对较窄,因此常常引起各种症状,甚至发生严重并发症而危及生命。由于十二指肠位置特殊,在这些肿瘤的手术处理上十分棘手。

一、十二指肠腺瘤

十二指肠腺瘤(adenoma of duodenum)是常见的十二指肠良性肿瘤,约占小肠良性肿瘤的25%。从其发源可分为Brunner腺瘤和息肉样腺瘤两种。

(一)Brunner腺瘤

Brunner腺瘤系十二指肠黏液腺(Brunner腺)腺体增生所致,故有人认为它并非真正的肿瘤。该腺体位于十二指肠黏膜下层,可延伸至黏膜固有层,其导管通过Lieberkuhn腺陷窝开口于十二指肠腔,分泌含粘蛋白的黏液和碳酸氢盐。此腺体绝大多数位于十二指肠球部,降部和水平部依次减少。

Brunner腺瘤有三种类型:①腺瘤样增生最多见,为单个瘤样物突出肠腔内,有蒂或无蒂,质较硬,呈分叶状。国外报道其直径多不超过1cm,国内报道肿瘤均较大,最大达8cm。②局限性增生:表面呈结节状,多位于十二指肠乳头上部。③弥漫性结节增生:呈不规则的多发性小结节,分布于十二指肠的大部分。

Brunner腺瘤显微镜下所见无明显包膜,由纤维组织、平滑肌分隔成大小不等的小叶结构,可见腺泡、腺管和潘氏细胞,故认为属错构瘤,极少恶变。

1.临床表现

十二指肠Brunner腺瘤常无明显临床症状,当肿瘤生长到一定程度可出现上腹部不适、饱胀、疼痛或梗阻,约45%病例有上消化道出血,以黑便为主,伴贫血,少有呕血。

2.诊断

十二指肠Brunner腺瘤常由上消化道辅助检查发现十二指肠黏膜下隆起性病变,而获得临床诊断,最后确诊常依赖病理组织检查。

常用辅助检查手段为钡餐或气钡双重造影和十二指肠镜。前者见球后有圆形充盈缺损或呈光滑的"空泡征",若为弥漫性结节样增生,则呈多个小充盈缺损,如鹅卵石样改变。十二指肠镜则可见肿瘤位于黏膜下,向肠腔内突出,质较硬,黏膜表面有炎症、糜烂,偶见溃疡,行活体组织病理检查时必须取材较深方能诊断。

3.治疗

理论上Brunner腺瘤属错构瘤性质,很少恶变,加之有学者认为Brunner腺瘤系胃酸分泌过多的反应。因而认为可经药物治疗消退,或长期追踪,但因于术前很难对Brunner腺病定性,而且腺瘤发展到一定大小常致出血、贫血等,因此绝大多数学者认为仍应手术治疗,特别是对单个或乳头旁局限性增生的腺瘤应予切除。处理方法如下。

(1)肿瘤小且蒂细长者可经内镜切除。

(2)肿瘤较大,基底较宽应经十二指肠切除。

(3)球部肿瘤直径>3 cm,基底宽,切除后十二指肠壁难以修复者,可行胃大部切除。

(4)肿瘤位于乳头周围,引起胆、胰管梗阻或疑有恶变经快速病理检查证实者,应做胰头十二指肠切除。

(二)十二指肠腺瘤性息肉

十二指肠腺瘤多属此类。源于十二指肠黏膜腺上皮,有别于Brunner腺瘤。由于腺瘤的结构形态不同,表现各异,预后亦有较大的差异。目前按腺瘤不同结构和形态将其分为3类。①绒毛状腺瘤:腺瘤内有大量上皮从管腔黏膜表面突起,呈绒毛状或乳头状,表面如菜花样,基底部、质软、易出血,恶变率高达63%,临床较少见。②管状腺瘤:较多见,肿瘤多数较小、有蒂、质较硬,肿瘤内以管腔为主,少见绒毛状上皮,恶变率较低,约14%。③管状绒毛状腺瘤:其形状结构和恶变率居前两者之间。

1.临床表现

早期多无症状,肿瘤发展到一定大小则可有上腹部不适、隐痛等胃十二指肠炎表现。较长病史者可出现贫血,大便隐血阳性,其中尤以绒毛状腺瘤表现突出。位于乳头部腺瘤可因阻塞胆总管而致黄疸,或诱发胰腺炎。较大的肿瘤可致十二指肠梗阻,但较罕见。

2.诊断

同其他十二指肠肿瘤诊断方法一样,依赖于十二指肠低张造影和十二指肠镜检查,前者表现为充盈缺损;后者则可见向肠腔突起的肿块、呈息肉样或乳头状,病理学检查常可明确诊断。

B超及CT等检查对诊断较大的腺瘤也有一定参考价值。

值得注意的是:十二指肠腺瘤可伴发于家族性息肉、Gardner综合征等,因而对十二指肠腺瘤做出诊断的同时,应了解结肠等其他消化道有无腺瘤存在。

3.治疗

十二指肠腺瘤被认为是十二指肠腺癌的癌前期病变,恶变率高。因此,一旦诊断确定应争取手术治疗。具体方法如下。

(1)经内镜切除:适用于单发、较小、蒂细长、无恶变可能的腺瘤。蒂较宽、肿瘤较大则不宜采用。应注意电灼或圈套切除易发生出血和穿孔。切除后复发率为28%~43%,故应每隔半年行内镜复查,1~2年后每年复查1次。

(2)经十二指肠切除:适用于基底较宽、肿瘤较大经内镜切除困难者。乳头附近的肿瘤亦可采用此法。切除后同样有较高的复发率,要求术后内镜定期随访。

手术方法是切开十二指肠侧腹膜(kocher切口),游离十二指肠,用双合诊方法判断肿瘤部位和大小,选定十二指肠切开的部位,纵形切开相应部位侧壁至少4 cm,显露肿瘤并切取部分肿瘤行术中快速病理切片检查。如肿瘤位于乳头附近,则经乳头逆行插管以判断肿瘤与乳头和胆管的关系,如有黄疸则应切开胆总管,经胆管内置管以显露十二指肠乳头。注意切除肿瘤时距瘤体外周0.3~0.5 cm切开黏膜,于肌层表面游离肿瘤。乳头附近肿瘤常要求连同瘤和乳头一并切除,因而应同时重做胆胰管开口。其方法是:在胆管开口前壁切断Oddi括约肌,用两把蚊式钳夹住胆管和胰管开口相邻处,在两钳之间切开约0.5 cm,分别结扎缝合,使胆、胰管出口形成一共同通道,细丝线间断缝合十二指肠黏膜缘与胆、胰管共同开口处的管壁,分别于胆管和胰管内插入相应大小的导管,以保证胆汁、胰液引流通畅,亦可切开胆总管,内置T管,下壁穿过胆管十二指肠吻合口达十二指肠,胰管内置管,经 T 形管引出体外,缝合十二指肠切口,肝下置引流,将胃肠减压管前端置入十二指肠。本法虽然术后胆胰管开口狭窄、术后胰腺炎、十二指肠瘘等并发症较少,但切除范围有限。

(3)胃大部切除:适用于球部腺瘤,蒂较宽,周围有炎症,局部切除后肠壁难以修复者。

(4)胰头十二指肠切除:适用于十二指肠乳头周围单个或多发腺瘤,或疑有恶变者。十二指肠良性肿瘤是否应行胰头十二指肠切除术尚有争议。

二、其他十二指肠良性肿瘤

十二指肠良性肿瘤有的前面已经提到(如平滑肌瘤、脂肪瘤等),有的十分罕见(如神经源性肿瘤、错构瘤、纤维瘤、内分泌肿瘤等),以及一些组织的异位等在本节中不再阐述。

(一)十二指肠血管瘤(肉瘤)

血管瘤(hemangioma)90%以上见于空肠与回肠,十二指肠少见,通常来自黏膜下血管丛。多数为很小的息肉状肿瘤,呈红色或紫血色,向肠腔内突出,可单发,也可多发,可呈局限性生长,也可弥漫性分布。可分为三型:①毛细血管瘤。无包膜,呈浸润性生长,在肠黏膜内呈蕈状突起的鲜红色或仅呈暗红色或紫红色斑。②海绵状血管瘤。由扩张的血窦构成,肿瘤切面呈海绵状。③混合型血管瘤。常并发出血,在诊断与治疗上均感棘手。极少数血管瘤可恶变为血管肉瘤。

血管肉瘤(hemangiosarcoma)亦来自十二指肠的血管组织,除了能转移外,临床表现与血管瘤相似,但血管肉瘤的血管丰富,易向黏膜生长而形成溃疡与出血。

(二)十二指肠纤维瘤(肉瘤)

纤维瘤(fibroma)好发于回肠黏膜,十二指肠纤维瘤很少见,常为单发,也可多发。由肠黏膜纤维组织发生的良性肿瘤,也可发生在黏膜下、肌层、浆膜下。外观呈结节状,有包膜、界限清楚的肿瘤,切面呈灰白色,可见编织状的条纹,质地韧。镜下由胶原纤维和纤维细胞构成,其间是血管和其周围少量疏松的结缔组织。瘤组织内纤维排列成索状,纤维间含有血管的细胞,一般不见核分裂象。纤维肉瘤(fiborsarcoma)镜下瘤细胞大小不一,呈梭形或圆形,分化程度差异很大,瘤细胞核大深染,核分裂象多见,生长快,预后不佳。术后易复发。

临床表现:主要症状为腹痛、恶心、呕吐、食欲不振、消瘦等,偶可发生梗阻与出血。

十二指肠肿瘤可引起严重并发症,少数可发生恶变,故一旦确诊,应以手术治疗为主。切除率一般可达 98%以上,切除方案应根据病灶所在十二指肠的部位,大小、形态、肿瘤的类型而定,一般肿瘤较小,且距十二指肠乳头有一定的距离时,可行局部肠壁楔形切除,或局部摘除,有学者主张经十二指肠将肿瘤做黏膜下切除;肿瘤较大或多发性者,可行部分肠段切除术;肿瘤累及壶腹部或有恶变倾向时,应行部分十二指肠切除术。术中一定要注意将切除的肿瘤标本送冰冻切片检查,才能根据病理结果确定切除的范围。对十二指肠小的、单发的、带蒂的良性肿瘤可在内镜下用圈套器切除,或用微波、激光凝固摘除。

(岳远永)

第六节　十二指肠恶性肿瘤

本节主要讨论的十二指肠恶性肿瘤(malignant tumor of duodenum)指原发于十二指肠组织结构的恶性肿瘤,即原发性十二指肠恶性肿瘤,较少见,国外报道尸检发现率为 0.02%~0.05%,约占胃肠道恶性肿瘤的 0.35%,但小肠肿瘤以十二指肠发生率最高,约占全部小肠肿瘤的 41%。其中恶性肿瘤多于良性肿瘤,前后两者比例约为 6.8∶1。

一、十二指肠腺癌

十二指肠腺癌(adenocarcinoma of duodenum)是指起源于十二指肠黏膜的腺癌。其发病率国外文献报道占十二指肠恶性肿瘤的80%,占全消化道恶性肿瘤的1%偏低。国内报道占十二指肠恶性肿瘤的65%左右,占全消化道肿瘤的0.3%,占小肠恶性肿瘤的25%～45%。好发于50～70岁,男性稍多于女性。笔者查阅中南大学湘雅二医院病历资料,近10年来仅发现十二指肠腺癌18例,占同期内十二指肠恶性肿瘤的70%左右。

(一)病因病理

目前对十二指肠腺癌的病因不甚清楚。胆汁和胰腺中分泌出来的可能是致癌原的一些物质如石胆酸等二级胆酸对肿瘤的形成起促进作用。十二指肠腺癌与下列疾病有关:家族性息肉病、Gardner 和 Turcot 综合征、Von Reeklinghausen 综合征、Lynch 综合征、良性上皮肿瘤如绒毛状腺瘤等。另有报道与溃疡或憩室的恶变以及遗传等因素也有一定关系。

根据癌瘤发生的部位可将十二指肠腺癌分为壶腹上段、壶腹段(不包括发生于胰头、壶腹本身及胆总管下段的癌)及壶腹下段。以发生于壶腹周围者最多,约占50%。其次为壶腹下段,壶腹上段最少。

十二指肠癌大体形态分为息肉型、溃疡型、环状溃疡型和弥漫浸润型,以息肉型多见,约占60%,溃疡型次之。镜下所见多属乳头状腺癌或管状腺癌,位于十二指肠乳头附近以息肉型乳头状腺癌居多,其他部位多为管状腺癌,呈溃疡型或环状溃疡型,溃疡病灶横向扩展可致十二指肠环形狭窄。

(二)分期

国内对十二指肠腺癌尚未进行详细分期,其分期方法多沿引美国癌症联合会制订的分期法,即:

临床分期为第Ⅰ期,肿瘤局限于十二指肠壁;第Ⅱ期,肿瘤已穿透十二指肠壁;第Ⅲ期,肿瘤有区域淋巴结转移;第Ⅳ期,肿瘤有远处转移。

TNM 分期为:

T:原发肿瘤。

T_0:没有原发肿瘤证据。

T_{is}:原位癌。

T_1:肿瘤侵犯固有层或黏膜下层。

T_2:肿瘤侵犯肌层。

T_3:肿瘤穿破肌层浸润浆膜或穿过无腹膜覆盖的肌层处(如系膜或后腹膜处)并向外浸润≤2 cm。

T_4:肿瘤侵犯毗邻器官和结构,包括胰腺。

N:局部淋巴结。

N_0:无局部淋巴结转移。

N_1:局部淋巴结有转移。

M:远处转移。

M_0:无远处转移。

M_1:有远处转移。

(三)临床表现

早期症状一般不明显,或仅有上腹不适、疼痛、无力、贫血等。其症状、体征与病程的早晚及肿瘤部位有关。根据文献统计现将常见症状、体征分别如下。

1.疼痛

多类似溃疡病,表现为上腹不适或钝痛,进食后疼痛并不缓解,有时疼痛可向背部放射。

2.厌食、恶心、呕吐

此类消化道非特异性症状在十二指肠腺癌的发生率为30%～40%,如呕吐频繁,呕吐内容物多,大多是由于肿瘤逐渐增大堵塞肠腔,引起十二指肠部分或完全梗阻所致。呕吐内容物是否含有胆汁可判别梗阻部位。

3.贫血、出血

贫血、出血为最常见症状,其出血主要表现为慢性失血,如大便隐血、黑便;大量失血则可呕血。

4.黄疸

黄疸系肿瘤阻塞壶腹所致,此种肿瘤引起黄疸常因肿瘤的坏死、脱落而使黄疸波动,常见于大便隐血阳性后黄疸也随之减轻;另外黄疸常伴有腹痛。以上两点有别于胰头癌常见的进行性加重的无痛性黄疸。

5.体重减轻

此种症状亦较常见,但进行性体重下降常预示治疗效果不佳。

6.腹部包块

肿瘤增长较大或侵犯周围组织时,部分病例可扪及右上腹包块。

(四)诊断、鉴别诊断

由于本病早期无特殊症状、体征,故诊断主要依赖于临床辅助检查,其中以十二指肠低张造影和纤维十二指肠镜是术前确诊十二指肠肿瘤的主要手段。

十二指肠低张造影是首选的检查方法,如行气钡双重造影可提高诊断率。因癌肿形态不同,其 X 线影像有不同特征,一般可见部分黏膜粗、紊乱或皱襞消失,肠壁僵硬。亦可见息肉样充盈缺损、龛影、十二指肠腔狭窄。壶腹部腺癌与溃疡引起的壶腹部变形相似,易误诊。十二指肠纤维内镜检查因难窥视第3、4段,故可能遗漏诊断。临床可采用超长内镜或钡餐弥补其不足。镜下见病变部位黏膜破溃,表面附有坏死组织。如见腺瘤顶部黏膜粗糙、糜烂,应考虑癌变,对可疑部位需取多块组织行病理检查,以免漏诊。

B超、超声内镜和CT检查可见局部肠壁增厚,并可了解肿瘤浸润范围、深度、周围区域淋巴结有无转移,以及肝脏等腹内脏器情况。

对上述检查仍未能确诊者,行选择性腹腔动脉和肠系膜上动脉造影,有助于诊断。

由于发生在壶腹部癌可原发于十二指肠壁黏膜、胰管或胆管,而来源部位不同其预后可能不同,因此,Dauson 和 Connolly 对肿瘤产生的粘蛋白进行分析来提示肿瘤组织来源,唾液粘蛋白来自真正的壶腹的肿瘤是胆管上皮和十二指肠黏膜的特征,中性黏蛋白是 Bruner 腺特征性分泌蛋白;硫酸粘蛋白则主要由胰管产生。

需与十二指肠腺癌相鉴别的疾病繁多,但根据主要临床征象不同,考虑不同疾病的鉴别:①表现为梗阻性黄疸者,需与其鉴别的常见疾病有胰头癌、胆管癌、胆管结石、十二指肠降部憩室等。②表现为呕吐或梗阻者,则需与十二指肠结核、溃疡病幽门梗阻、环状胰腺、肠系膜上动脉综合征相鉴别。③消化道出血者,需与胃、肝胆系、结肠、胰腺、右肾和腹膜后等肿瘤相鉴别。④上腹隐痛者,需与溃疡病、胆石症等相鉴别。

(五)治疗

十二指肠腺癌原则上应行根治切除术,其术式可根据癌肿的部位和病期选用十二指肠节段切除或胰头十二指肠切除等术式。对于不能切除的肿瘤可采用姑息性胆肠引流或胃肠引流等术式。据文献报道,20 世纪90 年代以后,十二指肠腺癌而行胰头十二指肠切除率上升至 62%～90%,使术后 5 年生存率达到 25%～60%。由于胰头十二指肠切除符合肿瘤手术治疗、整块切除和达到淋巴清除的原则,同时有良好的治疗效果,目前已基本被公认为治疗十二指肠癌的标准术式。现对几种常用术式及注意事项介绍如下。

1.胰头十二指肠切除术

十二指肠腺癌手术时,淋巴结转移率为50%～65%,尽管很多医者认为淋巴结阳性并不影响术后生存率,但胰头十二指肠切除因其能广泛清除区域淋巴结而倍受推崇。随着手术技巧的提高和围术期管理的加强,胰头十二指肠切除术后死亡率降至10%以下。胰头十二指肠切除术包括保留幽门和不保留幽门两种基本术式,应根据肿瘤所在部位和生长情况加以选择。但应注意的是:十二指肠腺癌行胰头十二指肠切除术后较之胰腺或胆管病变行胰头十二指肠切除有更高的并发症发生率,如胰漏等,其机制可能与软胰结构(soft texture)即胰腺质地正常、胰管通畅有关。一般认为,原发十二指肠癌行胰头十二指肠切除术应注意下列各点:①采用套入式(Child)法的胰空肠端端吻合为好。特别是胰管不扩张者更为适宜。②十二指肠肿瘤侵及胰腺钩突部机会较少。因此,处理钩突部时在不影响根治的原则下,可残留薄片胰腺组织贴附于门静脉,较有利于手术操作;另外,分离其与门静脉和肠系膜上静脉间细小血管支时,不可过度牵拉,避免撕破血管或将肠系膜上动脉拉入术野将其损伤。门静脉保留侧的血管支需结扎牢固,采用缝合结扎更加妥善。③不伴梗阻性黄疸者,胆胰管常不扩张。因此,经胆管放置细 T 形管引流,其横臂一端可经胆肠吻合口放入旷置的空肠袢内,另一端放在近侧胆管,有助于减少胆肠、胰肠吻合口瘘的发生。④伴有营养不良、贫血、低蛋白血症者,除考虑短期 TPN 治疗外,术中宜于空肠内放置饲食管(经鼻或行空肠造瘘置管)备术后行肠内营养,灌注营养液或(和)回收的消化液如胆、胰液等,颇有助于术后患者的恢复。⑤对高龄或伴呼吸系统疾病者,应行胃造瘘术。⑥术后应加强防治呼吸系统并发症,尤其是肺炎、肺不张等,采用有效的抗生素,鼓励咳嗽和床上活动等措施。

2.节段性十二指肠管切除术

本术式选择适当,能达到根治性切除的目的,其 5 年生存率不低于胰头十二指肠切除术的效果,且创面小,并发症少,手术死亡率低。此术式主要适用于水平部、升部早期癌,术前及术中仔细探查,必须确定肠壁浆膜无浸润,未累及胰腺,区域淋巴结无转移。充分游离十二指肠外侧缘,切断十二指肠悬韧带,游离十二指肠水平部和升部,切除包括肿瘤在内的十二指肠段及淋巴引流区域组织,在肠系膜上血管后方将空肠远侧端拉至右侧,与十二指肠降部行端端吻合。若切除较广泛,不可能将十二指肠行端端吻合时,也可行 Roux-en-Y,即空肠、十二指肠和空肠、空肠吻合术。

3.乳头部肿瘤局部切除术

对肿瘤位于乳头部的高龄患者或全身情况欠佳不宜行胰头十二指肠切除术者,可行乳头部肿瘤局部切除术。手术要点为:①纵行切开胆总管下段,探查并明确乳头及肿瘤的部位。通过胆总管切口送入乳头部的探条顶向十二指肠前壁做标志,在其上方 1 cm 处切开做一长 5 cm 的纵行切口,也可做横行切口,在肠腔内进一步辨认乳头和肿瘤的关系。②在十二指肠后壁乳头肿瘤上方,可见到胆总管的位置,在牵引线支持下,距肿瘤约 1 cm 处切开十二指肠后壁和胆总管前壁,并用细纯丝线将两者的近侧切端缝合,其远侧切端亦予以缝合作牵引乳头部肿瘤。用相同的方法,距肿瘤 1 cm 的周边行边切开边缝合十二指肠后壁和胆总管,直至将肿瘤完整切除。大约在 12 点至 3 点方向可见胰管开口,分别将其与胆总管和十二指肠后壁缝合,在切除肿瘤的过程中,小出血点可缝扎或用电凝止血。切除肿瘤后,创面需彻底止血。③经胰管十二指肠吻合口置一口径适宜、4～5 cm 长的细硅胶管,纳入胰管内支撑吻合口,并用可吸收缝线将其与胰管缝合一针固定。经胆总管切口置 T 管,其横壁一端置入近侧肝管,另一端伸向并通过胆总管十二指肠吻合口,入十二指肠腔内,起支撑作用。横行缝合十二指肠前壁切口和胆总管切口,T 管从后者引出。④切除胆囊,放置腹腔引流管关腹。⑤乳头部肿瘤局部切除,不仅要求完整切除肿瘤,而且边缘不残留肿瘤组织,应行冰冻切片检查协助诊断。⑥在完成胆总管、胰管与十二指肠后壁吻合之后,如果已放置 T 管,可不必再行胆总管十二指肠侧侧吻合术。但应保留 T 形管 3～6 个月以上。⑦术后应加强预防胰瘘、胆瘘、胰腺炎和出血等并发症。使用生长抑素、H_2 受体阻滞药等。编者曾有一例十二指肠乳头部腺癌经局部切除后 3 年复发,再次手术局部切除后共生存近 5 年。

4.胃大部分切除术

对十二指肠球部的早期癌,病灶靠近幽门可采用本术式。注意切缘必须距肿瘤 2 cm 以上,不要误伤周围重要结构。

放疗、化疗对十二指肠腺癌无显著疗效,个别报道化疗能延长存活时间,可在术中或术后配合使用。

(六)预后

十二指肠腺癌总的预后较胰头癌与胆总管下段癌等好。其手术切除率 70%以上,根治性切除后 5 年生存率为 25%～60%。但不能切除的十二指肠癌预后差,生存时间一般为 4～6 个月,几乎无长期生存病

例。而十二指肠癌根据发生的部位不同其预后亦有差异,一般认为发生于十二指肠第3、4段的腺癌预后
比发生于第1、2段者预后好,其原因认为有如下三点:①生物学特征不同,第3、4段肿瘤生物学特征表现
为中肠特性而第1、2段表现为前肠特性。②第3、4段肿瘤临床发现常相对较早,即使肿瘤虽已突破固有
肌层,但常不侵犯周围器官而仅侵及周围脂肪组织。③第3、4段腺癌由于可行肠段切除而手术死亡率低。
有很多资料显示,十二指肠腺癌预后与淋巴结阳性与否、肿瘤浸润的深度、组织学分化程度及性别等无关。
但有胰腺等侵犯,被认为是导致局部复发和致死的原因。

二、十二指肠类癌

类癌(carcinoid)是消化道低发性肿瘤,仅占消化道肿瘤的0.4%～1.8%,而十二指肠类癌发病率更
低,仅占全胃肠类癌的1.3%,占小肠类癌的5%。十二指肠第二段多见,第一段次之。

(一)病理

十二指肠类癌是起源于肠道Kultschitzsky细胞(肠嗜铬细胞),能产生多种胺类激素肽,是胺前体摄
取和脱羧肿瘤(APUD肿瘤),属神经内分泌肿瘤范畴。肿瘤一般较小,单发或多发。随瘤增长可出现
恶性肿瘤浸润生长的特征,诸如浸润和破坏黏膜、肌层,继而侵及浆膜和周围脂肪结缔组织、淋巴管和血
管。十二指肠类癌一般属于低度恶性肿瘤,生长缓慢。转移较少,最常见的转移部位是肝脏,其次是肺。
判断类癌的良、恶性不全取决于细胞形态,主要取决于有无转移。一般认为肿瘤的转移与其大小有关,肿
瘤小于1 cm者转移率为2%,1～2 cm者转移率为50%,超过2 cm者则80%～90%有转移。

十二指肠类癌多发生于降部黏膜下,质硬、表面平滑,易发生黏膜浅表溃疡。肿瘤切面呈灰白色,置于
甲醛溶液固定后转为鲜黄色。如肿瘤呈环形浸润可引起十二指肠肠腔狭窄;位于十二指肠乳头附近者可
压迫胆管出现黄疸;若向浆膜外生长,则可浸润周围脏器。

(二)临床表现

十二指肠类癌一方面有十二指肠肿瘤的共同表现,如黑便、贫血、消瘦、黄疸或十二指肠梗阻症状;另
一方面由于类癌细胞分泌多种具有生物活性的物质,如5-HT、血管舒张素、组胺、前列腺素、生长抑素、胰
高糖素、胃泌素等,当这些生物活性物质进入血循环时,尤其是类癌肝转移时这些生物活性物质直接进入
体循环,可出现类癌综合征,表现为发作性面、颈、上肢和躯干上部皮肤潮红和腹泻等。腹泻严重时有脱
水、营养不良、哮喘,甚至出现水肿、右心衰竭等。

但应注意的是:个别绒毛管状腺瘤患者也可分泌5-羟色胺(serotonin),使5-HIAA(5-Hyaroxyindo-
leaceticacid、5-羟基吲哚乙酸)升高,从而产生中肠(midgut)型类癌症。

(三)诊断

胃肠钡剂造影和纤维十二指肠镜检查有助于诊断,但X线和镜检所见有时难以与腺癌鉴别,需行活
体组织病理检查。

测定24h尿5-HI AA排出量是目前诊断类癌和判定术后复发的重要依据之一。类癌患者排出量超
过正常1～2倍,类癌综合征患者排出量更高。

B型超声和CT检查主要用于诊断有无肝脏或腹腔淋巴转移灶。

(四)治疗

以手术治疗为主。局部切除适用于<1 cm、远离十二指肠乳头的肿瘤,如肿瘤较大呈浸润性发生,或
位于十二指肠乳头周围,应行胰头十二指肠切除术。

对类癌肝转移,可在切除原发灶同时切除转移灶。肝内广泛转移者可行肝动脉结扎或栓塞治疗。

类癌综合征病例可用二甲麦角新碱和磷酸可待因控制症状,前者易引起腹膜后纤维化。腹泻难以控
制可用对氯苯丙氨酸(parachloropheny lalanine),每日4.0 g,但可能引起肌肉痛和情绪低落。

广泛转移病例可用阿霉素、5-FU、长春花碱、氨甲蝶呤、环磷酰胺等可有一定疗效。最近研究表面链
脲霉素疗效最好,单独用赛庚啶(cypreheptadine)亦有疗效。放疗可缓解骨转移所引起的疼痛,但不能使
肿瘤消退。

三、十二指肠恶性淋巴瘤

原发性十二指肠恶性淋巴瘤(primary malignant lymphomas of duodenum)是指原发于十二指肠肠壁淋巴组织的恶性肿瘤,这有别于全身恶性淋巴瘤侵及肠道的继发性病变。Dawson 提出原发性小肠恶性淋巴瘤的 5 项诊断标准:①未发现体表淋巴结肿大。②白细胞计数及分类正常。③X 线胸片无纵隔淋巴结肿大。④手术时未发现受累小肠及肠系膜区域淋巴结以外的病灶。⑤肝、脾无侵犯。

原发性小肠恶性淋巴瘤发病率的地区差异很大,中东国家的发生率甚高,但美国仅占小肠恶性肿瘤的 1%,而我国的小肠恶性淋巴瘤大约占小肠恶性肿瘤的 20%~30%。据国内 1389 例小肠恶性淋巴瘤统计,发生于十二指肠者有 218 例,占 15.7%,国外 908 例中有 102 例,占 11.2%。虽然恶性淋巴瘤占全部小肠恶性肿瘤的一半以上,但其主要发生于回肠,约占 47%,其次为空肠,十二指肠少见。

(一)病理

原发性十二指肠恶性淋巴瘤起源于十二指肠黏膜下淋巴组织,可向黏膜层和肌层侵犯,表现为息肉状或为黏膜下肿块或小肠管纵轴在黏膜下弥漫性浸润,常伴有溃疡。肿瘤常为单发,少有多发。按组织学形态可分为淋巴细胞型、淋巴母细胞型、网织细胞型、巨滤泡型以及 Hodgkin 病。按大体病理形态可分为:①肿块型或息肉型;②溃疡型;③浸润型;④结节型。按组织学类型可分为:霍奇金病与非霍奇金淋巴瘤两大类,以后者最多见。转移途径可经淋巴道、血运以及直接蔓延,淋巴结转移较腺癌为早。

(二)临床表现

原发性十二指肠恶性淋巴瘤好发于 40 岁左右,比其他恶性肿瘤发病年龄较轻,男女发病率比例为 1:1~3:1。该病在临床上表现无特异性,可因肿瘤的类型和部位而异。Noqvi(1969)提出临床病理分期标准:Ⅰ期,病灶局限,未侵犯淋巴结;Ⅱ期,病灶局限,已侵犯淋巴结;Ⅲ期,邻近器官组织受累;Ⅳ期,有远处转移。

1.腹痛

腹痛大多由于肠梗阻;肿瘤的膨胀、牵拉;肠管蠕动失调;肿瘤本身的坏死而继发感染,溃疡、穿孔等因素所致。腹痛为该病的最常见症状,据国内资料统计,发生率约为 65% 以上。出现较早,轻重不一,隐匿无规律,呈慢性过程。初起为隐痛或钝痛,随病情的发展逐渐加重,转为阵发性挛性绞痛,晚期疼痛呈持续性,药物不能缓解。腹痛多数位于中腹部、脐周及下腹部,有时可出现在左上腹或剑突下。一旦肿瘤穿孔而引起急性腹膜炎时,可出现全腹剧痛。

2.肠梗阻

肿瘤阻塞肠腔或肠壁浸润狭窄均可引起肠梗阻。临床常见的症状,出现较早。多为慢性、部分性梗阻,反复发作的恶心、呕吐、进餐后加重。乳头部以上梗阻者,呕吐物中不含胆汁;乳头部以下梗阻者,呕吐物中含大量胆汁。腹胀不明显。

3.腹部肿块

因有 60%~70% 的肿瘤直径超过 5 cm,大者有 10 cm 以上,故临床上据国内资料统计约 25.5% 的患者可扪及腹部包块,有的以该病为主诉。

4.黄疸

因恶性肿瘤侵犯或阻塞胆总管开口部或因转移淋巴结压迫胆总管而引起梗阻性黄疸。黄疸发生率远远低于腺癌。大约为 2%。

5.肠穿孔与腹膜炎

因肿瘤侵犯肠壁发生溃疡,坏死、感染而致穿孔,急性穿孔引起弥漫性腹膜炎,慢性穿孔可以引起炎性包块、脓肿、肠瘘。在十二指肠恶性淋巴瘤中的发生率为 15%~20%,北京协和医院统计发生率为 19.4%,比其他恶性肿瘤发生率高。

6.其他

十二指肠恶性淋巴瘤尚可出现上消化道出血、消瘦、贫血、腹泻、乏力、食欲下降、发热等一些非特异性临床表现。

（三）诊断与鉴别诊断

该病的早期诊断十分困难,往往被误诊为胃十二指肠炎、消化性溃疡、慢性胰腺炎、胆管疾病等。经常延误诊断超过数月之久。误诊率可高达70%～90%。具体原因分析:①缺乏特异性临床表现。②医师对该病的认识不足,甚至缺乏这方面的知识,故警惕性不高。③该病往往以急症就诊,常被急腹症的临床表现所掩盖。④该病的诊断方法,尤其在基层医院常常没有有效的诊断手段。出现未能查明原因的发热、恶心、呕吐、食欲下降、消瘦、贫血、肠道出血、上腹部疼痛、慢性肠梗阻等临床表现时,应警惕有该病的可能性。而进行各项检查。

1.实验室检查

缺乏特异性,可能出现红细胞数与血红蛋白量下降,呕吐物与大便隐血试验阳性。

2.X线检查

X线平片可能显示十二指肠梗阻的X线表现,或软组织块影。胃肠道钡餐双重对比造影对十二指肠肿瘤的诊断准确率达42%～75%,主要表现为十二指肠黏膜皱襞变形、破坏、消失、肠壁僵硬,充盈缺损、龛影或环状狭窄。十二指肠恶性淋巴瘤X线表现更具有一定特征。因该病破坏肌层中肠肌神经丛,故肠管可能出现局限性囊样扩张,呈动脉瘤样改变,肠壁增厚,肠管变小,呈多发性结节状狭窄。十二指肠低张造影,更有利于观察黏膜皱襞的细微改变,使其诊断准确率提高到93%左右。

3.内腔镜检查

十二指肠镜对该病可以直接进行观察病灶的大小、部位、范围、形态等,同时可进行摄像、照相、刷检脱落细胞和活检以获病理确诊。

4.其他

B型超声、CT和DSA等对该病的诊断有一定作用,但价值不大。

（四）治疗

该病应以手术治疗为主,手术有诊断与治疗的双重作用。国内报告原发性十二指肠恶性肿瘤的手术率约为60%。手术方案根据该肿瘤所在部位、病变的范围而决定。可以考虑局部切除,但应行胰十二指肠根治性切除为妥。

该病对化疗和化疗有不同程度的敏感性。故术前和术后可以配合进行。疗效优于单纯手术治疗。一般放疗的剂量为40 Gy(4000 rad)左右为宜。化疗一般采用CTX、VCR、ADM、MTX、PCB及泼尼松等药组成的各种联合化疗方案。

四、十二指肠平滑肌肉瘤

十二指肠平滑肌肉瘤是起源于十二指肠黏膜肌层或固有肌层或肠壁血管壁的肌层肿瘤,根据其组织学特征,分为平滑肌瘤(leiomyoma)、平滑肌肉瘤(leiomyosarcoma)和上皮样平滑肌瘤(或称平滑肌母细胞肌瘤 leiomyoblastoma),后者罕见。平滑肌瘤和平滑肌肉瘤分别居十二指肠良、恶性肿瘤发病率的第二位,但也有统计认为淋巴瘤发生率稍高于平滑肌肉瘤者。由于临床上平滑肌瘤和平滑肌肉瘤表现无明显差异,大体观难以区别其性质,因而列入一并讨论。

（一）病理

十二指肠平滑肌肉瘤根据其生长方式可分为腔外型、腔内型、腔内外型和壁间型等四型。平滑肌肉瘤主要见于腔外型、腔内外型。平滑肌肉瘤的特点是肿瘤较大,瘤内易发生出血、坏死、囊变,形成多个内含黄色液体的囊腔,若囊内继发感染,破溃后与肠腔相通形成假性憩室,若向腹腔破溃、穿孔则形成局限性脓肿。区分良恶性肿瘤缺乏统一标准。一般认为肿瘤直径大于10 cm或已有转移者,可诊断为肉瘤;直径大于8 cm、质脆、血供丰富者,肉瘤可能性大。

术中快速切片病理检查有时难以正确判定其良、恶性,应以石蜡切片观察核分裂象的数目作为诊断的主要依据,判定标准有如下几种:①每个高倍镜视野下核分裂象多于2个则为恶性。②每10个高倍镜视野下核分裂象超过5个为肉瘤。③每25个高倍镜视野下核分裂象为1～5个为低度恶性,多于5个为肉瘤。④镜下有不典型核分裂象,核的多形性和染色深是肉瘤的基本特征。⑤每25个高倍镜视野下核分裂象数≥4个,圆形核超过20%为肉瘤。平滑肌瘤能否恶变尚不清楚。上皮样平滑肌瘤的大多数瘤细胞呈圆形或多边形,胞质内有空泡或核周有透明区,以此可与平滑肌瘤和平滑肌肉瘤鉴别。以往认为上皮样平滑肌瘤属良性肿瘤,有恶性趋向,现认为此型肿瘤存在良性和恶性两种,恶性较少,后者多向肝转移或腹膜种植。平滑肌肉瘤多向肝转移或腹腔瘤床种植。少有淋巴转移。

(二)临床表现

十二指肠平滑肌肿瘤所产生的症状、体征与其他十二指肠良、恶性肿瘤相似,但以出血、腹部肿块较为突出。有统计肉瘤的出血发生率约为80%,肌瘤约为50%,可为少量、持续或间歇大出血,出血与否和出血程度与肿瘤大小无直接关系。肿块多在右上腹,表面较光滑,硬或囊性感,活动度差,个别肿块可在右下腹触及。

(三)诊断

十二指肠平滑肌肿瘤首选的检查方法:①胃肠道钡剂造影,其X线特征视肿瘤生长方式和大小而异。腔内型肿瘤可表现为表面光滑、边界清楚的充盈缺损,如形成溃疡则于充盈缺损部有龛影;腔外型肿瘤见十二指肠受压,黏膜皱襞紊乱;如肿瘤破溃与肠腔相通时,有巨大憩室征。②十二指肠内镜检查可见肠壁外压性改变或黏膜下隆起病变,黏膜糜烂。十二指肠降部以下病变易被漏诊,活检亦因取材受限难,以明确诊断。③CT检查在十二指肠部位有边界限清楚的实质性肿块影,若肿瘤内有对比造影剂和气体,更有助于诊断。增强扫描为中等血供或血供较丰富的肿瘤,应与胰头部肿瘤鉴别。

(四)治疗

该病一旦确诊,即使肿瘤局部复发,或转移病灶,均应积极手术探查,不应轻易放弃手术机会。力争根治性切除,对于晚期的或复发的病例,只要全身情况和局部解剖条件许可即积极做估息性切除或其他手术,这样可以延长生存期,有时甚至可以达到意想不到的效果。其手术方案应根据肿瘤大小、生长部位和生长方式决定。局部切除仅适用于十二指肠外侧壁腔外型肌瘤。由于肉瘤术后复发主要是瘤床和腹腔内肿瘤种植,因此,术中避免瘤体包膜破裂是预防复发的关键之一。术毕于瘤床部位可用蒸馏水浸泡和冲洗。胰头十二指肠切除术适用于较大或位于十二指肠乳头周围的肿瘤。

平滑肌肉瘤肝转移病灶的边界较清楚可沿肿块边缘切除。若有多个转移灶局限于一叶,宜于肝叶切除。对不能切除的肝转移灶,可行肝动脉插管和门静脉插管化疗。笔者遇到1例46岁的男性患者,因十二指肠平滑肌肉瘤(约4 cm直径)同时右肝后叶有一直径5 cm的转移灶,而行肉瘤所在十二指肠段的切除以及不规则的右肝后叶切除,术后3年因肿瘤复发,再次行肝肿瘤切除,痊愈出院。

五、十二指肠脂肪瘤(肉瘤)

临床上十二指肠脂肪瘤(lipoma)与脂肪肉瘤(liposarcoma)表现无明显差异,大体观乃至镜下均难以区别其性质,因而列入一并讨论。脂肪瘤(肉瘤)来自于原始间叶组织,多发生于腹膜后。小肠脂肪瘤占整过消化道脂肪瘤的50%以上,占小肠良性肿瘤的20%,发病率次于平滑肌瘤,60%发生于回肠,十二指肠与空肠各占20%左右,多见于老年人,男性略多于女性。

脂肪瘤外观呈黄色,质软,有一层极薄的外膜,有油脂样光泽,瘤组织分叶规则,并有纤维组织间隔存在。其镜下结构与正常脂肪组织基本一样,有包膜。脂肪肉瘤极少数由脂肪瘤恶变而来,而且一开始即具有恶性特征。肉眼观大体标本差异较大,有的似一般脂肪瘤,有的呈鱼肉样外观或黏液样外观。镜下组织学分类有:①分化良好型;②黏液样型;③圆形细胞型;④多形性脂肪瘤等四型。

十二指肠脂肪瘤(肉瘤)早期无特异性临床表现,根据肿瘤的大小、部位、范围而异,有肠梗阻、腹痛、黄疸、呕吐、食欲下降,乏力、消瘦等不同表现,少有肠套叠与出血的发生。绝大多数患者是通过消化道钡餐检查或十二指肠镜发现肿瘤的。有学者曾遇到1例十二指肠脂肪瘤曾在当地施行局部切除,8个月后又因肿瘤复发而致十二指肠梗阻并出现黄疸,故行胰十二指肠切除,病理诊断为十二指肠脂肪肉瘤。术后恢复良好。现已生存4年多,尚未见复发与转移。

(杨　军)

第七节 十二指肠内瘘

十二指肠内瘘是指在十二指肠与腹腔内的其他空腔脏器之间形成的病理性通道开口分别位于十二指肠及相应空腔脏器。十二指肠仅与单一脏器相沟通称"单纯性十二指肠内瘘",与 2 个或以上的脏器相沟通则称为"复杂性十二指肠内瘘"前者临床多见,后者较少发生。内瘘时十二指肠及相应空腔脏器的内容物可通过该异常通道相互交通,由此引起感染、出血体液丧失(腹泻呕吐)水电解质紊乱、器官功能受损以及营养不良等一系列改变。

先天性十二指肠内瘘极为罕见,仅见少数个案报道十二指肠可与任何相邻的空腔脏器相沟通形成内瘘,但十二指肠胆囊瘘是最常见的一种类型,据统计其发生率占十二指肠内瘘的 44%～83%,十二指肠胆总管瘘占胃肠道内瘘的 5%～25%。韦靖江报道胆内瘘 72 例,其中十二指肠胆总管,占 8.3%(6/72)。其次为十二指肠结肠瘘,十二指肠胰腺瘘发生罕见。

一、病因

十二指肠内瘘形成的原因较多,如先天发育缺陷医源性损伤、创伤、疾病等。在疾病中,可由十二指肠病变所引致,如十二指肠憩室炎,亦可能是十二指肠毗邻器官的病变所造成,如慢性结肠炎胆结石等。一组资料报道,引起十二指肠内瘘最常见的病因是医源性损伤其次是结石、开放性和闭合性损伤。肿瘤、结核、溃疡病、克罗恩病及放射性肠炎等病理因素低于 10%。

(一)先天因素

真正的先天性十二指肠内瘘极为罕见,仅见少数个案报道。许敏华等报道 1 例先天性胆囊十二指肠内瘘,术中见十二指肠与胆囊间存在异常通道,移行处黏膜均光滑,无瘢痕。

(二)医源性损伤

医源性损伤引起的十二指肠内瘘一般存在于十二指肠与胆总管之间,多见于胆管手术中使用硬质胆管探条探查胆总管下端所致,因解剖上胆总管下端较狭小,探查时用力过大穿破胆总管和十二指肠壁,形成胆总管十二指肠乳头旁瘘。薛兆祥等报道 8 例胆管术后发生胆总管十二指肠内瘘,原因均是由于胆总管炎性狭窄,胆管探条引入困难强行探查所致提示对胆总管炎性狭窄胆总管探查术中使用探条应慎重,不可暴力探查以减少医源性损伤。再者胆总管 T 形管引流时,T 形管放置位置过低、置管时间过长、T 形管压迫十二指肠壁致缺血坏死穿孔,引起胆总管十二指肠内瘘,亦属于医源性损伤。樊献军等报道 2 例胆管术后 T 形管压迫十二指肠穿孔胆总管 T 形管引流口与十二指肠穿孔处形成十二指肠内瘘,由此提示:胆总管 T 形管引流时位置不宜放置过低,或者在 T 形管与十二指肠之间放置小块大网膜并固定、隔断以免压迫十二指肠,造成继发性损伤。

(三)结石

十二指肠内瘘常发生于十二指肠与胆管系统间,大多数是被胆石穿破的结果。90% 以上的胆囊十二指肠瘘,胆总管十二指肠瘘,胆囊十二指肠结肠瘘,均来自慢性胆囊炎、胆石症内瘘多在胆、胰十二指肠汇合区,与胆管胰腺疾病有着更多关系,胆囊炎、胆石症的反复发作导致胆囊或胆管与其周围某一器官之间的粘连,是后来形成内瘘的基础。在粘连的基础上,胆囊内的结石压迫胆囊壁引起胆囊壁缺血、坏死、穿孔并与另一器官相通形成内瘘。胆囊颈部是穿孔形成内瘘最常见部位之一,这与胆囊管比较细小、胆囊受炎症或结石刺激后强烈收缩、颈部承受压力较大有关。胆囊炎反复发作时最常累及的器官是十二指肠、结肠和胃,当胆管系统因炎症与十二指肠粘连,胆石即可压迫十二指肠造成肠壁的坏死、穿孔、自行减压引流,胆石被排到十二指肠从而形成胆囊十二指肠瘘、胆总管十二指肠瘘、胆囊十二指肠结肠瘘。这种因结石嵌顿、梗阻、感染导致十二指肠穿孔自行减压形成的内瘘,常常是机体自行排石的一种特殊过程或视为胆结石的一种并发症,有时可引起胆石性肠梗阻。

（四）消化性溃疡

十二指肠的慢性穿透性溃疡,常因慢性炎症向邻近脏器穿孔而形成内瘘,如溃疡位于十二指肠的前壁或侧壁者可穿入胆囊,形成胆囊十二指肠瘘。而溃疡位于十二指肠后壁者穿入胆总管,引起胆总管十二指肠瘘,十二指肠溃疡亦可向下穿入结肠引起十二指肠结肠瘘,或胆囊十二指肠结肠瘘。也有报道穿透性幽门旁溃疡所形成的胃、十二指肠瘘,肝门部动脉瘤与十二指肠降部紧密粘连向十二指肠内破溃而导致大出血的报道,亦是一种特殊的十二指肠内瘘。因抗分泌药对十二指肠溃疡的早期治疗作用,由十二指肠溃疡引起的十二指肠内瘘目前临床上已十分少见。

（五）恶性肿瘤

恶性肿瘤引起的十二指肠内瘘亦称为恶性十二指肠内瘘,主要是十二指肠癌浸润结肠肝曲或横结肠,或结肠肝区癌肿向十二指肠的第 3、4 段浸润穿孔所致。Hersheson 收集 37 例十二指肠－结肠瘘,其中 19 例起源于结肠癌。近年国内有报道十二指肠结肠瘘是结肠癌的少见并发症,另外十二指肠或结肠的霍奇金病,或胆囊的癌肿也可引起十二指肠内瘘。随着肿瘤发病率的增高,由恶性肿瘤引起十二指肠内瘘的报道日益增多。

（六）炎性疾病

因慢性炎症向邻近脏器浸润穿孔可形成内瘘。炎性疾病包括十二指肠憩室炎、克罗恩病溃疡性结肠炎、放射性肠炎及肠道特异性感染,如腹腔结核等均可引起十二指肠结肠瘘或胆囊十二指肠结肠瘘。

二、发病机制

先天性十二指肠内瘘的病理改变:异常通道底部为胆囊黏膜,颈部为十二指肠腺体上方 0.5 cm 可见胆囊腺体与十二指肠腺体相移行证实为先天性异常。王元和谭卫林报道 2 例手术证实的先天性十二指肠结肠瘘均为成年女性。内瘘瘘管都发生在十二指肠第三部与横结肠之间。鉴于消化系统发生的胚胎学研究,十二指肠后 1/3 与横结肠前 2/3 同属中肠演化而来。因此从胚胎发生学的角度来分析,如果中肠在胚胎发育过程中发生异常,则形成这类内瘘是完全有可能的。

三、检查

（一）实验室检查

选择做血、尿、便、常规生化及电解质检查。

（二）其他辅助检查

1. X 线检查

X 线检查包括腹部透视、腹部平片和消化道钡剂造影。

(1)腹部透视和腹部平片:有时可见胆囊内积气,是诊断十二指肠内瘘的间接依据但要与产气杆菌引起的急性胆囊炎相鉴别。十二指肠肾盂(输尿管)瘘时,腹部平片可见肾区有空气阴影和不透 X 线的结石(占 25%~50%)。

(2)消化道钡剂造影:消化道钡剂造影能提供内瘘存在的直接依据,可显示十二指肠内瘘瘘管的大小、走行方向、有无岔道及多发瘘。

上消化道钡剂造影:可见影像有以下几种。①胃、十二指肠瘘:胃幽门管畸形及与其平行的幽门管瘘管。②十二指肠胆囊瘘:胆囊或胆管有钡剂和(或)气体,瘘管口有黏膜征象。以前者更具诊断意义此外,胆囊造瘘时不显影也为间接证据之一。③十二指肠结肠瘘:结肠有钡剂充盈。④十二指肠胰腺瘘:钡剂进入胰腺区域。

下消化道钡剂灌肠:可发现钡剂自结肠直接进入十二指肠或胆管系统,对十二指肠结肠瘘的正确诊断率可达 90% 以上做结肠气钡双重造影,可清楚地显示瘘管的位置,结合观察显示的黏膜纹,有助于鉴别十二指肠结肠瘘、空肠结肠瘘、结肠胰腺瘘和结肠肾盂瘘。

(3)静脉肾盂造影:十二指肠肾盂(输尿管)瘘患者行此检查时,因病肾的功能遭到破坏,常不能显示瘘的位置,但从病肾的病变可提供瘘的诊断线索;并且治疗也需要通过造影来了解健肾的功能,所以仍有造影的意义。

2.超声、CT、MRI 检查

可从不同角度不同部位显示肝内外胆管结石及消化道病变的部位、范围及胆管的形态学变化,而对十二指肠内瘘的诊断只能提供间接的诊断依据。如胆管积气、结肠瘘浸润十二指肠等。

3.ERCP 检查

内镜可直接观察到十二指肠内瘘的瘘口,同时注入造影剂,可显示瘘管的走行大小等全貌,确诊率可达 100%,是十二指肠内瘘最可靠的诊断方法。

4.内镜检查

(1)肠镜检查:可发现胃肠道异常通道的开口,并做鉴别诊断。十二指肠镜进入十二指肠后见黏膜呈环形皱襞柔软光滑,乳头位于十二指肠降段内侧纵行隆起的皱襞上,一般瘘口位于乳头开口的上方,形态多呈不规则的星状形,无正常乳头形态及开口特征。当瘘口被黏膜覆盖时不易发现,但从乳头开口插管,导管可从瘘口折回至肠腔,改从乳头上方瘘口插管,异常通道显影而被确诊,此时将镜面靠近瘘口观察,可见胆汁或其他液体溢出。内镜下十二指肠内瘘应注意与十二指肠憩室相鉴别,憩室也可在十二指肠乳头附近有洞口,但边缘较整齐,开口多呈圆形,洞内常有食物残渣,拨开残渣后能见到憩室底部导管向洞内插入即折回肠腔注入造影剂可全部溢出,同时肠道内可见到造影剂,而无异常通道显影。一组资料报道 47 例胆总管十二指肠内瘘同时合并十二指肠憩室 5 例,有 1 例乳头及瘘口均位于大憩室的腔内,内镜检查后立即服钡剂检查,证实为十二指肠降段内侧大憩室纤维结肠镜检查对十二指肠结肠瘘可明确定位,并可观察瘘口大小,活组织检查以确定原发病灶的性质为选择手术方式提供依据。

(2)腹腔镜检查:亦可作为十二指肠内瘘诊断及治疗的手段且有广泛应用前景。

(3)膀胱镜检查:疑有十二指肠肾盂(输尿管)瘘时,此检查除可发现膀胱炎征象外,尚可在病侧输尿管开口处看到有气泡或脓性碎屑排出;或者经病侧输尿管的插管推注造影剂后摄片,可发现十二指肠内有造影剂。目前诊断主要依靠逆行肾盂造影,将近 2/3 的患者是阳性。

5.骨炭粉试验

口服骨炭粉,15~40 min 后有黑色炭末自尿中排出。此项检查仅能肯定消化道与泌尿道之间的内瘘存在,但不能确定瘘的位置。

四、临床表现

十二指肠瘘发生以后,患者是否出现症状,应视与十二指肠相通的不同的空腔脏器而异。与十二指肠相交通的器官不同,内瘘给机体带来的后果亦不同,由此产生的症状常因被损害的器官的不同而差异较大,如十二指肠胆管瘘是以胆管感染为主要病变,故临床以肝脏损害症状为主;而十二指肠结肠瘘则以腹泻、呕吐、营养不良等消化道症状为主。

(一)胃、十二指肠瘘

胃、十二指肠瘘可发生于胃与十二指肠球部横部及升部之间,几乎都是由于良性胃溃疡继发感染、粘连继而穿孔破入与之粘连的十二指肠球部,或因胃穿孔后形成局部脓肿,继而破入十二指肠横部或升部。胃、十二指肠瘘形成后,对机体的生理功能干扰不大,一般多无明显症状。绝大部分患者都因长期严重的溃疡症状而掩盖了瘘的临床表现;少数患者偶尔发生胃输出道梗阻。

(二)十二指肠胆囊瘘

十二指肠胆囊瘘症状颇似胆囊炎如嗳气、恶心呕吐、厌食油类、消化不良有时有寒战高热、腹痛出现黄疸而酷似胆管炎、胆石症的表现。有时表现为十二指肠梗阻,也有因胆石下行到肠腔狭窄的末端回肠或回盲瓣处而发生梗阻,表现为急性机械性肠梗阻症状,如为癌症引起,则多属晚期,其症状较重,且很快出现恶病质。

（三）十二指肠胆总管瘘

通常只出现溃疡病的症状，有少数可发生急性化脓性胆管炎而急诊入院。

（四）十二指肠胰腺瘘

十二指肠胰腺瘘发生之前常先有胰腺脓肿或胰腺囊肿的症状，故可能追问出有上腹部肿块的病史。其次，多数有严重的消化道出血症状。手术前不易明确诊断。Berne 和 Edmondson 认为消化道胰腺瘘具有 3 个相关的临床经过，即胰腺炎后出现腹内肿块及突然出现严重的胃肠道出血，应警惕内瘘的发生；腹内肿块消失之时，常为内瘘形成之日，这个经验可供诊断时参考。

（五）十二指肠结肠瘘

良性十二指肠结肠瘘常有上腹部疼痛、体重减轻、乏力、胃纳增大，大便含有未消化的食物或严重的水泻。有的患者伴有呕吐，可闻到呕吐物中的粪臭结合既往病史有诊断意义。内瘘发生的时间，据统计从 1 周到 32 周，多数（70% 以上）患者至少在内瘘发生 3 个月才被确诊而手术。内瘘存在时间越长，症状就越突然，后果也越严重。先天性十二指肠结肠瘘最突出的症状是腹泻，往往自出生即出现，病史中查不到腹膜炎、肿瘤和腹部手术的有关资料。由于先天性内瘘在十二指肠一侧开口位置较低而且内瘘远端不存在梗阻，故很少发生粪性呕吐与腹胀。如无并发症，则不产生腹痛。要注意与非先天性良性十二指肠结肠瘘的区别。若为恶性肿瘤浸润穿破所造成的十二指肠结肠瘘，除了基本具备上述症状外，病情较重，恶化较快，常同时又有恶性肿瘤的相应症状。

（六）十二指肠肾盂（输尿管）瘘

十二指肠肾盂（输尿管）瘘临床上可先发现有肾周围脓肿，即病侧腰痛局部有肿块疼痛向大腿或睾丸放射，腰大肌刺激征阳性。以后尿液可有气泡，或者尿液混浊，或有食物残渣，以及尿频、尿急尿痛等膀胱刺激症状。如果有突然发生水样、脓性腹泻同时伴有腰部肿块的消失，往往提示内瘘的发生。此时腰痛减轻，也常有脱水及血尿。此外尚有比较突出的消化道症状如恶心、呕吐和厌食肾结石自肛门排出甚为罕见未能得到及时治疗者呈慢性病容乏力和贫血，有时可以引起明显的脓毒血症，患者始终有泌尿道的感染症状，有的患者有高氯血症的酸中毒。宁天枢等曾报道 1 例先天性输尿管十二指肠瘘并发尿路蛔虫病，患者自 4 岁起发病到 18 岁就诊止估计自尿道排出蛔虫达 400 条左右，该例经手术证实且治愈。原武汉医学院附属第一医院泌尿外科报道 1 例 5 岁男性右输尿管十二指肠瘘的患者，也有排蛔虫史，由于排蛔虫，首先想到的是膀胱低位肠瘘，很容易造成误诊。该例手术发现不仅右输尿管上段与十二指肠间有一瘘管，而且右肾下极 1 cm 处有一交叉瘘管与十二指肠降部相通，实为特殊。故对尿路蛔虫病的分析不能只局限于膀胱低位肠瘘的诊断。

五、并发症

(1) 感染是最常见的并发症，严重者可发生败血症。

(2) 合并水电解质紊乱。

(3) 出血、贫血亦是常见并发症。

六、诊断

十二指肠内瘘，术前诊断较为困难，因为大部分十二指肠内瘘缺乏特征性表现，漏诊率极高。有学者报道 10 例胆囊十二指肠内瘘，术前诊断 7 例为胆囊炎胆囊结石，3 例诊断为肠梗阻提高十二指肠内瘘的正确诊断率，应注意以下几个方面。

（一）病史

正确详细的既往史、现病史是临床诊断的可靠信息来源，有下列病史者应考虑有十二指肠内瘘存在的可能。

(1) 既往有反复发作的胆管疾病史尤其是曾有胆绞痛黄疸后又突然消失的患者。

(2) 既往彩超或 B 超提示胆囊内有较大结石，近期复查显示结石已消失，或移位在肠腔内。

(3) 长期腹痛、腹泻消瘦、乏力伴程度不等的营养不良。

（二）辅助检查

十二指肠内瘘诊断的确定常需要借助影像学检查,如 X 线检查、彩超或 B 超、CT、MRI、ERCP 等,能提供直接的或间接的影像学诊断依据,或内镜检查发现胃肠道异常通道的开口等即可明确诊断。

七、治疗

十二指肠内瘘的治疗分为手术治疗和非手术治疗,如何选择争议较大。

（一）非手术治疗

鉴于部分十二指肠内瘘可以自行痊愈,加之部分十二指肠内瘘可以长期存在而不发生症状,目前多数学者认为只对有临床症状的十二指肠内瘘行手术治疗,方属合理。一组资料报道 13 年行胆管手术 186 例,术后发生 8 例胆总管十二指肠内瘘(4.7%),经消炎、营养支持治疗,6 例内瘘治愈(75%)仅有 2 例经非手术治疗不好转而改行手术治疗而治愈。非手术治疗包括纠正水电解质紊乱、选用有效足量的抗生素控制感染积极的静脉营养支持,必要时可加用生长激素严密观察生命体征及腹部情况,如临床表现不好转应转手术治疗。

（二）手术治疗

在输液(建立两条输液通道)输血、抗感染等积极抗休克与监护下施行剖腹探查术。

1.胃、十二指肠瘘

根据胃溃疡的部位和大小,做胃大部分切除术及妥善地缝闭十二指肠瘘口,疗效均较满意。若瘘口位于横部及升部,往往炎症粘连较重,手术时解剖、显露瘘口要特别小心避免损伤肠系膜上动脉或下腔静脉。Webster 推荐在解剖、显露十二指肠瘘口之前,先游离、控制肠系膜上动脉和静脉,这样既可避免术中误伤血管,又可减轻十二指肠瘘口的修补张力。

2.十二指肠胆囊瘘

术中解剖时应注意十二指肠胆囊瘘管位置有瘘口短而较大的直接内瘘,也有瘘管长而狭小的间接内瘘。由于粘连多,解剖关系不易辨认,故宜先切开胆囊,探明瘘口位置与走向,细致地游离,才不致误伤十二指肠及其他脏器,待解剖完毕后,切除十二指肠瘘口边缘的瘢痕组织,再横行缝合十二指肠壁。若顾虑缝合不牢固者,可加用空肠浆膜或浆肌片覆盖然后探查胆总管是否通畅置 T 管引流,最后切除胆囊。对瘘口较大或炎性水肿较重者,应做相应的十二指肠或胃造口术进行十二指肠减压引流,以利缝合修补的瘘口愈合,术毕须放置腹腔引流。

3.十二指肠胆总管瘘

单纯性的由十二指肠溃疡并发症引起的十二指肠胆总管瘘可经非手术治疗而痊愈。对经常发生胆管炎的病例或顽固的十二指肠溃疡须行手术治疗,否则内瘘不能自愈。较好的手术方法是迷走神经切断胃次全切除的胃空肠吻合术。十二指肠残端的缝闭,可采用 Bancroft 法。十二指肠胆总管无须另做处理,胃内容改道后瘘管可以自行闭合。如有胆管结石、胆总管积脓,则不宜用上述手术方法。应先探查胆总管胆管内结石、积脓、食物残渣等均须清除、减压,置 T 形管引流;或者待十二指肠与胆总管分离后分别修补十二指肠和胆总管的瘘孔,置"T"形管引流另外做十二指肠造口减压。切除胆囊,然后腹腔安置引流。

4.十二指肠胰腺瘘

关键在于胰腺脓肿或囊肿得到早期妥善的引流,及时解除十二指肠远端的梗阻和营养支持,则十二指肠胰腺瘘均能获得自愈。因胰液侵蚀肠壁血管造成严重的消化道出血。如非手术治疗无效,应及时进行手术,切开十二指肠壁,用不吸收缝线缝扎出血点。

5.十二指肠结肠瘘

有学者曾报道 1 例因溃疡穿孔形成膈下脓肿所致的十二指肠结肠瘘,经引流膈下脓肿后,瘘获得自愈结核造成内瘘者,也有应用抗结核治疗后而痊愈的报道,但大多数十二指肠结肠瘘内瘘(包括先天性),均需施行手术治疗。由于涉及结肠,术前须注意充分的肠道准备与患者全身状况的改善。良性的可做单纯瘘管切除分别做十二指肠和结肠修补,缝闭瘘口倘瘘口周围肠管瘢痕较重或粘连较多要行瘘口周围肠切除和肠吻合术。对位于十二指肠第三部的内瘘切除后,有时十二指肠壁缺损较大,则修补时应注意松解屈氏韧带,以及右侧系膜上血管在腹膜后的附着处,保证修补处无张力。必要时应用近段空肠襻的浆膜或浆肌覆盖修补十二指肠壁的缺损。由十二指肠溃疡引起者,只要患者情况允许宜同时做胃次全切除术。先天性者,有多发性瘘的可能,因此手术时要认真而仔细地探查,防止遗漏。因结肠癌浸润十二指肠而引起恶性内瘘者,视具体情况选择根治性手术或姑息性手术。

(1)根治性手术:Callagher曾介绍以扩大的右半结肠切除术治疗位于结肠肝曲恶性肿瘤所致的十二指肠结肠瘘。所谓的扩大右半结肠切除,即标准右半结肠切除加部分性胰十二指肠切除然后改建消化道。即行胆总管(或胆囊)—空肠吻合,胰腺—空肠吻合(均须分别用橡皮管或塑料管插管引流),胃—空肠吻合,回肠—横结肠吻合术。

(2)姑息性手术:对于无法切除者,可做姑息性手术。即分别切断胃幽门窦横结肠、末端回肠,再分别闭锁胃与回肠的远端,然后胃—空肠吻合回肠—横结肠吻合与空肠输出襻同近侧横结肠吻合。无论是根治性或姑息性手术,术中均需安置腹腔引流。

6.十二指肠肾盂(输尿管)瘘

(1)引流脓肿:伴有肾周围脓肿或腹膜后脓肿者,须及时引流。

(2)排除泌尿道梗阻:如病肾或输尿管有梗阻应设法引流,可选择病侧输尿管逆行插管或暂时性肾造口术。经上述治疗,有少数瘘管可闭合自愈。

(3)肾切除和瘘修补术:病肾如已丧失功能或者是无法控制的感染而健肾功能良好,可考虑病肾的切除,以利内瘘的根治。采用经腹切口,以便同时做肠瘘修补。因慢性炎症使肾周围粘连较多解剖关系不清,故对术中可能遇到的困难有充分的估计并做好相应准备,包括严格的肠道准备。十二指肠侧瘘切除后做缝合修补,并做十二指肠减压,腹腔内和腹膜外的引流。

(4)十二指肠输尿管瘘多数需将病肾和输尿管全切除。如仅在内瘘的上方切除肾和输尿管,而未切除其远侧输尿管,则瘘可持续存在。少数输尿管的病变十分局限,肾未遭到严重破坏,则可考虑做病侧输尿管局部切除后行端端吻合术。术后须严密观察病情,继续应用有效的抗生素给予十二指肠减压。

(杨　军)

第八节　胃、十二指肠憩室

一、胃憩室

胃憩室(gastric diverticulum)可分类为真性和假性两类。对外科医生而言,在手术时区分这两类是非常明显的,但X线检查却会引起诊断困难。

假性胃憩室通常是由于良性溃疡造成深度穿透或局限性穿孔。其他因素包括坏死性肿瘤和粘连向外牵张等。这些胃憩室的壁可能不包含任何可辨认的胃壁。

真性的胃憩室较假性少见。可能会有多发性的,通常憩室壁由胃壁的所有层次组成。病因不确定,可能是先天性的。在所有的胃肠憩室病例报告中,真性胃憩室约占3%。

(一)发生率

有文献报道412例真性胃憩室,其中的165例是380 000例常规钡餐检查中发现,发生率为0.04%。然而在Meerhof系列报道中,在7500例常规X线钡餐检查中,发现30例憩室,发生率为0.4%。尽管两组发生率相差10倍,但不可能代表胃憩室发生率的真正差异,可能与小的病灶易被疏漏及检查者经验等因素有关。

(二)病理

胃憩室以发生在右侧贲门的后壁为多见。在meorof的报道中,80%的患者是属于近贲门的胃憩室,其余的多为近幽门的胃憩室。Patmer 报道所收集的 342 例胃憩室中,259 例在胃远端的后壁(73%),31 例在胃窦,29 例在胃体,15 例在幽门,8 例在胃底。

胃憩室大小差异很大,通常为直径 1~6 cm,呈囊状或管状。胃腔和憩室间孔大的可容纳 2 个指尖,最小的只能用极细的探针探及。多数孔径为 2~4 cm。开口的大小与并发症有关,宽颈开口憩室内容物不滞留,并发症发生率较低;腔颈较小者,食物残渣易滞留和细菌过度繁殖,可能引发炎症。另外,憩室开口小者钡剂难以进入憩室腔内,X 线钡餐检查不易发现。

(三)临床表现与并发症

憩室可能发生在任何年龄,但最常发生在 20~60 岁的成年人。Palmer 组,成年人占 80%。儿童通常是真性憩室,且易发生并发症。大部分胃憩室是无症状的,有时在一些患者中,充满食物残渣的胃大憩室会引起上腹部胀感及不适,但在缺乏特殊的并发症者,手术切除憩室后很少能减缓症状。

胃憩室并发症罕见。由于内容物滞留和细菌过度繁殖可导致急性憩室炎,严重时会发生穿孔。炎症致局部憩室壁黏膜和血管糜烂,可引起出血和便血。穿孔伴出血则导致血腹。有个案报告成年人胃憩室造成幽门梗阻。罕见的是,憩室内出现恶性肿瘤,异物和胃石。

(四)诊断

除发生并发症外,大部分胃憩室无任何症状,故多系在上消化道疾病检查时偶然发现的。在没有其他病理情况时发现憩室较困难。

憩室在上部胃肠道钡餐检查中表现为胃腔的突出物,周围平整圆滑,对照剂有时聚集在囊袋底部,当患者站立时,囊内上部有空气。发生于胃前壁或胃后壁的憩室很容易被忽视,除非使用气钡双重对比造影技术,并取患者头低位或站立位进行检查。小憩室可被误认为穿透性胃溃疡,反之亦然。两者的区分取决于病变的部位,由于近贲门溃疡是少见的。其他运用钡餐进行鉴别诊断的包括:贲门癌、贲门裂隙疝、食管末端憩室和皮革样胃。

患者口服对照造影剂 CT 扫描通常能显示憩室。若不给予对照剂,或憩室没有对照物填充,CT 结果会与肾上腺肿瘤相似。

内镜对鉴别诊断是最有价值的。

(五)治疗

仅显示有憩室存在并非手术切除的指征。经常显现模糊的消化不良症状,而无其他异常或憩室的并发症,则手术治疗不会减轻患者的症状。

手术仅适应于有并发症时,如发生憩室炎或出血,或合并其他病灶出现者。当诊断不能确定,剖腹探查是最后手段。

(六)手术方法

手术由憩室部位和有无合并病灶而定。

若憩室近贲门,游离胃左侧大网膜,以显露近胃食管孔的后方,小心分离粘连、胃壁和胰腺,显露分离憩室,需要时可牵引憩室以利显露,切除憩室、残端双层缝合。

若剖腹探查时不易发现憩室时,可钳闭胃窦,经鼻胃管注入盐水充盈胃,可能易于发现。

胃小弯和大弯侧憩室做 V 形切除,缝合裂口。幽门窦的憩室可施行部分胃切除术治疗,若合并胃部病灶时尤其适合。

二、十二指肠憩室

消化道憩室最常见的部位是结肠,其次为小肠,而小肠憩室最常发生于十二指肠,即十二指肠憩室(图3-12)。最早在 1710 年由法国病理学家 Chome 报道,1913 年 Case 首先用 X 线钡剂造影发现十二指肠憩室,1914 年 Bauer 对 1 例产生梗阻症状的十二指肠憩室行胃—空肠吻合术,1915 年 Forsell 和 Key 首次切除 1 例经 X 线检查出的十二指肠憩室。根据目前的文献统计,十二指肠憩室的钡剂造影检出率为 1%~6%,内镜检出率为 12%~27%,尸检检出率更高,为 15%~22%。

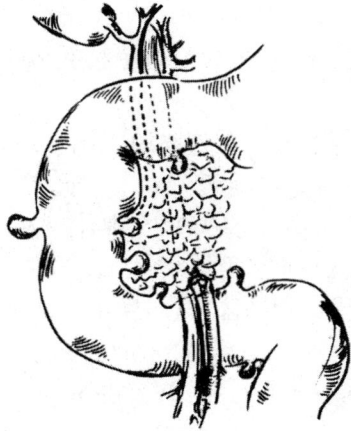

图 3-12　十二指肠憩室示意图

(一)病因

憩室产生的确切原因尚不清楚,多认为因先天性肠壁局限性肌层发育不全或薄弱,在肠内突然高压,或长期持续、或反复压力增高时,肠壁薄弱处黏膜及黏膜下层突出形成憩室。肠壁外炎症组织形成的粘连瘢痕牵拉亦可导致憩室发生。故不同类型的憩室,其产生原因也有所不同。

1.先天性憩室

非常少见,为先天性发育异常,出生时即存在。憩室壁的结构包括肠黏膜、黏膜下层及肌层,与正常肠壁完全相同,又称为真性憩室。

2.原发性憩室

部分肠壁存在先天性解剖缺陷,因肠内压增高而使该处肠黏膜及黏膜下层向外突出形成憩室。罕见的黏膜和黏膜下层向内突出形成十二指肠腔内憩室,多位于乳头附近,呈息肉样囊袋状。此种憩室壁的肌层组织多缺如或薄弱。

3.继发性憩室

多由十二指肠溃疡瘢痕收缩或慢性胆囊炎粘连牵拉所致,故均发生在十二指肠球部,又称为假性憩室。

(二)病理生理

十二指肠憩室多数可终身没有症状,也没有病理改变,仅在并发憩室炎症或出血时出现相应病理变化和临床症状。

1.好发部位

十二指肠憩室以单发性多见,多发罕见。原发性憩室70%位于十二指肠降部,20%位于水平部,10%位于升部。继发性憩室则多在十二指肠球部。文献统计约60%～95%的憩室位于十二指肠降部内侧壁,并且多位于以十二指肠乳头为中心的2.5 cm直径范围内,称为乳头旁憩室(peri-ampullary diverticula,PAD)。好发于此处的原因是该处为胚胎发育时前肠和后肠的结合部,为先天性薄弱区,加上胆胰管穿行致结缔组织支撑缺乏,使该处肠壁缺陷或薄弱。

PAD在解剖上与胰腺关系密切,与胰管和胆管邻近,多数伸向胰腺后方,甚至穿入胰腺组织内。此外,PAD中还有一种特殊情况,即胆总管和胰管直接开口于憩室,故PAD常可引起梗阻、胆管炎、胰腺炎等并发症。

2.病理改变

憩室大小形态各异,与其解剖位置、肠内压力及产生的时间长短有关。一般为0.5～10 cm大小,形状可呈圆形、椭圆形或管状等。憩室颈部大小与症状的产生密切相关,颈部开口较宽者憩室内容物容易引流,可长时间无症状发生;如开口狭小,或因炎症反应导致开口狭小、憩室扩张,则肠内容物或食物进入憩室后容易潴留其中,发生细菌感染而致憩室炎和其他并发症。

3.病理分型

根据憩室突出方向与十二指肠腔的关系,可分为腔内型憩室和腔外型憩室。临床常见为腔外型憩室,腔内型罕见。

(1)腔内型憩室:憩室壁由两层肠黏膜和其间少许黏膜下结缔组织构成,呈息肉状或囊袋状附着于十二指肠乳头附近,肠腔外触之似肠腔内息肉。部分病例十二指肠乳头位于憩室内,故易引起胆道、胰腺疾病及十二指肠腔内堵塞,并发胃十二指肠溃疡,此类病例也常伴有其他器官先天畸形。

(2)腔外型憩室:多为圆形或呈分叶状,颈部可宽可窄。多为单发,约10%的患者可有两个以上腔外憩室或并存其他消化道憩室。70%位于十二指肠降部,与胰腺解剖关系密切,30%在水平部或升部。

(三)临床表现

十二指肠憩室很少发现于30岁以下患者,82%的患者在60岁以上才出现症状,大多数在58~65岁时作出诊断,男女发生率几乎相等。多数十二指肠憩室无症状,只有在发生并发症后才引起不适。憩室的大小形状各不相同,但多数颈部口径比较狭小,一旦肠内容物进入又不易排出时,可引起各种并发症。常见的十二指肠憩室并发症可分为憩室炎和憩室压迫邻近结构两类情况。前者系由于憩室内食糜潴留引发急、慢性憩室炎和憩室周围炎,可有右上腹疼痛及压痛,并可向背部放射,并伴有上腹饱胀不适,恶心、呕吐。严重的憩室炎可继发溃疡、出血或穿孔,出现黑便和剧烈腹痛等症状。后者系因憩室内食糜潴留膨胀,或较大的十二指肠腔内、外憩室扩张,引起十二指肠部分梗阻,或者憩室内虽无肠内容物潴留,但也可能压迫邻近器官而产生并发症。临床表现为上消化道梗阻症状,呕吐物初为胃内容物,其后为胆汁,甚至可混有血液,呕吐后症状可缓解。十二指肠乳头附近的憩室,特别是憩室在乳头内者,可因炎症、压迫胆管和胰管而引发胆道感染、梗阻性黄疸和急、慢性胰腺炎,出现相应症状和体征。

十二指肠憩室的并发症较多,如十二指肠部分梗阻、憩室炎、憩室周围炎、憩室内结石、急性或慢性胰腺炎、胃十二指肠溃疡恶变、大出血、穿孔、胆管炎、憩室胆总管瘘、十二指肠结肠瘘、梗阻性黄疸等。

1.憩室炎与憩室出血

由于十二指肠憩室内容物潴留,细菌繁殖,发生感染,引起憩室炎。继之憩室黏膜糜烂出血,亦有憩室内为异位胰腺组织,并发胰腺炎引起出血,或憩室炎症侵蚀穿破附近血管发生大出血。尚有少见的憩室内黏膜恶变出血。

2.憩室穿孔

由于憩室内容物潴留,黏膜炎性糜烂并发溃疡,最终穿孔。穿孔多位于腹膜后,穿孔后症状不典型,甚至剖腹探查仍不能发现。通常出现腹膜后脓肿,胰腺坏死,胰瘘。若剖腹探查时发现十二指肠旁蜂窝织炎,或有胆汁、胰液渗出,应考虑憩室穿孔可能,需切开侧腹膜仔细探查。

3.十二指肠梗阻

多见于腔内型憩室,形成息肉样囊袋堵塞肠腔。也可因较大的腔外型憩室内容物潴留,压迫十二指肠导致梗阻,但大多数是不全性梗阻。

4.胆、胰管梗阻

多见于PAD,腔内型或腔外型均可发生。因胆总管、胰管开口于憩室下方或两侧,甚至于憩室边缘或憩室内,致使Oddi括约肌功能障碍,发生梗阻。憩室机械性压迫胆总管和胰管,可致胆汁、胰液潴留,腔内压力增高,十二指肠乳头水肿,胆总管末端水肿,增加逆行感染机会,并发胆管感染或急慢性胰腺炎。十二指肠憩室合并肝胆、胰腺疾病时所表现的症状群可称为Lemmel综合征,亦有人称之为十二指肠憩室综合征。

5.伴发病

十二指肠憩室常伴有胆道疾病、胃炎、消化性溃疡、胰腺炎、结石、寄生虫等,之间互相影响,互为因果,两者同时存在的可能性为10%~50%。其中伴发胆道疾病者应属首位,常是"胆道术后综合征"的原因之一。因此在处理十二指肠憩室的同时,要注意不要遗漏这些伴发病,反之亦然。

十二指肠憩室反复引起逆行性胆总管感染,可造成胆总管下段结石。大西英胤等收集部分世界文献统计,显示十二指肠憩室合并胆石的发病率为 6.8%～64.2%,并发现日本人的发病率比英美人高。有人指出在处理胆石症时(事先未发现十二指肠憩室)同时处理憩室的情况日益多见。遇到十二指肠乳头开口正好在憩室内和(或)合并胆石症者,处理较为困难,术前应有所估计。

(四)辅助检查

无症状的十二指肠憩室多于行上消化道钡餐检查时被发现,如果发现应作正、斜位摄片,重点了解憩室大小、部位、颈部口径和排空情况。十二指肠镜检查为诊断此病的"金标准",其优点是可以直视十二指肠憩室,并重点了解憩室颈与乳头的关系,有助于正确选择手术方式。对伴有胆胰病变者可同时行 ER-CP,以了解胆胰管情况。有观点认为 MRI 在十二指肠憩室诊断中具有较高准确性,且认为其临床意义不止于诊断憩室本身,更在于对胆道炎症和结石的病因诊断,以及对 ERCP 及内镜下治疗的指导作用。

1.X 线钡餐检查

可发现十二指肠憩室,表现为突出肠壁的袋状龛影,轮廓整齐清晰,边缘光滑,加压后可见龛影中有黏膜纹理延续到十二指肠。有的龛影在钡剂排空后,显示为腔内残留钡剂阴影的较大憩室,颈部较宽,在憩室内有时可见气液平面。如憩室周围肠黏膜皱襞增粗,轮廓不整齐,局部有激惹征象,或憩室排空延长,或有限局性压痛,为憩室炎表现,如憩室固定不能移动,为憩室周围炎表现。

继发性十二指肠憩室常伴有十二指肠球部不规则变形,并有肠管增宽阴影。当憩室较小或颈部狭窄,其开口部常被肠黏膜皱襞掩盖,或因憩室内充满大量食物残渣,而不易发现其存在。如有少量钡剂进入憩室,或可见一完整或不完整的环影。用低张十二指肠 X 线钡剂造影可增加憩室的发现率。

2.纤维十二指肠镜检查

除可发现憩室的开口外,尚可了解憩室与十二指肠乳头的关系,为决定手术方案提供依据。

3.胆道造影

有静脉胆道造影、经皮经肝穿刺胆道造影(PTC)或 ERCP 等方法。可了解憩室与胆管胰管之间的关系,对外科治疗方法的选择有参考意义。憩室与胆胰管的关系有胆胰管开口于憩室底部,或胆胰管开口于憩室侧壁或颈部等。这些胆胰管异常开口常伴有 Oddi 括约肌功能异常,因而容易引起憩室内容物的逆流或梗阻,而导致胆管炎或胰腺炎。

(五)诊断

临床中十二指肠憩室的延误诊断率很高,原因是其临床表现没有特异性,难以与常见病如急、慢性胆囊炎、胆石症、慢性胃炎、胃溃疡、胰腺炎、非溃疡性消化不良等相区别,或有时与这些疾病并存,加上十二指肠憩室的发现率较低,临床医师缺乏警惕性,出现相关症状时首先想到的是常见病,对合并有常见病而症状反复发作的患者,也只满足于原有诊断,而忽略追查原因。因此,凡有前述临床表现而按常见病治疗效果不佳时,除考虑治疗措施得当与否外,还要考虑到存在十二指肠憩室的可能性,以下几点尤应引起注意:①无法用溃疡病解释的消化道症状和黑便史。②胆囊切除术后症状仍存在,反复发作胆管炎而无结石残留或复发者。③反复发作的慢性胰腺炎。④无明确原因的胆道感染。若怀疑憩室是引起症状的原因,也必须排查其他疾病。诊断十二指肠憩室时应先行上消化道钡餐检查,诊断依据为 X 线片上显示的狭颈憩室,钡剂潴留其内>6 小时,有条件时可以加做纤维十二指肠镜检查进一步确诊,并明确其与十二指肠乳头的关系。

(六)治疗

治疗原则:没有症状的十二指肠憩室毋需治疗。有一定临床症状而无其他病变存在时,应先采用内科治疗,包括饮食调节,使用制酸药、解痉药等,并可采取侧卧位或调整各种不同姿势,以帮助憩室内积食排空。由于憩室多位于十二指肠降部内侧壁,甚或埋藏在胰腺组织内,手术切除比较困难,故仅在内科治疗无效并屡次并发憩室炎、出血或压迫邻近脏器时才考虑手术治疗。

手术切除憩室为理想的治疗,但十二指肠憩室壁较薄弱,粘连紧密,剥离时易撕破,憩室位于胰腺头部者分离时出血多,并容易损伤胰腺及胆胰管等,故手术方式必须慎重选择。手术原则是切除憩室和治疗憩室并发症。

1.手术适应证

十二指肠憩室有下列情况可考虑手术：①憩室颈部狭小,内容物潴留,排空障碍,有憩室炎的明显症状,反复进行内科治疗无效。②憩室出血、穿孔或形成脓肿。③憩室巨大、胀满,使胆总管或胰管受压梗阻,以及胆胰管异常开口于憩室内,引起胆胰系统病变。④憩室内有息肉、肿瘤、寄生虫或性质不明病变等。

2.术前准备

除按一般胃肠手术前准备外,应尽量了解憩室的部位及与周围器官的关系。准确定位有利于术中探查和式式选择。上消化道X线钡餐造影应摄左前斜位和右前斜位片,以判断憩室在十二指肠内前侧或内后侧,与胰腺实质和胆道走行的关系及憩室开口与十二指肠乳头的关系。位于降部内侧的憩室,最好在术前行内镜及胆道造影检查,了解憩室与十二指肠乳头及胆管的关系。必须留置胃管,必要时术中可经胃管注入空气,使憩室充气以显示其位置。

3.常用手术方法

因十二指肠憩室的手术比较复杂,风险较大,目前国内外均没有腹腔镜十二指肠憩室手术的相关报道,手术仍局限于开放术式。术中显露憩室有不同途径,依其部位而定。位于十二指肠水平部和升部的憩室应将横结肠系膜切开显露;位于降部内前侧的憩室,应解剖降部内前缘;在降部内后侧的憩室,应切开十二指肠外侧腹膜(Kocher切口),将十二指肠向左前方翻转以显露(图3-13)。

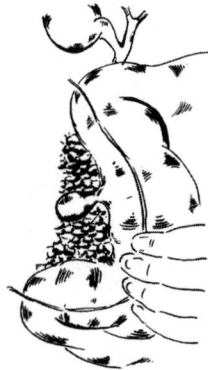

图 3-13　Kocher 切口显露降部内后侧憩室

(1)憩室切除术:对容易分离或位于十二指肠水平部和升部的憩室,以切除为好。找到憩室后将其与周围粘连组织剥离干净,在憩室颈部钳夹切除。钳夹部位需离开十二指肠约1 cm,作纵行(或斜行)切除,切除时避免用力牵拉,以防切除黏膜过多,导致肠腔狭窄。切除后作全层间断内翻缝合,外加浆肌层间断缝合。

憩室位于十二指肠降部内侧时,可在十二指肠降段前壁中段作一小切口,将憩室内翻入十二指肠腔切除,再缝合十二指肠切口。

若憩室位于十二指肠乳头附近或胆总管、胰管的开口处,切除憩室后须行胆囊切除术、胆总管置T形管引流及十二指肠乳头成形术。也可考虑将憩室纳入十二指肠腔,在十二指肠内施行切除,然后作十二指肠乳头成形术。

(2)憩室内翻缝闭术:切除憩室会损伤胆总管开口时,不宜强行切除,可做憩室内翻缝闭术,此种手术只适用于无出血、穿孔等并发症的较小憩室。方法是于憩室颈部做一荷包缝合,用血管钳将憩室内翻入肠腔内,然后结扎荷包缝线,或使憩室内翻后以细丝线缝合颈部,使其不再脱出即可。

(3)转流术(捷径术):适用于无法切除或不宜内翻或缝闭的憩室,可行胃部分切除B-Ⅱ式吻合术,使食物改道,将憩室旷置,以避免炎症出血等并发症。对于巨大憩室也有人主张用DeNicola法作Y形憩室空肠吻合术。

4.十二指肠憩室急性并发症治疗

(1)出血：当憩室入口较小引流不畅时，易使憩室及其周围反复发生炎症，导致局部溃疡、糜烂，可使血管裸露破裂。憩室内如有异位的胰、胃及其他腺组织，或憩室内有异物存留、肿瘤、静脉破裂等，亦可导致憩室出血。临床上以黑便多见，若出血量较大，则可引起呕血。

对十二指肠憩室出血患者，若血压等生命体征稳定，首选抗炎、抑酸、止血等保守治疗，多数有效。随着内镜技术的普及与提高，各种内镜下止血法已广泛开展。只要全身情况许可，急诊内镜检查配合相应治疗已成为诊断和治疗十二指肠憩室出血的首选方法。目前用于内镜下止血的方法主要为无水乙醇、高渗钠－肾上腺素、明胶海绵等局部注射，以及凝血酶喷洒、金属止血夹等单独或联合应用。对动脉喷射样出血往往需用止血夹止血法，但要求组织具有一定的弹性，或为裸露血管出血。如上述几种内镜止血法治疗无效，就应及时开腹手术治疗。

手术治疗首选憩室切除术，既可切除病灶，**又可达到有效止血目的**。但有的憩室向胰腺内长入，**或距**十二指肠乳头太近，若切除易误伤胆胰管，**十二指肠多发憩室亦较难切除**。遇到这些情况，必须切开十二指肠壁，在直视下缝扎出血点，止血可靠后行十二指肠旷置、B-Ⅱ式胃部分切除术。此外，经保守治疗出血停止后，可择期行保留幽门的十二指肠旷置胃空肠吻合术，此术式可避免残留憩室和十二指肠排空障碍，以及反流性胃炎，有利于防止残胃癌的发生。

(2)穿孔：因十二指肠憩室通常位于腹膜后，所以其穿孔症状的发展常呈隐匿性，早期体征亦不明显，为避免误漏诊，需注意上腹部剧烈疼痛伴腰背部疼痛要想到十二指肠憩室穿孔的可能。早期症状不明显的患者，会逐渐出现腹膜刺激征，故反复检查腹部体征并前后对比有重要意义，另外诊断性腹腔穿刺和腹部X线检查亦对本病诊断有意义。CT检查可见腹膜后十二指肠周围积液、积气。在手术探查中发现横结肠系膜右侧或小肠系膜根部有胆汁染色和捻发感时，提示十二指肠穿孔存在。

穿孔诊断明确后多需手术治疗，术式选择应根据十二指肠憩室穿孔的部位、大小、发病时间长短、腹腔污染情况决定。对伤口小，边缘血运好，穿孔时间较短的患者，行单纯修补加局部引流，同时将胃管放至修补处远端肠腔内即可；对破口虽小，但病程长，破口周围污染较重者，行修补加十二指肠造口术；对十二指肠破口大，肠壁有缺损不能直接缝合者，可行带蒂肠片修补术；对十二指肠降段、水平段憩室穿孔应考虑行十二指肠憩室化手术(图3-14)。术后禁食，应用抗生素，并早期应用静脉营养支持，以保证穿孔处愈合。

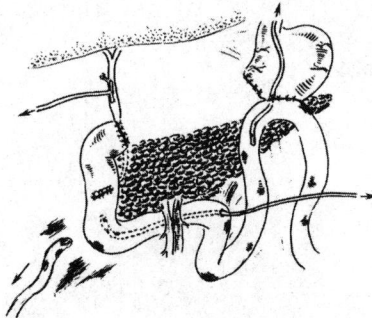

图3-14 十二指肠憩室化手术

(七)术后并发症及处理

由于憩室缺乏肌层组织、壁薄及与周围组织粘连，分离时易撕破，或损伤周围器官，又或因缝合欠佳，常见手术并发症有以下几种。

1.十二指肠漏

为严重并发症，死亡率高，多在切除乳头旁憩室时发生。防止的关键在于分离憩室时要操作轻柔，缝合要严密。一旦发生十二指肠漏必须及时引流，给予胃肠减压，抗感染治疗和营养支持，维持水、电解质平衡，漏口多可逐渐愈合。

2.梗阻性黄疸与胰腺炎

多因切除憩室时误伤胆管或胰管,或憩室内翻缝闭时致胆总管远端或壶腹部局限性狭窄引起。临床表现为上腹部疼痛、发热及黄疸,需再次手术解除梗阻。为避免此并发症发生,手术时应仔细辨认胆、胰管,切除憩室时勿将十二指肠黏膜切除过多,以免影响胆道开口的通畅。切除距乳头近的憩室前一般应先行胆总管切开,插入导管至壶腹部以标志胆道开口位置,然后再分离憩室,缝合时防止误将胆道开口缝合。

十二指肠手术是高风险手术,术后处理十分重要,主要措施有:①生命体征监测。②持续十二指肠减压(将胃管远端送至十二指肠降部)3~5天。③施行十二指肠造瘘者必须妥善固定造瘘管,术后15天以后方能酌情拔除。④其他应严格按照胃肠道手术后常规处理。

(杨 军)

第九节 肠系膜上动脉综合征

肠系膜上动脉综合征(superior mesenteric artery syndrome,SMAS)也称为十二指肠淤滞症、十二指肠血管压迫征、十二指肠麻痹、胃肠系膜麻痹、肠系膜上动脉十二指肠压迫综合征或Wilkie病,而SMAS是目前普遍接受的命名。本病为十二指肠水平部受肠系膜上动脉压迫导致的十二指肠梗阻,也有学者认为是由十二指肠功能紊乱所致。临床表现为间歇性上腹痛、呕吐等上消化道梗阻症状。本病并不少见,可发生于任何年龄,但以体型瘦长的中、青年女性多见。慢性SMAS的临床表现无特异性,往往被误诊为胃炎、胆囊炎、消化性溃疡、神经官能症、早孕反应等,急性SMAS则症状持续而严重。X线钡餐检查和CT是本病主要诊断方法,十二指肠空肠吻合术是目前最肯定的治疗方法。

一、病因

SMAS病因多为先天性因素,少为后天性因素。主要原因是肠系膜上动脉(SMA)和腹主动脉夹角变小(正常角度30°~50°),SMA压迫十二指肠水平部而导致梗阻(图3-15)。消瘦造成SMA和腹主动脉间脂肪过少,Treitz韧带过短,SMA开口过低,胃或肠管下垂,腰椎前突等,均可导致这一效果。肠系膜上动脉根部淋巴结核、肿大淋巴结压迫也可造成梗阻。骨科治疗中使用躯体石膏固定,造成长时间的脊柱过伸姿势,也可能引起急性SMAS,即"石膏管型综合征"。另外,十二指肠功能失调也是引起肠系膜上动脉综合征的一个不容忽视的原因。

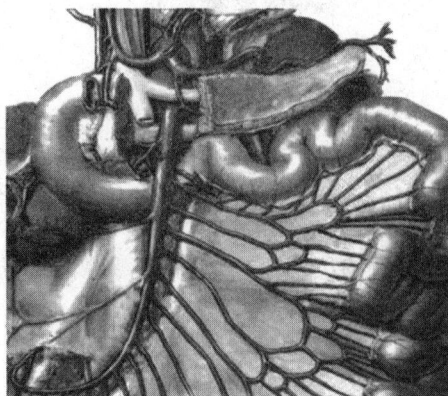

图 3-15 SMAS 的解剖基础

二、临床表现

急性 SMAS 通常表现为无诱因的餐后上腹部饱胀不适、疼痛和呕吐，有的可出现中上腹绞痛，但能自行缓解。其中呕吐为主要症状，一般发生在餐后半小时，呕吐物为含胆汁的胃内容物，呕吐后、取俯卧位或胸膝位时症状可得到缓解。症状频繁发作，间歇期长短不一。患者近期可能有情绪不佳，体重锐减，因严重疾病卧床或躯体石膏固定的病史。体格检查可见上腹部饱满，胃型及蠕动波，上腹部轻压痛，可闻及振水音。长期反复发作者可出现消瘦、贫血、低蛋白血症，急性严重发作时可出现水、电解质酸碱平衡紊乱。

三、辅助检查

(一)X 线检查

单纯立位腹部平片可见左上腹扩大的胃泡及其内的液平面，右上腹液平面，此即为十二指肠梗阻所特有的"双液面征"。钡餐检查具有特征性的表现，钡剂在十二指肠水平部的中 1/3 和远 1/3 处通过受阻、中断，呈典型垂直的钡柱截断征，也称"笔杆征"(图 3-16)，近端十二指肠及胃扩张，胃潴留，胃下垂等(图 3-17)，或有明显的十二指肠逆蠕动，也称"钟摆征"，改变为俯卧位后梗阻消失，钡剂能顺利通过十二指肠水平部进入空肠。

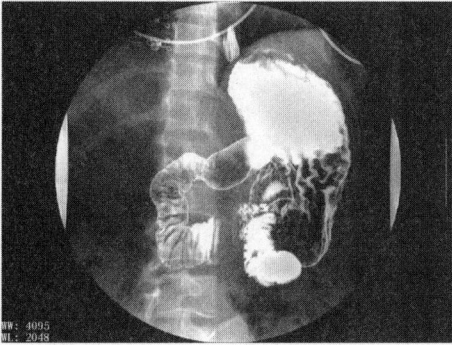

图 3-16　笔杆征

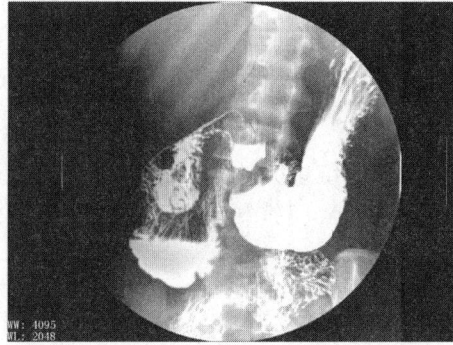

图 3-17　近端十二指肠扩张

(二)其他检查

如电子胃镜可发现胃十二指肠的扩张，多普勒超声检查、CT 三维重建、MRA 均可测量 SMA 和腹主动脉之间的夹角，可发现夹角变小至 $10°\sim22°$，十二指肠受压处前后径＜1 cm，近端十二指肠前后径＞3 cm。

四、诊断

根据临床症状和影像学证据诊断。但要排除可引起类似症状的器质性病变，如消化性溃疡，胆道疾病，胰腺和十二指肠肿瘤，腹膜后肿瘤等，不要轻易诊断 SMAS。

五、治疗

(一)保守治疗

治疗 SMAS 首选保守治疗，缓解期宜少食多餐，以易消化食物为主，餐后取侧卧位或俯卧位，预防发作。严重发作时应禁食、持续胃肠减压，并给予全肠外营养支持，调整水、电解质平衡。必要时输注清蛋白纠正低蛋白血症，输血纠正贫血，以改善患者全身状况。若以上保守治疗无效，呕吐发作频繁，消瘦明显，严重影响工作和生活则需手术治疗。

(二)手术治疗

过去针对 SMAS 的手术方式有很多，有的手术还比较复杂，创伤较大，术后并发症多，但疗效并无明显优势,如胃大部切除术、胃空肠吻合术、十二指肠环形引流术等,现已很少应用,在此不详释。目前公认较为合理的术式为 Treitz 韧带松解术和十二指肠空肠吻合术。前者通过切断 Treitz 韧带,使十二指肠水平部下移至肠系膜上动脉与腹主动脉之间较宽处,此术式仅适用于十二指肠悬韧带过短的患者,且并不能使所有病例的十二指肠下降满意,而且,在一些病例中若 SMA 周围淋巴结形成硬质索带压迫十二指肠的因素未能解除,十二指肠下降亦不能改善症状。十二指肠空肠吻合术是将梗阻近端十二指肠水平部与空肠近段行侧侧吻合,尤其适合于梗阻近端十二指肠扩张明显者。此术式疗效好(有效率80%～100%),且不复杂,故临床应用较多。

Treitz 韧带松解术手术步骤:向上提起翻转横结肠中部,向前提起空肠上段,显露 Treitz 韧带。横行切断此韧带及其附近的后腹膜,游离十二指肠,使十二指肠与空肠交接点的位置下移4～5 cm。十二指肠水平部肠管上缘、肠系膜上动脉起始点与腹主动脉三者之间的间隙能通过两横指较为理想。最后横行缝合后腹膜。

十二指肠空肠吻合术手术步骤:向上提起横结肠,在右侧选一无血管区横行切开横结肠系膜,显露扩张的十二指肠降部和水平部,尽量游离十二指肠水平部,应注意勿损伤结肠中动脉。将距离 Treitz 韧带约7.5～10 cm 的近段空肠提至右侧,与已游离的十二指肠做侧侧吻合,建议使用可吸收抗菌缝线行双层间断缝合,吻合口宜大,最好宽5 cm 以上。吻合完成后将横结肠系膜切口边缘缝合固定于十二指肠壁上,以消除裂隙,防止内疝形成。术中注意空肠切开吻合处在保证无张力的情况下,应尽量靠近 Treitz 韧带,以减少盲祥,避免"盲祥综合征"发生。

六、术后处理

手术之后应继续禁饮食、持续胃肠减压、全肠外营养支持1周左右。鼓励患者尽早下床活动,促进胃肠道功能恢复。肛门排气后可酌情拔除胃管及腹腔引流管,循序渐进恢复经口进食。

(杨 军)

第十节 胃 癌

胃癌是我国最常见的恶性肿瘤之一,死亡率居恶性肿瘤首位。胃癌多见于男性,男女之比约为2:1。平均死亡年龄为61.6岁。

一、病因

尚不十分清楚,与以下因素有关。

(一)地域环境

地域环境不同,胃癌的发病率也大不相同,发病率最高的国家和最低的国家之间相差可达数十倍。在世界范围内,日本发病率最高,美国则很低。我国的西北部及东南沿海各省的胃癌发病率远高于南方和西南各省。生活在美国的第二三代日本移民由于地域环境的改变,发病率逐渐降低。而苏联靠近日本海地区的居民胃癌的发病率则是苏联中、西部的2倍之多。

(二)饮食因素

饮食因素是胃癌发生的最主要原因。具体因素如下所述。

(1)含有致癌物:如亚硝胺类化合物、真菌毒素、多环烃类等。

(2)含有致癌物前体:如亚硝酸盐,经体内代谢后可转变成强致癌物亚硝胺。

(3)含有促癌物:如长期高盐饮食破坏了胃黏膜的保护层,使致癌物直接与胃黏膜接触。

(三)化学因素

(1)亚硝胺类化合物:多种亚硝胺类化合物均致胃癌。亚硝胺类化合物在自然界存在的不多,但合成亚硝胺的前体物质亚硝酸盐和二级胺却广泛存在。亚硝酸盐及二级胺在 pH 1~3 或细菌的作用下可合成亚硝胺类化合物。

(2)多环芳烃类化合物:最具代表性的致癌物质是 3,4-苯并芘。污染、烘烤及熏制的食品中 3,4-苯并芘含量增高。3,4-苯并芘经过细胞内粗面内质网的功能氧化酶活化成二氢二醇环氧化物,并与细胞的 DNA、RNA 及蛋白质等大分子结合,致基因突变而致癌。

(四)Hp

1994 年 WHO 国际癌症研究机构得出"Hp 是一种致癌因子,在胃癌的发病中起病因作用"的结论。Hp 感染率高的国家和地区常有较高的胃癌发病率,且随着 Hp 抗体滴度的升高胃癌的危险性也相应增加。Hp 感染后是否发生胃癌与年龄有关,儿童期感染 Hp 发生胃癌的危险性增加;而成年后感染多不足以发展成胃癌。Hp 致胃癌的机制有如下提法:①促进胃黏膜上皮细胞过度增生。②诱导胃黏膜细胞凋亡。③Hp 的代谢产物直接转化胃黏膜。④Hp 的 DNA 转换到胃黏膜细胞中致癌变。⑤Hp 诱发同种生物毒性炎症反应,这种慢性炎症过程促使细胞增生和增加自由基形成而致癌。

(五)癌前疾病和癌前病变

这是两个不同的概念,胃的癌前疾病指的是一些发生胃癌危险性明显增加的临床情况,如慢性萎缩性胃炎、胃溃疡、胃息肉、胃黏膜巨大皱襞症、残胃等;胃的癌前病变指的是容易发生癌变的胃黏膜病理组织学变化,但其本身尚不具备恶性改变。现阶段得到公认的是不典型增生。不典型增生的病理组织学改变主要是细胞的过度增生和丧失了正常的分化,在结构和功能上部分地丧失了与原组织的相似性。不典型增生分为轻度、中度和重度三级。一般而言重度不典型增生易发生癌变。不典型增生是癌变过程中必经的一个阶段,这一过程是一个谱带式的连续过程,即正常→增生→不典型增生→原位癌→浸润癌。

此外,遗传因素、免疫监视机制失调、癌基因(如 C-met、K-ras 基因等)的过度表达和抑癌基因(如 p53、APC、MCC 基因等)突变、重排、缺失、甲基化等变化都与胃癌的发生有一定的关系。

二、病理

(一)肿瘤位置

1.初发胃癌

将胃大弯、胃小弯各等分为 3 份,连接其对应点,可分为上 1/3(U)、中 1/3(M)和下 1/3(L)。每个原发病变都应记录其二维的最大值。如果 1 个以上的分区受累,所有的受累分区都要按受累的程度记录,肿瘤主体所在的部位列在最前如 LM 或 UML 等。如果肿瘤侵犯了食管或十二指肠,分别记为 E 或 D。胃癌一般以 L 区最为多见,约占半数,其次为 U 区,M 区较少,广泛分布者更少。

2.残胃癌

肿瘤在吻合口处(A)、胃缝合线处(S)、其他位置(O)、整个残胃(T)、扩散至食管(E)、十二指肠(D)、空肠(J)。

(二)大体类型

1.早期胃癌

早期胃癌指病变仅限于黏膜和黏膜下层,而不论病变的范围和有无淋巴结转移。癌灶直径 10 mm 以下称小胃癌,5 mm 以下称微小胃癌。早期胃癌分为三型(图 3-18):Ⅰ型,隆起型;Ⅱ型,表浅型,包括三个亚型,Ⅱa 型,表浅隆起型;Ⅱb 型,表浅平坦型;Ⅱc 型,表浅凹陷型;Ⅲ型,凹陷型。如果合并两种以上亚型时,面积最大的一种写在最前面,其他依次排在后面。如Ⅱc+Ⅲ。Ⅰ型和Ⅱa 型鉴别如下:Ⅰ型病变厚度超过正常黏膜的 2 倍,Ⅱa 型的病变厚度不到正常黏膜的 2 倍。

2.进展期胃癌

进展期胃癌指病变深度已超过黏膜下层的胃癌。按 Borrmann 分型法分为四型(图 3-19):Ⅰ型,息肉(肿块)型;Ⅱ型,无浸润溃疡型,癌灶与正常胃界限清楚;Ⅲ型,有浸润溃疡型,癌灶与正常胃界限不清楚;Ⅳ型,弥漫浸润型。

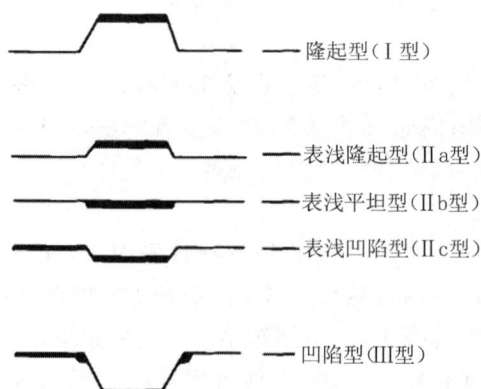

图 3-18　早期胃癌示意图

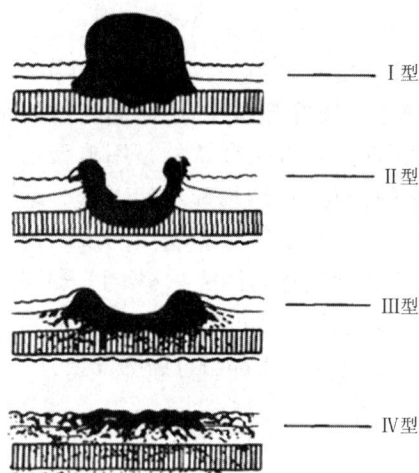

图 3-19　胃癌的 Borrmann 分型

（三）组织类型

（1）WHO（1990 年）将胃癌归类为上皮性肿瘤和类癌两种，其中前者又包括：①腺癌（包括乳头状腺癌、管状腺癌、低分化腺癌、黏液腺癌及印戒细胞癌）。②腺鳞癌。③鳞状细胞癌。④未分化癌。⑤不能分类的癌。

（2）日本胃癌研究会（1999 年）将胃癌分为以下三型：①普通型：包括乳头状腺癌、管状腺癌（高分化型、中分化型）、低分化性腺癌（实体型癌和非实体型癌）、印戒细胞癌和黏液细胞癌。②特殊型：包括腺鳞癌、鳞状细胞癌、未分化癌和不能分类的癌。③类癌。

（四）转移扩散途径

1. 直接浸润

直接浸润是胃癌的主要扩散方式之一。当胃癌侵犯浆膜层时，可直接浸润腹膜、邻近器官或组织，主要有胰腺、肝脏、横结肠及其系膜等，也可借黏膜下层或浆膜下层向上浸润至食管下端、向下浸润至十二指肠。

2. 淋巴转移

淋巴转移是胃癌的主要转移途径，早期胃癌的淋巴转移率近 20％，进展期胃癌的淋巴转移率高达 70％左右。一般情况下按淋巴流向转移，少数情况也有跳跃式转移。胃周淋巴结分为以下 23 组（图 3-20），具体如下：除了上述胃周淋巴结外，还有 2 处淋巴结在临床上很有意义，一是左锁骨上淋巴结，如触及肿大为癌细胞沿胸导管转移所致；二是脐周淋巴结，如肿大为癌细胞通过肝圆韧带淋巴管转移所致。淋巴结的转移率＝转移淋巴结数目/受检淋巴结数目。

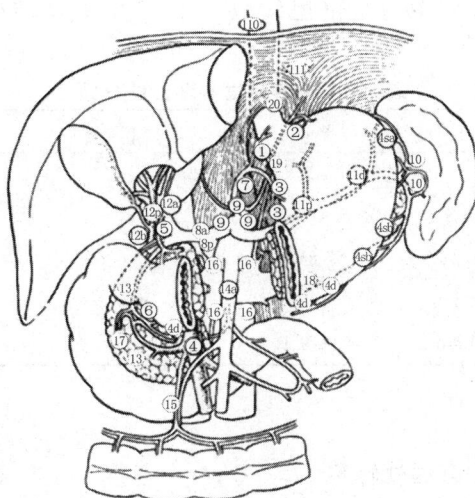

图 3-20　胃周淋巴结分组

1.贲门右区;2.贲门左区;3.沿胃小弯;4sa.胃短血管旁;4sb.胃网膜左血管旁;4d.胃网膜右血管旁;5.幽门上区;6.幽门下区;7.胃左动脉旁;8a.肝总动脉前;8p.肝总动脉后;9.腹腔动脉旁;10.脾门;11p.近端脾动脉旁;11d.远端脾动脉旁;12a.肝动脉旁;12p.门静脉后;12b.胆总管旁;13.胰头后;14a.肠系膜上动脉旁;15.结肠中血管旁;16.腹主动脉旁(a1,膈肌主动脉裂孔至腹腔干上缘;a2,腹腔干上缘至左肾静脉下缘;b1,左肾静脉下缘至肠系膜下动脉上缘;b2,肠系膜下动脉上缘至腹主动脉分叉处);17.胰头前;18.胰下缘;19.膈下;20.食管裂孔;110.胸下部食管旁;111.膈上

3.血行转移

胃癌晚期癌细胞经门静脉或体循环向身体其他部位播散,常见的有肝、肺、骨、肾、脑等,其中以肝转移最为常见。

4.种植转移

当胃癌浸透浆膜后,癌细胞可自浆膜脱落并种植于腹膜、大网膜或其他脏器表面,形成转移性结节,黏液腺癌种植转移最为多见。若种植转移至直肠前凹,直肠指诊可能触到肿块。胃癌卵巢转移占全部卵巢转移癌的 50% 左右,其机制除以上所述外,也可能是经血行转移或淋巴逆流所致。

5.胃癌微转移

胃癌微转移是近几年提出的新概念,定义为治疗时已经存在但目前常规病理学诊断技术还不能确定的转移

(五)临床病理分期

国际抗癌联盟(UICC)1987 年公布了胃癌的临床病理分期,尔后经多年来的不断修改已日趋合理。

1.肿瘤浸润深度

用 T 来表示,可以分为以下几种情况:T_1,肿瘤侵及黏膜和(或)黏膜肌(M)或黏膜下层(SM),SM 又可分为 SM1 和 SM2,前者是指癌肿越过黏膜肌不足 0.5 mm,而后者则超过了 0.5 mm。T_2,肿瘤侵及肌层(MP)或浆膜下(SS)。T_3,肿瘤浸透浆膜(SE)。T_4,肿瘤侵犯邻近结构或经腔内扩展至食管、十二指肠。

2.淋巴结转移

无淋巴结转移用 N_0 表示,其余根据肿瘤的所在部位,区域淋巴分为三站,即 N_1、N_2、N_3。超出上述范围的淋巴结归为远隔转移(M_1),与此相应的淋巴结清除术分为 D_0、D_1、D_2 和 D_3(表3-1)。

表 3-1 中未注明的淋巴结均为 M_1,如肿瘤位于 L/LD 时 4sa 为 M_1。

考虑到淋巴结转移的个数与患者的 5 年生存率关系更为密切,UICC 在新 TNM 分期中(1997 年第 5 版),对淋巴结的分期强调转移的淋巴结数目而不考虑淋巴结所在的解剖位置,规定如下:N_0 无淋巴

结转移(受检淋巴结个数须≥15);N_1 转移的淋巴结数为 1~6 个;N_2 转移的淋巴结数为 7~15 个;N_3 转移的淋巴结数在 16 个以上。

表 3-1　肿瘤部位与淋巴结分站

肿瘤部位	N_1	N_2	N_3
L/LD	3 4d 5 6	1 7 8a 9 11p 12a 14v	4sb 8p 12b/p 13 $16a_2/b_1$
LM/M/ML	1 3 4sb 4d 5 6	7 8a 9 11p 12a	2 4sa 8p 10 11d 12b/p 13 14v $16a_2/b_1$
MU/UM	1 2 3 4sa 4sb 4d 5 6	7 8a 9 10 11p 11d 12a	8p 12b/p 14v $16a_2/b_1$ 19 20
U	1 2 3 4sa 4sb	4d 7 8a 9 10 11p 11d	5 6 8p 12a 12b/p $16a_2/b_1$ 19 20
LMU/MUL/MLU/UML	1 2 3 4sa 4sb 4d 5 6	7 8a 9 10 11p 11d 12a 14v	8p 12b/p 13 $16a_2/b_1$ 19 20

3.远处转移

M_0 表示无远处转移;M_1 表示有远处转移。

4.胃癌分期(表 3-2)

表 3-2　胃癌的分期

	N_0	N_1	N_2	N_3
T_1	ⅠA	ⅠB	Ⅱ	
T_2	ⅠB	Ⅱ	ⅢA	
T_3	Ⅱ	ⅢA	ⅢB	
T_4	ⅢA	ⅢB		
$H_1 P_1 CY_1 M_1$				Ⅳ

表 3-2 中Ⅳ期胃癌包括如下几种情况:N_3 淋巴结有转移、肝脏有转移(H_1)、腹膜有转移(P_1)、腹腔脱落细胞检查阳性(CY_1)和其他远隔转移(M_1),包括胃周以外的淋巴结、肺脏、胸膜、骨髓、骨、脑、脑脊膜、皮肤等。

三、临床表现

(一)症状

早期患者多无症状,以后逐渐出现上消化道症状,包括上腹部不适、心窝部隐痛、食后饱胀感等。胃窦癌常引起十二指肠功能的改变,可以出现类似十二指肠溃疡的症状。如果上述症状未得到患者或医生的充分注意而按慢性胃炎或十二指肠溃疡病处理,患者可获得暂时性缓解。随着病情的进一步发展,患者可逐渐出现上腹部疼痛加重、食欲减退、消瘦、乏力等;若癌灶浸润胃周血管则引起消化道出血,根据患者出血速度的快慢和出血量的大小,可出现呕血或黑便;若幽门被部分或完全梗阻则可致恶心与呕吐,呕吐物多为隔宿食和胃液;贲门癌和高位小弯癌可有进食哽噎感。此时虽诊断容易但已属于晚期,治疗较为困难且效果不佳。因此,外科医生对有上述临床表现的患者,尤其是中年以上的患者应细加分析,合理检查以避免延误诊断。

(二)体征

早期患者多无明显体征,上腹部深压痛可能是唯一值得注意的体征。晚期患者可能出现:上腹部肿块、左锁骨上淋巴结肿大、直肠指诊在直肠前凹触到肿块、腹水等。

四、诊断

胃镜和 X 线钡餐检查仍是目前诊断胃癌的主要方法,胃液脱落细胞学检查现已较少应用。此外,利用连续病理切片、免疫组化、流式细胞分析、RT-PCR 等方法诊断胃癌微转移也取得了一些进展,本节也将做一简单介绍。

（一）纤维胃镜

纤维胃镜优点在于可以直接观察病变部位,且可以对可疑病灶直接钳取小块组织做病理组织学检查。胃镜的观察范围较大,从食管到十二指肠都可以观察及取活检。检查中利用刚果红、亚甲蓝等进行活体染色可提高早期胃癌的检出率。若发现可疑病灶应进行活检,为避免漏诊,应在病灶的四周钳取 4～6 块组织,不要集中一点取材或取材过少。

（二）X 线钡餐检查

X 线钡餐检查通过对胃的形态、黏膜变化、蠕动情况及排空时间的观察确立诊断,痛苦较小。近年随着数字化胃肠造影技术逐渐应用于临床使影像更加清晰,分辨率大为提高,因此 X 线钡餐检查仍是目前胃癌的主要诊断方法之一。其不足是不能取活检,且不如胃镜直观,对早期胃癌诊断较为困难。进展期胃癌 X 线钡餐检查所见与 Borrmann 分型一致,即表现为肿块（充盈缺损）、溃疡（龛影）或弥漫性浸润（胃壁僵硬、胃腔狭窄等）3 种影像。早期胃癌常需借助于气钡双重对比造影。

（三）影像学检查

影像学检查常用的有腹部超声、超声内镜（EUS）、多层螺旋 CT（MSCT）等。这些影像学检查除了能了解胃腔内和胃壁本身（如超声内镜可将胃壁分为 5 层对浸润深度做出判断）的情况外,主要用于判断胃周淋巴结,胃周器官肝、胰及腹膜等部位有无转移或浸润,是目前胃癌术前 TNM 分期的首选方法。分期的准确性普通腹部超声为 50%,EUS 与 MSCT 相近,在 76% 左右,但 MSCT 在判断肝转移、腹膜转移和腹膜后淋巴结转移等方面优于 EUS。此外,MSCT 扫描三维立体重建模拟内镜技术近年也开始用于胃癌的诊断与分期,但尚需进一步积累经验。

（四）胃癌微转移的诊断

胃癌微转移的诊断主要采用连续病理切片、免疫组化、反转录聚合酶链反应（RT-PCR）、流式细胞术、细胞遗传学、免疫细胞化学等先进技术,检测淋巴结、骨髓、周围静脉血及腹腔内的微转移灶,阳性率显著高于普通病理检查。胃癌微转移的诊断可为医生判断预后、选择术式、确定淋巴结清扫范围、术后确定分期及建立个体化的化疗方案提供依据。

五、鉴别诊断

大多数胃癌患者经过外科医师初步诊断后,通过 X 线钡餐或胃镜检查都可获得正确诊断。在少数情况下,胃癌需与胃良性溃疡、胃肉瘤、胃良性肿瘤及慢性胃炎相鉴别。

（一）胃良性溃疡

胃良性溃疡与胃癌相比较,胃良性溃疡一般病程较长,曾有典型溃疡疼痛反复发作史,抗酸剂治疗有效,多不伴有食欲减退。除非合并出血、幽门梗阻等严重的并发症,多无明显体征,不会出现近期明显消瘦、贫血、腹部包块甚至左锁骨上窝淋巴结肿大等。更为重要的是,X 线钡餐和胃镜检查,良性溃疡常小于 2.5 cm,圆形或椭圆形龛影,边缘整齐,蠕动波可通过病灶;胃镜下可见黏膜基底平坦,有白色或黄白色苔覆盖,周围黏膜水肿、充血,黏膜皱襞向溃疡集中。而癌性溃疡与此有很大的不同,详细特征参见胃癌诊断部分。

（二）胃良性肿瘤

胃良性肿瘤多无明显临床表现,X 线钡餐为圆形或椭圆形的充盈缺损,而非龛影。胃镜则表现为黏膜下包块。

六、治疗

（一）手术治疗

手术治疗是胃癌最有效的治疗方法。胃癌根治术应遵循以下 3 点要求:①充分切除原发癌灶。②彻底清除胃周淋巴结。③完全消灭腹腔游离癌细胞和微小转移灶。胃癌的根治度分为 3 级。A 级:D>N,即手术切除的淋巴结站别大于已有转移的淋巴结站别;切除胃组织切缘 1 cm 内无癌细胞浸润;B 级:D=N,或切缘 1 cm 内有癌细胞浸润,也属于根治性手术;C 级:仅切除原发灶和部分转移灶,有肿瘤残余,属于非根治性手术。

1. 早期胃癌

20 世纪 50 至 60 年代曾将胃癌标准根治术定为胃大部切除加 DF 淋巴结清除术,小于这一范围的手术不列入根治术。但是多年来经过多个国家的大宗病例的临床和病理反复实践与验证,发现这一原则有所欠缺,并由此提出对某些胃癌可行缩小手术,包括缩小胃的切除范围、缩小淋巴结的清除范围和保留一定的脏器功能。这样使患者既获得了根治又有效地减小了手术的侵袭、提高了手术的安全性和手术后的生存质量。常用的手术方式有:①内镜或腔镜下黏膜切除术:适用于黏膜分化型癌,隆起型<20 mm、凹陷型(无溃疡形成)<10 mm。该术式创伤小但切缘癌残留率较高,达 10%。②其他手术:根据病情可选择各种缩小手术,常用的有腹腔镜下或开腹胃部分切除术、保留幽门的胃切除术、保留迷走神经的胃部分切除术和 D_1 手术等,病变范围较大的则应行 D_2 手术。早期胃癌经合理治疗后黏膜癌的 5 年生存率为 98.0%、黏膜下癌为 88.7%。

2. 进展期胃癌

根治术后 5 年生存率一般在 40% 左右。对局限性胃癌未侵犯浆膜或浆膜为反应型、胃周淋巴结无明显转移的患者,以 DF 手术为宜。局限型胃癌已侵犯浆膜、浆膜属于突出结节型,应行 DF 手术或 DF 手术。NF 阳性时,在不增加患者并发症的前提下,选择 DF 手术。一些学者认为扩大胃周淋巴结清除能够提高患者术后 5 年生存率,并且淋巴结的清除及病理学检查对术后的正确分期、正确判断预后、指导术后监测和选择术后治疗方案都有重要的价值。

3. 胃癌根治术

胃癌根治术包括根治性远端或近端胃大部切除术和全胃切除术 3 种。根治性胃大部切除术的胃切断线依胃癌类型而定,Borrmann Ⅰ型和 Borrmann Ⅱ型可少一些、Borrmann Ⅲ型则应多一些,一般应距癌外缘 4~6 cm 并切除胃的 3/4~4/5;根治性近端胃大部切除术和全胃切除术应在贲门上 3~4 cm 切断食管;根治性远端胃大部切除术和全胃切除术应在幽门下 3~4 cm 切断十二指肠。以 L 区胃癌,D_2 根治术为例说明远端胃癌根治术的切除范围:切除大网膜、小网膜、横结肠系膜前叶和胰腺被膜;清除 N_1 淋巴结 3、4d、5、6 组;N_2 淋巴结 1、7、8a、9、11p、12a、14v 组;幽门下 3~4 cm 处切断十二指肠;距癌边缘 4~6 cm 切断胃。根治性远端胃大部切除术后消化道重建与胃大部切除术后相同。根治性近端胃大部切除术后将残胃与食管直接吻合,要注意的是其远侧胃必须保留全胃的 1/3 以上,否则残胃将无功能。根治性全胃切除术后消化道重建的方法较多,常用的有(图 3-21):①食管空肠 Roux-en-Y 法:应用较广泛并在此基础上演变出多种变法。②食管空肠襻式吻合法:常用 Schlatter 法,也有多种演变方法。全胃切除术后的主要并发症有:食管空肠吻合口瘘、食管空肠吻合口狭窄、反流性食管炎、排空障碍、营养性并发症等。

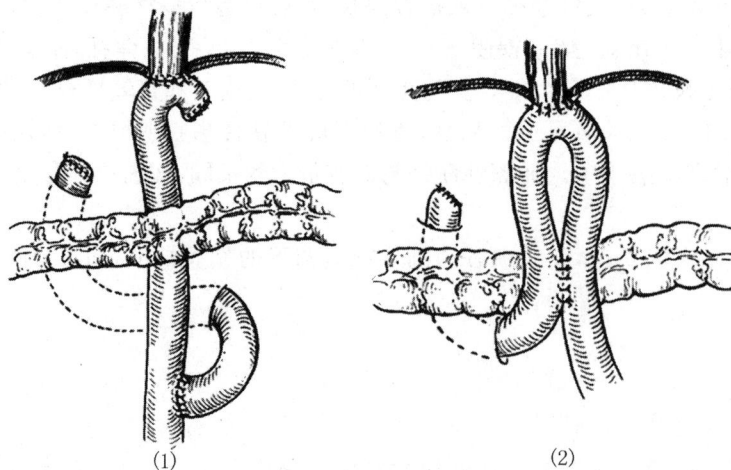

(1)　　　　　　　　　　　　　　　(2)

图 3-21　全胃切除术后消化道重建的常用方法

(1)Roux-en-Y 法;(2)Schlatter 法

4. 扩大胃癌根治术与联合脏器切除术

扩大胃癌根治术是指包括胰体、胰尾及脾在内的根治性胃大部切除术或全胃切除术。联合脏器切除术是指联合肝或横结肠等脏器的切除术。联合脏器切除术损伤大、生理干扰重，故不应作为姑息性治疗的手段，也不宜用于年老体弱，心、肺、肝、肾功能不全或营养、免疫状态差的患者。

5. 姑息手术

其目的有二：一是减轻患者的癌负荷；二是解除患者的症状，如幽门梗阻、消化道出血、疼痛或营养不良等。术式主要有以下几种：①姑息性切除，即切除主要癌灶的胃切除术。②旁路手术，如胃空肠吻合术。③营养造口，如空肠营养造口术。

6. 腹腔游离癌细胞和微小转移灶的处理

术后腹膜转移是术后复发的主要形式之一。已浸出浆膜的进展期胃癌随着受侵面积的增大，癌细胞脱落的可能性也增加，为消灭脱落到腹腔的游离癌细胞，可采取如下措施。

（1）腹腔内化疗：可在门静脉内、肝脏内和腹腔内获得较高的药物浓度，而外周血中的药物浓度则较低，这样药物的毒副作用就随之减少。腹腔内化疗的方法主要有两种：①经皮腹腔内置管。②术中皮下放置植入式腹腔泵或 Tenckhoff 导管。

（2）腹腔内高温灌洗：在完成根治术后应用封闭的循环系统，以 42℃～45℃ 的蒸馏水恒温下行腹腔内高温灌洗，蒸馏水内可添加各种抗癌药物，如 ADM、DDP、MMC、醋酸氯已定等。一般用 4000 mL 左右的液体，灌洗 3～10 min。早期胃癌无须灌洗。T_2 期胃癌虽未穿透浆膜，但考虑到胃周淋巴结转移在 40% 以上，转移癌可透过淋巴结被膜形成癌细胞的二次脱落、术中医源性脱落以及 T_2 期胃癌患者死于腹膜转移的达 1.2%～1.8%，所以也主张行腹腔内高温灌洗。至于 T_3 期与 T_4 期胃癌，腹腔内高温灌洗则能提高患者的生存期。

（二）化学治疗

胃癌对化疗药物有低度至中度的敏感性。胃癌的化疗可于术前、术中和术后进行，本节主要介绍常用的术后辅助化疗。术后化疗的意义在于在外科手术的基础上杀灭亚临床癌灶或脱落的癌细胞，以达到降低或避免术后复发、转移的目的。目前对胃癌术后化疗的疗效仍存在较大的争议，一些荟萃分析显示术后化疗患者的生存获益较小。

1. 适应证

（1）根治术后患者：早期胃癌根治术后原则上不必辅以化疗，但具有下列一项以上者应辅助化疗：癌灶面积>5 cm²、病理组织分化差、淋巴结有转移、多发癌灶或年龄<40 岁。进展期胃癌根治术后无论有无淋巴结转移，术后均需化疗。

（2）非根治术后患者：如姑息性切除术后、旁路术后、造瘘术后、开腹探查未切除以及有癌残留的患者。

（3）不能手术或再发的患者：要求患者全身状态较好、无重要脏器功能不全。4 周内进行过大手术、急性感染期、严重营养不良、胃肠道梗阻、重要脏器功能严重受损、血白细胞低于 $3.5×10^9$/L、血小板低于 $80×10^9$/L 等不宜化疗。化疗过程中如出现上述情况也应终止化疗。

2. 常用化疗方案

已证实胃癌化疗联合用药优于单一用药。临床上常用的化疗方案及疗效如下。

（1）FAM 方案：由 5-FU（氟尿嘧啶）、ADM（多柔比星）和 MMC（丝裂霉素）三药组成，用法：5-FU（600 mg/m²），静脉滴注，第 1、8、29、36 日；ADM 30 mg/m²，静脉注射，第 1、29 日；MMC 10 mg/m²，静脉注射，第 1 日。每 2 个月重复一次。有效率为 21%～42%。

（2）UFTM 方案：由 UFT（替加氟/尿嘧啶）和 MMC 组成，用法：UFT 600 mg/d，口服；MMC 6～8 mg，静脉注射，1 次/周。以上两药连用 8 周，有效率为 9%～67%。

（3）替吉奥（S-1）方案：由替加氟（FT）、吉莫斯特（CDHP）和奥替拉西钾三药按一定比例组成，前者为5-FU 前体药物，后两者为生物调节剂。用法为：40 mg/m²，2 次/天，口服；6 周为 1 个疗程，其中用药 4 周，停药 2 周。有效率为 44.6%。

近年胃癌化疗新药如紫杉醇类（多西他赛,docetaxel）、拓扑异构酶Ⅰ抑制药（伊立替康,irinotecan）、口服氟化嘧啶类（卡培他滨,capecitabine）、第三代铂类（奥沙利铂,oxaliplatin）等备受关注,含新药的化疗方案呈逐年增高趋势,这些新药单药有效率＞20％,联合用药疗效更好,可达50％以上。此外,分子靶向药物联合化疗也在应用和总结经验中。

（三）放射治疗

胃癌对放射线敏感性较低,因此多数学者不主张术前放疗。因胃癌复发多在癌床和邻近部位,故术中放疗有助于防止胃癌的复发。术中放疗的优点为:①术中单次大剂量（20～30 Gy）放射治疗的生物学效应明显高于手术前、后相同剂量的分次照射。②能更准确地照射到癌复发危险较大的部位,即肿瘤床。③术中可以对周围的正常组织加以保护,减少放射线的不良反应。术后放疗仅用于缓解由狭窄、癌浸润等所引起的疼痛以及对残癌处（非黏液细胞癌）银夹标志后的局部治疗。

（四）免疫治疗

生物治疗在胃癌综合治疗中的地位越来越受到重视。主要包括:①非特异性免疫增强剂:临床上应用较为广泛的主要有:卡介苗、短小棒状杆菌、香菇多糖等。②过继性免疫制剂:属于此类的有淋巴因子激活的杀伤细胞（LAK）、细胞毒性 T 细胞（CTL）等以及一些细胞因子,如白细胞介素-2（IL-2）、肿瘤坏死因子（TNF）、干扰素（IFN）等。

（五）中药治疗

中药治疗是通过"扶正"和"驱邪"来实现的,如人参、黄芪、六味地黄丸等具有促进骨髓有核细胞及造血干细胞的增生、激活非特异性吞噬细胞和自然杀伤细胞、加速 T 淋巴细胞的分裂、诱导产生干扰素等"扶正"功能。再如健脾益肾冲剂具有清除氧自由基的"祛邪"功能。此外,一些中药可用于预防和治疗胃癌化疗中的不良反应,如恶心、呕吐、腹胀、食欲减退,白细胞、血小板减少和贫血等。

（六）基因治疗

基因治疗主要有抑癌基因治疗、自杀基因治疗、反义基因治疗、核酶基因转染治疗和基因免疫治疗等。虽然这些治疗方法目前多数还仅限于动物实验,但正逐步走向成熟,有望将来成为胃癌治疗的新方法。

（韩元圣）

第十一节　胃癌术后并发症

一、术后腹腔内出血

（一）原因

术后腹腔出血的发生率约为3％,常见原因为:术中胃周血管结扎不确切、止血不完善、结扎线松脱;高龄动脉硬化患者结扎时过于用力导致血管内膜层脱落,血管破裂出血;术中痉挛的血管术后扩张或血压回升而导致出血;清扫范围广泛,创面渗血不止;术中显露困难,助手拉钩用力过大,导致肝脾破裂,术中未发现或虽经缝合止血,术后依然存在继发出血的可能性,此种情况在脾脏破裂修补后,屡见不鲜,导致医患纠纷,教训惨痛;术前肝功能不全等导致凝血功能障碍,术后创面难以止血;恶性肿瘤本身可导致凝血功能障碍;晚期出血多为术后腹腔内感染或吻合口瘘腐蚀裸露血管而出血。

（二）临床表现

多为引流管引出血性液体,量一般为200～300 mL/24 h,患者多无不适,可逐渐停止渗血而痊愈。部分患者出现大出血,＞100 mL/h,出现脉搏增快、血压下降、皮肤苍白、四肢湿冷、呼吸急促、神志淡漠等失血性休克表现。血红蛋白下降,尿量减少,腹穿可见不凝血。

（三）处理

少量的出血多不需要特殊处理,但应补充胶体液,监测血压、尿量、神志、心率、呼吸等改变,一般不给予止血药。如果出血较多,可给予输新鲜全血和止血药物,记录每小时出血量;如>100 mL/h,无减少或停止迹象,血压不稳定,应积极剖腹探查,无需等待血压正常,以防贻误时机,将患者置于更加危险的境地。常见出血的部位为胃周血管结扎处、胃小弯胃壁和脾脏下极,应给与缝扎或修补;对于脾脏损伤者,部分学者建议立即行脾切除术,以防再次出血。另外,二次手术时应放置空肠营养管,以利于术后肠漏的治疗。放置通畅的多功能引流管利多弊少,可监测术后有无再次出血。介入止血也是可以考虑的方法之一,对部分患者效果满意。

（四）预防

术中妥善结扎血管,避免大块结扎组织,老年人血管硬化,切勿过度用力结扎。胃右动脉、胃左动脉、胃网膜左及右动脉保留端应予以结扎并缝扎。胃小弯近贲门处前后壁,应予以间断缝合,减少出血可能性。脾脏撕裂出血者,除非包膜撕裂,缝扎绝对可靠,有学者主张积极做脾切除术,需知二次手术对患者是致命性打击,特别是老年患者,临床实践中的教训颇多。手术完毕彻底冲洗腹腔,及时发现术野活动性出血并给予妥善缝扎。放置腹腔引流管并保持引流管通畅,便于观察腹腔出血情况。术后密切观察生命体征变化,如有血流动力学不稳,并排除胃出血等因素要想到腹腔内出血可能,并及时处理。

二、术后胃出血

（一）原因

术后胃出血的部位常发生在胃肠吻合口、胃残端关闭口、十二指肠残端闭合口,少见情况出血发生在残胃黏膜的应激性溃疡出血。其原因在于上述吻合口或关闭口处止血不确切或缝合欠佳、血管结扎线脱落所致。应激性溃疡是由于胃酸腐蚀残胃黏膜下血管造成出血。

（二）临床表现

术后多表现为少量出血,一般为300 mL/24 h左右的血性胃液,并且逐日减少。如果出血迅猛,患者可出现失血性休克,脉搏增快、血压下降,皮肤苍白、四肢湿冷、呼吸急促、神志淡漠,胃管引出多量新鲜血性液体,伴有大量凝血块,血色素进行性下降。

（三）处理

1. 非手术治疗

术后胃内出血早期可行非手术治疗。首先要密切观察患者生命体征,大量输血、补液维持血容量防止休克、全身应用止血药物和制酸剂,静脉应用生长抑素,如施他宁6 mg/d以输液泵缓慢维持24 h;如患者存在凝血功能障碍,应及时输注新鲜血浆、冷沉淀、凝血酶原复合物、纤维蛋白原等给予调整。局部处理措施包括保持胃管引流通畅,维持残胃空虚状态,利于止血。同时局部应用止血药物,如凝血酶以生理盐水溶解成10～100 U/mL胃管内灌注,200 mL冰盐水加去甲肾上腺素8 mg由胃管灌注。

2. 胃镜检查及止血

近年来,由于纤维胃镜的普通应用,特别是急诊胃镜检查的应用,对于确定出血部位及出血性质颇有裨益,并可在胃镜下行钳夹止血、局部喷洒或注射止血药物。而且对是否手术治疗提供重要参考依据。

3. 介入治疗

通过选择性或超选择性动脉造影检查出血部位,并行出血动脉栓塞对部分病例有效。

4. 剖腹探查

上述治疗措施无效,应及时行剖腹探查手术。术中在吻合口近侧胃壁纵行剖开胃腔,清除胃内积血和血块,用生理盐水冲洗仔细检查有无出血,多数情况下出血发生在吻合口胃壁或小弯侧缝合处。如发现出血即给予丝线缝扎止血,如发现残胃黏膜多发深在溃疡出血考虑应激性溃疡,应视情况给予残胃大部切除或全胃切除术。如术中发现吻合口及残胃无活动性出血应拆开十二指肠残端关闭处仔细探查有无出血;发现出血部位给予直视下缝扎止血,但应注意避免十二指肠乳头缝扎或损伤。如上述部位的出血处理困难时还可结扎胃十二指肠动脉。

三、十二指肠残端破裂

十二指肠残端破裂仍然是毕Ⅱ式胃大部切除术后最凶险并发症之一,由于十二指肠残端破裂一旦发生,大量胆汁、胰液流入腹腔,可引发严重的急性弥漫性腹膜炎、膈下感染,或难以愈合的十二指肠残端瘘,造成极难调整的一系列病理生理紊乱,如不及时妥善处理可危及患者生命。

(一)原因

(1)全身因素:如营养不良、低蛋白血症、重度贫血、糖尿病、肝硬化、内环境紊乱、恶液质、心肺功能障碍、长期应用激素等因素导致的组织愈合能力差。

(2)残端血供障碍:十二指肠第一段分离过多,残端易缺血坏死。勉强切除溃疡,致使闭合缘为十二指肠残端瘢痕组织,导致漏的发生。十二指肠残端良好血供和正常肠壁是保证愈合的重要因素。

(3)技术因素:如闭合器钉针闭合不全、缝线选择不当、结扎过紧或过松、引流管放置不当、胃肠吻合技巧粗糙等因素,可造成十二指肠残端缝合关闭不严密,或愈合不良。另外局部炎性水肿或瘢痕组织过多、十二指肠游离不够缝合包埋欠佳也可造成该并发症。

(4)输入襻的梗阻:多是由于粘连、成角等原因造成的空肠输入襻梗阻,肠腔内胆汁、胰液和肠液淤积,肠腔内压增高,造成空肠输入段内压过高,张力大,使残端缝合处破裂,有学者认为这是十二指肠残端漏的主要原因。

(5)部分外科医生手术过程中心存侥幸,对十二指肠溃疡疤痕大、缝合困难的病例,未采取预防性的十二指肠造口术。

(二)临床表现

十二指肠破裂一般发生的在术后 3~7 天内,尤以 24~48 h 多见。临床表现为突然右上腹部剧痛,迅速延及全腹,造成急性弥漫性腹膜炎。查体除体温升高、脉搏增快外,尚有全腹压痛、反跳痛,血常规常提示血象升高,核左移,也可有轻度黄疸。也有部分患者表现为膈下感染,穿刺置管后造影证实为十二指肠残端漏。治疗延迟病例可伴有右侧胸痛,咳嗽,透视有右侧膈肌抬高,右侧反应性胸腔积液。超声或 CT 检查可发现腹腔积液;腹腔引流管有浑浊胆汁样液引出,则可明确十二指肠残端破裂或瘘的诊断。

(三)处理

十二指肠残端破裂造成的后果严重,多采用手术治疗。适应证:①术后 48 h 内发生的十二指肠残端瘘;②弥漫性腹膜炎,引流不畅者;③怀疑有输入襻梗阻者。

引流通畅和营养支持是治疗十二指肠残端漏的最重要的措施。具体处理措施包括以下几种。

(1)手术治疗:主要目的是通畅引流和消除肠外瘘。手术原则以破裂口缝合修补、十二指肠造瘘、彻底腹腔冲洗,放置多根多功能腹腔引流管,营养性空肠造瘘对远期患者恢复有重要意义。如能探及瘘口者,可经瘘口放置蕈状管,瘘口周围用大网膜包裹,并于瘘口旁放置多功能引流管,术后持续负压冲洗引流。术中不宜过度分离,以免造成引流管周围的肠壁瘘口扩大。术中应注意探查有无输入襻、输出襻肠管梗阻,并进行相应处理,如有输入襻梗阻,可行输入襻与输出襻之间 Braun 吻合。

(2)营养支持:早期给予肠外营养支持(PN),既提供了充足的营养和水分,又减少了胃肠消化液的分泌,有利于瘘口的愈合。当肠瘘基本控制、胃肠道功能恢复、局部窦道形成后,应尽快从肠外营养过渡到肠内营养。肠内营养可经空肠造瘘管给予肠内营养制剂,有利于扭转负氮平衡、提供充足热卡和蛋白,并能更好的保护肠黏膜、避免肠道细菌移位,从而促进患者康复。

(3)全身应用广谱抗生素,控制感染。

(4)禁食:早期应用制酸剂及生长抑素,减少消化液分泌和丢失,维持水、电解质平衡,促进瘘口愈合具有重要价值;后期可试用生长激素,以促进正氮平衡、组织生长和瘘口愈合。

(5)十二指肠液内含刺激性很强的胆汁、胰液和消化酶,具有强腐蚀性,可侵蚀和刺激周围组织导致出血和皮肤糜烂。局部外敷氧化锌软膏,有利于瘘口周围肉芽组织生长,预防瘘口周围组织出血和皮肤糜烂。持续胃肠减压也是非常必要的,其可减少胃肠液的分泌,减少消化液漏出量,促进瘘口愈合。经上述处理多数患者可在4~6周愈合。

（四）预防

（1）充分术前准备，纠正不利于组织愈合的因素，如营养支持改善患者一般情况，患有糖尿病者控制血糖，纠正贫血。

（2）对有幽门梗阻患者，术前应多次以温盐水洗胃，有助于消除胃壁炎症水肿。

（3）术中应详细探查十二指肠与周围关系，避免副损伤的同时，做到周密的设计残端关闭方式和胃肠吻合方式。

（4）十二指肠残端闭合困难时，预防性十二指肠残端造瘘术，2周后拔管。

（5）行胃空肠吻合时要选择适当的输入襻长度，一般在6~10 cm，以结肠前或结肠后吻合方式而定。合理的输入襻长度对于预防输入襻梗阻，从而避免十二指肠残端破裂的发生大有裨益。

（6）胃肠吻合完成后将胃管放入输入襻可有效降低输入襻压力，也有助于预防十二指肠残端破裂的发生。

（7）妥善地放置有效的双套管引流。

（8）采用胃空肠全口吻合，并将空肠对系膜缘与胃壁大、小弯间断缝合几针，避免输入、输出襻成角。

（9）部分学者经验是加行空肠空肠Braun吻合，从未发生十二指肠残端漏；侧侧吻合还可减少胃肠吻合口梗阻发生率，值得应用。

四、吻合口破裂

吻合口破裂也是胃切除术后近期严重合并症之一，具有较高的死亡率。

（一）原因

1. 全身因素

如营养不良、低蛋白血症、重度贫血、糖尿病以及长期应用激素等因素导致的组织愈合能力差。

2. 吻合口有张力

如毕Ⅰ式胃十二指肠吻合胃残端与十二指肠切缘存在较大张力，或毕Ⅱ式胃空肠吻合时输入襻悬吊过紧，牵扯张力过大；张力吻合是消化道吻合口漏发生的最重要因素。

3. 缝合技术不良

如缝线选择不当、结扎过紧或过松、胃肠吻合技巧粗糙等因素。当然，近年来随着消化道吻合器的广泛应用，缝合技术因素较前减少，但吻合器使用不当也可造成吻合口漏的发生，如吻合时荷包缝合有缺陷，周围组织嵌入，吻合器使用不熟练吻合完成后，吻合器取出困难，过分撕扯吻合口。

4. 吻合口血运障碍

多见于毕Ⅰ式胃十二指肠吻合时十二指肠残端血运欠佳，瘢痕组织过多。

（二）临床表现

多发生于术后第3~6天，主要表现为急性局限性或弥漫性腹膜炎，患者腹痛、高热、恶心、呕吐，以及全身中毒症状，引流管可有草绿色浑浊液体引出，含有胆汁；口服或胃管注入美亚甲蓝，经引流管引出可以确诊。

（三）处理

（1）因吻合口破裂多数引发急性弥漫性腹膜炎，症状体征较重，应急诊手术治疗。手术方式视造成吻合口漏的原因而定，如吻合口存在强曲应改行其他手术方式重新吻合，多见的为毕Ⅰ式吻合改行毕Ⅱ式或Roux-en-Y吻合。如吻合口技术缺陷多数可行修补术。术中应充分冲洗，放置妥善有效的引流管，术后持续负压吸引，保持通畅引流。

（2）非手术治疗适用于漏发生时间较晚，无明显弥漫性腹膜炎症状体征，一般情况较好者，引流管尚未拔除且引流十分通畅的患者。非手术治疗措施包括禁食、胃肠减压、通畅引流。

（3）全身应用广谱抗生素，控制感染。

（4）肠外营养支持，纠正水、电解质及酸碱平衡紊乱，改善患者一般情况。

（5）应用制酸药、生长抑素有利于减少消化液分泌，促进吻合口漏的愈合。

（四）预防

（1）为预防吻合口漏的发生，要求做到缝合针距不要过稀或过密，结扎不要过紧或过松，黏膜必须内翻。吻合口两端的交角处一定要内翻缝好，在吻合口外层完毕后，还要用细针丝线穿过胃前壁、胃后壁及空肠（或十二指肠）的浆肌层作荷包缝合埋盖。

（2）避免吻合口张力：尤其是在毕Ⅰ式胃十二指肠吻合时如有张力，可做 Kocher 切口，沿十二指肠外侧将腹膜剪开，松动十二指肠，使之向胃端靠近，以减少吻合口张力。

（3）保持吻合口两侧胃壁、十二指肠壁或空肠的良好血运。

（4）此外，术前纠正贫血及低蛋白血症，伴幽门梗阻者术前给予洗胃及胃肠减压，都是预防吻合口漏必要的措施。

五、术后输入襻、吻合口及输出襻梗阻

（一）输入襻梗阻

输入空肠段梗阻较罕见，是一种高位肠梗阻，胆汁、胰液、肠液淤积在吻合口以上的肠腔内。如梗阻为部分性，当肠内压力很高时，肠管产生强烈的蠕动，可克服阻力，大量的消化液突然进入胃内，引起呕吐。如梗阻为完全性，消化液淤积在两端闭合的肠腔内，压力不断增高，形成闭襻式肠梗阻，肠壁受压而发生血运障碍，可致输入空肠段和十二指肠侧壁发生压迫性坏死、穿孔，或发生十二指肠残端破裂。有的输入空肠段梗阻尚可并发急性胰腺炎。

1. 原因

行胃大部切除胃空肠吻合术时，若将胃向下过度牵拉，由于吻合后的胃向上缩，如输入空肠段留得过短可被悬吊，则致使空肠在吻合口处或十二指肠空肠曲处形成锐角。输入空肠段过长发生扭曲，则吻合口近端肠腔内胆汁、胰液及肠液等不易排出，而淤积在近端空肠和十二指肠内。做结肠前胃空肠吻合术，若输入空肠段过短，此时短的输入空肠段受到下垂的横结肠及大网膜的压迫，致输入空肠段内容物通过不畅。做结肠前输入空肠对胃小弯的胃空肠吻合时，因输入空肠段留置过长，过长的输入空肠段可穿过吻合口后下孔隙而形成内疝。或输出空肠段穿过吻合口后下孔隙而压迫输入空肠段，亦可导致输入空肠段梗阻。做结肠前输入空肠段对小弯胃空肠吻合时，因为这种方法扰乱了空肠及其系膜的解剖关系，若输入空肠段留置过短，可使输入空肠段发生部分扭转，空肠系膜牵拉过紧，压迫输入段空肠，使被压迫处近端空肠与十二指肠成为两端闭合的肠段，形成闭襻型肠梗阻。

2. 临床表现

输入襻梗阻的临床表现与梗阻程度和时间有关。临床症状多出现在术后数天内，也可出现在术后任何时间。一般表现为上腹发胀疼痛、恶心、呕吐，有时在上腹部可能触及囊性包块（膨胀的肠襻）。如梗阻为完全性，则主要症状为上腹部剧烈疼痛，频繁呕吐，但吐出物不含胆汁，并在腹部常触及有明量压痛的囊性包块。如梗阻为不完全性，术后发生间歇性呕吐物为大量胆汁，有时可达 1000 mL 以上，且不含食物，呕吐后临床症状缓解或消失。体检可见呕吐前上腹部可触及囊性包决，吐出大量胆汁后则上腹包块可缩小或消失。发生在术后早期的输入空肠段梗阻，可引起十二指肠残端破裂或穿孔，并出现腹膜炎的临床表现。X 线钡餐检查，可见钡剂顺利进入输出襻肠段，而不进入或仅少量钡剂进入输入肠襻，输入空肠段呈明显扩大且排空延迟。

输入空肠段梗阻要与吻合口梗阻相鉴别，若术后血清淀粉酶增高应与术后急性胰腺炎相鉴别。输入空肠段不全性梗阻尚需与胃切除术后碱性反流性胃炎和输入段逆流相鉴别，胃切除术后碱性反流性胃炎是胆汁破坏了胃黏膜屏障的结果，临床表现为上腹部持续性烧灼痛，进食后稍加重，不时有少量胆汁呕吐、贫血与体置下降。胃液分析示胃酸缺乏。胃肠钡餐检查示吻合口通畅。输入、输出肠段钡剂通过正常。纤维胃镜检查示慢性萎缩性胃炎。输入肠段逆流多为吻合口输入侧的位置低于输出侧，进食后大都分食

物先进入输入空肠段,然后强烈的肠蠕动将输入空肠段内的食物送回胃腔(逆流)。临床表现为进食后上腹不适感、饱胀感,呕吐多在进食后立即发生。呕吐物为食物,亦有胆汁,钡餐检查多提示输入、输出肠段通畅,吻合口输入侧的位置低于输出侧,输入空肠呈轻度扩张及钡剂逆流现象。

3.处理

输入空肠段梗阻的治疗应根据梗阻的程度及原因来决定。输入空肠段轻度的梗阻常在手术后数周内症状逐渐减轻或消失。完全的梗阻或出现绞窄现象者宜早期行手术解除梗阻。手术方式视具体情况而定:

(1)输入空肠段过短成角者,可切断十二指肠空肠韧带,以解除对过短的输入空肠段的牵拉。更为便捷有效的方法是在吻合口输入和输出空肠襻之间做一侧侧吻合。

(2)内疝嵌顿者,应将嵌顿的输入空肠段复位,同时加做输入和输出空肠段之间的侧侧吻合术,并关闭吻合口后下孔隙。如输入空肠段已坏死,则需切除坏死肠段,行 Roux-en-Y 吻胃肠吻合术。

(3)下垂的横结肠压迫输入空肠段引起梗阻者,亦可改做 Roux-en-Y 吻合。

(4)输入空肠段梗阻致十二指肠残端裂开者,解除其引起梗阻的原因后,并做十二指肠造口减压与腹腔引流术。

(5)输入空肠梗阻致十二指肠侧壁小穿孔者,解除其引起梗阻的原因后,做穿孔修补与腹腔引流术。如第一次手术输入空肠段留置过长,应加做输入、输出空肠段之间的侧侧吻合,并在吻合口的远段空肠上做肠造口减压术。减压用的导尿管经空肠侧侧吻合口插入穿孔的近侧肠腔内,另一端从腹壁小切口引出,还要将造口处周围的空肠壁与腹膜固定数针。

(6)输入肠段梗阻致十二指肠侧壁大片坏死,应将已坏死的部分切除,用空肠输出襻肠壁与正常的十二指肠壁缝合,以完成缺损部的修补。极罕见的是十二指肠完全坏死,难以修补,此时应行胰十二指肠切除术。

4.预防

避免输入空肠段过长或短。输入肠段留置的长度,应根据胃切除的多少和选用结肠前或结肠后胃空肠吻合术等不同方法的要求而定:胃大部切除、结肠后输入空肠段对小弯的胃空肠吻合法,输入空肠段应在无张力的情况下留置 6~8 cm;胃大部切除、结肠前输入空肠段对胃大弯的胃空肠吻合法,输入空肠段应在无张力的情况下留置 10~12 cm;胃大部切除、结肠前输入空肠段对胃小弯的胃空肠吻合法,输入空肠段应在无张力的情况下留置 20~25 cm。做高位胃大部切除术时,输入空肠段留置的长度应作适当延长,尚需加做输入和输出空肠之间侧侧吻合。

(二)吻合口梗阻

1.原因

术后吻合口梗阻常因为胃、肠壁上的开口过小,缝合时胃壁内翻过多,缝合处胃、肠壁炎性水肿与痉挛,吻合口血肿或周围脓肿压迫。

2.临床表现

吻合口梗阻的症状为食后上腹饱胀不适、呕吐,呕吐物为所进食物。因胃肠壁开口过小或内翻过多所致吻合口梗阻,一般术后 2~3 天内开始出现吻合口通过障碍症状,且为持续性,不能自行缓解;因缝合处胃肠壁炎性水肿与痉挛所致的吻合口梗阻,临床症状多出现在术后 6~10 天内,多为暂时性的,一般经胃管吸引 1~2 周均能解除梗阻;因吻合口周围脓肿或炎性包块压迫所致的吻合口梗阻,临床症状亦在手术数日后出现,但多不能自行解。X 线钡餐检查,吻合口呈环状或漏斗状狭窄,钡剂通过受阻。

3.处理

吻合口梗阻的治疗原则应根据引起梗阻的性质而定,如梗阻的性质一时不易确定,宜先用非手术疗法。大多数患者经适当非手术疗法后梗阻症状可自行消失。非手术疗法包括禁食、胃肠减压、高渗盐水洗胃、肠外营养、酌情输全血或血浆及给予抗生素,梗阻症状可逐渐改善。若持续 2~3 周以上仍无改善者,可能为残胃排空障碍。如多次 X 线钡餐检查钡剂均不能通过吻合口,或胃镜发现机械性梗阻者,需再次手术,重新行胃空肠吻合术。

4.预防

防止术后吻合口梗阻,做胃空肠吻合时,最好采用全口吻合;半口吻合时,吻合口长度不低于 6 cm,缝合时避免胃、肠壁内翻过多。吻合口彻底止血,可防止术后吻合口血肿压迫。术前、术后及时纠正贫血及低蛋白血症,伴幽门梗阻者术前数天给予洗胃及胃肠减压等,都是预防吻合口炎性水肿、防止术后吻合口梗阻有效的措施。

(三)输出襻梗阻

1.病因

输出空肠段梗阻是胃大部切除术后较为常见的并发症,其发生原因:①大网膜炎性肿块压迫。②胃切除过多,输出襻悬吊成角或粘连带压迫肠管。③结肠后胃空肠吻合,错误地将横结肠系膜切口缝合固定于吻合口下方的输入、输出空肠段的肠壁上,或因横结肠系膜裂孔与胃壁缝线固定不牢,术后此孔下滑可压迫输入、输出空肠段,形成梗阻。或因固定缝线术后部分脱落,胃壁与横结肠系膜间出现一较大孔隙,小肠可经此孔突入而发生嵌顿或较窄。④结肠前胃空肠吻合,吻合口远端的小肠可进入吻合口后下孔隙而形成内疝。⑤输出空肠段套叠,是输出空肠段梗阻较为少见的病因,若发生逆行性套叠,套入部尚可经吻合口进入胃内。

2.临床表现

输出空肠段梗阻多发生在术后 2 周内,也可发生在术后数月或数年内。临床表现为上腹饱胀,恶心、呕吐,呕吐物多为胆汁和食物。如梗阻原因为大网膜炎性肿块压迫,多无明显腹痛。如梗阻原因为内疝、套叠或粘连带压迫,往往出现阵发性腹痛。输出空肠段套叠,呕吐物除胆汁、食物外,还可含有血性液体。须借助钡餐检查,以显示输出空肠段套叠的部位。

3.处理

输出空肠段的机械性梗阻常需再次手术以解除梗阻,如出现绞窄性肠梗阻的临床表现,则须进行急症手术。当一时不确定梗阻的性质,患者无腹胀、腹痛,又无胃肠道出血与腹膜炎等临床表现,宜先采用非手术治疗。在非手术治疗过程中,每隔 5~7 天进行钡餐检查 1 次,如钡剂能通过吻合口至小肠远端,即使通过的速度很慢或量很小,仍可继续非手术治疗,直至梗阻完全解除为止。经非手术治疗 2~4 周后,临床症状尚无好转或不能排除机械性梗阻者考虑手术治疗,手术方式应视具体情况而定。

(1)肠粘连、粘连带或大网膜炎性肿块压迫,导致输出空肠段梗阻者;应做肠粘连松解术或切除大网膜炎性肿块。

(2)输出空肠段在吻合口处悬吊成角者须加做输入、输出肠襻 Braun 吻合。

(3)内疝嵌顿者应将嵌顿的肠段复位并缝闭吻合口下孔隙;若嵌顿的肠段已绞窄坏死者,应将坏死肠段切除并行肠吻合术。

(4)输出空肠段套叠者,应行肠套叠复位术。

(5)输出空肠段机械性梗阻,必须彻底解除引起梗阻之原因。梗阻解除后胃肠道自然通畅,但有学者认为还应加做输入空肠、输出空肠段之间侧侧吻合。如梗阻的原因确实无法解除,可改行 Roux-en-Y 吻合术或 Braun 侧侧吻合术。

4.预防

结肠前输入襻对大弯吻合,为了杜绝输出空肠段在吻合口处悬吊成角,胃体大弯侧尽可能切除多一些,输入空肠段不宜过短,才能保持吻合口在接近水平位。结肠前胃空肠吻合,如术中发现输入空肠段留置较长时,应将空肠系膜与横结肠系膜缝合,关闭吻合口下间隙,以防小肠进入此孔隙而形成内疝。结肠后胃空肠吻合,必须将横结肠系膜上的开孔环形缝合固定于吻合口近侧的胃壁之上。

(四)内疝形成

胃大部切除术后内疝形成的发生率为 0.2%~2.18%,多发生于术后数天到数月内,且均为毕Ⅱ式吻合术后。其发生和胃肠吻合蠕动方向、结肠前后、肠襻长度有关。由于本并发症发生率较低,常不能引起重视,容易造成诊断及治疗延误,病死率为 40％～50％。

1. 原因

(1)输入襻空肠段过长:在输入襻对小弯的结肠前吻合术式中,吻合口后方与横结肠及其系膜的间隙常成为内疝发生部位,过长的输入襻可疝入其中造成内疝。

(2)吻合口后方间隙:毕Ⅱ式胃空肠结肠前吻合,吻合口后方必然遗留间隙;结肠后吻合,横结肠系膜裂孔未关闭或关闭针距过大,均可内疝形成提供通道。

(3)术后解剖位置的改变:Treitz 韧带位于脊柱左侧,如结肠前输入襻对小弯吻合使肠管及其系膜发生前后交叉,形成空隙,易导致内疝。

(4)其他:术后腹腔内粘连、粘连索带或肠管间粘连间隙形成,加之肠蠕动功能紊乱,体位改变因素等都可造成内疝。

2. 临床表现

胃大部切除术后内疝多发生在手术后早期,约 50％发生于术后 1 个月内,另有 25％发生在术后 1 年内。临床表现主要是腹痛和呕吐,但因疝入肠襻是输入或输出襻而不同。输入襻内疝常有剧烈的持续上腹痛,也可为剑突下或左上腹痛,并向背部或肩胛后放射,不能平卧,常有恶心、呕吐,呕吐物很少含有胆汁。左上腹可能扪及包块。腹部一般不胀,当发生腹膜炎时可有腹痛、压痛和反跳痛、发热、白细胞计数增高,并容易发生虚脱、休克。输入襻发生内疝后,十二指肠内胆汁、胰液积聚,导致该段肠内压升高,造成胰管内胰液反流,引起血淀粉酶升高,可导致急性胰腺炎,因此,毕Ⅱ式胃大部切除术后发现血淀粉酶升高时,除外胰腺炎外,还应考虑内疝的可能,以免延误手术时机。

输出襻内疝的表现与小肠梗阻相似,常有阵发性腹部绞痛,有时向腰背部放射。呕吐物合有胆汁。可有腹胀及全腹压痛。有时巨大的输出襻内疝可压迫空肠输入襻,出现输入襻和输出襻同时梗阻,此时血淀粉酶亦可升高。内疝一般迅速恶化,但有 10％～15％患者呈慢性间歇性发作,表现为不全梗阻,症状迁延数年之久。

因该并发症临床表现无特异性,诊断较为困难。因此对于毕Ⅱ胃大部切除术后近期内发生的上腹部持续性疼痛,阵发加剧,伴有腰部酸痛并向左肩部放射,频繁恶心、呕吐,呕吐后腹痛仍不缓解,排除急性胰腺炎者,应怀疑本病。体检有时可触及包块,出现典型腹膜炎体征。影像学亦无特异性,X 线可见液平,或可见到孤立胀大肠襻或软组织影。

3. 治疗

该并发症以手术治疗为主,非手术治疗死亡率高。手术方式如下:①回纳肠管,关闭吻合口后间隙。一般情况下,肠管由右侧向左侧疝入,因此回纳时应按照相反方向操作,如疝入肠管高度扩张可先试行减压后回纳肠管。肠管回纳后间断缝合关闭吻合口后方间隙,防止内疝复发。如肠管已发生坏死则应切除坏死肠管,吻合后再行关闭裂隙。如疝入肠管过多,活力可疑,处理时应慎重,避免肠管切除过多造成短肠综合征。②胃肠重建术。如输入襻过长可行输入、输出襻 Braun 吻合术,或改行胃空肠 Roux-en-Y 吻合术。

4. 预防

胃切除术后内疝形成,诊断困难。文献报道,即使能及时诊断死亡率仍高达 32％,因此预防显得尤为重要。如前所述,该并发症主要发生在毕Ⅱ式胃空肠吻合。在毕Ⅱ式胃大部切除术应从以下几个方面防止内疝形成:①输入襻长度不能过长:输入襻长度过长是造成内疝的一个重要原因,因此通过各种方法尽量缩短输入襻长度,避免输入襻疝入。如网膜肥厚者可切除大网膜,以减少输入襻跨度;Treitz 韧带位置变异者可视情况选择输入襻对大弯的吻合方式。②注意关闭吻合口后间隙:尤其在结肠前吻合时,应注意缝合关闭吻合口与横结肠系膜的裂隙;在结肠后吻合时应注意关闭横结肠系膜切口。③内疝形成与饮食和消化道功能紊乱有一定关系,因此良好的饮食习惯、避免餐后剧烈活动,尤其对于一些有间歇性发作的腹痛症状者更为有益。

六、术后急性胆囊炎

（一）原因

众多研究资料表明，迷走神经干切断后，由于迷走神经肝支、胆支的切断，使胆囊的副交感神经支配丧失，从而导致胆囊排空功能延迟、容量增加、胆囊收缩素作用下胆囊收缩减少，易导致胆汁淤滞。毕Ⅱ式胃肠道重建食物不经过十二指肠，缺少脂肪类食物对胆囊收缩素的刺激作用，诱发胆囊扩张与胆汁淤积。后者导致胆汁成分改变、胆汁黏稠、排泄更为困难，胆盐浓度进一步升高刺激胆囊，诱发炎症。旷置的十二指肠内细菌繁殖，易于引起胆管逆行感染。另外，术中拉钩对胆囊壁黏膜的压迫损伤也是原因之一。

（二）临床表现

胆囊炎表现为术后几天或数月出现右上腹疼痛不适，后继出现寒战高热、右上腹压痛、反跳痛、胆囊胀大，并发中毒性休克者血压下降、脉搏细数、四肢湿冷等。白细胞升高，中性粒细胞比例增加。

（三）处理

术后急性胆囊炎可先行非手术治疗，积极补液、给予抗生素、解痉处理；如出现局限性腹膜炎，应急诊剖腹探查，手术原则为以最小的手术方式解决胆囊炎的问题即可。可行胆囊切除或造瘘术，右肝下放置多功能引流管以引流渗液，并可作为术后胆漏的诊治方法之一。

（四）预防

清扫肝十二指肠韧带内淋巴结时切勿损伤胆囊动脉及胆囊壁。全胃切除者，可加行胆囊切除术，以防术后胆囊炎发生。保留迷走神经肝支的胃切除术，可维持胆囊的收缩功能，减少术后胆囊炎和胆石症的发生。术后不使用促使 Oddi 括约肌痉挛的药物如吗啡等。

七、胆囊坏疽

（一）原因

胆囊动脉多数起始于肝固有动脉，经胆囊三角后到达胆囊。少数情况下胆囊动脉起自肝固有动脉的近心端，如在清扫 No.12 组淋巴结时易于误伤，术后胆囊缺血坏疽。

（二）临床表现

胆囊坏疽一般在术后 3~5 天出现右上腹剧烈疼痛，查体可见明显腹膜炎体征，腹肌紧张，压痛，反跳痛，继之出现发热、脉快等全身中毒症状。

（三）处理

一旦怀疑有胆囊坏疽，应立即行 B 超检查，以了解胆囊情况及右上腹积液的位置和量。多数患者应行剖腹探查、胆囊造瘘术或胆囊切除术，一般不行胆总管探查及 T 管引流术，因患者接受二次手术打击，风险极高，要求以最小的手术方式解决问题。同时还应给予禁食、营养支持、抗炎等治疗。

（四）预防

预防胆囊坏疽的最好方法是在解剖胃十二指肠韧带时，辨认胆囊动脉，予以保护，避免损伤和结扎。如在判断胆囊动脉是否损伤没有把握，在关腹前应仔细检查胆囊血供，如血供不佳应行胆囊切除。

八、术后急性胰腺炎

（一）原因

具体发病原因尚不明了，有关因素如下。①胰腺损伤：手术切除胰腺背膜或与胰腺浸润粘连，在分离过程中可能造成胰腺实质损伤，甚至主、副胰管的损伤。②术后 Oddi 括约肌痉挛：手术刺激可能造成十二指肠乳头的痉挛水肿，造成 Oddi 括约肌痉挛，从而造成胆汁或胰液自身反流诱发急性胰腺炎。③输入襻梗阻：造成较高的输入空肠段内压，使胆汁、十二指肠液逆流诱发急性胰腺炎。

（二）临床表现

其表现与一般急性胰腺炎相似，主要为持续中上腹或腰部疼痛，呈束带感，血清淀粉酶、脂肪酶升高，可资诊断。

（三）处理

多可通过非手术治疗而治愈,措施包括禁食、胃肠减压、营养支持、抗生素、制酸、生长抑素等,但如存在严重输入襻梗阻等因素,明确病因后需手术治疗,解除输入襻梗阻,否则胰腺炎难以缓解。

（四）预防

术中分离过程中避免胰腺损伤;妥善设计胃肠吻合方式;避免输入襻梗阻,对于减少术后胰腺炎的发生也有重要意义。

九、术后早期炎性肠梗阻

胃切除术后早期发生的肠梗阻,除了肠麻痹及内疝、肠扭转、吻合口狭窄等器质性因素外,绝大多数是因手术操作范围广,损伤重或术前已有炎症,特别是曾经有过手术史的病例,腹腔内有广泛粘连,剥离后肠浆膜层有炎性渗出,肠襻相互黏着,甚至成角。这类肠梗阻称为腹部手术后早期炎性肠梗阻,其特点是既有机械因素,又有肠动力障碍因素,但无器质性狭窄。

（一）原因

胃切除术后早期炎性肠梗阻的主要原因是粘连和炎症。尤其是有多次腹部手术史或术中肠内容物污染严重的手术,其引起的机械性和化学性刺激导致吻合口和残胃炎症与水肿,以及横结肠系膜裂孔或大网膜水肿压迫,影响了胃的正常功能,减弱了残胃的收缩力,并使胃和小肠产生功能性排空障碍。此外,精神过分紧张,水、电解质及酸碱平衡失调,饮食改变及全身变态反应等也可能是本病的诱发因素。

（二）临床表现

本病常发生在手术后 2 周左右,腹胀、停止排气排便是主要症状,其次是呕吐。多数患者腹部有固定压痛的炎性包块,但无腹肌紧张、反跳痛。部分患者有低热,患者白细胞计数可升高。X 线检查对术后早期炎性肠梗阻的诊断具有决定性意义。腹部可见多个气液平,肠腔扩张积液。口服或经胃管注入 30％泛影葡胺显示肠蠕动减弱或消失,肠腔扭曲狭窄,造影剂成线状缓慢通过,有明显不全梗阻征象。纤维胃镜检查可见胃蠕动减弱,胃肠吻合口通畅,但有炎性水肿,腹部 CT 可见大网膜及肠管增厚,肠襻扭曲成团,肠腔基本没有显影剂。

（三）治疗

炎性肠梗阻原则是采取非手术治疗,应严加观察,耐心等待。只要无绞窄性肠梗阻或腹膜炎症状,一般不考虑手术治疗。

1.非手术治疗

（1）禁食,胃肠减压。

（2）肠外营养支持,维持水、电解质及酸碱平衡。

（3）应用生长抑素,可大幅减少消化液的分泌,减少梗阻肠段积液,减轻肠腔扩张,有利于肠道水肿尽早消退。

（4）应用肾上腺糖皮质激素,小剂量肾上腺皮质激素能有效地减轻腹腔和肠管非细菌性炎症,消除肠壁水肿,是炎性肠梗阻的有效治疗措施。但同时应根据病情适可而止,防止产生并发症。

（5）其他药物治疗,如红霉素、西沙必利等。

2.手术治疗

炎性肠梗阻经 2～4 周非手术治疗,多能治愈。只有出现肠绞窄或腹膜炎症状时,才考虑手术治疗,否则应坚持非手术治疗。手术方式视肠梗阻病因而定,一般做肠粘连松解或肠侧侧吻合短路手术,若有肠绞窄应行肠切除术。

（四）预防

术中操作应注意的事项:术中减少不必要的损伤,注意保护肠浆膜,避免干纱布擦拭肠壁,手套上的滑石粉应清洗干净,尽量减少腹腔污染,腹腔内渗液应彻底清除等,术者在手术操作中尽量细心、仔细。术后应鼓励患者早期下床活动,消除紧张情绪,维持水、电解质及酸碱平衡,适当营养支持,以上措施可使减少炎性肠梗阻的发生。

十、膈下脓肿

（一）原因

膈下脓肿均为液体积存感染而直接形成:术中消化道内容物溢出污染腹腔,或胃肠吻合口、十二指肠残端瘘病变局限而形成。如术中切除脾脏,则发生率更高。

（二）临床表现

膈下脓肿位置较深,又有原发疾病或手术在前,腹部体征往往不突出。患者可感到上腹部饱胀不适,上腹部或下胸部隐痛,可牵扯肩背部或后腰部疼痛。如膈受刺激,可有频繁呃逆。有胸膜反应时,可有胸痛、气短、咳嗽。膈下脓肿最重要的临床表现是原有的病情好转后又逐渐出现全身感染症状。体温再度升高,开始为弛张热,逐步为稽留性高热、脉搏增快,多汗、虚弱,一般情况明显恶化。体格检查时,上腹部有明显压痛及腹肌紧张者不足 50%,可有饱满感,有时能触及边界不清的包快。肝区可有叩击痛,侧胸部或后腰部有时出现指凹性水肿。听诊患侧呼吸音弱,或有湿性啰音。肠蠕动正常或减弱,中毒症状明显时,可出现肠瘀胀。

（三）处理

1.全身治疗

消耗严重者给予肠外营养,必要时胃肠减压。静脉给予有效广谱抗生素并给予抗厌氧菌药物,可根据药敏调整抗生素。

2.脓肿穿刺

如脓肿形成、脓腔较大时,可在 B 超引导下穿刺置管引流,将脓液尽可能吸净,可注入生理盐水冲洗,以稀化脓液,便于引流。

3.手术引流

多数患者需手术引流。术前 B 超定位,选择合适切口,原则选择腹膜外入路。手术入路包括腹前壁入路、后腰入路及胸壁入路。无论经何入路切开脓腔,引流必须充分,可放置多功能引流管,妥善固定于皮肤,术后负压吸引,可定时冲洗脓腔。随引流量减少,逐步拔出引流管。必要时在拔管前做窦道造影,了解有无残腔。

（四）预防

关腹前,根据腹腔污染情况,充分吸净腹腔渗出液,彻底止血,需要冲洗时应用大量盐水冲洗并清除干净。腹腔内如遗有创面或有吻合口漏可能时,应放置多功能引流管,麻醉清醒后尽早取半卧位。

十一、小肠粘连性肠梗阻

（一）原因

肠粘连是机体对外来刺激的保护性反应。手术翻动肠管浆膜损伤、缺血、吻合口漏、缝线、血肿等均可引起炎症反应,局部纤维蛋白原及纤维蛋白积聚,诱发蛋白性粘连。此种粘连可被纤溶系统和巨噬细胞清除,再由间皮细胞覆盖创面而达到生理性修复。在壁层腹膜及脏层腹膜损伤严重情况下,纤溶系统功能低下,蛋白性粘连不能溶解,逐渐为纤维组织细胞所替代,形成胶原纤维,间皮细胞无法覆盖损伤面,即导致纤维性粘连。开腹手术肠粘连几乎是 100% 发生,但其中只有 30% 左右发生梗阻。发生肠梗阻的解剖因素:粘连成团、粘连成交、粘连带压迫、内疝、以粘连带为轴心小肠旋转及肠管粘连或被误缝于腹壁切口,在体位转变、暴饮暴食以及胃肠道功能紊乱的情况下,即诱发肠梗阻。患者出现不同程度的恶心呕吐、腹痛。腹胀及停止排气排便。

（二）病理生理改变

1.体液丧失及水、电解质及酸碱平衡紊乱

胃肠道每天约 8 000 mL 分泌液不能再吸收,积存在肠腔或呕吐排出;肠腔过度的扩张还可导致血液回流障碍,肠壁向腹腔渗出增加;如果出现绞窄坏死,则可丢失大量血液。共同结果是导致血容量不足及酸碱平衡紊乱。十二指肠等高位梗阻可导致低钾低氯性碱中毒,而大多数小肠梗阻,因丢失大量碱性肠液、缺氧导致酸性产物积聚,加之小便减少,患者易于出现代谢性酸中毒。

2.感染中毒

扩张肠襻内的细菌繁殖活跃,产生大量毒素,易于导致患者中毒;在肠梗阻时间过长或肠壁坏死情况下,发生细菌异位,肠腔内细菌移植到腹腔内,引起化脓性腹膜炎和菌血症。

3.休克

肠梗阻导致的休克为混合型,原因包括严重缺水、血容量减少、酸碱平衡紊乱、细菌感染中毒等,病情严重,晚期出现 MODS 甚至多脏器功能衰竭而死亡。

4.循环呼吸功能不全

过度腹胀、膈肌上抬、腹式呼吸减弱,导致气体交换功能障碍。同时腹内压力升高,影响静脉回流,再加上感染、中毒及休克等因素,而致循环与呼吸功能不全。

(三)治疗

纠正生理紊乱与解除梗阻是肠梗阻治疗的基本原则,包括非手术和手术方法。

1.非手术方法

(1)胃肠减压:是肠梗阻的最基本的处理方法,通过胃肠减压清除积聚的气体及液体,降低肠腔内压力,改善肠壁血液循环,减少细菌繁殖与毒素吸收,促进局部及全身状况改善。尽量用较粗的鼻胃管,前端10 cm 多剪侧孔,插入深度应达幽门部,以起到良好的吸引减压作用。

(2)纠正水、电解质及酸碱平衡紊乱:这也是肠梗阻治疗的重要方法,根据梗阻部位、生化检查结果、血气分析、引流量、尿量、心脏功能及肾功能等,决定输液量及种类;绞窄性坏死者,根据血常规血红蛋白结果,酌情给予补充红细胞,但大多数情况下,并无必要。

(3)应用抗生素。肠梗阻多半有细菌繁殖及毒素吸收,应给予静脉抗生素。目前第3代头孢菌素类应用效果较好,由于肠腔内尚有厌氧菌存在,加用灭滴灵有益无害。

(4)解痉止痛:肠梗阻早期由于梗阻以上肠管收缩加强,患者多有剧烈阵发性腹痛,可给予解痉剂如诺仕帕。阿托品及654-2由于存在口干等不良反应,患者耐受性不及诺仕帕。杜冷丁及吗啡的应用必须在排除绞窄性肠梗阻之后。

(5)抑制胃肠道液体分泌:减少肠腔液体分泌必然减轻肠道负担,促进康复,生长抑素如施他宁效果较好,胃肠引流量可减少300～500 mL/d,效果确切。

(6)肠外营养支持:禁食期间,应给予104.6～125.52 kJ/kg 体重非蛋白热量的营养支持,可以减少负氮平衡,促进合成代谢,改善患者身体状况。

(7)温盐水低压灌肠:一方面可以清洗梗阻以下肠管内残存粪便;另一方面可以促进肠蠕动,利于肠道功能早期恢复。但切记必须无绞窄性肠梗阻,否则可导致穿孔,因此,灌注压切勿过高。

(8)润滑肠道:特别是单纯性不完全性肠梗阻最为适合,给予石蜡油30～50 mL 自胃管注入,夹管30 min后开放,对肠梗阻的解除颇有裨益。

(9)下床活动:肠腔内容的排空动力,一方面来自肠腔蠕动,另一方面来自重力作用,因此,患者在病情可以忍受的情况下,应坚持下床活动。

2.手术治疗

(1)适应证:出现腹肌紧张、压痛、反跳痛、肠鸣音消失等腹膜炎体征者;腹穿、胃肠减压或排出血性液体者;脉搏、体温、白细胞及中性粒细胞持续上升,血压出现下降者;经24～48 h 积极的上述非手术处理措施治疗后,未见好转反而加重者;腹部绞痛剧烈,腹胀不对称,局部隆起者;X 线发现孤立胀大肠襻者;对于多次反复发作者,可于最后一次发作开始即予以手术探查。

(2)手术要点:手术需在全身麻醉下进行。可经原切口进腹,切除原手术瘢痕,并超过原切口3～5 cm,进腹时先从超出原切口部分切开腹膜,这是因为原切口瘢痕下方可能存在粘连肠管。对肠壁坏死变黑、蠕动丧失、血管搏动消失、生理盐水纱布热敷或 0.5％普鲁卡因封闭 30 min 未见好转者，应行肠切除肠吻合术。手术目的在于解除引起梗阻的粘连，对未引起肠梗阻的粘连无需处理，因手术会造成新的粘连，而且增加肠漏的风险。粘连成团的肠襻，根本无法切除时，可行短路捷径手术；如果尚存＞100 cm 小肠时，可将成团肠襻切除术；或者梗阻部位以上切断肠管，远断端封闭，近断端与梗阻部位以下的肠管吻合。至于小肠造瘘术一般无需采用。对于广泛粘连且反复手术者，可行小肠插管内固定术：经胃造瘘插入带气囊的双腔管，将其远端气囊置于盲肠，从而将全部小肠顺序折叠排列。如果无带气囊的双腔管，也可用较粗的胃管，两端经胃造瘘和盲肠造瘘引出体外，胃管间隔 10 cm 剪侧孔 1 个，术后胃管两端均予以负压吸引。另外需注意有时粘连造成的肠梗阻不止一处，应全面探查，以防遗漏。术后采用上述非手术处理方法是保证手术成功的关键。

（3）术中注意事项：粘连性肠梗阻的手术易于发生肠漏、腹腔感染以及肠梗阻未能解除的情况，为获得较好的手术效果，术中可采取以下措施：尽量不经原切口进腹，因其下方可能存在粘连之肠襻，易于损伤。如果经原切口，首先需要在原切口上方或下方 5 cm 进腹，可减少手术损伤概率；粘连解除以锐性分离为主，薄的组织剪以及小的圆刃刀都是较好的器械；短的粘连予以切断，长的粘连带必须完全剪除，预防其游离缘形成新的粘连带；一般不要用手指钝性分离，虽然很多医生都曾应用；如肠管与腹壁粘连，可切除部分腹膜，保护小肠；对于粘连成团的肠襻无需强行分离，在明确梗阻远、近段肠管后，可行短路手术，或在确保尚存＞100 cm 小肠情况下，行肠襻切除术；虽然患者可能存在多处粘连梗阻，术中应全面探查，包括自胃至直肠的全部消化道，但对无梗阻的粘连切忌分离，以免引起更多损伤；如果肠腔大量积气积液，可先行肠管减压处理；浆膜层损伤，可用 0 号丝线间断缝合，损伤面积较大者，必须采用横形缝合，以免肠腔狭窄梗阻；在可能发生漏的肠管附近留置双腔引流管，虽有引起新的粘连的可能，但可通过引流液性状早期发现肠漏，尽早处理，避免更危险的并发症。还有一个重要因素是手术医生的经验与耐心，丰富的临床经验无疑是手术成功的重要保障。粘连性肠梗阻在很多时候相当复杂，手术耗时耗力，术者必须戒骄戒躁，耐心细致地处理每一步操作，否则将会对患者带来灾难，也给术者辩下终生遗憾。至于在患者腹腔留置防粘连药物，虽然研究较多，但目前尚无任何一种药物值得信赖。

十二、乳糜漏

（一）原因

乳糜漏是腹后壁的淋巴管道损伤所致，其发生率并不高。主要的损伤部位：①清扫 No.16、No.14、No.8p 淋巴结或贲门后组织时可能将腹主动脉和下腔静脉周围的腰干或乳糜池损伤。②清扫 No.16b1 组淋巴结、腹主动脉和下腔静脉之间的组织时，远端往往有一管状结构，应予以钳夹、切断、结扎。

（二）临床表现

临床实践发现淋巴漏的发生率不足 0.07％，分为排出液呈乳白色的乳糜漏和自肝门淋巴管排出的浆液性的肝淋巴漏。胃癌手术后乳糜漏临床表现多出现在术后 2～4 d，患者可出现腹痛、恶心或呕吐，多诊断为术后"正常"反应。如补液充分患者通常无明显不适。如引流管过早拔出，可表现为腹胀。腹腔引流管引流出大量浆液性的或乳白色液，量多在 500～5 000 mL。乳白色腹水不等于乳糜漏，因癌性腹水内含有较多脱落细胞时亦呈乳白色。乳糜漏时乳糜试验呈阳性：乙醚等有机溶剂萃取乳糜微粒脂肪小滴，脂溶性染料苏丹Ⅲ对乙醚提取物进行染色，涂片镜下可见脂肪颗粒被染成大小不等的橘红色球形小滴。乳糜性腹水加乙醚震荡后变为澄清，加苏丹Ⅲ后呈红色。

（三）处理

乳糜漏的总体预后较好，一般不致危及患者生命，也不必急于再次手术，给予低脂、高蛋白饮食。应保持引流通畅，注意维持患者水、电解质及酸碱平衡，予以肠外营养支持。补充维生素 K 可促进较小的淋巴漏口愈合。引流量会逐渐减少，直至可以拔除引流管，鲜有腹胀再发者。当淋巴漏＞1 500 mL/d 且伴有呼吸困难时，可行剖腹探查。术前 6 h 给予苏丹黑 B 2.5 g，另服牛奶 100 mL，利于术中对漏口的识别。术中仔细探查腹膜后手术创面，可疑之处均予以集束结扎。如引流管拔出后发生的淋巴漏，为减轻腹胀导致的呼吸困难,可行腹腔置管引流术,但此仅为姑息处理。另外,顽固性乳糜漏可行腹腔－静脉分流术(Denver 管)也是可选择方法之一。

(四)预防

术中操作仔细,妥善结扎损伤的淋巴管,是避免淋巴漏的关键。在清除上述淋巴结时,对所有结缔组织或条索样组织均应妥善结扎,要时刻注意有无清白色液体不断地渗出,如有且以纱布蘸净后又有液体不断渗出说明有淋巴管损伤,应给予结扎。有学者曾见 1 个食管癌胸腔淋巴管损伤的案例,术中已见淡黄色液体不断渗出,但未能集束结扎,术后发生大量淋巴漏,值得术者反思。

十三、胃回肠错误吻合

胃大部切除术后误将残胃与末端回肠吻合在一起,称为胃回肠错误吻合。该并发症属严重技术错误,常由于操作者的粗心大意、解剖知识不足所致,是完全可以避免的。

(一)原因

1. 主观因素

胃回肠错误吻合发生的最主要原因是术者的经验不足或粗心大意。

2. 客观因素

由于腹腔内情况复杂,或由于腹腔内广泛粘连、患者自身解剖变异造成术者不能正确辨认末端回肠的腹膜附着处或 Treitz 韧带,当肠管拉不动时就误认为是空肠起始处。

(二)临床表现

由于残胃与回肠错误吻合后,食物及消化液通过一小段回肠即迅速进入结肠,吸收面积明显减少,造成营养物质的消化吸收障碍,电解质大量丢失,患者出现严重腹泻,从而造成严重的营养不良和水、电解质及酸碱平衡失调。其发病机制类似于短肠综合征,临床上往往表现为:

(1)体重减轻、营养不良:绝大多数患者会出现不同程度的营养不良和体重减轻,且常呈现进行性加重趋势。随着时间推移,患者小肠黏膜可以出现增生肥厚,而起一定的代偿作用,但因吻合处距回盲瓣多在 10～15 cm 内,多数患者的营养状况难以维持。长期营养不良造成严重的低蛋白血症,可出现四肢浮肿、腹水等。

(2)贫血:多数系营养性贫血。由于营养物质的消化吸收障碍,尤其是十二指肠和上段空肠对铁、维生素 B_{12}、叶酸吸收障碍,造成贫血;常呈正常细胞或小细胞低色素性贫血。

(3)腹泻:表现为持续性长期进食后排便次数增多多严重时每小时均有腹泻;粪质稀薄或呈水样,内含较多未消化食物,无黏液脓血。长期腹泻造成肛周皮肤的湿疹,甚至糜烂。

(4)呕吐:由于末端回肠内容物可反流入胃,造成胃黏膜刺激,引起呕吐,呕吐物可呈粪便样,有发酵及粪臭味。

(5)腹痛:由于大量小肠旷置,细菌丛生,缺乏食物刺激,可出现功能紊乱,引起腹部绞痛。另外由于回肠对胃酸抵抗力极低,胃回肠吻合口溃疡发生率高,溃疡面的刺激也可引起烧灼样腹痛。

(6)由于营养物质吸收障碍造成低钙血症,出现骨折、骨质疏松等;由于维生素吸收障碍可出现舌炎、神经炎等;溃疡容易复发可造成出血。

(7)实验室检查:主要为吸收不良综合征表现,血液检查可见水、电解质紊乱,代谢性碱中毒,中重度贫血,低蛋白血症,维生素缺乏;骨关节 X 线片可见骨质疏松;粪便中脂肪和氮含量增高。

(三)治疗

严重营养不良的患者应行静脉营养,一方面纠正水、电解质及酸碱平衡失调;另一方面补充营养改善患者一般情况,提高手术耐受力。该并发症一经诊断应及时手术,手术是唯一可能治愈该症的方法。手术方式一般选择切除胃回肠吻合部位＋回肠两断端吻合＋胃空肠吻合术。

(四)预防

术者操作谨慎、细心,熟悉解剖结构,遵循操作常规是预访该并发症的关键。客观上,Treitz 韧带是判断空肠起始端的关键标志,因此正确辨认该韧带是预防的关键所在,正常情况下,此韧带位于横结肠系膜根部下方,提起横结肠及其系膜的间隙就可看到 Treitz 韧带,约相当于 L_2 左侧,肠系膜下静脉右侧。在遇到腹腔内广泛粘连或解剖变异时,尤其应该耐心寻找,根据解剖定位和正确的辨认方法来操作。除此之外,末端回肠与近端空肠在解剖结构上有着明显区别,如近端空肠系膜血管弓为单弓,而回肠有 4~5 级血管弓;空肠肠壁较回肠厚,管径较回肠粗。注意这些问题,按常规正确操作,该并发症是可以避免的。

十四、倾倒综合征

胃大部切除术后由于胃容积缩小,正常的幽门括约肌限制和延缓食物过快进入小肠的功能不复存在,部分患者胃肠吻合口过大(特别是毕Ⅱ式)所进食物可迅速由残胃进入小肠,引发一系列症状,称为倾倒综合征。

(一)早期倾倒综合征

1.原因

早期倾倒综合征的具体病因和机制目前尚不完全明了,有多种学说,多数认为大量高渗食物快速进入十二指肠或空肠引起的病理生理变化:①餐后高渗性食物快速进入小肠引起肠道内细胞大量分泌肠源性血管活性物质(如 5-羟色胺、缓激肽等),从而导致肠道蠕动加快和容量血管舒张的症状。②食物未经消化、稀释快速进入小肠,由于食物的渗透压较高,通过渗透作用使大量细胞外液透过肠壁进入肠腔,造成大量液体丢失。③大量液体丢失以及循环血量进入容量血管,造成有效循环容量下降,血清钾离子减少,引起一系列循环系统症状。④站立时,食物和进入肠腔的体液的重量牵拉已游离的残胃,刺激内脏神经,引起反射性上腹部症状和心血管症状。

2.临床表现

多发生在餐后 5~30 min,持续约 15~60 min,进食后站立可诱发或加重症状,而餐后平卧休息可减轻症状。临床上主要表现两组症候群:①胃肠道症状,上腹饱胀感、恶心、呕吐,腹泻、肠绞痛,查体有脐周轻压痛或无明显压痛,听诊肠鸣音活跃。②循环系统症状,表现为一过性血容量不足的症状,如心悸、心动过速、出汗、眩晕、苍白、无力、发热等。

3.处理

早期倾倒综合征多数症状较轻,经过一段时间的胃肠道适应和饮食调节后,症状可消失或易于控制。

主要非手术治疗措施。①体位:进食后适当平卧休息 20~30 min,减少活动,避免餐后马上站立或行走,防止食物因重力作用过快从残胃进入小肠。②饮食调节:少量多餐,逐渐增加食量,给予多次少量的高脂、低糖、含水分少的半固体食物,以增加食物的黏滞度,避免流质及过甜、过咸食物。③支持疗法:对病情严重者加强支持治疗,维持水、电解质及酸碱平衡,必要时给予肠外营养支持以利于患者康复。④心理疗法:神经精神因素在倾倒综合征的发病中有重要作用,充分解释病情,树立患者的信心,以配合治疗;适当的心理暗示治疗有时会有意想不到的效果。⑤药物治疗:X 线钡餐检查证明输出段肠蠕动亢进者,可加用解痉挛药物,如诺仕帕、654-2 等;抗组胺药或 5-羟色胺拮抗剂,如赛庚定、利血平等,亦可有缓解症状的效果。近年来研究表明,应用生长抑素,如施他宁,对倾倒综合征的治疗效果较佳,可明显改善患者的全身及消化道症状,其作用机制可能与抑制血管活性肠肽等多种消化道激素的分泌有关。

手术治疗仅适用于较长时间非手术治疗而症状仍较严重者。目前临床上常用的手术方式。①将毕Ⅱ式胃空肠吻合改为毕Ⅰ式胃十二指肠吻合:改行胃残端十二指肠吻合后,食物可按生理途径经过十二指肠,并与胆汁及胰液充分混合稀释,一方面降低了食物的渗透压,另一方面食物在十二指肠有一段滞留时间,延缓食物进入小肠,可显著降低倾倒综合征的发生。②改行 Roux-en-Y 吻合:对严重倾倒综合征患者可以试用残胃空肠 Roux-en-Y 吻合,多数报道疗效满意,操作也不复杂。一方面,Roux-en-Y 式胃空肠吻合可延缓胃的排空;另一方面十二指肠和上段空肠是糖分解的主要场所,胃空肠 Y 型吻合将使食物直接进入中段空肠,避免了糖的过分吸收而防止倾倒综合征的发生。③空肠间置手术:采用顺蠕动或逆蠕动空肠襻间置于胃十二指肠之间,使食物在残胃滞留时间延长。该术式效果较为确切,选用顺蠕动空肠襻的肠段长度限制不太严格,在输出襻 40 cm 以远处倒转一段肠管置于胃和十二指肠间(空肠代胃术),这段肠管的长度一般选用 10 cm 左右,过短无效,过长则有发生梗阻之虑。

4.预防

手术中尽可能避免残胃过小、吻合口过大是预防该并发症的主要措施。

(二)晚期倾倒综合征(又称为低血糖综合征)

1.原因

主要发病机制是由于食物快速进入空肠后,葡萄糖吸收加速,血糖骤然升高,刺激胰岛分泌大量胰岛素;禁食 2～4 h 后,食物中糖的吸收减少,血糖下降,而血胰岛素水平未能相应下降,出现低血糖一系列症状。

2.临床表现

多在餐后 2～4 h 出现症状,主要表现为头昏、眩晕甚至晕厥、心慌、出冷汗、苍白、无力、手抖等,类似于低血糖反应。

3.处理

治疗以饮食调节为主,晚期倾倒综合征发生时,立即给予少量食物,低血糖症状可迅速缓解。如非手术治疗无效,在严格选择适应证的条件下可采取手术治疗,手术方式同前。

4.预防

避免高糖饮食,流质饮食或进食后饮水可加速食物进入小肠,容易诱发低血糖反应综合征,故饮食以半固体饮食为宜。有报道称餐后给予 10～15 g 果糖可防止出现低血糖症状,因果糖的凝胶特性可增加肠内容的黏滞度而延缓糖的吸收。

十五、吞咽困难

(一)原因

(1)因贲门癌要求至少将食管下端 3～5 cm 切断,因而使食管下段的蠕动及贲门的舒张力减弱,导致吞咽困难。

(2)术后反流性食管炎可导致食管壁纤维化或食管周围炎症粘连引起吞咽困难。

(3)食管胃或食管空肠吻合口狭窄。

(二)临床表现

该并发症多发生在术后 1～2 周,以进食半流质或普通饮食时表现明显,且该并发症有自限性,经过 1～4 个月后可自行消失。长期不愈者考虑多为反流性食管炎所致的食管壁纤维化或食管周围炎症粘连引起的器质性梗阻或功能性舒张障碍。

(三)处理

一旦发生该并发症,可给予吗丁啉、莫沙比利等药物,对久治不愈的吞咽困难在明确为器质性梗阻时可行内镜下食管扩张术或手术粘连松解。

(四)预防

在行食管下段迷走神经切断时,尽量减少食管下段的损伤,是避免该并发症的关键。

十六、碱性反流性胃炎

碱性反流性胃炎是由于胃大部切除术后幽门功能不全,碱性十二指肠液反流入胃引起的一种综合征,其发病率为 5%～15%,而以毕Ⅱ式胃空肠吻合术后最为多发,其发生率是 BillrothⅠ式胃十二指肠吻合后发生率的 2～3 倍。

(一)原因

(1)胃大部切除毕Ⅱ式胃空肠吻合术后,碱性胆汁、胰液、小肠液经输入襻流入残胃内,引发碱性胃炎。

(2)胆盐、磷脂酰胆碱破坏胃黏膜屏障,H^+ 逆向扩散而引起化学性炎症,导致胃黏膜充血水肿、糜烂等改变。

（3）胃内正常的酸碱度破坏，细菌繁殖，幽门螺杆菌增殖，造成胃黏膜损害。

（二）临床表现

为毕Ⅱ式胃大部切除术常见的远期并发症。常在术后数月至数年内发生，其中约76％患者首次发病在1年以内。临床表现为上腹部或胸骨后烧灼感，呕吐胆汁样液体，进食后加重，体重减轻、日渐消瘦、贫血。抑酸剂常无效，症状不易缓解。胃镜检查提示，胃黏膜充血水肿、易出血，常有轻度糜烂，以吻合口附近为显著，可见到胆汁经输入襻出流入胃腔，活检病理检查提示，胃黏膜萎缩、炎性浸润和充血水肿。放射性核素^{99m}Tc静脉注射后体外检测放射性分布有助于诊断。

（三）处理

治疗上，可采取少量多餐、餐后勿平卧、口服胃黏膜保护剂（如硫糖铝），促胃动力药物（如吗丁啉、莫沙比利）可促进胃的排空，减轻胃反流的症状；消胆胺可与胃中胆盐结合，加速胆盐排出，亦有一定效果。该并发症顽固，药物治疗往往不易缓解，而手术治疗常收到显著疗效，故症状严重者应考虑手术治疗。

手术方式有多种：①改毕Ⅱ吻合为Roux-en-Y胃空肠吻合加迷走神经干切断术，一方面增加了胃与胆汁、胰液流出道的距离，减少了胆汁、胰液反流入胃。其中输出Roux臂应在40～50 cm以上方可有效防止反流；另一方面迷走神经干切断后可有效减低酸度，防止吻合口溃疡的发生，可收到良好效果，该术式目前较为常用。②空肠段间置术：常用的有Henle术，在残胃和十二指肠之间，间置长15～20 cm的一段顺蠕动空肠。③如为毕Ⅱ式，可切断输入襻，闭合胃侧断端；在距吻合口约20 cm处离断输出段空肠，输出段近切端与十二指肠残端吻合，远切端与原输入段近切端吻合。该方法症状缓解率亦较高，应用广泛。④改毕Ⅱ为毕Ⅰ式，因其症状缓解率低，目前已较少应用。

（四）预防

选择毕Ⅰ式胃十二指肠吻合或胃空肠Roux-en-Y吻哈司减少该并发症发生率。

十七、吻合口溃疡

胃切除术后溃疡又称为吻合口空肠溃疡，或吻合口溃疡。溃疡多发生在吻合口附近的空肠，其中最多见于吻合口对侧空肠壁上，其次在吻合口边缘空肠侧，而胃壁罕见。其发病率为2％～5％，溃疡复发的概率与胃切除范围明显相关，其中胃大部切除毕Ⅱ胃肠吻合多于毕Ⅰ式。

（一）原因

溃疡的发生与胃酸有直接关系，因此吻合口空肠溃疡的发生取决于未能解除的高胃酸状态，其中高胃酸与以下因素有关。

（1）胃切除范围不足：一般认为标准的胃大部切除范围为65％～75％，如少于此范围、残留壁细胞过多，则术后仍然存在高胃酸状态，容易发生吻合口溃疡。

（2）空肠吻合口的位置选择至关重要：越远离Treitz韧带，空肠壁的抗酸能力越低，因此，如输入襻过长，吻合位置过低也容易发生溃疡复发。

（3）胃泌素分泌过高：某些内分泌疾病（如Zollinger-Ellison综合征）或胃排空延迟胃潴留刺激均可造成高胃泌素血症，可刺激胃酸过量分泌，致使溃疡复发。

（4）患者的个体素质和性情对溃疡复发也有一定影响。

（二）临床表现

主要症状为腹痛，夜间痛较重，进食或抗酸药物可缓解；可伴有恶心、呕吐等消化道症状，症状反复发作，患者因进食较少可造成营养不良、消瘦。吻合口溃疡的一个显著临床特点是高并发症发生率，最常见的是急性或慢性出血，发生率高为50％以上，临床表现为上消化道大出血、黑便或大便隐血试验阳性，由此造成的贫血也较多见；另外，穿孔是严重并发症，其发生率为5％～10％，游离穿孔可表现为急性弥漫性腹膜炎，出现严重的腹痛、腹膜刺激征，慢性穿孔可造成局部脓肿形成或肠内瘘。

（三）处理

对于胃大部切除术后，患者有不典型的上腹烧灼痛，经常反酸、嗳气，用抗酸药能缓解者，应行胃镜检查以早期发现溃疡复发。

(1)非手术治疗：一经确诊，要按溃疡病非手术治疗原则进行治疗，采用 H_2 受体阻滞剂及质子泵抑制剂，如法莫替丁、奥美拉唑，保护胃黏膜以及抗 Hp 感染等联合用药。

(2)经积极治疗不愈者，应再次手术。术中仔细探查，判断发病原因，做相应处理。如原胃大部切除范围足够，可行迷走神经切断术；如原胃切除不足，应再行残胃次全切除＋胃空肠 Roux-en-Y 吻合术；如胃窦部残留，应加行彻底手术。术后严密观察，如患者恢复后胃酸测定值仍高，除长期服用奥美拉唑等抗酸药物外，还应查找有无胃泌素瘤等特殊情况。

（四）预防

(1)首先应确定适当的胃大部切除范围，胃癌患者胃酸水平多不高，胃切除范围在 $60\%\sim75\%$ 已经足够。

(2)毕Ⅱ胃肠道重建不加做 Braun 吻合，或尽量采用毕Ⅰ胃肠道重建。

(3)术后复查胃酸，定期随访，以便指导治疗。

十八、胃癌复发

（一）原因

胃癌复发的具体发生机制不甚明了，可能与以下因素有关：

(1)胃内酸性环境改变，胃大部切除术后由于胃酸分泌减少，再加上碱性胆汁、胰液的流入胃腔，造成胃液 pH 升高，这一环境改变促成了细菌的大量繁殖，在细菌作用下胆汁酸的分解和硝酸盐的还原，在胃内转化为强致癌性的亚硝酸盐。

(2)长期的胆汁、胰液反流，对胃黏膜的刺激均有重要的促癌作用。

(3)长期碱性反流性胃炎，可造成胃黏膜的萎缩、肠上皮化生，继之以胃黏膜上皮细胞出现不典型增生、癌变。研究证明，胃大部切除 10～20 年后，残胃黏膜活检均有萎缩性胃炎、肠上皮化生等改变。

(4)切缘癌残留，胃切除量不够是导致胃癌复发的主要原因。胃黏膜及浆膜下均存在丰富的淋巴管网，癌细胞可经过淋巴管网沿胃壁浸润，尤其是低分化的浸润性癌，向周围浸润距离常超过 5 cm。因此即便是严格按照 5 cm 肉眼切缘的距离进行操作，切缘癌复发的发生率仍然不低。因此，充分认识不同类型胃癌的生物学行为、必要的切缘快速冰冻病理检查是预防切缘癌残留的主要措施。

(5)多中心性癌，少见情况下胃癌可能存在多中心癌灶，如术前胃镜检查不充分，术中未能仔细触诊，可能会造成漏诊，以致胃切除不充分而残留胃癌。

(6)淋巴结清扫不彻底，目前对淋巴结清扫范围问题尚存争议，但 D_2 根治是目前国际上较为认可的术式。部分医生所谓的根治术，只是胃大部切除而已。

(7)亚临床转移灶，一些器官的亚临床转移灶未能发现可能造成术后复发、转移。

（二）临床表现

早期无明显症状，或仅表现为上腹不适、恶心、呕吐、反酸、嗳气、进食后饱胀等非特异性症状，严重时可表现为上腹痛、吞咽困难、消化道出血、消瘦、贫血等。胃癌根治术后患者如出现上述表现应及时行胃镜检查并病理活检，胃镜活检的阳性率为 $92\%\sim100\%$，明显高于胃肠道钡餐检查的 $40\%\sim54.7\%$。毕Ⅰ式吻合口部位和毕Ⅱ式关闭口处是胃癌复发的常见部位，因此胃镜检查应密切注意这两个部位。此外，还应行超声检查或增强 CT 扫描以除外肝脏、肺等器官转移和腹腔淋巴结的转移。血清标志物 CEA、CA19-9、CA74-2 等对胃癌的复发有提示作用，但特异性不高。

（三）处理

1.手术治疗

手术仍然是胃癌复发患者唯一可能治愈的方法。胃癌根治术后定期密切随访，对于胃癌复发的早期发现和提高再手术率有着极为重要的意义。早期残胃复发癌应积极手术治疗,可行根治性全胃切除,需行区域淋巴结清扫;消化道重建以 Roux-en-Y 食管空肠吻合最为多见。如胃癌复发已侵犯胃外脏器,可视情况给予联合脏器切除。对已不能根治的病例,如并发梗阻、出血等严重症状,可行姑息性切除或短路手术。

2.辅助治疗

包括化学治疗、放射治疗、靶向治疗、免疫治疗及中医中药治疗等。应视患者的具体情况来选择,如胃癌复发发现较晚,患者一般情况往往较差,则不能耐受大剂量的化疗、放疗。

（四）预防

术前详细的胃镜检查,术中仔细操作、足够的胃切除量、适当的淋巴结清扫是预防胃癌复发的重要措施。对于以往距肿瘤边缘 5 cm 肉眼切缘的距离应持审视态度,要结合患者病理分化类型及 Borrmann 分型来决定,必要时切缘送冰冻病理检查以减少切缘癌残留的发生率。由于胃癌复发的早期发现率不高。因此强调胃癌根治术后患者的定期、全面复查极为重要,复查内容包括详细询问病史、临床表现、胃镜及影像学检查。及时处理碱性反流性胃炎、胃黏膜萎缩、肠化等病理状态。胃癌复发患者的根治性切除率为 $15.9\%\sim53.3\%$,影响切除的主要原因是肿瘤对周围血管和脏器的广泛侵犯;术后死亡率高达 15%,术后并发症发生率也达到 $5.6\%\sim22.7\%$。由于胃癌复发手术切除率低、患者治疗耐受性差、术后并发症发生率与死亡率较高,因此加强预防和定期复查具有重要意义。

（韩元圣）

第十二节 消化道重复畸形

消化道重复畸形是一种少见病,常表现为一些囊状或管型结构附着于消化道系膜侧。可发生于消化道的任何部位,包括口腔和肛门。1937 年,Ladd 提出,将以往对这类疾病的描述性名称,如肠或肠源性囊肿、巨大憩室、回肠、空场、或结肠重复、非典型性梅克尔憩室等,统一命名为"消化道重复畸形"。这一概念主要是指出现在消化道系膜侧的先天畸形,且这些畸形与原有肠管有着相同的血供。尽管如此,也有学者仍然认为大部分的重复畸形还应该被称作"肠源性囊肿",因为病变中很少一部分真正会有消化道"重复"。

一、胚胎学

胚胎学上,重复畸形按部位可分为前肠、中肠以及后肠重复畸形。前肠重复畸形包括咽、呼吸道、食管、胃和十二指肠的第一部分及第二部分近端。中肠重复畸形包括有十二指肠第二部分远端、空肠、回肠、盲肠、阑尾、升结肠、以及横结肠近端三分之二。后肠重复畸形包括横结肠远端三分之一、降结肠、乙状结肠、直肠、肛门以及泌尿系统。以往有病例研究发现所有肠重复畸形中 39% 是前肠重复畸形,另外 61% 的重复畸形为中肠和后肠畸形。

（一）部分孪生

某些特殊的重复畸形代表了部分孪生,特别是末端回肠和结肠的管状重复畸形。和部分孪生有关的先天畸形范围很广,从躯干下部及下肢的完全性孪生到仅仅只有后肠肠腔重复。这些病变都合并有下尿路的重复畸形。也有报道一些罕见的头部孪生。一旦结肠出现完全性重复畸形,其中一个或两个肠管开口会出现会阴或泌尿生殖道瘘,也可能合并肛门闭锁畸形。肛门、阴道以及膀胱的重复畸形也有详细的文献记载,且常常合并一些严重的其他畸形,例如脊柱重复,或双头畸形。

（二）脊索分裂

有关消化道重复畸形起源方面的众多理论中,最完善的莫过于有关肠神经管发育方面的理论。1943年,SaunderS 发现许多胸部的重复畸形常常合并有颈椎和胸椎畸形。这些重复畸形可以附着于椎体上,而且与椎管相通。这个发现使得 Bentley 和 Smith 提出了"脊索分裂理论"。胚胎发育早期有两个胚层：外胚层和内胚层。虽然中胚层在这两个胚层之间，但在很短一段时间里，内外两个胚层是紧密相连的。紧接着，出现一个暂时性的开放性通道（脊索板），作为神经外胚层与肠管内胚层之间的连接。一般正常情况下，脊索板会慢慢向背侧迁移，而且随着两侧中胚层细胞的长入，脊索板最后会和内胚层隔离开来。如果脊索板出现迁移障碍，以至于其依然和内胚层相连，椎管就不可能在腹侧闭合，而且会出现一个类似于憩室的管腔与原始肠腔相连。这个管腔可以在腹侧面保持开放，使得肠腔和椎管之间出现一条瘘管。管腔也可以是闭合的，只残留纤维性条索。大多数情况下，瘘管最后都消失了，不能消失的则成了消化道重复畸形。该理论可以解释胸部和尾部的重复畸形常与脊柱畸形有关，但其不能解释那些没有合并脊柱畸形的消化道重复畸形的情况。

（三）胚胎期憩室形成与管腔再通化障碍

在对人和动物的胚胎研究中，Lewis 和 Thyng 两人发现一个有趣过程，即有许多微小的串珠样小肠上皮会突入到上皮下结缔组织中去。因此，根据胚胎期小肠出现许多憩室的发现，有学者提出消化道重复畸形只是消化道憩室的一种。消化道憩室回肠多发部位与消化道重复畸形回肠多发部位非常一致。该理论可以解释一些没有合并脊柱畸形的消化道重复，但它无法解释消化道重复畸形中出现的黏膜变异，尤其是常见的异位胃黏膜。而且，按照该理论推断，憩室可以发生在整个肠周，而消化道重复畸形只局限在肠系膜侧。管状重复畸形也无法通过该理论进行解释。Bremer 认为原始肠腔实心期后的消化道管腔再通异常（孕周 6～7 周）是导致肠重复畸形的主要原因。但如果按照该理论，重复畸形也无法仅局限在肠系膜侧，而且原始肠道发育实心期并不包括十二指肠及其以上部分，就没有所谓的管腔再通化障碍，也就不会出现十二指肠或胃的重复畸形，所以该理论存在与临床相悖之处。

二、病理学

重复畸形是在病变消化道系膜侧的管腔样结构。消化道重复段和其他成熟肠道一样，有着相同的黏膜组成和血供，但与其他肠管并不连续。常常为孤立性病变，囊型比管型多见，大小不固定。重复肠管有肌层且常常被覆上皮组织，上皮组织显微镜下观察类似与其相连的正常肠管。有时病变肠管也会被覆异位上皮组织，例如，舌基底部发现结肠上皮组织，或肛门附近的窦道内发现胃上皮组织。重复肠管内含有胃上皮组织，其出现消化性溃疡、穿孔、出血的几率将上升。重复肠管内异位胃黏膜的存在更能提示是重复畸形。更有报道称在胃、回肠和结肠的重复肠管内发现异位胰腺组织。肠道重复畸形的内容物相差很大，其与重复肠管内被覆上皮的类型有关，也与重复肠管是否与附近正常肠管相通、重复肠壁是否存在坏死等因素相关。如果重复肠管和其相邻的正常肠道相通，其内容物就和相邻肠道相同。如两者之间没有开口或通道，更多情况下重复肠管为内含有黏液或乳糜的囊肿。一个患者可出现多个重复畸形病灶，其同时出现其他合并畸形（例如脊柱畸形，脊髓脊膜膨出，肛门闭锁，肠旋转不良，尿生殖道畸形，多脾综合征，十二指肠闭锁）的几率也会增加。重复畸形并未发现有遗传倾向。

恶性肿瘤是小肠重复畸形的罕见并发症。有报道在成年人中发现来源于小肠和结肠重复畸形囊肿的腺癌。

三、常见重复畸形

（一）食管重复畸形

食管是前肠重复畸形的相对好发部位（19%）。病变大部分为壁内、非交通性囊肿，且多发生在食管右侧。当其出现严重呼吸道压迫症状时，就诊时间早，并需要紧急处理。但通常其很少出现明显临床症状，故首诊时间较晚。胸部平片中可以发现食管附近有一个含气或液体的囊肿，但并不能仅依此作为确诊依据。食管造影可以提供更多信息，明确食管是否受压，管腔之间是否相通等。超声检查和 CT 更能明确诊断，同时了解是否存在多发病变，10%～20% 的食管重复畸形病例可为多发病变。放射性锝-99 扫描（^{99m}Tc）可以在消化道出血的患者中发现有无异位胃黏膜的存在。

治疗：当重复畸形的病变和正常食管黏膜层不相通时，开放性手术切除病变相对简单。手术方式的选择主要取决于病变的部位。颈段的食管重复可以采用锁骨上切口进行手术，手术中需注意避免伤害迷走神经、膈神经以及胸导管。胸内的重复畸形可以采用标准后外侧开胸切开或者是通过胸腔镜的方法进行切除，术后可放置胸腔引流管。

（二）胸腹部重复畸形

胸腹部的重复畸形比较罕见，只占全部消化道重复畸形的 4%。病变往往同食管分开，右侧多于左侧，但有可能和其他重要器官相连，例如主动脉、奇静脉、气管支气管等。它们一般位于后纵隔，并且穿过横膈，与胃、十二指肠或小肠相通。影像学检查的意义同食管重复畸形一样，需要特别注意的是，术前应判断其是否合并脊柱及脊髓病变，这方面 CT 和 MRI 有着独到的优势。对那些出现脊髓受压、神经症状和有脊柱畸形的患儿，更应提高警惕。

治疗：胸腹联合重复畸形病例处理起来非常棘手。可以采用两次手术分别切除胸腔内和腹腔内病变，也可以联合胸腔镜和腹腔镜进行一次手术操作。虽然腹腔内病变往往无症状，但胸腔病变往往因为肿块压迫肺或呼吸道而引起症状。如果胸部病灶中含有胃黏膜成分，可能会出现消化性溃疡，进而糜烂穿孔浸入肺实质，而出现咯血症状。一旦出现咯血并发症，就有可能需要肺叶切除。

（三）胃重复畸形

胃是重复畸形中最罕见的发病部位之一，一般只占到全部消化道重复畸形的 9%。胃重复畸形一般多见于女性，其发病率是男性的 2 倍。大部分的胃重复畸形在胃大弯处，少数病变与正常胃之间有蒂相连，多数情况下，病变呈闭合的囊肿或管状结构。3% 的胃重复畸形合并其他畸形；最常见的合并畸形是合并其他部位的囊肿，尤以合并食管囊肿最常见。也可合并胰腺的重复畸形，可能是由于腹侧胰腺原基旋转不良造成。

60% 的胃重复畸形在生后第一年就得到诊断，其中 40% 在新生儿期因上腹部扪及一囊性肿块并出现呕吐和体重下降而就诊。胃出口梗阻是重复畸形较常见的症状，临床表现与肥厚性幽门梗阻类似。胃重复畸形较少出现消化性溃疡；只有在重复囊肿和正常胃之间相通时，可能出现吐血和（或）黑便。重复性囊肿很少合并恶性肿瘤。

胃重复畸形术前诊断较为困难。X 平片往往只有阴性结果而毫无诊断价值。消化道造影可能在胃大弯处提示有胃部受压；部分患者当正常胃里面的造影剂都排空后，因重复囊肿内仍留有造影剂，从而可了解重复畸形与正常胃之间的关系。超声检查对胃重复畸形的诊断很有帮助。

治疗：由于胃重复畸形往往出现胃出口梗阻、出血甚至腹膜炎等症状，一般需要外科手术进行治疗。手术切除囊肿同时可能需要楔形切除一部分与囊肿相邻的胃组织，单层褥式缝合创面（图 3-22）。儿童应尽量避免行胃部分切除术，除非必要，为避免远期并发症，切除儿童胃组织应少于 25%～30%。

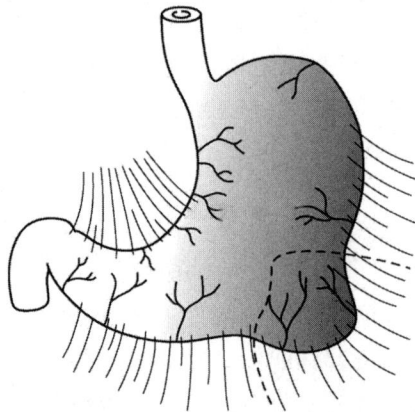

图 3-22　胃大弯处重复畸形
切除囊肿同时楔形切除一部分与囊肿相邻胃组织，单层褥式缝合创面

手术治疗沿胃大弯的长段、管型重复畸形时,需要广泛切除与重复畸形毗邻的胃组织,但实际上很难全部切除。通常的解决办法就是切除大部分的重复畸形,剥离剩余部分的黏膜,尽可能保留胃组织(图 3-23)。可通过向胃内注气的方法,确认正常胃组织和重复畸形之间的共用壁没有穿孔以后,利用剩余的浆肌层包绕裸露部分进行缝合。也有文献描述沿着胃大弯利用直线吻合器分离共用肠管壁的方法。

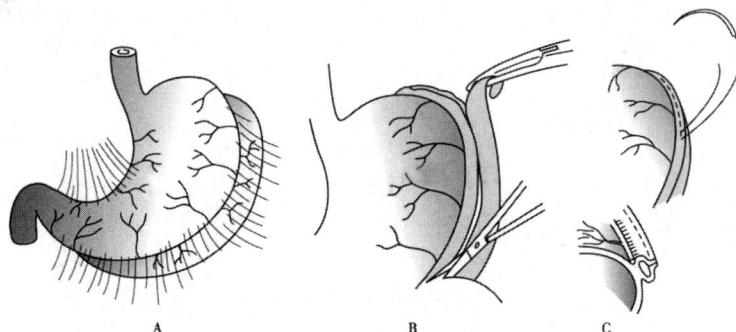

图 3-23　胃大弯长段、管型重复畸形
手术切除大部分重复畸形,剥离剩余部分黏膜,尽可能保留胃组织

(四)幽门重复畸形

真正的幽门重复畸形极其罕见,罕有文献报道。幽门重复畸形大部分在出生后第一周就出现临床症状,其症状和体征与肥厚性幽门梗阻极其相似。呕吐、体重减轻、可扪及的腹部肿块是其主要临床表现。与肥厚性幽门梗阻的腹部肿块明显不一样的是,前者肿块大且光滑,后者往往肿块小而且为非固定的"橄榄"样。

由于幽门重复畸形的体格检查特异性不强,因此影像学检查对诊断非常重要。X 平片显示远端小肠未见充气,从而提示胃出口梗阻或十二指肠梗阻,或 X 线片中发现少见的囊肿壁内钙化影。超声检查可能发现腹腔占位有内壁高回声的黏膜层和外壁低回声的肌层,从而将其和肠系膜囊肿区分开来。消化道造影检查可以帮助区分幽门的重复畸形还是肥厚性梗阻。诊断幽门重复畸形,术前检查必须包括 ERCP(内镜下逆行胰胆管造影术)、PTC(经皮肝穿刺胆道造影术)、MRCP(磁共振胰胆管成像),用于评估胆道/胰腺情况。

治疗:根据已报道的文献,幽门重复畸形病例手术方法主要为纵行切开幽门管,切除重复病灶,纵切横缝重建幽门管。术后并发症罕见。如术前评估手术危及胰腺或胆管,可行囊肿引流,十二指肠或空肠上段 ROUX 肠袢吻合。

(五)十二指肠重复畸形

十二指肠重复畸形占全部消化道重复畸形的 4%。通常情况下,其位于十二指肠背部且不与肠管相通。大部分的病例因为部分性或完全性十二指肠梗阻以及上腹部肿块而继发呕吐。10%～15%的病例含有胃黏膜成分,可能出现呕血或穿孔。特殊位置的十二指肠重复畸形可导致胆道梗阻甚至胰腺炎。当重复畸形体积足够大时,X 平片显示非透亮影取代了右侧腹部正常小肠位置。消化道造影检查显示十二指肠向上推移,以及由于重复畸形压迫十二指肠管腔而出现"鸟嘴征"。有时造影剂可进入囊腔,从而确认囊肿与正常肠管之间存在交通。超声检查可以在肝下发现囊性肿块以及经典的黏膜层与肌层双层征象。

治疗:由于十二指肠重复囊肿内含有异位胃黏膜,需要通过手术与正常十二指肠分离并予以切除,切除后的十二指肠缺损需双层缝合关闭。术中胆管造影有利于确认囊肿与胆道以及胰管的关系。对于病变范围比较广泛,或者术前评估切除囊肿将损伤胆道系统,建议行囊肿引流术,将其与十二指肠吻合;或者切除部分囊肿,剥离残余囊肿的黏膜,残留与十二指肠或是胰腺紧密相连的囊壁。

(六)小肠重复畸形

小肠重复畸形占全部消化道重复畸形的 45%;大部分表现为末端回肠的囊肿型重复畸形。空肠和回肠的重复囊肿一般在肠系膜侧,且多数与相邻的肠管共用肌层,但不与其管腔相通。部分囊肿压迫邻近肠管可导致肠梗阻，或作为诱因发生肠套叠甚至肠扭转。

管状重复畸形同囊肿型在许多方面比较类似，但多数管状重复畸形可与正常肠管的管腔相通，也可能含有胃黏膜成分，或发现胰腺成分。管状重复畸形长度可以是几厘米，也可累及小肠全长。重复畸形与正常管腔之间的窦道开口可在小肠头侧（近端），可引起重复畸形管腔含有肠内容物而扩张；开口也可在小肠尾侧（远端），重复畸形管腔内肠液排空而扩张不明显（图3-24）。部分病例交通开口可出现在小肠多个不同地方。

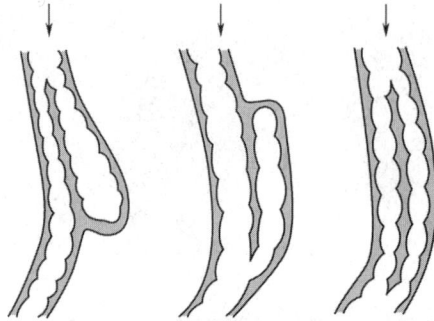

图3-24 不同类型的小肠重复畸形

出血是小肠管状重复畸形的常见症状，严重者可导致穿孔。腹部X平片可显示囊肿导致的非特异性肠管气体影移位，或显示肠梗阻或穿孔征象。超声图像有助于鉴别肠系膜囊肿和重复性囊肿。消化道造影可显示正常肠管移位，在重复畸形与正常管腔有较大窦道开口时，可能显示部分瘘管及重复畸形。

治疗：处理囊性重复畸形比较容易，切除囊肿本身及附带相连的肠管，采用单层缝合技术行肠管端端吻合，并关闭肠系膜裂口。管状重复畸形如果病变段短，可以采用和囊性重复畸形相同的处理方式。但大部分病变累及较长段的肠管，需要进行个体化治疗。Wrenn建议在重复畸形肠段取多个切口，分段剥除重复畸形段的黏膜层。Norris等人从Bianchi报道的肠管延长术中得到启发，分离最靠近小肠肠壁的两侧系膜血管，切除重复畸形肠管的全部黏膜层和绝大部分肌层，保留连接着两侧系膜血管的少量肌层，锁边缝合，这样既切除了重复畸形肠管的黏膜和明显缩小管腔，又保留了正常肠管的血供，以治疗长段型重复畸形。

（七）结肠重复畸形

最为罕见的重复畸形莫过于结肠重复畸形。多数婴儿期诊断。有一些研究显示该疾病好发于女婴。McPherson等人提出了针对结肠重复畸形的简单分类法：Ⅰ型为肠系膜侧囊肿，Ⅱ型为憩室，Ⅲ型为管状重复畸形，其中Ⅲ型最为常见。许多病因学因素都有可能和"双结肠"发生有关。其中最具实用价值的理论认为，胚胎发育过程中的某个阶段，胚原基具有分化为多重器官的潜能，后肠胚原基在这期间分化形成末端回肠、结肠、直肠、膀胱以及输尿管。分化异常不仅导致消化道重复畸形发生，也可导致下尿路重复畸形。

囊肿性（Ⅰ型）和憩室型（Ⅱ型）所占比例不大。它们可以通过X平片以及消化道造影检查发现。钡剂灌肠有助于鉴别Ⅱ型和Ⅲ型病变与正常结肠之间是否存在通道。特别是在处理Ⅲ型病例时，需要通过其他影像学检查排除是否合并尿生殖道或腰骶部脊柱畸形。由于结肠重复畸形的管腔内多数只含结肠黏膜成分，所以放射性核素检查运用较少。

一般来讲，完全性结肠重复畸形（图3-25）在新生儿期很少出现症状。除非由于肛门重复畸形或者在会阴部发现正常孔道以外的其他异常开口而就诊。这些异常开口可以是一个或者两个，可表现为直肠阴道瘘或直肠尿道瘘。

治疗：除非出现肠梗阻或者合并肛门闭锁并发症，一般结肠重复畸形很少需要在新生儿期手术干预。所有的囊性病变以及大部分的管型病变都可以通过手术切除进行治疗。累及全结肠段的重复畸形，处理原则是将两个结肠管腔均引流至同一肛门开口。如果一个结肠管腔已有开口于会阴，则只需将重复结肠与伴随结肠吻合相通，完成引流即可。重复结肠与伴随结肠的吻合可利用直线吻合器进行。如果两段结肠都未开口于会阴，则需要经骶肛门成形术。但无论何种情况，新生儿时期处理以引流双结肠为目的，可行结肠造瘘。

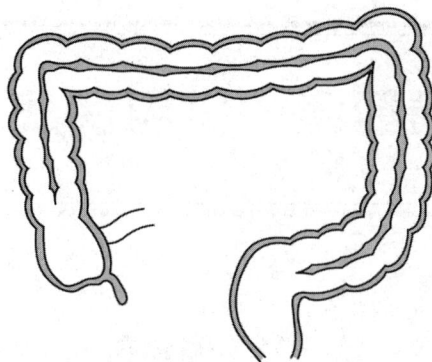

图 3-25　完全性结肠重复畸形

（八）直肠重复畸形

目前为止，文献报道的直肠重复畸形只在 70 例左右，占全部消化道重复畸形的 5%。直肠重复畸形在新生儿期往往会出现肛周瘘管，或者是弥漫至肛周的会阴肿胀。囊肿大小以及有无压迫症状、有无可见的瘘管、是否感染、是否含有胃黏膜成分，是否发生溃疡或恶变，决定其临床表现。重复囊肿一般位于直肠后间隙，内含无色黏液，有时合并感染，发生率约 20%～45%。目前没有直肠与尿道瘘的相关报道。有关恶变的报道多在 40 岁以上患者中发生。

治疗：直肠重复畸形囊肿的治疗手段一般是手术切除或者是肠壁开窗术。根据解剖位置的不同，手术入路可选择经肛门或经骶部进行。如果是较长段的重复畸形或者是复杂的囊肿，可通过较长的后矢状入路切口以获得足够的手术视野的暴露。如果合并其他重复畸形，首要原则是切除全部重复畸形的黏膜层，留肌层于原位。

据文献报道直肠重复畸形合并其他畸形比较常见，例如骶前肿瘤（16%），肛门直肠畸形（21%）。这些病变处理起来非常棘手，而且需要在术前详细评估胃肠道及尿生殖道情况。保持消化道和泌尿道的连续性非常重要，所以需要对这些特殊病例进行个体化治疗。

总之，消化道重复畸形代表了一系列种类繁多、分类复杂的先天畸形。对病变范围局限、又比较容易进行干预的重复畸形，手术处理方法相对简单。对一些特殊位置的病变，切除本身会伤及周边结构时，如果重复畸形没有胃黏膜成分，可以只是简单地将囊肿与正常肠管进行吻合。但如果存在持续性出血，则需要考虑可能存在胃黏膜成分；在不能进行切除时，需要剥离黏膜成分，将部分肌层留在体内。

（刘永健）

第四章　小肠疾病

第一节　肠套叠

一段肠管套入其相连的肠管腔内称为肠套叠,多见于幼儿,成年人肠套叠在我国较为少见。大多数小儿肠套叠属急性原发性,肠管并无器质性病变,而成人肠套叠多由肠壁器质性病变引发,多为慢性反复发作,常见原因有憩室、息肉或肿瘤等,临床表现多不典型,且缺少特异性诊断技术,故术前较难确诊。跟随微创外科的发展,腹腔镜探查和手术的应用日益广泛,在明确肠套叠诊断的同时,还可进行治疗性手术,或为开腹手术设计切口,减小创伤,具有明显的微创优势。

一、成人肠套叠

（一）病因

成人肠套叠临床较少见,多为继发性。其中 90% 的病因是良性肿瘤、恶性肿瘤、炎性损伤或 Meckel 憩室。小肠发生肠套叠多于结肠,这可能与小肠较长,活动度较大,蠕动较频繁,蠕动方式改变机会较大有关。原因不明的肠套叠可能与饮食习惯改变、精神刺激、肠蠕动增强、药物或肠系膜过长有关。腹部外伤和手术后亦可发生不明原因的肠套叠。

肠套叠按套叠类型分为回肠－结肠型、回肠盲肠－结肠型、小肠－小肠型、结肠－结肠型(图 4-1)。套叠肠管可分为头部、鞘部、套入部和颈部(图 4-2)。

（二）病理生理

肠管套入相邻肠管腔将导致肠腔狭窄,可引起机械性梗阻。尤其当套入部肠段系膜亦套入时,将出现肠管血运障碍,使肠黏膜发生溃疡和坏死,如没得到及时处理,肠壁会因缺血而坏死,最终肠管破裂。由于急性腹膜炎,水电解质严重丢失,感染和毒素吸收,将导致败血症和 MODS。

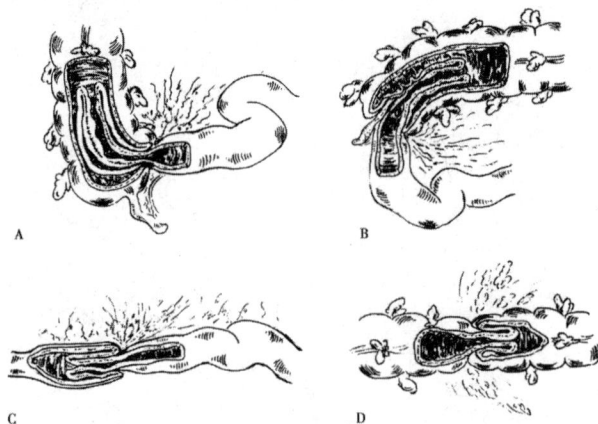

图 4-1　肠套叠类型
A. 回肠－结肠型;B. 回肠盲肠－结肠型;C. 小肠－小肠型;D. 结肠－结肠型

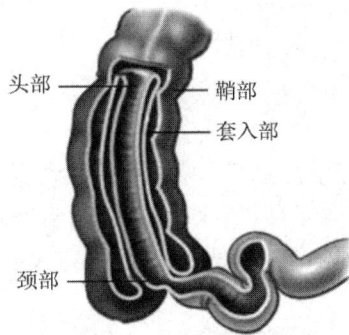

图 4-2 套叠肠管分部

（三）辅助检查

1.超声检查

超声显示为中央套入部多层肠壁,造成多层次界面的高回声区,两侧为只有一层肠壁构成的低回声或不均质回声环,可表现为"假肾征"或"靶环征",套入部进入套鞘处呈舌状表现,远端呈低或不均质回声肿块。超声检查的缺点是在肠梗阻情况下,肠腔内气体较多,无法获得满意图像。

2.X线检查

（1）单纯立位腹部平片:可见不全性或完全性肠梗阻表现。

（2）钡灌肠检查:在有结肠套入的成人肠套叠中典型表现为杯口征,对单纯小肠套叠无确诊价值,且必须行肠道准备,在急性完全性肠梗阻时无法行此检查,现已逐渐被B超所取代。

3.CT检查

对成人肠套叠诊断有较高应用价值。肠套叠部位与CT扫描线垂直时,表现为圆形或类似环形,称之为"靶征",是肠套叠最常见的特征性CT表现之一。套叠部位与CT扫描线平行时,则肿块呈椭圆形或圆柱形,附以线状的血管影,描述为"腊肠样"肿块。肠系膜血管及脂肪卷入套入部,也是较特异性的CT征象之一。

（四）诊断

1.临床表现

腹痛、腹部包块、呕吐、血便为肠套叠常见四大症状。成人肠套叠临床表现不典型,早期诊断困难,在急诊情况下更容易误诊。出现下列情况者应高度怀疑:①病程较长,亚急性起病,腹痛反复发作,症状可自行缓解或经保守治疗后好转,呈不完全性肠梗阻。②腹痛伴腹部包块,包块大小可随腹痛变化,位置不固定,常游走,可消失,消失后腹痛也随之消失。③有腹部包块的急腹症和腹痛伴血便者。④不明原因肠梗阻。

2.辅助检查

影像学检查特别是B超可作为首选。CT检查在成人肠套叠的诊断上有重要价值。

3.腹腔镜探查

术前诊断困难时,剖腹探查或腹腔镜探查是最主要的确诊手段,按微创原则,患者条件允许时首选腹腔镜探查。

（五）治疗

成人肠套叠大多数原发病为肿瘤,通常应手术治疗。

1.不应手法复位的肠套叠

（1）术前或术中探查明确为恶性肿瘤引起肠套叠,应行包括肿瘤及区域淋巴结在内的根治性切除术,试图将肠管复位很可能造成恶性肿瘤细胞播散或血行转移,且在复位过程中,缺血肠段易发生穿孔,而在水肿肠壁处切除吻合易致术后吻合口并发症。

（2）结肠套叠原发于恶性肿瘤的占50%～67%,因此结肠套叠不应手法复位,而应行规范肠切除并清扫淋巴结。

(3)套叠肠段有缺血坏死情况可直接手术切除。

(4)老年患者的肠套叠恶性肿瘤和缺血坏死发生率高,不应复位,可直接行肠段切除术。

2.可以手法复位的肠套叠

(1)肠管易复位且血供良好,可先行手法复位,再根据探查情况决定是否行肠切除手术。对于回肠—结肠型套叠,如肠管复位后未发现其他病变,以切除阑尾为宜,盲肠过长者应做盲肠固定术。

(2)小肠套叠多由良性病变引起,术中可考虑先将肠管手法复位,再行手术治疗。

(六)手术步骤

(1)探查:根据术前影像学评估,一般能明确套叠肠段位置。如梗阻不明显、有足够腹腔空间,可行腹腔镜探查。如腹胀明显、肿物巨大或有其他腹腔镜手术禁忌证时应行剖腹探查。

(2)手法复位:小肠—小肠型套叠较易复位,方法是通过缓慢轻柔挤压、牵拉两端小肠将套叠肠段拖出。回肠—结肠型套叠更容易出现回肠肠壁水肿、缺血、坏死,在复位时容易将肠壁撕裂或损伤,故建议在手法复位回肠—结肠型套叠时应格外小心。

(3)恶性肿瘤引起的肠套叠以不同部位的肿瘤根治原则行肿瘤根治术。

(4)小肠良性疾病引起的套叠在肠管复位后,酌情行单纯病变切除或套叠肠段切除。

(七)术后处理

术后根据不同肠段的手术和术式决定禁饮食时间,预防性应用抗生素。未恢复饮食前应予肠外营养支持。鼓励患者尽早下床活动,促进胃肠道功能恢复。肛门排气后可酌情拔除胃管及腹腔引流管,循序渐进恢复经口进食。

二、小儿肠套叠

小儿肠套叠是指各种原因引起的部分肠管及其附近的肠系膜套入邻近肠腔内,导致肠梗阻,是一种婴幼儿常见急腹症。肠套叠发病率约为 1.5‰~4‰,不同民族和地区发病率有差异,我国远较欧美国家多见,男孩发病多于女孩,为(1.5~3):1。肠套叠偶尔可见于成人或新生儿,而主要见于 1 岁以内的婴儿,约占 60% 以上,尤以 4~10 个月婴儿最多见,是发病高峰。2 岁以后发病逐年减少,5 岁以后发病罕见。

(一)病因

肠套叠分为原发性和继发性两种。

1.原发性肠套叠

90% 的肠套叠属于原发性,套入肠段及周围组织无显著器质性病变。病因至今尚不清楚,可能与下列因素有关。

(1)饮食改变:由于婴儿肠道不能立即适应所改变食物的刺激,发生肠道功能紊乱而引起肠套叠。

(2)回盲部解剖因素:婴儿期回盲部游动性大,小肠系膜相对较长,回肠盲肠发育速度不同,成人回肠盲肠直径比为 1:2.5,而新生儿为 1:1.43,可能导致蠕动功能失调。婴儿回盲瓣过度肥厚且呈唇样凸入盲肠,加上该区淋巴组织丰富,受炎症或食物刺激后易引起充血、水肿、肥厚,肠蠕动易将回盲瓣向前推移,并牵拉肠管形成套叠。

(3)病毒感染:系列研究报道急性肠套叠与肠道内腺病毒、轮状病毒感染有关。病毒感染可能引起肠系膜淋巴结肿大和回肠末端集合淋巴结增殖肥厚,从而诱发肠套叠。

(4)肠痉挛及自主神经失调:各种原因的刺激,如食物、炎症、腹泻、细菌和寄生虫毒素等,使肠道发生痉挛、蠕动功能节律紊乱或逆蠕动而引起肠套叠。也有人提出由于婴幼儿交感神经发育迟缓,因自主神经系统功能失调而引起肠套叠。

(5)遗传因素:近年来有报道称,部分肠套叠患者有家族发病史。这种家族发病率高的原因尚不清楚,可能与遗传、体质、解剖学特点及对肠套叠诱因的易感性增高等有关。

2.继发性肠套叠

由肠道器质性病变引起,以 Meckel 憩室占首位,其次为息肉及肠重复畸形,此外还包括肿瘤、异物、结核、阑尾残端内翻、盲肠袋内翻及紫癜血肿等。患儿发病年龄越大,存在继发性肠套叠的可能性越大。

(二)病理生理

肠套叠在纵形切面上由三层肠壁组成称为单套:外层为肠套叠鞘部或外筒,套入部为内筒和中筒。肠套叠套入最远处为头部或顶端,肠管从外面卷入处为颈部。外筒与中筒以黏膜面相接触,中筒与内筒以浆膜面相接触。绝大多数肠套叠病例是单套。少数病例小肠肠套叠再套入远端结肠肠管内,称为复套,断面上有 5 层肠壁。肠套叠多为顺行性套叠,与肠蠕动方向一致,逆行套叠极少见。肠套叠一旦形成很少自动复位,套入部进入鞘部,并受到肠蠕动的推动向远端逐渐深入,同时其肠系膜也被牵入鞘内,颈部紧束使之不能自动退出。由于鞘部肠管持续痉挛紧缩而压迫套入部,致使套入部肠管发生循环障碍,初期静脉回流受阻,组织淤血水肿,套入部肠壁静脉怒张破裂出血,黏膜细胞分泌大量黏液,黏液进入肠腔后与血液、粪质混合呈果酱样胶冻状排出。肠壁水肿不断加重,静脉回流障碍加剧,致使动脉受压,供血不足,最终发生肠壁坏死。肠坏死根据发生的病理机制分为动脉性和静脉性坏死。动脉性坏死多发生于鞘部,因鞘部肠管长时间持续性痉挛,肠壁动脉痉挛,血供阻断,部分肠壁出现散在的斑点状坏死,又称缺血性坏死(白色坏死)。静脉性坏死多发生于套入部,是由于系膜血管受压,静脉回流受阻,造成淤血,最终肠管坏死(黑色坏死)。

(三)类型

根据套入部最近端和鞘部最远端肠段部位将肠套叠分为以下类型。

1.小肠型

包括空肠套入空肠型、回肠套入回肠型和空肠套入回肠型。

2.回盲型

以回盲瓣为起套点。

3.回结型

以回肠末端为起套点,阑尾不套入鞘内,此型最多,约占 70%～80%。

4.结肠型

结肠套入结肠。

5.复杂型或复套型

常见为回回结型,约占肠套叠的 10%～15%。

6.多发型

在肠管不同区域内有分开的 2 个、3 个或更多肠套叠。

(四)临床表现

小儿肠套叠分为婴儿肠套叠(2 岁以内者)和儿童肠套叠,临床以前者多见。

1.婴儿肠套叠

多为原发性肠套叠,临床特点如下。

(1)腹痛:为最早症状,常常突然发作,婴儿表现为哭闹不安,伴有拒食出汗、面色苍白、手足乱动等异常痛苦表现。腹痛为阵发性,每次持续数分钟。每次发作后,患儿全身松弛、安静,甚至可以入睡,但间歇十余分钟后又重复发作,如此反复。这种腹痛与肠蠕动间期相一致,是由于肠蠕动将套入肠段向前推进,牵拉肠系膜,肠套叠鞘部产生强烈痉挛而引起的剧烈疼痛,当蠕动波过后,患儿即转为安静。肠套叠晚期合并肠坏死和腹膜炎后,患儿表现萎靡不振,反应低下。部分患儿体质较弱,或并发肠炎、痢疾等疾病时,哭闹不明显,而表现为烦躁不安。

(2)呕吐:呕吐是婴儿肠套叠早期症状之一,在阵发性哭闹开始不久,即出现呕吐,呕吐物初为奶汁及乳块或其他食物,以后转为胆汁样物,1～2 天后转为带臭味的肠内容物,提示病情严重。

(3)血便:多在发病后 6～12 小时排血便,便血早者可在发病后 3～4 小时出现,为稀薄黏液或胶冻样果酱色血便,数小时后可重复排出。便血是由于肠套叠时套叠肠管的系膜嵌入在肠壁间,发生血液循环障碍而引起黏膜渗血,与肠黏液混合形成暗红色胶冻样液体。有些来诊较早患儿,虽无血便排出,但通过肛门指诊可见手套染血,对诊断肠套叠极有价值。

(4)腹部包块:在病儿安静时进行触诊,多数可在右上腹肝下触及腊肠样、稍活动、伴有轻压痛的肿块,肿块可沿结肠走行移动,右下腹一般有空虚感,严重者可在肛门指诊时,触到直肠内子宫颈样肿物,即为套叠头部。

(5)全身状况:依就诊早晚而异,早期除面色苍白,烦躁不安外,营养状况良好。晚期患儿可有脱水,电解质紊乱,精神萎靡不振、嗜睡、反应迟钝。发生肠坏死时,有腹膜炎表现,可出现全身中毒症状,脉搏细速,高热昏迷,休克,衰竭以至死亡。

2.儿童肠套叠

儿童肠套叠与婴儿肠套叠相比较,症状不典型。起病较为缓慢,多表现为不完全性肠梗阻,肠坏死发生时间相对较晚。患儿也有阵发性腹痛,但发作间歇期较婴儿长,呕吐、血便较少见。据统计儿童肠套叠发生便血者只有约 40%,而且便血往往在套叠后几天才出现,或者仅在肛门指诊时指套上有少许血迹。儿童较合作时,腹部查体多能触及腊肠形包块,很少有严重脱水及休克表现。

(五)诊断

1.临床表现

阵发性腹痛或哭闹不安、呕吐、便血和腹部包块。

2.腹部查体

可触到腊肠样包块,右下腹有空虚感,肛门指诊可见指套血染。

3.腹部超声

为首选检查方法,可通过肠套叠特征性影像协助确诊。超声图像在肠套叠横切面上显示为“同心圆”或“靶环”征,纵切面表现为“套筒”征或“假肾”征。

4.腹部 X 光平片或透视

可观察肠气分布、肠梗阻及腹腔渗液情况。

(六)鉴别诊断

小儿肠套叠临床症状和体征不典型时,易与下列疾病混淆:①细菌性痢疾。②消化不良及婴儿肠炎。③腹型过敏性紫癜。④Meckel 憩室出血。⑤蛔虫性肠梗阻。⑥直肠脱垂。⑦其他:结肠息肉脱落出血,肠内外肿瘤等引起的出血或肠梗阻。

(七)治疗

1.非手术疗法

(1)适应证:适用于病程不超过 48 小时,全身情况良好,生命体征平稳,无明显脱水及电解质紊乱,无明显腹胀和腹膜炎表现者。

(2)禁忌证:①病程超过 48 小时,全身情况不良,如有高热、脱水、精神萎靡、休克等症状。②高度腹胀,透视下可见肠腔内多个大液平。③已有腹膜刺激征或疑有肠坏死者。④多次复发性肠套叠而疑似有器质性病变。⑤小肠型肠套叠。

(3)空气灌肠:在空气灌肠前先作腹部正侧位全面透视检查,观察肠内充气及分布情况,注意膈下有无游离气体。采用自动控制压力的结肠注气机,向肛门内插入有气囊的注气管,注气后见气体阴影由直肠顺结肠上行达降结肠及横结肠,遇到套叠头端则阴影受阻,出现柱状、杯口状、螺旋状影像。继续注气时可见空气影向前推进,套头部逐渐向回盲部退缩,直至完全消失,此时可见大量气体进入右下腹小肠,然后迅速扩展到腹中部和左腹部,同时可闻及气过水声。透视下回盲部肿块影消失和小肠内进入大量气体,说明肠套叠已复位。

(4)B超下生理盐水加压灌肠:腹部 B 超可在观察到肠套叠影像后,于超声实时监视下行水压灌肠复位,随着水压缓慢增加,B超下可见套入部与鞘部之间无回声区加宽,纵切面上套叠头部由“靶环”样声像逐渐转变成典型的"宫颈"征,套叠肠管缓慢后退,当退至回盲瓣时,套头部表现为"半岛"征,此时肠管后退较困难,需缓慢加大水压,随水压增大,"半岛"逐渐变小,最后通过回盲瓣而突然消失。此时可见回盲瓣呈"蟹爪样"运动,同时注水阻力消失,证明肠套叠已复位。

(5)钡剂灌肠:流筒悬挂高出检查台100 cm,将钡剂徐徐灌入直肠内,在荧光屏上追随钡剂进展,在见到肠套叠阴影后增加水柱压力,直至套叠影完全消失。

(6)复位成功的判定及观察:①拔出气囊肛管后患儿排出大量带有臭味的黏液血便和黄色粪水。②患儿很快入睡,无阵发性哭闹及呕吐。③腹部平软,已触不到原有包块。④口服活性碳0.5～1 g,如经6～8小时由肛门排出黑色炭末,证明复位成功。

2.手术疗法

(1)手术适应证:①非手术疗法有禁忌证者。②应用非手术疗法复位失败或穿孔者。③小肠套叠。④继发性肠套叠。

(2)肠套叠手术复位。

术前准备:首先应纠正脱水和电解质紊乱,禁食水、胃肠减压、抗感染;必要时采用退热、吸氧、备血等措施。体温降至38.5℃以下可以手术,否则易引起术后高热抽搐,导致死亡。麻醉多采用气管插管全身麻醉。

切口选择:依据套叠肿块部位,选择右上腹横切口、麦氏切口或右侧经腹直肌切口。较小婴儿多采用上腹部横切口,若经过灌肠得知肠套叠已达回盲部,也可采用麦氏切口。

手法整复:开腹后,术者以右手顺结肠走向探查套叠肿块,常可在右上腹、横结肠肝曲或中部触到。由于肠系膜固定较松,小肿块多可提出切口。如肿块较大宜将手伸入腹腔,在套叠部远端用右手示、中指先将肿块逆行推挤,当肿块退至升结肠或盲肠时即可将其托出切口。套叠肿块显露后,检查有无肠坏死。如无肠坏死,则于明视下用两手拇指及示指缓慢交替挤压直至完全复位。复位过程中切忌牵拉套入的近端肠段,以免造成套入肠壁撕裂。如复位困难时,可用温盐水纱布热敷后,再作复位。复位后要仔细检查肠管有无坏死,肠壁有无破裂,肠管本身有无器质性病变等,如无上述征象,将肠管纳入腹腔后逐层关腹。如为回盲型肠套叠复位后,阑尾挤压严重,应将阑尾切除。

肠切除术:对不能复位及肠坏死者,手法整复时肠破裂者,肠管有器质性病变者,疑似有继发性坏死者,在病情允许时可做肠切除一期吻合术。如病情严重,患儿不能耐受肠切除术,可暂行肠造瘘或肠外置术,病情好转后再关闭肠瘘。

腹腔镜下肠套叠复位术:腹腔镜手术探查和治疗肠套叠因其显著的优点而得到肯定:①腹腔镜手术创伤小、恢复快、并发症少;②某些空气灌肠提示复位失败或复位不确切者,麻醉后肠套叠可自行复位,腹腔镜手术探查可以发现上述情况而避免开腹手术的创伤;③对腹腔内脏器探查全面,可及时发现因器质性病变导致的继发性肠套叠;④术中可与空气灌肠相结合,提高复位率,由于腹腔内 CO_2 气腹压力和空气灌肠压力叠加作用于肠套叠头部,同时配合器械在腹腔内的牵拉作用,用较低的空气灌肠压力即能顺利将套叠肠管复位,安全性明显提高。

(张　斌)

第二节　急性肠梗阻

肠内容物运行由于某些原因发生阻塞,继而引起全身一系列病理生理反应和临床症状。

一、分类

(一)机械性肠梗阻

临床最多见,由于机械性原因使肠内容物不能通过。多见于肠道肿瘤,肠管受压,肠腔狭窄和粘连引起的肠管成角、纠结成团等。肠道粪石梗阻主要见于老年人。

（二）动力性肠梗阻

分为麻痹性肠梗阻和痉挛性肠梗阻,肠道本身无器质性病变,前者由于肠道失去蠕动功能,以至肠内容物不能运行,如低钾血症时;后者则由于肠壁平滑肌过度收缩,造成急性肠管闭塞而发生梗阻,见于急性肠炎和慢性铅中毒等,较为少见。

（三）血运性肠梗阻

肠系膜血管栓塞或血栓形成,引起肠道血液循环障碍,肠管失去蠕动能力,肠内容物停止运行。

二、病因

主要原因依次为肠粘连、疝嵌顿、肠道肿瘤、肠套叠、肠道蛔虫症、肠扭转等。据大宗资料报告,肠粘连引起的肠梗阻占 70%～80%(图 4-3)。

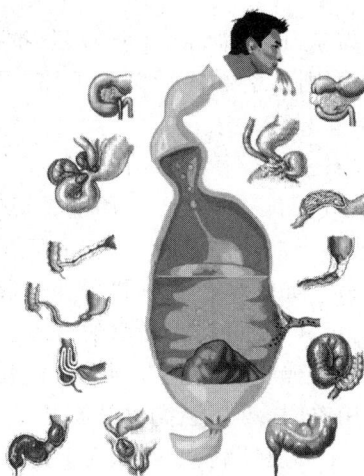

图 4-3　引起急性肠梗阻的常见病因

三、病理生理

急性肠梗阻病因繁多,但肠腔阻塞后的病理生理变化主要概括为以下方面。

（一）肠腔积液积气

正常情况下,人体消化道内的少量气体,随肠蠕动向下推进,部分由肠道吸收,其余最后经肛门排出。消化道气体约 70% 来自经口吞入的空气,约 30% 来自肠腔内细菌的分解发酵。这些气体在肠梗阻时不能被吸收和排除,再加上肠道细菌大量繁殖和发酵作用,肠腔胀气会越来越重。肠梗阻时肠道和其他消化腺分泌的大量消化液正常吸收循环途径被阻断,梗阻近端肠腔内大量积液,病程晚期还有肠壁病变引起的渗出,再加上呕吐丢失,将造成严重的水、电解质平衡紊乱,循环血量不足和休克。严重膨胀扩张的小肠还引起腹腔压力增高,膈肌抬高,影响下腔静脉回流,加重心动过速和呼吸急促。

（二）细菌易位与毒素吸收

急性肠梗阻时肠道细菌迅速繁殖,产生大量有毒物质,并经损伤的肠黏膜屏障和通透性增高的末梢血管进入血液循环,肠腔内细菌也发生易位,进入血液、淋巴循环和腹腔,引起全身中毒反应和感染。

（三）肠壁血运障碍

急性完全性肠梗阻的近端肠管扩张逐渐加重,肠壁逐渐变薄,张力增高,进而引起肠壁血运障碍,即绞窄性肠梗阻,肠黏膜可发生溃疡和坏死,肠壁出现出血点和瘀斑,肠腔和腹腔内均有血性液体渗出。随着时间延长,过度扩张的肠壁会因缺血而坏死,继而肠管破裂,引起急性腹膜炎。

以上病理生理改变持续进展将最终导致 MODS 和死亡。

四、临床表现

急性肠梗阻的症状与梗阻部位和时间有明显关系,位置愈高则呕吐愈明显,容易出现水、电解质平衡紊乱;位置愈低则腹胀愈明显,容易出现中毒和感染;病情随时间逐渐加重。急性肠梗阻的共同症状包括腹痛、腹胀、呕吐和停止排气排便。

(一)腹痛

无血运障碍的单纯性肠梗阻为阵发性腹痛。肠管内容物下行受阻,其近端肠管会加强蠕动,因此出现阵发性绞痛,逐渐加剧。其特点是发作时呈波浪式由轻至重,可自行缓解,有间歇,部位不定。腹痛发作时在有些患者的腹壁可见肠型,听诊可闻及高调肠鸣音。腹痛发作频率随蠕动频率变化,早期较频繁,数分钟至数秒钟一次,至病程晚期肠管严重扩张或绞窄时则转为持续性胀痛。绞窄性肠梗阻腹痛多为持续性钝痛或胀痛,伴阵发性加剧,引起腹膜炎后腹痛最明显处多为绞窄肠管所在部位。麻痹性肠梗阻腹痛较轻,为持续性全腹胀痛,甚至没有明显腹痛,而主要表现为明显腹胀。

腹痛随病情发展而变化,阵发性绞痛转为持续性腹痛伴阵发性加剧提示病情加重,肠梗阻可能由不全性转为完全性,单纯性转为绞窄性。

(二)呕吐

急性肠梗阻时多数患者有呕吐症状,呕吐程度和呕吐物性质与梗阻部位及程度有关。高位小肠梗阻呕吐发生早而频繁,早期为反射性,吐出胃内食物和酸性胃液,随后为碱性胆汁。低位小肠梗阻呕吐发生晚,可吐出粪臭味肠内容物。结肠梗阻少有呕吐。呕吐和腹痛常呈相关性,病程早期呕吐后腹痛可暂时缓解。如呕吐物为棕褐色或血性时应考虑已发生绞窄性肠梗阻。麻痹性肠梗阻的呕吐为溢出性,量较少。

(三)腹胀

腹胀症状与梗阻部位有明显关系,高位梗阻因呕吐频繁,胃肠道积气积液较少,腹胀不明显。低位梗阻时腹胀明显。

(四)停止排气、排便

不完全性肠梗阻时肛门还可排出少量粪便和气体,完全性肠梗阻则完全停止排气排便。在高位完全性肠梗阻病例,梗阻以下肠道内的积气、积便在病程早期仍可排出,故有排气排便并不说明梗阻不存在。绞窄性肠梗阻时,可出现黏液血便。

(五)全身症状

急性肠梗阻早期全身情况变化不大,晚期则出现发热、脱水、水电解质酸碱平衡紊乱、休克,并发肠坏死穿孔时则出现腹膜炎体征。

(六)体征

腹部膨隆与梗阻部位有关,低位梗阻较明显,可为全腹均匀膨隆或不对称膨隆,随病程进展加重,在腹壁薄的患者可见肠型。腹部叩诊鼓音。未发生肠绞窄或穿孔时,腹肌软,但因肠道胀气膨隆导致腹壁张力升高,可干扰对腹肌紧张的判断。压痛定位不明确,可为广泛轻压痛。发生肠绞窄或穿孔后,压痛明显,定位在绞窄肠管部位或遍及全腹,并有反跳痛和肌紧张。在病程早期听诊可闻及高调金属声响样肠鸣音,至病程晚期近端肠道严重扩张,发生肠绞窄、穿孔或在麻痹性肠梗阻,肠鸣音消失。应注意在年老体弱患者,即使已发生肠绞窄或穿孔,腹部体征也可能表现不明确。

对肠梗阻患者的体检应注意腹股沟区,特别在肥胖患者,其嵌顿疝可能被掩埋于厚层脂肪中而被忽略。肛门指诊应作为常规检查,可发现直肠肿瘤、手术吻合口狭窄或盆腔肿瘤等。多数肠梗阻患者直肠空虚,若直肠内聚集多量质硬粪块,则梗阻可能为粪块堵塞引起,多见于老年人,勿轻易手术探查。

五、辅助检查

(一)立位 X 线腹平片

立位 X 线腹平片是诊断是否存在肠梗阻最常用亦最有效的检查,急性肠梗阻表现为肠道内多发液气平面,小肠梗阻表现为阶梯状液平面;若见鱼肋征,即扩大的肠管内密集排列线条状或弧线状皱襞影,则为空肠梗阻征象;结肠梗阻表现为扩大的结肠腔和宽大的液气平面,而小肠扩张程度较轻。无法直立的患者可拍侧卧位片,平卧位片可以体现肠腔大量积气,但无法体现液气平面(图4-4)。

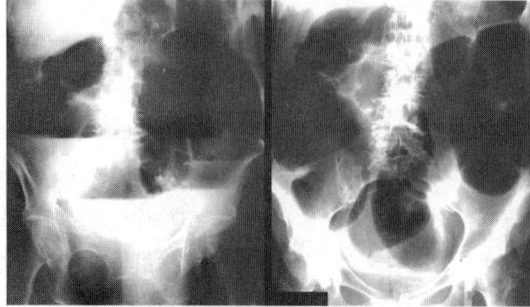

图4-4 急性肠梗阻时立位腹平片(左)和平卧位片(右)对照

(二)超声检查

简便快捷,可在床边进行。肠梗阻时超声可见梗阻近端肠管扩张伴肠腔内积液,而远端肠管空瘪。小肠梗阻近端肠道内径常大于3 cm,结肠梗阻近端内径常大于5 cm。根据扩张肠管的分布可大致判断梗阻部位,小肠高位梗阻时上腹部和左侧腹可见扩张的空肠回声,呈"琴键征";小肠低位梗阻时扩张肠管充满全腹腔,右下腹及盆腔内扩张肠管壁较光滑(回肠);结肠梗阻时形成袋状扩张,位于腹周。严重结肠梗阻时肠管明显扩张,小肠与结肠的形态难以区分,但回盲瓣常可显示。机械性肠梗阻时近端肠管蠕动增强,扩张肠管无回声区内的强回声斑点呈往返或漩涡状流动;而麻痹性肠梗阻时肠壁蠕动减弱或消失,肠管广泛扩张积气;绞窄性肠梗阻时肠管粘连坏死呈团块状,肠壁无血流信号。超声诊断肠梗阻的敏感性可达89%~96%,而且对引起梗阻的病因,如肿瘤、嵌顿疝等也可提供重要线索。

(三)CT

平卧位CT横切面影像可显示肠管扩张和肠腔内多发气液平面。机械性肠梗阻有扩张肠管和塌陷肠管交界的"移行带征";麻痹性肠梗阻常表现为小肠、结肠均有扩张和积气积液,而常以积气为主,无明显"移行带征";血运障碍性肠梗阻除梗死或栓塞血管供血的相应肠管扩张、肠壁水肿增厚外,梗阻肠管对应血管可见高密度血栓,或增强扫描见血管内充盈缺损。CT还有助于发现引起肠梗阻的病因,如肿瘤、腹腔脓肿、腹膜炎、胰腺炎等。

(四)实验室检查

常规实验室检查常见水电解质酸碱平衡紊乱,低钾低钠血症常见,白细胞升高,中性粒细胞比值升高等。

六、诊断

依据症状体征和影像学检查,急性肠梗阻的诊断不难确立。完整的急性肠梗阻诊断应包括以下要点。

(一)梗阻为完全性或不完全性

不完全性肠梗阻具有腹痛腹胀、呕吐等症状,但病情发展较慢,可有少量排气、排便,立位腹平片见肠道少量积气,可有少数短小液气平面。完全性肠梗阻病情发展快而重,早期可能有少量排气排便,但随病情进展,排气排便完全停止,立位腹平片见肠道扩张明显,可见多个宽大液气平面。

(二)梗阻部位高低

高位小肠梗阻,呕吐出现早而频繁,水、电解质与酸碱平衡紊乱严重,腹胀不明显,立位腹平片见液气面主要位于左上腹。低位小肠梗阻呕吐出现晚,一次呕吐量大,常有粪臭味,腹胀明显,腹痛较重,立位腹平片见宽大液气平面,主要位于右下腹或遍布全腹。

(三)梗阻性质

是机械性还是动力性肠梗阻,性质不同,处理方法也不同。机械性肠梗阻常伴有阵发性绞痛,可见肠型和蠕动波,肠鸣音高亢。而麻痹性肠梗阻则呈持续性腹胀,腹部膨隆均匀对称,无阵发性绞痛,肠鸣音减弱或消失,多有原发病因存在。痉挛性肠梗阻的特点是阵发性腹痛开始快,缓解也快,肠鸣音多不亢进,腹胀也不明显。机械性肠梗阻的立位腹平片见充气扩张肠管仅限于梗阻以上肠道,麻痹性肠梗阻则可见从胃、小肠至结肠普遍胀气,痉挛性肠梗阻时胀气多不明显。

(四)梗阻为单纯性还是绞窄性

绞窄性肠梗阻预后严重,须立即手术治疗,而单纯性肠梗阻可先保守治疗。出现下列临床表现者应考虑有绞窄性肠梗阻存在:①腹痛剧烈,在阵发性疼痛间歇仍有持续性疼痛。②出现难以纠正的休克。③腹膜刺激征明显,体温、脉搏、白细胞逐渐升高。④呕吐物或肠道排泄物中有血性液体,或腹腔穿刺抽出血性液体。⑤腹胀不对称,可触及压痛的肠袢,并有反跳痛。在临床实际中肠绞窄的表现可能并不典型,若延误手术可危及生命,外科医师应提高警惕,急性肠梗阻经积极保守治疗效果不明显,腹痛不减轻,即应考虑手术探查。

(五)梗阻病因

详细询问病史,结合临床资料全面分析。婴幼儿急性肠梗阻多见于肠套叠和腹股沟疝嵌顿,青壮年多见于腹外疝嵌顿,老年人常见于消化道和腹腔原发或转移肿瘤。有腹部损伤或手术史则粘连性肠梗阻可能性大,房颤、风湿性心瓣膜病等可引起肠系膜血管血栓,饱食后运动出现的急性肠梗阻多考虑肠扭转引起。

七、治疗

(一)非手术治疗

为患者入院后的紧急处置措施,可能使部分病例病情得到缓解,为进一步检查和择期手术创造条件,也作为急诊手术探查前的准备措施。

1.禁食和胃肠减压

禁止一切饮食,放置鼻胃管(长度 55~65 cm)并持续负压吸引。降低胃肠道积气积液和张力有利于改善肠壁血液循环,减轻腹胀和全身中毒症状,改善呼吸循环。

2.补充血容量和纠正水电解质、酸碱平衡失调

患者入院后立即建立静脉通道,给予充分的液体支持。对已有休克征象者可先快速输注 5% 葡萄糖盐水或林格氏液 1000 mL。高位小肠梗阻常有脱水,低钾、低钠、低氯血症和代谢性碱中毒,其中以低钾血症最为突出,可进一步导致肠麻痹,加重梗阻病情。尿量大于 40 mL/h 可静脉滴注补钾。低钾、低钠纠正后代谢性碱中毒多能随之纠正。低位小肠梗阻多表现为脱水、低钠、低钾和代谢性酸中毒,其中以低钠更为突出。轻度低钠血症一般补充 5% 葡萄糖盐水 1000 mL 后多可纠正,重度低钠患者则需根据实验室检查结果在补液中加入相应量的 10% 氯化钠溶液。对急性肠梗阻患者的补液量应包括已累计丢失量、正常需要量和继续丢失量,其中丢失量还包括因组织水肿而移至组织间隙的循环液体量。应记录尿量、间断复查实验室指标,对重症患者还应监测中心静脉压(CVP),以酌情调整补液量和成分。对绞窄性肠梗阻患者可适当输血浆、清蛋白或其他胶体液,以维持循环胶体渗透压,有利于维持循环血量稳定,减轻组织水肿。

3.应用抗生素防治感染

急性肠梗阻时由于肠内容物瘀滞,肠道细菌大量繁殖,肠壁屏障功能受损容易发生细菌易位,出现绞窄性肠梗阻时感染将更加严重。故应用广谱抗生素为必要措施。

4.营养支持

禁食时间超过 48 小时应给予全肠外营养支持,经外周静脉输注最好不超过 7 天,而经深静脉导管可长期输注,但应注意防治导管感染等并发症。

5.抑制消化道分泌

应用生长抑素可有效抑制消化液分泌,减少肠道积液,降低梗阻肠段压力。

6.其他

输注血浆或清蛋白同时应用利尿剂,有助于减轻肠壁水肿。

（二）手术治疗

经非手术治疗无效,病情进展者,已出现绞窄性肠梗阻或预计将出现肠绞窄的患者应行急诊手术治疗。需根据梗阻病因、性质、部位及全身情况综合评估,选择术式。手术原则是在最短时间内用最简单有效的方法解除梗阻。若伴有休克,待休克纠正后手术较为安全。若估计肠管已坏死而休克短时间内难以纠正者,应在积极抗休克同时进行手术探查。

手术切口应考虑有利于暴露梗阻部位,多采用经腹正中线切口或经右腹直肌探查切口(图 4-5)。应尽量在估计无粘连处进入腹腔,探查粘连区,锐性加钝性分离粘连,显露梗阻部位。已坏死的肠段、肿瘤、结核和狭窄部位应行肠段切除。若肠道高度膨胀影响手术操作,可先行肠腔减压,在肠壁开小口吸取肠内容物及气体,过程中尽量避免腹腔污染。

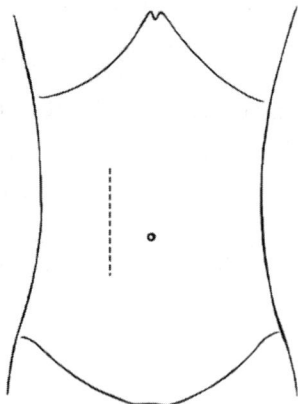

图 4-5 切口选择在有利于显露梗阻的部位

对肠道生机的判断是决定是否切除及切除范围的依据,主要从肠壁色泽、弹性、蠕动、血供、边缘动脉搏动等方面进行判断。遇判断有难度时,可用温热生理盐水湿敷肠祥,或以 0.5%～1% 的普鲁卡因 10～30 mL 在相应系膜根部注射,以缓解血管痉挛,并将此段肠管放回腹腔,15～20 分钟后再观察。若肠壁颜色转为正常,弹性和蠕动恢复,肠系膜边缘动脉搏动可见,则不必切除,若无好转则应切除。多数小肠部分切除后吻合较为安全。若绞窄肠段过长,患者情况危重,或切除范围涉及结肠,应在切除坏死肠段后做近远端肠造瘘,待病情稳定后二期行肠吻合术。

八、术后处理

手术后对患者应密切监护,老年、体弱及重症患者应进入 ICU 治疗。常见术后并发症包括以下三方面。

（一）腹腔和切口感染

肠管坏死已存在较严重的腹腔感染,肠管切开减压和肠段切除易污染腹腔和切口,故术后发生感染的风险较高。术中应尽量避免肠内容物污染,关腹前应用生理盐水、聚维酮碘溶液或甲硝唑充分清洗腹腔,留置有效的腹盆腔引流,切口建议采用全层减张缝合,以消除死腔,即使有感染渗出也可向外或向腹腔排除,避免因感染而敞开切口。

（二）腹胀和肠麻痹

术后应继续监测和补充电解质,进行肠外营养支持,继续鼻胃管减压。可用少量生理盐水灌肠,促进肠蠕动,减少肠粘连。若广泛肠粘连在手术中未能完全分离,或机械性肠梗阻存在多个病因,而手术只解决了某个病因,应警惕术后再次出现机械性肠梗阻,必要时需再次手术。

（三）肠漏和吻合口漏

肠漏和吻合口漏是粘连性肠梗阻术后的常见并发症。急性肠梗阻时肠壁水肿变脆,分离粘连时容易损伤,且在术中容易忽略,而在术后出现肠内容物外漏,引起急性腹膜炎。急性肠梗阻手术切除梗阻部位,行肠吻合时,近端肠管扩张变粗,而远端肠管较细,大口对小口吻合有一定难度,加之肠壁的炎性水肿和腹膜炎,容易造成术后吻合口漏。术后肠漏和吻合口漏的预后取决于其部位、流量、类型等,轻者经通畅引流,加强支持治疗后可以愈合,重者需及时再次手术治疗。

(张　斌)

第三节　炎性肠病

炎性肠病(inflammatory bowel disease,IBD)泛指一组原因不明的慢性肠道炎症性病变,通常指Crohn病和溃疡性结肠炎。

一、Crohn 病

Crohn 病(CD)是一种病因尚不十分明确的肠道慢性肉芽肿性炎性疾病,由纽约 Mount Sinai 医院的 Burrill 和 Crohn 于 1932 年首次报告,多见于美国、西欧、北欧和东欧,我国等亚洲国家相对少见,但近年来有逐渐增多的趋势。日本目前的发病率已经接近欧美,可以预见其可能将成为我国消化系统较常见疾病之一。Crohn 病表现为局灶性、不对称性的肠壁炎症,可出现在从口腔至肛门的任何部位,而回肠和右半结肠是最常见被累及的部位,其中以回肠末段最多见。Crohn 病的炎性病灶呈透壁性、节段性、非对称性分布,易发生瘘管及脓肿。本病患者多为青壮年,多数病情呈长期反复发作,严重影响生活质量甚至危及生命。Crohn 病在一定程度上可认为是一种难以治愈的终身疾病。

(一)病因

Crohn 病病因尚不明确,有多种学说,其中以感染和免疫异常学说较受关注。其他还有精神因素、食物过敏及家族遗传等病因学说,可能起诱发或加重本病的作用。

(二)病理

早期 Crohn 病的损害主要发生在胃肠道淋巴滤泡和 Peyer 淋巴集结,这些淋巴结在回肠末段最为丰富,且此处本身肠管最狭窄,肠内容物停留时间最长,因此该区病变最明显。急性期受累肠管水肿、充血,肠壁组织中有炎性细胞浸润,浆膜表面常有灰白色纤维素沉积,淋巴组织增生,继之出现浅溃疡。在小溃疡部位的淋巴滤泡中有时可发现肉芽肿,说明可能在溃疡形成之前已有淋巴细胞在黏膜基底部局灶性集中,以后再有柱状上皮退化。该段肠系膜亦可受累,表现为明显的水肿增厚,淋巴结急性肿大。其后肠壁间有多量纤维增生,进而形成肠襻间粘连。黏膜下层有慢性炎性细胞浸润,黏膜增生形成假性息肉,这时出现明显的肠壁变厚、僵硬,并出现部分梗阻现象。肠黏膜面可出现深浅不同的溃疡,但一般呈息肉样增生状态,肠系膜因有纤维增生而变厚,且呈皱缩状,同时系膜间脂肪组织也明显增生。慢性期肠管因高度纤维化,不但变厚而且变细,出现较严重的梗阻,也可因肠襻间紧密粘连而形成梗阻。溃疡可穿出肠壁,形成腹内脓肿,但多数因脏器间先有粘连,容易形成肠襻间及肠襻与膀胱、阴道间的内瘘,部分穿破到腹壁外而形成外瘘。

(三)临床表现

1.全身表现

体重下降,日渐消瘦为最常见的症状。部分患者有低热或中度发热,无寒战,此时为活动期病变,可伴有溃疡、窦道、瘘管形成,或局限性穿孔形成腹内脓肿。约 30% 患者有肠道外全身性疾病,如关节炎、结节性红斑、脉管炎、硬化性胆管炎、胰腺炎等。

2.腹痛

腹痛是 Crohn 病最常见的临床症状,疼痛多发生在右下腹或其周围,多呈间歇性发作,轻者仅有肠鸣和腹部不适,重者有剧烈绞痛。进食含纤维素多的食物常引起腹痛发作。病变进一步发展可形成肠梗阻,出现阵发性痉挛性疼痛。病变侵及回盲部时,疼痛常发生在脐周,以后局限于右下腹,与急性阑尾炎非常相似。有些病例既往无任何症状,突然发生剧烈腹痛,与肠穿孔极为相像,临床常误诊,剖腹探查时才证实为 Crohn 病。病变侵犯空肠可表现为上腹痛。

当脓肿广泛侵及肠系膜根部时,常以背痛为主诉,易被误诊为脊柱或肾脏病变。胃十二指肠受累可出现类似消化性溃疡的症状和幽门梗阻表现。

3.腹泻

腹泻是 Crohn 病的另一个特点,腹泻次数与病变范围有关。腹泻每日 3～5 次至 10 余次,严重者可达数十次,常为水样便,亦可出现黏液便或脓血便,易被误诊为细菌性痢疾。晚期患者可出现恶臭的泡沫样便。在有不全性梗阻时肠腔内大量积液,肠蠕动增强,加重腹泻。尤其是肠管广泛炎症并伴有内瘘时,使大量液体短路进入结肠,则出现更为严重的水样泻。腹泻呈慢性过程,间断急性发作,长期持续,会出现水电解质紊乱和营养代谢障碍。

4.肠瘘

Crohn 病的特征之一是形成瘘管。内瘘是最常见的形式,发生率约 30%～40%,病变侵及肠壁肌层和浆膜层,进一步发展向邻近的小肠、结肠、膀胱等形成粘连穿透。外瘘亦是病变发展的一种形式,常见瘘管通向肛周皮肤,也有开口在腹壁或臀部。瘘管很少通向腹内实质器官,如肝脏、脾脏,但可在器官周围形成脓肿。

5.肠梗阻

梗阻多发于小肠,原因有急性炎症致黏膜充血、水肿、增厚;慢性炎症使肠壁增生、瘢痕形成,致肠腔狭窄,是 Crohn 病手术治疗的首要原因。

6.肠穿孔和腹腔脓肿形成

1%～2% 的患者发生肠穿孔,急性肠穿孔在 Crohn 病较少见。大部分为慢性穿孔,在局部包裹形成脓肿,90% 发生在末段回肠,且在系膜对侧缘,10% 发生在空肠。脓肿多形成于肠管之间,或肠管与肠系膜或腹膜之间,也可发生于肠管切除后的吻合口漏,好发部位在回肠末段。

7.出血和营养不良

肠壁炎症充血、水肿、纤维化的慢性过程中,肠黏膜病灶可反复出血,患者可经常出现黑便。肠道广泛炎症导致吸收面积减少,菌群失调,发生腹泻、贫血、低蛋白血症、维生素缺乏及电解质紊乱。由于钙缺乏可出现骨质疏松,四肢躯干疼痛。病变侵犯十二指肠可引起消化道大出血。直肠肛门有溃疡时可出现大便带鲜血,但一般量少,易误诊为内痔出血。

总之,Crohn 病的临床表现无特异性,且病变侵犯部位不同则症状也各异,常与其他疾病相混淆,临床上极易误诊。体格检查往往在病变部位可触到肿块,局部有压痛,以右下腹肿块较为多见,形态为腊肠样,边界不清,较固定。发生肠梗阻时有腹胀,有时可见肠型或触及扩张肠管。

(四)辅助检查

有诊断意义的特殊检查为消化道钡剂造影和内镜检查。

1.X 线消化道钡剂造影

可显示小肠慢性炎症表现,包括:①肠道狭窄并呈跳跃式分布,肠壁的深浅溃疡和窦道。②钡剂通过窦道与比邻的肠道相通,或进入腹腔脓肿内。③肠管失去正常形态,狭窄纠结紊乱。灌肠气钡双重造影可见肠壁的纵行溃疡或裂隙状溃疡,溃疡之间有正常肠黏膜,但由于黏膜下层水肿及纤维化,使正常黏膜隆起,X 线影像下形成卵石征。

2.内镜检查

纤维小肠镜和结肠镜均可显示病变部位,可见狭窄不一的肠腔,大小不等的溃疡,表浅圆形溃疡或匍行溃疡,黏膜水肿,呈卵石样结节性改变,假息肉和狭窄带等。病变常为节段性分布。活检组织中可见到肉芽肿,对诊断有极大帮助。

（五）治疗

1.支持疗法和对症处理

控制饮食，必要时禁食。有低蛋白血症和明显贫血时，要输血，输清蛋白，给予肠外营养支持，纠正水电解质紊乱。给予解痉、止泻、抗炎治疗，应用肾上腺皮质激素控制症状，严重病例可谨慎使用免疫抑制剂。

2.外科手术治疗

Crohn病的手术指征一直存在争议，多数学者认为无并发症的Crohn病应首先内科治疗，无效或出现各种消化道并发症才是外科手术的适应证。术后易复发和可能需多次手术是Crohn病的重要特性，在接受第1次手术后10年内约有50％的复发者需再次手术。外科医生必须认识到，手术只是针对Crohn病并发症而施行，并不能达到治愈目的。

（1）急性肠梗阻：多数为慢性肠梗阻急性发作而收入院，主要原因除瘢痕、肉芽肿等机械因素外，**肠道痉挛、肠壁充血水肿是急性发作的重要因素。经规范保守治疗病情无缓解，或持续加重者需尽快手术。**

手术方式包括：①短路手术：即将梗阻近端肠道与梗阻远端肠道行侧侧吻合，通过旁路跨过梗阻，将梗阻部位旷置，使肠道上下通畅。手术简单、实用、损伤小，适用于病情重、手术难度大的患者。部分患者远期效果差，也可能出现盲袢综合征。尽管如此，该术式对暂时性缓解危重或炎性肿块较大患者的症状仍是行之有效的措施。②梗阻病变肠管切除：术中常规切开梗阻近端肠管减压，切除梗阻部位，行远近端肠管吻合。从长远看此手术优于短路手术，特别是有学者发现Crohn病患者并发的小肠癌，近一半发生在旷置肠管，故认为应切除病变肠管。

（2）肠穿孔：Crohn病穿孔较少发生气腹，一旦确诊，必须急诊切除病变肠段，近端外置作肠造口，多为回肠造口。亦有病变肠段切除后一期吻合的报道，主要应根据患者全身情况、腹腔污染情况以及病变程度和范围而定。病灶切除后复发部位一般在吻合口的近端肠管，出现吻合口不愈和肠漏，可能与病变切除范围不足有关，故确定切除范围极为重要。往往病变范围超过肉眼所见，一般应距离病变处10～15 cm。穿孔单纯修补术的病死率和并发症发生率，不宜施行。

（3）腹腔脓肿：对较小的腹腔脓肿可采取保守治疗或行腹腔脓肿引流术，如B超或CT引导下的经皮穿刺置管引流。如治疗失败或脓肿中含有肠内容物则需要剖腹探查，切开脓肿，清洗引流，并需切除脓肿形成的来源，即穿孔的病变肠段，可行一期吻合。当脓肿腔较大或伴有发热等中毒症状时，应先行近端肠管造口术，待脓腔引流较彻底后，再择期手术切除病变肠管。造口部位应避开切口。

（4）肠瘘：由于Crohn病并不向穿透的组织扩散和侵袭，因此手术只需切除病变肠段，而被穿透的组织器官清创修补即可。需要注意的是，回肠－乙状结肠瘘若单纯将乙状结肠清创缝合，修补口瘘发生率较高，故需要切除部分乙状结肠。外瘘发生率较低，但对机体影响较大，应早期积极引流和抗感染治疗。待病情稳定，局部炎症消退后的非活动期，行病变肠段切除吻合、皮肤瘘道切除。切除皮肤瘘管时要注意往往存在多个瘘口，广泛切除可能引起皮肤缺损，若缺损不大可直接缝合，或只将炎性肠管切除，腹壁不做过多扩创仍可治愈。

（5）消化道出血：主要表现为便血，量较少，常为慢性反复出血，大出血少见。保守治疗可使大部分出血得到缓解。当合并大出血时，若保守治疗不能奏效，可行血管介入治疗，找到出血部位予以栓塞止血。如仍无法控制出血，应行紧急手术。

（6）误诊手术处理：Crohn病手术前确诊率很低，大部分以急性阑尾炎、肠梗阻、肠穿孔、肠出血诊断进行探查，尤其以急性腹痛就诊而被误诊为急性阑尾炎者不在少数。当Crohn病误诊为急性阑尾炎而手术时，有学者认为切除阑尾后容易发生肠瘘，故不主张行阑尾切除，但事实上术后肠瘘发生的部位常常不是阑尾根部盲肠，而是回肠末段。表面看来肠瘘与切除阑尾似无关，但在这类患者术中可见盲肠和末段回肠充血、水肿、增厚，阑尾切除和局部探查扰动可能加重病变发展而导致肠瘘，故这类患者应禁行阑尾切除术。

外科手术并不能治愈Crohn病，而只针对其并发症，术后易复发及需再次手术是Crohn病的一个重要特征，患者一生之中可能需要多次手术，故过度的切除性手术可能导致短肠综合征等严重后果。手术时应遵循

"节省肠管"的保守原则,全面探查肠管,了解病变范围,需要手术处理的只是那些有明显并发症的部位。术前术后应与内科医生及患者密切配合,制订合理的综合治疗方案,才可能获得最佳治疗效果和生活质量。

二、溃疡性结肠炎

溃疡性结肠炎(ulcerative colitis,UC)是一种以大肠黏膜和黏膜下层炎症为特点,病因不明的慢性疾病。病变多位于直肠和乙状结肠,也可延伸到降结肠,甚至整个结肠。其临床表现多样化,诊断缺乏特异性,近年来有不断增加的倾向,由其引起的并发症亦有所增多。

(一)病因

UC病因至今未完全明了,多数学者认为与感染、遗传、自身免疫、饮食、环境及心理等因素有关。

(二)病理

UC病理表现为结肠弥漫性、连续性的表浅炎症,好发于直肠,向近侧结肠延续,累及乙状结肠,少数波及整个结肠,一般不累及小肠。全结肠受累时,在末端回肠可有反流性表浅炎症。UC病变深度一般限于黏膜和黏膜下层,肌层基本不受累。在少数严重病例,炎症和坏死可延伸至环肌层或纵肌层,使肠壁变薄,自发性穿孔的危险性增高。UC黏膜病变程度差别很大,可从正常黏膜到完全剥脱。肠黏膜细胞受炎症侵袭,肠壁充血、水肿、增生反复发作。炎症细胞浸润形成细小脓肿,脓肿间相互融合扩大形成溃疡。这些溃疡沿结肠纵轴发展,逐渐融合成大片溃疡。溃疡间黏膜增生形成假性息肉,其上皮可由不典型增生转为癌变,因此可认为UC是一种癌前病变。由于病变很少深达肌层,合并结肠穿孔、瘘管形成或结肠周围脓肿较少。在少数暴发型病例,病变侵及肌层并伴发血管炎和肠壁神经丛损害,使肠壁变薄、肠腔扩张、肠运动失调而形成中毒性巨结肠。炎症反复发作可使大量肉芽组织增生,肌层挛缩、变厚,造成结肠变形、缩短、结肠袋消失及肠腔狭窄。

(三)临床表现

根据病变发展的不同阶段,UC有轻重不一的临床表现。

1.轻型

病变部位仅累及结肠远端,症状轻,起病缓慢,腹泻轻,大便次数每日4次以下,大便多成形,可见少量黏液性血便,呈间歇性,可有腹痛,但程度轻,无全身症状。

2.中型

病变范围较广,症状持续半年以上。常有程度不等的腹泻、间断血便、腹痛及全身症状。结直肠病变为进行性加重,并发症有结直肠出血、狭窄性结肠梗阻、结肠穿孔、癌变等。

3.重型

病变累及结肠广泛而严重,易发生出血和中毒性结肠扩张。受累最重部位多在横结肠,由于肠袢极度膨胀,又称之为中毒性巨结肠、中毒性结肠扩张或急性中毒性肠膨胀。约15%的UC患者可并发中毒性巨结肠而危及生命,其发病急骤,有显著的腹泻,日达6次以上,为黏液血便和水样便,伴发热、贫血、厌食、体重减轻等全身症状。严重者发生脱水、休克等毒血症征象。持续严重的腹痛、腹部膨隆、白细胞计数增多、低蛋白血症,提示结肠病变广泛而严重,已发展至中毒性巨结肠。

(四)诊断

UC通常并无特异性临床表现。重症患者长期消耗,营养不良,出现高热和中毒性巨结肠时诊断并不困难,但为时较晚。有两项辅助检查对诊断有较大帮助。

1.纤维结肠镜检查

大多数UC累及直肠和乙状结肠,通过结肠镜检查可明确诊断。镜下可见充血、水肿的黏膜,肿脆而易出血,在进展性病例中可见溃疡,周围有隆起的肉芽组织和水肿黏膜,呈息肉样改变。在慢性进展性病例中,直肠和乙状结肠腔可明显狭窄。为明确病变范围,应做全结肠检查,同时做多处活检,以便和其他疾病相鉴别。

2.气钡灌肠双重造影

有助于确定病变范围和严重程度。造影中可见结肠袋形态消失,肠壁不规则,假息肉形成,肠腔变细、僵直在检查前应避免肠道清洁准备,以免使结肠炎恶化。一般检查前三天给予流质饮食即可。有腹痛患者禁做钡灌肠检查,应选择腹部 X 线平片或 CT 检查,观察有无中毒性巨结肠、结肠扩张及膈下游离气体。

(五)治疗

1.全身支持疗法和对症处理

给予深静脉营养支持,纠正水、电解质平衡紊乱,纠正低钾血症。对于轻、中度患者可口服柳氮磺吡啶(SASP),常能达到较好效果,发作期每日 4～6 g,分 4 次服用。病情好转数周后减量,可改为每日 2 g,持续用药 1 年以上。对中、重度患者,结肠病变广泛的急性期和严重病变,应用肾上腺皮质激素对缓解症状,延迟病程有一定作用,可口服或静脉滴注,或加入生理盐水作保留灌肠。在急性发作期应用激素的效果是肯定的,但在慢性期应谨慎使用,注意其长期使用的不良反应。应用免疫抑制剂,如硫唑嘌呤等,能改善病程进展,控制临床症状,但不能改变基本病变,常用于静止期以减少复发。

2.手术治疗

适应证包括中毒性巨结肠、并发肠穿孔或濒临穿孔、大量或反复出血、肠狭窄并发反复梗阻。手术方法如下。

(1)结直肠全切除、回肠造口术(图 4-6):主要针对结肠病变广泛并伴有低位直肠癌变,需做直肠切除者。在急诊情况下无需肠道准备,手术彻底,并发症少,无复发、癌变、吻合口漏之虑。但永久性回肠造口将给患者带来不便,较影响生活质量。

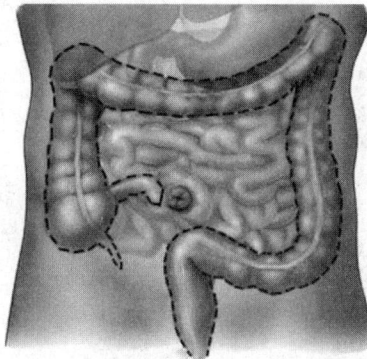

图 4-6　结直肠全切除、回肠造口术

(2)全结肠切除、回直肠吻合术(图 4-7):主要适用于直肠无病变的患者。手术操作简便,避免永久造口,术后并发症少。但由于保留了直肠,术后有疾病复发和癌变的危险。

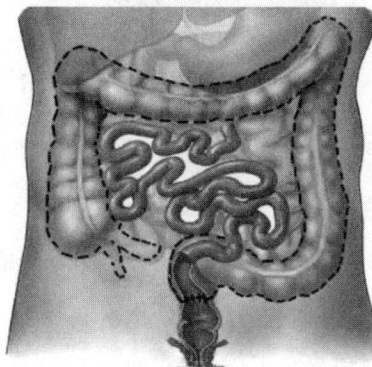

图 4-7　结肠全切除、回直肠吻合术

155

（3）全结肠直肠切除、回肛吻合术（IAA）及全结肠直肠切除、回肠储袋肛管吻合术（IPAA）：适用于慢性 UC 对内科治疗无效者，或反复持续的结肠出血、肠狭窄或黏膜严重病变者。这类手术既切除了结直肠（或直肠黏膜），又能保留有一定功能的肛门。尤其是 IPAA，因其储袋的储粪功能可减少排便次数，生活质量较好，更受患者欢迎。IPAA 术式须充分游离末段回肠系膜，使回肠末段能顺利拉至盆腔，制成二襟的 J 形或三襟的 S 形等储袋，与肛管吻合，疗效满意。

UC 的手术治疗分为急诊手术、限时手术和择期手术。肠穿孔、中毒性巨结肠、大量肠出血等常需急诊手术，旨在挽救患者生命，首选结肠次全切除、回肠造口、直肠残端缝闭（图 4-8），对危重患者可行末段回肠和乙状结肠双腔造口（双造口术），以转流粪便及排除结肠内容物，以后再行治疗性切除和重建手术。若经保守治疗病情转稳定，应强化支持治疗，力争在较好的条件下行择期手术。如不能控制出血，则应选择全部或次全结肠切除、回肠造口术，不必切除直肠，以减小手术创伤，留待日后再行治疗性切除和重建手术。结肠切除后粪流改道，即使直肠内仍有活动性病变，出血亦可停止。全结肠直肠切除、回肠造口术为多年来施行的标准择期术式，其手术死亡率低，并发症少，结肠和直肠切除后根除了全部病变，多数患者能恢复正常生活和工作能力，仍不失为一种简单、安全的手术方式。但由于术后回肠造口不易管理，易致水电解质平衡紊乱和造口皮肤碱性腐蚀，又因 UC 病变**多在直肠和结肠**远段，因此可行直肠、乙状结肠切除、降结肠造口（图 4-9），或直肠、左半结肠切除，横结肠**造口术**（图 4-10），以改善术后营养吸收，减少肠液丢失，且造口更易管理。而 IAA 和 IPAA 是近年来颇受推荐的 UC 手术治疗方法，在达到治疗目标的同时，避免了肠造口对患者心理和生活质量的巨大影响，更符合现代外科发展力求减少治疗创伤的方向。

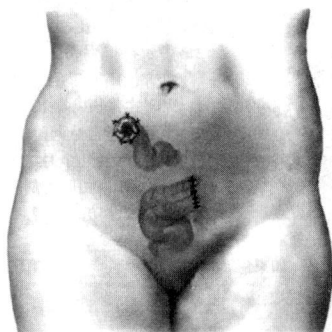

图 4-8　结肠次全切除，回肠造口术

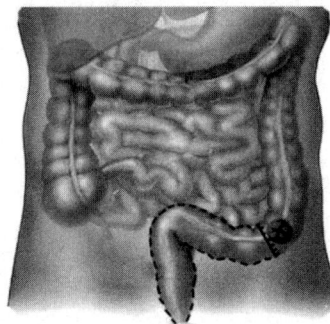

图 4-9　直肠、乙状结肠切除，降结肠造口

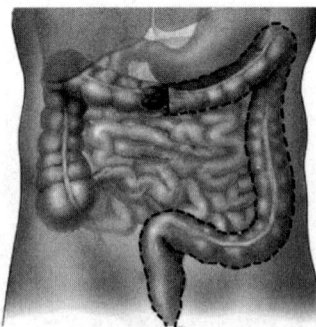

图 4-10　直肠、左半结肠切除，横结肠造口

3. 中毒性巨结肠的治疗

多见于严重的 UC 患者，住院 UC 患者中约 60% 初次发病即发作。中毒性巨结肠为一段结肠急性炎症和明显扩张，扩张结肠主要位于横结肠和脾曲，小肠常无病变。正常小肠内无多量气体存留，如腹平片见小肠内有异常气体，并有严重代谢性碱中毒，常为中毒性巨结肠的先兆。该症以腹痛为主要表现，腹胀明显，腹部平片可见扩张增厚的结肠，肠腔直径可超过 6 cm。急性中毒性巨结肠是 UC 特别危险的并发

症,往往是暴发型病例,有腹痛剧烈、高度腹胀、发热、心动过速、反应迟钝等中毒症状,肠鸣音消失。实验室检查可见白细胞升高、低血钾、低蛋白血症和贫血。患者每日排便可达十余次,易引起水电解质平衡紊乱。对中毒性巨结肠应首先采取积极支持疗法和对症处理,维持水电解质和酸碱平衡,尽快应用抗生素,静脉给予皮质激素,约半数患者对药物保守治疗反应良好,可化急诊为平诊,改为择期手术。暂时性结肠扩张并不是急诊手术的适应证,如病情恶化,则手术应在 24 小时内进行。中毒性巨结肠经 24 小时保守治疗无效者,应急诊手术,方式首选结肠次全切除、回肠造口、直肠残端缝闭,留待以后行重建手术。手术可减少结肠穿孔的发生率,伴结肠穿孔的患者死亡率为 20%,而无穿孔仅为 4%。

（张　斌）

第四节　短肠综合征

短肠综合征是指因各种原因行广泛小肠切除、手术造成小肠短路或误将胃与回肠吻合后,小肠消化吸收面积不足,无法维持生理需要,而导致进行性营养不良、水电解质紊乱,继而出现器官功能衰退、代谢障碍、免疫功能下降的临床综合征。

一、病因

导致短肠综合征的原因有很多,成人短肠综合征多见于因小肠扭转或肠系膜血管栓塞或血栓形成,导致大部小肠坏死,被迫行大部分小肠切除后;也见于因 Crohn 病、放射性肠损伤、反复肠梗阻、肠外瘘而多次切除小肠,致剩余肠道过短;或因严重外伤致大面积小肠毁损或肠系膜上血管损伤,而被迫切除大量小肠;胃肠手术中误将胃与回肠吻合,或高位与低位小肠间短路术后亦造成短肠综合征。儿童短肠综合征多为先天性因素引起,如肠闭锁、坏死性小肠结肠炎等导致小肠长度不足或切除大量肠祥,无法维持足够营养吸收。

二、病理生理

短肠综合征的严重程度取决于切除肠管的范围及部位,是否保留回盲瓣,残留肠管及其他消化器官（如胰和肝）的功能状态,剩余小肠的代偿适应能力等。通常认为满足正常成人所需的小肠长度最低限度,在没有回盲瓣时为 1 m,而有回盲瓣时为至少 75 cm。大量小肠吸收面积的丢失将导致进行性营养不良、水电解质紊乱、代谢障碍等。另外,大量肠道激素（如胆囊收缩素、促胰液素、肠抑胃素等）的丢失,将导致肠道动力、转运能力等发生改变,幽门部胃泌素细胞增生（约 40%～50% 的短肠综合征患者有胃酸分泌亢进）。回肠是吸收结合型胆盐及内因子结合性维生素 B_{12} 的部位,切除或短路后造成的代谢紊乱明显重于空肠。因胆盐吸收减少,未吸收的胆盐进入结肠将导致胆盐性腹泻,胆盐肠－肝循环减少将导致严重的胆盐代谢紊乱,因肝代偿合成胆盐的能力有限,将造成严重脂肪泻。切除较短回肠（<50 cm）时,患者通常能够吸收足够的内因子结合性维生素 B_{12},而当切除回肠>50 cm 时,将导致明显的吸收障碍,引起巨幼红细胞贫血及外周神经炎,并最终导致亚急性脊髓退行性改变。

短肠综合征时剩余小肠会发生代偿性改变,食物刺激及胃肠激素的改变使小肠绒毛变长、肥大,肠腺陷凹加深,黏膜细胞 DNA 量增加,肠管增粗、延长,黏膜皱襞变多。随黏膜的高度增生,酶和代谢也发生相应变化,钠－钾泵依赖的三磷酸腺苷,水解酶,肠激酶,DNA 酶,嘧啶合成酶活性均增加,而细胞二糖酶活性降低,增生黏膜内经磷酸戊糖途径的葡萄糖代谢增加。研究显示广泛肠切除后残余肠道可逐渐改善对脂肪、内因子和碳水化合物（特别是葡萄糖）的吸收（图 4-11）。

三、临床表现

主要表现为早期的腹泻和后期的严重营养障碍。短肠综合征的症状一般可分为失代偿期、代偿期、代偿后期 3 个阶段。失代偿期(急性期)为第 1 阶段,是指发生短肠状况后早期,残留的肠道仅能少量吸收三大营养素和水、电解质,患者可出现不同程度的腹泻,与保留肠管的长度相关,多数患者并不十分严重,少数患者每天腹泻量可高达 2 L,重者可达 5~10 L,因此出现脱水、血容量不足、电解质紊乱及酸碱平衡失调。因胃泌素增多,胃酸分泌亢进,不仅使腹泻加重,消化功能进一步恶化,还可出现吻合口溃疡,甚至导致上消化道出血。数天后腹泻次数逐渐减少,生命体征逐渐稳定,胃肠动力恢复。这一阶段多需 2 个月。代偿期(适应期)为第 2 阶段,经治疗后机体内稳态得以稳定,腹泻次数减少,小肠功能亦开始代偿,吸收功能有所增强,肠液丧失逐渐减少,肠黏膜出现增生。代偿期时间长短随残留小肠长度,有无回盲部和肠代偿能力而定,最长可达 2 年,一般在 6 个月左右。代偿后期(维持期)为第 3 阶段,肠功能经代偿后具有一定的消化吸收能力,此时营养支持的方式与量已定型,需要长期维持,并预防并发症。

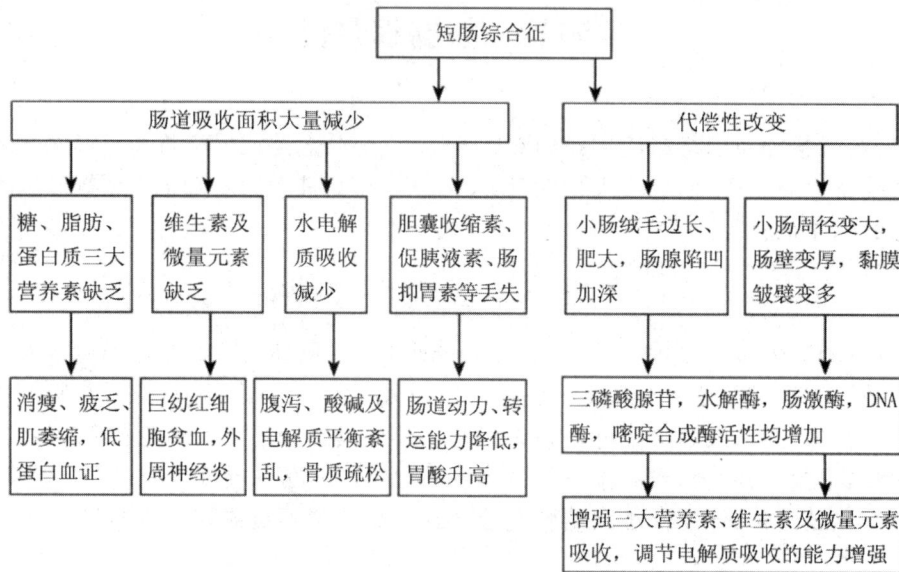

图 4-11　短肠综合征

短肠综合征患者若无合理的营养支持治疗,会逐渐出现营养不良,包括体重减轻、疲乏,肌萎缩、低蛋白血症、皮肤角化过度、肌肉痉挛、凝血功能差及骨痛等。由于胆盐吸收障碍,胆汁中胆盐浓度下降,加上肠激素分泌减少,使胆囊收缩变弱,易发生胆囊结石。钙、镁缺乏可使神经、肌肉兴奋性增强,发生手足搐搦,长期缺钙还可引起骨质疏松。由于草酸盐在肠道吸收增加,尿中草酸盐过多而易形成泌尿系结石。长期营养不良可最终导致多器官功能衰竭。

四、治疗

根据病因及不同病程阶段采取相应治疗措施。因手术误行吻合造成的短肠状态需急诊再次手术改正吻合。肠切除术后短肠综合征急性期以肠外营养支持,维持水电解质和酸碱平衡为主,适应期以肠外营养与逐步增加肠内营养相结合,维持期使患者逐步过渡到肠内营养为主。

因短肠综合征早期治疗需大量补液,后期需长期肠外营养支持,应选择中心静脉补液。可采用隧道式锁骨下静脉穿刺置管、皮下埋藏植入注射盒的中心静脉置管或经外周静脉穿刺中心静脉置管(PICC)。据部分学者经验,隧道式锁骨下静脉穿刺置管的并发症发生率(尤其是感染率),明显小于另外两种置管,护理亦较方便,一般可保持 2~3 年不需换管。

(一)急性期治疗

应仔细记录 24 小时出入量,监测生命体征,定时复查血电解质、清蛋白、血糖、动脉血气分析,监测体重。术后 24~48 小时补充的液体应以生理盐水、葡萄糖溶液为主,亦可给予一定量氨基酸及水溶性维生素。原则上氮源的供给应从小量开始,逐步增加氨基酸输入量,使负氮平衡状态逐步得到纠正。每天约补充 6~8 L 液体,电解质补充量随监测结果酌情调整。此期因肠道不能适应吸收面积骤然减少,患者可出现严重腹泻,大量体液丧失,高胃酸分泌,营养状况迅速恶化,易出现水电解质紊乱、感染和血糖波动。此阶段应以肠外营养支持为主,进食甚至饮水均可加重腹泻。由于多数短肠综合征患者需接受长期肠外营养支持,不合理肠外营养配方或反复中心静脉导管感染可在短时间内诱发肝功能损害,使肠外营养无法实施。因此在制订肠外营养配方时应避免过度使用高糖,因过量葡萄糖会转化为脂肪沉积在肝脏,长期会损害肝功能;选择具有护肝作用的氨基酸;脂肪乳剂使用量不宜过大,一般不超过总热量的 30%~40%,并采用中、长链脂肪乳;还应补充电解质、复合脂溶性维生素及水溶性维生素、微量元素等;所需热量和蛋白质要根据患者的实际情况进行个体化计算,热量主要由葡萄糖及脂肪提供。

由于长期肠外营养不仅费用昂贵,易出现并发症,而且不利于残留肠道的代偿。因此如有可能即使在急性期也应尽早过渡到肠内营养和口服进食。研究表明,肠内营养实施得越早,越能促进肠功能代偿。但短肠综合征患者能否从肠外营养过渡到肠内营养主要取决于残留肠管的长度和代偿程度,过早进食只会加重腹泻、脱水和电解质紊乱,因此从肠外营养过渡到肠内营养时应十分谨慎。开始肠内营养时先以单纯的盐溶液或糖溶液尝试,逐步增量,随肠代偿的过程,逐步过渡到高蛋白、低脂、适量碳水化合物的少渣饮食,少食多餐,也可选用专用于短肠综合征患者的短肽型肠内营养制剂。

(二)肠康复治疗

急性期后期应进行肠康复治疗,即联合应用生长激素(重组人生长激素)、谷氨酰胺与膳食纤维。生长激素能促进肠黏膜细胞增殖,谷氨酰胺是肠黏膜细胞等生长迅速细胞的主要能量物质,而膳食纤维经肠内细菌酵解后,能产生乙酸、丙酸和丁酸等短链脂肪酸,丁酸不仅可提供能量,还能促进肠黏膜细胞生长。使用方法为重组人生长激素皮下注射[0.05 mg/(kg·d)],谷氨酰胺静脉滴注[0.6g/(kg·d)],口服含膳食纤维素丰富的食物或营养液,持续 3 周或更长。

(三)防治感染

当患者持续发热,应及时行各项检查以排查感染原因并早期治疗。针对肠源性感染的可能性,无细菌培养和药敏试验结果时,经验性用药应选择覆盖厌氧菌和需氧菌的抗生素。

(四)控制腹泻

禁食及肠外营养可抑制胃肠道蠕动和分泌,延缓胃肠道排空,从而减轻腹泻。可酌情应用肠动力抑制药,如口服洛哌丁胺、阿片酊或黄连素等。腹泻严重难以控制者,应用生长抑素或奥曲肽可明显抑制胃肠道分泌,减轻腹泻。生长抑素首次剂量 300 μg 静注,以后每小时 300 μg 静滴;或奥曲肽首次剂量 50 μg 静注,以后每小时 25 μg 静滴,连用 3~5 天,腹泻次数明显减少后停用。

(五)抑制胃酸过多

术后胃酸分泌过多可应用质子泵抑制剂,目前抑酸效果最强的种类为埃索美拉唑,40 mg 静注,每日 2 次。

(六)手术治疗

一些探索用手术方法治疗短肠综合征的方法,如肠管倒置术等,并未形成治疗常规,效果仍待定论。

小肠移植目前已成为治疗短肠综合征的理想方式。随着外科技术和免疫抑制方案的进步,经过 20 余年发展,目前小肠移植在美国已被纳入联邦医疗保险范畴,在一些先进的移植中心,1 年和 5 年生存率可高达 91% 和 75%。我国南京军区南京总医院于 1994 年成功完成国内首例成人单独小肠移植,目前已有南京、西安、广州等多家移植中心共完成数十例单独或与其他脏器联合小肠移植,但与世界水平相比,小肠移植在中国仍是极富挑战的领域。

五、预防

外科医生应认识到短肠综合征的严重性,在手术中尽量避免过多切除小肠,对于小肠缺血病变范围广的病例,不应草率决定大面积切除,而应经扩血管措施后观察小肠活力,或暂行肠外置术观察,尽量抢救和保留肠管。

(赵东海)

第五节　小肠良性肿瘤

较为常见的小肠良性肿瘤包括平滑肌瘤、脂肪瘤、腺瘤、纤维瘤和血管瘤,而神经纤维瘤、黏液瘤与囊性淋巴管瘤则更为少见。据统计小肠良性肿瘤约占原发性小肠肿瘤的 18%～25%,占全部胃肠道肿瘤的 0.5%～1%。小肠良性肿瘤可见于任何年龄组,多见于 30～60 岁,男女比例在发病学上无意义。由于不同的小肠良性肿瘤在临床上并无特征性表现,故术前正确诊断极为困难。

一、病理

（一）平滑肌瘤

平滑肌瘤为小肠良性肿瘤中最常见的一种,可见于小肠的任何部位,但以空、回肠较为多见。肿瘤多为单发,瘤体圆形或椭圆形,多数在 8 cm 以下,超过 8 cm 多为恶性。根据瘤体与小肠间的关系可将小肠平滑肌瘤分为肠内型、壁间型、肠外型和混合型四种。瘤体一般质地韧性硬,但较大者可因变性与坏死而变软。部分病例可恶变。

（二）脂肪瘤

脂肪瘤位于小肠黏膜下,形成大小不一的单发或多发性肿瘤,切面与体表脂肪瘤无异,很少有恶变。

（三）血管瘤

血管瘤源于黏膜下血管,可分为海绵状血管瘤、毛细血管瘤和蔓状血管瘤,以前二种多见。因瘤体膨胀性生长易致肠黏膜溃疡、急性消化道出血与肠穿孔。

（四）纤维瘤

纤维瘤源于小肠壁组织中的纤维细胞,常与其他组织成分一同构成混合瘤,如腺纤维瘤、肌纤维瘤等,有恶变倾向。

（五）腺瘤

腺瘤源于黏膜或腺体上皮,外观呈息肉状,数毫米至数厘米不等,也有恶变之可能。

二、临床表现

小肠良性肿瘤早期症状不明显,偶因其他疾病手术时发现,也有部分患者因并发症就诊,术前正确诊断率仅 20% 左右。常见症状可归纳如下。

（一）腹部不适或腹痛

腹部不适或腹痛是最常见和最为早期出现的症状,占 63%。引起腹痛的原因多数为肠梗阻,也可因肿瘤的牵伸、瘤体坏死继发炎症、溃疡和穿孔。疼痛部位与肿瘤发生部位有关,但大多数位于脐周及右下腹。疼痛性质可为隐痛且进食后加重,呕吐或排便后减轻,也可为阵发性绞痛、胀痛等。

（二）肠梗阻

急性完全性或慢性进行性小肠梗阻是小肠良性肿瘤常见症状之一。肠梗阻的主要原因为肠套叠,占 68%,少部分为肠扭转与肠腔狭窄。临床表现为机械性小肠梗阻:反复发作性剧烈绞痛、腹胀伴肠鸣音亢进等。部分患者可触及腹部包块。平滑肌瘤、脂肪瘤、腺瘤、纤维瘤等都可致肠梗阻。临床上若遇到无腹部手术史,反复发生肠梗阻且渐加重或成年人肠套叠患者时应考虑小肠肿瘤的可能。

（三）消化道出血

9%～25% 的小肠肿瘤患者有消化道出血表现,多见于平滑肌瘤、腺瘤和血管瘤。大多数患者表现为间断性柏油便或血便,但发生于十二指肠的腺瘤和平滑肌瘤以及部分空、回肠肿瘤由于肠黏膜下层血管丰富,在炎症或瘤体活动过度牵拉基底时可发生消化道大出血,表现为呕血或大量血便,此时行常规胃镜或结肠镜检查不易发现病变所在。慢性失血的患者常被误诊为缺铁性贫血。

（四）腹部包块

腹部包块的发生率各家报道不一,在 $30\%\sim72\%$ 。包块可为肿瘤本身,也可为套叠之肠祥。包块多位于脐周和右下腹,移动度大、边界清楚、表面光滑、伴有或不伴有压痛。

（五）肠穿孔

肠穿孔多由肠平滑肌瘤所致,原因是肿瘤生长较大,瘤体中心缺血坏死,肠壁溃疡形成,最终引发肠穿孔。

三、诊断

除依据前述临床表现外,可根据病情和医院条件选用以下检查。

（一）非出血患者的检查

1.X 线检查

(1)腹部平片:可用于观察肠梗阻征象及有无膈下游离气体等。

(2)普通全消化道钡剂造影:可能发现的影像包括肠腔内充盈缺损与软组织阴影、某段肠腔狭窄伴其近侧扩张、肠壁溃疡性龛影(常见于肠平滑肌瘤)等,但实际上由于小肠较长,影像常因小肠迂曲重叠以及检查间隔期长而致效果不十分理想。

(3)气钡双重造影,可提高阳性发现率。

(4)低张十二指肠造影。

2.纤维内镜

(1)纤维胃、十二指肠镜:可直接观察十二指肠内病变,超声内镜更可显示出肿瘤的原发部位及侵犯肠壁的层次。

(2)小肠镜:理论上讲可观察小肠内病变,但实际上成功率较低。

(3)纤维结肠镜:可对小部分患者回肠末端的病变进行观察与活检。

3.其他影像学检查

对表现为腹部包块或疑有腹部包块的患者可根据情况选用 B 超、CT 或 MRI 等项检查,以确定包块的位置并估计其来源。

（二）出血患者的检查

1.除外胃和结、直肠出血

引起消化道出血的疾病多在消化道的两端,故遇消化道出血患者应先选用内镜法以除外之。急性消化道出血不是内镜检查的禁忌证,因此宜尽早进行以提高诊断符合率。

2.小肠气钡造影

经十二指肠内导管注入气体与钡剂进行气钡双重造影,其诊断率高于普通全消化道钡餐检查。

3.小肠镜与小肠钡灌联合检查

最近 Willis 等人采用推进式电子小肠镜结合小肠钡灌检查小肠出血原因,证明两者有明显互补作用,检出阳性患者占 57% 。

4.选择性内脏血管造影

当出血速度大于 0.5 mL/min 时,外渗到肠腔内的造影剂可显示出出血部位及病变性质。对初次血管造影未能做出诊断而仍有出血的患者可于次日及出血停止后 4 周再行血管造影检查,可提高诊断率。有条件者可采用数字减影技术,据报道定性与定位率都很高。

5.同位素扫描

常用的有 ^{99m}Tc硫化胶体和 ^{99m}Tc标记红细胞。前者在静脉内迅速被肝脾清除,同时外渗到出血部位形成焦点。动物试验证明该法可发现出血速度 0.1 mL/min 的出血点。后者衰变比前者慢,限制了这一方法的应用,动物试验证明 $30\sim60 \text{ mL}$ 的血液外渗才能获得阳性结果。同位素扫描可反复使用。

6.术中内镜检查

术前全肠道灌洗,术中取截石位,内镜医生经肛门插入纤维结肠镜,外科医生引导前进,除个别肥胖患者,镜子很容易达到十二指肠,然后关闭室内照明退镜观察出血部位。一般需 30 min 即可完成检查,无并发症发生。

7.术中注射亚甲蓝显示病变

利用选择性动脉插管术中注射亚甲蓝可较好地显示病变的肠管。也可将 10 mL 亚甲蓝稀释液直接注射到供应可疑病变血管内,根据病变部位清除亚甲蓝较其他部位迅速的原理找出出血部位。

小肠出血定位诊断较难,常需联合几种方法反复检查,方能做出正确诊断。

四、治疗

小肠良性肿瘤可致肠套叠、肠穿孔、消化道出血等严重并发症,部分有恶变的可能,因此无论腹部手术中偶然发现还是患者就诊时发现都应手术治疗。根据病情可行小肠局部切除或小肠部分切除术。对发生在十二指肠乳头周围的腺瘤如无法行局部切除,也可行胰头十二指肠切除术。

(廉恩英)

第六节　小肠类癌

其他类型的小肠肿瘤中,类癌较为多见。

一、临床表现

(一)消化道反应

早期小肠类癌无症状,随着病情进展可出现上腹部不适、隐痛、饱胀、恶心、呕吐、黑便和贫血等非特异性消化道症状。十二指肠类癌可表现为消化性溃疡;空、回肠类癌可能出现肠痉挛、肠绞痛和肠梗阻症状。

(二)类癌综合征

类癌综合征主要表现包括:①面部潮红:表现为类癌综合征的患者绝大多数有此症状且为首发。情绪激动、饮酒及喝咖啡等可诱其发生。②腹痛、腹泻:约半数类癌综合征患者有腹痛,近 4/5 患者有腹泻。③心肺症状:表现为哮喘、呼吸困难、心内膜下纤维化、瓣膜功能不全、右心衰竭及缩窄性心包炎等。④其他表现:烟酸缺乏症(糙皮病)、关节痛、阴茎海绵体硬化、抑郁症等。出现类癌综合征提示肝已有转移,病情已至晚期。

(三)类癌危象

类癌危象是类癌综合征患者最为严重的并发症,表现为严重而顽固的低血压、激烈而弥漫的面部潮红、心动过速、重度腹泻、中心静脉压下降、昏迷等。全麻与化疗是类癌危象的促发因素。

二、诊断

(一)24 h 尿 5-羟吲哚醋酸测定(5-HIAA)

5-羟吲哚醋酸为 5-羟色胺的代谢产物,正常值为 2～8 mg/d,如超过 30 mg/d 时诊断类癌较为可靠。

(二)内分泌激素测定

测定血清 5-羟色胺、P 物质、神经降压素、缓激肽、胰多肽、生长抑素等对诊断有所帮助。

(三)放射性核素扫描

①[111]In-DTPA-phe-Octretide 扫描;②[131]I-MIBG:可被嗜铬细胞摄取并储存,从而使肿瘤显影。

(四)X 线造影

X 线造影可发现小息肉样充盈缺损,以及肠管僵直、扭曲、粘连及梗阻等相关病变。

(五)内镜检查

内镜检查对十二指肠类癌诊断有一定帮助。可取活检以确定诊断。超声内镜还可对肿瘤大小、浸润深度以及有无周围淋巴结转移做出判断。

（六）CT 与 MRI

CT 与 MRI 对肝转移的类癌有诊断价值。

三、治疗

（一）手术治疗

术式的选择应根据原发肿瘤的大小、部位、区域淋巴结受累情况及有无肝转移等情况来定。

（二）化学疗法

可选用 5-FU、阿霉素、甲氨蝶呤等联合化疗。

（三）免疫疗法

主要应用 α 干扰素（IFN-α），通过 IFN-α 的抗增生、调节自然杀伤细胞的杀伤活性及抑制癌基因表达等发挥抗肿瘤作用。可使患者症状改善、肿块缩小，平均生存率达 80 个月，较化学治疗效果明显。IFN-α 与 Octertide 联合用药效果更佳。

（廉恩英）

第七节 小肠恶性肿瘤

一、病理

（一）恶性淋巴瘤

主要有淋巴肉瘤、网织细胞肉瘤和霍奇金病三类，国内统计三类分别占 52.7%、36.5% 和 10.8%。由于远端小肠有丰富的淋巴组织，故恶性淋巴瘤以回肠最为多见。约 40% 的病例为多发，多发灶可能为转移性，也可能为多源性病变。恶性淋巴瘤大体上可分为扩张、缩窄、溃疡与息肉四种类型，以前两者多见。恶性淋巴瘤早期即可发生区域性淋巴转移，晚期可转移至肝、脑等器官，也可直接侵犯邻近器官。

（二）腺癌

小肠癌大体上可分为息肉型、溃疡型和缩窄型。按发生部位可分为十二指肠癌和空、回肠癌。十二指肠虽其长度不到小肠的 10%，但却占全部小肠癌的 33%～48%。十二指肠癌以十二指肠乳头为标志可进一步分为乳头上部癌（多为息肉型）、乳头周围癌（多为息肉型与溃疡型）和乳头下癌（多为缩窄型），由于癌的生长常引起十二指肠狭窄和梗阻性黄疸。镜下小肠癌主要为腺癌，少数为未分化癌与黏液癌，腺棘皮癌与鳞状细胞癌也有报道。小肠癌转移方式以淋巴、血行转移及局部浸润为主。常见受累组织为局部淋巴结、肝、胰、腹膜、卵巢和肺脏等。小肠癌 5 年生存率较低，据国内外二位学者统计分别为 29% 和 60%。

（三）平滑肌肉瘤

和小肠平滑肌瘤一样，小肠平滑肌肉瘤也分为肠内、外型、肠壁间型和混合型四型，以肠内、外型多见。瘤体直径在 8～25 cm，平均 9.5～10 cm。由于瘤体大、生长快往往伴有中心部坏死，肠黏膜由于坏死形成溃疡，可并发出血或穿孔，也有穿透至肿瘤中心形成脓腔。镜下见瘤细胞呈多形性，胞核大小不一、形态不规则，瘤细胞核质比例增大、胞质相对减少，有时可见怪形瘤巨细胞。因诊断不易，故手术时 33%～39% 的患者已有转移。转移方式以血行为主，也可见淋巴转移。常见的受侵器官有肝脏、腹腔、肿瘤邻近器官，肿瘤自发破裂也较多见。小肠平滑肌肉瘤术后 5 年生存率较低，仅为 20%～30%。

二、临床表现

进展期小肠恶性肿瘤也具有腹痛、肠梗阻、消化道出血、腹部包块与肠穿孔这五项主要临床表现。除此外,由于恶性肿瘤生物学特性所致,小肠恶性肿瘤还具有以下临床特点。

(一)消瘦、乏力

这是小肠恶性肿瘤最常见的临床表现之一。一般说来腺癌发展速度较快,上述症状出现的早且重,而恶性淋巴瘤患者则出现的相对晚一些。当患者出现消瘦、乏力、呕吐与腹痛等症状,而不能用其他消化系统疾病解释时,应怀疑小肠恶性肿瘤的可能并择法检查之。

(二)梗阻性黄疸

发生于十二指肠乳头周围的腺癌、恶性淋巴瘤或平滑肌肉瘤可压迫阻塞胆总管下端引起梗阻性黄疸。化验检查血清总胆红素值升高,以直接胆红素为主。

(三)腹部包块

与小肠良性肿瘤相比较,小肠恶性肿瘤的包块一般质地相对较硬,表面呈结节状,肉瘤长径较大可达20 cm以上,多伴有压痛,移动度较小或发现时已固定不动。

(四)肠梗阻、肠穿孔

十二指肠内恶性肿瘤由于肿瘤浸润可致高位小肠梗阻,致患者出现上腹痛、恶心与呕吐等。空、回肠梗阻主要原因为肠腔狭窄与肠套叠。肠梗阻临床表现与一般机械性肠梗阻无异。由于肿瘤生长速度快肠穿孔的发生率远较小肠良性肿瘤高。

(五)其他

过大的肿瘤偶可致瘤体破裂而引发急性腹膜炎与内出血。

三、诊断

(一)十二指肠恶性肿瘤的诊断

1.十二指肠低张造影

通过双重对比检查可较详细观察病灶。恶性淋巴瘤主要所见为黏膜增粗、紊乱或消失,肠管变形,宽窄不一,肠壁变硬、边缘不规则。腺癌多表现为龛影或充盈缺损。平滑肌肉瘤则表现为充盈缺损或外压性缺损。

2.十二指肠镜

恶性淋巴瘤可见局部或多发性浸润性黏膜下肿块,黏膜表面常有糜烂、出血或坏死,此时选择恰当部位活检阳性率可达$70\%\sim80\%$。腺癌和平滑肌肉瘤也可见到溃疡、肿块等,也可进行活检。超声内镜还有助于观察黏膜下病变与周围组织器官受累及淋巴转移情况。

3.其他影像学检查

包括B超、CT以及MRI等项检查。可用于观察:①梗阻性黄疸征象:主要有胆囊增大、肝内外胆管扩张以及主胰管扩张等梗阻性黄疸的间接影像。②消化道梗阻征象:梗阻以上肠管扩张、积气及积液等。③病变周围征象,可见有无周围脏器受累及淋巴结转移。④超声引导下肿块穿刺活检。

(二)空、回肠恶性肿瘤的诊断

诊断较难,常用方法包括小肠气钡造影、小肠镜检查及B超、CT等,请参考小肠良性肿瘤诊断方法。

(三)小肠出血患者的诊断

诊断程序及方法与小肠良性肿瘤致出血患者相同,请参考前述内容。

四、治疗

(一)恶性淋巴瘤

手术仍为主要的治疗手段并可为术后进一步放、化疗创造条件。手术应切除病变肠段及所属淋巴结,断端距肿瘤边缘应在10 cm以上。位于十二指肠恶性淋巴瘤可行胰头十二指肠切除术。若手术时已属晚期无法切除,可行胃空肠吻合,也能改善患者生存质量延长寿命。术后可辅以病变区与区域淋巴结放疗。化疗对局部的有效性与放疗相似,医生可根据病变恶性程度、患者条件选择不同化疗方案。

（二）腺癌

十二指肠腺癌应行胰头十二指肠切除术，术式可采用传统的 Whipple 术式或保留幽门胰头十二指肠切除术，根治术后 5 年生存率可达 60%。对于癌肿较小的十二指肠乳头癌患者如患者为高龄体弱者也可行乳头局部切除术。空、回肠腺癌应切除病变及所属淋巴结，断端距肿块也应在 10 cm 以上。术后化疗与其他消化道癌大致相同。

（三）平滑肌肉瘤

平滑肌肉瘤对化疗和放疗均不敏感，治疗应以手术切除为主。切除范围多数作者认为距肿瘤 2~3 cm 即可，无须行淋巴结清扫术。位于十二指肠的平滑肌肉瘤若不宜行局部切除可行胰头十二指肠切除术。

除手术、放疗与化疗外，上述三种肿瘤均可辅以免疫治疗及中药治疗。

（廉恩英）

第八节 肠 瘘

肠瘘是指肠管之间、肠管与其他脏器或者体外出现病理性通道，造成肠内容物流出肠腔，引起感染、体液丢失、营养不良和器官功能障碍等一系列病理生理改变。肠瘘可分为内瘘和外瘘两类。肠内容物不流出腹壁称为内瘘，如小肠间内瘘、小肠结肠瘘、小肠胆囊瘘、小肠膀胱瘘等。肠管与体外相通则称肠外瘘。根据瘘口所在部位、经瘘口流出的肠液量、肠道瘘口的数目、肠道是否存在连续性以及引起肠瘘的病变性质等有关，可将肠瘘分为高位瘘与低位瘘、高流量瘘与低流量瘘、单个瘘与多发瘘、端瘘与侧瘘以及良性瘘与恶性瘘等。

一、病因

肠瘘的常见原因有手术、创伤、腹腔感染、恶性肿瘤、放射线损伤、化疗以及肠道炎症与感染性疾病。肠外瘘主要发生在腹部手术后，是一种严重的术后并发症，主要病因是术后腹腔感染，各种原因导致的吻合口漏。小肠炎症、结核、消化道憩室炎、恶性肿瘤以及外伤伤道感染、腹腔脓肿也可直接穿破肠壁引起肠瘘。有些为炎性肠病本身的并发症，如 Crohn 病引起的内瘘或外瘘。根据临床统计，以继发于腹腔脓肿、感染和手术后肠瘘最为多见，肠内瘘常见于恶性肿瘤。放射治疗和化疗也可导致肠瘘，比较少见。

二、临床表现

肠瘘的临床表现比较复杂，其病情轻重受多种因素影响，包括肠瘘的类型、原因、患者身体状况以及肠瘘发生的不同阶段等。肠间内瘘可无明显症状和生理紊乱。肠外瘘早期一般表现为局限性或弥漫性腹膜炎症状，患者可出现发热、腹胀、腹痛、局部腹壁压痛反跳痛等，在手术后患者与原有疾病的症状、体征难以区别，临床医师对患者诉腹胀、没有排气排便缺乏重视而将此归结为术后肠蠕动差、肠粘连等，往往错过早期诊断时机。在瘘管形成、肠液溢出体外以后，则主要表现为感染、营养不良、水电解质和酸碱平衡紊乱以及多器官功能障碍等。

（一）瘘口形成和肠内容物漏出

肠外瘘的特征性表现是在腹壁出现一个或多个瘘口，有肠液、胆汁、气体、粪便或食物流出。唇状瘘可在创面观察到外翻的肠黏膜，甚至破裂的肠管。瘘口周围的皮肤红肿、糜烂。十二指肠瘘和高位空肠瘘流出量大，可达 4000~5000 mL/d，含有大量胆汁和胰液，经口进食的食物很快以原形从瘘口排出。低位小肠瘘流出量仍较多，肠液较稠，主要为部分消化的食糜。结肠瘘一般流出量少，呈半成形的粪便，瘘口周围皮肤腐蚀较轻。肠间内瘘可表现为不同程度的腹泻，应用止泻剂无效。肠道与输尿管、膀胱或者子宫发生的瘘,则出现肠内容物随尿液或从阴道排出,或者尿液随大便排出。

（二）感染

是肠瘘发生和发展的重要因素,也是主要临床表现。腹腔感染,特别是腹腔脓肿可引起肠瘘。肠瘘初期肠液漏出会引起不同程度的腹腔感染、腹腔脓肿,污染蔓延可出现弥漫性腹膜炎、脓毒血症等。

（三）营养不良

由于肠内容物特别是消化液的漏出,造成消化吸收障碍,加上感染、进食减少以及原发病影响,肠瘘患者大多出现不同程度的营养不良,表现为低蛋白血症、水肿、消瘦等。水、电解质和酸碱平衡紊乱依肠瘘的位置、类型和流量而不同,表现为程度不等的内稳态失衡,常见低钾、低钠血症和代谢性酸中毒。

（四）多器官功能障碍

肠瘘后期可出现多器官功能障碍,较易出现胃肠道出血、肝脏损害。此外,肠瘘患者还可能存在一些与瘘发生相关的疾病,如消化道肿瘤、肠粘连、炎性肠病、重症胰腺炎以及多发性创伤等,出现相应的临床表现。

（五）各种肠瘘的特点

十二指肠瘘发生后常表现为突然出现的持续性腹痛,以右上腹最明显,局部腹肌紧张、压痛、反跳痛,可伴有高热、脉速,白细胞升高。一般发生于胃切除术后十二指肠残端破裂、盲袢梗阻和内镜检查损伤等。症状的严重程度与漏出液的多少有关。瘘孔较小,漏出物仅是少量黏液和十二指肠液,症状较轻;若瘘口较大则有大量肠内容物漏出,形成外瘘则伤口附近皮肤很快发生糜烂,大量消化液流失很快导致水、电解质紊乱,甚至导致死亡。空—回肠内瘘常有腹泻,外瘘则有明显的肠液外溢,瘘口皮肤红肿、糜烂、疼痛,并常有腹腔感染。当肠腔与其他脏器,如泌尿道等相通时,常出现相应器官的感染。肠瘘远端常有部分或完全性梗阻。持久的感染、肠液丢失和营养摄入困难可造成营养不良,体重迅速下降。

三、病理生理

（一）病理生理分期

肠瘘的病理生理发展一般经历4个阶段,相继出现以下病理改变。

1.腹膜炎期

主要发生于创伤或手术后1周以内。由于肠内容物经肠壁缺损处漏入腹腔而引起腹膜炎。其严重程度依瘘口的位置、大小、漏出液的性质和量不同而异。高位、高流量的空肠瘘,漏出液中含有大量胆汁、胰液,具有强烈消化腐蚀作用,且流量大,常常形成急性弥漫性腹膜炎。瘘口小、流量少的肠瘘则可形成局限性腹膜炎。

2.局限性脓肿期

多发生于肠瘘发病后7～10天。由于急性肠瘘引起腹腔感染,腹腔内纤维素渗出,大网膜包裹,周围器官粘连等,使渗漏液局限、包裹形成脓肿。

3.瘘管形成期

上述脓肿在没有及时引流情况下,可发生破溃,使脓腔通向体表或周围器官,从肠壁瘘口至腹壁或其他器官瘘口处,形成固定的异常通路,脓液与肠液经过此通道流出。

4.瘘管闭合期

随着全身情况的改善和有效治疗,瘘管内容物引流通畅,周围组织炎症反应消退以及纤维组织增生,瘘管将最后被肉芽组织充填并形成纤维瘢痕愈合。

（二）病理生理改变

肠瘘有一系列特有的病理生理改变,主要包括水电解质和酸碱平衡紊乱、营养不良、消化酶腐蚀作用、感染以及器官功能障碍等。因瘘口位置、大小、流量以及原有疾病不同,对机体造成的影响也不同。瘘口小,位置低、流量少的肠瘘引起全身病理生理改变小,而高位、高流量的瘘则引起明显的全身症状,甚至出现多器官功能衰竭,导致死亡。

1.水电解质和酸碱平衡紊乱

肠瘘按其流出量的多少,分为高流量瘘与低流量瘘。消化液丢失量的多少取决于肠瘘的部位,十二指肠、空肠瘘丢失肠液量大,也称高位肠瘘,而结肠及回肠瘘肠液损失少,也称低位肠瘘。大量肠液流失引起脱水、电解质和酸碱紊乱,甚至危及患者生命。因肠液丢失,肠液中营养物质和消化酶丢失,消化吸收功能发生障碍,加上感染等因素,导致和加重营养不良,其后果与短肠综合征相同。

2.消化液腐蚀作用

肠液腐蚀皮肤可发生糜烂、溃疡甚至坏死,消化液积聚在腹腔或瘘管内,可能腐蚀其他脏器,也可能腐蚀血管造成大出血和伤口难以愈合。

3.感染

肠瘘发生后,由于引流不畅而造成腹腔内脓肿形成。肠腔内细菌污染周围组织发生感染,又因消化酶腐蚀作用使感染难以局限。如肠瘘与胆道、膀胱相通则引起相应器官的感染,甚至发生败血症。

水电解质和酸碱平衡紊乱、营养不良、感染,是肠瘘的三大基本病理生理改变,尤其是营养不良和感染,在肠瘘中往往比较突出,而且互为因果,形成恶性循环,可引起脓毒血症和 MODS,最后导致死亡。

四、诊断

根据临床表现、病史和有关检查,肠瘘的诊断多无困难,但为实施正确治疗,对肠瘘的诊断需明确以下重要问题:①肠瘘的位置与数目,即明确是高位瘘还是低位瘘,是单个瘘还是多发瘘。②瘘管的走行情况,包括瘘管的形状、长度、有无脓腔存在、是否与其他脏器相通。③肠道的通畅情况,是端瘘还是侧瘘,瘘的远端有无梗阻。④肠瘘的原因,是良性瘘还是恶性瘘。⑤有无腹腔脓肿和其他并发症,瘘管的引流情况等。⑥患者的营养状态和重要器官功能情况,是否存在水电解质和酸碱平衡紊乱。

为明确上述情况,需进行实验室检查和影像学检查,特别是瘘管检查。瘘管检查可通过口服染料或炭粉,观察排出情况,或口服或直接向瘘管内注入碘造影剂行瘘管造影。口服经稀释的炭粉或亚甲蓝后,定时观察瘘口,记录炭粉或亚甲蓝排出的量和时间。如有炭粉或染料经创口排出则肠瘘诊断明确,根据排出时间可粗略估计瘘的部位,根据排出量可初步估计瘘口大小。瘘管造影有助于明确瘘的部位、大小、瘘管长短、走行以及脓腔范围,还可了解与肠瘘相关的部分肠襻情况。其他辅助检查包括以下几种。

(1)腹部 X 线平片:通过腹部立、卧 X 线平片了解有无肠梗阻,是否存在腹腔占位性病变。

(2)B 超:可以检查腹腔脓肿,胸腹水,腹腔占位病变等,还可行 B 超引导下经皮穿刺脓肿引流。

(3)消化道造影:包括口服造影剂行全消化道造影和经腹壁瘘口造影,是诊断肠瘘的有效手段。常可明确是否存在肠瘘、肠瘘的部位与数量、瘘口大小、瘘口与皮肤距离、是否伴有脓腔以及瘘口引流情况等,同时还可明确瘘口远、近端肠管是否通畅。如果是唇状瘘,在明确瘘口近端肠管情况后,还可经瘘口向远端肠管注入造影剂进行检查。造影时应动态观察胃肠蠕动和造影剂分布情况,注意造影剂漏出的部位、量与速度、有无分支叉道和脓腔等。

对肠瘘患者进行消化道造影检查一般不宜使用钡剂,因为钡剂不能吸收或溶解,会造成钡剂存留在腹腔和瘘管内,形成异物,影响肠瘘自愈,且钡剂漏入腹腔或胸腔后引起的炎性反应也较剧烈。一般对早期肠外瘘患者多使用 76% 泛影葡胺,60~100 mL 口服或经胃管注入,多能清楚显示肠瘘情况。肠腔内和漏入腹腔的泛影葡胺均可很快吸收。

(4)CT:是临床诊断肠瘘及其并发的腹盆腔脓肿的理想方法。特别是通过口服造影剂 CT 扫描,或 CT 瘘道造影,不仅可以明确肠道通畅情况和瘘管情况,还可协助进行术前评价,帮助确定手术时机。如炎症粘连明显的肠管 CT 表现为肠管粘连成团,肠壁增厚和肠腔积液。此时手术不但不能完全分离粘连,还可能造成肠管更多的继发损伤,产生更多的瘘,使手术彻底失败。

(5)其他检查:如对小肠胆道瘘、小肠膀胱瘘等进行胆管、泌尿道造影检查。

五、治疗

(一)治疗原则

肠瘘的治疗目的是设法闭合瘘管,恢复肠道连续性,纠正肠液外溢所致的各种病理生理改变。20 世纪 70 年代以前,治疗肠瘘的首选方法是紧急手术修补肠瘘,当时公认的原则是"愈是高位的瘘,愈要尽早手术"。但由于对肠瘘的病理生理学了解不够,将肠瘘等同于十二指肠溃疡穿孔、外伤性肠穿孔等,希望能一次修补成功,而事实上由于腹腔内感染严重,肠祥组织不健康且愈合不良,早期手术失败率高达 80%。20 世纪 70 年代初期,随着全肠外营养(TPN)的发展,肠瘘患者的营养障碍问题可得到解决,加上新型广谱抗生素的应用,对肠瘘感染可有效控制,肠瘘的治疗策略出现了根本性转变,以采用各种非手术治疗促进肠瘘自行愈合为主,而确定性手术是最后的选择。

TPN 不仅可以改善患者营养不良,而且可减少肠液分泌量 50%～70%,有利于肠瘘愈合。20 世纪 80 年代后期,生长抑素应用于肠瘘的治疗,使肠液分泌再减少 50%～70%,可使 24 小时空腹肠液流出量由约 2000 mL 减少至 200 mL 左右。20 世纪 90 年代以后,重组人生长激素应用于临床,可促进蛋白质合成与组织修复,使肠瘘非手术治疗的治愈率进一步提高。目前肠瘘的基本治疗原则是,根据肠瘘的不同类型和病理生理情况,采取营养支持、抗感染、减少肠液分泌、封堵瘘管、维持内环境稳定、促进瘘管愈合以及选择性手术等综合措施。一些研究正在探索在有效的营养支持和抗感染前提下,通过生长抑素和生长激素联合应用,对肠外瘘实施早期确定性手术以缩短疗程。

(二)治疗措施

1.纠正水电解质和酸碱平衡紊乱

水电解质和酸碱平衡紊乱是高流量肠瘘的严重并发症,也是肠瘘早期死亡的主要原因。其病因包括消化液的大量丢失,严重腹腔感染所致的高分解代谢(胰岛素拮抗,糖利用障碍,高血糖),难以纠正的酸中毒,以及不恰当的营养支持和补液等。因此肠瘘所致的水电解质和酸碱平衡紊乱比较复杂,且贯穿整个病程。随瘘流量的改变,感染控制程度的不同,紊乱的程度也会发生改变。在肠瘘的治疗过程中,必须自始至终注意纠正水电解质和酸碱平衡紊乱,基本措施是保证足量补充,控制肠液漏出,实时监测调整。对肠瘘患者应注意监测 24 小时出入量、血电解质、血气分析、血细胞比容、血浆渗透压、尿量、尿比重、尿电解质等,特别要注意有无低钾血症、低钠血症和代谢性酸中毒。肠瘘治疗过程中既可出现高钾,也可出现低钾,而患者可无明显症状。由于细胞内外钾离子交换缓慢,并需消耗一定能量,因此血清钾并不能完全反映总体钾的量及变化。随着感染的控制,机体由分解代谢转向合成代谢,对钾离子的需求也会增加。在临床上补钾时应多作监测,不宜在短期内将所缺失的钾全部补充。补钾一般用 10%氯化钾加入液体中,应严格掌握量和浓度限制(浓度不超过 40 mmol/L,即氯化钾 30 mL/L,速度不超过 20～40 mmol/h,每日总量不超过氯化钾 60～80 mL,尿量应超过 40 mL/h),补充途径可经外周静脉、中心静脉或口服,因肠瘘患者多需长期营养支持,一般采用中心静脉给予,并应进行心电监测,监测心律失常。

2.营养支持

肠瘘患者营养支持的目的是改善营养状况和适当的胃肠功能休息。有效的营养支持不仅促进合成代谢,而且增强机体免疫力,使感染易于控制,提高肠瘘的治愈率。营养支持基本方法包括肠外营养(PN)和肠内营养(EN)两种,但所用的营养成分组成和具体途径可以有多种。

PN 用于肠瘘患者具有以下优点:营养素全部从静脉输入,胃肠液的分泌量明显减少,经瘘口溢出的肠液量也随之减少;调整补充水、电解质比较方便;部分肠瘘经过 PN,溢出的肠液减少,感染控制,营养改善而可以自愈;围术期应用 PN 提高了手术成功率。肠瘘患者进行 PN 一般时间较长,其不足之处在于,PN 导管败血症发生率较高;容易产生淤胆、PN 性肝病等代谢并发症;长期 PN 还可引起肠黏膜萎缩,肠屏障功能受损和细菌易位;PN 费用较昂贵。故应酌情尽量缩短 PN 时间,添加特殊营养素、药物等以减少并发症,条件允许时尽快过渡到 EN。肠瘘患者 PN 的基本要求包括:针对每个患者具体计算热量和需氮量,一般轻度至中度应激者给予的非蛋白质热量分别为 104.6～125.5 kJ/(kg·d)及 125.5～146.4 kJ/(kg·d),

氨量分别为 0.16～0.2 g/(kg·d) 及 0.2～0.3 g/(kg·d)；应同时应用葡萄糖液和脂肪乳剂作为能量供给，糖：脂比例为(1～2)：1；根据患者氮平衡状态、营养状况和治疗目的选用适当的氨基酸制剂，并且按不同品牌的溶液含氮量，计算决定输注量，一般选用含氨基酸种类较多的制剂，应激较重者可选用含支链氨基酸(BCAA)较多的制剂；补充适当的电解质、维生素和微量元素，不仅要注意钾、钠、氯水平，还要注意补充钙、镁和磷，以及水溶性维生素、脂溶性维生素和微量元素。

肠内营养(EN)是将一些只需化学性消化或不需消化就能吸收的营养液通过消化道置管或造口注入胃肠道内，更符合胃肠道正常生理，能够维持胃肠道和肝脏正常功能，避免肠黏膜萎缩，保护肠道屏障，防止细菌易位，并发症少，费用较低，技术要求低，故应尽量创造条件以实现 EN。肠瘘患者实施 EN 要注意时机，对于肠瘘急性期，并发严重的感染和水电解质酸碱平衡紊乱，或者存在肠梗阻，肠内容物漏出比较严重者，不能采取 EN。对单纯的管状瘘，可在堵瘘后用鼻胃管实施 EN。在瘘发生后，如行腹腔引流术，可尽量同时作肠造口备 EN 用。对于肠瘘造成短肠综合征或者肠道功能不良，宜选用易于吸收的氨基酸或短肽要素膳。当肠道功能基本正常，宜选用含蛋白水解物或全蛋白的制剂。应用 EN 应采取循序渐进原则，输入量逐渐增加，速度由慢至快，使肠道有充分的适应，实施 EN 时应注意保温，输入的肠内营养液应在 40 ℃左右，以减少腹胀、腹泻的发生。

另外，生长抑素可进一步减少胃肠液的分泌，有利于腹腔感染的控制，纠正水和电解质紊乱，促进管状瘘愈合。生长激素具有促进合成代谢、促进伤口和瘘口愈合的作用。谷氨酰胺是合成氨基酸、蛋白质、核酸及其他生物大分子的前体，是肠黏膜细胞、免疫细胞等生长迅速细胞的主要能源物质，在应激状态下相当于必需氨基酸，经静脉或肠道补充谷氨酰胺可促进蛋白质合成，促进肠黏膜细胞增殖，保护肠屏障功能。精氨酸具有营养和免疫调节双重作用，经肠外或肠内补充可促进蛋白质合成，增强机体免疫功能。ω-3 多不饱和脂肪酸可改变细胞膜结构，影响细胞流动性、信号传递和受体功能，具有免疫调节作用。

3.控制感染

肠瘘患者的感染主要是肠液外溢至腹腔形成的腹腔感染，以及静脉导管和肠道细菌易位导致的感染，通常由多种病原菌引起，可反复发生，加上患者常常同时存在营养障碍，免疫功能低下等问题，感染控制比较困难。腹腔内感染是肠瘘最主要、最初的感染灶，容易形成脓肿，而且易被腹腔粘连形成许多分隔，不易定位与引流。治疗腹腔内感染的最主要措施是有效引流、适当应用抗感染药物和全身支持治疗。

引流是控制肠瘘腹腔感染的主要方法，也是管状瘘治疗的基本方法。在肠瘘形成初期，若腹腔已经安置引流管且通畅，可利用此引流管继续引流。如果无腹腔引流管或引流不畅，存在广泛多处腹腔感染、脓肿，可考虑剖腹探查，大量冲洗腹腔后放置有效引流。若感染或脓肿局限，B 超或 CT 引导下穿刺引流可避免剖腹探查。肠瘘腹腔引流应使用单腔负压管、双套管及三腔管。单腔负压管容易发生堵塞，适于短期抽吸引流。双套管的优点是能预防组织堵塞引流管，但由于肠瘘患者的腹腔引流液中含有多量纤维素和组织碎屑，仍可引起管腔堵塞。三腔引流管是在双套管旁附加注水管，可以持续滴入灌洗液，可达到持续冲洗效果，推荐使用。用临时性关腹技术处理严重的腹腔感染和多发脓肿近年来越来越多地用于临床，即暂时用聚丙烯网片等材料遮盖敞开的腹腔，以减少再次剖腹的次数，腹腔内液体可透过网孔得到引流，引流物和肠造口可从网片上戳孔引出，待病情恢复后再行腹壁修复。该技术在肠外瘘的应用指征是腹腔感染严重且广泛；腹腔内有多发或多腔脓肿；腹壁感染严重，不能缝合关闭。应用生物网片更可以促进组织在网片上爬行生长，有利于远期的腹壁修复。因肠瘘患者通常治疗时间较长，而长期使用广谱抗生素将导致菌群失调或二重感染，故不可随意使用，应严格掌握适应证，并在病情允许时及时停药。肠瘘患者应用抗生素的主要适应证包括肠瘘早期存在严重的腹腔或全身感染；PN 静脉导管感染；肠瘘患者全身情况较差，存在肠道细菌易位危险；肠瘘围术期。肠瘘患者在慢性期和恢复期，以及在腹腔感染局限，经过引流冲洗和营养支持瘘管开始愈合缩小等情况下，一般不需要抗生素治疗。

4.瘘口瘘管的处理

关闭瘘口是肠瘘治愈的目标，基本方法是吸引和封堵。吸引的目的是引流肠液、脓液和坏死组织，减少对瘘管和瘘口的进一步侵蚀，使瘘口瘘管缩小以便于封堵或者自愈。常用方法是从瘘口向近端肠腔插入一根直径 0.5 cm 的硅胶双套管,如置管困难,可采取介入技术,将双套管尖端尽量摆放在肠瘘内口附近,低引力持续吸引,用凡士林纱布把瘘口与腹壁隔开。也可应用三腔管引流,间断吸引冲洗。准确收集记录吸引量作为补液参考。

封堵适于管状瘘或者高流量瘘,以尽快控制肠液漏出以改善营养状况。封堵前应进行瘘管造影,明确瘘管瘘口位置和解剖关系,最好在影像引导下完成。传统的方法是用纱布、油纱条填塞,还有盲管堵塞法、水压法堵塞等。也有报道经瘘口将避孕套放入肠腔,向套内注入适量的空气或水,使其在肠腔内外形成哑铃状而堵塞瘘口的方法。瘘口较大或唇状瘘,可用硅胶片内堵。目前应用更多的是医用粘胶,包括各种生物胶。进行肠瘘封堵时必须先明确瘘口远端肠管无明显狭窄和梗阻,避免对多发瘘进行封堵,以免引起部分瘘管引流不畅。封堵肠瘘时应尽量首先堵住内口,对外口进行引流冲洗,局部应用抗生素和促进瘘管愈合的药物,使肠瘘自行愈合。瘘口周围皮肤可以涂抹氧化锌、氢氧化铝或其他抗生素软膏予以保护。

5.其他治疗

肠瘘的治疗还应注意对其他器官功能的维护和病变的治疗,由于肠瘘属胃肠科疑难病危重病,尤其是早期未能发现,导致腹腔严重感染和多发性脓肿形成的患者,可能存在不同程度的心、肺、肝、肾等器官功能障碍,在治疗过程中应注意监测和维护。

六、预后

肠瘘是多种疾病和损伤引起的一种复杂并发症,在原发病基础上又出现新的病理生理学改变,其治疗一直是临床难题。肠瘘的病死率在 20 世纪 60 年代高达 40%～65%,70 年代以来,由于治疗策略的改进,营养支持的进步,重视患者整体情况和有效抗感染等,肠瘘的病死率已明显下降,一般在 5.3%～21.3%。

决定肠瘘预后的主要因素是发生部位、类型和原因,腹腔感染的严重程度以及治疗策略等,肠瘘的3 大死亡原因是水电解质和酸碱平衡紊乱,营养不良和感染,肠瘘治疗失败的原因有:感染未能得到有效控制,所引发的 MODS 是治疗失败的主要因素,占死亡患者的 90%;特殊病因引起的肠外瘘,如 Crohn病,放射性损伤,恶性肿瘤等,缺乏有效治疗措施;并发其他重要脏器病变,如肿瘤,肝病和心血管病变。

(廉恩英)

第九节　腹茧症

腹茧症(abdominal cocoon,AC)于 1978 年由 Foo 首先报道并命名,是以全腹或大部分小肠被一层异常茧状纤维薄膜包裹为特征的疾病,故又称包裹性腹膜炎、小肠蚕茧包裹症、先天性小肠禁锢症、小肠阶段性纤维包裹症、包膜内粘连性肠梗阻,可引起不完全性肠梗阻或完全性肠梗阻,是一种少见、原因不明的特殊类型肠梗阻。该类患者的特点是既往无腹腔手术病史,也无明显的腹腔炎症过程,但腹腔存在广泛纤维膜性粘连,多在手术探查中证实。

一、病因

腹茧症产生原因目前不明,部分观点认为可能与既往慢性腹腔炎症有关,因本病中在膜性纤维包裹下存在完整的肠壁浆膜,并非肠壁结构发育不良。也有部分观点认为与特异性体质或者基因有关,因为观察到经手术将包裹的纤维膜剥离后,可再次产生与原来相似的膜性粘连,而并非常见的术后粘连。

腹茧症与腹膜透析以及腹腔内化疗等原因所形成的瘢痕样致密粘连不同,后者常常难以分离,呈融合样改变,这类有明确病因的粘连性疾病被称为硬化性腹膜炎,在有关文献中常常被与腹茧症混淆。腹茧症的特征是腹腔内肠道及其他腹腔内位、间位器官被膜状结构包裹,分离包膜后见其下粘连为絮状疏松结缔组织,而肠管及内脏的浆膜层完好。

二、临床表现

腹茧症患者就诊时以青壮年为主,多有长期慢性腹部隐痛病史。就诊症状多为急性腹部间歇性绞痛,个别患者腹痛剧烈,难以忍受,为肠梗阻后肠蠕动增强所致,形成原因可能是随消化道发育对包膜的张力逐渐增大,到一定程度后在一些腹胀诱因下发生肠梗阻,手术探查也证实此类患者的肠管处于"腹茧"绷紧包裹的状态。腹痛经使用解痉药物后多可短时间缓解。

部分患者有呕吐,可能因此类患者并非某部位肠管粘连成角形成梗阻,而是大部分小肠均处于粘连扭曲状态,导致消化道总体通过能力下降,在一些导致腹胀的诱因下发生梗阻,所以主要表现为低位肠梗阻、呕吐物并不多、呕吐后腹胀缓解不明显。不完全性肠梗阻时肛门仍可有少量排气排便,或因起病急,出现急性腹痛即就诊,有肛门停止排气排便病史的较少。

由于小肠处于全面包裹禁锢状态下,故虽患者主诉腹胀明显,但腹部膨隆并不明显。因长期慢性梗阻,小肠肠管水肿,周围会有浆液样渗出,而包膜为病理膜性结构,并无腹膜那样良好的吸收功能,且包膜面积有限,故渗液吸收较慢,造成局部或范围较大的腹部压痛区域,但无腹肌紧张,反跳痛也不明显,肠鸣音多活跃高亢。部分患者以右下腹痛为主,且有右下腹压痛,易与急性阑尾炎混淆。

三、辅助检查

(一)实验室检查

血常规可见白细胞轻度升高,电解质检查多正常。

(二)腹茧症腹部 X 线平片

呈类似肠梗阻改变,可见程度不同的液气平面。

(三)腹部 CT

可以观察到肠管被包裹成团、部分小肠明显扩张。在部分患者因肠周渗液被包膜包裹,CT 所见易被判别为肠壁明显增厚,加之腹痛剧烈,易被诊断为缺血性肠病。CT 检查对术中确定梗阻的大致范围有一定帮助。

四、治疗

腹茧症在术前较难诊断,多在肠梗阻经保守治疗不能缓解,或主诉腹痛剧烈,解痉剂无法缓解,同时腹部压痛明显的情况下手术探查而证实诊断。一般的粘连性肠梗阻多容易发现粘连明显处,粘连肠管之间有明显间隙,用薄手术剪较容易分离,而腹茧症的粘连为腹腔广泛膜性粘连,但粘连疏松。

可根据粘连范围决定手术方式,原则是松解粘连、适当切除包膜、解除梗阻。粘连较局限时可切除包膜,完全松解肠管,如粘连肠管长度较短,松解后表面状态较好,可以考虑单纯粘连松解术;如粘连肠管部位局限且粘连成团,或出现血运障碍,或肠壁浆膜层破坏严重、修补困难,可考虑行小肠部分切除术,但需注意应在术后再发生梗阻的机会较小时方可实施,否则行肠吻合术后发生肠瘘的机会较大。

粘连肠管范围较大时,如术中能确定梗阻大致范围,可尽量切除病变包膜,再行局部粘连松解,不必强求全腹腔粘连松解,术后辅以保守治疗,在部分患者能达到满意效果。但更多的情况下在完全分离肠管之前很难估计哪部分小肠的粘连直接导致梗阻,或预计未梗阻部位粘连肠管在术后再发生梗阻的可能性较大,故多需作全面的小肠粘连松解。结肠全程位置较固定,很少发生粘连成角,多无需特别作粘连松解。单纯大范围粘连松解后会再次发生粘连梗阻,故在分离完成后须常规作肠管内支架管排列(White 法)(图 4-12)。如无合适内支架管可用无菌胃管 2 条首尾连接后置入。内支架管在术后 2~3 周粘连形成稳定后分次拔出。

手术结束时可在腹腔留置防粘连药物,如医用透明质酸钠等。因此类患者术后易发生再粘连梗阻,术中不要轻易作肠管切开减压,因无法确定再发梗阻前肠壁裂口是否能愈合牢固,且此类患者多有肠壁水肿,肠管愈合能力减弱,有术后发生肠瘘的风险。可将肠内容物推送入结肠以达小肠减压目的。

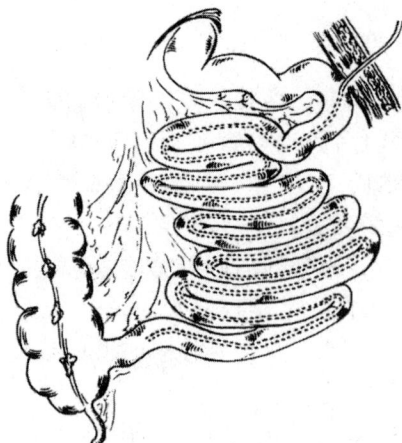

图 4-12 White 法内支架管肠排列

五、术后处理

术后给予肠外营养支持,待肠功能恢复后逐步实施肠内营养。予腹部热敷、超声电导治疗,鼓励早下床活动,以促进肠功能恢复。术后分次小剂量灌肠有助于结肠内容物排出,也有促进肠蠕动功能恢复的作用。术后应持续予胃肠减压及使用抑酸药物,可使用生长抑素类药物,以减少消化液分泌,降低消化道压力。

肠排列内支架管一次拔出较困难,多需分次拔除。应在术后 2~3 周后开始拔出,因此时支架管开口处肠壁与腹壁已形成可靠粘连,拔管后不会导致肠瘘,也因广泛粘连松解后有再次发生粘连的过程,通常需 2 周时间,若过早拔管,粘连成形不稳定,容易再次形成肠道成角等而引起肠梗阻。

本病术后易发生再次梗阻,不宜再次手术,因再次手术并不能遏止炎性粘连的病理过程,宜按照炎性肠梗阻行综合保守治疗。

(廉恩英)

第五章　结直肠疾病

第一节　肠结核

肠结核是由结核杆菌侵犯肠道引起的慢性特异性感染,绝大多数继发于肠外结核,过去在我国比较常见。由于人民生活水平的提高、卫生保健事业的发展及肺结核患病率的下降,本病已逐渐减少。据国内统计约占综合医院收治患者总数的 0.49%。

本病多见于青少年及壮年,年龄在 30 岁以下者占 71.5%,40 岁以下者占 91.7%,男女之比为 1:1.85,男女分布的差别在 40 岁以下比较显著,而 40 岁以上大致相同。

一、病因和发病机制

肠结核多由人型结核杆菌引起,少数饮用未经消毒的带菌牛奶或乳制品,也可发生牛型结核杆菌所致的肠结核。

结核杆菌侵犯肠道主要是经口感染。患者多有开放性肺结核或喉结核,因经常吞下含结核杆菌的痰液,可引起本病。或经常和开放性肺结核患者共餐,忽视餐具消毒隔离,也可致病。此外,肠结核也可由血行播散引起,见于粟粒型结核;或由腹腔内结核病灶,如女性生殖器结核的直接蔓延引起。结核病的发生是人体和结核杆菌相互作用的结果。结核杆菌经各种途径进入人体,不一定致病。只有当入侵的结核杆菌数量较多,毒力较大,并有机体免疫功能异常,肠功能紊乱引起局部抵抗力削弱时,才会发病。

结核杆菌进入肠道后好发于回盲部,其次为升结肠,少见于空肠、横结肠、降结肠、十二指肠和乙状结肠等处,罕见于直肠。此与下列因素有关:①含结核杆菌的肠内容物在回盲部停留较久,结核杆菌有机会和肠黏膜密切接触,增加了肠黏膜的感染机会。②回盲部有丰富的淋巴组织,而结核杆菌容易侵犯淋巴组织,因此回盲部成为肠结核的好发部位,随着病变发展,感染可从回盲部向上、向下扩散。

二、病理

本病的病理变化随人体对结核杆菌的免疫力与过敏反应的情况而定。如果人体的过敏反应强,病变以渗出性为主;当感染菌量多、毒力大,可有干酪样坏死,形成溃疡,称为溃疡型肠结核。如果机体免疫状态良好,感染较轻,则表现为肉芽组织增生,进一步可纤维化,成为增生型肠结核。实际上,兼有这两种病变者并不少见,称为混合型或溃疡增生型肠结核,其病理所见是两型的综合。兹将溃疡型和增生型病理特征分述如下。

(一)溃疡型肠结核

在肠壁的集合淋巴组织和孤立淋巴滤泡呈充血、水肿等渗出性病变,进一步发展为干酪样坏死,随后形成溃疡,常围绕肠周径扩展,其边缘不规则,深浅不一,有时可深达肌层或浆膜层,并累及周围腹膜或邻近肠系膜淋巴结。溃疡边缘与基底多有闭塞性动脉内膜炎,故引起出血的机会较少。在慢性发展过程中,病变肠曲和附近肠外组织紧密粘连,所以溃疡一般不发生急性穿孔。晚期患者常有慢性穿孔,形成腹腔脓肿或肠瘘。在修复过程中,因大量纤维组织增生和瘢痕形成,可使肠段收缩变形,从而引起肠管环形狭窄。但引起肠梗阻者仅少数,由于动脉管壁增厚,内腔狭窄,甚至闭塞,因血管有闭塞性内膜炎,故因溃疡而致大出血者少见。

（二）增生型肠结核

病变多局限在盲肠，有时可涉及升结肠的近段或回肠末端，有大量结核肉芽肿和纤维组织增生，使肠壁有局限性增厚与变硬。往往可见瘤样肿块突入肠腔，使肠腔变窄，引起梗阻。

三、诊断

（一）临床表现

肠结核的临床表现在早期多不明显，多数起病缓慢，病程较长，如与肠外结核并存，其临床表现可被遮盖而被忽略。因此，活动性肠外结核病例如出现明显的消化道症状。应警惕肠结核存在的可能性。本病主要临床表现可归纳如下。

1.腹痛

腹痛是本病常见症状之一，疼痛多位于右下腹，反映出肠结核好发于回盲部的病理特征；然而也可在中上腹或脐周，系回盲部病变引起的牵涉痛，经仔细检查可发现右下腹压痛点。疼痛性质一般为隐痛或钝痛，有时在进餐时诱发，由于回盲部病变使胃回肠反射或胃结肠反射亢进，进食促使病变肠曲痉挛或蠕动加强，从而出现疼痛与排便，便后可有不同程度的缓解。在增生型肠结核或并发肠梗阻时，有腹绞痛，常位于右下腹，伴有腹胀、肠鸣音亢进、肠型与蠕动波。

2.大便习惯异常

由于病变肠曲的炎症和溃疡使肠蠕动加速，肠排空过快，以及由此造成的继发性吸收不良，因此腹泻是溃疡型肠结核的主要临床表现之一，腹泻常具有小肠性特征，粪便呈糊样或水样，不含黏液或脓血。不伴有里急后重。一般每日排便2～4次，如果病变严重，涉及范围较广，则腹泻次数增多，有达每日十余次者。溃疡涉及乙状结肠或横结肠时，大便可含黏液、脓液，但便血者少见。此外，间有便秘，大便呈羊粪状，腹泻与便秘交替。在增生型肠结核多以便秘为主要表现。

3.腹部肿块

腹部肿块主要见于增生型肠结核，系极度增生的结核性肉芽肿使肠壁呈瘤样肿块。在少数溃疡型肠结核合并有局限性结核性腹膜炎者，因其病变肠曲和周围组织粘连，或包括有肠系膜淋巴结结核，也可出现腹部肿块。腹部肿块常位于右下腹，一般比较固定，中等质地，伴有轻重不等的压痛。

4.全身症状和肠外结核的表现

全身症状和肠外结核的表现常有结核毒血症，以溃疡型肠结核为多见，表现轻重不一，多数为午后低热或不规则热、弛张热或稽留热，伴有盗汗。患者倦怠、消瘦、苍白，随病程发展而出现维生素缺乏、脂肪肝、营养不良性水肿等表现。此外，也可同时有肠外结核，特别是肠系膜淋巴结结核、结核性腹膜炎、肺结核的有关表现。增生型肠结核一般病程较长，但全身情况较好，无发热或有时低热，多不伴有活动性肺结核或其他肠外结核证据。

5.腹部体征

无肠穿孔、肠梗阻或伴有腹膜结核或增生型肠结核的病例，除在右下腹部及脐周有压痛外，通常无其他特殊体征。

（二）实验室检查

1.血象与血沉常规化验

血象与血沉常规化验可有末梢血红细胞减少，血红蛋白下降，在无并发症的患者白细胞计数一般正常。红细胞沉降率多明显加速，可作为随访中评定结核病活动程度的指标之一。

2.结核菌素试验

结核菌素试验如为强阳性，说明有结核菌感染，可做诊断时的参考。一般成人皆受过结核菌感染，所以一般阳性对诊断帮助不大。本试验方法有多种，目前国内主要采用的是皮内注射法。常用的为1/2000稀释液，每毫升含50个结素单位（U），0.1 mL含5个单位，因皮内法技术易掌握，剂量准确，试验结果易判定。

检查方法及判定标准:①检验反应时间以 72 h 最适宜。②用手指轻轻抚摸注射局部,查知有无硬结,如有硬结,应用毫米刻度的透明尺测量之。③硬结大小记录反应的判断:硬结平均直径大小用毫米数记录之。如硬结平均直径≥5 mm 为阳性反应,<5 mm 为阴性反应,3 岁以下≥15 mm 为强阳性,成人≥20 mm为强阳性。④查验反应应在良好光线下进行,但需避免日光直接照射。反应分度:阴性,(一)只有针眼,硬结。阳性:(十)硬结平均直径为 5～9 mm;(十十)硬结平均直径为 10～19 mm;强阳性(十十十)硬结平均直径为≥20 mm,有水疱坏死或淋巴管炎。

3.粪便检查

溃疡型患者的大便多为糊样或水样,一般不含黏液或脓血,肉眼血便少见。常规镜检可见少量脓细胞和红细胞。在病变广泛涉及结肠远端者,可呈痢疾样大便,但属罕见,极易造成误诊。粪便浓缩法抗酸杆菌或粪便结核菌培养阳性率均不高。如果在排菌性肺结核患者粪便找到结核菌不能排除吞咽带结核菌痰液所致,故该项检查对诊断帮助不大。

(三)X 线检查

X 线钡餐造影包括双重对比或钡剂灌肠检查对肠结核的诊断具有重要意义。鉴于钡餐检查除可明确胃肠的器质性病变外,还可了解其功能性障碍,故应属首选。对有并发肠梗阻者,最好进行钡剂灌肠,因为钡餐可以加重肠梗阻,往往促使部分性肠梗阻演变为完全性肠梗阻;对病变累及结肠的患者宜加用钡剂灌肠检查,常可更满意地显示结肠器质性病变。

在溃疡型肠结核,病变的肠段多有激惹现象,钡剂进入该处排空很快,充盈不佳,病变上下两端肠曲钡剂充盈良好,称为 X 线钡影跳跃征象。在回盲结核,由于盲肠和其邻近回肠有炎症、溃疡,该处往往不显影或显影极差,回肠末段则有钡剂潴留积滞。病变的肠段如能充盈,可因黏膜遭破坏而见皱襞粗乱,肠的边缘轮廓不规则,且由于溃疡,而显锯齿状征象。当病变发展过程中纤维组织增生,有时可见肠腔变窄,肠段收缩变形,回肠盲肠正常角度丧失,回盲瓣硬化并有盲肠内侧压迹。此外,伴有肠功能紊乱常使钡餐在胃肠道运动加快,于 12 h 内几乎全部排空,小肠有分节现象,并见钡影呈雪花样分布。病变广泛并涉及各段结肠者,其 X 线征象可酷似溃疡性结肠炎的表现,但结肠结核多同时累及回肠末端,病变则以结肠近段为主,下段即使累及,病变较轻。

增生型肠结核主要表现为盲肠或同时升结肠近段,回肠末段的增生性狭窄,收缩与畸形,可见钡影充盈缺损,黏膜皱襞紊乱,肠壁僵硬,结肠袋形消失,往往因部分梗阻而使近端肠曲明显扩张。

(四)乙状结肠镜和纤维结肠镜检查

一般肠结核患者不作为常规检查措施,但在重症患者病变涉及乙状结肠下段或直肠者,可借助乙状结肠镜检查和直视下采取活组织检查,以明确溃疡的性质与范围,对诊断与鉴别诊断有很大的帮助,用纤维结肠镜检查可察看升结肠、盲肠和回肠末段的病变,并可做活组织检查及照相等,对本病诊断有重要价值。病变部可见肠壁僵硬黏膜充血、水肿,触碰易出血,结节状或息肉样隆起,有时可见边缘不规则的潜行溃疡,黏膜活检可有结核结节及干酪样坏死或查到抗酸杆菌是确诊最有力的依据。

(五)腹腔镜检查

对腹腔无广泛粘连,而诊断又十分困难的病例,可以考虑做腹腔镜检查,病变肠段浆膜面可能有灰白色小结节,活检有典型的结核改变。

(六)聚合酶链式反应

聚合酶链式反应(PCR)又称 DNA 体外扩增技术。PCR 技术在基因水平上为结核病原学快速、敏感、特异诊断开辟了新的途径。

本病诊断一般可根据下列各点:①青壮年患者有肠外结核,主要是肺结核;②临床上有腹痛、腹泻、发热、盗汗等症状;③有右下腹压痛、肿块或原因不明的肠梗阻表现;④胃肠 X 线检查发现回盲部有激惹、钡剂充盈缺损或狭窄等征象。当肺结核患者的肺部病灶好转,但一般情况与结核病毒血症表现反见恶化时,应考虑本病。

在实际工作中,因早期症状多不明显,诊断常有困难,有时甚至 X 线钡餐检查也难肯定病变性质。在疑为肠结核的患者,可给抗结核药物试治 2 周,观察临床表现有无好转,有利于明确诊断。

四、鉴别诊断

(一)克罗恩(Crohn)病

本病的临床表现和 X 线钡餐表现有时可与肠结核相似,容易造成误诊,但两者仍有一些不同之处以资鉴别:①肠结核多伴随其他器官结核;②肠结核并发肠瘘、出血、肠壁或器官脓肿的机会比 Crohn 病少;③X 线检查结核造成肠道的缩短比 Crohn 病更明显,病变单纯累及回肠多见于 Crohn 病,而仅累及盲肠则多考虑为结核;④内镜检查肠结核的溃疡常呈环形,而 Crohn 病的溃疡多为纵行,裂隙状溃疡及铺路石征多见于 Crohn 病;⑤组织学(最重要的鉴别)肠结核可在肠壁或肠系膜淋巴结找到干酪坏死灶或结核杆菌而 Crohn 病则否;⑥抗结核治疗肠结核有效,但 Crohn 病效果差;⑦肠结核手术切除病变后的复发率比 Crohn 病低,Crohn 病术后复发率在 5 年内一般达 50%。

(二)结肠癌

本病因有腹痛、腹泻、腹块及进行性消瘦、苍白等表现,必须和肠结核加以鉴别。鉴别要点可包括以下几方面:①发病年龄一般比肠结核大,常在 40 岁以上,且无肠外结核病变证据;②病程有进行性发展趋势,一般无发热、盗汗等毒血症表现,而消瘦苍白等全身消耗症状比较明显;③腹块开始出现时往往可以推动,其粘连固定不如肠结核显著,压痛常阙如,但表面呈结节感,质地较坚硬;④X 线检查的主要发现是病变部位有钡剂充盈缺损,但涉及范围较局限,不累及回肠;⑤肠梗阻更为常见,且出现较早;⑥纤维结肠镜检查可窥见肿瘤,在直视下取活检及细胞刷涂片均可证实结肠癌诊断。

(三)肠淋巴瘤

肠淋巴瘤的一般状况,恶化比肠结核迅速,腹块出现较早,X 线显示扩张肠段黏膜皱襞有破坏,可伴有浅表淋巴结及肝脾大,肺门淋巴结肿大,抗结核治疗无效。如果病变在回盲部,结肠镜检查并活检往往会有阳性结果,倘若临床鉴别十分困难,应及早手术探查。

(四)阿米巴或血吸虫肉芽肿

肠阿米巴病或血吸虫病在其慢性期可以形成肉芽肿病变,特别是病变涉及回盲部者,常与肠结核的表现相似,应加鉴别。但是这些患者经追询病史均有流行病学和感染史,其脓血便均较肠结核为明显,大便检验可以查到阿米巴滋养体、包囊或血吸虫卵,必要时进行粪便孵化找血吸虫毛蚴,通过纤维结肠镜检查可窥见相应的病变,特异性治疗能够获得疗效。

(五)其他

一些少见的疾病,如肠道非典型分枝杆菌病(多见于 AIDS 患者)、性病性淋巴肉芽肿、梅毒侵犯肠道、肠放线菌病消化性溃疡与胆管感染等。根据病史、体征和有关实验室检查及其他相应的辅助检查等可与肠结核相鉴别。

五、并发症

肠结核在慢性演进过程中,可出现各种并发症。

(一)肠梗阻

肠梗阻是本病最常见的并发症,主要发生在增生型肠结核。溃疡型肠结核由于邻近腹膜粘连使肠曲遭受牵拉、束缚和压迫,或因肠溃疡愈合而有瘢痕收缩,可使肠腔狭窄引起梗阻。梗阻多系慢性进行性,常为部分性者,程度轻重不等,迁延时间较长,可严重地影响患者营养状况。少数可发展到完全性肠梗阻。

(二)肠穿孔

肠穿孔发生率次于肠梗阻,居第 2 位,主要为亚急性或慢性穿孔,可在腹腔内形成脓肿,溃破后形成肠瘘。急性穿孔较少见,常发生在梗阻近端极度扩张的肠曲,或见于有多段狭窄造成的闭锁性肠梗阻。溃疡型肠结核虽有肠曲周围组织粘连,溃疡一般不穿破进入游离腹腔,但在病情发展快,机体反应差时,溃疡可向深部穿透,引起急性穿孔。

（三）其他

有腹膜炎、肠粘连、肠套叠和收缩性憩室等。

六、治疗

肠结核的治疗目的是消除症状，改善全身情况，促使病灶愈合及防止并发症发生，肠结核早期病变是可逆的，因此应强调早期治疗；如果病程已至后期，即使给予合理足时的抗结核药物治疗，也难免发生并发症。

（一）休息与营养

机体抵抗力的降低是结核发生、发展的重要因素，因此合理的休息与营养应作为治疗的基础，以增强机体的抵抗力。对活动性肠结核须卧床休息，积极改善营养，必要时宜给静脉内高营养治疗。

（二）抗结核化学药物治疗

抗结核药物多达十几种。一般认为，抗结核药物可分为杀菌药和抑菌药两大类。前者指在常规剂量下，药物在机体内外的浓度高于在试管内最低抑菌浓度 10 倍以上，否则是抑菌药物。有人也习惯于将抗菌作用较强而不良反应小的药物划为一线药，其余均划为二线药。1987 年全国结核病防治工作会议规定的一线药物有异烟肼、链霉素、对氨柳酸钠、氨硫脲。1992 年国际防痨协会/世界卫生组织研究小组主张将异烟肼、利福平、吡嗪酰胺、链霉素、氨硫脲和乙胺丁醇列为抗结核的主要药物。

药物临床运用应坚持早期、联用、适量、规律和全程使用敏感药物的原则，化疗方案视病情轻重而定，过去一般以链霉素、异烟肼、对氨柳酸钠为首选，进行长程标准化疗，疗程在 0.5～1 年。目前为使患者早日康复，防止耐药性的产生，多采用短程化疗，疗程为 6～9 个月。一般用异烟肼与利福平两种杀菌药联合。在治疗开始 1～2 周即有症状改善，食欲增加，体温与粪便性状趋于正常。对严重肠结核，或伴有严重肠外结核者宜加链霉素或吡嗪酰胺或乙胺丁醇联合使用，疗程同前。

1. 异烟肼（INH）

本药具有强杀灭结核菌作用，列为首选和基本的抗结核药物。

（1）制菌作用：其试管内最低的抑菌浓度为 0.005～0.5 $\mu g/mL$，浓度稍高即有杀菌作用。其杀菌作用与细菌的生长繁殖有关。细菌的生长繁殖愈快，杀菌作用愈强，对静止期的细菌，作用则较差。由于 INH 的分子穿透性强，能穿透细胞膜进入细胞内和病变组织中，所以对细胞内外的细菌均有杀灭作用。同时，其杀菌作用也不受环境酸碱度的影响。故称之为"全杀菌药物"。其作用机制主要是抑制结核菌的脱氧核糖核酸的合成。单一用本药时，易产生继发性耐药菌。细菌对 INH 产生耐药性后，由于其致病力降低，耐药菌又有不均一性（即部分细菌并不耐药）细菌的环境再发生改变（如还有其他药物环境或与其他细菌共存的情况），以及耐药菌生长繁殖时，就有可能恢复对药物的敏感性即所谓"复归"。故临床上多不因查出细菌已对 INH 耐药而停用本药。

（2）体内代谢：口服本药后，在小肠内迅速吸收，1～2 h 血浆浓度达高峰，半衰期约 6 h。INH 进入人体后，主要在肝内进行乙酰化代谢。在乙酰转化酶的催化下，与乙酰辅酶 A 反应，脱去氨基，生成乙酰异烟肼、异烟酸腙型化合物而失去活性，只有一部分保留的游离 INH 继续保持其抗菌作用。代谢物主要经肾脏排出。乙酰化的速度有明显的个体差异，可分为快型、中间型及慢型。白种人多为慢型，黄种人多为快型。快型较慢型者疗效稍差，但出现不良反应较少。

（3）不良反应：使用常规剂量时，很少出现不良反应。主要的不良反应有：①肝损害：常发生于老年人或大剂量服用时，一般可出现转氨酶升高，严重者发生肝细胞性黄疸。②周围神经炎：多见于男性，大剂量服用者。表现为四肢感觉异常，腱反射迟钝，肌肉轻瘫，形成原因是 INH 的氨基与维生素 B_6 的吡哆醛缩合成腙型化合物，致体内维生素 B_6 排出增加，造成维生素 B_6 的缺乏。对大剂量服用本药者加服维生素 B_6 可以预防周围神经炎的发生。其他不良反应有记忆力减退、头晕、精神兴奋或嗜睡等精神症状，故有癫痫病史者慎用，以免诱发。此外，偶可出现男性乳房发育。少见的过敏反应有药疹、发热、白细胞减少等。

（4）用法、剂量：常规剂量为 300 mg/d（4～6 mg/kg），间歇法用量增至 15 mg/kg。已证明本药在血中高峰浓度较持续抑菌浓度杀菌效果更好，故采用顿服法。

2. 链霉素（SM）

（1）制菌作用：对结核菌最低抑菌浓度为 0.5 μg/mL。在碱性环境中，对细胞外的生长代谢旺盛的结核菌有杀灭作用，但在酸性环境下，细胞内以及生长代谢低下的结核菌无作用，所以是"半杀菌药"。其作用机制主要是抑制细菌蛋白质的合成。

（2）体内代谢：肌内注射后 0.5～3 h 内血浓度达高峰，浓度可达 20 μg/mL，半衰期 2～3 h。本药易渗入胸腔及腹腔中，不易渗入脑脊液，但可由胎盘进入胎儿循环。本药绝大部分肾脏排出，故肾功能障碍者慎用。

（3）不良反应：常见的过敏反应有皮疹、发热，多发生在治疗后第 2～4 周。发生过敏反应时，应立即停药，否则可继续加重，甚至发生严重的剥脱性皮炎。过敏性休克则少见，主要的毒性反应为第 8 对颅神经的损害，可出现头晕、恶心、呕吐、共济失调（前庭神经损害症状）、耳鸣、耳聋（听神经损害症状）。一旦发生应及时停药，否则可造成不可逆转的神经性耳聋。为避免毒性反应的发生，要严格限制使用剂量，疗程亦不宜过长。幼儿不会诉述听力减退，在使用时须特别注意。对前庭神经损害所出现的症状，可用泛酸钙、硫酸软骨素、三磷酸腺苷等治疗，SM 引起的常见毒性反应还有口唇周围麻木感，严重者头面部和四肢也有麻木感，局部肌肉抽搐。这些不良反应系因药物中所含杂质如甲醛链霉素、甲醛链霉胍等所致。如仅有一过性的口唇麻木感，可不必停药，症状严重时要考虑停药。SM 对肾脏的损害多表现为蛋白尿及管型尿。使尿由酸性变为碱性，可减少蛋白尿的发生，不妨碍治疗。但对肾功能不良者慎用。

（4）用法、剂量：本药只能肌内注射，剂量不超过 1 g，一般成人使用 0.75 g/d，间歇使用时 1 g/d。

3. 利福平（RFP）

（1）制菌作用：对结核菌的最低浓度为 0.02～0.5 μg/mL。口服治疗剂量后血中浓度可为最低抑菌浓度的 100 倍。本药对细胞内外的细菌，对繁殖期或静止期的细菌都有杀菌作用，所以亦是"全杀菌药"。本药对非典型分枝杆菌也有良好的制菌作用。其作用机制是抑制结核菌的核糖核酸合成。单一用本药时，细菌极易产生耐药性。与其他抗结核药物无交叉耐药。

（2）体内代谢：口服后吸收迅速而完全，2 h 血中浓度可达高峰，半衰期 4 h，有效浓度可维持 8～12 h。在胆汁中浓度很高，可达血中浓度的 5～20 倍。本药进入肠中后，部分重行吸收，再从胆汁排出，形成肝肠循环，最后由粪便和尿中排出。进食后服 RFP 可减少或延缓药物的吸收，故宜在空腹时顿服。如同时服 PAS、巴比妥类药物，亦可降低 RFP 的血浓度。本药可通过胎盘影响胎儿，故妊娠妇女不宜使用。

（3）不良反应：多发生在用药后 1～3 个月内。常见的不良反应为肝损害，多表现为一过性的转氨酶升高，同时伴有恶心、呕吐、厌食、腹胀或腹泻等胃肠道反应，一般在数周后可渐消失，必须停药者只占少数。老年人、肝病患者、嗜酒者用药时，应严密观察其肝功能变化。与 INH、PZA 并用可加重肝损害。其他不良反应如皮疹、发热、气促、休克等过敏反应并不多见。本药在高剂量、间歇使用时，血液中可产生利福平抗体，因而产生的免疫反应和不良反应较多见。除上述的胃肠道与皮肤反应，还有"流感综合征"，患者有头痛、嗜睡、乏力、低热等感冒样症状。一般剂量愈大，间歇时间愈长，机体产生抗体愈多，发生的不良反应也愈严重。

（4）用法、剂量：每日剂量 450 mg（体重在 50 kg 以下）～600 mg（体重在 50 kg 以上），早饭前 1 h 顿服。间歇使用剂量 600～900 mg 做，每周 2～3 次。

4. 利福定（RFD）

利福定是利福霉素的衍生物，我国 1976 年研制成功。试管内制菌作用较 RFP 强 10 倍，对小白鼠的半数致死量仅为 RFP 的 1/3。成人口服 150～200 mg/d，与 RFP 有交叉耐药。不良反应很少发生。

5. 吡嗪酰胺（PZA）

（1）制菌作用：最低抑菌浓度为 12.5 μg/mL。在体内抗菌作用比在试管内作用强。本药在酸性环境中的抗菌作用较好，在中性和碱性环境中失去活性而无作用。并且，本药在细胞内抑制结核菌的浓度比在细胞外低 10 倍，对在巨噬细胞内处于静止状态的结核菌有杀菌效果。因本药对细胞外及在中性或碱性环境中的细菌无效，故也是"半杀菌药"。本药单一服药时，极易产生耐药菌。与其他抗结核药无交叉耐药，临床上吡嗪酰胺与异烟肼或链霉素合用时具有较好的疗效,可能是本品加强了后两者抑菌作用的结果。该药极易产生耐药性,一般只用于短程治疗。

(2)体内代谢:服药 2 h 后,血中药物浓度可达高峰,脑脊液中浓度可和血浓度相近。主要由尿中排出。

(3)不良反应:主要的不良反应为肝损害,有转氨酶升高及胃肠道反应等,有时发生关节痛,是由于本药可引起尿酸排出减少,引起高尿酸血症所致。过敏反应有发热、皮疹、日光过敏性皮炎等。

(4)用法、剂量:25～30 mg/(kg·d),一般为 1.5～2 g/d,间歇使用 2～3 g/d,顿服或分 2～3 次服。

6.乙胺丁醇(EMB)

(1)制菌作用:最低抑菌浓度为 1～5 μg/mL。与其他抗结核药物无交叉耐药。对已耐 INH、SM 的细菌仍有抑制作用。其作用机制是抑制细菌核糖核酸的合成。

(2)体内代谢:口服吸收良好,2～4 h 血中药物浓度达高峰。自尿和粪中排出。肾功能不良时,可引起蓄积中毒。

(3)不良反应:很少见。大剂量服用可引起球后视神经炎而致视力减退、影像模糊、中心暗区及红绿色盲等。通常在停药后,视力可恢复。

(4)用法、剂量:15～25 mg/(kg·d),一般在开始时 25 mg/(kg·d)。可与 INH、RFP 同时 1 次顿服。

7.对氨柳酸钠(PAS)

(1)制菌作用:最低抑菌浓度为 1～10 μg/mL,由于其制菌力较差,一般只作为辅助药物,通常与 INH 与 SM 合用,既可增强药物的杀菌作用,又可延缓耐药菌的产生。其作用机制可能是干扰了结核菌的代谢过程。

(2)体内代谢:口服吸收快,1～2 h 在血液中浓度可达高峰,分布迅速,但不易进入脑脊液中。在肝内发生乙酰化代谢,与 INH 合用时,可发生乙酰化竞争,使 INH 乙酰化减少,而增加了游离 INH 的浓度,从而加强后者的疗效。本品主要经尿中排出。

(3)不良反应:主要为胃肠道刺激症状,患者常因不能耐受而停药。饭后服或同时用碱性药,可减少胃肠道反应。过敏反应如皮疹、发热、白细胞减少、剥脱性皮炎,多在治疗后 3～5 周发生。对本药过敏者常可诱发对 INH、SM 也发生过敏反应,临床处理中应予注意。本药尚可引起肝损害、甲状腺肿大,但均不多见。

(4)用法、剂量:常用剂量为 8～12 g/d,分次口服。本药针剂可溶于 5% 葡萄糖液 500 mL 中做静脉滴注,有利于病变的吸收和全身症状的改善。但必须注意本药的新鲜配制和避光,严格无菌操作,剂量从 4～6 g 开始,渐增到 12 g,每日或隔日 1 次。

8.氨硫脲(TBI)

(1)制菌作用:最低抑菌浓度为 1 μg/mL,半衰期 48 h,其作用机制尚未明确。临床疗效与对氨柳酸钠相近。由于本药生产容易,价格低廉,可取代 PAS。单一服本药极易产生耐药菌,与乙(丙)硫异烟胺有单向交叉耐药性,即耐本药者对乙(丙)硫异烟胺仍敏感,而对后者耐药者则对本药不再敏感。

(2)体内代谢:口服后吸收较慢,4 h 血中浓度才达高峰。从肾脏排出也较缓慢,说明在体内有蓄积作用。

(3)不良反应:出现较多严重。常见有胃肠道反应,如恶心、呕吐、厌食等;对肝脏、造血系统均有损害,严重的可有肝功损害、黄疸、粒细胞减少、贫血等。过敏反应有皮疹、发热、剥脱性皮炎。不良反应的发生频率与用药剂量有明显关系。故临床应用时要定期复查血、尿常规及肝肾功能。

(4)用法、剂量:每日口服剂量 100～500 mg,开始小量,渐增至足量。

9.乙(丙)硫因胺(1314Th,1321Th)

(1)制菌作用:两药的抗结核作用相同,其中 1321Th 的不良反应少,易耐受。最低抑菌浓度为 0.6～2.5 μg/mL。两药相互可交叉耐药。对已耐 INH、SM、PAS 的结核菌本药仍有抑制作用。其作用机制均为抑制结核菌的蛋白质合成。

(2)体内代谢:服后吸收良好,3 h 血浓度达高峰。易渗透入胸、腹腔及脑脊液中。经肾脏排出。

(3)不良反应:常见的有胃肠道反应及肝损害,与 INH、RFP 并用时,应严格掌握用药剂量。少见的不良反应有口腔炎、头痛、痤疮及精神症状等。

(4)用法、剂量:0.5~1 g/d,一般不超过 0.6 g/d,分 2~3 次服,较易耐受。

10.卡那霉素(KM)

(1)制菌作用:最低抑菌浓度为 2.5~10 μg/mL。抗结核作用仅为 SM 的一半。其作用机制与 SM 同,可阻止结核菌蛋白质合成。

(2)体内代谢:口服不吸收,肌内注射后吸收快,1~2 h 达血浓度高峰。可分布于各组织,但不能渗入正常的血脑屏障,从尿中排出。

(3)不良反应:同 SM 的不良反应,发生频率更高,以往使用过 SM 者再用本药,更易发生听神经损害。

(4)用法、剂量:常规剂量为 1 g/d,肌内注射,高龄或肾功能不良者慎用。在静脉滴注或胸、腹腔注入时,由于吸收快可引起呼吸暂停,故应注意缓注。

11.卷曲霉菌(CPM)

(1)制菌作用:最低抑菌浓度为 1~8 μg/mL。抗结核菌的作用为 SM、EMB 的一半,为 INH 的 1/10,与 1314Th 相近。与 SM 无交叉耐药,与 KM、VM 有交叉耐药。其作用机制亦为阻止结核菌蛋白质合成。

(2)机体代谢:口服不吸收,肌内注射后吸收快,2 h 血中浓度达高峰。可分布于各组织,经肾脏排出。肾功能不全时,药物在血中含量较高,说明有蓄积作用。

(3)不良反应:与 SM 不良反应相似,并可有肝损害。嗜酸粒细胞增多也常见,曾有报告出现低钾血症和碱中毒。注射局部疼痛较重。

(4)用法、剂量:口服吸收不好,必须深部肌内注射,每日剂量 1 g。

12.其他

如紫霉素(VM)制菌作用弱,不良反应与 SM 同,日用量为 1 g,肌内注射,由于价高而效果差已不使用。又如环丝氨酸(CS),制菌作用弱,不良反应较重,且可引起精神紊乱、抑郁症等不良反应,现也已很少应用。

用药的选择,一般以第一线药物(链霉素、异烟肼、对氨柳酸钠)为首选,用于初治病例。为延缓或防止耐药性的产生,目前强调两药联合治疗。对肠结核病情严重者,或伴有严重的肠外结核患者宜 3 药联合应用,其中对氨柳酸钠可做静脉滴注。抗结核药物合理化疗的原则,目前应用的是"早期联合、全程、规律、适量"5 项原则。

近年来,在抗结核间歇治疗方面进行了大量研究,认为其优点在于效果好、毒性少,费用低。一般主张每周 2 次的间歇给药,效果良好。药物选择仍以联合治疗为原则,用药剂量比连续给药的单日剂量酌增加 1 倍,但链霉素、对氨柳酸钠、卡那霉素及乙硫异烟胺因其毒性反应较大,仍维持原单日量。也有主张先用每天连续疗法,0.5~1 个月后继以间歇疗法,可提高治疗效果。

(三)对症治疗

腹痛可用颠茄、阿托品或其他抗胆碱能药物。摄入不足或腹泻严重者应补充液体与钾盐,保持水、电解质与酸碱平衡。对不完全性肠梗阻的患者,除按上述对症治疗外,需进行胃肠减压,以缓解梗阻近段肠曲的膨胀与潴留。

(四)手术适应证

手术只限于并发症的治疗。包括以下各种情况:①结核溃疡发生穿孔;②局限性穿孔伴有脓肿形成或瘘管形成;③瘢痕引起肠狭窄或肠系膜缩短,造成肠扭曲;④局部的增生型结核引起部分肠梗阻;⑤肠道大量出血经积极抢救不能满意止血者。手术前及手术后均需进行抗结核药物治疗。

七、预后

在抗结核药出现之前,肠结核预后差,死亡率高。抗结核药在临床广泛应用以后,使肠结核的预后大为改观,特别是对黏膜结核,包括肠结核在内的疗效尤为显著。本病的预后取决于早期诊断及时治疗,当病变尚在渗出阶段,经治疗后可痊愈,预后良好。合理选用抗结核药物,保证充分剂量与足够疗程,是决定预后的关键。

八、预防

做好预防工作是防治结核病的根本办法,并着重对肠外结核的发现,特别是肺结核的早期诊断与积极的抗结核治疗,尽快使痰菌转阴,以免吞入含菌的痰而造成肠感染。必须强调有关结核病的卫生宣传教育。要教育患者不要吞咽痰液,应保持排便通畅,要加强卫生监督,提倡用公筷进餐,牛奶应经过灭菌消毒。

(郭传申)

第二节　结肠阿米巴病

结肠阿米巴病是溶组织阿米巴原虫侵入结肠壁而引起的急性或慢性病变,最多见于盲肠,依次为升结肠、乙状结肠及直肠。临床上表现为急性或慢性痢疾症状。结肠阿米巴病与外科有关的问题除阿米巴肝脓肿外,还有结肠穿孔、阿米巴肉芽肿及阑尾炎等。

一、诊断依据

(一)临床表现

1.急性期

急性期可表现为肠炎或痢疾症状,有腹痛、腹泻、脓血便,可伴有头痛、乏力、低热,后期可有里急后重。

2.暴发型

部分患者可表现为暴发型,表现为起病急,高热、寒战、谵妄,肠麻痹等中毒症状。剧烈腹部绞痛与里急后重,腹部压痛明显、不同程度脱水与电解质紊乱,患者可极度衰竭、出现休克、腹膜炎、肠出血、肠穿孔。呕吐频繁,腹泻每日可达 20～30 次。

3.慢性期

通常为急性感染的延续,病情持续数月至数年,腹泻症状时轻时重。腹痛部位不定,常在下腹部或脐周;腹泻与便秘可交替出现。症状常因疲劳、受凉、暴饮、暴食、冷食、饮酒可引起复发。可有消瘦、贫血、营养不良,常易并发阑尾炎、肝脓肿。

4.肠内并发症

(1)阿米巴肉芽肿:较常见于盲肠、乙状结肠、降结肠及直肠。常见症状为局限性腹痛及压痛,局部有时可扪及肿块,可引起肠梗阻、肠穿孔、肠套叠、肠出血。

(2)肠穿孔:其发生率为1%～4%,多发生于暴发型及有深溃疡者。穿孔部位多位于盲肠、阑尾及升结肠下部,其次为直肠乙状结肠交界处。穿孔引起局限性或弥漫性腹膜炎或腹腔脓肿,病情险恶,病死率达74%。慢性穿孔因先已形成肠粘连,穿孔后感染形成局部脓肿,或穿入附近器官,形成内瘘,如直肠膀胱瘘、结肠空肠瘘。

(3)阑尾炎与阑尾脓肿:临床上慢性阿米巴性阑尾炎较常见,表现为食欲减退,阑尾部位反复发作性疼痛及压痛,或在右髂窝有持续不适感。有时起病急,类似急性阑尾炎,此种病例多伴有化脓菌感染,未及时治疗者易穿孔或形成阑尾脓肿。

(4)肠道大出血:大出血可发生于阿米巴痢疾或肉芽肿患者。深溃疡可侵蚀黏膜下层及肠壁较大血管,出血量多,易发生休克,并可继续发展至肠穿孔。

(5)结肠癌或直肠癌:慢性阿米巴肠病与结肠癌或直肠癌可同时存在。肠道的慢性刺激及炎症性息肉均有利于癌变。

(二)辅助检查

1.大便检查

大便检查可见滋养体、脓血、包囊。

2.钡剂灌肠造影

钡剂灌肠造影见病变处肠腔狭窄,但局部肠壁仍可扩张而不僵硬,肿块部之肠黏膜比较规则。由于肿块附近细小阿米巴脓肿或肉芽组织突入肠腔,致有锯齿状阴影出现。对有恶变患者亦有一定参考价值。

3.纤维内镜检查

纤维内镜检查可见溃疡常较表浅,大小不一,附有黄色脓液,边缘略突出,稍充血,溃疡与溃疡间的黏膜多正常。正常黏膜上见到散在的典型溃疡,基本可以肯定诊断。典型的溃疡为散在的圆形或长圆形溃疡,边缘充血隆起,中央开口下陷,内含黄色或暗红色分泌物。

4.血清学检查

间接血凝试验比较敏感。此外,尚有乳胶试验,微量免疫电泳,间接免疫荧光试验等方法。对肠内阿米巴病和肠外阿米巴病,血清反应阳性率可达 90% 左右,且基本上无假阳性。

二、治疗方法

(一)非手术治疗

1.一般治疗

急性期应卧床休息,肠道隔离至症状消失、大便连续 3 次找不到滋养体及包囊。流质或半流质饮食,必要时输液。暴发型给予输血、输液等支持疗法。慢性患者应加强营养,增强体质。

2.病原治疗

病原治疗主要为抗阿米巴治疗。常用有如下药物。

(1)甲硝唑(灭滴灵)0.4～0.8 g,每日 3 次,口服,连服 5～10 d,儿童为每日每千克(公斤)体重50 mg,每日 3 次,口服,连服 7 d。

(2)甲硝磺胺咪唑,为甲硝唑的衍生物。剂量每日 2 g,儿童为每日每千克体重 50 mg,清晨 1 次服,连服 3～5 d。疗效与甲硝唑相似或更佳。

(3)吐根碱:对组织内滋养体有极高的杀灭作用,但对肠腔内阿米巴无效。剂量按每日每千克体重 1 mg,成人每日不超过 60 mg,30 mg/次,每日 2 次,深部皮下或肌内注射,连续 6 d。

(二)手术治疗

手术治疗主要是肠道并发症的治疗。

1.阿米巴性肠穿孔

急性肠穿孔发生后,应急症进行开腹探查手术,小的穿孔可予以缝合,并对该部位的腹腔进行充分引流。如果穿孔大或肠壁有大片坏死,缝合后难以愈合,有发生肠瘘的可能,在这种情况下可行结肠切除及两断端造口,或做穿孔肠段外置术,以后再做 2 期肠吻合手术。

2.阿米巴性肉芽肿

确诊为阿米巴病后,即可进行药物治疗,肉芽肿有可能缩小,梗阻症状缓解。如经药物治疗后,梗阻症状不缓解,即需进行手术治疗,切除肉芽肿肠段。

3.阑尾炎

阿米巴性阑尾炎切除阑尾后,由于阿米巴病变的存在,阑尾残端可能愈合不良,形成局部脓肿,切开引流后常可发生阑尾残端瘘,经久不愈。瘘的分泌物内或肉芽组织的病理学检查可找到阿米巴滋养体,经抗阿米巴药物治疗后瘘可能愈合。

4.癌变

并发癌变者按大肠癌处理。

（郭传申）

第三节　结肠癌

结肠癌是胃肠道常见的恶性肿瘤。近年来,我国的结肠癌发病率呈明显上升且有多于直肠癌的趋势,以51～60岁居多。好发部位依次是乙状结肠、回盲部、升结肠、降结肠、横结肠。

一、病因

结肠癌的发病原因可能是多方面的。近年来认为结肠癌的发生与发展是经过黏膜增生、腺瘤及癌变的多步骤多基因起作用的遗传性疾病。

（一）癌前疾病

1.腺瘤

目前国内外研究已取得共识,认为结肠癌约半数左右来自腺瘤的癌变。

2.溃疡性结肠炎

特别是长期慢性溃疡性结肠炎,由于肠黏膜反复破坏和修复,因而癌变率随病史的延长而增高,其病变程度及范围也与癌变呈相关。

（二）膳食和运动

食物中过多的动物脂肪及动物蛋白的摄入,缺少新鲜菜果及纤维素食品,缺乏适度的体力活动,使肠的蠕动功能下降,肠道菌群发生变化,肠道中胆酸和胆盐含量增多等,其结果都会引起或加重肠黏膜损害。

（三）环境因素

下列因素也与结肠癌的发病有关:①精神因素;②钼的缺乏;③阳光与维生素D的缺乏。

二、病理与分期

绝大多数结肠癌为腺癌。

（一）根据肿瘤的大体形态分类

1.肿块型

肿瘤向肠腔内生长,好发于右侧结肠,特别是盲肠。

2.浸润型

肿瘤沿肠壁浸润,易引起肠腔狭窄和肠梗阻。多发生于左侧结肠,特别是乙状结肠。

3.溃疡型:肿瘤向肠壁深层生长并向周围浸润,是结肠癌的最常见类型。

（二）结肠癌的分期普遍采用Dukes分期法

A期:癌仅局限于肠壁内。又分为三个亚期,即A_0期,癌局限于黏膜内;A_1期,癌穿透黏膜达黏膜下层;A_2,癌累及黏膜肌层但未穿透浆膜。

B期:癌穿透肠壁但尚无淋巴结转移。

C期:癌穿透肠壁且有淋巴结转移。又分为两个亚期,即C_1期,淋巴结转移限于结肠壁和结肠旁淋巴结;C_2期,肠系膜淋巴结,包括系膜根部淋巴结转移。

D期:远处淋巴结转移或腹腔转移,或广泛侵及邻近脏器而无法切除。

结肠癌的转移方式主要为淋巴转移,首先转移到结肠壁和结肠旁淋巴结,再到肠系膜血管周围和肠系膜根部淋巴结。血行转移多见于肝,其次是肺、胃等,也可直接浸润邻近器官和腹腔种植。

三、临床表现

结肠癌早期症状不明显,发展后可出现以下症状。

(一)排便习惯和粪便性状的改变

排便习惯和粪便性状的改变常为最早出现的症状。多为排便次数增多,粪便不成形或稀便,粪便带血、脓或黏液,亦可发生便秘。

(二)腹部不适

腹部不适也是早期症状之一。常为定位不确切的持续性隐痛、不适或腹胀感,初为间歇性,后转为持续,发生肠梗阻则腹痛加重。

(三)腹部肿块

在结肠部位出现呈结节状质硬肿块,横结肠和乙状结肠部位肿块可有一定活动度。如肿块肠外浸润或并发感染,则肿块固定且有明显压痛。

(四)肠梗阻症状

肠梗阻症状是结肠癌的后期症状。多呈慢性低位不完全肠梗阻。一旦发生完全肠梗阻则症状加重。

(五)全身症状

患者可出现贫血、消瘦、乏力、低热等。晚期还可出现肝大、黄疸、水肿、腹水、锁骨上淋巴结肿大及恶病质等。

由于右侧结肠和左侧结肠癌病理类型不同,临床表现也有区别。一般右侧结肠癌的临床表现以全身症状、贫血和腹部肿块为主,而左侧结肠癌则以肠梗阻、便秘、腹泻、便血等症状为主。

四、诊断

(一)早期症状

结肠癌的早期症状多较轻或不明显,易被忽视。应重视对高危人群和怀疑为结肠癌患者的监测。凡40岁以上有以下任何一种表现者应视为高危人群。

(1)直系亲属中有结直肠癌患者。

(2)有癌症史或有肠道癌前病变。

(3)大便隐血试验持续阳性。

(4)具有以下5项中的两项以上者:慢性腹泻、慢性便秘、黏液血便、慢性阑尾炎史及精神创伤史。

(二)辅助检查

下列辅助检查方法可供选择。

(1)X线钡剂灌肠或气钡双重造影及乙状结肠镜或纤维结肠镜检查,有助于明确诊断。

(2)B型超声和CT、MRI对了解腹内肿块和肿大淋巴结、肝内转移灶及肠外浸润等均有帮助。

(3)血清癌胚抗原(CEA)约60%患者高于正常,虽特异性差,但对判断复发和预后有帮助。

(4)直肠黏液T-抗原试验或大便隐血试验可作为对高危人群的筛查。

五、治疗

原则应采用以手术为主的综合治疗。

(一)手术治疗

1.术前准备

结肠癌术前肠道准备十分重要,主要方法是:术前3d进流质饮食,并发肠梗阻时应禁饮食、补液、胃肠减压;口服肠道抗生素(如新霉素、甲硝唑等)和缓泻剂(如蓖麻油或硫酸镁);术前晚及术日晨做清洁灌肠。

2.结肠癌根治性手术

切除范围包括肿瘤所在肠襻及其系膜和区域淋巴结。适用于Dukes A、B、C期患者。

（1）右半结肠切除术：适用于盲肠、升结肠、结肠肝曲的癌肿。切除范围包括右半横结肠、升结肠、盲肠和末端回肠 15～20 cm。对结肠肝曲的癌肿应加切整个横结肠和胃网膜右动脉组淋巴结。

（2）横结肠切除术：适用于横结肠癌，切除范围包括结肠肝曲和脾曲的全部横结肠及胃结肠韧带的淋巴结组。

（3）左半结肠切除术：适用于结肠脾曲、降结肠癌，切除范围包括横结肠左半、降结肠及部分或全部乙状结肠。

（4）乙状结肠癌根治术：切除范围包括全部乙状结肠和全部降结肠或部分降结肠及部分直肠。

3.其他术式

姑息性切除术、结肠造口术、单纯肠吻合旁路术，适用于 Dukes D 期和不能根治的 Dukes C 期患者。

（二）化学药物治疗

辅助化疗用于根治术后 Dukes B、C 期结肠癌的综合治疗。化学治疗配合根治性手术，可提高 5 年生存率。目前常用的化疗方案均以氟脲嘧啶为基础用药。最常用静脉化疗，也可经肛门用氟脲嘧啶栓剂或乳剂用药的方法，以减轻化疗的全身毒性。还有经口服、动脉局部灌注及腔内给药等方法。常用的化疗药物有氟脲嘧啶、铂类、表阿霉素、羟基喜树碱等。 （郭传申）

第四节　直肠癌

一、病因

直肠癌是指直肠齿线以上至乙状结肠起始部之间的癌肿。病因与直肠腺瘤、息肉病、慢性炎症性病变有关，与饮食结构的关系主要是致癌物质如非饱和多环烃类物质的增多，以及少纤维、高脂肪食物有关。少数与家族性遗传因素有关，如家族性直肠息肉病。近 20 年我国结直肠癌的发病率由低趋高，结直肠癌占全部癌症的约 9.4%。直肠癌占大肠癌约 70%。2005 年我国的发病数和死亡数已经超过美国。结直肠癌男多于女，但女性增加速度较快，男女比例由 1.5：1 增加至 1.26：1，且发病年龄提前，并随年龄增加而增长。有资料表明合并血吸虫病者多见。在我国直肠癌约 2/3 发生在腹膜反折以下。

二、病理

乙状结肠在相当于 S_3 水平处与直肠相续接。直肠一般长 15 cm，其行程并非直线，在矢状面有一向后的直肠骶曲线，过尾骨后又形成向前会阴曲。在额状面上形成 3 个侧曲，上下两个凸向右面，中间一个凸向左面。由于上述特点，直肠癌手术游离直肠后从病灶到直肠的距离可略有延长，使原来认为不能保留肛门的病例或许能做保留肛门的手术。直肠于盆隔以下长 2～3 cm 的缩窄部分称为肛管，肛管上缘为齿状线，其上的大肠黏膜由自主神经支配，无痛觉；齿状线以下的肛管由脊神经支配有痛觉。直肠肠壁分为黏膜层、黏膜肌层、黏膜下层、肠壁肌层及浆膜层（腹膜反折下直肠无浆膜层）。黏膜下层有丰富的淋巴管和血管网。齿状线上的淋巴管主要向上引流，经直肠上淋巴结、直肠旁淋巴结以后注入肠系膜下动根部淋巴结。淋巴管分短、中、长 3 类，其中大部分为短的，它们直接引流至直肠旁淋巴结。而中、长两类淋巴管则可直接引流至位于肠系膜下动脉分出的左结肠动脉或乙状结肠动脉处的淋巴结。所以临床上可见有些患者无直肠旁及直肠上动脉旁淋巴结转移，但已有肠系膜下动脉旁淋巴结转移。在淋巴结转移的患者中约有 12% 的病例可发生这种"跳跃性转移"，所以直肠癌手术应考虑高位结扎和切断肠系膜下动脉，以清除其邻近之淋巴结。

腹膜反折下的直肠淋巴引流除上述引流途径外，还存在向两侧至侧韧带内的直肠下动静脉旁淋巴结，然后进入髂内淋巴结的途径，以及向下穿过肛提肌至坐骨直肠窝内的肛门动静脉旁的淋巴结再进髂内淋巴结的途径。

（一）病理分型

1.大体分型

（1）肿块型（菜花型、软癌）：肿瘤向肠腔内生长、瘤体较大，呈半球状或球状隆起，易溃烂出血并继发感染、坏死。该型多数分化比较高，浸润性小，生长缓慢，治疗效果好。

（2）浸润型（缩窄型、硬癌）：肿瘤环绕肠壁各层弥漫浸润，使局部肠壁增厚，但表面无明显溃疡和隆起，常累及肠管全周，伴纤维组织增生，质地较硬，肠管周径缩小，形成环状狭窄和梗阻。该型分化程度较低，恶性程度高，出现转移早。

（3）溃疡型：多见，占直肠癌一半以上。肿瘤向肠壁深层生长并向肠壁外浸润，早期可出现溃疡，边缘隆起，底部深陷，呈"火山口"样改变，易发生出血、感染，并易穿透肠壁。细胞分化程度低，转移早。

2.组织分型

（1）腺癌：结直肠癌细胞主要是柱状细胞、黏液分泌细胞和未分化细胞。主要是管状腺癌和乳头状癌，占 75％～85％，其次为黏液腺癌占 10％～20％。还有印戒细胞癌以及未分化癌，后两者恶性程度高预后差。

（2）腺鳞癌：亦称腺棘细胞癌，肿瘤由腺癌细胞和鳞癌细胞构成。其分化程度多为中度至低度。腺鳞癌主要见于直肠下段和肛管，临床少见。

直肠癌可以在一个肿瘤中出现两种或两种以上的组织类型，且分化程度并非完全一致，这是结直肠癌的组织学特点。

（二）临床分期

临床病理分期的目的在于了解肿瘤发展过程，指导拟订治疗方案以及估计预后。国际一般沿用改良的 Dukes 分期以及 TNM 分期法。

1.我国对 Dukes 补充分期

癌仅限于肠壁内为 Dukes A 期。穿透肠壁侵入浆膜和（或）浆膜外，但无淋巴结转移者为 B 期。有淋巴结转移为 C 期，其中淋巴结转移仅限于癌肿附近如直肠壁及直肠旁淋巴结者为 C_1 期；转移至系膜淋巴结和系膜根部淋巴结者为 C_2 期。已有远处转移或腹腔转移或广泛侵及邻近脏器无法手术切除者为 D 期。

2.TNM 分期

T 代表原发肿瘤，Tx 为无法估计原发肿瘤；无原发肿瘤证据为 T_0；原位癌为 Tis；肿瘤侵及黏膜下层为 T_1；侵及固有肌层为 T_2；穿透肌层至浆膜下为 T_3；穿透脏层腹膜或侵及其他脏器或组织为 T_4。N 为区域淋巴结，Nx 无法估计淋巴结；无淋巴结转移为 N_0；转移至区域淋巴结 1～3 个为 N_1；4 个及 4 个以上淋巴结为 N_2。M 为远处转移，无法估计为 Mx；无远处转移为 M_0；凡有远处转移为 M_1。

（三）直肠癌的扩散与转移

1.直接浸润

癌肿首先直接向肠管周围及向肠壁深层浸润生长，向肠壁纵轴浸润发生较晚，癌肿浸润肠壁 1 周需 1～2 年。直接浸润可穿透浆膜层侵入邻近脏器如子宫、膀胱等，下段直肠癌由于缺乏浆膜层的屏障，易向四周浸润，侵入前列腺、精囊腺、阴道、输尿管等。

2.淋巴转移

此为主要转移途径。上段直肠癌向上沿直肠上动脉、肠系膜下动脉及腹主动脉周围淋巴结转移。发生逆行转移的现象非常少见。如淋巴液正常流向的淋巴结发生转移且流出受阻时，可逆性向下转移。下段直肠癌（以腹膜反折为界）向上方和侧方发生转移为主。大量的现代研究表明，肿瘤下缘 2 cm 淋巴结阳性者非常少见。齿状线周围的癌肿可向上、侧、下方转移。向下方转移可表现为腹股沟淋巴结肿大。淋巴转移途径是决定直肠癌手术方式的依据。

3.血行转移

癌肿侵入静脉后沿门静脉转移至肝脏；也可由髂静脉至腔静脉然后转移至肺、骨、脑等。直肠癌手术时有 10％～15％已有肝转移,直肠癌梗阻时和手术中挤压易造成血行转移。

4.种植转移

十分少见,上段直肠癌时偶有种植发生。

三、临床表现

直肠癌早期无明显症状,癌肿破溃形成溃疡或感染时才出现症状。一般为症状出现的频率依次为便血(80％～90％)、便频(60％～70％)、便细(40％)、黏液便(35％)、肛门疼痛(20％)、里急后重(20％)、便秘(10％)。

(一)肿瘤出血引起的症状

1.便血

肿瘤表面与正常黏膜不同,与粪便摩擦后容易出血。尤其是直肠内大便干硬,故为常见症状。

2.贫血

长期失血超过机体代偿从而出现。

(二)肿瘤阻塞引起的症状

肿瘤部位因肠蠕动加强,可发生腹痛,侵及肠壁或生长到相当体积时可发隐痛。肠管狭窄时可出现肠鸣、腹痛、腹胀、便秘、排便困难。大便变形、变细。

(三)肿瘤继发炎症引起的症状

肿瘤本身可分泌黏液,当继发炎症后,不仅使粪便中黏液增加,还可出现排便次数增多腹痛,病灶越低症状约明显。

(四)其他原发灶引起的症状

当肿瘤位于直肠时常无痛觉,当肿瘤侵及肛管或原发灶起于肛管时可出现肛门疼痛,排便时加剧,有时误认为肛裂。

(五)肿瘤转移引起的症状

1.肿瘤局部浸润引发症状

直肠癌盆腔有较广泛浸润时,可引起腰骶部酸痛、坠胀感;肿瘤浸润或压迫坐骨神经、闭孔神经根,可引起坐骨神经痛及闭孔神经痛;侵及阴道或膀胱可出现阴道流血或血尿;累及两侧输尿管时可引起尿闭、尿毒症。

2.肿瘤血行播散引起的症状

距肛门 6 cm 以下的直肠癌其血行播散的机会比上段直肠癌高 7 倍。相应的出现肺、骨、脑等器官的症状。

3.种植引起的症状

肿瘤穿透浆膜层进入游离腹腔,种植于腹膜面、膀胱直肠窝或子宫直肠窝等部位,直肠指检可触及该区有种植结节。当有腹膜广泛种植时,可出现腹水及肠梗阻。

4.淋巴转移症状

左锁骨上淋巴结转移为晚期表现。也可有腹股沟区淋巴结肿大。

(六)某些特殊表现

1.肿瘤穿孔

可出现直肠膀胱瘘、直肠阴道瘘。可有尿路感染症状或阴道粪便流出等。

2.晚期肿瘤

体重下降、肿瘤热等。肿瘤坏死、感染、毒素吸收引起的发热一般在 38 ℃左右。腹水淋巴结压迫髂静脉可引起下肢、阴囊、阴唇水肿。压迫尿道可引起尿潴留。

四、诊断

直肠癌的诊断根据病史、体检、影像学、内镜检查和病理学诊断准确率可达 95％以上。临床上不同程度的误诊或延误诊断,常常是患者或医生对大便习惯或性状的改变不够重视,或警惕性不高造成的。通常对上述患者进行肛门指检或电子结肠镜检查,发现有直肠新生物的结合活检病理检查即可明确诊断。

（一）直肠肛门指检

简单易行,是直肠癌检查最基本和最重要的检查方法。一般可发现据肛门7~8 cm的直肠内肿物,若嘱患者屏气增加腹压则可达更高的部位。检查前先用示指按摩肛门后壁,使肛门括约肌松弛,在嘱患者张嘴哈气的同时将示指缓慢推进。检查时了解肛门是否有狭窄,如有肿块应注意其位置、大小、硬度、基底活动度、黏膜是否光滑、有无溃疡、有无压痛、是否固定于骶骨、盆骨。如病灶位于前壁,男性必须查明与前列腺的关系,女性应查明是否累及阴道后壁。直肠完全固定的患者由于会阴部受侵袭,其各部位检查时都有狭窄的感觉。了解肿瘤下缘距肛门的距离有助于手术方式的选择。对于肥胖或者触诊不佳的患者可采用膝直位(站立屈膝)。

（二）实验室检查

1.大便隐血试验

简便易行,可作为直肠癌普查初筛方法。

2.血红蛋白检查

肿瘤出血可引起贫血。凡原因不明的贫血应建议做钡剂灌肠或电子结肠镜检查。

3.肿瘤标志物检查

目前公认最有意义的是癌胚抗原CEA,主要用于预测直肠癌的预后和监测复发。

（三）内镜检查

凡有便血或大便习惯性状改变、经直肠指检无异常发现者,应常规行电子结肠镜检查。内镜检查可直接观察病灶情况并能取活体组织做病理学诊断。取活检时要考虑不同部位的肿瘤细胞分化存在差异,所以要多点性活检。如果活检阴性,应重复活检,对有争议的病例,更需了解病变的大体形态。

（四）影像学检查

1.钡剂灌肠检查

钡剂灌肠检查是结肠癌的重要检查方法,对直肠癌的诊断意义不大,用以排除结、直肠癌多发癌和息肉病。

2.腔内B超检查

用腔内探头可检查癌肿浸润肠壁的深度及有无侵犯邻近脏器,可在术前对直肠癌的局部浸润程度进行评估。

3.腹部超声检查

由于结、直肠癌手术时有10%~15%同时存在肝转移,腹部B超应列为常规。

4.CT及磁共振(MRI)检查

可以了解直肠癌盆腔内扩散情况,有无侵犯膀胱、子宫及盆壁,是术前常用的检查方法。腹部的CT或MRI检查可扫描有无肝转移癌。对肿瘤的分期以及手术方案的设计均有帮助。

5.正电子发射计算机断层显像(PET)

PET是一种能够检查功能性改变的仪器。它的显像技术分别采用了高科技的医用回旋加速器、热室和PET扫描仪等,是将极其微量的正电子核素示踪剂注射到人体内,然后采用特殊的体外测量装置探测这些正电子核素在体内的分布情况,通过计算机断层显像方法显示人的大脑、心脏及人体其他主要器官的结构和代谢功能状况。其原理是将人体代谢所必需的物质,如葡萄糖、蛋白质、核酸、脂肪酸等标记上短寿命的放射性核素(如^{18}F)制成显像剂(如氟代脱氧葡萄糖,简称FDG)注入人体后进行扫描成像。因为人体不同组织的代谢状态不同,所以这些被核素标记了的物质在人体各种组织中的分布也不同,如在高代谢的恶性肿瘤组织中分布较多,这些特点能通过图像反映出来,从而可对病变进行诊断和分析。PET是目前唯一可在活体上显示生物分子代谢、受体及神经递质活动的新型影像技术,是一种代谢功能显像,能在分子水平上反映了人体的生理或病理变化。现已广泛用于多种疾病的诊断与鉴别诊断、病情判断、疗效评价、脏器功能研究和新药开发等方面。其特点是灵敏度高、特异性高、全身显像、安全可靠,对微小癌灶有较高的检出率。但由于其费用昂贵目前尚不能在临床上普及。

（五）其他检查

低位直肠癌伴有腹股沟淋巴结肿大时应行淋巴结活检。肿瘤位于直肠前壁的女性患者应做阴道检查及双合诊检查。男性患者有泌尿系症状时应行膀胱镜检查。

五、鉴别诊断

直肠癌过去易被误诊为痔疮、菌痢、阿米巴痢疾、血吸虫病和慢性直肠炎，主要原因是患者和医生忽视病史及直肠指检。对于经久不愈的肛瘘需注意恶变的可能性，钳取活体组织病理检查有助诊断。对慢性经久不愈的肠腔溃疡、证实为血吸虫肉芽肿者、女性子宫内膜异位症异位于直肠者均需警惕，密切观察，必要时活检病理明确诊断。

（一）类癌

可见于胃底至肛门整个消化道。起于近肠腺腺管底部之嗜银细胞。癌细胞大小、形态、染色较均匀一致，典型的类癌细胞呈多边形，胞质中等，核圆，染色不深，常见巢团状、缎带状、腺泡状和水纹状 4 种结构。类癌侵入黏膜下层时，一般认为不致转移，可以局部切除治疗，担当侵入肠壁肌层时，则可发生转移。肿瘤小于 2 cm 常无转移，超过 2 cm 可有转移。

类癌综合征：由于 5-羟色胺水平异常而表现为皮肤潮红、腹泻、哮喘、发绀、呼吸困难、指间关节疼痛、精神失常及心内膜纤维病变。临床上出现类癌综合征十分罕见。直肠癌和直肠类癌可通过病理诊断鉴别。

（二）腺瘤

直肠黏膜上任何可见的突起，不论其大小、形状及组织学类型，均称为息肉，与直肠癌发病有关的仅为新生物性息肉，即腺瘤。直肠腺瘤为一重要的癌前病变。对于早期的直肠癌需要与之鉴别。主要是内镜下的鉴别。

1. 管状腺瘤

以直肠和乙状结肠内最为多见。腺瘤大多有蒂，呈球状或椭圆形，表面光滑，色泽较红，0.2～2.5 cm 大小，绝大多数在 1 cm 以内，有的似米粒或绿豆大小，在内镜下可活检整个咬除或圈套器电烧切除。其癌变率为 10％～15％。

2. 绒毛状腺瘤

表面有一层绒毛和乳头状突起，伴有黏液附着。外形似草莓或菜花状，有的呈分叶状结构，基底通常较宽，有的可有蒂，大小为 0.6～0.9 cm，组织松软塌附在肠壁，较脆，触之易出血，癌变率约 50％。

3. 混合性腺瘤

即管状－绒毛腺瘤，具有管状和绒毛状腺瘤的两种特征。可有蒂或无蒂，一般体积较大，50％超过 1.5 cm。癌变率为 30％～40％。

4. 多发性腺瘤

腺瘤呈多发散在各个肠段，2 个以上 100 个以下，绝大多数是在 50 个以下，大小为 0.2～1.5 cm。有时腺瘤密布一处，伴有溃疡、坏死，常提示有癌变，癌变率为 25％～100％。

5. 家族性多发性腺瘤病

又称遗传性息肉病，是一种遗传基因失常引起的疾病，有明显的家族史。腺瘤在 100 个以上，呈弥漫性分布，左半结肠为多，其次为盲肠，大小从 0.2～2 cm，大多有蒂似葡萄样悬挂在肠壁，多可达上千或上万个无法计数，如腺瘤呈巢状分布在一处极易发生癌变，癌变率 25％～100％。家族性多发性腺瘤病术前应做电子结肠镜检查全结肠和末端回肠，若末端回肠内有腺瘤，全结直肠切除就失去根治的意义。

六、治疗

直肠癌的治疗方法目前公认的为外科手术、化疗、放疗、生物学治疗以及中医中药治疗，采取外科综合疗法直肠癌的 5 年生存率已大为提高。

（一）手术治疗

手术切除仍然是直肠癌的主要治疗方法。凡是能切除的直肠癌如无手术禁忌证都应尽早实施直肠癌根治术,切除的范围包括癌肿、足够的两端肠段、已侵犯的邻近器官的全部或部分、四周可能被浸润的组织及全直肠系膜和淋巴结。如不能进行根治性切除时,也应该进行姑息性切除,使症状得到缓解。如伴发能切除的肝转移癌应该同时切除。外科治疗的目标已经从最初单纯追求手术彻底性转向根治和生活质量兼顾两大目标。通过对直肠癌病理解剖的研究,手术操作技术的改进和器械的发展,直肠癌可行保肛手术的比例明显提高,一度被认为是直肠癌的"金标准手术"——腹会阴切除术已被直肠系膜全切除(TME)所取代。近年的临床实践表明,TME 的操作原则为低位直肠癌手术治疗带来了 4 个结果:降低了局部复发率;提高了保肛手术成功率;保全了术后排尿生殖功能;提高了术后 5 年生存率。

Heald 等在 1982 年提出全直肠系膜切除术(total mesorectal excision,TME)或称直肠周围系膜全切除术(complete circumferential mesorectal excision,CCAQ)。TME 正得到越来越广泛的认可和应用,并已成为直肠癌手术的"金标准"。

TME 技术的关键是在直视下沿脏层筋膜和壁层筋膜之间的无血管间隙进行锐性分离,分别距主动脉和脾静脉 1 cm 处结扎肠系膜下动静脉。清扫附近淋巴结,然后在直视下用剪刀沿盆腔壁、脏层筋膜之间进行解剖,将左右腹下丛内侧的盆脏筋膜、肿瘤及直肠周围系膜完全切除,下端至肛提肌平面。切除时沿直肠系膜外表面锐性分离,分离侧方时,在直肠系膜和盆腔自主神经丛(pelvic autonomic nerve plexus,PANP)之间进行锐性分离,使光滑的盆脏筋膜完好无损,就能避免损伤盆壁筋膜,也保护了 PANP。分离"直肠侧韧带"时要尽可能远离肿瘤,避免损伤 PANP,否则可能导致副交感神经的损伤。分离后方时,沿骶前筋膜进行,其中只有细小血管,电凝处理即可。在 S_3 平面之下,可遇到直肠骶骨筋膜,它由盆筋膜壁层和脏层在后中线融合而成,将其剪断,使骶前间隙充分暴露,然后锐性解剖至尾骨尖。分离前方时,在直肠膀胱/子宫陷窝前 1 cm 处将盆腔腹膜切开,腹膜切口应包括全部腹膜反折。在膀胱后方正中,可辨认出分离层次。沿 Denonvilliers 筋膜前面锐性解剖至触及前列腺尖端或至直肠阴道隔的底部,将筋膜和其后方的脂肪组织与标本一并切除。该步骤因此处间隙狭窄颇为困难,须使用深部骨盆拉钩、牵引和对抗牵引。一般在肛提肌上方的肿瘤很少侵犯该肌,因此多可紧贴该肌筋膜分离至肛门:将直肠周围组织松解后,肿瘤远端常可延长出 4～5 cm 的正常肠壁。目前认为直肠癌远端系膜切除 5 cm 肠管是安全的,对低分化癌灶,若远端切除少于 2 cm 或术中有怀疑的患者应将远端吻合圈行术中冷冻切片检查,以保证远端无癌细胞。吻合器技术的进步使得低位吻合变得更加容易,直肠残端在肛提肌以上保留 2～4 cm(吻合口一般距肛门缘 5～8 cm)即能安全吻合,如果做腹会阴切除,应待盆腔解剖至肛提肌的肛缝时再开始会阴组手术。TME 切除了包裹在盆脏筋膜内的全部直肠系膜,其目的在于整块地切除直肠原发癌肿及所有的区域性播散。若在正确的平面中进行操作,除直肠侧血管外无其他血管,直肠侧血管剪断后可用纱布压迫,一般无须结扎(图5-1,图 5-2)。

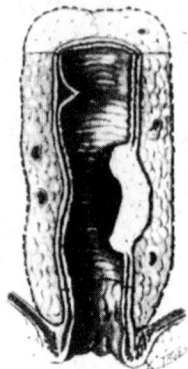

图 5-1　TME 示意图　　　　　　　　　　图 5-2　传统手术示意图

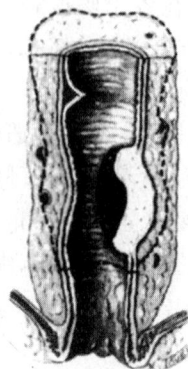

　　临床上将直肠癌分为低位直肠癌(距齿状线 5 cm 以内),中位直肠癌(距齿状线 5～10 cm);高位直肠癌(距齿状线 10 cm 以上)。手术方式的选择根据癌肿所在部位、大小、活动度、细胞分化程度以及术前的排便控制能力等综合因素判断。

　　1.局部切除术

　　适用于早期瘤体小于 2.5 cm、局限于黏膜或黏膜下层、分化程度高的直肠癌。手术方式主要有:①经肛局部切除术;②借助专门的直肠腔内手术器械电视下完成切除。

　　2.腹会阴联合直肠癌根治切除术(Miles 手术)

　　适用低位直肠癌无法保留肛门者。①癌肿下缘距肛缘 5 cm 以内;②恶性程度高;③肛管、肛周的恶性肿瘤。切除范围包括乙状结肠远端、全部直肠、肠系膜下动脉及其区域淋巴结、全直肠系膜、肛提肌、坐骨直肠窝内脂肪、肛管及肛门周围 3～5 cm 的皮肤、皮下组织及全部肛门括约肌,于左下腹永久性乙状结肠单腔造口。

　　3.经腹直肠癌切除、结肠直肠骶前吻合术(Dixon 手术)

　　经腹直肠癌切除、结肠直肠骶前吻合术(Dixon 手术)是目前最多的直肠癌根治术式,适用于中高位直肠癌。遵循 TME 原则。由于吻合口位于齿状线附近,在术后一段时间内大便次数增多,排便控制较差。

　　4.腹腔镜直肠癌切除术(腹腔镜 Miles 或 Dixon 手术)

　　为近年来逐渐成熟的术式。利用腹腔镜专门的器械如电刀、超声刀、智能电刀、结扎锁、切割闭合器、吻合器等进行,据有创伤小,解剖精密清晰,术后恢复快等优点。使得患者总体保肛可能性扩大,改善了术后生存质量。遵循 TME 原则。需要掌握适应证。

　　5.经腹直肠癌切除、近端造口、远端封闭手术(Hartmann 手术)

　　适用全身一般情况很差,不能耐受 miles 手术或急性梗阻不宜行 Dixon 手术的直肠癌患者。

　　6.其他

　　晚期直肠癌当患者发生排便困难或肠梗阻时,可行乙状结肠双腔造口。

　　(二)化学治疗

　　化疗作为根治性手术的辅助治疗可以提高 5 年生存率,对于不能手术切除癌肿的患者亦能有效。给药途径有动脉灌注、门静脉给药、术后腹腔灌注给药及温热灌注化疗等。通常采用联合化疗,静脉给药亦即全身化疗。主要的方案有:FOLFOX4 或 mFOLFOX6(奥沙利铂＋亚叶酸钙＋氟尿嘧啶);FOLFIRI(伊立替康＋亚叶酸钙＋氟尿嘧啶);CapeOX(奥沙利铂＋卡培他滨)等。为提高疗效可根据病情采用"三明治"方案即手术前辅助放化疗＋手术＋手术后放化疗。

　　(三)放射治疗

　　放疗作为手术切除的辅助疗法有提高疗效的作用。对于无法手术的患者也可单独或联合化疗使用。术前的放疗可以令癌症降期提高手术切除率,减低术后的复发率。术后放疗仅适用于晚期或手术未达到根治或术后复发的患者。

　　(1)放疗野应该包括肿瘤或者瘤床及 2～5 cm 的安全边缘、骶前淋巴结、髂内淋巴结。T_4 肿瘤侵犯前方结构时需照射髂外淋巴结,肿瘤侵犯远端肛管时需照射腹股沟淋巴结。

　　(2)应用多野照射技术(一般 3～4 个照射野)。应采取改变体位或者其他方法尽量减少照射野内的小肠。

　　(3)腹会阴联合切除术后患者照射野应包括会阴切口。

　　(4)当存在正常组织放疗相关毒性的高危因素时,应该考虑采用调强治疗(IMRT)或者断层治疗。同时也需要注意覆盖足够的瘤床。

　　(5)治疗剂量。盆腔剂量 40～50 Gy,用 25～28 次。对于可切除的肿瘤,照射 45 Gy 之后应考虑瘤床和两端 2 cm 范围予加剂量。术前追加剂量为 5.4 Gy/3 次,术后放疗为 4.3～9 Gy/3～5 次。小肠剂量应限制在 45 Gy 以内。肿瘤切除后,尤其是 T_4 或者复发性肿瘤,若切缘距肿瘤太近或切缘阳性,可考虑术中放疗(IORT)作为追加剂量。如果没有 IORT 的条件,应尽快在术后、辅助化疗前,考虑予局部追加外照射 10～20 Gy。对于不可切除的肿瘤,放疗剂量应超过 54 Gy。

　　(6)放疗期间应同期使用以 5-FU 为基础的化疗。可以每日 1 次持续灌注,也可以静脉推注。

（四）生物学治疗

直肠癌的生物治疗目前主要为分子靶向治疗。分子靶向治疗是现在肿瘤治疗领域的突破性和革命性的发展，代表了肿瘤生物治疗目前的最新的发展方向。

靶向治疗分为三个层次，器官靶向、细胞靶向和分子靶向。分子靶向是靶向治疗中特异性的最高层次，它是针对肿瘤细胞里面的某一个蛋白质的分子，一个核苷酸的片段，或者一个基因产物进行治疗。肿瘤分子靶向治疗是指在肿瘤分子细胞生物学的基础上，利用肿瘤组织或细胞所具有的特异性（或相对特异的）结构分子作为靶点，使用某些能与这些靶分子特异结合的抗体、配体等达到直接治疗或导向治疗目的的一类疗法。

分子靶向治疗是以病变细胞为靶点的治疗，相对于手术、放化疗三大传统治疗手段更具有"治本"功效。分子靶向治疗具有较好的分子选择性，能高效并选择性地杀伤肿瘤细胞，减少对正常组织的损伤，而这正是传统化疗药物治疗难以实现的临床目标。

分子靶向治疗在临床治疗中地位的确立源于 20 世纪 80 年代以来的重大进展，主要是对机体免疫系统和肿瘤细胞生物学与分子生物学的深入了解；DNA 重组技术的进展；杂交瘤技术的广泛应用；体外大容量细胞培养技术；计算机控制的生产工艺和纯化等。特别是 2000 年人类基因组计划的突破，成为分子水平上理解机体器官以及分析与操纵分子 DNA 的又一座新里程碑，与之相发展并衍生一系列现代生物技术前沿：基因组学技术、蛋白质组学技术、生物信息学技术和生物芯片技术。除此之外，计算机虚拟筛选、组合化学、高通量筛选都加速了分子靶向治疗新药研究进程。1997 年 11 月美国 FDA 批准 Rituximab 用于治疗某些 NHL，真正揭开了肿瘤分子靶向治疗的序幕。自 1997 年来，美国 FDA 批准已用于临床的肿瘤分子靶向制剂已有十余种，并取得了极好的社会与经济效益。

针对直肠癌的分子靶向治疗药物目前有爱必妥、贝伐单抗、西妥昔单抗。目前分子靶向治疗药物必须与化疗药物一起使用方能起效。

（郭传申）

第五节　结直肠类癌

类癌是源于肠 Lieberkuhn 凹陷或碱性颗粒嗜铬细胞的低度恶性的肿瘤，早期为良性，后期则变为恶性，并发生浸润和转移，但又不同于腺癌，故名类癌，为外胚层来源。1897 年，Kultsehitzky 首先对该病进行了描述，故将原始细胞称之为 Kultschitzky 细胞，因细胞内的颗粒对银有明显的亲和力，又名"嗜银细胞"或"亲银细胞"。1907 年，Oberndorfer 描述并报道了类癌这一概念，对含高胺的肿瘤称为 APUD 瘤，并将含有高胺、能摄取胺的前身物和含有氨基酸脱羟酶使胺前身物转化为胺肽类激素的细胞，称之为 APUD 细胞。Kultschitzky 细胞属于 APUD 细胞，故类癌也属于 APUD 瘤。1914 年，Gosset 证实了类癌起源于肠壁上的嗜银细胞（Kultschitzsky）。1953 年，Lembeck 在类癌中发现了 5-羟色胺（5-HT），5-HT 系胺前体物质，可产生生物活性酶，分解为 acronym APUD。1954 年，Waldenstrom 描述了类癌综合征。1963 年，Williams 把类癌分为前、中、后肠三型。1969 年，Pearse 将嗜银细胞归类为 APUD 细胞系。

既往认为直肠类癌少见，但最近通过直肠癌的普查发现，直肠类癌并不少见。直肠类癌多位于距肛缘 4～7 cm 处，直肠前壁多见。肿瘤直径一般在 0.5～1 cm，大于 2 cm 者少见。直肠类癌生长缓慢、肿瘤小、早期多无症状，晚期症状类似于直肠癌。直肠来源于后肠，故直肠类癌不出现类癌综合征。

一、分类

（一）按起源分类

前肠类癌、中肠类癌和后肠类癌。前肠类癌包括胃、胰腺，常常伴有不典型的类癌综合征；中肠类癌包括空肠、回肠和盲肠，易发生肝脏和骨骼的转移，常伴有典型的类癌综合征；后肠类癌包括结肠和直肠，可发生转移,但不伴发类癌综合征。

(二)按细胞内含的颗粒成分分类

类癌细胞的胞质中颗粒有两种,嗜铬颗粒和嗜银颗粒,嗜铬颗粒小、嗜银颗粒大。肿瘤细胞中颗粒可以含有其中的一种或两种。前、中肠类癌多属于嗜银性,后肠类癌多为非嗜银性,故后肠类癌很少分泌5-HT,尿中很少检测到 5-HT 的代谢产物 5-羟吲哚乙酸(5-HIAA)。

二、临床病理特点

类癌为一低度恶性肿瘤,生长缓慢。肿瘤多位于黏膜下,呈小的结节、突向肠腔、边界清楚。良性肿瘤多局限于黏膜内,可上下推动,75%的类癌直径小于 1 cm。大体上呈黄色、棕褐色或灰色,可呈肠壁增厚、扁平或带蒂息肉样,表面可形成溃疡,肿瘤大者可致肠梗阻。其恶性度与肿瘤的大小有关。如肿瘤直径小于 1 cm,包膜完整,其转移率为 15%;如肿瘤直径大于 2 cm,常出现区域淋巴结转移或肝脏转移,发生率高达 85%。

组织学上,其结构类似于癌的结构,镜下见细胞均匀、圆形或多极形,胞核呈半圆形,胞质可见嗜伊红颗粒。类癌可分为:①腺样型,癌细胞排列呈腺管状、菊团或带状,系最常见的类型;②条索型,癌细胞排列呈实性条索状;③实心团块型;④混合型。

从形态上很难辨别良恶性,镜下以核分裂象及核浓缩来鉴别,但准确性差,常常误诊。临床上以有无转移和浸润来鉴别,但此时肿瘤已属晚期。因此,在发生浸润和转移前鉴别良恶性,是十分必要的。恶性类癌的特点是肌层浸润,侵及浆膜,经淋巴管扩散至区域淋巴结,脏器转移。

类癌的转移与肿瘤的部位和大小有关,阑尾类癌转移的发生率仅为 3%;小肠类癌的转移为 35%。胃肠道类癌小于 1 cm,发生转移的概率仅为 2%;1~2 cm 者转移率为 50%,大于 2cm 者转移率高达 80%~90%。当类癌发生转移并出现一系列的全身症状和体征时,即称之为功能性或恶性类癌综合征。

三、临床表现

类癌占全部恶性肿瘤的 0.05%~0.2%,占胃肠道恶性肿瘤的 0.4%~1.8%。结直肠类癌占胃肠道类癌的 2.5%,占所有类癌的 2.8%。胃肠道类癌的发生率依次为阑尾、回肠、直肠、胃和结肠。结肠类癌是仅次于结肠癌占第二位的结肠恶性肿瘤,其中 75%的结肠类癌位于右半结肠。大肠的右半属于中肠,而左半属于后肠。

结直肠类癌多半无症状,出现症状后与腺癌相似。结直肠类癌有时以转移癌为首发症状出现,确诊时42%的患者亦有转移,且多见于肝脏。结直肠类癌肠梗阻的发生率低,且发生得晚。

结肠类癌是胃肠道类癌中恶性比例最高的部位,其中以盲肠最多见。直肠类癌以良性居多,多为体检时偶然发现。指诊时发现黏膜下小结节,或隆起型息肉,但无蒂。很少有自主不适主述。

类癌综合征在发生在右半结肠的类癌多见,可因进食、饮酒或情绪激动而诱发,表现为皮肤潮红、水样腹泻、腹痛、呼吸困难、支气管痉挛、心瓣膜病灶所致的心肺综合征等。晚期可出现心力衰竭、癌性心包积液、硬皮病、骨关节病等。

类癌常伴有同时性或异时性的多原发肿瘤,常伴多发内分泌肿瘤。

四、诊断和鉴别诊断

诊断的关键是对该病的正确认识,影像学和内镜检查可协助诊断。5-HIAA 的检测有助于诊断,但仅限于发生于中、前肠的类癌。

鉴别诊断主要是结直肠腺癌。

五、治疗

类癌一经诊断首选手术治疗。手术方式如下。

(1)局部切除术:适用于小于 2 cm,带蒂的早期类癌。

(2)直肠类癌直径小于 1 cm,未侵入肌层,局部切除或电灼切除。

(3)直径 1～2 cm 者,行扩大的局部切除术,包括肿瘤周围的正常黏膜和黏膜下层组织。

(4)根治性切除术:肿瘤直径大于 2 cm,无远隔脏器转移或转移灶者,可一并根治性切除者。如右半结肠或左半结肠切除术等。

(5)姑息性切除术:伴发远隔脏器转移无法一并切除者,应尽量多的行原发灶切除,以减少瘤负荷和减轻症状。

(6)减症手术:伴肠梗阻或邻近脏器压迫时,行造口术等。

六、预后

判断直肠类癌恶性的标准可参考:肿瘤直径大于 2 cm;镜下肿瘤浸润至肌层或更深层。一般认为直肠类癌的 5 年生存率达 80%以上。

(岳远永)

第六节　直肠平滑肌肉瘤

直肠平滑肌肉瘤较为罕见,预后亦较差,临床应注意鉴别诊断。

一、流行病学

消化道平滑肌肉瘤主要位于胃和小肠,其次是食道和大肠。直肠平滑肌肉瘤约占直肠恶性肿瘤的 0.1%～0.5%。上海复旦大学肿瘤医院曾报道 8 例,占 1095 例直肠恶性肿瘤的 0.75%;苏州医学院庄启元报道直肠平滑肌肉瘤 5 例,结肠平滑肌肉瘤 2 例,共占大肠恶性肿瘤的 0.4%;辽宁省肿瘤医院有学者报道 10 年间收治平滑肌肉瘤 14 例,占同期收治的直肠恶性肿瘤的 1.08%;中山大学肿瘤医院有学者报道该院 20 年间收治 10 例,占同期直肠恶性肿瘤的 1.5%。

本病男多于女,可发生于任何年龄。文献报道最小为 3 个月,最大为 79 岁,中位年龄为 50 岁,部位以直肠下 1/3 为多见。

二、病因

病因不明,有认为此病为胚原性,也有研究者认为是由慢性刺激所引起,更多人认为本病为平滑肌瘤恶变所致。

三、病理

直肠平滑肌肉瘤发生于直肠壁固有肌层,少数发生于黏膜肌层,肉眼所见肿瘤为单发,少数多发,圆形或卵圆形实性结节。也有的分叶状、边界清、无纤维包膜、切面灰白或有出血坏死,质地韧或细软,肿瘤常可浸润,累及邻近器官。约半数表面呈溃疡,但是溃疡面不大,边缘无围堤状隆起。有可能穿入盆腔或腹腔,造成腹腔内播散,但淋巴结转移极为罕见。

根据肿瘤在肠腔内生长方式可分为:①腔内型(黏膜下型),肿瘤在肠腔内生长;②腔外型(浆膜下型),肿瘤向肠外生长;③混合型,肿瘤在壁间既向腔内又向腔外生长,呈哑铃状;④壁内型,肿瘤沿肠壁生长累及肠壁全周,常致肠管狭窄,又称缩窄型。

镜下所见肿瘤细胞呈梭形,排列旋涡状或束状,胞质丰富,呈酸性,边清,有纵行的肌瘤纤维,可见间变及核分裂现象。

本病极少淋巴结转移,最常见是肝转移,腹腔播散,术后常会局部复发。

四、临床表现

本病早期无症状,肿瘤偶然被发现,但肿瘤生长一定程度后最常表现:①进行性便秘,排便障碍;②肛门下坠或疼痛;③便血。

临床直肠指检常可扪及黏膜下肿块,质韧或软,呈半球形,固定。肿瘤破损形成浅溃疡或菜花状并伴有出血。

五、诊断和鉴别诊断

本病术前诊断正确率仅38%。诊断根据病史和临床表现,直肠指检至为重要,如发现直肠黏膜下肿块或直肠浅而无堤的溃疡应考虑本病,进一步做镜检和活检。针吸细胞学检查无实际意义,且易引起转移或种植。术中冰冻检查常使病理医师为难,因为平滑肌瘤与平滑肌肉瘤常难以在镜下区别,无绝对可靠标准。大小仅作为参考而已。诊断平滑肌肉瘤的参考标准:①瘤细胞核分裂数不少于2/25HPF;②细胞密度在中等以上;③瘤细胞的异形性在中等以上;④瘤细胞对周围组织有浸润;⑤瘤体直径不小于6 cm;⑥肿瘤体坏死及囊性变;⑦已发现肿瘤播散。

本病应与直肠平滑肌瘤、直肠癌、淋巴瘤、脊索病、前列腺肥大、纤维瘤等鉴别,间有误诊为内痔、直肠脱垂。

六、治疗

本病治疗以手术切除为主。一般认为放疗和化疗无明显效果。因本病常发生于直肠下1/3,所以多主张行彻底的腹会阴联合直肠切除术(Miles手术);若发生在直肠上中段亦可施行前切除术(Dixon手术)。

术后再根据肿瘤恶性程度、浸润范围、切缘等情况,再酌量辅以放化疗。单纯化疗一般认为无效,也有试用长春新碱、氮烯咪胺(DTIC)、阿霉素、环磷酰胺、异环磷酰胺等。

七、预后

本病预后较差,术后5年生存率为20%～36.7%。国内有学者报道的10例,根治术后死亡5例,平均生存41个月;全组死亡7例,其中3例为远处转移(肝、肺),4例局部复发;另3例健在,术后分别生存10年、5年和未满1年。

(邓仲鸣)

第七节　肛门直肠恶性黑色素瘤

一、概述

直肠肛门是仅次于皮肤、眼的第三位恶性黑色素瘤高发部位,为0.4%～1.6%,占全直肠肛门部恶性肿瘤的38%。

结直肠恶性黑色素瘤是一种少见恶性肿瘤,占全身黑色素瘤比例不足1%,占该部位全部恶性肿瘤的0.1%～4.6%。发病年龄从20岁至90余岁均可见,中位年龄:50～57岁。女性多于男性,约1.4∶1。自1857年Moore报道第1例以来,文献报道的病例不超过500例。就其发生部位而言,可分为起源于结直肠黏膜及肛管直肠交界处者。

恶性黑色素瘤最常见于皮肤,极少见于黏膜。从组织发生学来说,恶性黑色素瘤无疑起源于黑色素细胞,这些恶性细胞仍保留着起源细胞的某些遗传表型特征。因此,有必要复习一下黑色素细胞的胚胎学和生理学特性,这些知识有助于了解恶性黑色素瘤的生物学表现。在人类胚胎发育至 8～10 周时,外胚叶的神经嵴开始出现原始的黑色素细胞,随着胚胎的发育,这些细胞移向皮肤、脑脊膜、黏膜、上段食管及眼睛等部位,在这些部位继续分化为黑色素细胞。这些部位的黑色素细胞都有恶变的可能。在生化方面,黑色素细胞可将左旋酪氨酸转化为 3,4-二羟苯丙氨酸(多巴),随后经多巴氧化酶作用转化为黑色素、恶性黑色素瘤形成后,仍不同程度地保留着黑色素细胞表型的生化标志。这可解释为什么有些黑色素瘤一直呈现黑色,而另一些则为无色的,还有些为着色不均的,如紫、褐、灰或红色。即使发生转移时,这些从同一原发肿瘤发展而来的"克隆"细胞在产生色素方面也有很大差别。

结直肠肛管恶性黑色素瘤起源于两种不同部位的黑色素细胞,结直肠黏膜或肛管的黑色素细胞。有人亦将肛周皮肤恶性黑色素瘤包括在肛管黑色素瘤范围之内。过去人们认为直肠的恶性黑色素瘤是肛管恶性黑色素细胞恶变后沿黏膜下淋巴管向上扩散的结果,而视为转移病灶。电子显微镜技术的发展为直肠恶性黑色素瘤直接起源于黏膜黑色素细胞提供了有力证据。

直肠肛管恶性黑色素瘤的发生可能与良性黑痣史、人类免疫缺陷病毒(HIV)的感染及太阳照射有关。①良性黑色素痣:据报道本病为 65％～84％黑色素痣史;②HIV 感染:根据报道在同性恋、双性恋男性人群及其他感染 HIV 人群中,恶性肿瘤患病率明显增加,提示多种类型的恶性肿瘤包括本病与 HIV 感染有关联性;③太阳照射:Weinstock 报道太阳照射可导致一种全身性效应如黑色素化,从而降低不直接暴露于致癌光线下区域的黑色素瘤易感性。

二、病理组织学特征

本病大体上可分为为息肉型和结节型。息肉型肿瘤呈椭圆形或圆形,突入肠腔,基底部有窄的或宽的短蒂与肠壁相连,排便时可脱出肛门外。结节型初期表现为隆起的小结节,较大时由于中心坏死,表面溃破成菜花样,向肠腔内浸润生长,无蒂,易向黏膜下浸润,触之易出血。可较早期发生淋巴或血行转移。并非所有黑色素瘤都有色素产生。临床上常依据肉眼瘤体色素存在与否,将其分为色素性恶性黑色素瘤和无色素性恶性黑色素瘤,多数为有色素性恶性黑色素瘤(60％～70％),颜色呈多样性,如黑、紫、褐及红均可见。约 30％的病例瘤体内无肉眼可见的色素,甚至光镜下也无法确认色素的存在,酷似肛管直肠息肉和癌,容易误诊。

起源于结直肠黏膜或肛管的恶性黑色素瘤其镜下特征与皮肤发生者类似。细胞形态呈多样性,大小差别很大。瘤细胞可呈巢状、条索状或腺样排列。通常呈多边形,梭形或不规则形,核大,常有粗大的嗜酸性核仁,核分裂象多见,胞质内可见黑色素颗粒。也有胞质内没有黑色素颗粒,在电镜下可见其胞质内含有典型的黑色素小体或前黑色素小体。间质中血管丰富,有的癌细胞周围血管呈乳头状、玫瑰花样排列,部分血管呈鹿角样,似血管外皮瘤样结构。

肛管直肠恶性黑色素瘤的生物学特性为肿瘤易向性,经直肠黏膜直接蔓延,较少侵犯周围器官。由于直肠肛管处血运丰富,因而本病早期易发生腹股沟、闭孔、髂血管和腹主动脉旁淋巴结转移。血行转移是主要转移方式,也是造成死亡的主要原因。转移部位多见于肝、肺、脑、骨和皮下等处,有时原发灶很小就已经发生远隔部位转移,此点与直肠癌有很大区别。结直肠恶性黑色素瘤罕见,其转移途径同结直肠癌,血行转移多见肝、肺、脑等处,较少侵及邻近器官。诊断时应排除转移源性可能。

肛管直肠恶性黑色素瘤的转移方式:①血行转移,因直肠黏膜富有血管,且便血为最常见的临床症状,因此血行转移发生较早,主要部位是肝、肺、脑、骨等处;②淋巴结转移,其转移途径与肛管、直肠的其他恶性肿瘤相同,可早期发生腹股沟淋巴结、闭孔淋巴结、腹主动脉旁淋巴结、髂总动脉旁淋巴结转移;③直接浸润,侵犯盆腔组织,但不常侵及子宫、膀胱等邻近器官。

对于肛管直肠恶性黑色素瘤,目前尚无一种可普遍接受的临床病理分期。由于肛管直肠区组织学上不存在乳头状真皮,所以根据肿瘤垂直浸润深度的 Clark's 分级不能适用于该区恶性黑色素瘤的分级。而发生于肛缘(发生皮肤与肛管黏膜交界区)的恶性黑色素瘤与皮肤相同,适用 Clark 或 Breslow 提出的分期。缘于肛管直肠区其他恶性肿瘤的分期亦不完全适用于本病。但临床上多是采用 Breslow 或 Park 提出的分期。Breslow 用恶性黑色素瘤的厚度与肿瘤最长径的乘积来估计预后,为实用起见,Breslow 按照肿瘤的厚度将黑色素瘤分为五级:Ⅰ级肿瘤仅限于皮肤,厚度<0.76 mm;Ⅱ级肿瘤厚度在0.76~1.5 mm;Ⅲ级在1.51~2.25 mm;Ⅳ级在2.26~3 mm;>3 mm为Ⅴ级。Park根据肿瘤有无转移,将其分为3期:Ⅰ期肿瘤位于原位无转移;Ⅱ期肿瘤周围有淋巴结转移;Ⅲ期已有远处转移。

三、临床表现与诊断

直肠肛门是恶性黑色素瘤仅次于皮肤和眼睛的最容易受累部位,本病的临床表现多与直肠癌类似。多数患者首发症状为肛门或直肠出血,多为鲜血,可混有少量黏液。约37%的患者有肛管直肠刺激症状,由于肿瘤向肠腔内突出,刺激直肠壁的感受器,患者常感觉肛门部坠胀不适,便次增多,里急后重或便秘腹泻交替出现。当肿瘤侵犯肛门括约肌时常有剧烈疼痛。癌肿脱出肛门外亦较常见,早期较小,可自行还纳,似血栓痔或嵌顿痔。多数肿瘤位于齿状线处,内镜下可见肿瘤呈黑灰色或棕褐色,少数呈灰白色。晚期患者可有腹股沟淋巴结肿大、贫血及消瘦。临床上因可表现为瘙痒、里急后重和肠出血,故容易和痔相混淆。肿瘤多位于齿状线下的鳞状上皮。肿瘤形态呈肿瘤型或息肉状的隆起型病变,外观表现为黑色至灰白色。临床上表现肛门疼痛、出血及肿瘤脱出等,也有作为血栓性内痔而处理。

应强调直肠指诊的重要性。**多数直肠肛管恶性黑色素瘤位于齿状线附近,凡遇该处肿块,应怀疑恶性黑色素瘤可能**,在鉴别诊断时应包括恶性黑色素瘤在内。诊断主要依靠活检,误诊相当多见,Siegal报道临床误诊多达80%,多误诊为血栓性外痔、息肉或直肠癌。活检方法包括切除或切取活检两种。怀疑恶性黑色素瘤时,一般主张完整切除瘤体进行检查,但尚无证据表明切取活检对预后有不良影响。Epstein认为活检后(不论切除或切取活检)立即施行根治性手术并不影响生存率。显微镜下见到黑色素颗粒即可诊断本病。对无色素性肿块,可做Masson-Fonlana黑色素银染色,或用S-100蛋白免疫组织化学染色以鉴别细胞内有无黑色素颗粒;在电镜下可观察到瘤细胞胞质内有圆形或卵圆形黑色素小体或前黑色素小体,具有诊断意义,也可排除某些低分化癌。近年来采用HMS-45免疫组织化学染色,对黑色素瘤诊断更具特异性和敏感性。

四、临床治疗

结直肠恶性黑色素瘤属于特殊部位的肿瘤,由于没有合适的临床病理分期,病例散发,少见,承担治疗任务的医师专业不同,加之对治疗方案的有效性缺乏充分评估,患者个体和临床特点的差异,因而治疗方法多受肿瘤外科医师的观点影响,缺乏规范性的治疗方案。对于某一特定患者来说,应充分考虑治疗的目的,有时必须提出特殊的治疗方案,应以最大限度提高生活质量为目的。治疗方案的制订应以详细体格检查为基础,尚要进行胸部X线摄片、肝脏B超或CT检查、肝功能、血常规及尿常规等检查。淋巴管造影已不应用且对判断区域淋巴结转移毫无价值。治疗的原则仍以外科为基础,辅以化疗及生物治疗;放疗及化疗可作为姑息治疗。

(一)外科治疗

手术切除是目前最主要和最有效的方法。由于直肠肛管恶性黑色素瘤较少见,外科治疗方式的选择主要以少数回顾性总结资料为依据。手术方法包括根治性切除或局部切除。多数学者认为应首选根治性切除(经腹会阴直肠联合切除术)以控制局部复发,延长生存期。支持该手术的理论依据为此类肿瘤的病理学行为特征:肛管直肠恶性黑色素瘤早期局部浸润并倾向于黏膜下向直肠扩散。Bolivar报道165例肛管直肠恶性黑色素瘤,85例经腹会阴直肠联合切除者平均生存期34.2个月,生存期超过5年者11例;局部切除者80例,平均生存期23.7个月,生存期超过5年者6例。天津肿瘤医院柳建中等报道33例肛管直肠恶性黑色素瘤,在25例随访患者中,12例行根治性切除(Miles手术),中位生存时间23.5个月,8例行局部切除,中位生存时间17.5个月。由于没有分期,这些资料的价值有很大局限性。Slingluff等认为无论采用何种外科治疗均无助于预后,手术目的在于改善症状。对于腹股沟淋巴结清扫,应视为姑息性治疗的手段之一,预防性腹股沟淋巴结清扫并不能控制局部复发,且对预后亦无帮助。Miles术式只在肿瘤较大无法局部切除时应用,或作为局部复发时的补救治疗。对于全身转移性患者,减瘤手术的观点是错误的。选择转移灶切除应在详细分析并告之患者及家属后进行,且转移灶至少稳定 2 个月(即至少经 2 个月观察无新病灶发生),除非转移引起的严重溃疡、感染、消化道转移引起的难以处理的出血或切除转移灶制作瘤苗。即使对于原发灶局部切除,也存在安全范围的问题,究竟距肿瘤多远是合适尚无定论,一般认为至少应距病变 1cm 行全层楔形切除为妥。

手术方式首先选择 Miles 手术,其他也可选择局部切除术、pull-through 手术及结肠造口术等,尽管前者控制病变的局部复发好于后者,但长期生存率两者之间相差不大。关于是否预防性实施腹股沟淋巴结清扫尚无统一的意见。日本文献报告肿瘤直径<5cm,且癌浸润深度没有超过肌层病例,施行经腹会阴直肠切断术的手术效果良好。Wanebo 等主张对肿瘤厚度<2 mm 的病例行经腹会阴直肠切断术;而肿瘤厚度>3 mm 者因根治术没有意义,可行经肛门局部切除。

(二)化疗及免疫治疗

恶性黑色素瘤细胞的生长速率及倍增时间显示其应当对化疗敏感,然而迄今为止,仍没有找到确实有效的化疗或免疫治疗方法。肛管直肠恶性黑色素瘤术后转移很常见。因此,术后应加以辅助治疗以减少统计学可能发生的转移的可能性,但目前对术后辅助化疗和生物治疗的作用尚无肯定结论。对于播散性患者来说,化疗和免疫治疗是主要的治疗手段,部分病例可获得缓解。

1. 单一药物化疗

(1)氮烯咪胺:作为治疗恶性黑色素瘤的首选药物,文献报道单药有效率为 20% 左右,即使后来报告的新药亦未超过氮烯咪胺的疗效。亚硝脲类药物的有效率为 10%~20%;顺铂对难治性恶性黑色素瘤过去报道的有效率为 10%~15%;长春碱类有效率为 15% 左右。抗代谢药物基本无效。其他有效的药物包括多柔比星、紫杉醇、异环磷酰胺等。

氮烯咪胺 200 mg/d 静脉注射,共 10 d,每 3~4 周为 1 个疗程,或 200~250 mg/m² 静脉滴注,连用 5 d,3 周重复。但大剂量(>650 mg)并未见提高疗效,且毒性增大。主要不良反应是胃肠道反应,大剂量用药时可产生严重骨髓抑制。

(2)亚硝脲类:作为治疗恶性黑色素瘤的二线药物,对脑转移有一定疗效。常用剂量如下。①卡莫司汀:(BCNU)100 mg/m² 静脉滴注,共 2 d,每 6 周重复 1 次。②洛莫司汀:(CCNU)100~130 mg/m²,口服,每 6 周 1 次。③司莫司汀:(Me-CCNU)150~225 mg/m²,口服,每周重复 1 次。

(3)新抗癌药:近年来临床试用的新药单用疗效均未超过氮烯咪胺,其在联合化疗中的作用,尚待进一步研究。

(4)雌激素药物:12%~46% 恶性黑色素瘤患者瘤组织内含有雌激素受体,因而将他莫昔芬(三苯氧胺,TAM)应用于临床。其单用疗效很低,现多与化疗联用。Lawrance 等综合文献报道 207 例恶性黑色素瘤患者,应用 TAM 每天 20~100 mg/m²,多为低剂量,有效率为 8.2%。Flaherty 将氮烯咪胺(DTIC)+DDP+TAM 与 DDP+DTIC 对照,治疗组有效率为 18%,另一组不加他莫昔芬,有效率为 13%,说明化疗加用抗雌激素药物可提高疗效。

2. 联合化疗

联合用药可以减少或防止抗药性的发生,疗效较单一用药为优。二药联合方案的有效率为 20%~30%,三药联合方案可达 30%~40%,缓解期达 6 个月左右。常用的方案为以 DTIC 为主和非 DTIC 为主的联合化疗方案,其中以 DDP+VDS(长春地辛)/VLB(长春碱)+DTIC 和 DDP+BLM(博来霉素)+CCNU/VLB 较常用。大剂量化疗加自体造血干细胞移植尚在探索阶段,有报道较单药化疗疗效明显,但生存期未见明显延长。日本文献推崇术后辅助 DAV 方案[DTIC+ACNU(尼莫司汀)+VCR]或 DAVP 方案(DTIC+ACNU+VCR+pepleomycin)。

3. 免疫治疗

近年来越来越多的生物调节因子应用于恶性黑色素瘤的临床治疗。早年应用卡介苗(BCG)治疗,它不仅可使患者体内的淋巴细胞集中于肿瘤病灶,还可刺激机体淋巴细胞及巨噬细胞的增生及活性,通过增强机体的免疫反应发挥抗肿瘤作用。BCG 可采用皮肤划痕法,瘤内注射或口服。瘤内注射效果较好,但仅适于表浅肿瘤。目前研究较多的为干扰素、白介素-2 和淋巴因子激活自然杀伤细胞(NK)。肿瘤坏死因子局部注射有效,但系统用药有致死可能。α-干扰素应用于治疗转移性疾病时,有效率并不高(10%～30%),但当转移灶外科清除后给予大剂量干扰素能明显提高Ⅲ期患者的生存率,因此美国 FDA 于 1995 年批准了其临床应用。白细胞介素-2,一种 T 细胞生长因子,可促进细胞毒 T 淋巴细胞的前身分化为细胞毒 T 淋巴细胞,促进NK 细胞增生分化。其应用于转移性患者时,据报道部分缓解率(PR)约 20%。West 等(1987)应用IL-2 ($3×10^6$ U/m²)静脉注射,每周 5d×2＋LAK 细胞治疗 10 例,PR5 例,有效率 50%。美国国立癌症研究所(NCI)应用 IL-2 及肿瘤浸润性淋巴细胞治疗晚期恶性黑色素瘤,结果显示较 IL-2 单独或与 LAK 细胞合用效果更好,有效率达 35%,其中部分病例完全缓解。这是迄今疗效最好的免疫治疗方案。

五、预后

结直肠恶性黑色素瘤预后恶劣,5 年生存率一般不超过 10%。Brady 等报道的 89 例患者中,5 年生存率为 17%,发生远处转移者的 5 年生存率为 0,低于Ⅰ、Ⅱ期(20%,$P<0.001$)。Thibauh 等报道 50 例患者中,5 年生存率及无瘤生存率分别为 22% 及 16%,有 26% 患者在诊断时就有转移,且在 12 个月内死亡(平均6.3 个月)。国内中国医学科学院报道 29 例肛管直肠恶性黑色素瘤的 5 年生存率为 29%,且 23 例根治术后5 年生存率和无病生存率分别为 37% 和 28%。手术未切除的 6 例中位生存时间仅为 13.5 个月,无长期存活者。据文献报道皮肤恶性黑色素瘤的 5 年生存率为 43.5%,而消化道恶性黑色素瘤不足 5%。

影响直肠肛门恶性黑色素瘤预后的因素包括:①肿瘤大小。2 cm 以下的肿瘤预后明显好于 2 cm 以上的肿瘤;②癌浸润深度。肿瘤厚度(光纤维测量 Breslow 厚度)系指从黏膜表面至肛管肠壁最深浸润处,治疗后的生存期间与肿瘤厚度密切相关,尤其 Breslow 厚度<2 cm 者预后良好;③确诊时临床病期较晚。据报告局部病变平均生存 15 个月,而伴有远隔转移者平均生存 5 个月;④肿瘤本身的高度生物学侵袭性;⑤局部血运丰富,易致血行扩散。但也有少数肛管直肠恶性黑色素瘤经单纯局部切除后长期存活者,这些患者可能与肿瘤细胞生长速度的变异有关。细胞生长速度的变异是随机自然发生的,长期存活者可能其恶性黑色素瘤细胞的倍增时间也较长。

六、小肠与结肠恶性黑色素瘤的特点比较

(一)小肠恶性黑色素瘤的特点

小肠因为血供丰富,是恶性黑色素瘤胃肠道转移最常见部位。临床上可表现为肠出血、类似阑尾炎症状及体征、体重下降、肠梗阻、吸收障碍和蛋白质丧失性肠病,亦可表现为肠套叠。

(二)结肠恶性黑色素瘤的特点

结肠是恶性黑色素瘤最少见的胃肠道转移部位(占 1%～22%),可表现为盲肠的单发病变、结肠套叠、息肉样病变、溃疡灶及黏膜下结节。研究者认为姑息性肠切除术可避免肠梗阻及肠穿孔。

(邓仲鸣)

第八节　先天性巨结肠

一、概述

先天性巨结肠是一种较常见的消化道畸形,占新生儿胃肠畸形的第 2 位,在 2 000～5 000 名出生的婴儿中就有 1 例得病。男婴较女婴为多,男女之比为(3～4):1,且有家族性发病倾向。先天性巨结肠是由于胚胎发育期在病毒感染、代谢紊乱、胎儿局部血运障碍等因素作用下,造成肠壁神经节细胞减少或发育停顿,或神经节细胞变性,致使远端无神经节细胞的肠段呈痉挛、狭窄状,形成功能性肠梗阻。90% 以上的

病变发生在直肠和乙状结肠远端部分。病变的肠段经常处于痉挛状态,管腔狭窄,形成功能性梗阻,粪便不能通过病变肠段或通过困难而影响肠管的正常蠕动,大量积聚在上段结肠内。随着时间的推移,肠管狭窄段上方因粪便积聚而变得肥厚、粗大,这就形成了先天性巨结肠。

二、临床表现

(一)胎便排出延迟,顽固性便秘

正常新生儿几乎全部在生后24h内排出第一次胎粪,2～3d内排尽。患儿由于胎粪不能通过狭窄肠道,首先出现的症状为胎粪性便秘,生后不排胎粪,胎粪开始排出及排空时间均推迟。约90%的病例出生后24h内无胎粪排出。一般在2～6d内即出现部分性甚至完全性低位肠梗阻症状,开始呕吐,次数逐渐增多,以至频繁不止,呕吐物含胆汁或粪便样液体。80%的病例表现为全腹胀,部分病例可极度膨胀,可见肠型,腹部皮肤发亮,静脉怒张,有时肠蠕动明显,听诊肠鸣音亢进。可压迫膈肌,出现呼吸困难。肛门指诊可觉出直肠内括约肌痉挛和直肠壶腹部空虚感。新生儿直肠的平均长度为5.2 cm,因此食指常可达移行区,并能感到有一缩窄环。此外指诊时可激发排便反射,当手指退出时有大量粪便和气体随手指排出,压力极大,呈爆炸式排出。如用盐水灌肠也可排出大量粪便和气体,症状即缓解。缓解数日后便秘、呕吐、腹胀又复出现,又需洗肠才能排便。由于反复发作,患儿多出现体重不增、发育较差。少数病例可有几周的缓解期,有正常和少量的间隔排便,但以后最终出现顽固性便秘。

(二)营养不良、发育迟缓

长期腹胀、便秘可使患儿食欲下降,影响营养的吸收。粪便淤积使结肠肥厚扩张,腹部可出现宽大肠型,有时可触及充满粪便的肠袢及粪石。

(三)巨结肠伴发小肠结肠炎

巨结肠伴发小肠结肠炎是最常见和最严重的并发症,尤其是新生儿时期。其病因尚不明确,一般认为长期远端梗阻、近端结肠继发肥厚扩张、肠壁循环不良是基本的原因,在此基础上一些患儿机体免疫功能异常或过敏性变态反应体质而产生小肠结肠炎。也有人认为是细菌和病毒感染所引起,但大便培养多无致病菌生长。结肠为主要受累部位,黏膜水肿、溃疡、局限性坏死,炎症侵犯肌层后可表现为浆膜充血、水肿、增厚,腹腔内有渗出,形成渗出性腹膜炎。患儿全身情况突然恶化,腹胀严重,呕吐,有时腹泻,由于腹泻及扩大的肠管内大量肠液积存,产生脱水、酸中毒、高烧、血压下降,若不及时治疗,死亡率较高。

三、诊断要点

1.病史及体征

90%以上的患儿生后36～48h内无胎便,以后即有顽固性便秘和腹胀,必须经过灌肠、服泻药或塞肛栓才能排便。常有营养不良、贫血和食欲缺乏。腹部高度膨胀并可见肠型,直肠指诊感到直肠壶腹部空虚不能触及粪便,超过痉挛段到扩张段内方触及大便。

2.X线所见

腹部立位平片多显示低位结肠梗阻。钡剂灌肠侧位和前后位照片中可见到典型的痉挛肠段和扩张肠段,排钡功能差,24h后仍有钡剂存留,若不及时灌肠洗出钡剂,可形成钡石,合并肠炎时扩张肠段的肠壁呈锯齿状表现,新生儿时期扩张的肠管多于生后半个月方能对比见到。若仍不能确诊则进行以下检查。

3.活体组织检查

取距肛门4cm以上直肠壁黏膜下层及肌层一小块组织,检查神经节细胞的数量,巨结肠患儿缺乏节细胞。

4.肛门直肠测压法

测定直肠和肛门括约肌的反射性压力变化,可诊断先天性巨结肠和鉴别其他原因引起的便秘。在正常小儿和功能性便秘,当直肠受膨胀性刺激后,内括约肌立即发生反射性放松,压力下降,先天性巨结肠患儿内括约肌非但不放松,而且发生明显的收缩,使压力增高。此法在10d以内的新生儿有时可出现假阳性结果。

5.直肠黏膜组织化学检查法

此乃根据痉挛段黏膜下及肌层神经节细胞阙如处增生、肥大的副交感神经节前纤维不断释放大量乙酰胆碱,经化学方法可以测定出两者的数量和活性均较正常儿童高出5～6倍,有助于对先天性巨结肠的诊断,并可用于新生儿。

四、治疗方案及原则

主要根据病变肠管的范围和部位而定,一般分为内科保守治疗和外科手术治疗。

（一）保守疗法

保守疗法适用于短段型巨结肠,通常采用多种方法交替或联合使用。常用的方法有:口服润滑剂或缓泻剂,如蜂蜜、蓖麻油、液状石蜡、果导、大黄等,用量可根据粪便的性状及排便次数而定;塞肛通便可用甘油栓、开塞露;清洁洗肠;对于合并脱水及电解质紊乱者应静脉大量输液,纠正水、电解质紊乱,补充血容量;有全身中毒症状者应联合应用广谱抗生素,以控制感染;腹胀严重者应禁食,并给予胃肠减压。

（二）手术治疗

1.结肠造瘘术

对于已确诊的病例,在病情严重或不具备根治条件时,尤其是新生儿病例,宜尽早施行造瘘术,待患儿体重达到10 kg时再择期做根治手术。

2.巨结肠根治术

诊断明确,全身情况良好,无论任何年龄,均应尽早施行根治术,将无神经节细胞的痉挛肠段切除。传统的手术方式包括 Swenson、Duhamel 和 Soave 等术式,现在发展了腹腔镜辅助下直肠内结肠拖出术和单纯经肛门直肠内拖出术,此手术不但对患儿创伤小、切口美观,而且有切除痉挛段黏膜彻底、吻合口低且能同时处理肛门内括约肌病变等优点。

手术的关键技术如下:

（1）在齿状线水平环周切开直肠黏膜,缝8～10根牵引线牵引直肠黏膜,以便于辨认解剖层次。在黏膜下层向上游离直肠黏膜时,特别对于年长儿可采用电凝分离该层次,以减少出血。

（2）当游离黏膜至10～15 cm后,可见肌鞘套叠翻出,表明已达到腹膜返折以上水平,环周切断肌鞘,并于后正中切除1 cm宽的肌鞘。

（3）牵拉直肠,可显示直肠和乙状结肠系膜血管,然后一一予以结扎,直达乙状结肠近端正常肠管水平,并将其与肛周皮肤相吻合。采用单纯经肛门直肠内拖出术,一般适用于短段型和痉挛段位于直肠和乙状结肠的患儿（占75%左右）,对于长段型巨结肠需借助腹腔镜。腹腔镜辅助手术的优点是:松解直肠和结肠系膜容易,可行多处肠壁活检,确定无神经节细胞段准确等。

（三）全结肠无神经节细胞症的治疗趋势

全结肠无神经节细胞症患儿术后远期随访显示,残留的无神经节细胞肠段补片修复方法（Martin、Kimura术式）,术后仍然呈肠炎改变。通过分子生物学检测发现,该段肠管黏膜层 Cdx 基因表达减低,提示先天性巨结肠相关性肠炎是无神经节细胞段肠壁黏膜层内在发育异常所致。目前许多学者主张,彻底切除痉挛段黏膜后行回肠肛门端端吻合术。尽管术后早期患儿会出现腹泻、污粪等现象,但随着时间的延长,待小肠结肠化后大便次数将会逐渐减少,能形成正常的排便习惯,远期效果优于结肠补片和回肠袋状成形手术。

（张青云）

第六章　腹外疝

第一节　概　述

腹部某部位的器官组织,通过腹壁或腹内的先天性或后天性缺损或薄弱处,进入到另一部位,统称为腹部疝。腹部疝可分为腹内疝和腹外疝两种。腹外疝是指腹腔内器官或组织经腹壁缺损处向体表突出,在局部形成肿块;腹内疝则是腹内脏器或组织进入腹内间隙而形成。腹外疝远比腹内疝多见,是腹部常见疾病之一。

一、病因

腹外疝的发病主要有两个方面的因素。

（一）腹壁薄弱和缺损

有先天性和后天性两种。

（1）先天性缺损:即在胚胎发育过程中的缺损。常见于胚胎期某些组织穿出腹膜的部位,如精索或子宫圆韧带穿出腹股沟管,股动、静脉穿出股管等处。

（2）后天性缺损:如腹部手术或外伤,特别是经过长期引流的切口,可造成局部腹壁薄弱。老年、久病的患者有腹壁肌肉萎缩也可成为腹外疝的诱因。

（二）腹内压增高

如长期的咳嗽、排便或排尿困难、腹水、腹腔内肿瘤等,均可促使腹外疝发生或加重。

二、病理解剖

典型的腹外疝由疝环、疝囊、疝内容物和疝外被盖4个部分组成。

（一）疝环

疝环是疝突出腹壁的缺口处,如腹股沟管内环、股管内口、脐等。临床常以疝环所在处来命名疝,如腹股沟疝、股疝、脐疝等。

（二）疝囊

疝囊是腹膜壁层从疝环向外突出形成的囊袋,可分为疝囊颈、疝囊体和疝囊底3部分。疝囊颈为疝囊与壁层腹膜移行部分,常比较狭窄。疝囊体为疝囊的膨大部分。疝囊底为疝囊的最低部分。

（三）疝内容物

疝内容物是突入疝囊内的器官或组织。常见为小肠和大网膜,其他如盲肠、结肠、阑尾和膀胱等。

（四）疝外被盖

疝外被盖是指被盖在疝囊上的除腹膜以外的腹壁各层组织,常为筋膜、皮下脂肪和皮肤。

三、临床类型

根据临床表现可将腹外疝分为4种类型。

（一）易复性疝

疝内容物容易还纳入腹腔者称为易复性疝。当患者站立、运动、咳嗽或腹内压增高时,疝内容物进入疝囊；平卧或用手推送疝内容物时，疝内容物可还纳到腹腔。

（二）难复性疝

病程较长，疝内容物反复突出与疝囊壁发生粘连，使疝内容物不能完全回入腹腔。这种疝的内容物多数是大网膜。此外，有的腹股沟疝，其疝环大，一部分疝内容物未完全被腹膜包裹，如盲肠、乙状结肠等，这种疝称为滑动性疝（图6-1），也属于难复性疝。

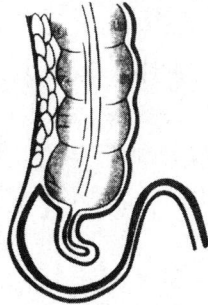

图 6-1　滑动性疝（盲肠构成疝囊的一部分）

（三）嵌顿性疝

当腹内压突然增高时，有较多的疝内容物通过疝囊颈进入疝囊。此时疝环和疝囊颈因腹肌收缩而紧缩，疝内容物被卡勒而不能还纳回腹腔，称嵌顿性疝。

（四）绞窄性疝

嵌顿性疝的内容物发生血行障碍，称绞窄性疝。

嵌顿性疝和绞窄性疝是同一病理过程的两个不同阶段，临床上不易截然区分。如疝内容物为肠管，嵌顿后肠壁及其系膜在疝环处被卡勒。先使肠壁静脉受阻，出现肠壁瘀血和水肿，肠壁及其系膜增厚，颜色由正常的淡红色逐渐转为深红，囊内可有淡黄色渗液积聚。此时如能及时解除嵌顿，上述病变可恢复正常。如嵌顿不能及时解除，肠壁及其系膜受压情况继续加重，最后使动脉血流减少以至完全阻断，动脉搏动完全消失，肠壁逐渐变黑坏死，疝囊内渗液为紫红色血水。

嵌顿性疝的内容物仅为部分肠壁，系膜侧肠壁及其系膜并未进入疝囊，肠腔并未完全梗阻，这种疝称肠管壁疝或瑞契特（Richter）疝。若嵌顿性疝的疝内容物为2个以上的肠襻，形成"W"形者，称为逆行性嵌顿疝（图6-2）。这种疝发生绞窄时，不仅疝囊内的肠襻可以坏死，位于腹腔内的肠襻亦可以坏死，有时甚至疝囊内的肠襻尚存活而腹腔内的肠襻已坏死，故手术时必须检查腹腔内的肠襻。

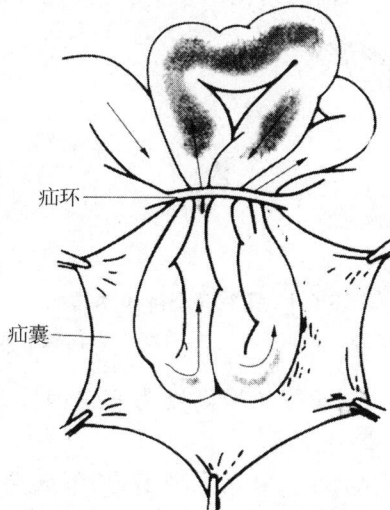

图 6-2　逆行性嵌顿疝

（张东来）

第二节 腹股沟斜疝与鞘膜积液

一、腹股沟斜疝

腹股沟疝(inguinal hernia)有斜疝和直疝两种。小儿腹股沟疝几乎均为斜疝,直疝极罕见。小儿腹股沟斜疝为先天性发育异常,是最常见的小儿外科疾病。出生后即可发病,出生后3月内发生率最高。随着经NICU救治成活的早产儿的增加,其发生腹股沟斜疝的几率更高。当腹腔脏器进入疝囊后不能还纳而停留在疝囊内即发生嵌顿,称为嵌顿性腹股沟斜疝,是小儿腹股沟斜疝最常见的并发症,新生儿发生嵌顿的危险性特别高。因而虽然新生儿及早产儿的手术和麻醉风险高,但是对这些患儿提倡尽早手术。

(一)流行病学

先天性腹股沟斜疝的发病率在足月的新生儿为3.5%～5%,早产儿的发病率相当高,为9%～11%,当体重下降至500～700g时发病率可达60%。腹股沟斜疝男性比女性更常见。大多数文献报道男与女的比率为5:1甚至10:1。所有的腹股沟斜疝60%发生在右侧,25%～30%为左侧,10%～15%为双侧。早产儿双侧疝更常见,据报道发生率占早产患儿的44%～55%。一侧疝发生对侧疝的危险性为7%～10%。腹股沟斜疝有家族发生倾向,患者的双胞胎和兄弟姐妹腹股沟斜疝的发生率增加,现尚未发现区域和种族不同腹股沟斜疝发生率不同的报道。

(二)病因学

实际上所有的先天性腹股沟斜疝是因为生后鞘状突未闭合。在胚胎早期,原始睾丸位于腹腔后上方的腹膜后,相当于第1～2腰椎平面。随着胚胎的发育,睾丸逐渐下降,第6个月达腹股沟管内环附近,第7个月时沿腹股沟管下降,到第8～9个月降至阴囊内。鞘状突是胚胎第三个月首次见到的通过腹股沟内环处的腹膜向外突出形成的一个憩室样管状突起。鞘状突伴随着睾丸从腹股沟管到阴囊的下降的过程中。睾丸下降完成后很快鞘状突开始从内环部闭合,然后近睾丸端闭合,最后整个精索部的鞘膜闭塞,萎缩成纤维索。遗留睾丸部分的鞘状突包绕睾丸形成睾丸固有鞘膜腔。与腹膜腔不再相通(图6-3)。在女孩,鞘状突随着子宫圆韧带一同穿过腹股沟管进入大阴唇。大多数婴儿生后数月鞘状突仍未闭。文献报道鞘状突新生儿期80%～94%未闭,4～12个月57%未闭,成人有20%未闭。鞘状突未闭不等于是腹股沟斜疝,大多数没有临床症状。在腹压增高的情况下,腹腔内脏进入未闭的鞘状突而形成腹股沟斜疝。

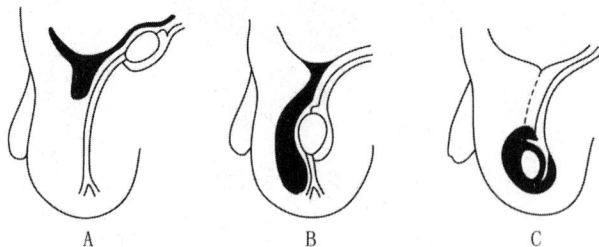

图6-3 鞘状突下降闭锁过程

A.鞘状突开始下降;B.鞘状突随睾丸下降;C.睾丸下降至阴囊底后鞘状突精索部闭塞,远端形成睾丸固有鞘膜腔

鞘状突未闭是腹股沟疝形成的病因,而腹压增高则为其诱因。婴儿哭闹、排便、用力、站立、跳动、咳嗽、喘憋等均可使腹压增高,而诱发腹股沟斜疝。

有下列疾病时腹股沟疝的发生率增加:①睾丸下降不全、下尿路梗阻、膀胱外翻;②脑室腹腔分流术后;③腹膜透析后;④囊性纤维性病;⑤胎粪性肠梗阻、坏死性小肠结肠炎、乳糜腹、腹水、腹裂及脐膨出关闭后所致的腹腔压力增高、腹内肿物、病理性便秘、巨结肠;⑥结缔组织疾病,如皮肤松弛症,Ehlers-Anlos和Marfan综合征,或Hurler-Hunter粘多糖症。

（三）病理解剖

由于鞘状突未闭合程度不同以及疝囊与睾丸的关系不同,小儿腹股沟斜疝可分为两种类型。

1.睾丸疝

由于整个鞘状突未闭与睾丸固有鞘膜腔相连通,疝内容物直接疝至阴囊内,与睾丸同在一个鞘膜腔内。此类疝称睾丸疝,在儿童占5%左右(图6-4A)。

2.精索疝

鞘状突在腹股沟中段或上段闭塞,随着腹压增高,疝内容物进入残余鞘状突,迫使残余鞘状突沿精索前内方下降形成一个盲囊,与睾丸固有鞘膜腔不相通。多数的疝早期尚未进入阴囊,常称为精索疝。晚期即使疝内容物降入阴囊,睾丸也仍保持在疝囊以外。此种疝占婴幼儿疝的95%左右(图6-4B)。

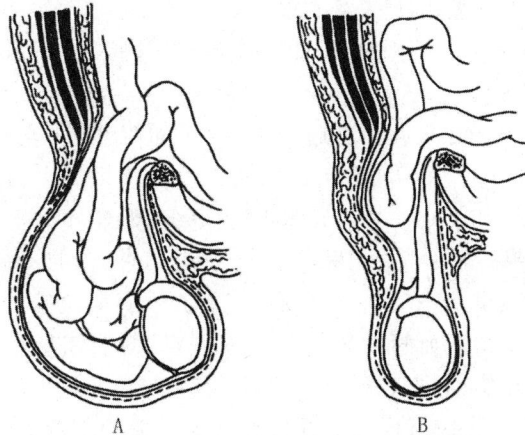

图6-4 小儿腹股沟斜疝的分类
A.阴囊疝;B.精索疝

婴儿疝入疝囊的腹腔脏器最常多见的是小肠,有时右侧的疝囊内可见到阑尾和盲肠,女婴疝囊内可有卵巢、输卵管,少数疝囊较大时腹腔的一些腹膜外脏器如膀胱或盲肠部分升结肠等可构成疝囊壁的一部分称为滑动性疝。手术时应特别注意,防止高位结扎疝囊时误伤器官。有时大网膜疝入疝囊内并与之粘连,不能还纳。

小儿腹股沟管短,腹壁发育较薄弱,内外环均较易被撑大,甚至互相重叠成为一个大缺损,有如直疝。但腹壁下动脉仍在疝囊颈内侧,可与直疝区别。

（四）临床表现

新生儿常常表现为由母亲发现的随哭闹而出现并增大的腹股沟包块,患儿安静、放松时包块可以自行消失,但有时可以持续存在数小时,引起哭闹,明显不适,甚至出现呕吐。腹股沟包块还纳后,由于存在疝囊,通常可以触及增粗的精索结构。女孩的腹股沟包块绝大多数是由卵巢疝入疝囊引起,因此包块较小,往往不仔细观察不易发现,包块呈卵圆形,有触痛、不易回纳。

虽然可能性非常罕见,但确有早产儿及足月儿在疝囊内的阑尾感染的报道。

（五）诊断

可靠的病史及触及增粗的精索可高度怀疑腹股沟斜疝,检查腹股沟部或阴囊部位出现可复性软包块,即可做出诊断。睾丸疝产前可以通过B超检查发现。

（六）治疗

腹股沟斜疝有极少数可能自愈,只见于内环口较小,临床上偶尔出现腹股沟包块的病例,但这样的患儿发生嵌顿性腹股沟斜疝的危险性同样增高。因此除非有明确禁忌证,均应手术治疗。目前无论是国际还是国内绝大多数儿外科医生的主张是不用疝气带或其他所谓的保守治疗方法,即使是低出生体重儿也不主张。

1.手术时间的选择

小儿年龄越小,嵌顿性腹股沟斜疝发生率越高,危险性越大。虽然小儿腹壁肌肉不发达,嵌顿疝较易缓解。但是小儿肠管及血管都很薄弱细小,易受损伤。特别是新生儿易引起睾丸梗死,因此理想的手术时间是诊断后尽早手术。尽早手术除可以防止嵌顿的发生外,早产患儿疝囊结扎术后往往一般状况多明显改善,体重增加。一些以前有窒息发作史的早产儿疝囊结扎术后发作停止。

现在大多数腹股沟斜疝手术可以门诊或一日病房完成。虽然早产儿和伴有心脏、呼吸或其他疾病的患儿麻醉并发症的危险性增加,但大多数作者认为对这些患儿实行手术是相对安全的。由于新生儿、早产儿疝修补术对麻醉及手术技术要求高,目前国内因为多数单位对新生儿手术仍有顾虑,所以多希望年龄大于 6 个月再行手术。一旦技术有了把握,就应该尽早手术。

2.手术方法

腹股沟斜疝的手术目标是消灭疝囊修补腹壁缺损。婴幼儿腹股沟斜疝为先天性腹膜鞘状突未闭,腹壁缺损一般不重要,并且随生长而恢复。故手术仅作疝囊高位结扎术,而不需要腹壁修补即可达到治愈目的,这与成人及老人腹股沟斜疝治疗要求不同。

(1)经外环口疝囊结扎术:手术包括单纯的疝囊结扎,不打开腹股沟管,国内绝大多数小儿外科医生采用此方法。

麻醉:全麻气管插管对于新生儿及小婴儿是首选。低出生体重患儿应用脊麻醉术后出现窒息的发生率低。

手术操作步骤:在患侧腹横纹处作横切口,年长患儿也可在腹横纹下方 1cm 处作平行腹横纹的切口,以便更接近腹股沟外环口,切口长 1.5cm。切开皮肤皮下组织,于外环口发现精索。钝性分离精索外筋膜和提睾肌,在精索前内侧见到疝囊,分离疝囊可采用的方法有两种:①打开疝囊前壁(图 6-5),用止血钳探查疝囊,近端可探入腹腔,远端可探入疝囊底。将疝囊后壁与精索血管及输精管分离后切断(图 6-6)。②不打开疝囊,仔细将完整疝囊与精索血管及输精管分离,然后横断疝囊。提起疝囊近断端向内环处分离至疝囊颈处(局部有腹膜外脂肪显露后即标志抵达内环)贯穿结扎(图 6-7,图 6-8)。③关闭切口:皮下组织用 4-0 可吸收线缝合 2~3 针,皮肤切口用 5-0 可吸收线皮下缝合关闭。近年来也可选用氰基丙烯酸盐粘合剂粘合皮肤切口。注意在关闭切口前一定要将手术中上牵的睾丸拉至阴囊,避免医源性睾丸下降不全。女孩手术更容易,因为没有损伤输精管及血管的危险,疝囊结扎后可以关闭外环口。

(2)经腹股沟管疝囊结扎术:是经典的手术方法。手术中切开腹股沟管,在管内分离疝囊,高位结扎疝囊并切断,再将腹股沟管紧缩修复,精索置原位。这是其他疝手术的基础。

(3)腹腔镜疝囊高位结扎术:腹腔镜直视下,内环口高位缝合结扎疝囊。

麻醉:全麻气管插管。

手术操作步骤:①常规建立人工气腹。②Trocar 放置:首先在脐窝置入一个 2.5~5mm Trocar,放入腹腔镜,探查腹腔,如果为单侧鞘突未闭合,在同侧相当于麦氏点的稍上方置入另外一个 2.5mm Trocar;如果为双侧鞘突未闭合,第二个 Trocar 置于脐窝与剑突之间。③于内环口体表投影的外上方腹壁穿入腹腔一2-0带针丝线,将针尾留在体外。④以持针器加持针,避开血管、精索及输精管,自内环口外侧开始分3~4次将缝针在腹膜下潜行环绕内环口鞘完整一周,收紧缝线检查无漏洞后,用体内持针器配合体外尾线打结结扎。打结时应挤出疝囊内积气积液,并下拉睾丸,避免阴囊气肿及医源性下降不全。⑤最后采用穿腹壁途径取出缝针。

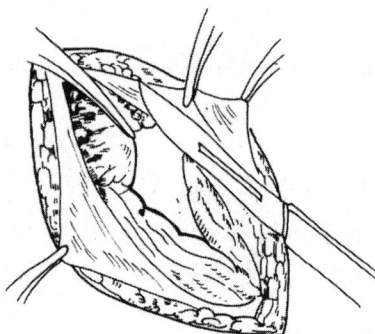

图 6-5　打开疝囊前壁

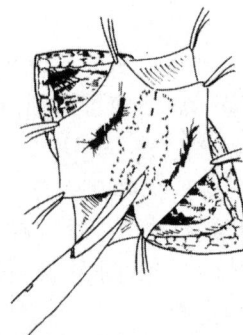

图 6-6　分离剪断疝囊后壁

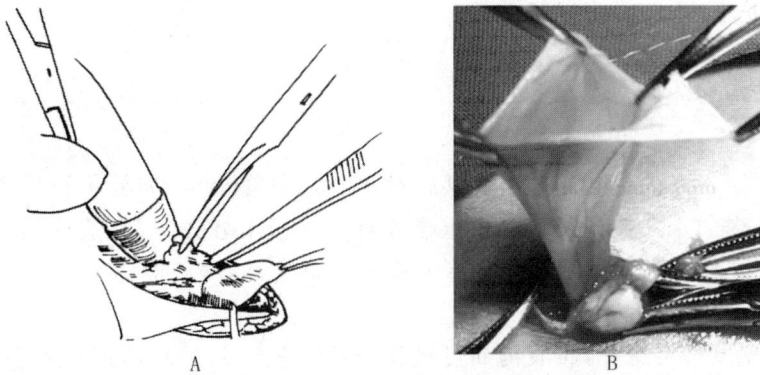

图 6-7 分离近端疝囊
A.分离近端疝囊;B.术中近端疝囊分离后

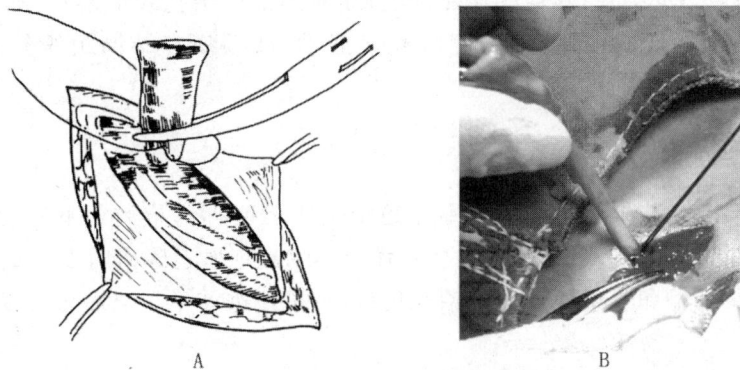

图 6-8 疝囊颈部贯穿结扎
A.疝囊颈部贯穿结扎;B.术中结扎疝囊颈部

手术的优点是:①利用微型腹腔镜直径 0.35mm 至 0.5mm,以带线的缝针直接缝合疝内口之腹膜,无需解剖腹股沟管。②腹腔镜下放大的精索血管及输精管清晰可见,缝合时可以有效避开防止损伤。③手术操作简便。④可以同时探查对侧,一次完成双侧疝囊高位结扎。⑤切口小,不需缝合,术后无明显瘢痕。

现在应用腹腔镜完成疝囊高位结扎的例数已超过 5000 例,不同学者报告了各种改良术式,包括经脐部的单孔法、二孔法;应用各种特制的疝缝合针将缝线引出腹腔,在皮下打结等。目的是使手术操作更简单,缩短手术时间,切口更微小、隐蔽。

但对于婴儿腹腔镜疝囊高位结扎术仍有争论。与常规手术相比术后复发率高。由于早产儿双侧腹股沟斜疝的发生率高,据不同作者报道可达 44%～55%,腹腔镜手术可以探查对侧。然而,有学者认为对侧探查是没有必要的,因为这些患儿只有 10% 以后出现对侧腹股沟斜疝。

3.术后处理

局部止痛可以用局部麻醉,髂腹股沟和髂腹下神经阻断,其可以在术前或手术结束时应用。婴儿醒后可以喂养。大多数患儿手术当天可以出院。早产儿腹股沟疝术后发生窒息的危险性众所周知,虽然这些患儿窒息多数发生在手术后 4 小时内,但要住院观察 24 小时预防这一并发症。术后窒息与胎龄和孕龄逆相关,但是手术时的体重和以前呼吸功能不全与这一危险性直接有关。

(七)合并症

选择性疝修补术后总的并发症率为 2% 左右,包括以下几种。

1.阴囊血肿、水肿

术后阴囊血肿或水肿可使阴囊肿得很大、很硬、发亮,有时有胀痛。多因疝囊大,手术时分离面广,止血不完全引起。阴囊水肿和小的血肿均可自然吸收,有时至术后 2～3 个月方完全吸收。如血肿进行性增大,疼痛,阴囊青紫,张力大,应立即打开切口,清除血肿,止血引流,再缝合切口。全身应用抗生素,防止继发感染。通过术中仔细止血,血肿是可以避免的。

2.伤口感染

很低,不超过1%。

3.医源性睾丸下降不全

相对罕见,约有稍多于1%小婴儿疝修补术以后发生睾丸下降不全,需要再行睾丸固定术。原因:术中结扎疝囊后,没有将上提的睾丸拉至阴囊或在重建外环时将精索缝在一起,造成精索短缩,睾丸移至阴囊上方。术中结扎疝囊后,缝合切口前应注意把睾丸拉入阴囊底部,即可避免。

4.斜疝复发

有史以来似乎疝的复发不可避免,腹股沟疝可接受的复发率应小于1%,但手术在新生儿期进行时复发率可以达到8%。患儿手术麻醉清醒后,腹腔内压增高,腹股沟肿块又复现为即刻复发,多为错将其他组织误认为疝囊结扎,而真正的疝囊未处理,应立即手术。术后1~2周复发称近期复发。造成的原因:疝囊结扎位置低而没有在疝囊颈部结扎;脆弱的疝囊撕裂;疝囊颈部的结扎线滑落;滑疝误为一般斜疝以及切口感染等。造成术后易于复发的因素有:脑室腹膜分流术,嵌顿疝和结缔组织异常。复发后需再次修补。

二、嵌顿性腹股沟疝

腹股沟斜疝的疝内容物在疝囊颈部阻塞而不能还纳入腹腔时即为嵌顿性腹股沟斜疝(incarcerated inguinal hernia),简称嵌顿疝。由于颈部持续的收缩,疝内容物出现血运障碍时发生绞窄。疝内容物可以由小肠、阑尾、网膜,或卵巢和输卵管组成。如果治疗延误,可迅速进展至绞窄而导致肠坏死,甚至死亡。

(一)发病率

嵌顿疝是腹股沟斜疝最常见的并发症,具有较大的危险性,国内统计发病率约占17%,国外大宗病例统计约占12%~17%,其中男性占12%,女性占17%,嵌顿疝约82%在右侧,67%发生于1岁以内,新生儿和小婴儿嵌顿疝的发生率为24%~40%不等。早产儿与足月儿比较嵌顿疝的发生率明显增高。而嵌顿疝发生年龄越小生命危险性越大。

(二)病因病理

各种使腹压增高的因素,如剧烈哭闹或阵咳都可使腹压突然增高,迫使更多的腹腔脏器扩张疝环进入疝囊。当腹压暂时减低时,疝环弹性回缩,阻止内容物回纳腹腔而发生嵌顿,疝嵌顿后引起局部疼痛。疼痛反射性引起腹壁肌肉痉挛,加重嵌顿。

进入疝囊的肠管嵌顿后,血液循环受障碍。小儿疝囊颈和疝环较成人富有弹性,腹肌不发达,而且小儿的血管弹性较好,因此,血液循环障碍由静脉回流受阻、淤血、水肿发展到肠坏死的进程较缓慢,较少像成人那样疝嵌顿4小时即发生绞窄坏死。但是脏器受压水肿,进而压迫精索,特别是新生儿可并发睾丸梗死。年龄小于3月的小婴儿嵌顿疝睾丸发生梗死据报告可达30%,10%~15%的嵌顿疝急诊手术后出现睾丸萎缩。但有学者报告将婴儿期嵌顿疝通过手法复位、随后择期行疝修补术的一组患儿与年龄匹配的对照组进行睾丸容积的比较,结果两组没有明显差异,因而提出睾丸萎缩的危险性被过分强调了。女孩嵌顿疝也可以发生卵巢坏死,并且有报道子宫嵌顿后出现阴道出血者。当卵巢滑疝不能复位时有性腺损伤的危险性,因此大多数外科医生提倡对患儿要进行及时手术。

(三)临床表现

嵌顿疝的新生儿通常表现为哭闹,易激惹,以后逐渐出现呕吐,腹胀和停止排便等肠梗阻症状。局部检查可触及有张力、触痛的腹股沟或阴囊包块(图6-9),包块近端边界不清,同侧的睾丸可以正常或由于血运障碍而肿硬,晚期局部皮肤发红,腹部膨胀,甚至有腹膜刺激征。出现便血多表示肠管已坏死,如不能及时诊断和正确处理,可发生死亡。

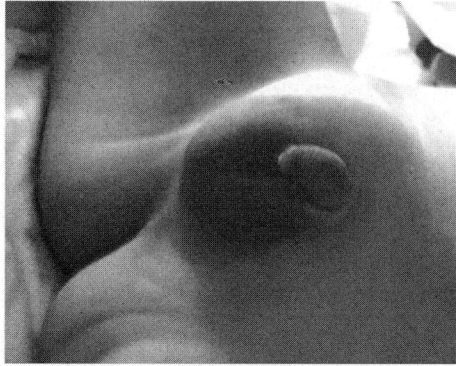

图 6-9　嵌顿性腹股沟斜疝

（四）诊断与鉴别诊断

当腹股沟或阴囊部出现不能自行复位的疼痛性包块时，首先应考虑嵌顿疝。结合既往发生过可复性腹股沟斜疝的病史，诊断更为肯定。腹部 X 线片显示腹股沟包块内肠管气影，可以明确诊断。如果出现肠梗阻腹平片可显示伴有液平面的扩张的肠祥。超声检查可以辅助诊断。

嵌顿疝临床诊断通常容易，但需要与以下疾病鉴别：

1.鞘膜积液

腹股沟或阴囊的包块，形态与腹股沟疝极为相似，但包块无触痛，由于包块内为液体，有囊性感，透光试验阳性，但要注意小婴儿透光试验不可靠，嵌顿性腹股沟斜疝时由于肠壁薄，肠管可以是透光的；当鞘膜积液继发感染或出血时，包块突然增大，疼痛，变硬，透光阴性。诊断困难时，可通过直肠指检内环处有无嵌顿之肠管而鉴别，超声检查可以明确诊断。

2.腹股沟淋巴结炎

早期肿块硬，皮肤红肿，境界不太清楚，有触痛，全身有急性化脓性炎症表现如发热或中毒症状，但无肠梗阻表现，精索及睾丸正常。

3.睾丸扭转或睾丸附件扭转

患儿表现为腹股沟或阴囊出现疼痛性包块，偶尔也有恶心呕吐等消化道症状，但无肠梗阻表现。当睾丸扭转时，睾丸常位于腹股沟部，同侧的阴囊空虚。在阴囊的睾丸附件扭转时，睾丸有触痛并且位置比对侧稍微提高。

4.睾丸肿瘤

阴囊肿大，阴囊内肿物与疝相似，但肿瘤多为实质性，有沉重感，不能还纳腹腔，易与疝相鉴别。

（五）治疗

1.手法复位

由于小儿嵌顿疝的病理特点，嵌顿疝发生肠绞窄时间较晚；疝嵌顿后疝囊周围组织水肿，解剖关系不清，小婴儿疝囊菲薄，水肿后更易撕破，急诊手术并发症高。因此一般认为嵌顿 12 小时以内，无明显肠坏死征象的患儿首选手法复位。首先给患儿适当的镇静以松弛腹肌，通过这一方法如果在 1 小时内不能自行复位，即可实施温和的手法复位，手法复位时一定应轻柔。因为小儿组织脆弱，疝囊及脏器均因嵌顿而水肿，粗暴的挤压复位，可导致疝囊撕裂或肠管浆肌层破裂甚至肠穿孔。绝大多数嵌顿疝可以通过这一方法成功复位。疝复位后，疝囊结扎术应选择在 24～48 小时水肿和肿胀减退后再进行。

操作方法：给予一定镇静剂使患儿安静入睡，疝内容物巨大估计复位较为困难时可给予全身或基础麻醉，头低足高位仰卧。术者以左手轻轻固定外环处，轻轻按摩以减轻外环及疝囊颈部水肿，然后以右手轻轻持续压迫疝内容物。若此时患儿稍有哭闹挣扎，暂不要放松，待患儿安静时再继续轻轻加压，加压时常可感到有少量气液体通过疝囊颈进入腹腔，继之疝块逐渐缩小，常常在听到"咕咕"声后疝内肠管迅速还纳腹腔，此时疝块完全消失，患儿疼痛及肠梗阻症状缓解，安静入睡。如果肛门有排气、排便，则更说明肠梗阻已解除。据文献报道约 70%~84% 患儿手法复位成功。复位后应观察患儿有无腹痛或腹膜刺激症状出现,以排除疝内容物还纳后有肠穿孔或坏死,必要时应紧急剖腹探查手术。

2.手术治疗

(1)嵌顿疝有如下情况之一者,应停止手法复位转为紧急手术治疗:①嵌顿时间超过12小时。②全身中毒情况严重或已有便血者。③新生儿嵌顿疝,因不能明确发病准确时间。④女性嵌顿疝,卵巢及输卵管嵌顿不易复位;最近美国的调查显示,至少半数的外科医生建议急诊手术。⑤手法复位不成功或几经手法复位后患儿出现腹膜刺激征不能除外肠损伤或穿孔者。

(2)术前准备:鼻胃管加压并纠正水电解质紊乱,应用抗生素,但应尽量缩短术前准备时间。

(3)手术方法:选择腹股沟斜切口或腹横纹切口。患儿麻醉后,如果肠管没有自行复位,不试图复位肠管。打开疝囊,检查疝内容物,如果肠管有活性再复位肠管,当复位肠管困难时,可扩张内环口或小心切开内环,使嵌顿完全松解(常常内外环已重叠在一起,一次完全切开)。如果肠管的活性可疑时,将其提出,用温盐水湿敷,5~10分钟后再检查肠管(图6-10)。如果肠管颜色转为正常,血液灌注充足,可见肠蠕动和肠系膜血管搏动,将肠管还纳腹腔,完成疝囊高位结扎术。如果肠管无活性,行肠切除肠吻合术。如果肠管活性不能确定,可暂时外置,24小时后再手术,根据肠管情况选择保留或切除。大网膜已坏死时应予以切除。在术中切开内环者,应当将内环修复并紧缩。睾丸无论正常或缺血都将其拉至阴囊,只有证实真正的睾丸坏死才能切除。污染严重者应在疝囊内置橡皮片引流。

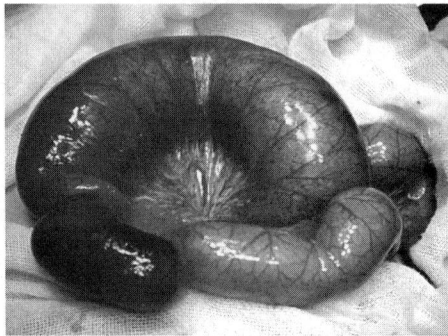

图 6-10　术中打开疝囊见嵌顿暗紫的肠管

患儿麻醉后如果疝自行复位,打开疝囊后要仔细检查肠管。如果没有肠管缺血则行疝囊高位结扎术。如果疝囊内有血性液或打开疝囊后发现腹腔内暗紫色肠管时,即怀疑复位肠管坏死时,应通过同一切口或右下探查切口行探查检查肠管。

近年来有报告采用小儿腹腔镜协助治疗嵌顿疝,复位成功后还可检查腹腔肠管的血液运输情况。

3.术后管理

如果进行了肠切除肠吻合,给予胃肠减压和静脉输液直到肠蠕动恢复、可以喂养后。应用抗生素5天。

(六)并发症

选择性疝修补术后总的并发症率为 2% 左右,而嵌顿疝急诊手术后的并发症率增加到 8%~33%。腹股沟疝修补的并发症包括:

1.血肿

据报告发生率约 10%,主要原因为嵌顿疝时疝囊广泛出血水肿,局部组织不易辨认,切开疝囊的主要目的是检查及还纳肠管等疝内容物,故有些小的出血点易于隐藏在水肿的疝囊中造成术后渗血不止而出现该并发症,故术中应在还纳疝内容物后仔细检查出血点止血。

2.睾丸萎缩

多数因嵌顿疝时间较长,压迫精索血管造成。嵌顿疝术中见很多睾丸外观无活性,但真正术后发生睾丸萎缩率低,因而除非真正的坏死,否则不能切除睾丸。

3.鞘膜积液

多为残留在疝囊中的渗液或渗血造成,因与腹腔不相通,故可穿刺抽吸。

4.疝复发

急诊手术时,切开的组织较多,疝内容物还纳后又没有很好的修补内环口。另外疝囊水肿,高位结扎时结扎的位置高度不够,疝囊水肿口径较大时单纯采用荷包缝合易造成组织消肿后缝线松弛,导致肠管通过缝隙再次降入疝囊。

5.与肠切除有关的并发症

在不能复位的患儿中需要肠切除者为3%～7%,其可以引起与切除本身和术野污染相关的一些并发症,如切口感染、肠吻合口瘘、腹膜炎等。

（七）预后

婴幼儿嵌顿性腹股沟斜疝手法复位成功率在95%以上,手术治愈率到达97.5%以上,术后患儿发育不受影响,约2.3%～15%出现患侧睾丸不同程度萎缩,约1.2%～2.2%疝复发。

三、鞘膜积液

睾丸的大部分有鞘膜包裹,脏层与壁层之间形成固有鞘膜腔,腔内常有少量浆液,使睾丸可以自由滑动。如鞘膜腔内液体积留过多,即形成鞘膜积液（hydrocele）。此外,在腹股沟内环口以外腹膜鞘状突的残留部分也可积留液体形成不同类型的鞘膜积液。

鞘膜积液可分为原发性和继发性两种,原发性是由于腹膜鞘状突闭合不全所致,继发性是继发于炎症、外伤、肿瘤等疾病。临床上绝大多数小儿鞘膜积液为原发性。

鞘膜积液的发病率与腹股沟斜疝相似。由于鞘膜积液比较容易自然愈合,所以不同年龄发病率差异很大。约60%2岁内自愈,85%6岁内自愈,而腹股沟疝则6个月以后很少自愈。

（一）病因

鞘膜积液病因与小儿腹股沟斜疝相同,均为鞘状突的闭塞过程出现异常所致,如果鞘状突未闭,其管径大,能允许肠管或大网膜（或卵巢、输卵管）通过即为腹股沟疝;如果开放的鞘状突管径细小,肠管不能通过,只允许腹腔液体经鞘状突管流注而积聚在鞘膜腔内,则称为鞘膜积液。

（二）病理分型

根据鞘状突未闭所在的部位不同,鞘膜积液可以分为以下类型（图6-11）。

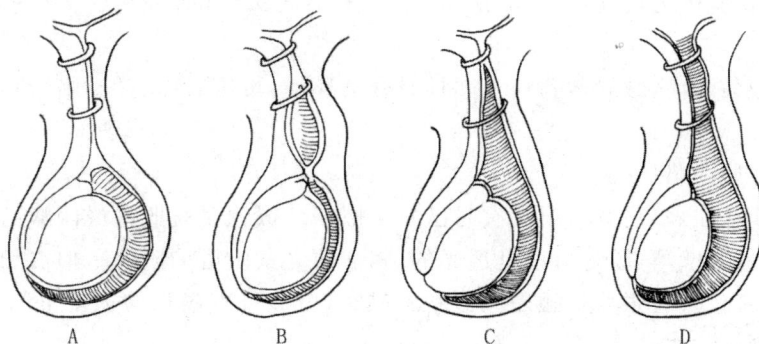

图 6-11　鞘膜积液的类型
A.睾丸鞘膜积液;B.精索鞘膜积液;C.睾丸、精索鞘膜积液;D.交通性鞘膜积液

1.睾丸鞘膜积液

增多的液体积聚于睾丸固有鞘膜腔内。

2.精索鞘膜积液

鞘状突在精索两端闭合,中间部分未闭合存有积液。囊内积液与腹腔及睾丸固有鞘膜腔不相通。

3.睾丸、精索鞘膜积液

鞘状突在腹股沟管内环处已闭锁,精索部未闭合,积液与睾丸鞘膜腔相通。

4.交通性鞘膜积液

鞘状突全程未闭,留有细小的管道。腹腔液体经鞘状突流入睾丸鞘膜腔内,同样,睾丸鞘膜腔内的液体可以倒流进入腹腔。

5.圆韧带囊肿

为女孩所特有。在胚胎发育过程中,鞘状突由子宫圆韧带通过腹股沟管降至大阴唇。鞘状突闭合不全则形成圆韧带囊肿,也称 Nuck 囊肿。

(三)临床表现

鞘膜积液可见于小儿各个年龄,以学龄前儿童最常见,可以发生在一侧,也可是双侧。肿块大小不一,增长较慢,不痛不痒,无任何症状。肿块较大者可有坠胀感。根据不同的类型,肿块的位置和形状不同。睾丸鞘膜积液:在患侧阴囊内可扪及圆形光滑的囊性肿块,如张力大时不能触及睾丸和附睾。精索鞘膜积液:肿块位于腹股沟或阴囊上部,呈椭圆形,在其下端可触及睾丸。睾丸、精索鞘膜积液:阴囊内肿物呈梨形,在腹股沟部逐渐变细。交通性鞘膜积液:积液随体位改变而发生变化,患儿站立或活动时阴囊肿块逐渐增大,平卧后积液可减小甚至完全消失。这是小儿中最常见的,如鞘状突管粗,肠管也随之进入,即为腹股沟斜疝。女孩的圆韧带囊肿表现为腹股沟肿块。

新生儿鞘膜积液,如在发育过程中鞘状突自行闭塞,则鞘膜积液亦随之消失。

(四)诊断与鉴别诊断

在患侧阴囊或腹股沟可扪及边界清楚的囊性肿物,柔软有弹性,无压痛,透光试验阳性,即可诊断为鞘膜积液,可根据不同类型鞘膜积液的特点分型。

鞘膜积液需要与下列疾病鉴别:

1.腹膜后淋巴管瘤

腹膜后淋巴管瘤可以进入腹股沟甚至阴囊,形成囊性包块,透光试验阳性。与鞘膜积液不易鉴别。偶有在手术时发现囊肿上界不清,向腹膜后延续,才发现为淋巴管瘤。B超检查有助于鉴别。

2.睾丸肿瘤

多为无痛性实质性肿块,睾丸普遍增大,用手托起有沉重感,透光试验阴性。极少数鞘膜积液因囊壁增厚或积液混浊,透光试验可为阴性,可造成误诊。B超检查可以协助诊断。

3.腹股沟斜疝

与交通性鞘膜积液易混淆,腹股沟斜疝无嵌顿时容易还纳,按压时多有“咕噜”声,咳嗽有冲击感,透光试验阴性。

4.新生儿嵌顿性腹股沟斜疝

新生儿腹股沟斜疝往往病史不清,第一次时已发生嵌顿。嵌顿时腹股沟或阴囊的包块,形态与鞘膜积液极为相似,新生儿由于肠壁薄,肠管可以是透光的,因而透光试验可为阳性。但嵌顿疝患儿哭闹不安,可出现呕吐,腹股沟或阴囊包块有张力及触痛。诊断困难时,可通过直肠指检内环处有无嵌顿之肠管鉴别,超声检查可以明确诊断。

(五)治疗

非交通性鞘膜积液体积不大,张力不高,不急于手术治疗,特别是 1 岁以内的患儿,多数有自行吸收消退的可能。交通性鞘膜积液多不能自行愈合,往往需要手术。一般说来,学龄前不能自然消退,多考虑手术。但如果极少数体积较大,张力较高,可能影响睾丸血液循环而致睾丸萎缩,手术不受年龄限制,及早手术治疗。

手术方法:与腹股沟斜疝疝囊高位结扎术相同,目前被公认为是安全可靠的方法。多用外环外分离法寻找残余鞘状突,分离至腹膜外脂肪处高位结扎,开放远端鞘状突,将积液放空即可,不需切除或翻转远端鞘膜囊。

（六）预后

本症对患儿健康生活无影响,因此治疗效果佳。术中要注意解剖清楚,避免发生意外损伤。高位结扎鞘状突,一般均无复发。有人提出晚期压迫睾丸影响发育问题,但小儿少有高张力巨大鞘膜积液,事实上缺乏临床证实。

（张东来）

第三节　股　疝

一、概述

腹腔或盆腔内脏器经由股环进入股管或通过股管向股部卵圆窝突出的为股疝。老年妇女尤其多次妊娠和分娩后多见。由于股管较窄和股环周围缺乏弹性韧带,疝内容物突出后易被嵌顿和绞窄。确诊后应及早手术。

二、临床表现

（1）腹股沟韧带下卵圆窝处出现一半球形肿块。老年妇女多见。肥胖患者易被忽视。

（2）肿块突出后局部有胀痛下坠感。

（3）肿块嵌顿后有恶心、呕吐和腹痛等消化道症状。

（4）有一部分嵌顿疝的病变为肠壁疝。此组患者的局部肿块较小,无典型肠梗阻表现,但多合并腹泻。有时由于被嵌顿的肠壁局部坏死并向皮肤破溃,可在局部流出恶臭液体或粪性液体。

三、诊断要点

（1）腹股沟韧带下卵圆窝处出现一半球形肿块应高度怀疑,尤其老年经产妇。应详细追问病史和有否消化道症状。

（2）腹部 X 线检查确定有否肠梗阻的影像特征。

（3）局部 B 超检查有助于确定是否在肿块处有肠管征象。

（4）需要与腹股沟淋巴结肿大、大隐静脉曲张、腹股沟斜疝和局部脂肪瘤做鉴别诊断。

四、治疗方案及原则

（1）一旦诊断为股疝,应积极手术治疗。对于已嵌顿或绞窄的股疝,除积极准备急症手术外要注意全身情况的处理,如高血糖、心功能不全和水、电解质紊乱等。

（2）做腹股沟上切口时常用斜疝修补切口,按解剖层次在腹横筋膜下寻得进入股管的疝囊。如返纳困难则应切开疝囊确认疝内容物无血运障碍,并返纳内容物后关闭疝囊。按规程介绍的方法修补。

（3）腹股沟下切口常用股部纵形切口,经卵圆窝处理疝囊,疝囊颈要尽量高位缝合结扎,处理多余疝囊后,缝合腹股沟韧带、阔筋膜镰状缘和耻骨肌筋膜,结扎线结扎时注意勿使股静脉受压。

（4）用人工合成材料修补股疝,仅适用于无嵌顿和无绞窄的股疝。无论腹股沟上或下切口处理疝囊后置网塞于股管内,网塞内瓣宜大部分切除,勿把网塞固定于股静脉,避免使股静脉受压。不再置入另一平片。

（张东来）

第四节 脐 疝

脐疝(umbilical hernia)为少量腹腔内脏器(肠管或网膜)在腹压增高时经脐环疝出。民间习惯称为"气肚脐"。是最常见的一种脐部疾病。婴儿发病率较高,尤以早产儿、低体重儿好发。随着年龄的增长,发病率逐渐下降。女孩比男孩多2~3倍。黑人最好发,Evans报道黑人婴幼儿发病率是24.7%,白种人婴幼儿发病率为3%。特别要注意的是肝胆系统状态异常时常伴有脐疝发生。

一、病因及病理

脐疝的发生原因与脐部的解剖特点有关。在胎儿期,脐环下半部通过2根脐动脉和脐尿管,脐环上部通过脐静脉。出生后,这些管道随即闭塞而变成纤维索,与脐带脱落后的瘢痕性皮肤相愈合,因此该部位是一个薄弱区。此外,在婴儿期,由于腹壁肌肉和筋膜发育不全,两侧腹直肌及前后鞘在脐部尚未合拢,当各种引起使腹压增高因素存在时,如过多哭闹、咳嗽、便秘、腹泻等,均能促使脐部外突。脐疝表现为脐环缺损,缺损处覆盖正常皮肤和皮下组织,其下为突出的腹膜憩室形成的疝囊,腹膜与皮肤深层及脂肪组织有粘连。突出的内脏多为大网膜或小肠,囊壁与其内容物间一般无粘连。

二、临床表现

大多数婴儿脐疝在出生后脐带脱落后几周内被发现,几乎所有的患儿在出生后6个月内发病。表现为哭闹、咳嗽、排便等使腹压增高时脐部出现圆形或卵圆形突出包块(图6-12),包块通常直径在1.5~2.5cm,张力通常不高,安静或平卧后包块消失,脐部皮肤松弛。当出现包块时,用手指压迫突出部,膨出脏器很容易还纳腹腔,有时可闻及清晰的气过水声。指端深入即可触及脐环缺损边缘,并可估计其直径,1岁以下婴儿脐环直径一般在0.5~1.5cm。年长儿童由于疝的长期外突,疝囊与皮肤均有扩张,直径可达3~4cm。小儿咳嗽或哭闹时指端有明显冲击感。当疝内容物不能回纳腹腔时即发生嵌顿,但这种情况非常少见。

绝大多数婴儿脐疝无症状,也不引起胃肠功能紊乱,少数病儿伴有消化不良、腹泻、易惊等症状。脐疝在唐氏综合征、18-三体、13-三体和粘多糖累积症中较常见。

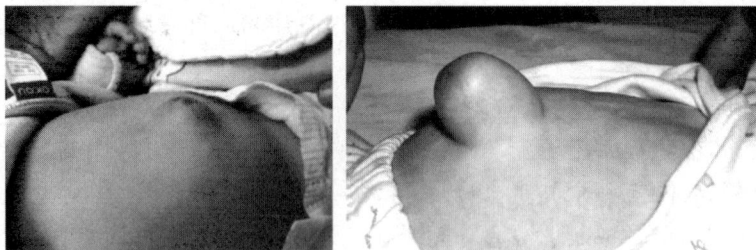

图6-12 脐疝(脐部圆形或椭圆形突出包块)

三、诊断

通常无需借助其他辅助手段即可明确诊断。注意与小型脐膨出鉴别,后者膨出中央无正常皮肤。

四、治疗

婴儿脐疝绝大多数可以自愈。随着年龄增长,腹肌发育完善,脐环缺损直径逐渐变小,进而闭合。一般认为1~2岁甚至到3~4岁仍可期望其自愈。脐环的大小与自愈的可能性有关系:一般脐环直径为1cm左右,不作任何处理均能自行愈合;但脐环直径在2cm以上者,特别是有增大趋向的患儿,自愈可能性较小。

脐疝的治疗常规是2岁以下可暂不作任何处理;2岁以上,小的脐疝可试行保守治疗3~6月;如果不闭合,即施行手术治疗;脐环直径大于2cm者,建议早期施行修补手术。

(一)保守治疗

粘膏法应用的原则是必须减少腹壁向二侧的张力,使脐疝得以缩小。粘贴时,疝囊须处于空虚状态,以免疝环中有组织插入。采用两条5cm宽的粘膏,腹壁先涂上安息香酸酊,以增加粘性和保守皮肤。粘膏粘合的部位,先在腹壁皮肤的二侧,再将此两条膏布的游离端互相向对侧牵引,直到脐孔部皮肤变松而起皱褶为止。助手可用指撳压,使疝内陷,同时继续牵引,最后粘牢。粘膏每1~2周必须更换1次。如果连续6个月无进步,则应放弃此法。

(二)手术治疗

1.脐疝修补术

手术入路可以经脐上或脐下作半圆形切口,切开皮肤、皮下组织及二侧筋膜上脂肪组织,显露疝囊,切开疝囊腔,切除疝囊。最重要的步骤是间断紧密缝合二侧筋膜。脐疝修补术简单,疗效良好,并保留了脐的正常外貌。

2.脐环结扎术

在脐环下方中央切开皮肤5mm,轻分皮下组织,暴露脐环处筋膜,于筋膜间穿入动脉瘤针(带线),使其在脐环筋膜内环形潜行一周后靠近进针处引出,上提腹壁,还纳疝出脏器,结扎缝线使脐环紧缩,确认安全可靠未影响腹腔内脏器后,缝合小切口结束手术。该手术方式的特点是创口小、过程简单、结扎结实可靠、手术时间短、术后恢复快。由于带线的动脉瘤针潜行穿过脐环时有一定的盲目性并可能损伤腹腔内空腔脏器,故要求手术者具备娴熟的手术操作技巧并有麻醉师的密切配合。此法应用者较少。

3.腹腔镜脐环结扎术

近年来随着腹腔镜手术在儿外科领域越来越多的开展,有一些医师采用腹腔镜行脐疝修补术,方法:建立人工气腹后,脐环上小切口置入套管,放入腹腔镜,腹腔镜直视下,第一根缝线于脐环下小切口进入带针丝线或涤纶线入腹,由脐环上切口(套管旁)出针,再将针由脐环上切口进入筋膜内潜行脐环左半圈于脐环下切口穿出,第二根缝线同方法脐下切口入腹脐上切口出针后,再潜行脐环右半圈,两根缝线同时打结,消灭脐环缺损。与脐环结扎术比较腹腔镜直视下更安全。但本腹腔镜手术应用时间短,需要进一步随访观察效果。

五、预后

术后复发者极少,疗效满意。但部分患者由于原脐部疝出面积较大,局部皮肤扩张严重,术后脐部皮肤松弛,外观稍差,少数患者最终也无法恢复至正常的外观水平,因此在必要时行脐成形重建术以获得满意的外观效果。

(张东来)

第五节　腹部切口疝

腹部切口疝系指发生于腹部手术切口的疝,临床上相当多见,占腹外疝的第3位。

一、发病机制

(一)解剖基础

腹部纵切口除腹直肌外,切断了所有横行走向的腹壁各层肌肉、筋膜、腹膜、鞘膜组织纤维;在缝合后,又容易受到肌肉的横向牵引力而易发生裂开。即使是腹直肌,也因切断肋间神经而有损它的强度。为此,应尽量少用腹直肌旁切口,代之以横行切口、正中切口或旁正中切口。

(二)直接诱因

1.术中处理不当

例如术中缝合层次有误,对合不当,缝合不密,嵌入其他组织,或缝腹膜时留有缺口,麻醉效果不佳,强行拉拢创缘缝合引起组织撕裂。

2.术后处理不当

手术后留置引流物过久合并切口发生感染。据统计,切口一期愈合,切口疝发生率少于1%,一旦感染,发生率增至10%左右。

3.手术后腹内压力升高

如手术后肠麻痹引起的腹胀、频繁呕吐,以及原有的老年慢性支气管炎和术后并发肺炎所致的剧烈咳嗽,均可使缝线撕脱或组织撕裂。

二、诊断

(1)腹部切口疝一般多见于纵切口,多发生于手术后几个月内。

(2)疝囊多不完整,疝环较大,不易发生嵌顿,内容多为大网膜和小肠,可与疝囊壁发生粘连,形成难复性疝。

(3)症状及体征:①腹壁切口有肿块突出,在患者站立、行走、用力时更为明显,平卧时则消失。②小的切口疝无其他症状,大的和巨型切口疝可引起腹部不适和牵拉感,并有消化不良、腹胀、腹部隐痛和慢性便秘等。③切口瘢痕处可见肿块,柔软,大者直径可达10~20 cm,甚至更大。疝内容物回纳后,可清楚地摸到疝环边缘。有时疝内容物为小肠,可见蠕动波及听到肠鸣音。

三、治疗

治疗主要是手术治疗,仅在年老体弱不能忍受手术,或有顽固性剧咳不能控制者可使用弹性绷带包扎。手术疗法有两种:单纯修补和成形术。

（张东来）

第七章　阑尾疾病

第一节　急性阑尾炎

急性阑尾炎是最常见的外科急腹症,自新生儿至90岁以上的人群均可发病,而以青年人最为多见,其发病率在文献统计中差别很大,数据自1‰至10‰均有报道,男性居多,男女比例约2∶1～3∶1。阑尾切除术亦为普通外科医师的基础手术。虽然在现代规范医疗机构中,急性阑尾炎的死亡率已经非常低,仅为1‰～5‰,但在临床实践中,由于病例数量大,临床表现多样,部分病例症状体征并不典型,与其他急腹症难以鉴别,如消化道穿孔,急性盆腔炎,卵巢囊肿破裂出血等,且目前的影像学检查对未形成脓肿或穿孔的急性阑尾炎并无诊断优势,故经治大量病例所累积的临床经验非常重要。未能及时治疗的急性阑尾炎发生坏疽穿孔,可导致严重的急性腹膜炎甚至感染性休克,特别是在老年、小儿和妊娠妇女中,可造成死亡或流产等严重后果。故虽为常见病多发病,对急性阑尾炎的诊治绝不能掉以轻心。

在传统的经麦氏切口阑尾切除术中,由于阑尾解剖位置有很大个体差异,某些特殊位置阑尾如浆膜下阑尾、盲肠后位阑尾、腹膜外位阑尾、位于肝下的高位阑尾等,都可使寻找阑尾非常困难,几乎每一位普通外科医师都有在术中难以找到阑尾的经历。阑尾化脓或坏疽穿孔,造成局部严重水肿粘连,未及时治疗的急性阑尾炎,可形成脓肿或周围组织炎性包裹,反复发作的阑尾炎,可在右下腹腔形成紧密粘连,肠管扭曲成团,以上情况都使局部解剖不清,给手术造成困难,且增加盲肠、回肠等相邻器官的损伤风险。感染较严重的阑尾切除术后,切口感染亦很常见。常规5～6 cm或更小的麦氏切口,术野局限,无法直视下探查大部腹盆腔,在术前诊断有误而经麦氏切口手术时,很可能遗漏原发病,或需扩大切口、另作切口进行探查,造成较大创伤。

目前腹腔镜阑尾切除术已经广泛开展,大部分急性阑尾炎都可以行腹腔镜阑尾切除术,因其比传统开腹手术具有明显的优势,在有条件的医院已经成为常规首选术式。腹腔镜阑尾切除术通过5 mm和10 mm的腹壁套管操作,可酌情选择三孔法,双孔法或单孔法,腹壁创伤微小。腹腔镜在气腹造成的空间里可直视腹盆腔各部,比开腹手术更易于发现阑尾,故可避免反复翻找阑尾时可能造成的损伤。在阑尾异位或发生术前误诊的情况下,腹腔镜容易探明并酌情处理,可避免扩大切口,或帮助选择切口,从而避免扩大创伤。在腹腔镜直视下,可用吸引器安全的对腹盆腔进行吸引和冲洗,避免因遗漏积脓而造成术后并发症。腹腔镜手术避免手术手套与腹膜及腹腔脏器接触,可明显降低腹腔粘连形成。因腹壁切口很小,即使在阑尾坏疽穿孔的病例中,规范操作的腹腔镜阑尾切除术后也很少发生切口感染。

需注意的是,腹腔镜手术并不适用于所有急性阑尾炎病例,如休克,严重心肺功能障碍和局部粘连复杂的情况。故除腹腔镜手术技术外,更重要的是掌握其适应证和禁忌证,在术前选择适宜的术式,或在术中及时中转开腹。

一、病因

急性阑尾炎发病的根本原因是阑尾管腔梗阻和黏膜受损。阑尾为细长盲管结构,与盲肠腔相通,正常情况下即有大量肠道细菌存在。当阑尾管腔发生梗阻,其黏膜分泌物排出不畅,致腔内压力增高,影响阑尾血运,此时细菌自受损黏膜入侵,引起急性感染。常见病因包括:阑尾腔粪石阻塞;阑尾黏膜下淋巴组织增大使管腔狭窄或阻塞;结肠肿瘤导致闭袢梗阻时,阑尾腔因盲肠腔内压力增高而发生梗阻;回盲部结核致阑尾出口狭窄阻塞;先天性解剖特点如阑尾过长,系膜过短,形态扭曲,管腔远端大而近端细小;病毒感染导致的阑尾黏膜受损。消化道功能障碍常为急性阑尾炎的诱发因素,如腹泻和便秘。身体某部位发生感染时,可引起其他部位淋巴组织肿大,故急性阑尾炎可继发于其他部位感染,如继发于急性扁桃体炎。饮食习惯和遗传因素也与急性阑尾炎发病相关,多纤维素的饮食习惯可降低其发病率,而饮食无规律,冷热食共进和过于辛辣刺激饮食则易促其发病。

二、病理类型

(一)急性单纯性阑尾炎

急性阑尾炎病程早期,阑尾轻度充血水肿,质地稍硬,阑尾壁各层均可见炎性细胞浸润,以黏膜层最多。阑尾周围渗出少。此时阑尾感染尚不严重,无全身反应或仅有轻度全身反应,若给予及时的抗生素治疗,感染可以得到控制而炎症消退。

(二)急性化脓性阑尾炎

急性单纯性阑尾炎继续发展,血运障碍加重,阑尾感染及炎症加重致其明显充血水肿,表面可见较多脓性渗出,壁内大量炎性细胞浸润,形成多量大小不一的脓肿,阑尾腔内脓性分泌物聚集,积脓量多时可使阑尾膨大增粗。化脓性阑尾炎可引起腹腔局部积脓,局限性腹膜炎,作为机体的防御反应,此时常有大网膜下移包裹化脓的阑尾,全身反应亦加重。

(三)坏疽性阑尾炎

急性阑尾炎持续发展至阑尾血运完全阻断时,阑尾即出现部分或全部坏死,形成坏疽性阑尾炎。坏疽部位呈黑色,阑尾壁全层坏死常合并穿孔,腔内积脓流出,可有粪石漏出,周围脓性渗出多量,使局限性腹膜炎范围扩大,大网膜和肠系膜、肠管常共同形成局部包裹,包裹组织明显充血水肿,内部可有多少不等的积脓,而包裹不佳时可致感染蔓延,形成弥漫性腹膜炎。坏疽性阑尾炎是急性阑尾炎发展至严重阶段,除局部体征明显外,全身症状也非常明显,可导致感染性休克甚至死亡。

(四)阑尾周围脓肿

急性阑尾炎进展至化脓、坏疽、穿孔时,多有大网膜移至局部,与周围肠管及肠系膜共同包裹成团,形成阑尾周围脓肿。随病情进展的严重程度,阑尾周围脓肿可表现为多种组织不规则包裹的炎性团块,内部间有显微镜下可见的小脓肿,或包裹内部形成肉眼可见的积脓。此类脓肿不同于有完整囊壁的囊性脓肿,而是形成包裹的大网膜、肠管和肠系膜之间的积脓,内部有化脓或坏疽穿孔的阑尾,或阑尾已完全坏死消融。脓肿形状不规则,积脓量亦多少不一。

阑尾周围脓肿可通过 B 超、CT 等影像学检查诊断,较大的阑尾周围脓肿可在触诊中发现,为有明显触痛的质韧包块,边界不甚清楚,移动度小。若包裹形成良好,感染及炎症被局限,包裹内部积脓量少时,可以通过抗生素和全身支持治疗使感染控制,脓肿吸收,积脓量多则需手术或介入方法引流。阑尾周围脓肿处理不当时,可因内压增高而溃破,导致严重的弥漫性腹膜炎;也可能向邻近空腔脏器溃破形成内瘘,或向体表溃破形成窦道。包裹紧密的阑尾周围脓肿在术前诊断和术中,都可能与合并感染的肿瘤难以鉴别,特别是在老年患者,应注意排除回盲部肿瘤。

三、临床表现

典型的急性阑尾炎临床表现包括转移性右下腹痛和右下腹压痛,但临床实际病例并非都具有典型表现,有时存在鉴别难度。需注意几种特殊患者,包括老年人、儿童、孕妇和精神智力障碍人士等,其症状和体征可以不典型,不清晰,外观表现与病情严重程度可以分离,或存在交流困难不能配合体检,容易导致误诊,而病情突然加重造成严重后果。个别青壮年急性阑尾炎患者,病情也可以快速进展为感染性休克、MODS 的重症状态,故对每一例急性阑尾炎都不能轻视。

（一）腹痛

典型的转移性右下腹痛为先出现脐周或上腹部定位模糊的隐痛，后逐渐转为右下腹痛。腹痛多为胀痛或钝痛，病程初期疼痛轻至中度，可表现为阵发性加重，随阑尾化脓坏疽的进展，腹痛程度加剧，及至阑尾穿孔后由于腔内压力降低，腹痛可暂时缓解，但因随之而来的腹膜炎，腹痛再次持续加重，范围扩大或弥漫全腹。部分急性阑尾炎患者并无转移性右下腹痛出现，而是直接出现右下腹隐痛或钝痛，随病程逐渐加重。

（二）全身症状

患者在发病早期多有乏力、食欲不振、恶心呕吐症状，但呕吐多不剧烈。在单纯性阑尾炎阶段，患者也可仅有腹痛而无其他任何不适。当脓液聚集于盆腔或盆位阑尾的化脓性感染，可刺激直肠，引起腹泻或里急后重感。发热与阑尾炎症程度相关，单纯性阑尾炎阶段可无发热或仅有 38 ℃ 以内的低热，至化脓性阑尾炎和坏疽性阑尾炎阶段，患者多有超过 38 ℃ 的发热。当阑尾腔内积脓压力高、存在范围较大的下腹部腹膜炎或弥漫性腹膜炎时，可出现高热，严重者有寒战、神志淡漠，可发展至感染性休克和全身炎症反应综合征（SIRS）的重症状态。在个别急性阑尾炎病例中，阑尾的细菌或小脓栓可以经门静脉回流入肝，引起化脓性门静脉炎，患者有高热寒战、肝区疼痛和轻度黄疸，此种情况可进一步发展为细菌性肝脓肿。

（三）体征

最重要的体征是右下腹压痛。固定的右下腹压痛在腹痛未转移至右下腹时即可存在。检查阑尾压痛的常用体表标志有麦氏点（McBurney 点，右髂前上棘与脐连线中外 1/3 处）和兰氏点（Lanz 点，左右髂前上棘连线的右 1/3 和中 1/3 交界处），急性阑尾炎的右下腹压痛最剧处多集中于此两点及其附近小片区域。无论阑尾位置如何，大多数急性阑尾炎病例都可查见右下腹固定压痛，此现象除与阑尾自身炎症和局部腹膜炎直接相关外，还与阑尾的内脏感觉神经与右下腹皮肤感觉神经进入同一脊髓节段有关，McBurney点 Lanz 点这种牵涉导致右下腹皮肤在阑尾炎发生时对痛觉过敏，在体检中即表现为右下腹明显的压痛。在局限性腹膜炎或弥漫性腹膜炎时，除所涉及区域的腹膜刺激征外，压痛最剧部位仍在右下腹。在部分异位阑尾炎病例中，腹部压痛随阑尾位置也有变化，如盲肠后位阑尾炎在后腰部可查见压痛或叩痛，位于肝下的高位阑尾炎压痛区上移，但右下腹疼痛敏感区仍存在。在少见的先天性内脏转位不良患者，若阑尾位于左下腹时，阑尾炎压痛最剧区域位于相应部位。腹部压痛程度与阑尾炎发展程度相关，在单纯性阑尾炎阶段，压痛较轻，而至化脓坏疽性阑尾炎阶段则程度加重。当形成阑尾周围脓肿时，可触及右下腹痛性包块，多在发病后 5～7 天。需注意在腹壁肥厚的患者，当阑尾位置深在或较低时，查明腹部压痛区较困难，不能以此认为体征不存在或轻微，应通过其他诊断要素综合判断。

一些特殊体位的检查在急性阑尾炎临床体检中并不常规使用，只在症状和体征不典型的病例，可能提供更多参考信息。现列举如下。

（1）结肠充气试验（Rovsing 征）：双手交替向上深压降结肠，将肠腔内气体推向盲肠，若引起右下腹痛则有参考意义。

（2）腰大肌试验：患者左侧卧位，使其右下肢向后过伸，若引起右下腹疼痛则有参考意义，且提示阑尾位置较深，多为盲肠后位阑尾。

（3）闭孔肌试验：患者仰卧位，右下肢屈曲内旋，若引起右下腹痛则有参考意义，且提示阑尾位置较低，靠近闭孔肌。

（4）直肠指诊：直肠右前壁触痛提示阑尾炎存在。直肠周围饱满灼热，提示盆腔脓肿形成。

四、辅助检查

（一）实验室检查

常用的实验室检查与急腹症常规检查相同，包括血细胞计数、尿常规、肝肾功能、血糖、电解质、凝血功能等。对育龄妇女应常规行血或尿液 HCG 检查。白细胞升高和中性粒细胞比值升高最常见，而在急性阑尾炎初期白细胞数可能并不高出正常范围，在老年人、营养不良、免疫抑制和身体虚弱的慢性病患者，白细胞数可以没有明显升高,此时中性粒细胞比值上升也有诊断价值。病程中若升高的白细胞数突然下降,则是病情恶化出现脓毒症的表现。化脓的阑尾刺激输尿管时,尿液中可出现少量红、白细胞。食欲不振、恶心呕吐可导致尿酮体升高和低钾血症。发生弥漫性腹膜炎或感染性休克的患者,化验结果可显示水、电解质平衡紊乱。

(二)影像学检查

多数急性阑尾炎并无特异性影像学表现。常用 X 线腹平片、B 超和 CT 检查。腹平片可以显示阑尾周围脓肿时阑尾区软组织团块影和气影,B 超和 CT 可以发现腹盆腔少量积液(积脓)、阑尾周围脓肿和明显肿胀的阑尾积脓。影像学检查的意义还在于提供鉴别诊断信息,如妇科急症、泌尿系结石、上消化道穿孔等。

五、诊断和鉴别诊断

急性阑尾炎诊断要素包括转移性右下腹痛或右下腹痛,右下腹压痛及白细胞、中性粒细胞比值升高。**多数病例**(约 80%)具有以上要素。还需常规行 X 线**胸片检查**,尿常规和泌尿系 B 超检查,育龄女性血或**尿 HCG 检查**及子宫双附件 B 超,以提供重要的鉴别**诊断信息。**

不具备典型临床表现的病例则需要依据病史和体征提示的信息,选择适当检查协助判断。怀疑存在急性阑尾炎但又未能明确诊断时,最重要的并非完全明确诊断,而是判断有无手术适应证,当患者已出现急性腹膜炎体征时,就应积极手术探查。可通过腹腔镜探查或剖腹探查明确诊断。腹腔镜探查创伤微小,比剖腹探查具有诸多优势,可以探查腹腔各区域及盆腔,明确诊断后也可以进行上腹部、下腹部或盆腔的腹腔镜手术,而不需要增加腹壁创伤。即使探查证实没有需要手术的急症,其微小创伤相比延误治疗的风险也是值得的。

急性阑尾炎很容易与其他急腹症混淆,与之鉴别的疾病很多,包括肝胆外科、泌尿外科、妇产科和内科疾病,常见如下。

(一)胃十二指肠溃疡穿孔

患者多有消化性溃疡病史或上腹痛史,发病时腹痛起自上腹,突然而剧烈。穿孔漏出液可能沿右结肠旁沟流至右下腹腔,出现右下腹局限性腹膜炎体征,存在弥漫性腹膜炎时体检可能难以查清腹痛最剧部位,容易与急性阑尾炎混淆。胃十二指肠溃疡穿孔的腹痛多持续而程度重,发病后较快出现弥漫性腹膜炎,体征明显,腹平片多可见膈下游离气体。

(二)急性胆囊炎

多有胆石症病史。当胆囊肿胀下垂位置较低时,可能表现为右下腹或稍高位置的压痛反跳痛,但大多数急性胆囊炎体征仍集中于右上腹,Murphy 征阳性,或可触及光滑圆形的肿胀胆囊,B 超检查可明确诊断。

(三)急性胃肠炎

患者多有不洁饮食史,腹痛伴随呕吐、腹泻和发热,因肠道积气和痉挛可出现腹胀和位置多变的阵发性绞痛,程度可轻可重,体检可有多个部位轻压痛,且变化较大,一般没有固定压痛点,肠鸣音活跃。揉压腹部时患者不适感减轻,此点为内科腹痛与外科急腹症的重要区别。

(四)右侧输尿管结石

是临床常见的与急性阑尾炎鉴别的疾病。结石在输尿管内下降时可引起剧烈的右下腹痛,多起病突然,没有转移性右下腹痛病史,疼痛中到重度,可为绞痛、钝痛或胀痛,并可向腹股沟区及会阴部放射,体检时可查见固定的右下腹压痛,尿常规检查可见血尿,血液常规检查白细胞变化不明显,B 超或肾、输尿管、膀胱 X 线平片(KUB)可发现结石或轻度的输尿管梗阻。腹痛可自行缓解,或使用解痉药物缓解。

(五)异位妊娠破裂

对怀疑急性阑尾炎的育龄女性患者应常规进行血液或尿液 HCG 检查。异位妊娠破裂可引起下腹痛,体检可存在右下腹固定的压痛和反跳痛,与急性阑尾炎容易混淆。但一般没有转移性右下腹痛病史,血常规检查提示失血性贫血,量多时可引起失血性休克。B 超可查见腹盆腔积液(积血)和子宫附件异常。

(六)右侧卵巢黄体破裂

对育龄女性应详细询问月经史,黄体破裂出血多发生在月经前 1～10 天,没有转移性右下腹痛病史,起病突然,多伴有恶心呕吐、肛门坠胀和少量阴道流血,疼痛持续,可存在右下腹固定压痛和反跳痛,妇科检查有宫颈举痛,阴道后穹隆饱满,穿刺有不凝血,出血量多时可引起失血性休克,血常规检查见血红蛋白降低,B 超可发现腹盆腔积液(积血)和卵巢异常。

(七)右侧卵巢囊肿蒂扭转

部分患者有发现卵巢囊肿病史,腹痛起病突然,疼痛剧烈,存在右下腹固定压痛和反跳痛,有时可触及肿物,B 超可明确诊断。

(八)急性输卵管炎

患者可存在右下腹痛,发热和白细胞升高,右下腹压痛反跳痛,与急性阑尾炎很容易混淆。但多数患者双侧下腹部均有压痛,且位置较低,当存在输卵管积脓时,因输卵管腔压力增高,疼痛剧烈,患者可大声呼号,辗转难安。妇科检查可触及盆腔有触痛包块,B 超可显示输卵管增粗和积液以及盆腔积液。

(九)急性盆腔炎

有下腹痛、发热和白细胞升高,可伴有尿频尿痛、便秘腹泻或里急后重,甚至可查见右下腹固定压痛和反跳痛,与急性阑尾炎容易混淆。但其腹部压痛位置多偏低,且包括双侧下腹部,妇科检查可见阴道充血、宫颈举痛、子宫压痛等。

(十)肠结核

因 85% 的肠结核病变在回盲部,故引起腹痛多位于右下腹,为隐痛或钝痛,有阵发性绞痛,发作时体检也可查见右下腹固定压痛。对误诊为急性阑尾炎的肠结核行手术治疗,可能引起术后难以治愈的肠瘘,故必须谨慎对待。肠结核患者的胸片多可发现结核病灶,肠结核腹痛可自行缓解,白细胞和中性粒细胞比值变化不明显,腹痛缓解期行 X 线钡剂造影可以明确。肠结核以内科治疗为主,但并发穿孔、脓肿或肠梗阻时,或结核病灶导致阑尾出口堵塞引起急性阑尾炎时,仍需手术治疗。

(十一)小儿肠系膜淋巴结炎

患者多在 1～2 周内有上呼吸道感染病史,有发热、腹痛、白细胞和中性粒细胞比值升高,可查见右下腹固定压痛,与急性阑尾炎非常相似,有报道本病误诊为急性阑尾炎行手术治疗的病例占急性阑尾炎手术的 4%～5%。本病腹痛以脐周为主,没有转移性腹痛史,腹部压痛的体检非常重要,应耐心仔细,本病具有特征性的沿肠系膜根部排列的压痛点,即自第 1 腰椎左侧至右骶髂关节前方线形区域,一般没有反跳痛和肌紧张。B 超检查可能显示肠系膜淋巴结肿大。本病经抗生素治疗后腹痛逐渐好转,白细胞和中性粒细胞比值逐渐降低。

(十二)需与急性阑尾炎鉴别的疾病

还有 Meckel 憩室炎,Crohn 病等。

六、治疗

(一)非手术治疗

非手术治疗以抗生素治疗和液体支持为主,决定暂不手术的患者可以进流质半流质饮食。体温 <38 ℃,症状体征轻,没有腹膜炎体征的急性单纯性阑尾炎可以采用非手术治疗,但远期容易复发。病程超过 1 周的阑尾周围脓肿,若体温 <38 ℃,腹痛和腹部压痛局限,可以暂予非手术治疗,观察病情转归。对于合并严重疾病不能耐受手术的患者,应采取非手术治疗。

(二)手术治疗

阑尾切除术是治疗急性阑尾炎的根本方法,除以上情况外,均应采取积极的手术治疗。反复发作的急性单纯性阑尾炎也应积极手术。急性单纯性阑尾炎初次发作,但患者需经常旅行,或即将进入医疗条件不完善地区时,如远洋航行或赴落后偏远地区,也应行阑尾切除术。经抗生素和液体支持治疗症状体征无好转的阑尾周围脓肿应行手术或介入方法脓肿引流。

阑尾切除手术包括传统的开腹阑尾切除术和腹腔镜阑尾切除术。目前在有条件的医院,腹腔镜阑尾切除术已经成为常规首选式式,比开腹手术具有诸多优势。但腹腔镜手术并不能完全取代开腹手术。医师除掌握腹腔镜手术技术外,更重要的是在术前和术中判断其适应证和禁忌证。开腹手术与腹腔镜手术操作模式不同,但其包含的手术要点相同:①结扎离断阑尾系膜。②结扎离断阑尾根部,妥善处理残端。③吸尽腹腔积脓,酌情留置引流。④当阑尾情况与症状体征不符时,应进一步探查腹腔寻找原发病灶。

1.开腹阑尾切除术

开腹阑尾切除术是治疗急性阑尾炎的基本手术,医师在开展腹腔镜阑尾切除术之前,应熟练掌握开腹阑尾切除术,并具备处理各种非典型情况的经验。

1)麻醉:常用腰麻联合连续硬膜外麻醉,可兼顾起效快速和较长的麻醉持续时间。

2)体位:直腿仰卧位。

3)切口:最常用麦氏切口,即经麦氏点与脐至右髂前上棘连线垂直的切口,通常5~6 cm,其位置可依术前体检压痛点稍上移或下移。依据患者年龄和体型胖瘦,切口需作适度调整,儿童患者切口可减小,而肥胖患者需扩大切口以暴露术野。经右腹直肌探查切口用于术前诊断不甚明确的手术,切口中点位置多选择平脐或稍向下,一般需>8 cm,术中需要时可向上下延长。

注意:切口大小应以有效暴露术野为原则,不要为追求小切口而使暴露和操作困难,增加误伤和术后并发症风险,安全确切的手术操作永远是最重要的。

4)手术步骤。

(1)作皮肤切口,逐层进入腹腔,依次为皮肤,皮下脂肪,腹外斜肌腱膜,腹肌(包括腹外斜肌,腹内斜肌和腹横肌),腹膜。其中腹肌层由术者和助手用止血钳呈垂直方向交替撑开,操作时注意控制深度,因局部腹膜炎腹膜水肿时,钳尖可能直接戳穿腹膜,容易误伤。其他层次选用手术刀,电刀或组织剪刀锐性切开,过程中随时处理出血点。切开腹膜前应使用交替钳夹动作以避免提起肠管,有时盲肠与右下腹膜紧贴时容易误切入盲肠腔。腹腔积脓多时,切开腹膜即有脓液冒出污染切口,切开前可用小纱布围绕切开处保护,先切开小口,伸入吸引器吸除大部分积脓,防止脓液漫溢。切开腹膜后可在其周边夹一圈切口巾保护。

(2)寻找阑尾,分离其周边粘连,辨清局部解剖结构。腹腔内操作尽量用器械进行,以减少手套表面对腹膜和脏器的摩擦,减少术后粘连。化脓坏疽穿孔的阑尾炎往往局部脓性渗出多,大网膜和周围器官包裹粘连,结构混乱难以辨清。此种急性炎症期的粘连并不紧密,用手指钝性分离较安全。几乎每一位普通外科医师都有找不到阑尾的经历,此时应避免漫无目的地反复翻找,应辨清升结肠结肠带,沿其汇聚方向寻找阑尾根部,确认根部后一般都可寻见线索。无法寻见阑尾时,应考虑到浆膜下阑尾、腹膜外阑尾和高位阑尾等少见情况,暴露不佳时应果断延长切口,否则只会无谓地延长手术时间和增加误伤风险(图7-1)。

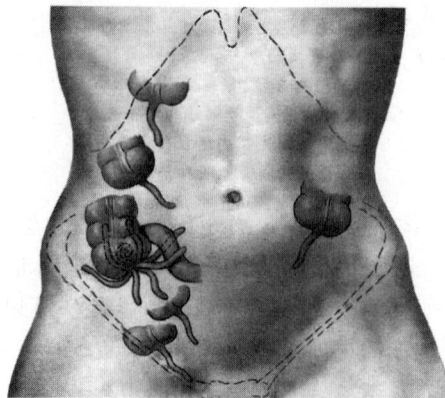

图 7-1 阑尾位置

(3)游离阑尾后在其系膜根部钳夹两把止血钳,结扎离断阑尾系膜,系膜水肿严重结扎不确切时应缝扎止血。系膜宽厚时应分束结扎离断。在阑尾根部钳夹两把止血钳,在其中间离断阑尾,阑尾残端长约0.5 cm较适宜。结扎阑尾残端,现多用电刀烧灼残端,再荷包缝合包埋之。荷包缝合也可在阑尾离断之前先进行,以便于牵拉,若荷包缝合有困难时,也可不包埋,或酌情用8字缝合或间断缝合浆肌层包埋。若阑尾根部已坏疽或充血水肿严重,不适于结扎,应用8字缝合、间断缝合或U形缝合关闭残端,再行浆肌层缝合加固。鉴于腹腔镜手术的经验,在残端结扎或缝合关闭切实的情况下,不缝合包埋也是安全的。结扎离断根部和系膜的顺序依手术具体情况而定,阑尾粘连严重时可用逆行切除法,先结扎离断根部后再逐次分离阑尾系膜。

(4)切除阑尾后应进一步清理腹腔积脓、脓苔和脱落的粪石,若包裹的大网膜已形成化脓感染灶应作局部切除,不提倡大量冲洗以防感染扩散,可在局部用蒸馏水或甲硝唑小量冲洗后吸尽。因粪石中含菌量非常高,若遗落腹腔将形成感染源头,引起术后腹腔脓肿或腹膜炎迁延不愈等棘手的并发症,必须彻底清除。附着紧密的脓苔不需强行剥除。对腹腔渗出多或系膜、残端处理不甚满意的病例应留置引流管。

(5)切口缝合前应更换清洁的手套和器械,尽量使用抗菌可吸收缝线。缝合腹膜层后可用蒸馏水或聚维酮碘液冲洗切口,再缝合腹外斜肌腱膜层,皮下脂肪和皮肤。腹肌层交叉钝性撑开后会自然回缩,一般不需缝合,若开口较大可缝合一至两针,术中因扩延切口而切断的肌肉应予缝合,U形缝合法牢固性更好。皮下脂肪层不厚时应与皮肤一层缝合,减少缝合层面和组织内缝线数量。皮下脂肪肥厚时应先用纱布尽量擦去脱落的脂肪粒,削除松散游离的脂肪团,并切实止血,缝合时应进针至脂肪层底部,不留死腔,若腹壁脂肪厚度>4 cm,最好留置切口内胶片引流,24~48小时后拔除。使用钉皮钉可减少切口内缝线,切口愈合后瘢痕更小,外观明显改善,但钉皮前应将脂肪层作少数几针缝合对拢对齐。注意切口保护和缝合方式,可以降低术后切口感染的发生率,但在化脓坏疽性阑尾炎,开腹手术后切口感染率仍较高,可达50%或更高。

2.腹腔镜阑尾切除术

(1)适应证:①急、慢性阑尾炎。②妊娠20周以内发作的急性阑尾炎。

(2)禁忌证:①严重心肺疾患。②腹腔复杂手术史,存在广泛粘连。③合并休克、严重水电解质平衡紊乱等的危重患者。

(3)麻醉:气管插管全身麻醉。

(4)体位与手术室布局:患者取仰卧位,手术开始后调至头低左倾位,以利于暴露回盲部。术者立于患者左侧,扶镜手立于术者右侧,显示器设置在术者对面(图7-2)。

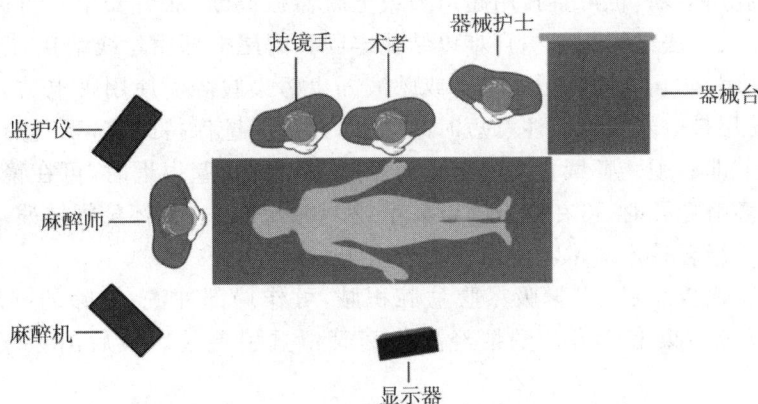

图7-2 腹腔镜阑尾切除术手术室布局

(5)套管位置:套管位置可根据术者经验和患者体型等具体情况作适当调整,通常两套管之间距离至少10 cm以上,以便于操作。①单孔法:在脐上缘或下缘放置10 mm套管(观察及操作孔)。②双孔法:在脐上缘或下缘放置10 mm套管(观察孔),麦氏点或耻骨联合上放置10 mm套管(操作孔)。③三孔法:在脐上缘或下缘放置 10 mm 套管（观察及取标本孔），左右下腹部各放置 5 mm 套管（操作孔），具体位置根据阑尾位置和术者习惯调整。常用麦氏点内下方和与其水平的腹正中线偏左侧 4~6 cm 处，较利于操作。两个操作套管之间应至少有 10 cm 距离。因取出阑尾方式不同，右下腹也可选用 10 mm 操作套管。

（6）手术步骤。

单孔法：仅适用于慢性阑尾炎和急性单纯性阑尾炎，阑尾及盲肠较游离，阑尾根部可提至脐孔处。在脐上缘或下缘作 1 cm 切口，切开皮下脂肪至腹白线，提起其两侧后剪开腹白线进入腹腔，置入带操作通道的 10 mm 腹腔镜（图 7-3）建立气腹（开放法）。气腹压力成人 12~14 mmHg，儿童 9~11 mmHg。探查腹盆腔后经操作通道置入分离钳，确认阑尾根部游离度足以提至脐孔处后，钳夹阑尾尖端经脐孔提出体外，同时放尽气腹，在体外结扎离断阑尾系膜和根部，残端处理切实后松开钳夹，盲肠即滑回腹腔。再次建立气腹，腹腔镜探查腹腔无出血或其他异常后消除气腹，逐层缝合脐部套管孔。

双孔法：仅适用于慢性阑尾炎和急性单纯性阑尾炎，阑尾及系膜较细长，可经 10 mm 套管孔提出体外者。在脐上缘或下缘以前述开放法置入 10 mm 观察套管并建立气腹，置入腹腔镜，在腹腔镜观察下于麦氏点置入 10 mm 操作套管。探查腹盆腔后经操作套管置入分离钳，钳夹阑尾尖端自操作套管孔提出体外，同时放尽气腹。在体外结扎离断阑尾系膜和根部，处理切实后松开钳夹，盲肠即滑回腹腔。重新建立气腹，腹腔镜再次探查腹腔无出血或其他异常后消除气腹，逐层缝合脐部套管孔。

三孔法：适用于各期急性阑尾炎，阑尾周围脓肿，是最常用的方法。在脐上缘或下缘以开放法置入 10 mm 套管并建立气腹，置入腹腔镜，在腹腔镜观察下放置下腹部两个操作套管。先吸除腹盆腔积脓，全面探查腹盆腔，再开始分离阑尾及系膜。分离化脓或被包裹的阑尾时应用无损伤器械进行钝性分离，在清晰视野下小心进行，以免造成副损伤。浆膜下阑尾部分或全部位于盲肠浆膜下，可用剪刀剪开浆膜暴露，不要用带电操作，以免损伤盲肠。盲肠后位和少见的腹膜外阑尾多需游离盲肠与侧腹壁附着部。

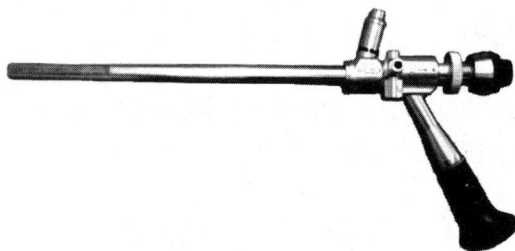

图 7-3 带操作通道的腹腔镜

系膜可用丝线结扎后剪断，也可直接用超声刀或电凝器械离断，后者安全且可简化操作，特别适用于系膜明显水肿时，此时线扎法易切割组织且难以结扎牢固。阑尾根部用丝线结扎，拟离断处远端用丝线结扎或用钛夹、结扎锁夹闭，防止离断阑尾后粪石或脓液漏出污染腹腔。使用带电剪刀或超声刀离断根部，同时适度烧灼残端，使用带电器械时应注意短时间通电，并与肠壁保持距离，以免热损伤肠壁。阑尾残端处理切实后缝合包埋并非必须。怀疑止血不确切而系膜残端离肠壁很近时，可在镜下缝扎止血。阑尾根部肠壁水肿严重或已坏疽穿孔时，可在镜下进行 8 字或 U 形缝合关闭，怀疑阑尾残端结扎不确切时，应作缝合加固或包埋。镜下缝合技术对术者操作技巧要求很高。

阑尾切除后应再次探查腹腔，尽量吸尽腹盆腔积脓，可作局部冲洗，切除的阑尾必须装入标本袋经 10 mm 套管孔取出，以免污染套管孔。酌情经操作套管留置引流管。最后消除气腹，逐层缝合脐部套管孔。

注意：腹腔镜阑尾切除术的中转开腹率，与术者的技术水平相关。若局部粘连复杂紧密，解剖结构不清，镜下处理有困难或不安全时，应果断中转开腹，不要无谓地延长手术和麻醉时间，增加副损伤和术后并发症风险。

（7）术后并发症。①切口感染：开腹阑尾切除术后切口感染主要见于化脓、坏疽、穿孔的阑尾炎。除术中注意各个环节的防止感染措施，术后还应每日换药仔细观察，酒精湿敷对部分出现红肿的切口有防止进一步化脓的作用,若切口红肿疼痛,按压有脓液溢出时,应拆除表层缝线,充分敞开引流,每日换药直至坏死组织排清,肉芽生长,切口逐渐愈合或行二期缝合。没有与腹腔内感染灶相通的切口感染一般限于腹外斜肌腱膜层以外,经积极换药都可愈合。而感染源头来自腹腔内(粪瘘或脓肿)的切口不会愈合,必须去除腹腔内感染源才可治愈。规范操作的腹腔镜阑尾切除术后切口感染非常少见,多发生在取出标本的套管孔,故取标本时必须装入清洁的标本袋以保护套管孔。若发生套管孔感染,经敞开换药很快可以愈合,若无好转时,应注意有无粪石残留于套管孔内。②腹盆腔脓肿:化脓感染严重的阑尾炎,或已导致弥漫性腹膜炎时,腹盆腔积脓未清理干净或遗漏粪石,都可能引起术后腹盆腔脓肿形成。脓肿可位于盆腔、膈下或肠间。术后患者的发热、腹痛及白细胞升高无好转,并伴有恶心呕吐、腹胀腹泻等消化道症状时应考虑此并发症。肠间脓肿局部有腹膜炎体征或触及包块,膈下脓肿可引起呃逆,盆腔脓肿可引起腹泻和里急后重感,直肠指诊可触及包块或局部压痛。B超或CT可发现脓肿。较小的脓肿经抗生素治疗后可吸收。脓肿较大而抗生素治疗无效时应行B超引导下的穿刺引流,可经腹壁、阴道或直肠进行。引流效果不佳时应行手术治疗。腹腔脓肿可能迁延不愈,治疗棘手。开腹手术14天后因腹腔粘连已较紧密,再行腹腔手术将非常困难,腹腔镜手术的术后粘连则很轻微,故制订治疗方案时应考虑术式与治疗时机。③肠瘘:术中损伤肠管而未发现,术后即形成肠瘘。化脓感染严重使肠壁组织水肿,结扎阑尾根部时结扎线切割肠壁,术后结扎线脱落即引起粪瘘。化脓坏疽性阑尾炎时附近盲肠壁可能存在小脓肿,术后可使肠壁破溃形成肠瘘。腹腔镜手术中电器械使用不当,造成肠壁热损伤,损伤处在术后逐渐坏死穿孔,形成肠瘘。阑尾切除手术所致的肠瘘一般位置较低,局限于右下腹,建立通畅引流后多可自愈。④其他:阑尾切除术后腹腔出血,通常由阑尾系膜处理不当,阑尾动脉出血引起,除术中精心操作避免隐患外,术后应注意观察引流、心率、血压等,若明确诊断应尽快手术止血。阑尾残株炎与阑尾残端过长有关,被荷包包埋的阑尾残株炎可形成盲肠壁内脓肿,保守治疗无效时均需手术处理。

(王付春)

第二节　特殊的急性阑尾炎

一、小儿急性阑尾炎

小儿急性阑尾炎临床上并不少见,但发病率低于成年人。据综合医院统计,12岁以下的小儿急性阑尾炎占急性阑尾炎总数的4%～5%。与成年人比较,小儿急性阑尾炎发展快,病情重,穿孔率高,并发症多。1岁内婴儿的急性阑尾炎几乎100%发生穿孔,2岁以内为70%～80%,5岁时为50%。小儿急性阑尾炎病死率为2%～3%,较成年人平均高10倍。

(一)诊断依据

1.病史特点

常伴有上呼吸道感染和肠炎等诱因,而转移性右下腹痛史常不能自述,全身反应和胃肠道症状出现早,且比成人明显,有时以频繁的呕吐为最初的首要症状,个别病儿起病时就伴有39℃～40℃高热,也有以持续性腹泻为主要表现。阑尾壁薄,大网膜短而薄,穿孔后并发弥漫性腹膜炎,出现严重的全身中毒症状。

2.体征

以右下腹固定压痛点或直肠指检发现右前方有触痛是诊断的主要依据。但小儿常哭闹不合作,应重视检查的技巧。

(二)治疗方法

一旦诊断明确,又无禁忌,应即刻手术治疗。术前应注意纠正水、电解质失衡和酸碱紊乱;尽早应用抗生素;及时处理高热,以免引起严重并发症。

二、老年急性阑尾炎

老年人常患有各种主要脏器疾病如冠心病等,急性阑尾炎的病死率较高,而且随年龄的逐渐增高而增高。据统计急性阑尾炎年龄 60～69 岁组病死率为 17%,70 岁以上组为 40%,如发病在 12 h 内立即手术者病死率为 13.3%。

(一)诊断依据

1.病史特点

起病缓慢,老年患者反应能力低,腹痛多不剧烈,也无明显的疼痛转移史;胃肠道症状轻,恶心呕吐不多见,但便秘为常见症状;全身反应如体温、脉搏以及白细胞计数的变化不显著,有时甚至正常。

2.有并存病

老年患者常并存有心血管疾病,慢性肺疾病,胃肠道疾病及代谢性疾病如糖尿病,这些疾病的症状可能与急性阑尾炎的临床表现相混淆,增加了诊断上的难度。

3.体征

多在阑尾部位有固定压痛点,但腹肌紧张多不明显。由于腹肌已萎缩,即使阑尾已穿孔,腹膜刺激征也不明显。有时阑尾周围脓肿形成后,右下腹已出现包块,但不伴有急性炎症表现,临床上很似回盲部恶性肿瘤。

(二)治疗方法

应力争早期手术,高龄本身不是手术禁忌证,但对手术耐受性较低,要做好全身检查和术前准备,手术操作要轻柔、迅速。术后预防肺部并发症及下肢深静脉血栓形成。

三、妊娠期急性阑尾炎

妊娠期急性阑尾炎的发病情况:国内产科医院统计妊娠期阑尾炎约占孕妇的 0.1%,一般医院中妊娠期急性阑尾炎占阑尾炎总数的 2%。大多发病于 25～35 岁,约 80% 是在妊娠的中、晚期。由于孕妇生理方面的变化,一旦发生阑尾炎其危险性较一般成人大。据统计妊娠期急性阑尾炎中妊娠妇女病死率为 2%,比一般阑尾炎患者高 10 倍,胎儿的病死率约为 20%。

随子宫的增大,盲肠和阑尾的位置也随之改变,阑尾在向上移位的同时,其尖端还呈反时针方向旋转。有时盲肠和阑尾向外和向后移位,部分为胀大了的子宫所覆盖。

(一)诊断依据

1.病史特点

与非妊娠期急性阑尾炎相同,有转移性右下腹痛,疼痛部位可随子宫大小而变位。由于盆腔充血,不仅感染机会增多而且炎症发展较快、阑尾坏死穿孔的机会多。由于大网膜被推向一侧,不易限制炎症的发展,合并弥漫性腹膜炎的机会也增多。

2.体征

阑尾压痛点可随子宫增大而向外向上变化。阑尾在子宫后方,腰前壁的压痛和腹肌紧张均可不明显。有时腰部可有压痛。

(二)治疗方法

(1)妊娠早期(1～3 个月):症状轻者可非手术治疗,症状重者应手术。

(2)妊娠中期(4～7 个月):一旦确诊,应手术治疗,切口比麦氏切口稍高或腹直肌旁纵行切口,术中不要过多刺激子宫,术后给予镇静、止痛及黄体酮等保胎治疗。

(3)妊娠晚期(8 个月以上):可行阑尾切除,然后待其自然分娩。约 50% 孕妇可能早产,胎儿的病死率也较高,手术时应尽量减少对子宫的刺激。

(4)预产期和临产期的急性阑尾炎,诊断和治疗均较复杂,应与产科医师共同研究处理。

四、异位急性阑尾炎

多数人出生时阑尾已下降到右髂窝内,如胚胎发育异常,阑尾可滞留于腹腔的任何部位。当异常位置的阑尾发生急性炎症时,诊断上有一定困难,临床上较多见的异位阑尾为盆腔位,肝下位和左侧位。

(一)低位(盆腔位)急性阑尾炎

由于盲肠下降过多或右半结肠游离而缺乏固定时,阑尾可位于髂嵴线以下,甚至完全进入盆腔内,临床估计盆位急性阑尾炎发生率为 $4.8\%\sim7.4\%$,表现为转移性腹痛,只是腹痛部位及压痛区均较低,肌紧张也较轻。病程中可能出现直肠刺激症状如便次增多,肛门坠胀,或出现膀胱刺激症状如尿频和尿急等。低位阑尾炎的治疗与一般阑尾炎相同,应急诊手术切除阑尾。手术过程中应仔细探明盲肠和阑尾的位置,分离炎性粘连,使阑尾完全游离后予以切除。

(二)高位(肝下位)急性阑尾炎

先天性肠道旋转下降不全时,盲肠和阑尾可停留于肝下;后天性阑尾过长,尖端也可延伸于肝外下。肝下位阑尾炎时,腹痛、压痛和肌紧张均局限于右上腹,临床上常误诊为急性胆囊炎。必要时行腹部B超检查,如证实胆囊大小正常,轮廓清晰,胆囊腔内也无异物回声时,高位阑尾炎应该考虑,一旦确诊,应急诊切除阑尾。

(三)左侧急性阑尾炎

由于先天性腹腔内脏异位,盲肠可位于左下腹部;后天性游离盲肠,也可移动并粘连固定于左下腹,阑尾也随之固定在左髂窝内。左侧位急性阑尾炎极少见,其病理学类型和发病过程与右侧急性阑尾炎相同,有转移性左下腹痛,压痛和肌紧张也局限于左髂窝。考虑到左侧急性阑尾炎的可能时,应仔细进行胸、腹部的体检和X线检查,确诊后可经左下腹斜切口切除阑尾。

(王付春)

第三节　慢性阑尾炎

慢性阑尾炎大多为急性阑尾炎经非手术治愈的病例或有反复发作史,但有部分患者可无急性发作过程,而一开始就是慢性过程。

一、分类

临床上将慢性阑尾炎大致分为两种类型

(一)原发性慢性阑尾炎

其特点为起病隐匿,症状发展缓慢,病程持续较长,几个月到几年。病初无急性发作史,病程中也无反复急性发作的现象。

(二)继发性慢性阑尾炎

特点是首次急性阑尾炎发病后,经非手术治疗而愈或自行缓解,其后遗留有临床症状,久治不愈,病程中可再次或多次急性发作。

二、病理

慢性阑尾炎肉眼观察可有各种表现,镜下可见阑尾各层有淋巴细胞浸润。

(1)阑尾细长呈卷曲、折叠及纠搭状,使阑尾的排空受阻。阑尾及其系膜与周围组织和器官有不同程度之粘连。

(2)阑尾壁增厚,管径粗细不均匀,部分管腔呈狭窄状,有时相当一段远端管腔完全闭塞而呈条索状。

(3)阑尾腔内有粪石、异物阻塞,阑尾浆膜血管明显增多而清晰。

三、诊断

(一)临床表现

1.腹部疼痛

腹部疼痛主要位于右下腹部,其特点是间断性隐痛或胀痛,时重时轻,部位比较固定。多数患者在饱餐、运动和长时间站立后,诱发腹痛发生。病程中可能有急性阑尾炎的发作。

2.胃肠道反应

患者常觉轻重不等的消化不良、食欲不佳。病程较长者可出现消瘦、体重下降。一般无恶心和呕吐,也无腹胀,但老年患者可伴有便秘。

3.腹部压痛

压痛是唯一的体征,主要位于右下腹部,一般范围较小,位置恒定,重压时才能出现。无肌紧张和反跳痛,一般无腹部包块,但有时可触到胀气的盲肠。

4.间接体征

各种特定的压痛点如马氏点、兰氏点及腰大肌征、罗氏征,在慢性阑尾炎的诊断中无意义。

(二)辅助检查

胃肠钡剂造影和纤维结肠镜检查有一定帮助。回盲部钡剂造影如出现显示的阑尾有压痛、阑尾呈分节状、阑尾腔内的钡剂排空时间延长及阑尾未显影等,均为慢性阑尾炎的特征。纤维结肠镜可直接观察阑尾的开口及其周围的黏膜的变化和活检,尚可对阑尾腔进行造影,对鉴别诊断有一定意义。

X线钡剂造影检查有如下特征。

(1)阑尾充盈后有明显压痛,当移动阑尾时,压痛点也随之有相应的移位。

(2)阑尾虽未见充盈,但多次检查盲肠内侧有局限性压痛。

(3)阑尾充盈不规则。

(4)阑尾充盈后,隔48 h以上仍未见钡剂排空,有的排空延迟到2～3周。

(5)阑尾本身有固定或纠结的现象或盲肠和末端回肠有变形的表现,提示阑尾周围有粘连。

(三)诊断

慢性阑尾炎的确诊有时相当困难,国内统计慢性阑尾炎手术后症状未见减轻者高达35%,其主要原因是诊断上的错误。应该对每一个慢性阑尾炎的诊断高度认真,用"排除法"来逐个除外容易与它相混淆的有关疾病。其中主要有回盲部结核、慢性结肠炎、慢性附件炎、胃肠神经官能症及结肠恶性肿瘤等。

总之,慢性阑尾炎的诊断相当困难,最后确诊慢性阑尾炎的标准如下,除曾有典型的急性发作史、右下腹有经常存在和位置固定的压痛点、有X线钡剂造影的佐证外,阑尾切除后临床症状应消失。

四、治疗

手术治疗是唯一有效的方法,但在决定行阑尾切除术时应特别慎重。

(1)慢性阑尾炎确诊后,原则上应手术治疗,切除病变阑尾,特别是有急性发作史的患者,更应及时手术。对诊断可疑的患者或有严重并存病的高龄患者,应暂行非手术治疗,在门诊追踪观察。

(2)手术中如发现阑尾外观基本正常,不能轻易只切除阑尾后即刻关腹,应仔细检查阑尾附近的组织和器官如回盲部,回肠末段100 cm,小肠系膜及其淋巴结。女性患者还应仔细探查盆腔及附件,以防误诊和漏诊。

(3)手术后应对每一个患者进行一段时间的随访,以了解切除阑尾后的实际效果。慢性阑尾炎的最后诊断不是病理学诊断,而是手术后症状的完全解除。术后仍有症状的患者,应做全面的检查,找出真正的病因,不能轻易地按术后肠粘连治疗。

(王付春)

第四节　阑尾肿瘤

阑尾类似于一根管型的小储袋样结构,位于盲肠。其长度平均为 8～10cm,被认为是胃肠道的一部分。虽然通常认为阑尾对人体来说是一个无明显功能的器官,但其可能为淋巴系统、内分泌及外分泌系统的一员。当阑尾细胞出现不正常的或者是不可控的增生生长时,就会发生阑尾肿瘤。阑尾肿瘤可分为良性及恶性,而后者也就是通常所说的阑尾癌。

一、阑尾良性肿瘤

(一)阑尾黏液囊肿

阑尾黏液囊肿为一种良性肿瘤,临床罕见,发病率约为 0.14%。在阑尾切除术中的发现率为 0.07%～0.3%,女性多见,男女比例为 1 : 3。临床上往往缺乏典型症状及体征,多数患者是在术中或术后病理确诊的。

1.病因

阑尾黏液囊肿是阑尾根部因慢性炎性反应而发生梗阻,阑尾腔内黏液细胞不断分泌黏液积存于阑尾腔内形成。阑尾黏液囊肿到一定程度时黏液细胞则失去功能,不再分泌黏液而黏液物不能正常排出,阑尾逐渐扩张形成膜性黏液性囊肿。有时黏液可以穿透阑尾脏层直至浆膜外,形成壁内黏液湖或阑尾周围黏液性肿块,甚至引起腹膜种植形成腹膜假性黏液瘤。

2.病理

病理学可见充满黏液的阑尾腔,黏膜扁平,无肿瘤性上皮的证据。后期由于腔内压力增加,可形成憩室,上皮也可移位至黏膜下(假侵犯),当黏液囊肿破裂,黏液分泌上皮也可随之进入腹腔。腹膜假性黏液瘤的形成,被认为一方面是由于黏液自破裂囊肿溢出所致,另一方面认为溢出黏液中含有黏液分泌功能的细胞,其附着于腹膜表面并继续分泌,从而形成腹膜假性黏液瘤。

3.临床表现

阑尾黏液囊肿体积小时,常无任何特异性症状,多为其他手术时偶然发现,临床仅表现为右下腹隐痛,但在囊肿膨胀生长过程中可能会诱发阑尾炎表现。偶尔体积较大者右下腹可触及包块,仍需手术探查病理明确。囊肿可与肠道粘连形成肠梗阻,或形成肠套叠、肠扭转、囊内出血、感染破裂及恶变等多种并发症。

4.诊断及鉴别诊断

因阑尾黏液囊肿缺乏特异性临床表现,术前诊断困难,往往需要术后病理明确诊断。术前的辅助检查对该病的诊断可以提供一些帮助。

(1)辅助检查:①X 线平片可见囊肿边缘钙化影。②钡灌肠最典型表现为阑尾腔不显影,盲肠与回肠之间有占位性病变,回肠被推向内上方,盲肠被推向外上方,盲肠壁可有外来压迹,但黏膜正常。③B 超检查是本病的主要诊断方法,较为简便快捷。B 超检查可见回盲部囊实性肿物,包膜完整,内部回声呈网格状,透声差,有密集点状回声,后方回声稍增强。④CT 检查既能对囊肿定位又能定性。扫描可见右下腹不规则低密度灶,边界较清楚,内部密度欠均匀,可有钙化;增强扫描见囊壁呈环形均一强化,强化程度同肠壁,囊内无强化,周围组织有炎性浸润时可与囊肿壁粘连,后腹膜可增厚,若见到囊性肿物与盲肠壁相连则更支持诊断。CT 检查中应与阑尾周围脓肿相鉴别,后者一般为圆形,边缘不规则,欠清楚,密度不均,囊壁较厚,增强扫描强化不均,周围组织炎症表现较显著。

(2)鉴别诊断:如果手术前考虑阑尾黏液囊肿诊断,则需进一步与阑尾周围脓肿及结肠癌相鉴别。

5.治疗

手术是治疗阑尾黏液囊肿的唯一方法。阑尾远端 2/3 的囊肿,较小、与周围无粘连且阑尾根部完整者行阑尾切除术,即使术后病理证实为囊腺癌,也不必2次手术扩大切除范围,因为此处病灶并不侵及周围淋巴结。当囊肿侵犯阑尾近1/3或与邻近盲肠回肠有粘连时,则宜行右半结肠切除术。也有学者提出根据病变部位选择手术方式,位于阑尾远端囊肿,选择囊肿在内单纯阑尾切除术;囊肿受累阑尾根部和盲肠发生粘连者,应做阑尾和盲肠切除;若囊肿较大,怀疑有恶变可能,应行盲肠切除或右半结肠切除。如果囊肿已与其他小肠肠袢粘连,或已经引起肠扭转、肠套叠等并发症,往往需将受累的肠袢一并切除。此外,阑尾腔内黏液较多,腔内压高,且囊壁薄时易引起阑尾破溃,黏液球经破口溢出导致腹腔内广泛转移。故术时应先保护腹腔,术中应遵循无瘤观念,轻柔操作,用敷料将囊肿与周围组织隔开,尽量不使囊肿破裂,避免穿刺和切开探查操作,谨防黏液外溢造成医源性种植引起腹膜假性黏液瘤发生。手术中一旦发现囊肿破裂,应尽量清除溢出的黏液,须用氟尿嘧啶局部冲洗,术毕以生理盐水和氟尿嘧啶反复冲洗腹腔,术后也可用氟尿嘧啶少量多次注入腹腔。术中也可用5%甲醛溶液局部固定或用2.5%碘酊灼烧,再用噻替啶冲洗腹腔,预防腹腔黏液瘤的发生。

对于已经形成腹膜假性黏液瘤的患者,大多数学者同意行严格的病灶切除,包括彻底清除腹腔内胶样腹水;甚至为确保足够的切除范围行大网膜切除术和双侧卵巢切除术。术中应行腹腔灌洗或腹腔温热疗法,术后辅以化疗或放疗。本病极易复发,对于复发病灶仍需再次手术切除病灶。有学者指出,术中行肿瘤细胞减瘤手术联合腹腔内热灌注化疗及联合术后周期化疗可以提高腹膜假性黏液瘤患者生存率。

(二)阑尾黏液性囊腺瘤

阑尾黏液性囊腺瘤也是一种少见的阑尾良性肿瘤,仅占阑尾切除手术标本的0.3%。另据相关文献报道其发病年龄11~90岁,发病高峰年龄61~70岁,发病男女比例为1:4,平均发病年龄为55岁。

1.病因、病理

阑尾黏液囊腺瘤的腺上皮呈不典型增生或腺瘤性息肉,腺瘤阻塞阑尾,使黏液潴留阑尾腔内导致压力增高,黏液可穿透浆膜层,表现为阑尾周围和腹膜后黏液性肿块,可伴卵巢黏液性囊腺瘤。黏液性囊腺瘤的特点是阑尾壁有不典型腺体浸润,并穿越黏膜肌层,或有腹膜种植形成腹膜假黏液瘤,不发生血性和淋巴转移。

2.临床表现

临床表现与阑尾黏液囊肿相似,阑尾黏液性囊腺瘤临床表现不一,可无临床症状,常于体检超声检查中发现,或表现为急性阑尾炎的症状和体征,或由于患者触及腹部包块而就诊。阑尾黏液性囊腺瘤可并发急性阑尾炎,也可并发肠扭转及肠坏死、肠套叠、肠梗阻、囊肿继发感染及出血,从而引起相对应的临床表现。

3.诊断及鉴别诊断

本病术前确诊较为困难,误诊率高,仅靠术后病理证实。临床上遇下述情况应考虑本病的可能:①有阑尾炎、阑尾脓肿病史;②右下腹肿块,生长缓慢、表面光滑、囊实性,经抗感染等治疗无明显消退;③B超及CT提示右下腹囊实性肿块,囊壁厚薄均匀,呈长条状或椭圆形,与盲肠关系密切,可有钙化;④标本剖开有淡黄色或白色黏液胶冻状液体。

临床上阑尾黏液性囊腺瘤与黏液囊肿难以区分,因本病罕见,因此其各种辅助检查,如超声检查、CT等方法及鉴别诊断可参照阑尾黏液囊肿。

4.治疗

手术也是治疗阑尾黏液性囊腺瘤的唯一方法。手术方式的选择及注意事项与阑尾黏液囊肿相同。

二、阑尾腺癌

(一)概述

阑尾腺癌的发病率约占阑尾切除术后标本的0.1%,每年约0.2/10万患者发病。阑尾腺癌占胃肠道肿瘤的0.2%~0.5%,占阑尾原发恶性肿瘤的5%~8%。发病的平均年龄为60~65岁,男性发病率高于女性。

阑尾腺癌又主要可分为三类:黏液腺癌,结肠型腺癌和印戒细胞癌。其中约 60% 是黏液腺癌,其次是结肠型腺癌,印戒细胞癌则极其罕见。

此病发病原因尚不清楚,可能与免疫功能低下、炎性反应反复发作和上皮再生等有关。有研究指出,患有慢性溃疡性结肠炎的患者,容易造成病变肠上皮细胞发育不良及细胞恶变,从而一半左右的患者造成阑尾炎性受累,诱发恶变。阑尾腺癌多发生于阑尾的根部,呈浸润性生长,恶性程度高。

1. 阑尾腺癌 TNM 分期

Tx:原发肿瘤无法评估。

T_0:阑尾无恶性肿瘤证据。

T is:原位癌。肿瘤细胞仅位于黏膜层(阑尾内第一层结构)。

T_1:肿瘤位于黏膜下层(阑尾内第二层结构)。

T_2:肿瘤位于固有肌层(阑尾内第三层结构)。

T_3:肿瘤穿透阑尾固有肌层侵入浆膜下层(一层薄层结缔组织),或侵入阑尾系膜。

T_4:肿瘤穿透脏层腹膜或者侵入其他器官。

T_{4a}:肿瘤侵入脏层腹膜。

T_{4b}:肿瘤侵入其他组织和器官(如结直肠)。

Nx:区域淋巴结无法明确有无转移。

N_0:区域淋巴结无转移。

N_1:1~3 个区域淋巴结转移。

N_2:大于 4 个区域淋巴结转移。

Mx:远处转移无法明确。

M_0:无远处转移。

M_{1a}:腹腔内转移。

M_{1b}:腹腔外远处转移。

2. 肿瘤分化等级

Gx:肿瘤分化程度不确定。

G_1:肿瘤细胞高分化。

G_2:肿瘤细胞中分化。

G_3:肿瘤细胞低分化。

G_4:肿瘤细胞未分化。

3. 肿瘤阶段分期

0:(T is,N_0,M_0)。

I:(T_1 or T_2,N_0,M_0)。

II A:(T_3,N_0,M_0)。

II B:(T_{4a},N_0,M_0)。

II C:(T_{4b},N_0,M_0)。

III A:(T_1 or T_2,N_1,M_0)。

III B:(T_3 or T_4,N_1,M_0)。

III C:(任何 T,N_2,M_0)。

IV A:(任何 T,N_0,M_{1a},G_1)。

IV b:(任何 T,N_0,M_{1a},G_2 or G_3),(任何 T,N_1,M_{1a},任何 G),(任何 T,N_2,M_{1a},G_1)。

IV c:(任何 T,任何 N,M_{1b},任何 G)。

（二）阑尾黏液腺癌

阑尾黏液腺癌是阑尾恶性肿瘤的一种，临床罕见，占阑尾腺癌60％以上。发病原因尚不明确，以60岁以上老年人多见，男女均可发病，男女之比为3：1。

1. 病理

黏液腺癌肉眼观：阑尾腔不同程度囊性扩张，囊内充满黏液，黏膜面有时见结节状、绒毛状肿物，但无明确肿块形成。镜下观：肿瘤细胞呈高柱状，胞质透亮，充满黏液，核位于基底部，细胞呈现不同程度异型性，大多分化良好。细胞呈乳突状或腺管状排列弥漫性生长。若肿瘤穿破阑尾壁进入腹腔内形成腹膜假性黏液瘤。依据细胞异型及阑尾壁有无恶性腺体侵犯，将黏液性肿瘤分为黏液囊肿、黏液性囊腺瘤和黏液性囊腺癌。

2. 临床表现

阑尾黏液腺癌临床症状不典型，右下腹痛或右下腹包块是该病的主要表现。肿瘤多位于阑尾基底部，临床表现隐匿，当并发感染，临床上出现右下腹痛、发热等症状，因此常常被误诊为阑尾炎或阑尾周围脓肿。肿瘤长大或与周围组织粘连后常形成肿物。当黏液腺癌进一步发展甚至穿孔突破浆膜层，向腹腔、盆腔内播散转移，广泛种植在腹盆腔脏器及大小网膜表面，粘连形成肿块，或形成大量黏液性腹水，此临床病变称腹膜假性黏液瘤，此时的临床表现有腹痛、腹胀、腹部肿物及腹水征等。

3. 转移途径

（1）淋巴转移：阑尾的淋巴组织很丰富，主要在黏膜下层，呈纵行分布，回流入回盲部及右半结肠系膜淋巴结。所以，一旦癌侵犯黏膜下层易致淋巴转移，提示需行根治性右半结肠切除，尤其注意清扫右半结肠系膜淋巴结。

（2）直接浸润和种植：可出现大网膜、邻近肠系膜、盆腔腹膜转移，故手术时应妥善保护切口和术野，切勿分破肿瘤，应连同包裹的大网膜一并切除，以防局部种植复发。

4. 诊断

本病与阑尾黏液囊肿及阑尾黏液囊腺瘤一样，术前诊断较为困难，误诊率高，往往需靠术后病理证实。

（1）超声可探查到右中下腹实性或囊实性肿块及腹水，但因没有明确的诊断标准，术前很难明确诊断，当合并感染时，阑尾炎表现更使超声检查获益有限。

（2）CT可表现为：①肿块往往较大，一般呈分叶状，囊壁及囊内分隔厚薄不均，局部可有壁结节向腔内突入，增强后实质部分呈不均匀中、高密度结节，花环样强化，囊性部分不强化；②病灶周围脂肪间隙因肿瘤浸润密度增高，与周围肠道、系膜血管粘连，并可向腹腔脏器的实质内浸润，可推压或侵犯盲肠，致肠壁偏侧性增厚、僵硬。③CT可提示腹膜假性黏液瘤形成。

（3）纤维结肠镜无特征性表现，主要作用是排除结肠肿瘤、肠结核等病变，同时有助于判断肿瘤有无肠腔内浸润。

（4）肿瘤标志物CEA、CA19-9等对阑尾黏液腺癌有一定辅助诊断价值。

5. 鉴别诊断

（1）阑尾黏液囊肿：单纯性黏液囊肿是由于非肿瘤性病变如炎性狭窄，黏液积聚而引起阑尾腔扩张，形成薄壁，单房性（偶为多房性）囊肿，腔内充满稠性黏液，囊肿直径通常小于1cm，光镜下可见充满黏液的腔，黏膜扁平，无肿瘤性上皮的证据，由于腔内压力增加，可形成憩室，上皮也可移位至黏膜下（假侵犯），当黏液囊肿破裂，黏液分泌上皮也可随之进入腹腔。

（2）阑尾黏液腺瘤：该瘤为良性肿瘤，在生长中囊性变，上皮排列呈波浪状或绒毛状，形成黏液囊肿，无细胞性黏液在整个管腔中四散，就像黏液腺癌浸润一样，但黏膜肌层是完整的，病变可通过完整切除而治愈。

（3）卵巢交界性黏液性囊腺瘤：当阑尾黏液腺癌晚期侵及卵巢时，其形态与卵巢黏液性囊腺瘤相似，引起腹膜假黏液瘤，腹腔内肿物为大量多结节或葡萄状结构，大部分表面光滑，富于光泽，切面结节内充满胶冻状黏液物质，镜下见大量黏液上皮呈不同程度分化，大部分分化良好，免疫组化阑尾黏液腺癌时 CK_{20}^{2+}、$Villin^{2+}$、CD_{x2}^{2+}、XK_7^-、WT^{-1-}，而来源于卵巢时 CK_{20}^- 及 CK_7^+。

6.治疗

(1)手术治疗:首选右半结肠切除术。当一期以"阑尾炎"行阑尾切除术,而病理显示为黏液腺癌时,应在阑尾切除术后2周内施行二期右半结肠切除术。因为单纯阑尾切除和姑息性手术易导致肿瘤复发和转移。多数学者认为,此术式与单纯阑尾切除相比可减少复发,明显提高远期生存率,主张一旦确诊应行右半结肠切除。Pruvanov还建议对于绝经期妇女,在行右半结肠切除术时连同卵巢一起切除,可防止转移,提高生存率。因为Ronnett等通过病理和免疫组化分析,许多卵巢肿瘤患者是通过阑尾肿瘤转移的。多方研究报道,右半结肠切除术后5年生存率可达70%以上,而仅行阑尾切除者仅为20%～30%。由于阑尾腺癌多呈浸润性生长,肉眼诊断困难,术中若发现有肿块、阑尾管壁增厚、变硬,尤其是阑尾炎症不明显而合并有腹腔积液时,应即刻行术中冷冻切片检查,以便及时发现该病,避免或减少二次手术问题,降低术后复发率和延长生存期。

但目前也有国内外学者认为,如果阑尾病变比较局限,无外侵和淋巴结转移者,也可单纯切除阑尾;认为右半结肠切除的适应证为:肿瘤累及肠壁肌层;肿瘤位于阑尾根部;证实有淋巴结转移。还有学者认为,对于已有腹膜种植的阑尾黏液腺癌,行右半结肠切除术并无必要。

对已经形成腹膜假性黏液瘤的患者,目前的术式仍存在争议。最常采用的是减瘤手术,尽可能完整切除肿瘤,消除腹腔内肉眼可见转移灶。此手术难度较大,病变广泛时需要切除小肠、结肠或脾、子宫等,且术后复发率高。对于复发病例仍应积极手术治疗,可延长生存时间及改善生存质量。

(2)辅助化疗:目前针对阑尾黏液性肿瘤,同时有腹膜转移的病例,推荐术后静脉全身化疗,但目前尚无公认的化疗方案。NCCN结肠癌指南2011年第1版中新增脚注,表明阑尾的腺癌,也可以按照NCCN结直肠癌指南进行术后全身辅助化疗。而对于并发腹腔假性黏液瘤的患者,术中用0.5% 5-FU溶液反复冲洗术野,术后早期行腹腔灌注化疗及热疗,能提高药物对肿瘤的作用,对肿瘤细胞更具有细胞毒性,使肿瘤局限、包裹,已得到多数国内外学者的认可。有学者提出腹腔灌注化疗等局部治疗十分重要,考虑大部分病例在确诊时已有腹腔内广泛转移,治疗应采用肿瘤细胞减灭外科治疗,并尽可能完整切除肿瘤,消除腹腔内转移灶,同时术后应早期行腹腔灌注化疗(氟尿嘧啶＋丝裂霉素或加铂类)及热疗,目前已成为大部分转移性病灶的首选治疗。

(三)阑尾结肠型腺癌

阑尾结肠型腺癌约占阑尾腺癌的30%～35%。结肠型腺癌病变与结肠癌相似,可浸润周围组织并发淋巴结转移,病理早期为结节状或息肉状突向阑尾腔内,临床上所见腺癌大多已经浸润阑尾壁,使阑尾变粗形成一实性包块,沿阑尾根部浸润到盲肠壁。晚期则可出现淋巴结和血运转移。

临床表现与黏液性腺癌一致,缺乏特异性,右下腹痛及右下腹肿物为主要表现。后病情发展,可出现结肠癌相关表现,如营养不良、肠套叠、肠梗阻等。诊断方法及鉴别诊断可参考阑尾黏液性腺癌及结肠癌诊治标准。

结肠型腺癌的病变通常位于阑尾根部,为高度恶性,局部多呈浸润性生长,易沿血行和淋巴途径转移,具有结肠癌的特点,应行根治性右半结肠切除术为妥,并尽可能争取早期手术,术后静脉全身化疗。

(四)阑尾腺癌预后

一些临床及病理因素影响阑尾腺癌的预后,这些因素包括腹膜征象和最初的临床表现,术前疾病的范围,腹膜播散的程度,组织学亚型或分级和肿瘤细胞灭减术的完全性。有研究结果显示,术前CEA水平、分化程度和临床分期是影响患者预后的独立因素。

1.并发症

急性阑尾炎、阑尾穿孔、腹水、右下腹包块等主要并发症,是本病的主要临床特点,也是临床诊断困难的重要原因。并发症的多少与其死亡率成正比相关,有并发症死亡率是无并发症者2～3倍。有腹水与穿孔者预后差,有学者注意到阑尾腺癌伴穿孔易引起肿瘤远处转移和广泛种植。

2.临床分期

临床分期是影响阑尾腺癌预后的重要因素,据Walter等报道,0期、Ⅰ期、Ⅱ期、Ⅲ期和Ⅳ期患者的5年生存率分别为95.7％、88％、75.2％、37.1％和25.6％。Nitecki等研究表明Ⅳ期的5年生存率仅为6％。

3.病理因素

Yoon等通过临床病理的多因素分析表明,高组织学分级和高病理分期与低生存率呈线性关系。Ito等报道,高分化和中低分化患者的5年生存率分别为100％和46％。有学者研究发现阑尾腺癌的5年生存率为42％～57％,其中黏液腺癌、结肠型腺癌和印戒细胞癌的5年生存率分别为46％、42％和18％,黏液型腺癌患者的预后优于结肠型腺癌,印戒细胞癌患者的预后最差。

4.手术方式

尽管不同术式对预后的影响尚没有定论,但部分学者认为,右半结肠切除术与单纯阑尾切除术相比,能获得更好的预后。进行肿瘤细胞减灭术及术中腹膜化疗术,能够改善伴有腹膜假性黏液瘤的黏液型腺癌患者的临床预后。

5.化疗

目前用全身化疗作为替代方案治疗转移性阑尾癌的数据非常有限,近年来临床上主要采取术中5-FU及热蒸馏水充分浸泡腹腔,术后给予腹腔温热化疗,常用药为5-FU、顺铂及丝裂霉素,明显提高了5年生存率,特别对复发患者能延长再次复发时间。而根据术后病理分型及分期,术后全身静脉化疗也应有选择性进行。

三、阑尾类癌

(一)概述

阑尾类癌占阑尾肿瘤的50％～70％,胃肠道类癌38％～40％发生于阑尾。阑尾类癌是一种生长缓慢的肿瘤,从儿童到老年人均可发生,青年人多见,女性发病率高于男性。平均年龄为38岁,发病高峰段为15～29岁。据美国一项全国性、多中心统计发现,在过去的25年中,虽然类癌的发病率在显著升高,但阑尾类癌所占比例却呈下降趋势。

阑尾类癌是一种神经内分泌肿瘤,起源于腺上皮内的嗜银细胞(又称Kultschitsky细胞),所以也有称类癌为嗜银细胞癌。生物学特性介于良、恶性之间的肿瘤,它们虽然具有浸润、转移倾向,但与其他腺癌相比,其临床特征更倾向于良性,故将其命名为"类癌"。

1.阑尾类癌TNM分期

T_x:原发肿瘤无法评估。

T_0:阑尾无肿瘤证据。

T_1:肿瘤≤2cm。

T_{1a}:肿瘤≤1cm。

T_{1b}:肿瘤＞1cm,≤2cm。

T_2:肿瘤＞2cm,≤4cm,或者已经侵及大肠。

T_3:肿瘤＞4cm,或者已经侵及小肠。

T_4:肿瘤侵及腹壁或邻近器官。

N_x:区域淋巴结无法明确有无转移。

N_0:区域淋巴结无转移。

N_1:区域淋巴结有转移。

M_0:无远处转移。

M_1:有远处转移。

2.类癌阶段分期

Ⅰ:(T_1,N_0,M_0)。

Ⅱ:(T_2或T_3,N_0,M_0)。

Ⅲ:(T_4,N_0,M_0)或者(任何T,N_1,M_0)。

Ⅳ:(任何 T,任何 N,M_1)。

(二)病理

阑尾类癌多数为单发结节,其肿瘤主要位于阑尾黏膜下层或肌层,少数患者可出现浆膜浸润或淋巴结转移,直径一般小于1cm,大于2cm者罕见。肿瘤于阑尾各部位所占的比率分别是:尖部70%;体部20%;根部10%。肿块为黄色结节,质地硬,界限尚清晰,无包膜,切面呈灰黄或灰白色。癌细胞大小、形状较一致,染色质均匀,胞质呈颗粒状,红染,可有细小空泡,细胞核小,呈圆、椭圆或月牙形,位于细胞底部,细胞异型不明显,核分裂象少见。癌细胞排列成实性巢团状、栅栏状或腺管状,癌组织在阑尾壁内呈弥漫性浸润性生长。

阑尾类癌有三种病理亚型:①管状类癌又称腺类癌或伴有腺体分化的类癌。②杯状细胞类癌又称作杯状细胞型腺类癌、黏液性类癌、微腺体和隐窝细胞癌。③混合性类癌-腺癌。

(三)临床表现

阑尾类癌通常无症状,缺乏特异性的临床症状和体征,故早期极易被忽视,术前诊断困难,患者多以右下腹痛或转移性右下腹痛等类似阑尾炎的症状就诊,在阑尾切除术或其他腹部手术时偶然发现且很少转移。极少患者可出现类癌综合征的临床表现(面部潮红、发热、心动过速、严重腹泻和低血压),而一旦出现类癌综合征,往往意味着病程已进入晚期,多数患者为肝脏转移所致。

(四)诊断及鉴别诊断

术前诊断非常困难,常用的 X 线气钡灌肠、B 超和 CT 等检查对阑尾类癌的早期诊断价值不大。因此术前误诊率高达96%以上。临床往往为阑尾切除术后病理发现且明确诊断。体积较大的阑尾类癌可引起相应的影像学征象,但临床罕见。有报告实验室检查对阑尾类癌诊断有一定帮助,如尿 5-羟吲哚乙酸尿组胺及血清 5-羟色胺的测定。

鉴别诊断方面主要是基于病理检查方面,有利于术后评估及治疗:

1.高分化腺癌

管状型腺类癌细胞分化好,大小较一致,肿瘤表面的黏膜正常,无异型增生或腺瘤等癌前病变。

2.印戒细胞癌

印戒细胞癌异型明显,可见大片状或单个散在的癌细胞广泛浸润肌层,其间找不到内分泌细胞。类癌则较少累及黏膜层,主要位于黏膜下及肌层,且细胞较一致,无明显异型。

3.转移性腺癌

管状型腺类癌常常有腺体形成而没有实性巢,通常存在黏液,缺少核分裂象,排列有序。

(五)治疗

1.手术治疗

阑尾类癌首选治疗为手术治疗。手术关键在切除范围即术式的选择。术式选择的先决条件是术中行快速冰冻切片检查得到确诊,其次是看类癌肿块的位置及类癌侵及阑尾组织情况,及是否有淋巴、血行转移。浸润程度来决定。对于肿瘤<1cm,位于阑尾尾段或中段者,手术方式趋于一致:单纯阑尾切除,包括阑尾系膜全部切除,其术后 5 年生存率在99%以上。但对于肿瘤位于阑尾根部,直径<1cm,特别是年轻患者,应选择回盲部切除或右半结肠切除为妥。肿瘤>2cm者,不论肿瘤位置均应行右半结肠切除。而1~2cm的阑尾类癌,目前认为需根据患者年龄、手术耐受情况、有无阑尾系膜侵蚀及转移等综合判断,决定切除范围。

也有学者提出如下阑尾类癌手术切除术式选择:①单纯阑尾切除适于:肿瘤位于尖端或基底部,且切缘无癌细胞残留;肿瘤直径在 1cm 之内,或瘤体直径在 1~2cm 之内,肉眼未见肿瘤转移;无局部淋巴结肿大,无阑尾系膜侵犯,肿瘤为单纯癌。②而右半结肠切除适于:直径>2cm 的病变;有阑尾系膜浸润或局部淋巴结肿大;肿瘤位于阑尾根部且切缘阳性或累及盲肠;高度恶性类癌;除小的单个局限性病变之外的杯状细胞类癌。

2.药物治疗

总的来说,类癌对放、化疗不敏感,多数学者不主张术后化疗。以往可采用链脲霉素、5-FU、多柔吡星及β-干扰素等药物联合应用。对已发生肝脏或腹腔广泛转移者,特别是生长抑素受体闪烁扫描阳性者,可应用生长抑素治疗。生长抑素类似物进行核素标记后应用于小范围转移性类癌患者,有缩小肿瘤的疗效,联合应用干扰素,效果更好,其作用机制是阻止肿瘤增生。

(六)预后

阑尾类癌虽然属于一种交界性恶性肿瘤,但其恶性程度和远处转移率较低,生长缓慢,自然病程较长,生物学表现较为良性,绝大多数患者预后良好,总体 5 年生存率为 98%。影响预后的主要因素有肿瘤大小、部位、有无浸润转移、是否伴有类癌综合征以及手术方法。有的学者提出预后,类癌局限于阑尾 5 年生存率为 94%,有邻近的侵犯患者 5 年生存率为 85%,有远处转移占类癌患者的 4%,5 年生存率为 34%,总体预后良好。

(王付春)

第五节　阑尾憩室病

阑尾憩室是 Kelynack 于 1893 年首先报道的。但有关阑尾憩室或阑尾憩室炎的报道仍然罕见。据报道阑尾憩室病在阑尾切除标本的发现率仅为 0.004%～0.02%,常规尸检中的发现率也仅为 0.2%～0.66%。阑尾憩室可见于任何年龄,大多数为单发,也可多发,大小不一,最大直径可达 2cm 以上。

一、病因病理

阑尾憩室分为先天性和后天性两类,并有真性和假性之分。真性憩室罕见,其具备阑尾壁一样完整的肌层组织。阑尾憩室大多为假性憩室,其发病原因主要是由于增高的阑尾腔内压力和阑尾壁的薄弱。流行病学研究证明,由于食物纤维素的摄入不足,粪便量减少,可导致胃肠运动时间改变,致使结肠和阑尾分节段运动亢进,在肠壁薄弱处(血管穿越肠壁处),产生黏膜的疝出,所以憩室倾向于系膜和侧方阑尾之间成囊状排列。

二、临床表现

临床表现可根据以下 4 种不同情况而不同:①非炎症性的阑尾憩室;②急性阑尾炎合并憩室;③急性憩室炎合并急性阑尾炎;④急性憩室炎。阑尾憩室炎往往是在阑尾和阑尾憩室都出现炎症时才会被确诊。但单纯的急性阑尾憩室炎与单纯急性阑尾炎临床表现仍有些不同,一般急性阑尾憩室炎的患者的年龄较长,症状起始于右下腹,疼痛趋向平缓而持续时间较长。阑尾憩室炎往往存在阑尾周围炎、阑尾周围炎性包块和阑尾穿孔。

三、诊断及治疗

术前仅以临床症状诊断阑尾憩室很困难,原因在于临床表现及体征无明显特异性。多为诊断急性阑尾炎而实施手术时才获确诊。超声检查可发现阑尾呈不同程度的增粗,沿增粗的阑尾边缘有一个或数个囊性突起,囊性突起内有或无细小强回声光点漂浮。此种声像图对本病有特殊的诊断价值。CT 检查可出现右下腹阑尾区可见多囊状的 CT 值在 8～31Hu 的异常囊性团块,同时还可能看到肿胀的阑尾异常回声,则考虑存在阑尾憩室炎的可能。

手术行阑尾切除是首选治疗方法。阑尾憩室的并发症最重要的是穿孔,较结肠憩室更易发生穿孔。其治疗原则为手术切除。对偶然发现者,即使无症状也应手术切除。

(王付春)

第八章 肝脏疾病

第一节 肝脓肿

一、细菌性肝脓肿

（一）流行病学

细菌性肝脓肿通常指由化脓性细菌引起的感染,故亦称化脓性肝脓肿。本病病原菌可来自胆管疾病（占16%～40%）,门静脉血行感染（占8%～24%）,经肝动脉血行感染报道不一,最多者为45%,直接感染者少见,隐匿感染占10%～15%。致病菌以革兰阴性菌最多见,其中2/3为大肠埃希菌,粪链球菌和变形杆菌次之;革兰阳性球菌以金黄色葡萄球菌最常见。临床常见多种细菌的混合感染。细菌性肝脓肿70%～83%发生于肝右叶,这与门静脉分支走行有关。左叶者占10%～16%;左右叶均感染者为6%～14%。脓肿多为单发且大,多发者较少且小。少数细菌性肝脓肿患者的肺、肾、脑及脾等亦可有小脓肿。尽管目前对本病的认识、诊断和治疗方法都有所改进,但病死率仍为30%～65%,其中多发性肝脓肿的病死率为50%～88%,而孤立性肝脓肿的病死率为12.5%～31%。本病多见于男性,男女比例约为2∶1。但目前的许多报道指出,本病的性别差异已不明显,这可能与女性胆管疾患发生率较高,而胆源性肝脓肿在化脓性肝脓肿发生中占主导地位有关。本病可发生于任何年龄,但中年以上者约占70%。

（二）病因

肝由于接受肝动脉和门静脉双重血液供应,并通过胆管与肠道相通,发生感染的机会很多。但是在正常情况下由于肝的血液循环丰富和单核吞噬细胞系统的强大吞噬作用,可以杀伤入侵的细菌并且阻止其生长,不易形成肝脓肿。但是如各种原因导致机体抵抗力下降时,或当某些原因造成胆管梗阻时,入侵的细菌便可以在肝内重新生长引起感染,进一步发展形成脓肿。化脓性肝脓肿是一种继发性病变,病原菌可由下列途径进入肝。

1.胆管系统

这是目前最主要的侵入途径,也是细菌性肝脓肿最常见的原因。当各种原因导致急性梗阻性化脓性胆管炎,细菌可沿胆管逆行上行至肝,形成脓肿。胆管疾病引起的肝脓肿占肝脓肿发病率的21.6%～51.5%,其中肝胆管结石并发肝脓肿更多见。胆管疾病引起的肝脓肿常为多发性,以肝左叶多见。

2.门静脉系统

腹腔内的感染性疾病,如坏疽性阑尾炎、内痔感染、胰腺脓肿、溃疡性结肠炎及化脓性盆腔炎等均可引起门脉属支的化脓性门静脉炎,脱落的脓毒性栓子进入肝形成肝脓肿。近年来由于抗生素的应用,这种途径的感染已大为减少。

3.肝动脉

体内任何部位的化脓性疾患,如急性上呼吸道感染、亚急性细菌性心内膜炎、骨髓炎和痈等,病原菌由体循环经肝动脉侵入肝。当机体抵抗力低下时,细菌可在肝内繁殖形成多发性肝脓肿,多见于小儿败血症。

4.淋巴系统

与肝相邻部位的感染如化脓性胆囊炎、膈下脓肿、肾周围脓肿、胃及十二指肠穿孔等,病原菌可经淋巴系统进入肝,亦可直接侵及肝。

5.肝外伤后继发感染

开放性肝外伤时,细菌从创口进入肝或随异物直接从外界带入肝引发脓肿。闭合性肝外伤时,特别是中心型肝损伤患者,可在肝内形成血肿,易导致内源性细菌感染。尤其是合并肝内小胆管损伤,则感染的机会更高。

6.医源性感染

近年来,由于临床上开展了许多肝脏手术及侵入性诊疗技术,如肝穿刺活检术、经皮肝穿刺胆管造影术(PTC)、内镜逆行胰胆管造影术(ERCP)等,操作过程中有可能将病原菌带入肝形成肝的化脓性感染。肝脏手术时由于局部止血不彻底或术后引流不畅,形成肝内积血积液时均可引起肝脓肿。

7.其他

有一些原因不明的肝脓肿,如隐源性肝脓肿,可能肝内存在隐匿性病变。当机体抵抗力减弱时,隐匿病灶"复燃",病菌开始在肝内繁殖,导致肝的炎症和脓肿。Ranson指出,25%隐源性肝脓肿患者伴有糖尿病。

(三)临床表现

细菌性肝脓肿并无典型的临床表现,急性期常被原发性疾病的症状所掩盖,一般起病较急,全身脓毒性反应显著。

1.寒战和高热

寒战和高热多为最早也是最常见的症状。患者在发病初期骤感寒战,继而高热,热型呈弛张型,体温在38 ℃~40 ℃,最高可达41 ℃,伴有大量出汗,脉率增快,一日数次,反复发作。

2.肝区疼痛

由于肝增大和肝被膜急性膨胀,肝区出现持续性钝痛;出现的时间可在其他症状之前或之后,亦可与其他症状同时出现,疼痛剧烈者常提示单发性脓肿;疼痛早期为持续性钝痛,后期可呈剧烈锐痛,随呼吸加重者提示脓肿位于肝膈顶部;疼痛可向右肩部放射,左肝脓肿也可向左肩部放射。

3.乏力、食欲缺乏、恶心和呕吐

由于伴有全身毒性反应及持续消耗,患者可出现乏力、食欲缺乏、恶心、呕吐等消化道症状。少数患者还出现腹泻、腹胀以及顽固性呃逆等症状。

4.体征

肝区压痛和肝增大最常见。右下胸部和肝区叩击痛;若脓肿移行于肝表面,则其相应部位的皮肤呈红肿,且可触及波动性肿块。右上腹肌紧张,右季肋部饱满,肋间水肿并有触痛。左肝脓肿时上述症状出现于剑突下。并发于胆管梗阻的肝脓肿患者常出现黄疸。其他原因的肝脓肿,一旦出现黄疸,表示病情严重,预后不良。少数患者可出现右侧反应性胸膜炎和胸腔积液,可查及肺底呼吸音减弱、啰音和叩诊浊音等。晚期患者可出现腹水,这可能是由于门静脉炎以及周围脓肿的压迫影响门静脉循环及肝受损,长期消耗导致营养性低蛋白血症引起。

(四)诊断

1.病史及体征

在急性肠道或胆管感染的患者中,突然发生寒战、高热、肝区疼痛、压痛和叩击痛等,应高度怀疑本病的可能,做进一步详细检查。

2.实验室检查

白细胞计数明显升高,总数达$(1\sim2)\times10^{10}$/L或以上,中性粒细胞在90%以上,并可出现核左移或中毒颗粒,谷丙转氨酶、碱性磷酸酶升高,其他肝功能检查也可出现异常。

3.B超检查

B超检查是诊断肝脓肿最方便、简单又无痛苦的方法,可显示肝内液性暗区,区内有"絮状回声"并可显示脓肿部位、大小及距体表深度,并用以确定脓腔部位作为穿刺点和进针方向,或为手术引流提供进路。此外,还可供术后动态观察及追踪随访。能分辨肝内直径2 cm以上的脓肿病灶,可作为首选检查方法,其诊断阳性率可达96%以上。

4.X线片和CT检查

X线片检查可见肝阴影增大、右侧膈肌升高和活动受限,肋膈角模糊或胸腔少量积液,右下肺不张或有浸润,以及膈下有液气面等。肝脓肿在CT图像上均表现为密度减低区,吸收系数介于肝囊肿和肝肿瘤之间。CT可直接显示肝脓肿的大小、范围、数目和位置,但费用昂贵。

5.其他

如放射性核素肝扫描(包括ECT)、选择性腹腔动脉造影等对肝脓肿的诊断有一定价值。但这些检查复杂、费时,因此在急性期患者最好选用操作简便、安全、无创伤性的B超检查。

(五)鉴别诊断

1.阿米巴性肝脓肿

阿米巴性肝脓肿的临床症状和体征与细菌性肝脓肿有许多相似之处,但两者的治疗原则有本质上的差别,前者以抗阿米巴和穿刺抽脓为主,后者以控制感染和手术治疗为主,故在治疗前应明确诊断。阿米巴肝脓肿常有阿米巴肠炎和脓血便的病史,发生肝脓肿后病程较长,全身情况尚可,但贫血较明显。肝显著增大,肋间水肿,局部隆起和压痛较明显。若粪便中找到阿米巴原虫或滋养体,则更有助于诊断。此外,诊断性肝脓肿穿刺液为"巧克力"样,可找到阿米巴滋养体。

2.胆囊炎、胆石症

此类病有典型的右上部绞痛和反复发作的病史,疼痛放射至右肩或肩胛部,右上腹肌紧张,胆囊区压痛明显或触及增大的胆囊,X线检查无膈肌抬高,运动正常。B超检查有助于鉴别诊断。

3.肝囊肿合并感染

这些患者多数在未合并感染前已明确诊断。对既往未明确诊断的患者合并感染时,需详细询问病史和仔细检查,亦能加以鉴别。

4.膈下脓肿

膈下脓肿往往有腹膜炎或上腹部手术后感染史,脓毒血症和局部体征较化脓性肝脓肿为轻,主要表现为胸痛,深呼吸时疼痛加重。X线检查见膈肌抬高、僵硬、运动受限明显,或膈下出现气液平。B超可发现膈下有液性暗区。但当肝脓肿穿破合并膈下感染者,鉴别诊断就比较困难。

5.原发性肝癌

巨块型肝癌中心区液化坏死而继发感染时易与肝脓肿相混淆。但肝癌患者的病史、发病过程及体征等均与肝脓肿不同,如能结合病史、B超和AFP检测,一般不难鉴别。

6.胰腺脓肿

有急性胰腺炎病史,脓肿症状之外尚有胰腺功能不良的表现;肝无增大,无触痛;B超以及CT等影像学检查可辅助诊断并定位。

(六)并发症

细菌性肝脓肿如得不到及时、有效的治疗,脓肿破溃后向各个脏器穿破可引起严重并发症。右肝脓肿可向膈下间隙穿破形成膈下脓肿;亦可再穿破膈肌而形成脓肿;甚至能穿破肺组织至支气管,脓液从气管排出,形成支气管胸膜瘘;如脓肿同时穿破胆管则形成支气管胆瘘。左肝脓肿可穿破入心包,发生心包积脓,严重者可发生心脏压塞。脓肿可向下穿破入腹腔引起腹膜炎。有少数病例,脓肿穿破入胃、大肠,甚至门脉、下腔静脉等;若同时穿破门静脉或胆管,大量血液由胆管排出十二指肠,可表现为上消化道大出血。细菌性肝脓肿一旦出现并发症,病死率成倍增加。

(七)治疗

细菌性肝脓肿是一种继发疾病,如能及早重视治疗原发病灶可起到预防的作用。即便在肝脏感染的早期,如能及时给予大剂量抗生素治疗,加强全身支持疗法,也可防止病情进展。

1.药物治疗

对急性期,已形成而未局限的肝脓肿或多发性小脓肿,宜采用此法治疗。即在治疗原发病灶的同时,使用大剂量有效抗生素和全身支持治疗,以控制炎症,促使脓肿吸收自愈。全身支持疗法很重要,由于本病的患者中毒症状严重,全身状况较差,故在应用大剂量抗生素的同时应积极补液,纠正水、电解质紊乱,给予维生素 B、维生素 C、维生素 K,反复多次输入少量新鲜血液和血浆以纠正低蛋白血症,改善肝功能和输注免疫球蛋白。目前多主张有计划地联合应用抗生素,如先选用对需氧菌和厌氧菌均有效的药物,待细菌培养和药敏结果明确再选用敏感抗生素。多数患者可望治愈,部分脓肿可局限化,为进一步治疗提供良好的前提。多发性小脓肿经全身抗生素治疗不能控制时,可考虑在肝动脉或门静脉内置管滴注抗生素。

2.B 超引导下经皮穿刺抽脓或置管引流术

适用于单个较大的脓肿,在 B 超引导下以粗针穿刺脓腔,抽吸脓液后反复注入生理盐水冲洗,直至抽出液体清亮,拔出穿刺针。亦可在反复冲洗吸净脓液后,置入引流管,以备术后冲洗引流之用,至脓腔直径小于 1.5 cm 时拔除。这种方法简便,创伤小,疗效亦满意。特别适用于年老体虚及危重患者。操作时应注意:①选择脓肿距体表最近点穿刺,同时避开胆囊、胸腔或大血管。②穿刺的方向对准脓腔的最大径;③多发性脓肿应分别定位穿刺。但是这种方法并不能完全替代手术,因为脓液黏稠,会造成引流不畅,引流管过粗易导致组织或脓腔壁出血,对多分隔脓腔引流不彻底,不能同时处理原发病灶,厚壁脓肿经抽脓或引流后,脓壁不易塌陷。

3.手术疗法

(1)脓肿切开引流术:适用于脓肿较大或经非手术疗法治疗后全身中毒症状仍然较重或出现并发症者,如脓肿穿入腹腔引起腹膜炎或穿入胆管等。常用的手术途径有以下几种。①经腹腔切开引流术:取右肋缘下斜切口,进入腹腔后,明确脓肿部位,用湿盐水垫保护手术野四周以免脓液污染腹腔。先试穿刺抽得脓液后,沿针头方向用直血管钳插入脓腔,排出脓液,再用手指伸进脓腔,轻轻分离腔内间隔组织,用生理盐水反复冲洗脓腔。吸净后,脓腔内放置双套管负压吸引。脓腔内及引流管周围用大网膜覆盖,引流管自腹壁戳口引出。脓液送细菌培养。这种入路的优点是病灶定位准确,引流充分,可同时探查并处理原发病灶,是目前临床最常用的手术方式。②腹膜外脓肿切开引流术:位于肝右前叶和左外叶的肝脓肿,与前腹膜已发生紧密粘连,可采用前侧腹膜外入路引流脓液。方法是做右肋缘下斜切口或右腹直肌切口,在腹膜外间隙,用手指推开肌层直达脓肿部位。此处腹膜有明显的水肿,穿刺抽出脓液后处理方法同上。③后侧脓肿切开引流术:适用于肝右叶膈顶部或后侧脓肿。患者左侧卧位,左侧腰部垫一沙袋。沿右侧第 12 肋稍偏外侧做一切口,切除一段肋骨,在第 1 腰椎棘突水平的肋骨床区做一横切口,显露膈肌,有时需将膈肌切开到达肾后脂肪囊区。用手指沿肾后脂肪囊向上分离,显露肾上极与肝下面的腹膜后间隙直达脓肿。将穿刺针沿手指方向刺入脓腔,抽得脓液后,用长弯血管钳顺穿刺方向插入脓腔,排出脓液。用手指扩大引流口,冲洗脓液后,置入双套管或多孔乳胶管引流,切口部分缝合。

(2)肝叶切除术。适用于:①病期长的慢性厚壁脓肿,切开引流后脓肿壁不塌陷,长期留有死腔,伤口经久不愈合者;②肝脓肿切开引流后,留有窦道长期不愈者。③合并某肝段胆管结石,因肝内反复感染、组织破坏、萎缩,失去正常生理功能者。④肝左外叶内多发脓肿致使肝组织严重破坏者。肝叶切除治疗肝脓肿应注意术中避免炎性感染扩散到术野或腹腔,特别对肝断面的处理要细致妥善,术野的引流要通畅,一旦局部感染,将导致肝断面的胆瘘、出血等并发症。肝脓肿急诊切除肝叶,有使炎症扩散的危险,应严格掌握手术指征。

(八)预后

本病的预后与年龄、身体素质、原发病、脓肿数目、治疗及时与合理以及有无并发症等密切相关。有人报道多发性肝脓肿的病死率明显高于单发性肝脓肿。年龄超过 50 岁者的病死率为 79%,而 50 岁以下则为 53%。手术病死率为 10%～33%。全身情况较差,肝明显损害及合并严重并发症者预后较差。

二、阿米巴性肝脓肿

(一)流行病学

阿米巴性肝脓肿是肠阿米巴病最多见的主要并发症。本病常见于热带与亚热带地区。好发于

20～50岁的中青年男性,男女比例约为10∶1。脓肿以肝右后叶最多见,占90%以上,左叶不到10%,左右叶并发者亦不罕见。脓肿单腔者为多。国内临床资料统计,肠阿米巴病并发肝脓肿者占1.8%～20%,最高者可达67%。综合国内外报道4819例中,男性为90.1%,女性为9.9%。农村高于城市。

(二)病因

阿米巴性肝脓肿是由溶组织阿米巴原虫所引起,有的在阿米巴痢疾期间形成,有的发生于痢疾之后数周或数月。据统计,60%发生在阿米巴痢疾后4～12周,但也有在长达20～30年或之后发病者。溶组织阿米巴是人体唯一的致病型阿米巴,在其生活史中主要有滋养体型和虫卵型。前者为溶组织阿米巴的致病型,寄生于肠壁组织和肠腔内,通常可在急性阿米巴痢疾的粪便中查到,在体外自然环境中极易破坏死亡,不易引起传染;虫卵仅在肠腔内形成,可随粪便排出,对外界抵抗力较强,在潮湿低温环境中可存活12 d,在水中可存活9～30 d,在低温条件下其寿命可为6～7周。虽然没有侵袭力,但为重要的传染源。当人吞食阿米巴虫卵污染的食物或饮水后,在小肠下段,由于碱性肠液的作用,阿米巴原虫脱卵而出并大量繁殖成为滋养体,滋养体侵犯结肠黏膜形成溃疡,常见于盲肠、升结肠等处,少数侵犯乙状结肠和直肠。寄生于结肠黏膜的阿米巴原虫,分泌溶组织酶,消化溶解肠壁上的小静脉,阿米巴滋养体侵入静脉,随门静脉血流进入肝;也可穿过肠壁直接或经淋巴管到达肝内。进入肝的阿米巴原虫大多数被肝内单核-吞噬细胞消灭;仅当侵入的原虫数目多、毒力强而机体抵抗力降低时,其存活的原虫即可繁殖,引起肝组织充血炎症,继而原虫阻塞门静脉末梢,造成肝组织局部缺血坏死;又因原虫产生溶组织酶,破坏静脉壁,溶解肝组织而形成脓肿。

(三)临床表现

本病的发展过程一般比较缓慢,急性阿米巴肝炎期较短暂,如不能及时治疗,继之为较长时期的慢性期。其发病可在肠阿米巴病数周至数年之后,甚至可长达30年后才出现阿米巴性肝脓肿。

1.急性肝炎期

在肠阿米巴病过程中,出现肝区疼痛、肝增大、压痛明显,伴有体温升高(持续在38 ℃～39 ℃),脉速、大量出汗等症状亦可出现。此期如能及时、有效治疗,炎症可得到控制,避免脓肿形成。

2.肝脓肿期

临床表现取决于脓肿的大小、位置、病程长短及有无并发症等。但大多数患者起病比较缓慢,病程较长,此期间主要表现为发热、肝区疼痛及肝增大等。

(1)发热:大多起病缓慢,持续发热(38 ℃～39 ℃),常以弛张热或间歇热为主;在慢性肝脓肿患者体温可正常或仅为低热;如继发细菌感染或其他并发症时,体温可高达40 ℃以上;常伴有畏寒、寒战或多汗。体温大多晨起低,在午后上升,夜间热退时有大汗淋漓;患者多有食欲缺乏、腹胀、恶心、呕吐,甚至腹泻、痢疾等症状;体重减轻、虚弱乏力、消瘦、精神不振、贫血等亦常见。

(2)肝区疼痛:常为持续性疼痛,偶有刺痛或剧烈疼痛;疼痛可随深呼吸、咳嗽及体位变化而加剧。疼痛部位因脓肿部位而异,当脓肿位于右膈顶部时,疼痛可放射至右肩胛或右腰背部;也可因压迫或炎症刺激右膈肌及右下肺而导致右下肺肺炎、胸膜炎,产生气急、咳嗽、肺底湿啰音等。如脓肿位于肝的下部,可出现上腹部疼痛症状。

(3)局部水肿和压痛:较大的脓肿可出现右下胸、上腹部膨隆,肋间饱满,局部皮肤水肿发亮,肋间隙因皮肤水肿而消失或增宽,局部压痛或叩痛明显。右上腹部可有压痛、肌紧张,有时可扪及增大的肝脏或肿块。

(4)肝增大:肝往往呈弥漫性增大,病变所在部位有明显的局限性压痛及叩击痛。右肋缘下常可扪及增大的肝,下缘钝圆有充实感,质中坚,触痛明显,且多伴有腹肌紧张。部分患者的肝有局限性波动感,少数患者可出现胸腔积液。

(5)慢性病例:慢性期疾病可迁延数月甚至1～2年。患者呈消瘦、贫血和营养性不良性水肿甚至胸腔积液和腹水;如不继发细菌性感染,发热反应可不明显。上腹部可扪及增大坚硬的包块。少数患者由于巨大的肝脓肿压迫胆管或肝细胞损害而出现黄疸。

(四)并发症

1.继发细菌感染

继发细菌感染多见于慢性病例,致病菌以金黄色葡萄球菌和大肠埃希菌多见。患者表现为症状明显加重,体温上升至40℃以上,呈弛张热,白细胞计数升高,以中性粒细胞为主,抽出的脓液为黄色或黄绿色,有臭味,光镜下可见大量脓细胞。但用抗生素治疗难以奏效。

2.脓肿穿破

巨大脓肿或表面脓肿易向邻近组织或器官穿破。向上穿破膈下间隙形成膈下脓肿;穿破膈肌形成脓胸或肺脓肿;也有穿破支气管形成肝-支气管瘘,常突然咳出大量棕色痰,伴胸痛、气促,胸部X线检查可无异常,脓液自气管咳出后,增大的肝可缩小;肝右叶脓肿可穿破至心包,呈化脓性心包炎表现,严重时引起心脏压塞;穿破胃时,患者可呕吐出血液及褐色物;肝右下叶脓肿可与结肠粘连并穿入结肠,表现为突然排出大量棕褐色黏稠脓液,腹痛轻,无里急后重症状,肝迅速缩小,X线显示肝脓肿区有积气影;穿破至腹腔引起弥漫性腹膜炎。Warling等报道1122例阿米巴性肝脓肿,破溃293例,其中穿入胸腔29%,肺27%,心包15.3%,腹腔11.9%,胃3%,结肠2.3%,下腔静脉2.3%,其他9.25%。国内资料显示,发生破溃的276例中,破入胸腔37.6%,肺27.5%,支气管10.5%,腹腔16.6%,其他7.6%。

3.阿米巴原虫血行播散

阿米巴原虫经肝静脉、下腔静脉到肺,也可经肠道至静脉或淋巴道入肺,双肺呈多发性小脓肿。在肝或肺脓肿的基础上易经血液循环至脑,形成阿米巴性脑脓肿,其病死率极高。

(五)辅助检查

1.实验室检查

(1)血液常规检查:急性期白细胞总数可达$(10\sim20)\times10^9$/L,中性粒细胞在80%以上,明显升高者应怀疑合并细菌感染。慢性期白细胞升高不明显。病程长者贫血较明显,血沉可增快。

(2)肝功能检查:肝功能多数在正常范围内,偶见谷丙转氨酶、碱性磷酸酶升高,清蛋白下降。少数患者血清胆红素可升高。

(3)粪便检查:仅供参考,因为阿米巴包囊或原虫阳性率不高,仅少数患者的新鲜粪便中可找到阿米巴原虫,国内报道阳性率约为14%。

(4)血清补体结合试验:对诊断阿米巴病有较大价值。有报道结肠阿米巴期的阳性率为15.5%,阿米巴肝炎期为83%,肝脓肿期可为92%~98%,且可发现隐匿性阿米巴肝病,治疗后即可转阴。但由于在流行区内无症状的带虫者和非阿米巴感染的患者也可为阳性,故诊断时应结合具体患者进行分析。

2.超声检查

B超检查对肝脓肿的诊断有肯定的价值,准确率在90%以上,能显示肝脓性暗区。同时B超定位有助于确定穿刺或手术引流部位。

3.X线检查

由于阿米巴性肝脓肿多位于肝右叶膈面,故在X线透视下可见到肝阴影增大,右膈肌抬高,运动受限或横膈呈半球形隆起等征象。有时还可见胸膜反应或积液,肺底有云雾状阴影等。此外,如在X线片上见到脓腔内有液气面,则对诊断有重要意义。

4.CT

CT可见脓肿部位呈低密度区,造影强化后脓肿周围呈环形密度增高带影,脓腔内可有气液平面。囊肿的密度与脓肿相似,但边缘光滑,周边无充血带;肝肿瘤的CT值明显高于肝脓肿。

5.放射性核素肝扫描

放射性核素肝扫描可发现肝内有占位性病变,即放射性缺损区,但直径小于2cm的脓肿或多发性小脓肿易被漏诊或误诊,因此仅对定位诊断有帮助。

6.诊断性穿刺抽脓

这是确诊阿米巴肝脓肿的主要证据,可在B超引导下进行。典型的脓液呈巧克力色或咖啡色,黏稠无臭味。脓液中查滋养体的阳性率很低(为3%～4%),若将脓液按每毫升加入链激酶10 U,在37 ℃条件下孵育30 min后检查,可提高阳性率。从脓肿壁刮下的组织中,几乎都可找到活动的阿米巴原虫。

7.诊断性治疗

如上述检查方法未能确定诊断,可试用抗阿米巴药物治疗。如果治疗后体温下降,肿块缩小,诊断即可确立。

(六)诊断及鉴别诊断

对中年男性患有长期不规则发热、出汗、食欲缺乏、体质虚弱、贫血、肝区疼痛、肝增大并有压痛或叩击痛,特别是伴有痢疾史时,应疑为阿米巴性肝脓肿。但缺乏痢疾史,也不能排除本病的可能性,因为40%阿米巴肝脓肿患者可无阿米巴痢疾史,应结合各种检查结果进行分析。应与以下疾病相鉴别。

1.原发性肝癌

同样有发热、右上腹痛和肝大等,但原发性肝癌常有传染性肝炎病史,并且合并肝硬化占80%以上,肝质地较坚硬,并有结节。结合B超检查、放射性核素肝扫描、CT、肝动脉造影及AFP检查等,不难鉴别。

2.细菌性肝脓肿

细菌性肝脓肿病程急骤,脓肿以多发性为主,且全身脓毒血症明显,一般不难鉴别(表8-1)。

表 8-1　细菌性肝脓肿与阿米巴性肝脓肿的鉴别

	细菌性肝脓肿	阿米巴性肝脓肿
病史	常先有腹内或其他部位化脓性疾病,但近半数不明	40%～50%有阿米巴痢疾或"腹泻"史
发病时间	与原发病相连续或隔数日至10 d	与阿米巴痢疾相隔1～2周,数月至数年
病程	发病急并突然,脓毒症状重,衰竭发生较快	发病较缓,症状较轻,病程较长
肝	肝增大一般不明显,触痛较轻,一般无局部隆起,脓肿多发者多	增大与触痛较明显,脓肿多为单发且大,常有局部隆起
血液检查	白细胞和中性粒细胞计数显著增高,少数血细菌培养阳性	血细胞计数增高不明显,血细菌培养阴性,阿米巴病血清试验阳性
粪便检查	无溶组织阿米巴包囊或滋养体	部分患者可查到溶组织内阿米巴滋养体
胆汁	无阿米巴滋养体	多数可查到阿米巴滋养体
肝穿刺	黄白或灰白色脓液能查到致病菌,肝组织为化脓性病变	棕褐色脓液可查到阿米巴滋养体,无细菌,肝组织可有阿米巴滋养体
试验治疗	抗阿米巴药无效	抗阿米巴药有效

3.膈下脓肿

膈下脓肿常继发于腹腔继发性感染,如溃疡病穿孔、阑尾炎穿孔或腹腔手术之后。本病全身症状明显,但腹部体征轻;X线检查肝向下推移,横膈普遍抬高和活动受限,但无局限性隆起,可在膈下发现液气面;B超提示膈下液性暗区而肝内则无液性区;放射性核素肝扫描不显示肝内有缺损区;MRI检查在冠状切面上能显示位于膈下与肝间隙内有液性区,而肝内正常。

4.胰腺脓肿

本病早期为急性胰腺炎症状。脓毒症状之外可有胰腺功能不良,如糖尿、粪便中有未分解的脂肪和未消化的肌纤维。肝增大亦甚轻,无触痛。胰腺脓肿时膨胀的胃挡在病变部前面。B超扫描无异常所见,CT可帮助定位。

(七)治疗

本病的病程长,患者的全身情况较差,常有贫血和营养不良,故应加强营养和支持疗法,给予高糖类、高蛋白、高维生素和低脂肪饮食,必要时可补充血浆及蛋白,同时给予抗生素治疗,最主要的是应用抗阿米巴药物,并辅以穿刺排脓,必要时采用外科治疗。

1.药物治疗

(1)甲硝唑(灭滴灵):为首选治疗药物,视病情可给予口服或静滴,该药疗效好,毒性小,疗程短,除妊娠早期均可适用,治愈率70%～100%。

（2）依米丁（吐根碱）：由于该药毒性大，目前已很少使用。对阿米巴滋养体有较强的杀灭作用，可根治肠内阿米巴慢性感染。本品毒性大，可引起心肌损害、血压下降、心律失常等。此外，还有胃肠道反应、肌无力、神经闪痛、吞咽和呼吸肌麻痹。故在应用期间，每天测量血压。若发现血压下降应停药。

（3）氯喹：本品对阿米巴滋养体有杀灭作用。口服后肝内浓度高于血液 200～700 倍，毒性小，疗效佳，适用于阿米巴性肝炎和肝脓肿。成人口服第 1、第 2 天每天 0.6 g，以后每天服 0.3 g，3～4 周为 1 个疗程，偶有胃肠道反应、头痛和皮肤瘙痒。

2.穿刺抽脓

经药物治疗症状无明显改善者，或脓腔大或合并细菌感染病情严重者，应在抗阿米巴药物应用的同时，进行穿刺抽脓。穿刺应在 B 超检查定位引导下和局部麻醉后进行，取距脓腔最近部位进针，严格无菌操作。每次尽量吸尽脓液，每隔 3～5 d 重复穿刺，穿刺术后应卧床休息。如合并细菌感染，穿刺抽脓后可于脓腔内注入抗生素。近年来也加用脓腔内放置塑料管引流，收到良好疗效。患者体温正常，脓腔缩小为 5～10 mL 后，可停止穿刺抽脓。

3.手术治疗

常用术式有 2 种。

（1）切开引流术：下列情况可考虑该术式。①经抗阿米巴药物治疗及穿刺抽脓后症状无改善者。②脓肿伴有细菌感染，经综合治疗后感染不能控制者。③脓肿穿破至胸腔或腹腔，并发脓胸或腹膜炎者。④脓肿深在或由于位置不好不宜穿刺排脓治疗者。⑤左外叶肝脓肿，抗阿米巴药物治疗不见效，穿刺易损伤腹腔脏器或污染腹腔。在切开排脓后，脓腔内放置多孔乳胶引流管或双套管持续负压吸引。引流管一般在无脓液引出后拔除。

（2）肝叶切除术：对慢性厚壁脓肿，引流后腔壁不易塌陷者，遗留难以愈合的死腔和窦道者，可考虑做肝叶切除术。手术应与抗阿米巴药物治疗同时进行，术后继续抗阿米巴药物治疗。

（八）预后

本病预后与病变的程度、脓肿大小、有无继发细菌感染或脓肿穿破以及治疗方法等密切相关。根据国内报道，抗阿米巴药物治疗加穿刺抽脓，病死率为 7.1%，但在兼有严重并发症时，病死率可增加 1 倍多。本病是可以预防的，主要在于防止阿米巴痢疾的感染。只要加强粪便管理，注意卫生，对阿米巴痢疾进行彻底治疗，阿米巴肝脓肿是可以预防的；即使进展到阿米巴肝炎期，如能早期诊断、及时彻底治疗，也可预防肝脓肿的形成。

（李　剑）

第二节　原发性肝癌

一、病因

目前认为肝炎病毒有 A、B、C、D、E、G 等数种以及 TTV。已经有大量的研究证明，与肝癌有关的肝炎病毒为乙、丙型肝炎病毒。即 HBV 与 HCV 慢性感染是肝癌的主要危险因素。

（一）乙型肝炎病毒与肝癌发病密切相关

HBV 与肝癌发病间的紧密联系已得到公认，国际癌症研究中心已经确认了乙型肝炎在肝癌发生中的病因学作用。据估计，全球有 3.5 亿慢性 HBV 携带者。世界范围的乙型肝炎表面抗原（HBsAg）与肝癌关系的生态学研究发现，HBsAg 的分布与肝癌的地理分布较为一致，即亚洲、非洲为高流行区。当然在局部地区，HBsAg 的分布与肝癌的地理分布不一致，例如格陵兰 HBsAg 的流行率很高，但肝癌发病率却很低。病例研究发现，80% 以上的肝癌患者都有 HBV 感染史。分子生物学研究发现，与 HBV 有关的 HCC

中,绝大多数的病例可在其肿瘤细胞 DNA 中检出 HBV DNA 的整合。研究发现,慢性 HBV 感染对肝癌既是启动因素,也是促进因素。

（二）丙型肝炎病毒（HCV）与肝癌发病的关系

据估计全球有 1.7 亿人感染 HCV。丙型肝炎在肝癌发生中的重要性首先是由日本学者提出的。IARC 的进一步研究也显示了肝癌与丙型肝炎的强烈的联系。

但有研究发现,HCV 在启东 HCC 及正常人群中的感染率并不高,因此 HCV 可能不是启东肝癌的主要病因。最近启东的病例对照研究显示,HCV 在启东 HBsAg 携带者中的流行率也不高（2.02%）,HBsAg 携带者中肝癌病例与对照的 HCV 阳性率并无显著差别。

二、诊断和分期

（一）肝癌的分期

原发性肝癌的临床表现因不同的病期而不同,其病理基础、对各种治疗的反应及预后相差较大,故多年来许多学者都曾致力于制定出一个统一的分型分期方案,以利于选择治疗、评价结果和估计预后。与其他恶性肿瘤一样,对肝癌进行分期的目的是:①指导临床制定合理的治疗计划。②根据分期判断预后。③评价治疗效果并在较大范围内进行比较。因此,理想的分期方案应满足以下两个要求:①分期中各期相应的最终临床结局差别明显。②同一分期中临床结局差别很小。

1.Okuda 分期标准

日本是肝癌高发病率国家。Okuda 等根据 20 世纪 80 年代肝癌研究和治疗的进展,回顾总结了 850 例肝细胞肝癌病史与预后的关系,认为肝癌是否已占全肝的 50%、有无腹水、清蛋白是否大于 30 g/L 及胆红素是否少于 30 mg/L 是决定生存期长短的重要因素,并以此提出三期分期方案（表 8-2）。

与非洲南部的肝癌患者情况不同,日本肝癌患者在确诊前大多已经合并了肝硬化,并有相应的症状。而且随着 20 世纪 80 年代诊断技术的提高,小肝癌已可被诊断和手术切除。因此 Okuda 等认为以清蛋白指标替代 Primack 分期中的门脉高压和体重减轻来进行分期的方案更适用于日本的肝癌患者。Okuda 称 Ⅰ 期为非进展期,Ⅱ 期为中度进展期,Ⅲ 期为进展期。对 850 例肝癌患者的分析表明,Ⅰ、Ⅱ、Ⅲ 期患者中位生存期分别为 11.5 个月、3.0 个月和 0.9 个月,较好地反映了肝癌患者的预后。

表 8-2　Okuda 肝癌分期标准

分期	肿瘤大小		腹水		清蛋白		胆红素	
	>50%（+）	<50%（-）	（+）	（-）	<0.3 g/L（3 g/dL）（+）	>0.3 g/L（3 g/dL）（-）	>0.175 μmol/L（3 mg/dL）（+）	<0.175 μmol/L（3 mg/dL）（-）
Ⅰ		（-）		（-）		（-）		（-）
Ⅱ	1 或 2 项（+）							
Ⅲ	3 或 4 项（+）							

2.国际抗癌联盟制定的 TNM 分期

根据国际抗癌联盟（UICC）20 世纪 80 年代中期制定并颁布的常见肿瘤的 TNM 分期,肝癌的 TNM 分期如表 8-3。

表 8-3　UICC 肝癌 TNM 分期

分期	T	N	M
Ⅰ	T_1	N_0	M_0
Ⅱ	T_2	N_0	M_0
ⅢA	T_3	N_0	M_0
ⅢB	$T_1 \sim T_3$	N_1	M_0
ⅣA	T_4	N_0, N_1	M_0
ⅣB	$T_1 \sim T_4$	N_0, N_1	M_1

表中,T——原发肿瘤、适用于肝细胞癌或胆管(肝内胆管)细胞癌。

Tx:原发肿瘤不明。

T_0:无原发病证据。

T_1:孤立肿瘤,最大直径在 2 cm 或以下,无血管侵犯。

T_2:孤立肿瘤,最大直径在 2 cm 或以下,有血管侵犯;或孤立的肿瘤,最大直径超过 2 cm,无血管侵犯;或多发的肿瘤,局限于一叶,最大的肿瘤直径在 2 cm 或以下,无血管侵犯。

T_3:孤立肿瘤,最大直径超过 2 cm,有血管侵犯;或多发肿瘤,局限于一叶,最大的肿瘤直径在 2 cm 或以下,有血管侵犯;或多发肿瘤,局限于一叶,最大的肿瘤直径超过 2 cm,有或无血管侵犯。

T_4:多发肿瘤分布超过一叶;或肿瘤侵犯门静脉或肝静脉的一级分支;或肿瘤侵犯除胆囊外的周围脏器;或穿透腹膜。

注:依胆囊床与下腔静脉之投影划分肝脏之两叶。

N——区域淋巴结,指肝十二指肠韧带淋巴结。

N_x:区域淋巴结不明。

N_0:区域淋巴结无转移。

N_1:区域淋巴结有转移。

M——远处转移。

M_x:远处转移不明。

M_0:无远处转移。

M_1:有远处转移。

3.我国通用的肝癌分型分期方案

根据肝癌的临床表现,1977 年全国肝癌防治研究协作会议上通过了一个将肝癌分为 3 期的方案。该方案如下。

Ⅰ期:无明确的肝癌症状与体征者。

Ⅱ期:介于Ⅰ期与Ⅲ期之间者。

Ⅲ期:有黄疸、腹水、远处转移或恶病质之一者。

此项方案简单明了,便于掌握,在国内相当长的时间内被广泛采用,并于 1990 年被收录入中华人民共和国卫生部医政司编制的《中国常见恶性肿瘤诊治规范》,作为我国肝癌临床分期的一个标准。

4.1999 年成都会议方案

1977 年的 3 个分期的标准虽简便易记,但Ⅰ～Ⅲ期跨度过大,大多数患者集中在Ⅱ期,同期中病情有较大出入。因此中国抗癌协会肝癌专业委员会 1999 年在成都第四届全国肝癌学术会议上提出了新的肝癌分期标准(表 8-4),并认为大致可与 1977 年标准及国际 TNM 分期相对应。

表 8-4 成都会议原发性肝癌的分期标准

分期	数量、长径、位置	门静脉癌栓 (下腔静脉、胆管癌栓)	肝门、腹腔 淋巴结肿大	远处 转移	肝功能 Child 分级
Ⅰ	1 或 2 个、<5 cm、在 1 叶	无	无	无	A
Ⅱa	1 或 2 个、5～10 cm、在 1 叶,或<5 cm、在 2 叶	无	无	无	A 或 B
Ⅱb	1 或 2 个、>10 cm,或 3 个、<10 cm、在 1 叶,或 1 或 2 个、5～10 cm、在 2 叶	无或分支有	无	无	A 或 B
Ⅲ	癌结节>3 个,或>10 cm、在 2 叶,或 1 或 2 个、>10 cm、在 2 叶	门静脉主干	有	有	C

此分期的特点是:①未采用国际 TNM 分期中关于 T 的划分,认为小血管有无侵犯是一个病理学分期标准,肝癌诊断时多数不能取得病理学检查,难以使用此项标准。②肝功能的好坏明显影响肝癌的治疗选择与预后估计,因而肝功能分级被列入作为肝癌分期的一个重要指标。严律南等分析 504 例肝切除患

者资料,认为此分期与国际 TNM 分期在选择治疗方法、估计预后方面作用相同,且应用简便,值得推广。

5.2001 年广州会议方案

在 1999 年成都会议肝癌分期标准基础上,中国抗癌协会于 2001 年底广州全国肝癌学术会议提出了新的分期标准,建议全国各肝癌治疗中心推广使用。分期方案如下。

Ⅰa:单个肿瘤直径小于 3 cm,无癌栓、腹腔淋巴结及远处转移;Child A。

Ⅰb:单个或两个肿瘤直径之和小于 5 cm,在半肝,无癌栓、腹腔淋巴结及远处转移;Child A。

Ⅱa:单个或两个肿瘤直径之和小于 10 cm,在半肝或两个肿瘤直径之和小于 5cm,在左右两半肝,无癌栓、腹腔淋巴结及远处转移;Child A。

Ⅱb:单个或多个肿瘤直径之和大于 10 cm,在半肝或多个肿瘤直径之和大于 5 cm,在左右两半肝,无癌栓、腹腔淋巴结及远处转移;Child A。

有门静脉分支、肝静脉或胆管癌栓和(或)Child B。

Ⅲa:肿瘤情况不论,有门脉主干或下腔静脉癌栓、腹腔淋巴结或远处转移之一;Child A 或 B。

Ⅲb:肿瘤情况不论,癌栓、转移情况不论;Child C。

(二)肝癌的临床表现

1.首发症状

原发性肝癌患者首先出现的症状多为肝区疼痛,其次为纳差、上腹肿块、腹胀、乏力、消瘦、发热、腹泻、急腹症等。也有个别患者以转移灶症状为首发症状,如肺转移出现咯血,胸膜转移出现胸痛,脑转移出现癫痫、偏瘫,骨转移出现局部疼痛,腹腔淋巴结或胰腺转移出现腰背疼痛等。肝区疼痛对本病诊断具有一定的特征性,而其他症状缺乏特征性,常易与腹部其他脏器病变相混淆而延误诊断。

2.常见症状

(1)肝区疼痛:最为常见的症状,主要为肿物不断增长,造成肝被膜张力增大所致。肿瘤侵及肝被膜或腹壁、膈肌是造成疼痛的直接原因。肝区疼痛与原发性肝癌分期早晚有关,早期多表现为肝区隐痛或活动时痛,中、晚期疼痛多为持续性胀痛、钝痛或剧痛。疼痛与肿瘤生长部位有关,右叶肿瘤多表现为右上腹或右季肋部痛,左叶肿瘤可表现为上腹偏左或剑突下疼痛。当肿瘤侵及肝被膜时,常常表现为右肩背疼痛。当肿瘤突然破裂出血时,肝区出现剧痛,迅速波及全腹,表现为急腹症症状,伴有生命体征变化。

(2)消化道症状:可出现食欲减退、腹胀、恶心、呕吐、腹泻等。食欲减退和腹胀较为常见。食欲减退多为增大的肝脏或肿物压迫胃肠道及患者肝功能不良所致。全腹胀往往为肝功能不良伴有腹水所致。腹泻多较为顽固,每日次数可较多,为水样便或稀软便,易与慢性肠炎相混淆。大便常规检查常无脓血。

(3)发热:大多为肿瘤坏死后吸收所致的癌热,表现为午后低热,无寒战,小部分患者可为高热伴寒战。消炎痛可暂时退热。部分患者发热为合并胆管、腹腔、呼吸道或泌尿道感染所致。经抗生素治疗多可控制。

(4)消瘦、乏力、全身衰竭:早期患者可无或仅有乏力,肿瘤组织大量消耗蛋白质及氨基酸,加之患者胃肠道功能失调特别是食欲减退、腹泻等,使部分患者出现进行性消瘦才引起注意。当患者进入肿瘤晚期,可出现明显的乏力,进行性消瘦,直至全身衰竭出现恶病质。

(5)呕血、黑便:较为常见,多与合并肝炎后肝硬化、门静脉高压有关,也可为肿瘤侵入肝内门静脉主干造成门静脉高压所致。食管、胃底静脉曲张破裂出血可引起呕血,量较大。门脉高压所致脾肿大、脾亢引起血小板减少是产生出血倾向的重要原因。

(6)转移癌症状:肝癌常见的转移部位有肺、骨、淋巴结、胸膜、脑等。肿瘤转移到肺,可出现咯血;转移至胸膜可出现胸痛、血性胸水;骨转移常见部位为脊柱、肋骨和长骨,可出现局部明显压痛、椎体压缩或神经压迫症状;转移至脑可有神经定位症状和体征。肿瘤压迫下腔静脉的肝静脉开口时可出现 Budd-Chiari 综合征。

3.常见体征

(1)肝大与肿块:肝大与肿块是原发性肝癌最主要、最常见的体征。肿块可以在肝脏局部,也可全肝大。肝表面常局部隆起,有大小不等的结节,质硬。当肝癌突出于右肋下或剑突下时,可见上腹局部隆起或饱满。当肿物位于膈顶部时,X 线可见膈局部隆起,运动受限或固定。少数肿物向后生长,在腰背部即可触及肿物。

(2)肝区压痛:当触及肿大的肝脏或局部性的肿块时,可有明显压痛,压痛的程度与压迫的力量成正比。右叶的压痛有时可向右肩部放射。

(3)脾肿大:常为合并肝硬化所致。部分为癌栓进入脾静脉,导致脾瘀血而肿大。

(4)腹水:多为晚期征象。当肝癌伴有肝硬化或癌肿侵犯门静脉时,可产生腹水,多为漏出液。当肿瘤侵犯肝被膜或癌结节破裂时,可出现血性腹水。肝癌组织中的肝动脉-门静脉瘘引起的门脉高压症临床表现以腹水为主。

(5)黄疸:多为晚期征象。当肿瘤侵入或压迫大胆管时或肿瘤转移至肝门淋巴结而压迫胆总管或阻塞时,可出现梗阻性黄疸,黄疸常进行性加重,B超或CT可见肝内胆管扩张。当肝癌合并较重的肝硬化或慢性活动性肝炎时,可出现肝细胞性黄疸。

(6)肝区血管杂音:肝区血管杂音是肝癌较特征性体征。肝癌血供丰富,癌结节表面有大量网状小血管,当粗大的动脉突然变细,可听到相应部位连续吹风样血管杂音。

(7)胸腔积液:常与腹水并存,也可为肝肿瘤侵犯膈肌,影响膈肌淋巴回流所致。

(8)Budd-Chiari综合征:当肿物累及肝静脉时,可形成癌栓,引起肝静脉阻塞,临床上可出现肝大、腹水、下肢肿胀等,符合Budd-Chiari综合征。

(9)转移灶体征:肝癌肝外转移以肺、骨、淋巴结、脑、胸膜常见,转移至相应部位可出现相应体征。

4.影像学检查

(1)肝癌的超声诊断:肝癌根据回声强弱(与肝实质回声相比)可分为如下4型。①弱回声型:病灶回声比肝实质为低,常见于无坏死或出血、质地相对均匀的肿瘤,提示癌组织血供丰富,一般生长旺盛。该型较常见,约占32.1%。②等回声型:病灶回声强度与同样深度的周围肝实质回声强度相等或相似,在其周围有明显包膜或者晕带围绕,或出现邻近结构被推移或变形时,可有助于病灶的确定。该型最少见。约占5.6%。③强回声型:其内部回声比周围实质高。从组织学上可有两种不同的病理学基础,一种是回声密度不均匀,提示肿瘤有广泛非液化性坏死或出血,或有增生的结缔组织;另一种强回声密度较均匀,是由其内弥漫性脂肪变性或窦状隙扩张所致。强回声型肝癌最常见,约占42.7%。④混合回声型:瘤体内部为高低回声混合的不均匀区域,常见于体积较大的肝癌,可能是在同一肿瘤中出现各种组织学改变所致。此型约占15.5%。

肝癌的特征性图像:①晕征:大于2 cm的肿瘤随着肿瘤的增大,周边可见无回声晕带,一般较细而规整,晕带内侧缘清晰是其特征,是发现等回声型肿块的重要指征。声晕产生的原因之一为肿瘤周围的纤维结缔组织形成的假性包膜所致;也可能是肿块膨胀性生长,压迫外周肝组织形成的压缩带;或肿瘤本身结构与正常肝组织之间的声阻差所致。彩超检查显示,有的晕圈内可见红、蓝彩色动静脉血流频谱,故有的声晕可能由血管构成。声晕对于提示小肝癌的诊断有重要价值。②侧方声影:上述晕征完整时,声束抵达小肝癌球体的侧缘容易发生折射效应而构成侧方声影。③镶嵌征:在肿块内出现极细的带状分隔,把肿瘤分成地图状,有时表现为线段状,此特征反映了癌组织向外浸润性生长与纤维结缔组织增生包围反复拮抗的病理过程,多个癌结节也可形成这样的图像。镶嵌征是肝癌声像图的重要特征,转移癌则罕见此征象。④块中块征:肿块内出现回声强度不同、质地不同的似有分界的区域,反映了肝癌生长发育过程中肿块内结节不同的病理组织学表现,如含肿瘤细胞成分、脂肪、血供等不同的结构所形成的不同回声的混合体。

(2)肝癌的CT表现:现在从小肝癌和进展期肝癌的CT表现及肝癌的CT鉴别诊断三方面分别讲述。

小肝癌的CT表现(图8-1、图8-2):小肝癌在其发生过程中,血供可发生明显变化。增生结节、增生不良结节以及早期分化好的肝癌以门脉供血为主,而明确的肝癌病灶几乎均仅以肝动脉供血。其中,新生血管是肝癌多血供的基础。因此,肝脏局灶性病变血供方式的不同是CT诊断及鉴别诊断的基础。小的明确的肝癌表现为典型的高血供模式:在动脉期出现明显清晰的增强,而在门静脉期对比剂迅速流出。早期分化好的肝癌、再生结节或增生不良结节均无此特征,而表现为与周围肝组织等密度或低密度。

形态学上,小肝癌直径小于3 cm,呈结节状,可有假包膜。病理上50%~60%的病例可见假包膜。由于假包膜较薄,其CT检出率较低。CT上假包膜表现为环形低密度影,在延迟的增强影像上表现为高密度影。

进展期肝癌的 CT 表现:进展期肝癌主要可分为 3 种类型(巨块型、浸润型和弥漫型)。①巨块型肝癌边界清楚,常有假包膜形成。CT 可显示 70%～80% 的含有假包膜的病例,表现为病灶周围环形的低密度影,延迟期可见其增强;癌肿内部密度不均,尤其在分化较好的肿瘤有不同程度的脂肪变性。②浸润型肝癌表现为不规则、边界不清的肿瘤,肿瘤突入周围组织,常侵犯血管,尤其是门静脉分支,形成门脉瘤栓。判断有无门脉瘤栓对于肝癌的分期及预后至关重要。③弥漫型肝癌最为少见,表现为肝脏多发的、弥漫分布的小癌结节,这些结节大小和分布趋向均匀,彼此并不融合,平扫为低密度灶。

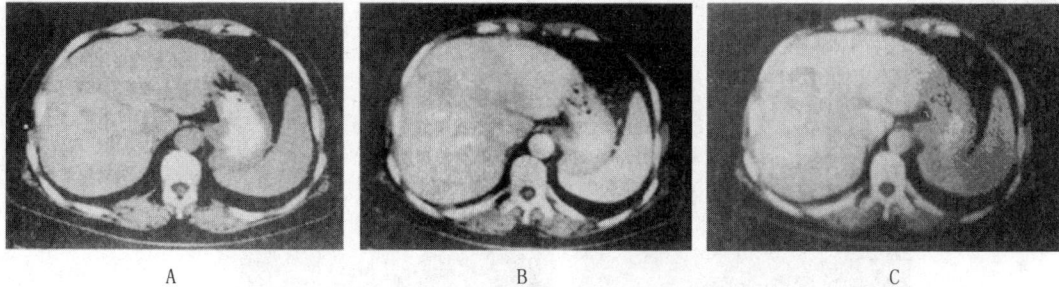

图 8-1　小肝癌(直径约 2 cm)CT 扫描影像(一)

A. 平扫显示肝脏右叶前上段圆形低密度结节影;B. 增强至肝静脉期,病灶为低密度,其周围可见明确的小卫星结节病灶;C. 延迟期,病灶仍为低密度

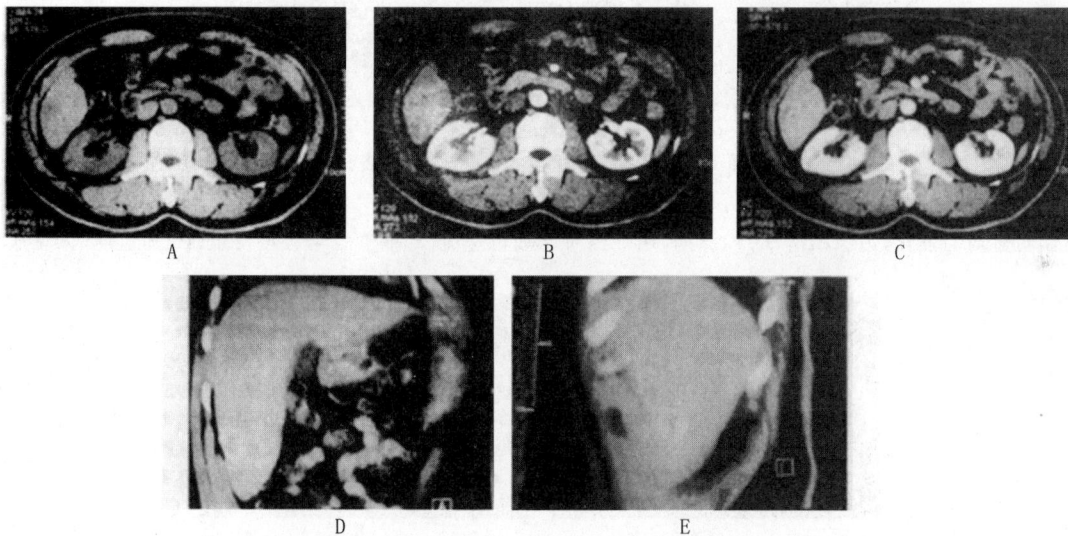

图 8-2　小肝癌(直径约 2 cm)CT 扫描影像(二)

A. 平扫,可见边缘不清的低密度灶;B. 动脉晚期,病变呈中度不规则环形增强;C. 门脉期,病变内对比剂流出,病变密度减低;D. 冠状位重建影像,可清晰显示病变;E. 矢状位重建影像,病变呈不规则环形增强

(3)肝癌的 MRI 表现:肝癌可以是新发生的,也可以由不典型增生的细胞进展而来。在肝硬化的肝脏,肝癌多由增生不良结节发展而来。近来,一个多中心的研究结果显示,增生不良结节为肝癌的癌前病变。过去肝癌在诊断时多已为进展期病变,但近年来随着对肝硬化及病毒性肝炎患者的密切监测、定期筛查,发现了越来越多的早期肝癌。

组织学上,恶性细胞通常形成不同厚度的梁或板,由蜿蜒的网状动脉血管腔分隔。肝癌多由肝动脉供血,肝静脉和门静脉沿肿瘤旁增生,形成海绵状结构。

影像表现(图 8-3、图 8-4):肝癌的 MRI 表现可分为三类。孤立结节/肿块的肝癌占 50%,多发结节/肿块的肝癌占 40%,而弥漫性的肝癌占不到 10%。肿瘤内部有不同程度的纤维化、脂肪变、坏死及出血等使肝癌 T_1、T_2 加权像的信号表现多种多样。肝癌最常见的表现是在 T_1 加权像上为略低信号,在 T_2 加权像上为略高信号,有时在 T_1 加权像上也可表现为等信号或高信号。有文献报道 T_1 加权像上表现为等信号的多为早期分化好的肝癌,而脂肪变、出血、坏死、细胞内糖原沉积或铜沉积等均可在 T₁ 加权像上表现为高信号。此外,在肝血色病基础上发生的肝癌亦表现为在所有序列上相对的高信号。T₂ 加权像上高信号的多为中等分化或分化差的肝癌。有文献报道 T₂ 加权像上信号的高低与肝硬化结节的恶性程度相关。肝癌的继发征象有门脉瘤栓或肝静脉瘤栓、腹水等,在 MRI 上均可清晰显示。

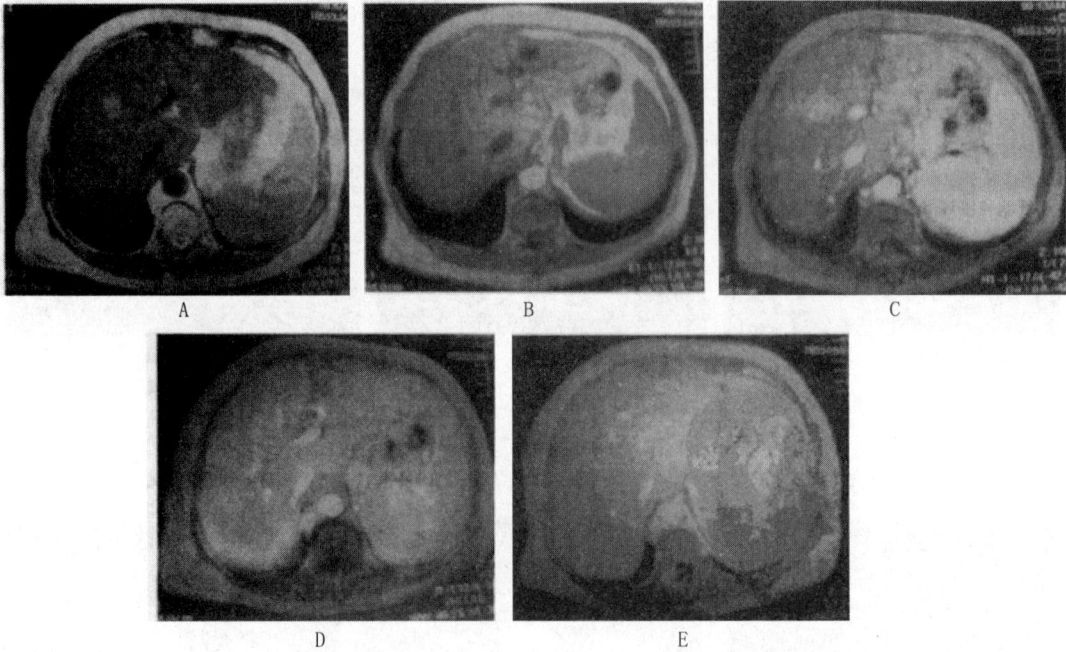

图 8-3　小肝癌(直径约 2 cm)MRI 表现

A. T₂ 加权像,可见边界不光滑之结节影,呈高信号;B. 屏气的梯度回波的 T₁ 加权像,病灶呈略低于肝脏的信号;C. 动脉期,病灶明显均匀强化,边缘不清;D. 门脉期,病灶内对比剂迅速流出,病变信号强度降低;E. 延迟期,未见病灶强化

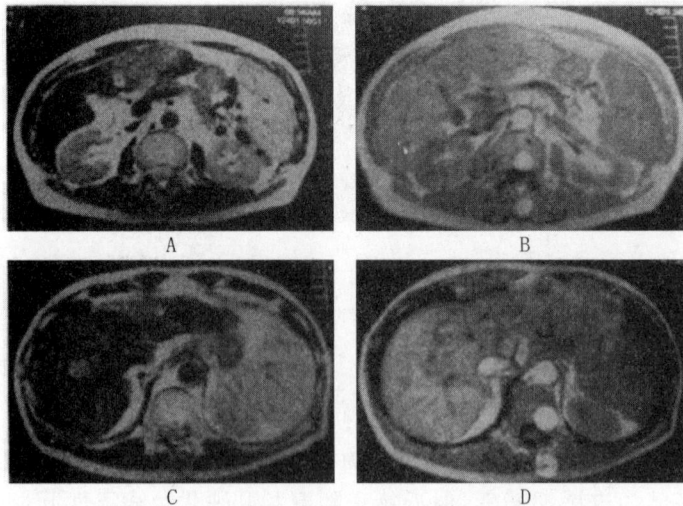

图 8-4　肝硬化(多年,多发肿块/结节型肝癌)表现

A、C 为 T₂ 加权像,B、D 为 T₁ 加权像;A、B 上可见肝左叶较大的不规则肿块影,边缘不光滑,呈略低 T₁ 信号,略高 T₂ 信号;C、D 上肝右叶前段可见小结节,呈略低 T₁ 信号,略高 T₂ 信号

早期肝癌常在 T₁ 加权像上表现为等/高信号,在 T₂ 加权像上表现为等信号。可能是由于其中蛋白含量较高所致。直径小于 1.5 cm 的小肝癌常在 T₁ 加权像和 T₂ 加权像上均为等信号,因此只有在针剂动态增强的早期才能发现均匀增强的病变。肝动脉期对于显示小肝癌最为敏感,该期小肿瘤明显强化。但此征象并不特异,严重的增生不良结节也表现为明显强化。比较特异的征象是增强

后 2 min 肿瘤信号快速降低,低于正常肝脏的信号,并可在晚期显示增强的假包膜。有学者报道,肝硬化的实质中出现结节内结节(nodule-in-nodule)征象提示早期肝癌,表现为结节外周低信号的铁沉积和等信号的含铁少的中心。

肝癌多血供丰富。对比剂注射早期的影像观察有助于了解肿瘤的血管结构。由于 MRI 对针剂比 CT 图像对碘剂更加敏感,所以 MRI 有助于显示肝癌,尤其是直径小于 1.5 cm 的肿瘤。Oi 等比较了多期螺旋 CT 和动态针剂增强的 MRI,结果显示早期针剂增强影像检出 140 个结节,而早期螺旋 CT 发现 106 个结节。在动态增强的 MRI 检查中,肝细胞特异性对比剂的应用改善了病变的显示情况。如 Mn-DPDP 的增强程度与肝癌的组织分化程度相关,分化好的比分化差的病变强化明显,良性的再生结节也明显强化。而在运用单核-吞噬细胞系统特异性对比剂 SPIO 时,肝实质的信号强度明显降低,肝癌由于缺乏 Kupffer 细胞,在 T_2 加权像上不出现信号降低,相对表现为高信号。

(4)肝癌的 DSA 表现:我国原发性肝癌多为肝细胞癌(HCC),多数有乙肝病史并合并肝硬化。肝癌大多为富血管性的肿块,少数为乏血管性。全国肝癌病理协作组依据尸检大体病理表现,将肝癌分为三型:①巨块型,为有完整包膜的巨大瘤灶,或是由多个结节融合成的巨块,直径多在 5 cm 以上,占 74%;②结节型,单个小结节或是多个孤立的大小不等的结节,直径小于 3 cm 者称为小肝癌,约占 22%。③弥漫型,病灶占据全肝或某一叶,肝癌常发生门静脉及肝静脉内瘤栓,分别占 65% 和 23%。也可长入肝胆管内。

肝脏 DSA 检查可以确定肿块的形态、大小和分布,显示肝血管的解剖和供血状态,为外科切除或介入治疗提供可靠的资料。由于肝癌的供血主要来自肝动脉,故首选肝动脉 DSA,对已疑为结节小病变者可应用慢注射法肝动脉 DSA,疑有门静脉瘤栓者确诊需门静脉造影。

肝癌的主要 DSA 表现是:①异常的肿瘤血管和肿块染色:这是肝癌的特征性表现。肿瘤血管表现为粗细不等、排列紊乱、异常密集的形态,主要分布在肿瘤的周边。造影剂滞留在肿瘤毛细血管内和间质中,则可见肿块"染色",密度明显高于周边的肝组织。肿瘤较大时,由于瘤体中心坏死和中央部分的血流较少,肿瘤中心"染色"程度可减低。②动脉分支的推压移位:瘤体较大时可对邻近的肝动脉及其分支造成推移,或形成"握球状"包绕。瘤体巨大时甚至造成胃十二指肠动脉、肝总动脉或腹腔动脉的推移。弥漫型肝癌则见血管僵直、间距拉大。③"血管湖"样改变:其形成与异常小血管内的造影剂充盈有关,显示为肿瘤区域内的点状、斑片状造影剂聚积、排空延迟,多见于弥漫型肝癌。④动-静脉瘘形成:主要是肝动脉-门静脉瘘,其次是肝动脉-肝静脉瘘。前者发生率很高,有作者统计高达 50% 以上,其发生机制在于肝动脉及分支与门静脉相伴紧邻,而肿瘤导致二者沟通。DSA 可检出两种类型。一为中央型,即动脉期见门脉主干或主枝早期显影;一为外周型,即肝动脉分支显影时见与其伴行的门脉分支显影,出现"双轨征"。下腔静脉的早期显影提示肝动-静脉瘘形成。⑤门静脉瘤栓:依瘤栓的大小和门静脉阻塞程度出现不同的征象,如腔内局限性的充盈缺损、门脉分支缺如、门脉不显影等。

上述造影征象的出现随肿瘤的病理分型而不同。结节型以肿瘤血管和肿瘤染色为主要表现,肿块型则还有动脉的推移,而弥漫型则多可见到血管湖和动-静脉瘘等征象。

5.并发症

(1)上消化道出血:原发性肝癌多合并有肝硬化,当肝硬化或门静脉内癌栓引起门静脉高压时,常可导致曲张的食管胃底静脉破裂出血。在手术应激状态下或化疗药物作用下,门静脉高压性胃黏膜病变可表现为大面积的黏膜糜烂及溃疡出血。上消化道出血往往加重患者的肝性脑病,成为肝癌患者死亡的原因之一。上消化道出血经保守治疗可有一部分患者症状缓解,出血得到控制。

(2)肝癌破裂出血:为肿瘤迅速增大或肿瘤坏死所致,部分为外伤或挤压所致肿瘤破裂出血,常出现肝区突发剧痛。肝被膜下破裂可出现肝脏迅速增大、肝区触痛及局部腹膜炎体征,B超或 CT 可证实。肝脏完全破裂则出现急腹症,可引起休克,出现移动性浊音,腹穿结合 B超、CT 检查可证实。肝癌破裂出血是一种危险的并发症,多数患者可在短时间内死亡。

(3)肝性脑病:常为终末期表现,多由肝硬化或肝癌多发引起门静脉高压、肝功能失代偿所致,也可因上消化道出血、感染或电解质紊乱引起肝功能失代偿所致,常反复发作。

(4)旁癌综合征:原发性肝癌患者由于肿瘤本身代谢异常而产生或分泌的激素或生物活性物质引起的一组症候群称为旁癌综合征。了解这些症候群,对于肝癌的早期发现有一定现实意义。治疗这些症候群,有利于缓解患者痛苦,延长患者生存期。当肝癌得到有效治疗后,这些症候群可恢复正常或减轻。

低血糖症:原发性肝癌并发低血糖的发生率达 8%~30%。按其临床表现和组织学特征大致分为两型。A 型为生长快、分化差的原发性肝癌病程的晚期,患者有晚期肝癌的典型临床表现,血糖呈轻中度下降,低血糖易控制;B 型见于生长缓慢、分化良好的原发性肝癌早期,患者无消瘦、全身衰竭等恶病质表现,但有严重的低血糖,而且难以控制,临床上需长期静点葡萄糖治疗。发生低血糖的机制尚未完全明确,可能包括:①葡萄糖利用率增加,如肿瘤释放一些体液性因素具有类似胰岛素样作用,或肿瘤摄取过多的葡萄糖。②肝脏葡萄糖产生率降低,如肿瘤置换大部分正常肝组织或肝癌组织葡萄糖代谢改变,并产生抑制正常肝脏代谢活性的物质。

红细胞增多症:原发性肝癌伴红细胞增多症,发生率为 2%~12%,肝硬化患者出现红细胞生成素增多症被认为是发生癌变的较敏感指标。其与真性红细胞增多症的区别在于白细胞与血小板正常、骨髓仅红系增生、动脉血氧饱和度减低。红细胞增多症患者,外周血象红细胞(男性高于 $6.5×10^{12}/L$,女性高于 $6.0×10^{12}/L$)、血红蛋白(男性高于 175 g/L,女性高于 160 g/L)、红细胞压积(男性超过 54%,女性超过 50%)明显高于正常人。少数肝硬化伴晚期肝癌患者红细胞数不高,但血红蛋白及红细胞压积相对增高,可能与后期血清红细胞生成素浓度增高,反馈抑制红细胞生成有关,患者预后较差。原发性肝癌产生红细胞增多症机制不明,可能的解释为:①肝癌细胞合成胚源性红细胞或红细胞生成素样活性物质。②肝癌产生促红细胞生成素原增多,并释放某种酶,把促红细胞生成素转变为有生物活性的红细胞生成素。

高钙血症:肝癌伴高血钙时。血钙浓度大多超过 2.75 mmol/L,表现为虚弱、乏力、口渴、多尿、厌食、恶心,如血钙超过 3.8 mmol/L 时,可出现高血钙危象,造成昏迷或突然死亡。此高血钙与肿瘤骨转移时的高血钙不同,后者伴有高血磷,临床上有骨转移征象。高血钙症被认为是原发性肝癌旁癌综合征中最为严重的一种。高血钙产生的可能原因为:①肿瘤分泌甲状旁腺激素或甲状旁腺激素样多肽,它通过刺激成骨细胞功能,诱导骨吸收增强,使骨钙进入血流;它能使肾排泄钙减少而尿磷增加,因此出现高血钙与低血磷症。②肿瘤和免疫炎症细胞产生的许多细胞活素具有骨吸收活性。③肿瘤可能制造过多的活性维生素 D 样物质,它们促进肠道钙的吸收而导致血钙增高。

高纤维蛋白原血症:高纤维蛋白原血症可能与肝癌有异常蛋白合成有关,约有 1/4 可发生在 AFP 阴性的肝癌患者中。当肿瘤被彻底切除后,纤维蛋白原可恢复正常血清水平,故可以作为肿瘤治疗彻底与否的标志。

血小板增多症:血小板增多症的产生机制可能与促血小板生成素增加有关。它和原发性血小板增多症的区别在于血栓栓塞、出血不多见,无脾肿大,红细胞计数正常。

高脂血症:高脂血症可能与肝癌细胞自主合成胆固醇有关。伴有高脂血症的肝癌患者,血清胆固醇水平与 AFP 水平平行,当肿瘤得到有效治疗后,血清胆固醇与 AFP 可平行下降,当肿瘤复发时,可再度升高。

降钙素增高:肝癌患者血清及肿瘤中降钙素含量可增高,可能与肿瘤异位合成降钙素有关。当肿瘤切除后,血清降钙素可恢复至正常水平。肿瘤分化越差,血清降钙素水平越高。伴高血清降钙素水平的肝癌患者,生存期较短,预后较差。

性激素紊乱综合征:肝癌组织产生的绒毛膜促性腺激素,导致部分患者血清绒毛膜促性腺激素水平增高。原发性肝癌合并的性激素紊乱综合征主要有肿瘤性青春期早熟、女性化和男性乳房发育。性早熟可见于儿童患者,几乎均发生于男性,其血清及尿中绒毛膜促性腺激素活性增高。癌组织中可检出绒毛膜促性腺激素,血中睾酮达到成人水平,睾丸正常大小或轻度增大,Leydig 细胞增生,但无精子形成。女性化及乳房发育的男性患者,血中催乳素及雌激素水平可增高,这与垂体反馈调节机制失常有关。当肿瘤彻底切除后,患者所有女性的特征均消失,血清中性激素水平恢复正常。

三、治疗

(一)治疗原则

原发性肝癌采用以手术为主的综合治疗。

(二)具体治疗方法

1.手术切除

手术切除是目前治疗肝癌最有效的方法。

(1)适应证:肝功能无显著异常,肝硬化不严重,病变局限,一般情况尚好,无重要器官严重病变。

(2)禁忌证:黄疸、腹水、明显低蛋白血症和肝门静脉或肝静脉内癌栓的晚期肝癌患者。

(3)手术方式:局限于一叶,瘤体直径小于 5 cm,行超越癌边缘 2 cm,非规则的肝切除与解剖性肝切除,可获得同样的治疗效果。伴有肝硬化时,应避免肝三叶的广泛切除术。全肝切除原位肝移植术不能提高生存率。非手术综合治疗后再行二期切除或部分切除,可以获得姑息性效果。

2.肝动脉插管局部化疗和栓塞术

目前多采用单次插管介入性治疗方法。

(1)适应证及禁忌证:癌灶巨大或弥散不能切除;或术后复发的肝癌,肝功能尚可,为最佳适应证,或作为可切除肝癌的术后辅助治疗。对不可切除的肝癌先行局部化疗及栓塞术,肿瘤缩小后再争取二期手术切除。亦可用于肝癌破裂出血的患者。严重黄疸、腹水和肝功能严重不良应视为禁忌证。

(2)插管方法:经股动脉,选择性肝动脉内置管。

(3)联合用药:顺铂($80\ mg/m^2$)、多柔比星($50\ mg/m^2$)、丝裂霉素($10\ mg/m^2$)、替加氟($500\ mg/m^2$)等。

(4)栓塞剂:采用碘油或明胶海绵并可携带抗癌药物,或用药微球作栓塞剂。

(5)局部效应:治疗后肿瘤可萎缩($50\% \sim 70\%$)。癌细胞坏死,癌灶有假包膜形成,瘤体或变为可切除,术后患者可有全身性反应,伴有低热,肝区隐痛和肝功能轻度异常,一周内均可恢复。

3.放射治疗

放射治疗适用于不宜切除、肝功能尚好的病例。有一定姑息疗效,或结合化疗提高疗效,对无转移的局限性肿瘤也有根治的可能。亦可作为转移灶的对症治疗。

4.微波、射频、冷冻及乙醇注射治疗

这些方法适用于肿瘤较小而又不宜手术切除者。在超声引导下进行,优点是安全、简便、创伤小。

5.生物学治疗

生物学治疗主要是免疫治疗。方法很多,疗效均不确定,可作为综合治疗中的一种辅助疗法。

(三)治疗注意事项

(1)肝癌术后是否给予预防性介入治疗,存在争议。

(2)目前手术是公认的治疗肝癌最有效的方法,要积极争取手术机会,可以和其他治疗方法配合应用。

(3)肝癌的治疗要遵循适应患者病情的个体化治疗原则。

(4)各种治疗方法要严格掌握适应证,综合应用以上治疗方法可以取得更好的疗效。

(5)肝癌患者治疗后要坚持随访,定期行 AFP 检测及超声检查,以早期发现复发转移病灶。

(李 剑)

第三节　转移性肝癌

肝脏恶性肿瘤可分为原发性肝癌和转移性肝癌两大类。原发性肝癌包括常见的肝细胞肝癌,少见的胆管细胞癌,罕见的肝血管肉瘤等。身体其他部位的癌肿转移到肝脏,并在肝内继续生长、发展,其组织学特征与原发性癌相同,称之为肝转移癌或继发性肝癌。在西方国家,继发性肝癌的发生率远高于原发性肝癌,造成这种情况的原因是多方面的,而后者的发病率低是其中的影响因素之一;我国由于原发性肝癌的发病率较高,继发性肝癌发生率相对低于西方国家,两者发病率相近。国内统计两者之比为 2∶1～4∶1,西方国家高达 20∶1 以上。在多数情况下,肝转移癌的发生可被看成是原发性肿瘤治疗失败的结果。目前,虽然肝转移癌的综合治疗已成为共识,但外科治疗依然被看作治疗转移性肝癌最重要、最常见的手段,尤其是对结直肠癌肝转移而言,手术治疗已被认为是一种更积极、更有效的治疗措施,其 5 年生存率目前可达 20%～40%。近年来,随着对肝转移癌生物学特性认识的加深,肝脏外科手术技巧的改进以及围术期支持疗法的改善,肝转移癌手术切除的安全性和成功率已大大提高,手术死亡率仅为 1.8%,5 年生存率达 33.6%。因此,早期发现、早期诊断、早期手术治疗是提高肝转移癌远期疗效的重要途径,手术切除肝转移癌灶可使患者获得痊愈或延长生命的机会,因此对肝转移癌的外科治疗需持积极态度。

一、肝转移癌的病理基础及来源

肝脏是全身最大的实质性器官,也是全身各种肿瘤转移的高发区域,这与肝脏本身的解剖结构、血液供应和组织学特点有关。

肝脏的显微结构表现为肝小叶,肝小叶是肝脏结构和功能的基本单位。小叶中央是中央静脉,围绕该静脉为放射状排列的单层细胞索(肝细胞板),肝板之间形成肝窦,肝窦的壁上附有 Kuffer 细胞,它具有吞噬能力。肝窦实际上是肝脏的毛细血管网,它的一端与肝动脉和门静脉的小分支相通,另一端与中央静脉相连接。肝窦直径为 9～13 mm,其内血流缓慢,肝窦内皮细胞无基底膜,只有少量网状纤维,不形成连续结构,因此,在血液和肝细胞之间没有严密的屏障结构,有助于癌细胞的滞留、浸润。此外,肝窦通透性高,许多物质可以自由通过肝窦内皮下间隙(Disse 间隙)。Disse 间隙有富含营养成分的液体,间隙大小不等,肝细胞膜上的微绒毛伸入该间隙,癌细胞进入 Disse 间隙后可逃避 Kuffer 细胞的"捕杀"。这些结构特点有助于癌细胞的滞留、生长与增生。

在血液循环方面,肝脏同时接受肝动脉和门静脉双重的血液供应,血流极为丰富,机体多个脏器的血液经门静脉回流至此,为转移癌的快速生长提供了较为充足的营养。有关转移癌的血供研究表明:当瘤体小于 1 mm 时,营养主要来源于周围循环的扩散;瘤体直径达 1～3 mm 时,由肝动脉、门静脉、混合的毛细血管在肿瘤周围形成新生的血管网;当瘤体进一步增大,直径超过 1.5 cm,从血管造影等观察,血液供应90% 主要来自于肝动脉,瘤体边缘组织的部分血供可能来自门静脉,也有少部分肝脏转移癌的血液供应主要来自门静脉。

这些因素都在肝转移性肿瘤的形成中起着决定作用,使肝脏成为肿瘤容易侵犯、转移、生长的高发区域。在全身恶性肿瘤中,除淋巴结转移外,肝转移的发病率最高。据 Pickren 报道。在 9700 例尸体解剖中共发现恶性肿瘤10912 个,其中有肝转移者4444 例,占 41.4%,是除淋巴结转移(57%)外转移部位最多的器官。

转移性肝癌的发生与原发肿瘤类型、部位有关,全身各部位的癌肿,以消化道及盆腔部位(如胃、小肠、结肠、胆囊、胰腺、前列腺、子宫和卵巢等)的癌肿转移至肝脏者较为多见,临床统计转移性肝癌中腹腔内脏器癌肿占 50%～70%,有 40%～65% 的结直肠癌、16%～51% 的胃癌、25%～75% 的胰腺癌、65%～90%的胆囊癌产生肝转移,临床资料还表明结直肠癌与其肝转移癌同时发现者为 16%～25%,大多数是在原发处切除后 3 年内出现肝转移;其次是造血系统肿瘤,占 30%;胸部肿瘤(包括肺、食管肿瘤)占 20%;还有少数来自女性生殖系、乳腺、软组织、泌尿系的肿瘤等,如 52% 的卵巢癌、27% 的肾癌、25%～74% 的支气管癌、56%～65% 的乳腺癌、20% 的黑色素瘤、10% 的霍奇金病出现肝转移。肾上腺、甲状腺、眼和鼻咽部的癌肿转移至肝脏者亦不少见。中国医学科学院肿瘤医院经病理检查发现,在 83 例转移性肝癌中,原发灶来源于结直肠癌占 24%,乳腺癌占 16%,胃癌占 13%,肺癌占 8%,其他尚有食管癌、鼻咽癌、淋巴瘤、胸腺瘤、子宫内膜癌等。资料还显示,随着年龄增大,转移性肝癌发生率降低。按系统划分,转移性肝癌来源依次为消化、造血、呼吸及泌尿生殖系统等。

二、转移途经

人体各部位癌肿转移至肝脏的途径有门静脉、肝动脉、淋巴和直接浸润四种。

(一)门静脉转移

凡血流汇入门静脉系统的脏器,如食管下端、胃、小肠、结直肠、胰腺、胆囊及脾等的恶性肿瘤均可循门静脉转移至肝脏,这是原发癌播散至肝脏的重要途径。有人报道门静脉血流存在分流现象,即脾静脉和肠系膜下静脉的血流主要进入左肝,而肠系膜上静脉的血流主要汇入右肝,这些门静脉所属脏器的肿瘤会因不同的血流方向转移至相应部位的肝脏。但临床上这种肿瘤转移的分流情况并不明显,而以全肝散在性转移多见。其他如子宫、卵巢、前列腺、膀胱和腹膜后组织等部位的癌肿,亦可通过体静脉和门静脉的吻合支转移至肝;也可因这些部位的肿瘤增长侵犯门静脉系统的脏器,再转移至肝脏;或先由体静脉至肺,然后再由肺到全身循环而至肝脏。经此途径转移的肿瘤占肝转移癌的 35%～50%。

(二)肝动脉转移

任何血行播散的癌肿均可循肝动脉转移到肝脏,如肺、肾、乳腺、肾上腺、甲状腺、睾丸、卵巢、鼻咽、皮肤及眼等部位的恶性肿瘤均可经肝动脉而播散至肝脏。眼的黑色素瘤转移至肝脏者也较常见。

(三)淋巴转移

盆腔或腹膜后的癌肿可经淋巴管至主动脉旁和腹膜后淋巴结,然后倒流至肝脏。消化道癌肿也可经肝门淋巴结循淋巴管逆行转移到肝脏。乳腺癌或肺癌也可通过纵隔淋巴结而逆行转移到肝脏,但此转移方式较少见。临床上更多见的是胆囊癌沿着胆囊窝的淋巴管转移到肝脏。

(四)直接浸润

肝脏邻近器官的癌肿,如胃癌、横结肠癌、胆囊癌和胰腺癌等,均可因癌肿与肝脏粘连使癌细胞直接浸润而蔓延至肝脏,右侧肾脏和肾上腺癌肿也可以直接侵犯肝脏。

三、病理学特点

转移癌的大小、数目和形态多变,少则 1～2 个微小病灶,多则呈多结节甚至弥漫性散在生长,也有形成巨块的,仅有约 5% 的肝转移灶是孤立性结节或局限于单叶。转移灶可发生坏死、囊性变、病灶内出血以及钙化等。转移性肝癌组织可位于肝脏表面,也可位于肝脏中央。癌结节外观多呈灰白色,质地硬,与周围肝组织常有明显分界,肝转移癌灶多有完整包膜,位于肝脏表面者可有凸起或凹陷,癌结节中央可有坏死和出血。多数肝转移癌为少血供肿瘤,少数肝转移癌血供可相当丰富,如肾癌肝转移。来自结、直肠癌的肝转移癌可发生钙化,钙化也见于卵巢、乳腺、肺、肾脏和甲状腺癌肿的转移。来自卵巢与胰腺癌(特别是腺癌或囊腺癌)的转移灶可发生囊变。肉瘤的肝转移灶常表现为巨大肿块,并伴有坏死、出血等。转移性肝癌的病理组织学变化和原发病变相同,如来源于结直肠的腺癌组织学方面可显示腺状结构,来自恶性黑色素瘤的肝转移癌组织中含有黑色素。但部分病例由于原发性癌分化较好,使肝脏转移灶表现为间变而无法提示原发病灶。与原发性肝癌不同,转移性肝癌很少合并肝硬化,一般也无门静脉癌栓形成,而已产生肝硬化的肝脏则很少发生转移性肿瘤。Jorres 等报道 6 356 例癌症患者尸体解剖发现有 300 例肝转移癌中,仅有 2 例伴有肝硬化,认为其原因可能是硬化的肝脏血液循环受阻和结缔组织改变限制了肿瘤转移和生长。肝转移癌切除术后肝内复发率为 5%～28%,低于原发性肝癌切除术后肝内复发率。

临床上根据发现转移性肝癌和原发肿瘤的先后分为同时转移、异时转移以及先驱性肝转移。同时转移是指初次诊断或者外科治疗原发性肿瘤时发现转移病灶,发生率为 10%～25%。资料显示,年龄、性别与肝转移无关,但大城市患者发生肝转移少于小城市和农村地区,这与在大城市易得到早期检查、早期发现有关。同时性肝转移癌发生率和临床病理分期明显相关,晚期患者中发病率较高,且多呈分散性多结节病灶。异时转移是指原发性肿瘤手术切除或局部控制后一段时间在随访中发现肝转移病灶,大多数在原发灶切除后 2～3 年内发现,其发生率尚不清楚。同时转移和异时转移可占肝转移的 97%。先驱性肝转移是指肝转移病灶早于原发肿瘤发现,其发生率较低。

四、肝转移癌的分期

判明肿瘤分期对治疗方案选择、预后判断、疗效考核、资料对比极为重要,近几十年来国内外对肝转移癌的分期提出了多种分类标准。

Fortner 对术后证实的肝转移进行了以下分级。① Ⅰ级:肿瘤局限在切除标本内,切缘无癌残留。② Ⅱ级:肿瘤已局部扩散,包括肿瘤破溃、直接蔓延至周围邻近器官、镜下切缘癌阳性、直接浸润至大的血管或胆管。③ Ⅲ级:伴有肝外转移者,包括肝外淋巴结转移、腹腔内其他器官转移、腹腔外远处转移。

Petlavel 提出肝转移癌的分期需要兼顾转移灶的大小、肝功能状态和肝大情况,依此将肝转移癌分为四期。资料表明 Ⅰ期预后最好,中位生存期为 21.5 个月,Ⅱ、Ⅲ、Ⅳ 期中位生存期分别为 10.4 个月、4.7 个月和 1.4 个月。

Genneri 认为肝转移癌的预后主要与肝实质受侵犯的程度有关。根据转移灶的数目和肝实质受侵犯程度将肝转移癌分为三期:Ⅰ期为单发性肝转移,侵犯肝实质 25% 以下;Ⅱ期为多发性肝转移,侵犯肝实质 25% 以下或单发性肝转移累计侵犯肝实质 25%～50%;Ⅲ期为多发性肝转移,侵犯肝实质 25%～50% 或超过 50%。他认为 Ⅰ期最适合手术治疗,Ⅱ期、Ⅲ期则应侧重于综合治疗。

Petreli 进一步肯定了肝实质被侵犯的程度是影响预后最重要的因素。肝实质受侵犯程度可以通过测量肝脏被肿瘤侵犯的百分比、肝脏大小和肝功能试验(包括碱性磷酸酶和胆红素水平)来判断,其他影响预后的因素主要为肝转移癌结节的数目以及分布(单叶或双叶)、大小、能否手术切除、出现时间(与原发灶同时或异时)、有无肝外转移、肝外侵犯的类型、患者功能状况、有无症状或并发症等。

五、转移性肝癌的临床表现

转移性肝癌常以肝外原发性癌肿所引起的症状为主要表现,但因无肝硬化,病情发展常较后者缓慢,症状也较轻。临床表现主要包括:①原发性肿瘤的临床表现;②肝癌的临床表现;③全身状况的改变。

(一)原发性肿瘤的临床表现

早期主要表现为原发肿瘤的症状,肝脏本身的症状并不明显,大多在原发肿瘤术前检查、术中探查或者术后随访时候发现。如结直肠癌出现大便性状改变、黑便、血便等;肺癌出现刺激性干咳和咯血等。部分原发性肿瘤临床表现不明显或晚于肝转移癌,是造成肝转移癌误诊、延诊的主要因素。继发性肝癌的临床表现常较轻,病程发展较缓慢。诊断的关键在于查清原发癌灶。

(二)肝癌的临床表现

随着病情的发展,肝癌转移性肿瘤增大,肝脏转移的病理及体外症状逐渐表现出来,出现了如消瘦、乏力、发热、食欲缺乏、肝区疼痛、肝区结节性肿块、腹水、黄疸等中晚期肝癌的常见症状。也有少数患者出现继发性肝癌的症状以后,其原发癌灶仍不易被查出或隐匿不现,因此,有时与原发性肝癌难以鉴别。消瘦与恶性肿瘤的代谢消耗、进食少、营养不良有关;发热多是肿瘤组织坏死、合并感染以及肿瘤代谢产物引起,多不伴寒战;肝区疼痛是由于肿瘤迅速生长使肝包膜紧张所致;食欲缺乏是由于肝功能损害,肿瘤压迫胃肠道所致;肝区疼痛部位和癌肿部位有密切关系,如突然发生剧烈腹痛并伴腹膜刺激征和休克,多有肝转移癌结节破裂的可能;腹部包块表现为左肝的剑突下肿块或(和)右肝的肋缘下肿块,也可因肝转移癌占位导致肝大;黄疸常由于癌肿侵犯肝内主要胆管,或肝门外转移淋巴结压迫肝外胆管所引起,癌肿广泛破坏肝脏可引起肝细胞性黄疸。

(三)全身状况的改变

由于机体消耗增多和摄入减少,患者往往出现体重减轻,严重者出现恶病质。如发生全身多处转移,还可出现相应部位的症状,如肺转移可引起呼吸系统的临床表现。

六、辅助检查

（一）实验室检查

1.肝功能检查

肝转移癌患者在癌肿浸润初期肝功能检查多属正常，乙肝、丙型肝炎病毒感染指标往往呈阴性。随肿瘤的发展，患者血清胆红素、碱性磷酸酶（AKP）、乳酸脱氢酶（LDH）、γ-谷氨酰转肽酶（GGT）、天门冬氨酸转氨酶（AST）等升高，但由于肝转移癌多数不伴肝炎、肝硬化等，所以肝脏的代偿功能较强。在原发性肝癌中常出现的白/球蛋白比例倒置、凝血酶原时间延长等异常，在肝转移癌中则极少出现。在无黄疸和骨转移时，AKP 活性增高对诊断肝转移癌具有参考价值。

2.甲胎蛋白（AFP）

肝转移癌中 AFP 的阳性反应较少，主要见于胃癌伴肝转移。大约 15% 的胃癌患者 AFP 阳性，其中绝大多数患者在 100 μg/L 以下，仅 1%～2% 患者超过 200 μg/L。切除原发病灶后即使保留转移癌，AFP 也可以降至正常水平。

3.癌胚抗原（CEA）

消化道肿瘤，特别是结直肠癌肿瘤患者的 CEA 检查，对于肝转移癌的诊断十分重要。目前多数学者认为 CEA 检查可作为肝转移癌的辅助诊断指标，尤其是对无肿瘤病史、肝内出现单个肿瘤病灶、无明确肝炎史、AFP 阴性的患者，必须复查 CEA 等指标，以警惕肝转移癌的发生。一般认为 CEA 水平迅速升高或 CEA 超过 20 μg/L 是肝转移的指征，但其变化与肿瘤大小并无正相关。若 CEA 阳性，需复查 B 超、CT、结肠镜等寻找原发病灶以明确诊断或随访。肝转移癌术后动态监测 CEA 对于手术切除是否彻底、术后辅助化疗疗效、肿瘤复发具有重要意义。在清除所有癌灶后，CEA 可降至正常水平。原发性结直肠癌术后 2 年应定期监测，可 3 个月 1 次，如果 CEA 升高，应高度怀疑肿瘤复发，同时有 AKP、LDH、CEA 明显增高提示肝转移。CEA 升高时，有时影像学检查并无转移迹象，此时常需通过核素扫描或剖腹探查才能发现。此外，国外文献报道胆汁中的 CEA 敏感性远较血清 CEA 高。Norton 等研究发现，结直肠癌肝转移患者，胆汁 CEA 水平是血清的 29 倍，这对原发病灶在术后肝转移以及隐匿性癌灶的发现尤为重要。

4.其他肿瘤标志物测定

其他部位的肿瘤患者如出现 5'-核苷磷酸二酯酶同工酶 V（5'-NPDV）阳性常提示存在肝内转移的可能，同时它也可以作为肝转移癌术后疗效和复发监测的指标，但不能区分原发性和转移性肝肿瘤。其他临床常用的肿瘤标志物还有酸性铁蛋白、CA 19-9、CA50、CA242 等，它们在多种肿瘤特别是消化系统肿瘤中均可增高，但组织特异性低，可作为肝转移癌检测的综合判断指标。

（二）影像学检查

影像学检查方法同原发性肝癌。转移性肝癌在影像学上可有某些特征性表现：①病灶常为多发且大小相仿；②由于病灶中央常有液化坏死。在 B 超和 MRI 上可出现"靶征"或"牛眼征"；③CT 扫描上病灶密度较低，有时接近水的密度，对肝内微小转移灶（＜1cm）普通的影像学检查常难以发现而漏诊，可采用 CT 加动脉门静脉造影（CTAP），其准确率可达 96%；对这些微小转移灶的定性诊断，目前以正电子发射断层扫描（PET）特异性最强，后者以 ^{18}F-氟脱氧葡萄糖（^{18}F-FDG）作为示踪剂，通过评价细胞的葡萄糖代谢状况确定其良恶性。

七、诊断

肝转移癌的诊断关键在于确定原发病灶，其特点是：①多数有原发性肿瘤病史，以结直肠癌、胃癌、胰腺癌等最常见；②常无慢性肝病病史。如 HBV、HCV 标记物多阴性；③由于肝转移癌很少合并肝硬化，所以体检时癌结节病灶多较硬而肝脏质地较软；④影像学显示肝内多个散在、大小相仿的占位性病变，B 超可见"牛眼"征，且多无肝硬化影像，肝动脉造影肿瘤血管较少见。

临床上诊断的依据主要有：①有原发癌病史或依据；②有肝脏肿瘤的临床表现；③实验室肝脏酶学改

变，CEA 增高而 AFP 可呈阴性；④影像学发现肝内占位性病变，多为散在、多发；⑤肝脏穿刺活检证实。

对于某些组织学上证实为肝转移癌，但不能明确或证实原发性肿瘤起源的情况，临床上并不少见，如 Kansaa 大学医院所记载的 21000 例癌症患者中，有 686 例（3.2%）未明确原发癌的部位。对于此类病例 需要通过更仔细的病史询问、更细致的体格检查以及相关的影像学和实验室检查来判断。例如原发肿瘤不明时，乳腺、甲状腺及肺可能是原发灶；粪便潜血阳性提示胃肠道癌，胃镜、结肠镜、钡餐及钡灌肠检查对诊断有帮助；疑有胰体癌时，应行胰腺扫描及血管造影等。

八、鉴别诊断

（一）原发性肝癌

患者多来自肝癌高发区，有肝癌家族史或肝病病史，多合并肝硬化，肝功能多异常，肝癌的并发症较常见，病情重且发展迅速，AFP 等肿瘤标志呈阳性，影像学呈"失结构"占位性病变，孤立性结节型也较多见；肝转移癌多有原发肿瘤病史和症状，很少合并肝硬化，肝功能多正常，病情发展相对缓慢，AFP 多正常，CEA 多增高，影像学发现肝脏多个散在占位结节，可呈"牛眼征"。但 AFP 阴性的原发性肝癌和原发灶不明确的肝转移癌之间的鉴别诊断仍有一定困难，有时需依靠肝活检，当组织学检查发现有核居中央的多角形细胞、核内有胞质包涵体、恶性细胞被窦状隙毛细血管分隔、胆汁存留、肿瘤细胞群周围环绕着内皮细胞等表现时，提示为原发性而非继发性肝癌。

（二）肝血管瘤

一般容易鉴别。女性多见，病程长，发展慢。临床症状多轻微，实验室酶学检查常属正常。B 超见有包膜完整的与正常肝脏有明显分界的影像，其诊断符合率达 85%；CT 表现为均匀一致的低密度区，在快速增强扫描中可见特征性增强，其对血管瘤的诊断阳性率近 95%；血管造影整个毛细血管期和静脉期持续染色，可见"早出晚归"征象。

（三）肝囊肿

病史较长，一般情况好，囊肿常多发，可伴多囊肾，B 超提示肝内液性暗区，可见分隔，血清标志物 AFP、CEA 阴性。

（四）肝脓肿

肝脓肿多有肝外感染病史，临床可有或曾有发热、肝痛、白细胞计数增高等炎症表现，抗感染治疗有效。超声检查可见液平，穿刺为脓液，细胞培养阳性。

（五）肝脏肉瘤

此病极少见，患者无肝脏外原发癌病史。多经病理证实。

九、治疗

（一）手术切除

与原发性肝癌一样，转移性肝癌的治疗也是以手术切除为首选，这是唯一能使患者获得长期生存的治疗手段，如大肠癌肝转移切除术后 5 年生存率可达 25%~58%，而未切除者 2 年生存率仅为 3%，4 年生存率为 0。

转移性肝癌的手术适应证近年来有逐渐放宽的趋势。最早对转移性肝癌的手术价值还存在怀疑，直到 1980 年 Adson 和 VanHeerdon 报道手术切除大肠癌肝脏孤立性转移灶取得良好效果，才确定手术切除是孤立性肝转移癌的首选治疗方法。以后有许多研究发现，多发性与孤立性肝转移癌切除术后在生存率上并无明显差异，因而近年来手术切除对象不只是限于孤立病灶，位于肝脏一侧或双侧的多发转移灶也包括在手术适应证内，至于可切除多发转移灶数目的上限，以往通常定为 3~4 个，有学者认为以转移灶的数目作为手术适应证的依据没有足够理由，不可机械从事，只要保证有足够的残肝量和手术切缘，任何数目的肝转移癌均为手术切除的适应证。有肝外转移者以往通常被认为是手术禁忌证，近年来的研究发现，只要肝外转移灶能得到根治性切除，可获得与无肝外转移者一样好的疗效，故也为手术治疗的适应证。目前临床上掌握转移性肝癌的手术指征为：①原发灶已切除并无复发，或可切除，或已得到有效控制（如鼻咽癌行放疗后）；②单发或多发肝转移灶，估计切除后有足够的残肝量并可保证足够的切缘；③无肝外转移或肝外转移灶可切除；④无其他手术禁忌证。

转移性肝癌的手术时机，原则上一经发现应尽早切除。但对原发灶切除后近期内刚发现的较小转移灶（如<2cm）是否需要立即手术，有学者认为不必急于手术，否则很可能在手术后不久就有新的转移灶出现，对这样的病例可密切观察一段时间（如3个月）或在局部治疗下（如PEI）观察，若无新的转移灶出现再做手术切除。对同时转移癌的手术时机也是一个存在争议的问题，如大肠癌在原发灶手术的同时发现肝转移者占8.5%～26%，是同期手术还是分期手术尚有意见分歧，有学者认为只要肝转移灶可切除、估计患者能够耐受、可获得良好的切口显露，应尽可能同期行肝癌切除。

转移性肝癌的手术方式与原发性肝癌相似，但有如下几个特点：①由于转移性肝癌常为多发，术中B超检查就显得尤为重要，可以发现术前难以发现的隐匿于肝实质内的小病灶，并因此改变手术方案；②因很少伴有肝硬化，肝切除范围可适当放宽以确保阴性切缘，切缘一般要求超过1cm，因为阴性切缘是决定手术远期疗效的关键因素；③由于转移性肝癌很少侵犯门静脉形成癌栓，肝切除术式可不必行规则性肝叶切除，确保阴性切缘的非规则性肝切除已为大家所接受，尤其是多发转移灶的切除更为适用；④伴肝门淋巴结转移较常见，手术时应做肝门淋巴结清扫。

转移性肝癌术后复发也是一个突出的问题，如大肠癌肝转移切除术后60%～70%复发，其中50%为肝内复发，是原转移灶切除后的复发还是新的转移灶在临床上难以区别。与原发性肝癌术后复发一样，转移性肝癌术后复发的首选治疗也是再切除，其手术指征基本同第一次手术。再切除率文献报道差别较大，为13%～53%，除其他因素外，这与第一次手术肝切除的范围有关，第一次如为局部切除则复发后再切除的机会较大，而第一次为半肝或半肝以上的切除则再切除的机会明显减小。

（二）肝动脉灌注化疗

虽然手术切除是转移性肝癌的首选治疗方法，但可切除病例仅占10%～25%，大多数患者则因病灶广泛而失去手术机会，此时肝动脉灌注化疗（HAI）便成为这类患者的主要治疗方法。转移性肝癌的血供来源基本同原发性肝癌，即主要由肝动脉供血，肿瘤周边部分有门静脉参与供血。与全身化疗相比，HAI可提高肿瘤局部的化疗药物浓度，同时降低全身循环中的药物浓度，因而与全身化疗相比，可提高疗效而降低药物毒性作用，已有多组前瞻性对照研究证明，HAI对转移性肝癌的有效率显著高于全身化疗。HAI一般经全置入性DDS实施，后者可于术中置入；也可采用放射介入的方法置入，化疗药物多选择氟尿嘧啶（5-FU）或氟尿嘧啶脱氧核苷（FudR），后者的肝脏清除率高于前者。文献报道HAI治疗转移性肝癌的有效率为40%～60%，部分病例可因肿瘤缩小而获得二期切除，对肿瘤血供较为丰富者加用碘油栓塞可使有效率进一步提高。但转移性肝癌多为相对低血供，这与原发性肝癌有所不同，为了增加化疗药物进入肿瘤的选择性，临床上有在HAI给药前给予血管收缩药（如血管紧张素Ⅱ等）或可降解性淀粉微球暂时使肝内血流重新分布，以达到相对增加肿瘤血流量、提高化疗药物分布的癌/肝比值之目的，从而进一步提高HAI的有效率。

前瞻性对照研究表明，与全身化疗相比，HAI虽然显著提高了治疗的有效率，但未能显著提高患者的生存率，究其原因主要是由于HAI未能有效控制肝外转移的发生，使得原来死于肝内转移的患者死于肝外转移。因此，对转移性肝癌行HAI应联合全身化疗（5-FU＋四氢叶酸），或加大化疗药物的肝动脉灌注剂量，以使部分化疗药物因超过肝脏的清除率而"溢出"肝脏进入全身循环，联合使用肝脏清除率低的化疗药物，如丝裂霉素（MMC）亦可达到相同作用。

（三）其他

治疗转移性肝癌的方法还有许多，如射频、微波、局部放疗、肝动脉化疗栓塞、瘤体无水酒精注射、氩氦刀等。

（李　剑）

第四节　肝囊肿

一、病因与病理

肝囊肿临床上较为常见,分先天性与后天性两大类,后天性多为创伤、炎症或肿瘤性因素所致,以寄生虫性如肝包虫感染所致最多见。先天性肝囊肿又称真性囊肿,最为多见,其发生原因不明,可由先天性因素所致,可能与肝内迷走胆管与淋巴管在胚胎期的发育障碍,或局部淋巴管因炎性上皮增生阻塞,导致管腔内分泌物滞留所致。可单发,亦可多发,女性多于男性,从统计学资料来看,多发性肝囊肿多有家族遗传因素。

肝囊肿多根据形态学或病因学进行分类,Debakey根据病因将肝囊肿分为先天性和后天性两大类,其中先天性肝囊肿又可分为原发性肝实质肝囊肿和原发性胆管性肝囊肿,前者又可分为孤立性和多发性肝囊肿;后者则可分为局限性肝内主要胆管扩张和Caroli病。后天性肝囊肿可分为外伤性、炎症性和肿瘤性,炎症性肝囊肿可由胆管炎性或结石滞留引起,也可与肝包囊病有关。肿瘤性肝囊肿则可分为皮样囊肿、囊腺瘤或恶性肿瘤引起的继发性囊肿。

孤立性肝囊肿多发生于肝右叶,囊肿直径一般从数毫米至30 cm不等,囊内容物多为清晰、水样黄色液体,呈中性或碱性反应,含液量一般在500mL以上,囊液含有清蛋白、黏蛋白、胆固醇、白细胞、酪氨酸等,少数与胆管相通者可含有胆汁,若囊内出血可呈咖啡样。囊壁表面平滑反光,呈乳白色或灰蓝色,部分菲薄透明,可见血管走行。囊肿包膜通常较完整,囊壁组织学可分三层:①纤维结缔组织内层:往往衬以柱状或立方上皮细胞。②致密结缔组织中层:以致密结缔组织成分为主,细胞少。③外层为中等致密的结缔组织,内有大量的血管、胆管通过,并有肝细胞,偶可见肌肉组织成分。

多发性肝囊肿分两种情况,一种为散在的肝实质内很小的囊肿,另一种为多囊肝,累及整个肝脏,肝脏被无数大小不等的囊肿占据。显微镜下囊肿上皮可变性扁平或缺如;外层为胶原组织,囊壁之间可见为数较多的小胆管和肝细胞。多数情况下合并多囊肾、多囊脾,有的还可能同时合并其他脏器的先天性畸形。

二、临床表现

由于肝囊肿生长缓慢,多数囊肿较小且囊内压低,临床上可无任何症状。但随着病变的持续发展,囊肿逐渐增大,可出现邻近脏器压迫症状,如上腹饱胀不适,甚至隐痛、恶心、呕吐等,少数患者因囊肿破裂或囊内出血而出现急性腹痛。晚期可引起肝功能损害而出现腹水、黄疸、肝大及食管静脉曲张等表现,囊肿伴有继发感染时可出现畏寒、发热等症状。体检可发现上腹部包块,肝大,可随呼吸上下移动、表面光滑的囊性肿物以及脾肿大、腹水及黄疸等相应体征。

肝囊肿巨大时X线平片可有膈肌抬高,胃肠受压移位等征象。

B超检查见肝内一个或多个圆形、椭圆形无回声暗区,大小不等,囊壁菲薄,边缘光滑整齐,后方有增强效应。囊肿内如合并出血、感染,则液性暗区内可见细小点状回声漂浮,部分多房性囊肿可见分隔状光带。

CT表现为外形光滑、境界清楚、密度均匀一致。平扫CT值在0~20Hu之间,增强扫描注射造影剂后囊肿的CT值不变,周围正常肝组织强化后使对比更清楚。

MRI图像T_1加权呈极低信号,强度均匀,边界清楚;质子加权多数呈等信号,少数可呈略低信号;T_2加权均呈高信号,边界清楚;增强后T_1加权囊肿不强化。

三、诊断

肝囊肿诊断多不困难,结合患者体征及B超、CT等影像学检查资料多可做出明确诊断,但如要对囊肿的病因做出明确判断,需密切结合病史,应注意与下列疾病相鉴别:①肝包虫囊肿:有疫区居住史,嗜伊红细胞增多,Casoni 试验阳性,超声检查可在囊内显示少数漂浮移动点或多房性、较小囊状集合体图像。②肝脓肿:有炎症史,肝区有明显压痛、叩击痛,B超检查在未液化的声像图上,多呈密集的点状、线状回声,脓肿液化时无回声区与肝囊肿相似,但肝脓肿呈不规则的透声区,无回声区内见杂乱强回声,长期慢性的肝脓肿,内层常有肉芽增生,回声极不规则,壁厚,有时可见伴声影的钙化强回声。③巨大肝癌中心液化:有肝硬化史以及进行性恶病质,B超、CT 均可见肿瘤轮廓,病灶内为不规则液性占位。

四、治疗

对体检偶尔发现的小而无症状的肝囊肿可定期观察,无需特殊治疗,但需警惕其发生恶变。对于囊肿近期生长迅速,疑有恶变倾向者,宜及早手术治疗。

(一)孤立性肝囊肿的治疗

1.B超引导下囊肿穿刺抽液术

B超引导下囊肿穿刺抽液术适用于浅表的肝囊肿,或患者体质差,不能耐受手术,囊肿巨大有压迫症状者。抽液可缓解症状,但穿刺抽液后往往复发,需反复抽液,有继发出血和细菌感染的可能。近年有报道经穿刺抽液后向囊内注入无水酒精或其他硬化剂的治疗方法,但远期效果尚不肯定,有待进一步观察。

2.囊肿开窗术或次全切除术

囊肿开窗术或次全切除术适用于巨大的肝表面孤立性囊肿,在囊壁最菲薄、浅表的地方切除1/3左右的囊壁,充分引流囊液。

3.囊肿或肝叶切除术

囊肿在肝脏的周边部位或大部分突出肝外或带蒂悬垂者,可行囊肿切除。若术中发现肝囊肿较大或多个囊肿集中某叶或囊肿合并感染及出血,可行肝叶切除。此外,对疑有恶变的囊性病变,如肿瘤囊液为血性或黏液性或囊壁厚薄不一,有乳头状赘生物时,可即时送病理活检,一旦明确,则行完整肝叶切除。

4.囊肿内引流

术中探查如发现有胆汁成分则提示囊肿与肝内胆管相通,可行囊肿空肠 Roux-en-Y 吻合术。

(二)多发性肝囊肿的治疗

多发性肝囊肿一般不宜手术治疗,若因某个大囊肿或几处较大囊肿引起症状时,可考虑行一处或多处开窗术,晚期合并肝功能损害,有多囊肾、多囊膜等,可行肝移植或肝、肾多脏器联合移植。

(刘永健)

第五节　肝细胞腺瘤

肝细胞腺瘤是一种女性多发的肝脏良性肿瘤,通常由类似正常的肝细胞所组成。

一、病因与病理

主要与口服避孕药的广泛应用有关。在口服避孕药没有问世以前该病的发生率相当低,Edmondson 统计,1918—1954 年洛杉矶总医院的 5 000 例尸检,仅发现 2 例。20 世纪 60 年代至 70 年代,该病的发病率显著增高。1973 年 Baum 报道了口服避孕药与肝细胞腺瘤的关系,发现避孕药及同类药物均与肝细胞腺瘤有明显的关系,在美国肝细胞腺瘤几乎都发生于服避孕药物 5 年以上的妇女,发生率约为3.4%,据认为雌激素能使肝细胞增生,孕激素使肝血管肥大。该病晚期易恶变。但在临床上往往还可见到一些并无服避孕药物历史的成年男性、婴儿、儿童等患者。

肝细胞腺瘤多发生于无肝硬化的肝右叶内,左叶少见。多为单发的孤立结节,可有或无包膜,境界清楚、质软,表面有丰富的血管,直径从 1～2 cm 到 10 cm 大小,切面呈棕黄色,内有暗红色或棕色出血或梗死区,无纤维基质。少数有蒂,有时可见不规则坏死后所遗留的瘢痕标志。往往可见较粗的动静脉内膜增生性改变。光镜所见肝细胞腺瘤由分化良好的肝细胞所组成,细胞较正常肝细胞为大,因为有较多的糖原或脂肪,胞质常呈空虚或空泡状。细胞排列成片状或条索状,无腺泡结构。很少有分裂象,核浆比正常。无明显的狄氏腔,无胆管。电镜检查瘤细胞内细胞器缺乏。有时瘤体由分化不同的肝细胞组成,若有明显的异型性应警惕同时并有肝细胞癌的可能。

二、临床表现

肝细胞腺瘤生长缓慢,早期多无临床症状,往往于体检或剖腹手术时发现。该病多发生于 15～45 岁服避孕药的育龄妇女,其中以 20～39 岁最为多见。男性及儿童也可发病。随着肿瘤逐渐增大,可出现腹胀、隐痛或恶心等压迫症状。肝细胞腺瘤有明显的出血倾向。当瘤内出血时可有急性腹痛,甚至出现黄疸。遇外伤瘤体破裂,可造成腹腔内大出血,出现低血容量性休克及贫血,甚至引起循环衰竭而死亡。

(一)肝功能、AFP、ALP

通常都在正常范围。

(二)影像学检查

(1)B 超示肿瘤边界清楚、光滑。常可见明显包膜,小的肝腺瘤多呈分布均匀的低回声,大的肝腺瘤亦是分布欠均匀的低回声或间以散在边缘清晰的增强回声,部分还可呈较强的回声斑,但后方不伴声影,肿瘤后方多无增强效应,较大的肝腺瘤内常伴有出血或坏死液化,超声图像上显示有不规则的液性暗区。

(2)CT 表现:①平扫:肝内低密度或等密度占位性病变,出血、钙化可为不规则高密度,边缘光滑,周围可见"透明环"影,常为特征性表现。病理基础一般是由瘤周被挤压的肝细胞内脂肪空泡增加而致。②增强:早期可见均匀性增强,之后,密度下降与正常肝组织呈等密度。晚期呈低密度。其瘤周之透明环无增强表现。③肿瘤恶变可呈大的分叶状肿块或大的坏死区,偶尔可见钙化。

(3)放射性核素 ^{67}Ga 扫描表现为冷结节,^{99m}Tc PMT 表现为早期摄入、排泄延迟以及放射性稀疏。

(4)细针穿刺细胞学检查能明确诊断,但有出血的可能,应慎重对待。

三、诊断

首先要引起注意的是男性也可以患肝腺瘤,其次就是与肝癌的鉴别诊断。根据患者病史、实验室检查以及影像学综合检查,多数患者可做出诊断。

四、治疗

手术切除为最好的治疗方法,因肝细胞腺瘤有出血及恶变的危险,且常与肝癌不易相区别。故有学者主张一旦发现,均应行手术治疗。又因有学者发现在停用口服避孕药后有些肝细胞腺瘤患者肿瘤可发生退化,故多数学者认为对于大于 5 cm 的肝细胞腺瘤应积极手术治疗;小于 5 cm 的肿瘤,若无症状或症状较轻者,在停用口服避孕药的情况下,定期行 CT 或 B 超检查,若继续增大,则行手术治疗。对于因肝细胞腺瘤破裂所致腹腔内出血者,应根据患者情况酌情处理。对于手术切除有困难的患者应做活检确诊,并长期随访。

(刘永健)

第六节　肝脏良性间叶肿瘤

一、平滑肌瘤

平滑肌瘤是一种极为少见的肝脏良性肿瘤。迄今文献共报道 10 例。

（一）病因与病理

病因迄今不明，有文献报道与 EB 病毒感染有关，但仅限于个案报道。大体上肿瘤为单发病灶，周边有包膜，肿瘤切面呈纵横条束编织状。光镜下肿瘤由大量胶原组织及平滑肌细胞组成，部分细胞可见玻璃样变（WVG 染色），间质少，血管较丰富。免疫组化提示波形蛋白（vimentin）、平滑肌肌动蛋白（SMA）、增生细胞核抗体（PCNA）阳性，其他均为阴性。

（二）临床表现

临床上缺少特异性表现，症状多与肿瘤大小有关。患者可出现上腹不适或肝区疼痛，体检可表现为肝、脾大。影像学检查：B 超有呈类似肝癌的低回声占位，但不会出现癌栓、子灶。CT 有类似肝海绵状血管瘤的增强表现，但无局限化持续显著增强的表现。MRI T_2 加权像示大片低信号伴中央不规则极高信号。血管造影可显示出异常肿块效应，有供应血管的伸展，瘤体内可见散在血管湖。

（三）诊断

术前不易确诊，主要依靠术后病理进行诊断。通常认为肝脏原发性平滑肌瘤的诊断必须符合 2 个标准：①肿瘤必须由平滑肌细胞组成；②无肝脏以外部位的平滑肌瘤存在。

（四）治疗

肝脏原发性平滑肌瘤为良性肿瘤，无论瘤体大小均与正常肝组织分界明显，手术切除的概率大，切除后预后良好。

二、肝脂肪瘤

肝脂肪瘤由 Stretton 于 1951 年报道，是较为罕见的肝良性肿瘤。

（一）病因与病理

本病病因不明，部分脂肪瘤可伴有髓外造血，称髓脂肪瘤。大体肿瘤呈单发，主要由成熟的脂肪细胞组成，可被纤维组织束分成叶状，色黄质软，周围有完整的薄层纤维组织包膜，除肿瘤部位外，肝脏大小、色泽均可正常或仅轻度肝大。光镜下分化成熟的脂肪细胞大小较一致，核无异形，周边包膜无侵犯。免疫组化 S-100 散在阳性，SMA 和 HMB45 阴性。

（二）临床表现

肝脂肪瘤可发生于各年龄组，以成人多见，文献报道男女之比为 1∶2.3～1∶2.5，以女性多见。临床上多无症状或仅有轻微右上腹不适，大多数为单个病灶，少数有多个病灶或肝左、右叶均有，文献报道最小有 0.3 cm，最大直径有 36 cm，但大多为 5 cm 左右。影像学检查 B 超呈极强回声，光点特别细小、致密，内有血管通过，边缘锐利，略有分叶感，但瘤体后部回声强度明显低于前部，衰减明显。CT 呈极低密度，达 −95Hu 至水样密度。

（三）诊断

患者临床症状多无特异性，一般无嗜酒及肝炎史，化验检查肝功能及 AFP 多正常，但影像特点的特殊表现可与其他肝占位性病变相区别。

（四）治疗

最有效的治疗方法是手术切除，尤其是不能与含脂肪较多的肝细胞癌相鉴别时，应首先考虑手术治疗。

（刘永健）

第七节　肝脏良性血管淋巴性肿瘤

一、海绵状血管瘤

肝海绵状血管瘤是最常见的肝脏良性肿瘤，发病率为 1%～7%，约占肝脏良性肿瘤的 74%。该病可发生于任何年龄,通常从儿童期开始发病,于成年期得到诊断,多见于女性,男女比例为1∶5。

(一)病因与病理

本病的病因有多种说法,有人认为是先天性病变,可能与血管发育迷路有关;也有人强调本病为后天发生,与服用类固醇激素、避孕药以及妇女怀孕有关。最近的研究还发现,肥大细胞与本病的发生有关。

肿瘤多为单发病灶,约10%病例为多发,肝左、右两叶发生率无明显差别。病灶大小不一,最大者重18kg,最小者需在显微镜下才能确定。肝海绵状血管瘤呈膨胀性生长,表面为红色、暗红色或紫红色,可分叶,表面光有纤维包膜包裹,质软,或兼有硬斑区。切面呈海绵状或蜂窝状,组织相对较少,部分患者若有血栓形成则常有炎症改变,偶尔可见钙化灶,进一步纤维化,海绵状血管瘤可形成纤维硬化结节,称为"硬化性血管瘤"。光镜下肝海绵状血管瘤由众多大小不等、相互交通的血管腔组成,管腔衬以扁平的内皮细胞,腔内充满血液。血管之间有厚度不等的纤维隔,为细长条束状,血管腔中可见新鲜或机化血栓,少数血栓有成纤维细胞长入,瘤体外围常有一纤维包膜,与正常肝组织形成明显的分界。免疫组化检查 CD_{34} 及 F-Ⅷ阳性。

(二)临床表现

大多数肝海绵状血管瘤即使瘤体较大也无临床症状,常因体检或其他疾病作 B 超、CT 或同位素扫描以及剖腹探查时发现。有症状者仅表现为一些非特异性的症状,如腹胀、上腹钝痛、餐后饱胀、恶心、呕吐或长期低热,极少表现为梗阻性黄疸或自发破裂出血。根据临床表现及瘤体大小,临床上可将其归纳为四种类型:①无症状型:肿瘤小于4cm,B 超、CT 等影像检查或剖腹手术发现。②腹块型:肿瘤增长至一定大小,虽未产生自觉症状,但患者无意中发现肿块。③肿瘤压迫型:占50%~60%,肿瘤生长至相当程度,压迫邻近脏器及组织,出现上腹胀满、疼痛,有时食欲缺乏、恶心、乏力等。值得注意的是疼痛往往并非因肝血管瘤直接引起。④内出血型:肿瘤发生破裂,腹腔内出血,心悸、出汗、头昏、低血压、休克等症状,同时伴有剧烈腹痛、腹肌紧张,此型死亡率相当高,偶有肿瘤带蒂者,当发生扭转时也可出现急腹症症状。

血管瘤患者体检可扪及肿大的肝脏,表面光滑,质地柔软,触及肿块有囊性感,压之能回缩,有时可闻及血管杂音。实验室检查肝功能试验多正常,对于诊断无明显价值。

(1)影像学检查中 B 超是最为常用的方法。典型的小血管瘤,因血管组织较为致密,呈中等回声光团,密度均匀,界线清晰,形状规则。而海绵状血管瘤内部回声强弱不等,可呈条索状或蜂窝状,并有形态不规则、大小不等的无回声区,如有钙化灶可见强回声伴声影。彩色多普勒检查于病变中间可见散在斑点状彩色血流信号,较大血管瘤可见周围血管受压、移位现象。

(2)ECT 检查:对肝海绵状血管瘤诊断有重要价值,用^{99m}Tc标记红细胞,有血流的地方即可显像,血流丰富或淤积同位素浓聚,即肝血流-血池显像,能检出小至1cm的病灶。肝海绵状血管瘤在血池扫描上表现为 5 分钟开始在血管瘤部位有放射性浓聚,逐渐增浓充填,1 小时后仍不消散,这种缓慢的放射性过度填充现象是诊断肝海绵状管瘤的特征性依据,对血管瘤的诊断符合率可达 90%,目前认为其效率要优于 CT、B 超。

(3)CT 扫描:平扫时为低密度病灶,境界清楚,外形光滑或轻度分叶,多数密度均匀,但血管瘤较大时,中心部可见不规则形更低密度区,CT 值在 4.7~10Hu,少数中心有钙化影。增强扫描有以下特点:①增强早期(60s 内),低密度的血管瘤边缘出现分散的、高密度的增强灶,增强灶的密度与同层的主动脉相等。②随着时间的推移,增强灶的范围逐渐扩大,而密度逐渐降低。③延迟期,分散的增强灶逐渐融合,最后整个低密度灶变为等密度。

(4)MRI:能检出小于 1cm 的肿瘤,T_1 加权像表现为内部均匀的低信号结构,质子加权表现为稍高于肝实质的信号,T_2 加权像呈高密度信号区,称"灯泡征"。

(5)肝动脉造影:此项检查对肝血管瘤的敏感性达 96.9%,特异性 100%,准确性 97.7%。其特征性表现为显影早,消失慢。即早期注药后 2~3s 病灶周边即有致密染色,但造影剂清除缓慢,可充盈持续达 30s,造影剂的这种充盈快而排出慢的现象是血管瘤的典型图像,称之为"早出晚归征"。

（三）诊断

肝血管瘤的诊断主要依赖于影像诊断，目前认为凡B超检查发现肝内有直径约3cm大小的局灶占位，应以CT或MRI来验证，必要时可进一步行血池扫描或血管造影检查。

（四）治疗

肝海绵状血管瘤的治疗取决于肿瘤的大小、部位、生长速度、有无临床症状及诊断的准确性。对于巨大的肝海绵状血管瘤，应手术切除。目前多认为直径大于5cm才能称之为巨大血管瘤，但也有不同的观点。黄志强将海绵状血管瘤分为三级：①瘤体直径小于4 cm者称小海绵状血管瘤；②瘤体直径在5～10 cm者称大海绵状血管瘤；③巨大海绵状血管瘤的瘤体直径应在10 cm以上。而对于小血管瘤，无临床症状的可暂不做处理。但若有下列情况应考虑手术治疗：①不能排除恶性病变者；②有明显症状者；③生长速度较快者；④位于肝门部的血管瘤。对于肿瘤极度生长侵犯主要血管或多发性血管瘤无法手术切除的病例可考虑肝动脉结扎、肝动脉栓塞或放射治疗。

切除血管瘤的最大困难是控制出血，为了防止术中发生难以控制的大出血，可采用以下三点措施：①切线处先做大的褥式缝合或手持压迫控制出血；②可考虑全肝或半肝血流阻断；③采用吸刮法断肝，所遇管道可在直视下一一结扎切断。对于手术中意外发现的肝小血管瘤在不影响其主要治疗的前提下，可一并切除。肝海绵状血管瘤切除范围应视瘤体大小及其所占据的肝脏部位而定。局限于肝段、肝叶的血管瘤采取相应肝段、肝叶的切除，对于病变占据整个肝叶或半肝或近三个主叶而健侧肝叶代偿正常时，可作规则性肝切除术。不宜手术或不愿手术者可选用肝动脉栓塞、冷冻治疗、微波固化或放射治疗等。

本病发展较慢，预后良好，但妊娠可促使瘤体迅速增大，如此时遇意外分娩或分娩时腹压上升因素，有增加自发性破裂的机会，但肝海绵状血管瘤自发性破裂的病例极为罕见，国外多为肝穿刺活检所致。肝海绵状血管瘤切除术后复发较为常见，主要原因是肿瘤为多发性或术中切除未尽。复发后可再手术或选用动脉栓塞、放射或局部注射硬化治疗。

二、婴儿血管内皮瘤

婴儿血管内皮瘤又称毛细胞血管瘤，是婴儿中一种常见的肝良性肿瘤，多数患者发生于1岁以下，有自愈倾向，有严重并发症，经久不愈可发生恶变。

（一）病因与病理

本病与皮肤的毛细胞血管瘤一样，由毛细血管内皮细胞所组成，若经正常的增生、成熟及退化阶段后发生消退，则不会形成肝脏的占位性病变。此外本病还可与一些疾病相伴出现，如Kasabach-Merritt综合征、一些先天性心脏病、21-三体综合征、肝左位胸腔异位等。

55％的肿瘤为单发，以右叶多见，直径为0.5～15 cm，45％的肿瘤为多发，弥漫性，散布于肝内。肿瘤切面可见暗红色富含血液的毛细胞血管腔，发生坏死时为黄白色。肿瘤与周围组织分界不清，局部可有浸润。

病理上可分为二型，Ⅰ型：肿瘤的周边区由密集增生的不规则薄壁毛细细胞血管样腔隙组成，管腔内衬以单层内皮细胞，细胞形态较为一致，肿瘤间质成分少，可含残留的胆管、肝细胞及门管区，肿瘤的中央部分可为大片纤维间质区。肿瘤内可见坏死、出血及钙化。Ⅱ型：大体结构与Ⅰ型相似，肿瘤细胞为多形性内皮细胞，可多层排列，缺少整齐一致，细胞异型，胞核不规则，深染，此型侵袭性强。免疫组化检查CD_{34}，CD_{31}，UEA-1及FⅧ阳性。

（二）临床表现

小的血管内皮瘤一般无症状，大者可在出生后一周出现上腹部肿块，肝大，腹部膨隆伴腹痛，个别患儿有发热、黄疸、溶血性贫血、血小板减少以及肝衰竭等。30％的患儿可同时伴有皮肤、淋巴结、脾、胃肠道、胸膜、前列腺、肺和骨的血管内皮瘤。此外，血管内皮瘤可出现动-静脉交通，部分患者还可出现高排出量型的心力衰竭。

实验室检查AFP可升高，可高达$400\mu g/L$。X线腹部平片可见肝区阴影，膈肌抬高及结肠、胃移位，偶见瘤体钙化点。B超见肝大，肝区内有流动缓慢或不规则的液性暗区，多数为边界光滑的低回声占位，较大的瘤体则为均匀的强回声。CT 检查肿瘤多为低密度影,多伴有钙化。SPECT 扫描可出现病灶的早期充填,对诊断有一定帮助。

（三）诊断

临床上发现新生儿皮肤血管瘤在几周内迅速增大,然后退变,伴有进行加深的黄疸,以及肝大、肝区震颤及血管杂音,心力衰竭等体征应考虑该病的存在。进一步行 X 线腹部平片、B 超、CT、MRI、血管造影可明确诊断。

（四）治疗

本病为良性肿瘤,5%～10%的肿瘤可能自然消退,但伴有严重并发症者未经及时治疗多数于数月内死亡。因此对于已确诊的患者,无论是单发或者多发,均应对患者行手术切除治疗。对于部分不可手术切除的患者,采用冷冻治疗法和放射治疗法也可改善患者预后。

此外,大剂量激素疗法对病程的改善也起到一定的作用。对于心力衰竭患者,最直接有效的办法是阻断动—静脉瘘,方法有肝动脉栓塞或肝动脉结扎,对于极为衰竭或瘤体巨大难以手术切除的患儿,可使瘤体缩小,心力衰竭得以控制,且此项治疗损伤小,可重复进行,可有效阻断新生的侧支循环。

本病预后大多数良好,未经治疗的患儿可死于心力衰竭、弥散性血管内凝血、肝衰竭等,部分患者还有转变为肝血管肉瘤的报道。

三、淋巴管瘤

淋巴管瘤为含淋巴液的管腔构成的良性肿瘤,多发生于颈部及腋窝,身体其他部位的发生率仅占5%,淋巴管瘤原发于肝脏更是罕见,多与其他脏器合并发病。

（一）病因与病理

淋巴管瘤是淋巴系统先天性畸形及局部淋巴管梗阻所致的淋巴系统良性肿瘤,十分罕见。单独发生于肝脏者称为肝淋巴管瘤。肝淋巴管瘤缺少典型的大体形态学特征,肝脏明显大,肿瘤可弥漫分布,瘤体多呈海绵状或囊状改变,其内充满浆液或乳糜样液体。镜下可见肝实质内出现大量囊性扩张的淋巴管,管腔大小不一,内含淋巴细胞,无红细胞,瘤体囊壁由网状淋巴管组成,腔内衬以扁平内皮细胞。基质多为疏松的黏液样结缔组织。临床上还可见肝淋巴管瘤与血管瘤并存的病例,免疫组化提示 CD_{34}、CD_{31} 及 F-Ⅷ因子阳性。

（二）临床表现

本病多见于儿童及青年人,男女比为 1:2。临床上缺少特异性表现,与病变累及的器官数量及部位有关。若肿瘤生长过大可引起上腹不适或肝区疼痛,部分患者可有胸腔积液、腹水和受累器官的功能障碍。体检可表现为肝、脾大,外生型可扪及柔软的肿块。影像学检查可出现类似肝囊肿性病变的表现。

（三）诊断

术前不易确诊,主要依赖影像检查,B 超及 CT 扫描可显示肝脏囊性占位病灶,典型的肝淋巴管瘤表现为囊性或多个囊性病灶组合成的中央有分隔的块影。肝淋巴管瘤应与转移性肝肿瘤伴液化坏死以及肝包虫囊肿相鉴别,特别是后者与肝淋巴管瘤有时在影像学表现相似,易于混淆,应引起重视,肝穿刺活检可以明确诊断,但仍应慎重进行。

（四）治疗

本病无恶变趋势,预后良好,对已确诊且无明显临床症状的患者,可以不做特殊处理,为防止感染、出血及肿瘤的增大,对局限于肝脏的淋巴管瘤,可以手术切除治疗。若淋巴管瘤累及多个脏器,尤其是胸膜和肺时,预后较差。

（刘永健）

第九章　胆道疾病

第一节　肝胆管结石

　　肝胆管结石(intrahepatic lithiasis)亦即肝内胆管结石,是指肝管分叉部以上原发性胆管结石,绝大多数是以胆红素钙为主要成分的色素性结石。虽然肝内胆管结石属原发性胆管结石的一部分,有其特殊性,但若与肝外胆管结石并存,则常与肝外胆管结石的临床表现相似。由于肝内胆管深藏于肝组织内,其分支及解剖结构复杂,结石的位置、数量、大小不定,诊断和治疗远比单纯肝外胆管结石困难,至今仍然是肝胆系统难以处理、疗效不够满意的疾病。

一、病因和发病情况

　　原发性肝内胆管结石的病因和成石机制,尚未完全明了。目前比较肯定的主要因素为胆系感染、胆管梗阻、胆汁淤滞、胆管寄生虫病、代谢因素,以及胆管先天性异常等。

　　几乎所有肝胆管结石患者都有不同程度的胆管感染,胆汁细菌培养阳性率达 $95\%\sim100\%$。细菌谱以大肠杆菌、克雷白菌属和脆弱类杆菌等肠道细菌为主。这些细菌感染时所产生的细菌源性 β-葡萄糖醛酸苷酶(β-glucuronidase,β-G)和由肝组织释放的组织源性 β-G,可将双结合胆红素分解为单结合胆红素,再转变成非结合胆红素。它与胆汁中的钙离子结合,形成不溶解的胆红素钙。当胆管中的胆红素钙浓度增加处于过饱和状态,则可沉淀并形成胆红素钙结石。在胆红素钙结石形成的过程中,尚与胆汁中存在的大分子物质——黏蛋白、酸性黏多糖和免疫球蛋白等形成支架结构并与钙、钠、铜、镁、铁等金属阳离子聚合有关。

　　胆管寄生虫病与肝胆管结石形成的关系,已得到确认。已有许多资料证实在一些胆管结石的标本内见到蛔虫残体。显微镜下观察,在结石的核心中找到蛔虫的角质层残片或蛔虫卵等。1983—1985 年的全国调查资料中,$26\%\sim36\%$ 的原发性胆管结石患者有胆管蛔虫病史。推测蛔虫或肝吸虫的残骸片段、虫卵等为核心,由不定形的胆色素颗粒或胆红素钙沉淀堆积,加上炎症渗出物、坏死组织碎片、脱落细胞、黏蛋白和胆汁中其他固定成分沉淀形成结石。

　　胆管梗阻、胆流不畅、胆汁淤滞是发生肝内胆管结石的重要因素和条件。胆汁淤滞、积聚或流速减慢,一方面为成石物质的聚集、沉淀提供了条件,另一方面也是发生和加重感染的重要因素。正常情况下,胆管内胆汁的流动呈层流状态。胆汁中的固体质点沿各自流线互相平行移动,胆汁中的固体成分不易发生聚合。当肝胆管发生狭窄或汇合异常等因素,上端胆管扩张,胆汁停滞;胆管狭窄或扩张后胆汁流动可出现环流现象,有利于成石物质集结,聚合形成结石。胆汁淤滞的原因,多为胆管狭窄、结石阻塞、胆管或血管的先天异常,如肝内胆管的解剖变异,血管异位压迫胆管导致胆流不畅。结石和炎症往往并发或加重狭窄,互为因果,逐渐加重病理和病程进展。

　　我国各地肝内胆管结石的调查结果,农民所占的比例较多,达 $50\%\sim70\%$。提示肝内胆管结石的发生可能与饮食结构、机体代谢、营养水准和卫生条件等因素有关。

　　我国和东亚、东南亚一些国家和地区,均属肝内胆管结石的高发区。据 1983—1985 年全国调查结果和近年收集的资料,我国肝内胆管结石占胆系结石病的 $16.1\%\sim18.2\%$,但存在明显的地区差别:华北和西北地区仅 4.1％和 4.8％,华中和华南地区高达 25.4％和 30.5％。虽然目前我国尚缺乏人群绝对发病率的资料,但就近年国内文献表明,肝内胆管结石仍然是肝胆系统多见的、难治性的主要疾病之一。

二、病理生理改变

肝胆管结石的基本病理改变是由于结石引起胆管系统的梗阻、感染,导致胆管狭窄、扩张,肝脏纤维组织增生、肝硬化、萎缩,甚至癌变等病理改变。

肝内胆管结石约 2/3 以上的患者伴有肝门或肝外胆管结石。据全国调查资料 78.3％合并肝外胆管结石,昆明某医院 559 例肝内胆管结石的资料中有 3/4(75.7％)同时存在肝外胆管结石。因此有 2/3～3/4 的病例可以发生肝门或肝外胆管不同程度的急性或慢性梗阻,导致梗阻以上的胆管扩张,肝脏淤胆,肝大、肝功损害,并逐渐加重肝内汇管区纤维组织增生。胆管梗阻后,胆管压力上升,当胆管内压力高达 2.94 kPa(300 mmH$_2$O)时肝细胞停止向毛细胆管内分泌胆汁。若较长时间不能解除梗阻,最后难免出现胆汁性肝硬化、门静脉高压、消化道出血、肝功障碍等。若结石阻塞发生在肝内某一叶、段胆管,则梗阻引发的改变主要局限于相应的叶、段胆管和肝组织。最后将导致相应的叶、段肝组织由肥大、纤维化至萎缩,丧失功能。相邻的叶、段肝脏可发生增生代偿性增大。如左肝萎缩则右肝代偿性增大。由于右肝占全肝的 2/3,右肝严重萎缩则左肝及尾叶常发生极为明显的代偿增大。这种不对称性的增生、萎缩,常发生以下腔静脉为中轴的肝脏转位,增加外科手术的困难。

感染是肝胆管结石难以避免的伴随病变和临床主要表现之一。炎症改变累及肝实质。胆管结石与胆系感染多同时并存,急性、慢性的胆管炎症往往交替出现、反复发生。若结石严重阻塞胆管并发感染,即成梗阻性化脓性胆管炎,并可累及毛细胆管,甚至并发肝脓肿。较长时间的严重梗阻、炎症,感染的胆汁、胆沙、微小结石,可经小胆管通过坏死肝细胞进入肝中央静脉,造成胆沙血症、败血症、肺脓肿和全身性脓毒症、多器官衰竭等严重后果。反复急慢性胆管炎的结果,多为局部或节段性胆管壁纤维组织增生,管壁增厚。逐渐发生纤维瘢痕组织收缩,管腔缩小,胆管狭窄。这种改变多发生在结石部位的附近或肝的叶、段胆管汇合处,如肝门胆管、左右肝管或肝段胆管口等部位。我国 4197 例肝内胆管结石手术病例的资料,合并胆管狭窄平均占 24.28％,高者达 41.96％。昆明某医院 1448 例中合并胆管狭窄者占 43.8％,日本 59 例肝内胆管结石合并胆管狭窄占 62.7％。可见肝胆管结石合并胆管狭窄的发生率很高。狭窄部位的上端胆管多有不同程度的扩张,胆汁停滞,进一步促进结石的形成、增大、增多。往往在狭窄、梗阻胆管的上端大量结石堆积,加重胆管感染的程度和频率。肝胆管结石的病情发展过程中结石、感染、狭窄互为因果,逐渐地不断地加重胆管和肝脏的病理改变,肝功损毁,最终导致肝叶或肝段纤维化或萎缩。

长期慢性胆管炎或急性炎症反复发生,有些病例的整个肝胆管系统,直至末梢胆管壁及其周围组织炎性细胞浸润,胆管内膜增生,管壁增厚纤维化,管腔极度缩小甚至闭塞,形成炎性硬化性胆管炎的病理改变。

肝内胆管结石合并胆管癌,是近年来才被广泛重视的一种严重并发症。其发生率各家报告的差别较大,从 0.36％～10％不等。这可能与诊断和治疗方法不同、病程长短等因素有关。

三、临床表现

肝胆管结石虽然以 30～50 岁的青壮年多发,但亦可发生在不满 10 岁儿童等任何年龄。女性略多于男性,男:女约为 0.72:1。50％以上的病例为农民。

(一)合并肝外胆管结石表现

肝内胆管结石的病例中有 2/3～3/4 与肝门或肝外胆管结石并存。因此大部分病例的临床表现与肝外胆管结石相似。常表现为急性胆管炎、胆绞痛和梗阻性黄疸。其典型表现按严重程度,可出现 Charcot 三联征(疼痛、畏寒发热、黄疸)或 Reynolds 五联征(前者加感染性休克和神志改变)、肝大等。有些患者在非急性炎症期可无明显症状,或仅有不同程度的右上腹隐痛,偶有不规则的发热或轻、中度黄疸,消化不良等症状。

（二）不合并肝外胆管结石表现

不伴肝门或肝外胆管结石，或虽有肝外胆管结石，而胆管梗阻、炎症仅发生在部分叶、段胆管时，临床表现多不典型。常不被重视，容易误诊。单纯肝内胆管结石、无急性炎症发作时，患者可以毫无症状或仅有轻微的肝区不适、隐痛，往往在 B 超、CT 等检查时才被发现。

一侧肝内胆管结石发生部分叶、段胆管梗阻并急性感染，引起相应叶、段胆管区域的急性化脓性胆管炎（acute obstructive suppurating hepatocholangitis，AOSHC）。其临床表现，除黄疸轻微或无黄疸外，其余与急性胆管炎相似。严重者亦可发生疼痛、畏寒、发热、血压下降、感染性休克或神志障碍等重症急性胆管炎的表现。右肝叶、段胆管感染、炎症，则以右上腹或肝区疼痛并向右肩、背放散性疼痛和右肝大为主。左肝叶、段胆管梗阻、炎症的疼痛则以中上腹或剑突下疼痛为主，多向左肩、背放散，左肝大。由于一侧肝叶、段胆管炎，多无黄疸或轻微黄疸，甚至疼痛不明显，或疼痛部位不确切，常被忽略，延误诊断，应予警惕。一侧肝内胆管结石并急性感染，未能及时诊断有效治疗，可发展成相应肝脏叶、段胆管积脓或肝脓肿。长时间消耗性弛张热，逐渐体弱、消瘦。

反复急性炎症必将发生肝实质损害，肝包膜、肝周围炎和粘连。急性炎症控制后，亦常遗留长时间不同程度的肝区疼痛或向肩背放散痛等慢性胆管炎症的表现。

（三）腹部体征

非急性肝胆管梗阻、感染的肝内胆管结石患者，多无明显的腹部体征。部分患者可有肝区叩击痛或肝大。左右肝内存在广泛多发结石，长期急慢性炎症反复交替发作者，可有肝、脾肿大，肝功能障碍，肝硬化，腹水或上消化道出血等门静脉高压征象。

肝内胆管急性梗阻并感染患者，多可扪及右上腹及右肋缘下明显压痛、肌紧张或肝大。同时存在胆总管结石和梗阻，有时可扪及肿大的胆囊或 Murphy 征阳性。

四、诊断

由于肝内胆管解剖结构复杂，结石多发，分布不定，治疗困难，因此对于肝内胆管结石的诊断要求极高。应在手术治疗之前全面了解肝内胆管解剖变异，结石在肝内胆管具体位置、数量、大小、分布以及胆管和肝脏的病理改变。如肝胆管狭窄与扩张的部位、范围、程度、肝叶、段增大、缩小、硬化、萎缩或移位等状况，以便合理选择手术方法，制定手术方案。

肝内胆管结石常可落入胆总管，形成继发于肝内胆管的胆总管结石或同时伴有原发性胆总管结石。故所有胆总管结石患者都有肝内胆管结石可能，均应按肝内胆管结石的诊断要求进行各种影像学检查。

（一）病史

要详细询问病史，重视临床表现。

（二）实验室检查

慢性期可有贫血、低蛋白血症。急性感染期多有白细胞增高，血清转氨酶、胆红素增高。严重急性感染菌血症者，血液培养常有致病菌生长。

（三）影像学检查

最后确定诊断并明确结石和肝胆系统的病理状况，主要依靠现代影像学检查。

1. B 型超声波检查

简便、易行、无创。对肝内胆管结石的阳性率为 70% 左右。影像特点是沿肝胆管分布的斑点状或条索状、圆形或不规则的强回声、多数伴有声影，其远端胆管多有不同程度的扩张。但不足之处是难以准确了解结石在胆管内的具体位置、数量和胆管系统的变异和病理状况，并易与肝内钙化灶混淆，难以满足外科治疗的要求。

2. CT 扫描

肝内胆管结石 CT 检查的敏感性和准确率平均 80% 左右，略高于超声波检查。一般结石密度高于肝组织，对于一些含钙少，散在、不成型的泥沙样胆色素结石可成低密度。在扩张胆管内的结石容易发现，但不伴胆管扩张的小结石不易与钙化灶区别。对于伴有肝内胆管明显扩张、肝脏局部增大、缩小、萎缩或并发脓肿甚至癌变者,CT 检查有很高的诊断价值。但不能准确了解肝胆管的变异和结石在肝胆管内的准确位置和分布。

3.经皮肝穿刺胆系造影(percutaneoust ranshepatic cholangiography,PTC)和经内镜逆行胆胰管造影(endoscopic retrograd choledlchopancreatography,ERCP)

PTC 成功后肝胆管的影像清晰,对肝胆管的狭窄、扩张、结石的诊断准确率达 95%以上。伴有肝胆管扩张者穿刺成功率 90%以上,但无胆管扩张者成功率较低,约 70%左右。此检查有创,平均有 4%左右较严重并发症及 0.13%的死亡率。不适于有凝血机制障碍、肝硬化和腹水的病例。ERCP 的成功率在 86%~98%之间,并发症约 6%,但一般比 PTC 的并发症轻,死亡率约 8/10 万。相比之下,ERCP 比 PTC 安全。但若肝门或肝外胆管狭窄者,肝内胆管显影不良或不显影。因此 ERCP 还不能完全代替 PTC。

阅读分析胆系造影片时应特别注意肝胆管的正常典型分支及变异,仔细辨明各叶段胆管内结石的具体位置、数量、大小、分布以及肝胆管狭窄、扩张的部位、范围、程度和移位等。若某一叶段胆管不显影或突然中断,很可能因结石阻塞或严重狭窄,应在术中进一步探明。因此显影良好的胆系造影是诊断肝内胆管结石病不可缺少的检查内容。

4.磁共振胆系成像

磁共振胆系成像(MR cholangiography,MRC)可以清楚显示肝胆管系统的影像,无创。用于胆管肿瘤等梗阻性黄疸的影像诊断很有价值。但对于胆固醇和钙质含量少的结石,仅表现为低或无 MR 信号的圆形或不规则形阴影和梗阻以远的胆管扩张。对肝胆管结石的诊断不如 PTC 和 ERCP 清晰。

5.影像检查鉴别结石和钙化灶

目前 B 超和 CT 已广泛用于肝胆系统的影像诊断,或一般体检的检查内容。由于肝内胆管结石和钙化灶在 B 超和 CT 的影像表现相似,常引起患者不安,需要鉴别。一般情况下肝内钙化无胆管梗阻、扩张及感染症状,鉴别不难。但遇无明显症状和无明显胆管扩张的肝内胆管结石或多发成串排列的钙化灶,在 B 超、CT 影像中难于准确区别。昆明某医院曾总结 B 超或 CT 检查报告为肝内胆管结石或钙化灶的 225 例进行了 ERCP 或肝区 X 线平片检查,结果证实有 73.8%(166/225)属肝内胆管结石,26.2%(59/225)为肝内钙化病灶。ERCP 显示钙化灶在肝胆管外、结石在肝胆管内。钙化灶多可在 X 线平片上显示肝内胆管结石 X 线平片为阴性,因此最终需要显影良好的胆系造影和/或 X 线平片才能区别。

6.术中诊断

由于肝内胆管的解剖结构、结石状况复杂病情因素或设备条件限制,有时未能在术前完成准确定位诊断的检查。有的术前虽已进行 ERCP 或 PTC 等影像检查,但结果并不满意,或术中发现新的病理状况或定位诊断与术前诊断不相符合等情况时,则需在术中进行胆系影像学检查,进一步明确诊断。胆管探查取石后,不能确定结石是否取净或疑有其他病理因素者,最好在术中重复影像检查,以求完善术中措施。

术中常用的影像检查方法有术中胆管造影、术中胆管镜检查和术中 B 超检查,可根据具体情况和设备条件选择。一般常用术中胆管造影,影像清晰,准确率高。术中胆管镜检查发现结石,可随即取出,兼有诊断与治疗两者的功能。

五、手术治疗

由于肝内胆管的解剖结构和结石的部位和分布复杂多样,并发胆管狭窄的发生率高,取石困难。残留和再发结石率高,迄今治疗效果尚不够满意。目前仍然是肝胆系统难治性疾病之一。

1.术前准备

肝内胆管结石,特别是复杂性肝内胆管结石病情复杂,手术难度大,时间长,对全身各系统功能的影响和干扰较大。除按一般常规手术的术前准备外,还应特别注意下列问题。

(1)改善全身营养状况:肝内胆管结石常反复发作胆管炎或多次手术,长期慢性消耗,多有贫血、低蛋白等营养状况不佳。术前应给予高蛋白、高碳水化合物饮食,补充维生素。有低蛋白血症或贫血者应从静脉补充人体清蛋白、血浆或全血，改善健康状况，提高对手术创伤的耐受性和免疫功能。

（2）充分估计和改善肝、肾功能、凝血机制：术前要求肝、肾功能基本正常，无腹水。凝血酶原时间和凝血酶时间在正常范围。

（3）重视改善肺功能：肝胆系统手术，对呼吸功能影响较大，易发生肺部并发症。术前应摄胸片，必要时检查肺功能。有慢性支气管炎或肺功能较差，应在术前治疗基本恢复后进行手术。

（4）抗感染治疗：肝内胆管结石，多有肠道细菌的感染因素存在，术前应使用对革兰阴性细菌和厌氧菌有效的抗菌药物，控制感染。

2. 麻醉

可根据病情、术前诊断、估计手术的复杂程度选择麻醉。若为单纯切开肝门或肝外胆管取石，连续硬膜外麻醉多可完成手术。但肝内胆管结石多为手术复杂、时间较长，术中需要严密监控呼吸、循环状况，选择气管内插管全身麻醉比较安全。

3. 体位和切口

一般取仰卧位或右侧抬高 20°～30°左右的斜卧位。若遇体形宽大或肥胖患者，适当垫高腰部或升高肾桥便以操作。切口最好选择右肋缘下斜切口，必要时向左肋缘延伸呈屋顶式。如果术前能够准确认定右肝内无胆管狭窄等病变存在，手术不涉及右肝者，也可采用右上腹经腹直肌切口，必要时向剑突方向延长，亦可完成左肝切除或左肝内胆管切开等操作。

4. 手术方式的选择

肝内胆管结石手术治疗的原则和目的是：取净结石、解除狭窄、去除病灶、胆流通畅和防止感染。为了达到上述目的，需要根据结石的部位、大小、数量、分布范围和肝胆管系统、肝脏的病理改变以及患者的全身状况综合分析，选择合理、效佳的手术方式。

治疗肝内胆管结石的式式较多，目前较常用的主要术式有：胆管切开取石、引流，胆管整形，胆肠吻合，肝叶、肝段切除等基本术式和这几种术式基础上的改进术式，或几种术式的联合手术。

（1）单纯肝外胆管切开取石引流术：仅适用于不伴肝内外胆管狭窄，Oddi 括约肌功能和乳头正常，局限于肝门和左右肝管并容易取出的结石。取石后放置 T 形管引流。

（2）肝外胆管切开、术中、术后配合使用纤维胆管镜取石引流术：适用于肝内 Ⅱ、Ⅲ 级以上胆管结石并有一定程度的胆管扩张，允许胆管镜到达结石部位附近，而无明显肝胆管狭窄或肝组织萎缩者。取石后放置 T 形管引流。若术后经 T 形管造影发现残留结石，仍可用纤维胆管镜通过 T 形管的窦道取石。昆明某医院按此适应证的 461 例，平均随访 5 年半的优良效果达 85.7%。

（3）肝叶、肝段切除术：1957 年我国首次报道用肝叶切除术治疗肝内胆管结石，今已得到确认和普遍采用。肝切除可以去除病灶，效果最好，优良达 90%～95%。其最佳适应证为局限性的肝叶肝段胆管多发结石，合并该叶段胆管明显狭窄或已有局部肝组织纤维化、萎缩者。对于肝内胆管广泛多发结石或合并多处肝胆管狭窄者，则需与其他手术方法联合使用，才能充分发挥其优越性。

（4）狭窄胆管切开取石、整形：单纯胆管切开取石、整形手术，不改变胆流通道，保留 Oddi 括约肌的生理功能为其优点。但此法仅适于肝门或肝外胆管壁较薄、瘢痕少、范围小的单纯环状狭窄。取石整形后应放置支撑管半年以上。对于狭窄部胆管壁厚或其周围结缔组织增生、瘢痕多、狭窄范围大者，日后瘢痕收缩、容易再狭窄。因此大多数情况下，胆管狭窄部整形应与胆肠吻合等联合应用，才能获得远期良好的效果。

（5）胆管肠道吻合术：胆肠吻合的目的是为了解除胆管狭窄、重建通畅的胆流通道，并有利于残留或再发结石排入肠道，目前已广泛应用于治疗肝胆管结石并狭窄者。胆肠吻合的手术方式包括胆总管十二指肠吻合、胆管空肠 Roux-en-Y 吻合、胆管十二指肠空肠间置三种基本形式，或在此基础上设置空肠皮下盲瓣等改进的术式。

胆总管十二指肠吻合术：不可避免地发生明显的十二指肠内容物向胆管反流。此术式用于肝内胆管结石的优良效果仅为 42%～70%。不适于难以取净的肝内胆管结石或合并肝门以上的肝内胆管狭窄、肝萎缩者。对于无肝门、肝内胆管狭窄或囊状扩张、不伴肝纤维化、肝萎缩、肝脓肿,并已确认结石取净无残留结石,仅单纯合并胆总管下段狭窄者,可以酌情选用。总之肝内胆管结石在多数情况下不宜采用这一术式,应当慎重。

胆管空肠 Roux-en-Y 吻合术:空肠祥游离性好、手术的灵活度大,几乎适用于各部位的胆管狭窄。无论肝外、肝门和肝内胆管狭窄段切开,取出结石后均可将切开的胆管与空肠吻合。可以达到解除狭窄、胆流通畅的目的。辅于各种形式的防反流措施,可以减轻胆管反流,减少反流性胆管炎。优良效果 85%~90%左右。

胆管十二指肠空肠间置术:适应证和效果与胆管空肠 Roux-en-Y 吻合相近,但其胆管反流和胆汁淤积比 Roux-en-Y 吻合明显,较少采用。

(6)游离空肠通道式胆管造口成形术:切取带蒂的空肠段 12~15 cm,远侧端与切开的肝胆管吻合,近端缝闭成盲瓣留置于腹壁皮下。既可解除肝胆管狭窄又保留 Oddi 括约肌的正常功能。日后再发结石,可通过皮下盲瓣取石。适于胆总管下段、乳头无狭窄和 Oddi 括约肌正常者。

(7)肝内胆管结石并感染的急诊手术:肝内胆管结石并发梗阻性的重症急性胆管炎,出现高热、休克或全身性严重中毒症状,非手术治疗不能缓解者,常需急诊手术。急诊情况下,不宜进行复杂手术。一般以解除梗阻、疏通胆管引流胆汁为目的。应根据梗阻部位选择手术方式。肝外胆管、肝门胆管或左右肝管梗阻,一般切开肝外或肝门胆管可以取出结石,放置 T 管引流有效。肝内叶、段胆管梗阻,切开肝外或肝门胆管取石困难者,可在结石距肝面的浅表处经肝实质切开梗阻的肝胆管,取出结石后放置引流管。待病情好转、恢复后三个月以上再行比较彻底的根治性手术为妥。

(李　剑)

第二节　胆总管结石

一、概况

胆总管结石多位于胆总管的中下段。但随着结石增多、增大和胆总管扩张、结石堆积或上下移动,常累及肝总管。胆总管结石的含义实际上应包括肝总管在内的整个肝外胆管结石。胆总管结石的来源分为原发性和继发性。原发性胆总管结石为原发性胆管结石的组成部分,它可在胆总管中形成,或原发于肝内胆管的结石下降落入胆总管。继发性胆总管结石是指原发于胆囊内的结石通过胆囊管下降到胆总管。

继发性胆总管结石的发生率,各家报道有较大的差异。国内报道胆囊及胆总管同时存在结石者占胆石病例的 5%~29%,平均 18%。我国 1983—1985 年和 1992 年的两次调查,胆囊及胆总管均有结石者分别占胆石病的 11%和 9.2%,分别占胆囊结石病例的 20.9%和 11.5%。国外报告胆囊结石患者的胆总管含石率为 10%~15%,并随胆囊结石的病程延长,继发性胆总管结石相对增多。

原发性胆总管结石,西方国家很少见,东方各国多发。我国 20 世纪 50 年代原发性胆管结石约占胆石病的 50%左右。1983—1985 年全国 11307 例胆石症手术病例调查结果,胆囊结石相对构成比平均为 52.8%。胆囊与胆管均有结石为 10.9%。肝外胆管结石占 20.1%,肝内胆管结石 16.2%,实际的原发性胆管结石应为 36.3%。1992 年我国第二次调查结果相对构成比有明显变化:胆囊结石平均为 79.9%,胆囊、胆管结石 9.2%,肝外胆管结石 6.1%,肝内胆管结石 4.7%,原发性胆管结石平均为 10.8%。这与我国 20 世纪 80 年代以后生活水平提高、饮食结构改变和卫生条件改善密切相关。不过这两次调查资料主要来自各省、市级的大医院,对于农村和基层医院的资料尚觉不足。我国幅员辽阔、人口众多,地理环境、饮食结构和卫生条件的差异很大,其发病构成比亦有较大差别。总的状况为我国南方地区和农村的原发性胆管结石发病率要比西北地区和城市的发病率高。如广西地区 1991—1999 年胆石病调查的构成比:肝外胆管结石和肝内胆管结石仍分别占 23.6％和 35.8％,农民占 36.7％和 53.1％。因此目前我国原发性胆管结石仍然是肝胆外科的重要课题。

原发性胆总管结石,可在胆总管内形成或原发于肝内胆管的结石下降至胆总管。全国 4197 例肝内胆管结石病例同时存在肝外胆管结石者占 78.3％。提示在诊治胆总管结石过程中要高度重视查明肝内胆管的状况。

二、病因

(一)继发性胆总管结石

形状、大小、性状基本上与同存的胆囊结石相同或相似。数量多少不一,可为单发或多发,若胆囊内多发结石的直径较小、并有胆囊管明显扩张者,结石可以大量进入胆总管、肝总管或左右肝管。

(二)原发性胆总管结石

原发性胆总管结石是发生在胆总管的原发性胆管结石。外观多呈棕黑色、质软、易碎、形状各异、大小及数目不一。有的状如细沙或不成形的泥样,故有"泥沙样结石"之称。这种结石的组成是以胆红素钙为主的色素性结石。经分析其主要成分为胆红素、胆绿素和少量胆固醇以及钙、钠、钾、磷、镁等矿物质和多种微量元素。在矿物质中以钙离子的含量最高并易与胆红素结合成胆红素钙。此外尚有多种蛋白质及黏蛋白构成网状支架。有的在显微镜下可见寄生虫的壳皮、虫卵和细菌聚集等。

原发性胆管结石的病因和形成机制尚未完全明了。目前研究结果认为这种结石的生成与胆管感染、胆汁淤滞、胆管寄生虫病有密切关系。

胆总管结石患者,绝大多数都有急性或慢性胆管感染病史。胆汁细菌培养的阳性率达 80％～90％,细菌谱以肠道细菌为主。其中 85％为大肠杆菌,绝大多数源于上行感染。带有大量肠道细菌的肠道寄生虫进入胆管是引起胆管感染的重要原因。这是我国农民易发胆管结石的主要因素。此外,Oddi 括约肌功能不全,肠内容物向胆管反流,乳头旁憩室等都是易发胆管感染的因素。胆管炎症水肿,特别是胆总管末端炎症水肿,容易发生胆汁淤滞。感染细菌和炎症脱落的上皮可以成为形成结石的核心。

肠道寄生虫进入胆管,一方面引起感染炎症,另一方面虫卵和死亡的虫体或残片可以成为形成结石的核心。青岛市立医院先后报告胆石解剖结果,以蛔虫为核心者占 69.86％～84.00％。

胆汁淤滞是结石生成和增大、增多的必需条件。如果胆流正常通畅,没有足够时间的淤滞积聚,即使胆管内存在感染、寄生虫等成石因素,胆管内的胆红素或胆红素钙等颗粒,可随胆流排除,不至增大形成结石病。反复胆管感染,胆总管下段或乳头慢性炎症,管壁纤维组织增生管腔狭窄,胆管和 Oddi 括约肌功能障碍等因素都可影响胆流通畅,导致胆总管胆汁淤滞,利于结石形成。但临床常可遇见胆总管结石患者经胆管造影或手术探查,虽有胆总管扩张而无胆总管下段明显狭窄,有的患者 Oddi 括约肌呈松弛状态,通畅无阻甚至可以宽松通过直径 1 cm 以上的胆管探子。此种情况,可能与 Oddi 括约肌功能紊乱,经常处于痉挛状态有关。胆管结石形成之后又容易成为胆管梗阻的因素。因此,梗阻—结石—梗阻,互为因果,致使结石增大、增多甚至形成铸形结石或成串堆积。

三、临床表现

胆总管结石的临床表现比较复杂,其临床症状和体征主要表现为胆管梗阻和炎症并存的特征。由于结石的生成、增大和增多为一缓慢过程,其病史往往长达数年、数十年之久。在长期的病理过程中,多为急、慢性的梗阻、炎症反复发生。病情和表现的轻、重、缓、急,均取决于胆管梗阻是否完全和细菌感染的严重程度。

胆总管结石患者的典型临床表现多为反复发生胆绞痛、梗阻性黄疸和胆管感染的症状。常为餐后无原因的突然发生剧烈的胆绞痛,疼痛以右上腹为主,可向右侧腰背部放散,多伴恶心呕吐,常需口服或注射解痉止痛类药物才能缓解。绞痛发作之后往往伴随出现四肢冰冷、寒战、高热等感染症状,体温可达 39 ℃～41 ℃。持续数小时后全身大汗,体温逐渐降低。一般在绞痛发作后 12～24 h 出现黄疸、尿色深黄或浓茶样。如不及时给予有力的抗感染等措施,则可每天发作寒战、高热,甚至高热不退、黄疸加深、疼痛不止。有的很快发展成急性梗阻化脓性重症胆管炎、胆源性休克、肝脓肿、器官衰竭等严重并发症,预后凶险。

结石引起胆总管梗阻,除非结石嵌顿,则多属不完全性。梗阻发生后,胆管内压力增高,胆总管多有不同程度扩张,随着炎症消退或结石移动,胆流通畅,疼痛减轻,黄疸很快消退,症状缓解,病情好转。

继发性胆总管结石的临床表现特点。一般为较小的胆囊结石通过胆囊管进入胆总管下端,突然发生梗阻和 Oddi 括约肌痉挛,故多为突然发生胆绞痛和轻中度黄疸,较少并发明显胆管炎。用解痉挛、止痛等对症处理,多可在 2~3 d 左右缓解。如果结石嵌顿于胆总管下端或壶腹部而未并发胆管感染者,疼痛可以逐渐减轻,但黄疸加深。若长时间梗阻,多数患者将会继发胆管感染。

原发性胆总管结石由于胆管感染因素长期存在,一旦急性发作,多表现为典型的疼痛、寒战高热和黄疸三联征(Charcot's triad)等急性胆管炎的症状。急性发作缓解后,可呈程度不同的慢性胆管炎的表现。常为反复出现右上腹不适、隐痛、不规则低热、消化紊乱,时轻时重,并可在受冷、疲劳时症状明显,颇似"感冒"。有的患者可以从无胆管炎的病史。在体检或首次发作胆管炎进行检查时发现胆总管多发结石并胆管扩张,或已明确诊断后数年无症状。这种情况可能因为 Oddi 括约肌功能良好,结石虽多但间有空隙、胆管随之扩张,没有发生明显梗阻和感染。说明胆总管虽有结石存在,若不发生梗阻或感染,可以不出现临床症状。

腹部检查在胆总管梗阻、感染期,多可触及右上腹压痛、肌紧张或反跳痛等局限性腹膜刺激征。有时可扪到肿大的胆囊或肝脏边缘或肝区叩击痛。胆管炎恢复后的缓解期或慢性期,可有右上腹深部压痛或无明显的腹部体征。

实验室检查在急性梗阻性胆管炎时主要为白细胞增多和中性粒细胞增加等急性炎症的血液像,血胆红素增高和转氨酶增高等梗阻性黄疸和肝功受损的表现。若较长时间的胆管梗阻、黄疸或短期内反复发作胆管炎肝功明显受损,可出现低蛋白血症和贫血征象。

四、治疗

胆总管结石患者多因出现疼痛、发热或黄疸等急性胆管炎发作时就诊。急性炎症期手术,难以明确结石位置、数量和胆管系统的病理改变,不宜进行复杂的手术处理,需要再手术的机会较多。但若梗阻和炎症严重,保守治疗常难以奏效。因此急诊情况下恰当掌握手术与非手术治疗的关系,具有重要性。

一般情况下,应尽量避免急诊手术。采用非手术措施,控制急性炎症期,待症状缓解后,择期手术为宜。经强有力的抗炎、抗休克、静脉输液保持水、电解质和酸碱平衡、营养支持和对症治疗,PTCD 或经内镜乳头切开取石,放置鼻胆管引流减压,多能奏效。经非手术保守治疗 12~24 h,不见好转或继续加重,如持续典型的 Charcot's 三联征或出现休克,神志障碍等严重急性梗阻性化脓性重症胆管炎表现者,应及时行胆管探查减压。

胆总管结石外科治疗原则和目的主要是取净结石、解除梗阻,胆流通畅,防止感染。

(一)经内镜 Oddi 括约肌切开术或经内镜乳头切开术

经内镜 Oddi 括约肌切开术(endoscopic sphincterotomy,EST)或经内镜乳头切开术(endoscopic papillectomy,EPT)适于数量较少和直径较小的胆总管下段结石。特别是继发性结石,多因结石小、数量少,容易嵌顿于胆总管下段、壶腹或乳头部。直径 1 cm 以内的结石可经 EPT 或 EST 取出。此法创伤小,见效快,更适于年老、体弱或已做过胆管手术的患者。

经纤维内镜用胆管子母镜取石,需先行 EST,然后放入子母镜,用取石网篮取石。若结石较大,应先行碎石才能取出。此法可以取出较高位的胆管结石,但操作比较复杂。

(二)开腹胆总管探查取石

目前仍然是治疗胆总管结石的主要手段。采用右上腹经腹直肌切口或右肋缘下斜切口都能满意显露胆总管。开腹后应常规触扪探查肝、胆、胰、胃和十二指肠等相关脏器。对于择期手术,有条件者在切开胆总管之前最好先行术中胆管造影或术中 B 超检查,进一步明确结石和胆管系统的病理状况。尤其原发性胆总管结石,多数伴有肝内胆管结石或胆管狭窄等改变,需要在术中同时解决。

切开胆总管取出结石后,最好常规用纤维胆管镜放入肝内外胆管检查和取石。直视下观察肝胆管系统有无遗留结石、狭窄等病变并尽可能取净结石。然后用 F10～12 号导尿管,若能顺利通过乳头进入十二指肠并从导尿管注入 10 mL 左右的生理盐水试验无误,表明乳头无明显狭窄。如果 F10 导尿管不能进入十二指肠,可用直径 2～3 mm 的 Bakes 胆管扩张器试探。正常 Oddi 乳头可通过直径 3～4 mm 以上的扩张器,使用金属胆管扩张器应从直径 2～3 mm 的小号开始,能顺利通过后逐渐增大一号的扩张器。随胆总管的弯度轻柔缓慢放入,不可猛力强行插入,以免穿破胆总管下端形成假道,发生严重后果。胆总管明显扩张者可将手指伸入胆总管探查。有时质软、泥样的结石可以粘附在扩张胆管一侧的管壁或壶腹部,不阻碍胆管探子和导尿管通过,此时手感更为准确。还应再次强调,无论采用导尿管、Bakes 扩张器,或手指伸入探查,都不能准确了解有无胆管残留结石或狭窄,特别是肝内胆管的状况。而术中胆管镜观察和取石,可以弥补这一不足,有效减少或避免残留结石。北京大学第三医院手术治疗 1589 例原发性肝胆管结石病例,单纯外科手术未使用胆管镜检查取石的 683 例中,残留结石达 42.8%(292/683)。术中术后联合使用胆管镜检查碎石取石的 906 例中,残留结石仅 2.1%(19/906)。因此择期胆管探查手术,常规进行胆管镜检查取石具有重要意义。

胆总管切开探查后,是否放置胆管引流意见不一致。目前认为不放置胆管引流,仅适于单纯性胆总管内结石(主要是继发结石),胆管系统基本正常。确切证明无残留结石、无胆管狭窄(特别是无胆总管下段或乳头狭窄)、无明显胆管炎等少数情况。可以缩短住院时间,避免胆管引流的相关并发症。严格掌握适应证的情况下可以即期缝合胆总管。在缝合技术上最好使用无创伤的带针细线,准确精细严密缝合胆总管切口,预防胆汁溢出。但应放置肝下腹腔引流,以便了解和引出可能发生的胆汁溢出。

胆总管探查取石放置"T"形管引流,是多年来传统的方法。可以有效防止胆汁外渗,避免术后胆汁性腹膜炎和局部淤胆感染,安全可靠,并可在术后通过"T"管了解和处理胆管残留结石等复杂问题。特别是我国原发性胆管结石发病率高,并存肝内胆管结石和肝内外胆管扩张狭窄等复杂病变者较多,很难保证胆总管探查术中都能完善处理。因此大多数情况下仍应放置"T"形管引流为妥。"T"形管材料应选择乳胶管,容易引起组织反应,一般在 2～3 周可因周围粘连形成窦道。用硅胶管或聚乙烯材料的 T 形管,组织反应轻,不易形成窦道,拔管后发生胆汁性腹膜炎的机会较多,不宜采用。"T"形管的粗细,应与胆总管内腔相适应。经修剪后放入胆总管的短臂直径不宜超过胆管内径,以免缝合胆管时有张力。因为张力过大、过紧,有可能导致胆管壁血供不足或裂开、胆汁溢出和日后发生胆管狭窄。若有一定程度胆总管扩张者,最好选用 22～24F 的"T"管,以便术后用纤维胆管镜经窦道取石。缝合胆总管切口,以 2-0 或 3-0 号的可吸收线为好。因为丝线等不吸收线的线结有可能进入胆总管内成为结石再发的核心。胆总管缝合完成后,可经 T 管长臂,轻轻缓慢注入适量生理盐水试验是否缝合严密,若有漏水应加针严密缝合,以免术后发生胆汁渗漏。关腹前将"T"管长臂和肝下腹腔引流管另戳孔引出体外,以免影响腹壁切口一期愈合。

(三)腹腔镜胆总管探查取石

主要适于单纯性胆总管结石,并经术前或术中胆管造影证明确无胆管系统狭窄和肝内胆管多发结石者。因此这一方法多数为继发性胆总管结石行腹腔镜胆囊切除术时探查胆总管。切开胆总管后多数需要经腹壁戳孔放入纤维胆管镜用取石网篮套取结石,难度较大,需要有熟练的腹腔镜手术基础。取出结石后可根据具体情况决定直接缝合胆总管切口或放置"T"形管引流。

(四)胆总管下段狭窄、梗阻的处理

无论原发性或继发性胆总管结石并胆总管明显扩张者,常有并存胆总管下端狭窄梗阻的可能。术中探查证实胆总管下端明显狭窄、梗阻者,应同时行胆肠内引流术,建立通畅的胆肠通道。

1.胆总管十二指肠吻合术

手术比较简单、方便、易行,早期效果较好,过去常被采用。但因这一术式不可避免发生胆管反流或反流性胆管炎,反复炎症容易导致吻合口狭窄,复发结石,远期效果欠佳。特别是吻合口上端胆管存在狭窄或肝内胆管残留结石未取净者,往往反复发生严重胆管炎或胆源性肝脓肿。笔者总结 72 例胆总管十二指肠吻合术后平均随访 5 年半的效果,优良仅占 70.8%,死于重症胆管炎或肝脓肿者占 6.3%。分析研究远期效果不良的原因:吻合口上端胆管存在不同程度的狭窄或残留结石占 52.7%,吻合口狭窄占 21%,单纯反流性胆管炎占 26.3%。因此,胆总管十二指肠吻合术今已少用。目前多主张仅用于年老、体弱、难以耐受较复杂的手术并已明确吻合口以上胆管无残留结石、无狭窄梗阻者。吻合口径应在 2~3 cm 以上,防止日后回缩狭窄。

2.胆总管十二指肠间置空肠吻合术

将一段长约 20~30 cm 带血管的游离空肠两端分别与胆总管和十二指肠吻合,形成胆总管与十二指肠间用空肠架桥式的吻合通道。虽然在与十二指肠吻合处做成人工乳头或延长空肠段达 50~60 cm,仍难以有效防止胆管反流并易引起胆汁在间置空肠段内滞留、增加感染因素。手术过程也比较复杂,远期效果和手术操作并不优于胆总管空肠吻合术。目前较少采用。

3.胆总管空肠 Roux-en-Y 吻合术

利用空肠与胆总管吻合,容易实现 3~5 cm 以上的宽大吻合口,有利于防止吻合口狭窄。空肠的游离度大、操作方便、灵活,尤其并存肝总管、肝门以上肝胆管狭窄或肝内胆管结石者,可以连续切开狭窄的肝门及左右肝管乃至Ⅲ级肝胆管,解除狭窄,取出肝内结石,建立宽畅的大口吻合。适应范围广、引流效果好。辅以各种形式的防反流措施,防止胆管反流和反流性胆管炎,是目前最常用的胆肠内引流术式。

4.Oddi 括约肌切开成形术

早年较多用于胆总管末端和乳头狭窄患者,切开十二指肠行 Oddi 括约肌切开、成形。实际上如同低位胆总管十二指肠吻合,而且操作较十二指肠吻合复杂、较易发生再狭窄,远期效果并不优于胆总管十二指肠吻合术。特别是近年来 EST 成功用于临床和逐渐普及,不开腹、创伤小、受欢迎。适于 Oddi 括约肌切开的病例,几乎均可采用 EST 代替,并能获得同样效果,因此开腹 Oddi 括约肌切开成形术已极少采用。

(李　剑)

第三节　胆囊结石

一、发病情况

胆囊结石是世界范围的常见病、多发病,其发病总体呈上升趋势,而且近些年的研究提示胆囊结石与胆囊癌的关系密切,因而,对胆囊结石的发病研究越来越重视,目的是找出与其发病相关的因素,以便更好地预防其发生,同时减少并发症,也可能对降低胆囊癌的发病率起到一定作用。我国胆石病的平均发病率为 8% 左右,个别城市普查可高达 10% 以上,而且胆石病中 80% 以上为胆囊结石。

胆囊结石的发病与年龄、性别、肥胖、生育、种族和饮食等因素有关,也受用药史、手术史和其他疾病的影响。

（一）发病年龄

大多的流行病学研究表明,胆囊结石的发病率随着年龄的增长而增加。本病在儿童期少见,其发生可能与溶血或先天性胆管疾病有关。一项调查表明,年龄在 40~69 岁的 5 年发病率是低年龄组的 4 倍,高发与低发的分界线为 40 岁,各国的报道虽有一定差异,但发病的高峰年龄都在 40~50 岁这一年龄段。

（二）发病性别差异

近年来超声诊断研究结果男女发病之比约为 1∶2,性别比例的差异主要体现在胆固醇结石发病方面,胆囊的胆色素结石发病率无明显性别差异。女性胆固醇结石高发可能与雌激素降低胆流、增加胆汁中胆固醇分泌、降低总胆汁酸量和活性,以及孕酮影响胆囊动力、使胆汁淤滞有关。

（三）发病与肥胖的关系

临床和流行病学研究显示,肥胖是胆囊胆固醇结石发病的一个重要危险因素,肥胖人发病率为正常体重人群的 3 倍。肥胖人更易患胆囊结石的原因在于其体内的胆固醇合成量绝对增加,或者比较胆汁酸和磷脂相对增加,使胆固醇过饱和。

（四）发病与生育的关系

妊娠可促进胆囊结石的形成,并且妊娠次数与胆囊结石的发病率呈正相关,这种观点已经临床和流行病学研究所证明。妊娠易发生结石的原因有:①孕期的雌激素增加使胆汁成分发生变化,可增加胆汁中胆固醇的饱和度。②妊娠期的胆囊排空滞缓,B 超显示,孕妇空腹时,胆囊体积增大,收缩后残留体积增大,胆囊收缩速率减小。③孕期和产后的体重变化也影响胆汁成分,改变了胆汁酸的肠肝循环促进了胆固醇结晶的形成。

（五）发病的地区差异

不同国家和地区发病率存在一定差别,西欧、北美和澳大利亚人胆石病患病率高,而非洲的许多地方胆石病罕见;我国以北京、上海、西北和华北地区胆囊结石发病率较高。国家和地区间的胆石类型亦也不同,在瑞典、德国等国家以胆固醇结石为主,而英国则碳酸钙结比其他国家发病率高。

（六）发病与饮食因素

饮食习惯是影响胆石形成的主要因素,进食精制食物、高胆固醇食物者胆囊结石的发病率明显增高。因为精制碳水化合物增加胆汁胆固醇饱和度。我国随着生活水平提高,即胆囊结石发病已占胆石病的主要地位,且以胆固醇结石为主。

（七）发病与遗传因素

胆囊结石发病在种族之间的差异亦提示遗传因素是胆石病的发病机制之一。即凡有印第安族基因的人群,其胆石发病率就高。以单卵双胎为对象的研究证明,胆石症患者的亲属中发生胆石的危险性亦高,而胆石病家族内的发病率,其发病年龄亦提前,故支持胆石病可能具有遗传倾向。

（八）其他因素

胆囊结石的发病亦与肝硬化、糖尿病、高脂血症、胃肠外营养、手术创伤和应用某些药物有关。如肝硬化患者胆石病的发病率为无肝硬化的 3 倍,而糖尿病患者胆石病的发病率是无糖尿病患者的 2 倍。

二、病因及发病机制

胆囊结石成分主要以胆固醇为主,而胆囊结石的形成原因至今尚未完全清楚,目前考虑与脂类代谢、成核时间、胆囊运动功能、细菌基因片段等多种因素密切相关。

人类对于胆囊结石形成机制的研究已有近百年历史,并且在很长的一段时间内一直处于假说的水平。20 世纪 60 年代 Small 等人提出胆囊结石中胆固醇的主要成分是其单水结晶,胆囊结石的形成实际上是单水结晶形成、生长、凝固和固化的结果。他们并对胆汁中胆固醇的溶解过程进行了详细的研究,最终发现胆固醇与胆盐、磷脂酰胆碱三者以微胶粒的形式溶解于胆汁中,并且于 1968 年提出了著名的"Admri-and-Small"三角理论。1979 年 Holan 等在实验中将人体胆汁进行超速离心,用偏光显微镜观察胆汁中出现单水结晶所需的时间即"成核时间",发现胆囊结石患者胆汁的成核时间要明显短于正常胆汁成核时间,在正常的胆囊胆汁其成核时间平均长达 15 d,因而胆汁中的胆固醇成分可通过胆管系统而不致被析出;相反,胆囊结石患者的胆汁,其成核时间可能缩短至 2.9 d。目前显示胆汁中的黏液糖蛋白、免疫球蛋白等均有促成核的作用。至于抑制成核时间的物质可能与蛋白质成分有关,多为小分子蛋白质,但具体性质尚未确定。因而初步发现胆囊结石的形成与胆汁中胆固醇过饱和的程度无关。其实验结果明显与 Small 等研究结果相矛盾,这样使胆石成因的研究工作一度处于停顿状态。

在以后的胆石成因探讨中,人们发现胆囊结石的形成不仅与胆固醇有关,而且与细菌感染存在一定的联系,细菌在胆石形成中的作用开始被重视。过去的结果显示细菌在棕色结石的病因发生中具有至关重要的作用,较典型的证据是细菌多在胆总管而非胆囊中发生。然而形成鲜明对照的是进行胆囊结石手术的患者约 10%～25%可得到胆汁阳性细菌培养结果，并发胆囊炎时则更高。但由于过去人们把研究目标集中到胆囊结石中的主要成分胆固醇上，细菌在其发生中的作用被忽略了。Vitetta 终于注意到了这一点，并在胆囊结石相关胆汁中发现了胆色素沉积，他通过进一步研究发现近半数的胆囊结石尽管胆固醇是其主要成分，但在其核心都存在着类似胆色素样的沉积，这其中一部分甚至是胆汁细菌培养阴性的患者。Stewart 用扫描电镜也发现细菌不仅存在于色素型胆囊结石中，而且也存在于混合型胆囊结石中。在这诸多探讨中，Goodhart 的研究应当说是最为接近的，在他实验中约半数无症状胆囊结石患者的胆石、胆汁及胆囊壁培养出有丙酸杆菌生长，但最为可惜的是当时由于培养出的细菌浓度较低和缺乏应有的生物学性状，最终把实验结果归结于细菌污染而没有进行更深入的探讨。

无论前人的研究如何接近，由于受研究方法的限制一直没有从胆囊结石中可靠地繁殖到大量细菌，而且用传统方法所培养出来的细菌往往不能代表原始的菌群，因此只有在方法上改进才能使这一研究得以深入。现代分子生物学的飞速发展为胆囊结石成因的探讨提供了新途径，尤其是具有细菌"活化石"之称的 16S rRNA 的发现，为分析胆囊结石形成中的细菌序列同源性提供了有力手段。Swidsinsk 通过对 20 例胆汁培养阴性患者的胆囊结石标本行 PCR 扩增，结果在胆固醇含量 70%～80%的 17 例患者中 16 例发现有细菌基因片段存在，而胆固醇含量在 90%以上的 3 例患者则未发现细菌 DNA。此后细菌在胆囊结石形成中的作用才真正被人们所关注，有关该方面的报道日渐增多。由此认为细菌是胆石症患者结石中一个极其重要的分离物，初步揭示了细菌在胆囊结石的形成初期具有重要作用。然而由于 16S rRNA 的同源性分析仅适合属及属以上细菌菌群的亲缘关系，因此该方法并不能彻底确定细菌的具体种类，也就无法确定不同细菌在胆囊结石形成中的不同作用。因此确定胆囊结石形成中细菌的种类成为胆石成因研究中的关键问题。而目前只有在改良传统培养方法的基础上，确定常见的胆囊结石核心细菌菌种，才能设计不同的引物，进行更深入的探讨。

国内学者通过对胆固醇结石与载脂蛋白 B 基因多态性的关系研究，发现胆固醇组 X^+ 等位基因频率明显高于对照组，并且具有 X^+ 等位基因者其血脂总胆固醇、低密度脂蛋白胆固醇及 ApoB 水平显著高于非 X^+ 者，提示 X^+ 等位基因很可能是胆固醇结石的易感基因。

三、临床表现

约 60%的胆囊结石患者无明显临床表现，于查体或行上腹部其他手术而被发现。当结石嵌顿引起胆囊管梗阻时，常表现为右上腹胀闷不适，类似胃炎症状，但服用治疗胃炎药物无效，患者多厌油腻食物；有的患者于夜间卧床变换体位时，结石堵塞于胆囊管处暂时梗阻而发生右上腹和上腹疼痛，因此部分胆囊结石患者常有夜间腹痛。

因胆囊结石多伴有轻重不等的慢性胆囊炎，疼痛可加剧而不缓解，可引起化脓性胆囊炎或胆囊坏疽、穿孔，而出现相应的症状与体征。胆囊结石可排入胆总管而形成继发性胆总管结石、胆管炎。

当胆囊结石嵌顿于胆囊颈或胆囊管压迫肝总管和胆总管时，可引起胆管炎症、狭窄、胆囊胆管瘘，也可引起继发性胆总管结石及急性重症胆管炎，这是一种少见的肝外梗阻性黄疸，国外报道其发生率为 0.7%～1.8%，国内报道为 0.5%～0.8%。

四、鉴别诊断

1.慢性胃炎

慢性胃炎主要症状为上腹闷胀疼痛、嗳气、食欲减退及消化不良史。纤维胃镜检查对慢性胃炎的诊断极为重要，可发现胃黏膜水肿、充血、黏膜色泽变为黄白或灰黄色、黏膜萎缩。肥厚性胃炎可见黏膜皱襞肥大，或有结节并可见糜烂及表浅溃疡。

2.消化性溃疡

有溃疡病史，上腹痛与饮食规律性有关，而胆囊结石及慢性胆囊炎往往于进食后疼痛加重，特别进高脂肪食物。溃疡病常于春秋季节急性发作，而胆石性慢性胆囊炎多于夜间发病。钡餐检查及纤维胃镜检查有明显鉴别价值。

3.胃神经官能症

虽有长期反复发作病史,但与进食油腻无明显关系,往往与情绪波动关系密切。常有神经性呕吐,每于进食后突然发生呕吐,一般无恶心,呕吐量不多且不费力,吐后即可进食,不影响食欲及食量。本病常伴有全身性神经官能症状,用暗示疗法可使症状缓解,鉴别不难。

4.胃下垂

本病可有肝、肾等其他脏器下垂。上腹不适以饭后加重,卧位时症状减轻,立位检查可见中下腹部胀满,而上腹部空虚,有时可见胃型并可有振水音,钡餐检查可明确诊断。

5.肾下垂

常有食欲不佳、恶心呕吐等症状,并以右侧多见,但其右侧上腹及腰部疼痛于站立及行走时加重,可出现绞痛,并向下腹部放射。体格检查时分别于卧位、坐位及立位触诊,如发现右上腹肿物因体位改变而移位则对鉴别有意义,卧位及立位肾 X 线平片及静脉尿路造影有助于诊断。

6.迁延性肝炎及慢性肝炎

本病有急性肝炎病史,尚有慢性消化不良及右上腹不适等症状,可有肝大及肝功不良,并在慢性肝炎可出现脾肿大,蜘蛛痣及肝掌,B 超检查胆囊功能良好。

7.慢性胰腺炎

常为急性胰腺炎的后遗症,其上腹痛向左肩背部放射,X 线平片有时可见胰腺钙化影或胰腺结石,纤维十二指肠镜检查及逆行胆胰管造影对诊断慢性胰腺炎有一定价值。

8.胆囊癌

本病可合并有胆囊结石。本病病史短,病情发展快,很快出现肝门淋巴结转移及直接侵及附近肝组织,故多出现持续性黄疸。右上腹痛为持续性,症状明显时多数患者于右上腹肋缘下可触及硬性肿块,B 超及 CT 检查可帮助诊断。

9.肝癌

原发性肝癌如出现右上腹或上腹痛多已较晚,此时常可触及肿大并有结节的肝脏。B 超检查,放射性核素扫描及 CT 检查分别可发现肝脏有肿瘤图像及放射缺损或密度减低区,甲胎蛋白阳性。

五、治疗

胆囊结石的治疗方法很多,自 1882 年 Langenbuch 在德国实行了第一例胆囊切除术治疗胆囊结石以来,已延用了一百多年,目前仍不失为一种安全有效的治疗方法。但对患者和医师来讲,手术毕竟不是最理想的方案,因此这一百多年来,医务工作者不断探讨非手术治疗胆囊结石的方法,如溶石、碎石、排石等,但均有其局限性和不利因素。

(一)非手术治疗

1.溶石治疗

自 1891 年 Walker 首创乙醚溶石治疗以来,医务工作者不断探讨溶石药物如辛酸甘油三酯、甲基叔丁醚等。它们在体外溶石试验具有一定的疗效,但体内效果不佳,且具有一定的毒性,而这种灌注溶石的药物在临床适用术后由 T 管灌注治疗胆管残余结石,而对胆囊结石进行溶解则需要穿刺插管再灌注的方法,其复杂性不亚于手术,且溶石后易再复发。

1972 年美国的 Danzinger 等用鹅去氧胆酸溶解胆囊结石取得成功以来,鹅去氧胆酸、熊去氧胆酸作为口服溶石方法一直被人们沿用,其机制是通过降低胆固醇合成限速酶、还原酶的活性,降低内源性胆固醇的合成,扩大胆酸池,减少胆固醇吸收与分泌,因而使胆固醇结晶在不饱和胆汁中得以溶解,达到溶石目的。但溶石率较低且用药时间长,费用高。1983 年全美胆石协作组报道连续服药 2 年完全溶石率只达5%～13%,停药后复发率达 50%,且多在 1～2 年内复发,此二药对肝脏具有一定的毒性,可导致 GTP 升高、腹泻、肝脏和血浆胆固醇的蓄积。

2.体外冲击波碎石术

70年代中期慕尼黑大学医学院首先采用体外冲击波碎石方法治疗肾结石以来,得到广泛应用。在此基础上1984年医务工作者对胆石也采用体外冲击波碎石的方法治疗胆囊结石,但实验和临床结果表明其与肾结石碎后排石截然不同,胆结石不易排出体外,其原因有:胆汁量明显少于尿量而较黏稠;胆囊管较细,一般内径在0.3 cm左右,内有多数螺旋瓣,而且多数有一定的迂曲,阻碍了破碎结石的排出;体外震波碎石后,胆囊壁多半受到冲击导致水肿充血,影响胆囊的收缩,进而导致胆囊炎发作,所以部分病例,在碎石后常因同时发生急性胆囊炎而行急诊胆囊切除术,所以体外震波碎石术对胆囊结石的治疗目前已较少应用,对肝内结石、胆总管单发结石尚有一定疗效。

(二)手术治疗

鉴于上述非手术治疗未获满意的效果,所以一百多年来胆囊切除术治疗胆囊结石一直被公认为有效措施。

1.胆囊切开取石术

简化手术方法的同时治疗外科疾病,一直是外科医师努力奋斗的目标。胆囊切开取石与胆囊切除相比确实创伤小、简便,但对于胆囊结石的治疗是一个不可取的方法。因为胆囊结石的形成是多因素作用的结果,一是胆汁成分的改变,二是胆囊运动功能的障碍,三是感染因素。另外胆囊本身分泌的黏蛋白等多种因素导致胆石的形成,胆囊切开取石术后胆囊周围的粘连无疑增加了胆囊运动功能的障碍,影响胆囊的排空,同时增加了感染因素,所以切开取石术后胆石复发率较高。因此,笔者认为胆囊切开取石只适用于严重的急性胆囊结石,胆囊壁的炎症和周围粘连,导致手术时大量渗血,胆囊三角解剖关系不清,易造成胆管损伤。这种患者可采用切开取石胆囊造瘘,待手术3个月到半年后再次行胆囊切除术。目前随着影像学的发展,有人采用硬质胆管镜在B超定位下经皮肝胆囊穿刺取石,虽然手术创伤进一步缩小,但仍存在着上述缺点,且操作难度大,故不易推广,适应证与胆囊切开取石相同。

2.开腹胆囊切除术

(1)适应证:胆囊结石从临床症状上大致分为三类:第一类为无症状胆囊结石;第二类具有消化不良表现,如食后腹胀、剑下及右季肋隐痛等症状的胆囊结石;第三类具有典型胆绞痛的胆囊结石。从临床角度上讲,除第一类无症状的胆囊结石外,第二、第三类患者均为手术适应证。所谓无症状胆囊结石是指无任何上腹不适的症状,而是由于正常查体或其他疾病检查时发现胆囊结石的存在,这一类胆囊结石的患者是否行切除术具有一定的争议。无症状胆石可以不采用任何治疗,包括非手术疗法在内,但是随着胆囊结石病程的延长,多数患者所谓无症状胆石会向有症状发展,加之近年来胆囊结石致胆囊癌的发病率有增高趋势,故无症状胆囊结石是否需要手术治疗是一值得探讨的问题。胆囊结石并发症随着年龄增长而升高,故所谓"静止"的胆囊结石终生静止者很少,70%以上会发生一种或数种并发症而不再静止,且随着年龄的增长,癌变的风险增加。胆囊结石并发胆囊炎很少有自行痊愈的可能,因此,现在比较一致的意见是有条件地施行胆囊切除术,即选择性预防性的胆囊切除术。综合国内外的研究,以下胆石患者应行预防性胆囊切除术:年龄大于50岁的女性患者;病程有5年以上者;B超提示胆囊壁局限性增厚;结石直径在2 cm以上者;胆囊颈部嵌顿结石;胆囊萎缩或囊壁明显增厚;瓷器样胆囊;以往曾行胆囊造瘘术。

(2)手术方法:有顺行胆囊切除术、逆行胆囊切除术、顺逆结合胆囊切除术之分。对Calot三角粘连过多、解剖不明者,多采用顺逆结合法进行胆囊切除,既能防止胆囊管未处理而导致胆囊内的小结石挤压至胆总管,又能减少解剖不清造成的胆管或血管损伤。下面以顺逆结合法为例介绍胆囊切除术。

麻醉和体位:常用持续硬膜外腔阻滞麻醉,对高龄、危重以及精神过于紧张者近年来选择全身麻醉为妥。患者一般取仰卧位,不需背后加垫或使用腰桥。

切口:可采用右上腹直或斜切口。多选用右侧肋缘下斜切口,此种切口对术野暴露较满意、术后疼痛轻,而且很少发生切口裂开、切口疝或肠粘连梗阻等并发症。切口起自上腹部中线,距肋缘下3～4 cm与肋弓平行向右下方,长度可根据患者的肥胖程度、肝脏高度等具体选择。

显露胆囊和肝十二指肠韧带。

游离胆囊管:将胆囊向右侧牵引,在 Calot 三角表面切开肝十二指肠韧带腹膜,沿胆囊管方向解剖分离,明确胆囊管、肝总管和胆总管三者的关系。穿过 4 号丝线靠近胆囊壁结扎胆囊管,并用作牵引,胆囊管暂不离断。

游离胆囊动脉:在胆囊管的后上方 Calot 三角内解剖分离找到胆囊动脉,亦应在靠近胆囊壁处结扎。若局部炎性粘连严重时不要勉强解剖胆囊动脉,以防不慎离断回缩后出血难止或损伤肝右动脉。

游离胆囊:自胆囊底部开始,距肝脏约 1 cm 切开胆囊浆膜层,向体部用钝性结合锐性法从肝床上分离胆囊壁,直至胆囊全部由胆囊窝游离。此时再明确胆囊动脉的位置、走行,贴近胆囊壁离断胆囊动脉,近心端双重结扎;另外,仅剩的胆囊管在距胆总管约 0.5 cm 处双重结扎或缝扎。

对于胆囊结石并慢性炎症很重及肥胖的病例,胆囊壁明显水肿、萎缩或坏死,Calot 三角处脂肪厚、解剖关系难辨,胆囊从肝床上分离困难,可做逆行切除或胆囊大部切除术。逆行切除游离胆囊至颈部时不必勉强分离暴露胆囊动脉,在靠近胆囊壁处钳夹、切断、结扎胆囊系膜即可,只留下胆囊管与胆囊和胆总管相连时较容易寻找其走行便于在适当部位切断结扎。有时胆囊炎症反复发作后 Calot 三角发生明显的纤维化,或胆囊壁萎缩纤维化与肝脏紧密粘连愈着,不适宜勉强行常规的胆囊切除术,可行胆囊大部切除术,保留小部分后壁,用电刀或用石炭酸烧灼使黏膜坏死。胆囊管距胆总管适当长度予以结扎,留存的胆囊壁可缝合亦可敞开。

胆囊床的处理:慢性胆囊炎的胆囊浆膜层往往较脆,切除后缝合胆囊床困难,是否缝合存在争议。主张缝合的理由是防止出血和预防术后粗糙的胆囊床创面引起粘连性肠梗阻,但是依作者的经验,胆囊去除后对胆囊窝创面认真地用结扎或电凝止血、用大网膜填塞创面,数百例患者不缝合胆囊床无一例发生此类并发症。

放置引流管:在 Winslow 孔处常规放置双套管引流,自右侧肋缘下腋中线处引出体外。对于病变较复杂的胆囊切除术,应常规放置引流,这样可减少渗出液吸收,减轻局部和全身并发症。另外胆囊切除术后大量渗液和胆外瘘仍有发生的报道,引流在其诊治方面可起重要作用。

部分胆囊结石患者同时合并胆管结石,当有下列指征时,应在胆囊切除术后行胆总管探查术:既往有梗阻性黄疸病史;有典型的胆绞痛病史,特别是有寒战和高热病史;B超、MRCP、PTC 检查发现胆总管扩张或胆总管结石;手术中扪及胆总管内有结石、蛔虫或肿瘤;手术中发现胆总管扩张大于 1.5 cm,胆管壁炎性增厚;术中行胆管穿刺抽出脓性胆汁、血性胆汁、或胆汁内有泥沙样胆色素颗粒;胰腺呈慢性炎症而无法排除胆管内有病变者。

3.腹腔镜胆囊切除术

自 1987 年法国 Mouret 实行了第一例腹腔镜胆囊切除术,短短的十余年间腹腔镜胆囊切除术迅速风靡全世界,同时也促进了微创外科的发展。腹腔镜胆囊切除术有创伤小、恢复快、方法容易掌握等优点,其手术适应证基本同开腹胆囊切除术。但是必须清楚地认识到腹腔镜不能完全代替开腹胆囊切除术,有些报道腹腔镜胆囊切除术合并胆管损伤率明显高于开腹手术,所以腹腔镜胆囊切除术是具有一定适应证的,特别是对于初学者应选择胆囊结石病程短、B超提示胆囊壁无明显增厚的胆囊结石患者。腹腔镜探查时若发现胆囊周围粘连较重,胆囊三角解剖不清,应及时中转开腹手术。即使对于熟练者也应有一定的选择,对于老年、病程长、胆囊壁明显增厚、不排除早期癌变者,最好不要采用腹腔镜手术,以免延误治疗。

(傅　华)

第四节　胆管良性肿瘤

胆管良性肿瘤临床上极其罕见。在 2500 例尸检中仅发现 3 例肝外胆管的良性肿瘤,在连续 20000 例胆管外科手术病理中仅有 4 例肝外胆管的良性肿瘤。据统计,胆管良性肿瘤占胆管手术的 0.1% 及胆管肿瘤的 6%，多见于胆总管和壶腹部，向上则逐渐减少。胆管良性与恶性肿瘤常常不易区分，术前极少确诊，应注意此类肿瘤的临床特点及诊断处理原则，以使患者得到妥善的处理。

一、类型和特点

胆管良性肿瘤中 2/3 为乳头状瘤或腺瘤。

(一)上皮性肿瘤

1.腺瘤

多年来，良性上皮肿瘤在病理名称上相当混淆，多数把肿瘤命名为息肉和非肿瘤息肉样病变，目前腺瘤可分为三型：管状、乳头状及乳头管状。最常见的是管状腺瘤，它是由幽门腺型体偶尔含有内分泌细胞及鳞状上皮样的桑葚体组成，并认为某些管状、乳头状和乳头管状腺瘤在组织学上与肠腺瘤有区别。这些腺瘤虽然不常见，但伴有的肠表型与通常的幽门型不同，常含有 Paneth 细胞和内分泌细胞，主要为血清免疫反应细胞。此外，常表现为严重的增生不良和原位癌。肝外胆管腺瘤很少见，多见于肝内胆管，通常表现为无症状的肝结节，而意外在腹内手术中或活检时发现。应当注意与恶性肿瘤及其他良性病变的鉴别。有报告尸检中 5000 例发现 4 例，Cho 等在 10 年内 2125 次连续活检中发现 13 例。此种肿瘤通常在包膜下，呈螺旋或卵圆形，大小 1～20 mm(平均 5.8 mm)，界限清楚，无包膜，从灰白色到黄色或棕黄色。

2.多发性乳头状瘤病

胆管乳头状瘤是良性的上皮肿瘤，其特点是多发的，排泌黏液的胆管黏膜疾患，大小在2～20 mm。新生物软而质脆，肉眼呈粉红色或白色。组织学上是由向胆管内突起的伴纤细纤维血管茎组成，主要由单层立方和柱状上皮细胞覆盖，其尖端分泌黏液，很易被黏液胭脂红与 PAS 染色。这些乳头状瘤组织学看来是良性的伴有规则的，单层乳头状外观，无核异型性、有丝分裂或恶变。肿瘤易发生女性，年龄为 19～89 岁，多数患者在 60～70 岁。主要表现为部分性间歇性梗阻性黄疸，系由绒毛状肿瘤的碎片及分泌的物质造成，常并发胆管炎。Mercadiet 指出乳头状肿瘤的发生，加上黏液的蓄积及脱落的肿瘤碎片，可导致胆管呈纺锤形或囊状扩张，如果肿瘤体积大，可使肝脏变形，甚至进展为肝硬化。

乳头状瘤可分泌大量黏液，呈无色，有黏性，类似白胆汁或酷似腹膜假性黏液瘤见到的液体，不含胆汁也不含色素。液体中有悬浮颗粒和群集的脱落上皮细胞、红细胞和坏死碎屑，液体富含清蛋白和电解质等，在丰富的黏液分泌及梗阻性黄疸病例，引流后会引起严重的蛋白质与电解质丢失。

3.囊腺瘤

少见，占非寄生性胆源性囊肿的 5% 以下，85% 起源于肝内胆管尤其右侧肝内胆管，其次是肝外胆管与胆囊。病因依然不明，虽然囊腺瘤病理发现有迷走胆管，提示病变可能为先天性或良性，但切除后易复发，并可发展为囊腺癌，临床又显示恶性的特征。囊腺瘤可持续生长直径最长可达 20 cm 以上，病变含有黏液、浆液，呈淡胆汁色或褐色的云翳状，缺乏细胞成分。其病理特征呈多房状，肉眼或镜下均可见房性结构，囊壁和中隔衬以高柱状上皮，类似正常胆管的衬里。典型的囊腺瘤由浓染的柱状细胞组成，此种细胞伴有凸起的核，频繁的有丝分裂形成乳头状突起和多形腺体的病变。

(二)非上皮肿瘤

1.颗粒细胞肿瘤

颗粒细胞瘤又曾被称为颗粒细胞成肌细胞胞瘤，可发生在人体的任何组织中。胆管颗粒细胞瘤罕见，首先由 1952 年 Coggins 描述。普遍认为该瘤来源于神经的外胚层，特别是 Schwann 细胞，因此 1991 年 Sanchez 又称之为雪旺瘤。胆管颗粒细胞瘤多见于妇女(占 89%)，黑人较多(占 76%)，偶见于黄色人种。世界上已有近 50 例报道，其中半数发生在胆总管，约 37% 发生在胆囊管，约 11% 发生在肝总管。肉眼所见为较硬的黄褐色肉样肿物，边界不太清，较小，有人报道可达 1.2 cm 大小。切面呈黄色实体肿物。组织学所见肿瘤由成束的多角形细胞组成，胞质丰富，呈嗜酸性；胞质颗粒呈 PAS 强阳性反应；核小、卵圆形、居中；表面由胆管黏膜柱状上皮细胞覆盖。

2.神经性肿瘤

神经节瘤致肝门胆管梗阻,继发于既往手术后的截断性神经瘤也可能为胆管梗阻的原因。

3.平滑肌瘤

常见于上消化道其他部位,发生于胆管者极少见,推测与胆管缺乏肌肉组织有关。1976 年 Kune 和 1983 年 Pouka 等均曾报道过胆总管的血管平滑肌瘤。患者可有黄疸和疲乏,但无疼痛和消瘦。有些病例无症状,在尸检时发现。肿物位于胆总管下段可引起胆管扩张,局部狭窄,但是黏膜完整。镜下显示肿物由多个血管组成,血管由高分化内皮细胞衬里;有各种平滑肌细胞束,细胞核椭圆形,胞质丰富;还有原纤维丝。

二、诊断

(一)临床表现

胆管良性肿瘤患者一般无症状,只有在肿瘤生长到一定程度时,才会出现黄疸,此时多合并有上腹疼痛等胆管炎的表现。有些患者在进高脂肪饮食后出现上腹不适,少数表现为右上腹部突然疼痛,向肩背放射,并伴有恶心、呕吐。一些病例因肿瘤缓慢生长导致胆管梗阻而仅表现为梗阻性黄疸。

体检时可发现肝大,胆囊肿大,右季肋部压痛,但均非特异性体征。良性肿瘤由于病理分类的不同,也具有相应的不同表现。

(二)影像学检查

有些胆管良性肿瘤患者伴有梗阻性黄疸,故除了临床症状和体征外,影像学方法是本病的主要诊断手段。

1.B 超

B 超通常为首选检查,可发现梗阻部位以上胆管扩张和(或)胆囊肿大,部位在十二指肠上方的肿瘤可看出肿瘤的异常回声改变。虽然肝内胆管扩张是胆管梗阻的证据,但在良性肿瘤可有梗阻存在而胆管扩张不明显的情况,见于壶腹部病变或占位所表现,质软的胆管内肿瘤,均可表现为暂时性胆管扩张,完全可为一次 B 超检查所漏诊。另一方面,慢性不完全梗阻可产生肝纤维化,甚至最终导致继发性胆汁性肝硬化,在此情况将减低肝实质的顺应性,而掩盖肝内胆管的扩张,或使扩张不明显。现已明确,许多胆管肿瘤在超声图像上可以显示胆管壁增厚或胆管内充盈缺损。

2.CT 扫描

其优于超声诊断之处在于能检出胆管恶性肿瘤,对诊断肿瘤的肝内扩散及局部淋巴结肿大更有优势,但对良性肿瘤则体现不明显。由于良性肿瘤之特征主要是胆管内肿块,故在动态超声扫描诊断更易,当然 CT 诊断胆管梗阻的平面更为准确。

3.血管造影

肿瘤侵犯血管是恶性的特征,血管造影对肿瘤邻近的血管受累征象有诊断价值,但亦可从超声检查中满意获得,尤其是彩色多普勒超声。但如有手术史掺杂其中则可致疑点,经内脏血管造影可获得肿瘤较满意的图像,但必须记住,血管造影显示的为二维血管影像,很难区分门静脉受压或肿瘤浸润,超声诊断对此更有优越性,动脉包绕征可诊断恶性肿瘤。

4.胆管造影

胆管造影是一项重要的检查手段,最常用的为 PTC 检查,可以明确梗阻部位及阻范围。对于肿瘤体积较大,因充盈缺损范围广而很难确定其起源部位时,要以选用 ERCP,但因不能全部显示肝内分支,最好能联合 PTC 与 ERCP 同时检查,也有学者认为术前完全的胆管造影并非必要。由于可导致已梗阻而未引流肝段的急性感染危险失去手术时机,建议行术中胆管造影和(或)术中超声来确定病变的解剖部位,考虑到诱发胆管炎的危险性,宁愿进行积极的外科处理,并用广谱抗菌药物预防或减少感染并发症和谨慎地行术中低压胆管造影。

（三）病理学诊断

对于胆管良性肿瘤，术前很少能获取组织学诊断，临床也多不提倡依赖病理诊断来确定治疗方式。如果在行 ERCP 时，直视下能钳夹组织或从胆管内取脱落细胞检查，应进行病理学检查。较好的办法是在 B 超与 CT 引导下细针穿刺，获得标本后行活检或细胞学检查，部分病例可得到诊断。有报告本方法的假阳性结果为 1/200，阳性预测值与阴性结果分别为 98% 与 53%。此种检查的可靠性取决于活检取材的正确及细胞病理学者的经验。通过病理检查可排除胆管恶性肿瘤的诊断，从而进行必要的治疗，不过对此尚无大宗病例的报道。

三、治疗

治疗目的是消除已存在的胆管梗阻及预防胆管梗阻的再发，主要是通过手术切除肿瘤。具体为胆管局部切除及对端吻合，并加 T 形管支撑。如胆管端端吻合困难，胆管近端可与十二指肠吻合或胆管空肠 Roux-en-Y 吻合，位于胆管末端壶腹部之肿瘤可采用经十二指肠切开的局部肿瘤切除，并同时行 Oddi 括约肌成形术。当胆管良性肿瘤位于胆总管下段胰腺内段时，常需胰头十二指肠切除，无条件切除时也可旷置肿瘤，行姑息性胆肠吻合术以解除胆管梗阻。

胆管良性肿瘤在切除不彻底时，常致复发，有报告 88 例良性肿瘤的治疗效果，49 例切除胆管壁或仅作搔刮术者，11 例复发，复发率 22%，而 18 例作胆管袖形切除及至肝叶切除等较为根治性手术，仅 1 例（6%）复发。局部切除之手术死亡率 8%，而根治性手术则为 11%。因此，对胆管良性肿瘤，鉴于高复发率及癌变的特点，应采取更为积极的手术。

（傅　华）

第五节　胆囊良性肿瘤

胆囊良性肿瘤是指经病理证实的胆囊良性的真性肿瘤病变，与非肿瘤性息肉样病变在外形上相似，一般都表现为胆囊壁向内的隆起。有人将它们均归为胆囊隆起性病变或胆囊息肉样病变，本节讨论的是胆囊真性良性肿瘤病变。由于命名和观点上的混乱，有关胆囊良性肿瘤的发病率的报道各家不一，如 Kirrlin、Kane 和 Swinton 等分别报道 1700 例、2000 例和 4553 例胆囊手术标本中胆囊腺瘤的发病率分别为 8.5%、0.4% 和 0.1%，差异较大。近年来，由于影像学技术的不断发展和应用，尤其是 B 超技术在各级医院的普及和广泛应用，胆囊良性肿瘤的检出呈现增多趋势。据国内不完全统计，胆囊良性肿瘤占同期囊切除病例的 4.5%～8.6%。

一、类型和特点

胆囊良性肿瘤的分类方法很多，迄今尚未统一，比较公认的是 Christensen 的分类方法。根据此种分类方法，胆囊良性肿瘤包括上皮性肿瘤及支持组织肿瘤。

1.上皮性肿瘤

腺瘤是最常见的胆囊良性肿瘤，来自于胆囊黏膜上皮。综合文献报道腺瘤约占胆囊良性病变的 23%，占同期胆囊切除病例的 1%。胆囊腺瘤可发生在胆囊的任何部位，以体、底部多见。大多数为单发，少数多发，平均直径 5.5±3.1 mm（1～25 mm），大多数腺瘤小于 10 mm。瘤体以蒂与胆囊壁相连或呈广基性隆起，呈绒毛状或桑葚状，色不一，褐色至红色，质软。女性比较多见，小儿偶见报道。部分病例同时伴有胆囊结石。病理分为乳头状腺瘤和非乳头状腺瘤两种亚型。

（1）乳头状腺瘤：可再分为有蒂和无蒂两种，前者多见。镜下显示呈分支状或树枝结构，带有较细的血管结缔组织蒂与胆囊壁相连，有单层立方上皮或柱状上皮覆盖，与周围正常的胆囊黏膜上皮移行较好。

（2）非乳头状腺瘤：又称腺管腺瘤，大部分有蒂，由紧密排列的腺体和腺管组成，内衬单层立方或柱状细胞。镜下可见多数增生的腺体被中等量的结缔组织间质包绕，覆盖的单层柱状上皮与胆囊黏膜上皮相连续。偶尔见腺体显示囊样扩张。有时可见杯状细胞或基底颗粒细胞的肠上皮化生改变。

（3）混合性腺瘤：少数腺瘤可介于乳头状腺瘤和非乳头状腺瘤之间，也可合并胆囊结石。

目前多数学者认为腺瘤具有癌变倾向，是胆囊癌的癌前病变。Vadheim 于 1944 年首先报道胆囊腺瘤癌变 4 例，之后不断有腺瘤恶变的报道，并从不同的角度总结出胆囊腺瘤癌变的一些证据。小冢贞雄等观察发现，随着腺瘤体积的增大，间质变少，腺管互相接近，上皮细胞核逐渐增大，部分出现假复层上皮细胞，癌的先行性病灶改变逐渐明显。在大的腺瘤中，常常出现上皮细胞排列紊乱，部分细胞核了腺瘤在组织学上有恶变的移行迹象。Kozuka 观察了 79 例胆囊浸润癌中 15 例有腺瘤组织残余，提示部分胆囊癌变来源于早已存在的腺瘤组织。腺瘤的大小与恶变的关系具有一定的相关性。Kozuka 报道良性腺瘤的大小平均直径为（5.5±3.1）mm，而恶变的腺瘤平均直径为（17.6±4.4）mm，因此将判断腺瘤的良恶界限定为直径 12 mm，超过 12 mm 的腺瘤恶变的可能性很大。白井良夫认为，最大直径超过 15 mm 的胆囊隆起性病变有相当高的恶性的可能性。国内学者则认为，超过 10 mm 者应警惕有恶变，并将该项指标定为重要的手术指征之一。Koga 于 1988 年报道 94% 的良性病变直径小于 10 mm，88% 的恶性病变大于 10 mm。因此，当肿瘤超过 10 mm 时应该考虑为恶性。事实上仍有少部分腺瘤在直径小于 10 mm 时，就已经发生了癌变，所以小于 10 mm 的腺瘤也不要放松警惕。

胆囊结石与胆囊癌之间存在着密切的关系，部分腺瘤癌变的同时也伴有胆囊结石，可能与胆石的存在及其对胆囊黏膜的慢性机械刺激有关。

2. 支持组织肿瘤

此类良性肿瘤罕见，包括血管瘤、脂肪瘤、平滑肌瘤和颗粒细胞瘤等。

血管瘤、脂肪瘤及平滑肌瘤的镜下结构与发生在其他部位的同类肿瘤完全相同。胆囊颗粒细胞瘤（granular cell tumor，GCT）非常罕见，既往该病被称为颗粒细胞成肌细胞瘤。多见于胆囊管，占肝外胆管系统 GCT 的 37%。肉眼所见为胆囊管的局限性肉样、褐黄色、较硬的小病变，造成胆囊管的狭窄和梗阻，导致胆囊的黏液囊肿。组织学显示神经源性，细胞内的嗜酸性颗粒，呈 PAS 强阳性反应。临床上，胆囊造影显示胆囊不显影或无功能。到目前为止，尚未见到胆囊颗粒细胞瘤恶变倾向的报道。

二、诊断

（一）临床表现

胆囊良性肿瘤患者多无特殊的临床表现。最常见的症状为右上腹疼痛或不适，一般症状不重，可耐受。如果病变位于胆囊颈部，可影响胆囊的排空，常于餐后发生右上腹的疼痛或绞痛，尤其在脂餐后。伴有胆囊结石者可有胆囊结石的症状。其他症状包括消化不良，偶有恶心、呕吐等，均缺乏特异性。部分患者可无症状，在健康检查或人群普查时才被发现。

胆囊良性肿瘤多无明显体征，部分患者可以有右上腹深压痛。如果存在胆囊管梗阻时，可扪及肿大的胆囊。偶见胆囊乳头状腺瘤部分脱落导致梗阻性黄疸。

（二）影像学检查

由于胆囊良性肿瘤缺乏特异的临床症状和体征，根据临床表现很难做出正确的诊断，影像学是主要的诊断方法。

1. 超声检查

B 超为诊断胆囊息肉样病变的首选方法，具有无创、简便、经济和病变检出率高和易普及等优点。胆囊息肉样病变的共同特点是向胆囊腔内隆起的回声光团，与胆囊壁相连，不伴有声影，不随体位改变而移动。胆固醇息肉常为多发，息肉样，有蒂，常小于 10 mm，蒂长者可在胆囊内摆动，高辉度不均一的回声光团，无声影，不随体位变动而移位。炎性息肉呈结节状或乳头状，多无蒂，直径常小于 10 mm，最大可达 30 mm，有蒂或无蒂，呈低辉度回声、无声影。腺肌瘤样增生 B 超下可见突入肥厚胆囊壁内的小圆形囊泡影像和散在的回声光点。超声检查的误诊率或漏诊率受胆囊内结石的影响,往往是发现了结石,遗漏了病变。也有因病变太小而未被发现者。

超声内镜检查(EUS)可清楚地显示出胆囊壁的三层结构,从内向外显示,回声稍高的黏膜和黏膜下层,低回声的肌纤维层和高回声的浆膜下层和浆膜层。在胆固醇息肉、腺瘤及胆囊癌的鉴别诊断方面有重要作用,对于B超难以确诊的病例,用 EUS 检查有效。胆固醇息肉为高回声的浆膜下层和浆膜层。胆固醇息肉为高回声光点组成的聚集像或多粒子状结构,胆囊壁三层结构清楚。胆囊癌为乳头状明显低回声团块,胆囊壁的层次破坏或消失,并可了解肿瘤浸润的深度。此法对胆囊壁息肉样病变的显像效果明显优于普通 B 超检查,但对于胆囊底部病变的检查效果较差。

2.X 线胆囊造影

X 线胆囊造影包括口服胆囊造影、静脉胆管造影及内镜逆行性胆管造影等,是一项有用的诊断方法。影像特点主要为大小不等充盈缺损。但是,大多数报道认为胆囊造影的检出率和诊断符合率偏低,一般约为 50%(27.3%～53%)。检出率低受胆囊功能不良、病变过小或胆囊内结石等因素的影响。

3.CT 检查

胆囊息肉样病变的 CT 检出率低于B超,高于胆囊造影,检出率为 40%～80%。其影像学特点与B超显像相似。如果在胆囊造影条件下行 CT 检查,显像更为清楚。

4.选择性胆囊动脉造影

根据影像上羽毛状浓染像、动脉的狭窄或闭塞等特可区别肿或非肿瘤病变。但是,早期的胆囊癌和胆囊腺瘤均可能没有胆囊动脉的狭窄和闭塞像或均有肿瘤的浓染像,两者间的鉴别较困难。

总的说来,胆囊良性肿瘤的影像学表现缺少特异性,病变的大小仅仅是鉴别诊断的初步标准。对于B超诊断的困难的病例,可进一步进行 EUS 或选择性胆囊动脉造影,有益于鉴别诊断,但最终诊断仍然要依靠病理组织学检查。在临床工作中,还要与上腹部的其他病变,包括十二指肠溃疡、肝外胆管结石、慢性胰腺炎和肝炎等相鉴别。否则,手术治疗后仍会残留症状。

三、治疗

对于直径小于 10 mm 的病变,又无明显的临床症状,无论单发或者多发,可暂不手术,定期做 B 超观察随访。当发现病变有明显增大时,应考虑手术治疗。胆囊良性肿瘤尚无有效的药物治疗方法,外科手术切除胆囊是主要的治疗手段。

1.手术指征

①病变大于 10 mm;②怀疑为恶性肿瘤,病变侵及肌层;③良性与恶性难以确定;④经短期观察病变增大较快;⑤病变位于胆囊颈管部影响胆囊排空;⑥有明显的临床症状及合并胆囊结石或急慢性胆囊炎等。凡具有上述指征之一者,均应手术治疗。

2.手术方法的选择

单纯胆囊切除术适用于各种胆囊良性肿瘤。如果胆囊良性病变发生癌变且已侵及肌层甚至浆膜层,应按胆囊癌处理。在胆囊切除术中,应解剖检查胆囊标本,对可疑病变常规做冰冻切片病理检查,以发现早期病变。

(傅　华)

第六节　原发性胆囊癌

1777 年 Stoll 首先报道了尸检发现的 3 例胆囊癌。1890 年 Hochengy 成功地进行了第一例胆囊癌切除术。1894 年 Aimes 综述分析了胆囊癌的病史、临床特点及凶险预后。1932 年报道了胆囊癌经扩大切除邻近肝脏后生存 5 年的病例。国内自 1941 年首次报道，到目前报道病例已达 2400 多例。近些年原发性胆囊癌（primary gallbladder carcinoma，PGC）越来越多地受到关注。

一、流行病学

（一）发病率

受多种因素的影响，目前胆囊癌尚无确切的发病率统计数字。不同国家、不同地区及不同种族之间发病率有着明显差异。

世界上发病率最高的国家为玻利维亚和墨西哥等。美国胆囊癌的发病率为 2.2/10 万～2.4/10 万人，占消化道恶性肿瘤发病率及病死率第五位，每年有 4000～6500 人死于胆囊癌。法国胆囊癌的发病率为男性 0.8/10 万人，女性 1.5/10 万人，欧美等国胆囊癌手术占同期胆管手术的 4.1%～5.6%。而同在美国，白人发病率明显高于黑人，印第安人更高。美国印第安女性的胆囊癌是最常见肿瘤的第三位。

原发性胆囊癌发病在我国占消化道肿瘤第 5～6 位，胆管肿瘤的首位。但目前其发病率的流行病学调查仍无大宗资料。第七届全国胆管外科学术会议 3875 例的资料表明，胆囊癌手术占同期胆管手术的 0.96%～4.9%；近 10～15 年的患病调查显示，我国大部分地区呈递增趋势，尤以陕西、河南两省较高，而国外有报道近年发病率无明显变化。

（二）发病年龄和性别

胆囊癌的发病率随年龄增长而增多。我国胆囊癌的发病年龄分布在 25～87 岁，平均 57 岁，50 岁以上者占 70%～85%，发病的高峰年龄为 50～70 岁，尤以 60 岁左右居多。同国外相比，发病高发年龄与日本（50～60 岁）相近，比欧美（68～72 岁）年轻。文献报道，国外发病年龄最小者 12 岁，国内最小者 15 岁。

胆囊癌多见于女性，女性与男性发病率之比为（2.5～6）∶1。有研究认为与生育次数、雌激素及口服避孕药无关，但另有研究发现胆囊癌的发病与生育次数有关。

（三）种族和地理位置分布

不同人种的胆囊癌发病率亦不相同。美籍墨西哥人及玻利维亚人发病率高。在玻利维亚的美洲人后裔中，种族是胆囊癌的一个非常危险的因素，其中 Aymara 人比非 Aymara 人的发病率高 15.9 倍。美洲印第安人也是高发种族。

不同地域胆囊癌的发病情况各有不同。在我国西北和东北地区发病率比长江以南地区高，农村比城市高。智利是胆囊癌死亡率最高的国家，约占所有肿瘤死亡人数的 6.7%，胆囊癌是发病率仅次于胃癌的消化道肿瘤。该病在瑞士、捷克、墨西哥、玻利维亚发病率较高，而在尼日利亚和新西兰毛利人中极其罕见。

（四）与职业和生活习惯的关系

调查表明，与胆囊癌发病有关的职业因素包括印染工人、金属制造业工人、橡胶工业从业人员、木材制成品工人。以上职业共同的暴露因素是芳香族化合物。

国外病例对照研究表明，总热量及糖类摄入过多与胆囊癌的发生呈正相关，而纤维素、VitC、$VitB_6$、VitE 及蔬菜水果能减少胆囊癌发病的危险性。还有研究表明，常吃烧烤肉食者患胆囊癌的危险性增高。

调查还显示了随肥胖指数增加，胆囊癌发病危险性增高。

二、病因

胆囊癌的病因尚未完全清楚，可能与下列因素有关。

（一）胆囊结石与胆囊癌

1. 流行病学研究

原发性胆囊癌和胆囊结石患者在临床上有密切联系，40%～100% 的胆囊癌患者合并胆囊结石，引起了临床医师和肿瘤研究人员的高度重视。一项国际协作机构调查表明，在校正混杂因素如年龄、性别、调查单位影响、受教育程度、饮酒和抽烟以后，胆囊癌的高危因素最重要的是胆囊临床症状史，另外还有体重增加、高能量饮食、高糖类摄入和慢性腹泻,这些危险因素均与胆囊结石发病相关,提示胆囊结石是胆囊癌发病的主要危险因素。从胆囊结石方面分析,胆囊结石患者有1％～3％合并胆囊癌,老年女性患者的20年累积发病危险率为0.13％～1.5％。

综合流行病学资料可以看出,胆囊结石发生胆囊癌以下列情况多见:①老年人;②女性;③病程长;④结石直径大于2 cm;⑤多发结石或充满型结石;⑥胆囊壁钙化;⑦胆囊壁明显增厚或萎缩;⑧合并胆囊息肉样病变;⑨Mirizzi综合征。以上情况可视为原发性胆囊癌的高危因素,要积极治疗胆囊结石。

2.临床病理学研究

流行病学调查结果使得人们认识到有必要探讨胆囊结石和胆囊癌发病关系的病理学机制。已经确认正常黏膜向癌的发展过程中,黏膜上皮的不典型增生是重要的癌前病变,在消化道肿瘤发生中占重要地位。于是,有学者从这方面着手研究。Duarte等对162例结石病胆囊标本的研究发现,不典型增生占16％,原位癌占2.7％。类似的一些研究也提示胆囊癌的发生是由单纯增生、不典型增生、原位癌到浸润癌的渐进过程,胆囊癌与黏膜上皮的不典型增生高度相关,而有结石患者胆囊黏膜不典型增生发生率显著高于非结石性胆囊炎,结石慢性刺激可能是这种癌前病变的重要诱因。

3.分子生物学等基础研究

胆囊结石所引起的黏膜不典型增生和胆囊癌组织中,有K-ras基因的突变和突变型p53基因蛋白的过表达。从正常黏膜、癌前病变到癌组织,突变型p53蛋白表达逐渐增高。对多种肿瘤基因产物和生长因子(如ras、p21、c-myc、erbB-2、表皮生长因子、转化生长因子β)表达的研究表明,不仅胆囊癌组织中有多种肿瘤相关基因和生长因子的改变,而且在结石引起的慢性胆囊炎组织中,同样也有多种值得重视的变化。但是,也有观点认为炎症改变的程度与癌基因的活化并无正相关关系。

在慢性结石性胆囊炎中受损伤的细胞如果不能通过凋亡及时清除,损伤修复反复发生,长期可引起基因突变,胆囊癌发生。在对胆囊癌的研究中发现,从单纯性增生到轻、中、重度不典型增生及原位癌、浸润癌,AgNOR颗粒计数、面积和DNA倍体含量、非倍体细胞百分比均逐渐升高。说明结石引起的黏膜损害细胞增生旺盛,有癌变的倾向。

胆囊结石患者胆汁中细菌培养阳性率明显高于无结石者,胆囊结石核心中发现细菌的基因片段,说明了胆囊结石的生成中有细菌参与,而研究发现胆囊癌组织中有细菌的基因片段,与结石中的菌谱相同。应该考虑某些细菌如厌氧菌、细菌L型在结石性胆囊炎向胆囊癌转化中的作用,强调胆囊结石治疗中的抗菌问题。

胆石所引起的胆囊黏膜损伤与胆囊癌发生发展之间存在着极密切的关系。虽然从本质上未能直接找到结石致癌的证据,但是合理治疗胆囊结石对预防胆囊癌无疑是有价值的。

(二)胆囊腺瘤与胆囊癌

Kozuka等根据1605例手术切除的胆囊标本行病理组织学检查,提出以下六点证明腺瘤是癌前病变:①组织学可见腺瘤向癌移行;②在腺癌组织中有腺瘤成分;③随着腺瘤的增大,癌发生率明显增加;④患者的发病年龄从腺瘤到腺癌有递增的趋势;⑤良性肿瘤中有94％的肿瘤直径小于10 mm,而恶性肿瘤中有88％的肿瘤直径大于10 mm;⑥患腺瘤或浸润癌的患者中女性居多。研究发现,腺瘤的恶变率为28.5％,其中直径大于1.5 cm的占66.6％,大于1 cm的占92.9％,合并结石的占83.3％,并发现腺肌增生症及炎性息肉癌变1例。研究表明胆囊腺瘤无论单发还是多发,都具有明显的癌变潜能,一般认为多发性、无蒂、直径大于1 cm的腺瘤和伴有结石的腺瘤以及病理类型为管状腺瘤者,癌变概率更大。但是,对胆囊腺瘤癌变也有不同的观点,理由是在其研究中发现胆囊腺瘤与胆囊癌的基因方面的异常改变并不相同。

(三)胆囊腺肌病与胆囊癌

胆囊腺肌病以胆囊腺体和平滑肌增生为特征,近年来的临床观察和病理学研究发现其为癌前病变,或认为其具有癌变倾向。因此,即使不伴有胆囊结石也应行胆囊切除术。

(四)异常胆胰管连接与胆囊癌

异常胆胰管连接(anomalous junction of pancreaticobiliary duct,AJPBD)是一种先天性疾病,主胰管

和胆总管在十二指肠壁外汇合。由于结合部位过长及缺少括约肌而造成两个方向的反流,相应的引起了多种病理改变。Babbit 于 1969 年发现 AJPBD 且无胆管扩张的患者常合并胆囊癌。以后的临床研究大多证实了 AJPBD 患者中胆囊癌的发病率显著高于胆胰管汇合正常者。AJPBD 患者胆系肿瘤高发的机制尚不清楚,近年来对 AJPBD 患者的胆管上皮的基因改变研究甚多,结果发现 AJPBD 患者胆胰混合液对胆管上皮细胞具有诱变性,胆囊黏膜上皮增生活跃且 K-ras 基因突变,使其遗传性改变,最终发生癌变,并且在胆管上皮细胞形态学变化之前遗传物质已经发生变化。

(五)Mirizzi 综合征与胆囊癌

Mirizzi 综合征是因胆囊管或胆囊颈部结石嵌顿或合并炎症所致梗阻性黄疸和胆管炎,是胆囊结石的一种少见并发症,约占整个胆囊切除术的 0.7%～1.4%。Redaelli 等对 1759 例行胆囊切除术的患者进行回顾性研究,发现了 18 例 Mirizzi 综合征,其中有 5 例(27.8%)伴发胆囊癌,而所有标本中有 36 例(2%)发现胆囊癌,两者间有显著差异。18 例患者中有 12 例肿瘤相关抗原 CA19-9 上升,而 5 例合并胆囊癌者更为明显,与无 Mirizzi 综合征者有显著差异。大多数学者认为胆囊结石可以引起胆囊黏膜持续性损害,并可导致胆囊壁溃疡和纤维化,上皮细胞对致癌物质的防御能力降低,加上胆汁长期淤积有利于胆汁酸向增生性物质转化,可能是胆囊癌高发的原因,而 Mirizzi 综合征包含了上述所有的病理变化。

(六)其他

有研究证明腹泻是胆结石的危险因素,有腹泻者患胆囊癌的危险性是无腹泻者的 2 倍;手术治疗消化性溃疡与胆囊癌的发病有关,有手术史者患胆囊癌的危险性是对照组的 3 倍,而内科治疗者较对照组无明显增加;胆囊癌的发生还与家族史、伤寒杆菌、溃疡性结肠炎、接触造影剂及"瓷样"胆囊有关。胆总管囊肿行内引流术后患者有较高的胆管癌肿发生率。

还有一些因素被认为与胆囊癌的发生有关,溃疡性结肠炎的患者,胆管肿瘤的发生率约为一般人群的 10 倍,其发病机制尚不清楚,可能与胆汁酸代谢的异常有关。胆管梗阻感染,可能使胆汁中的胆酸转化成去氧胆酸和石胆酸,后者具有致癌性。胃肠道梭形芽孢杆菌可将肝肠循环中的胆汁酸还原成化学结构上与癌物质相似的 3-甲基胆蒽,也可能是胆管癌诱发因素之一。

三、临床表现

原发性胆囊癌早期无特异性症状和体征,常表现为患者已有的胆囊或肝脏疾病,甚至是胃病的临床特点,易被忽视。大多数以上腹疼痛、不适为主诉,继而发生黄疸、体重减轻等。西安某医院的资料显示有34.3% 的患者查体时可触及胆囊包块,黄疸发生率为 38.8%,有 45.8% 的病例体重明显下降。以上表现往往是肝胆系统疾病所共有的,而且一旦出现常常已到胆囊癌的中晚期,故在临床上遇到这些表现时要考虑到胆囊癌的可能性,再做进一步的检查。

胆囊癌起病隐匿,无特异性表现,但并非无规律可循。按出现频率由高至低临床表现依次为腹痛、恶心呕吐、黄疸和体重减轻等。临床上可将其症状群归为五大类疾病的综合表现:①急性胆囊炎:某些病例有短暂的右上腹痛、恶心、呕吐、发热和心悸病史,提示急性胆囊炎。约 1% 因急性胆囊炎手术的病例有胆囊癌存在,此时病变常为早期,切除率高,生存期长。②慢性胆囊炎:许多原发性胆囊癌的患者症状与慢性胆囊炎类似,很难区分,要高度警惕良性病变合并胆囊癌,或良性病变发展为胆囊癌。③胆管恶性肿瘤:一些患者可有黄疸、体重减轻、全身情况差、右上腹痛等,肿瘤病变常较晚,疗效差。④胆管外恶性肿瘤征象:少数病例可有恶心、体重减轻、全身衰弱,以及内瘘形成或侵入邻近器官症状,本类肿瘤常不能切除。⑤胆管外良性病变表现:少见,如胃肠道出血或上消化道梗阻等。

1. 慢性胆囊炎症状

30%～50% 的病例有长期右上腹痛等慢性胆囊炎或胆结石症状,在鉴别诊断上比较困难。慢性胆囊炎或伴结石的患者,年龄在 40 岁以上,近期右上腹疼痛变为持续性或进行性加重并有较明显的消化障碍症状者;40 岁以上无症状的胆囊结石,特别是较大的单个结石患者,近期出现右上腹持续性隐痛或钝痛;慢性胆囊炎病史较短,局部疼痛和全身情况有明显变化者;胆囊结石或慢性胆囊炎患者近期出现梗阻性黄疽或右上腹可扪及肿块者,均应高度怀疑胆囊癌的可能性,应作进一步检查以明确诊断。

2.急性胆囊炎症状

占胆囊癌的 10%~16%,这类患者多系胆囊颈部肿瘤或结石嵌顿引起急性胆囊炎或胆囊积脓。此类患者的切除率及生存率均较高,其切除率为 70%,但术前几乎无法诊断。有些患者按急性胆囊炎行药物治疗或单纯胆囊造瘘而误诊。故对老年人突然发生的急性胆囊炎,尤其是以往无胆管系统疾病者,应特别注意胆囊癌的可能性争取早行手术治疗,由于病情需要必须做胆囊造瘘时,亦应仔细检查胆囊腔以排除胆囊癌。

3.梗阻性黄疸症状

部分患者是以黄疸为主要症状而就诊,胆囊癌患者中有黄疸者占 40%左右。黄疸的出现提示肿瘤已侵犯胆管或同时伴有胆总管结石,这两种情况在胆囊癌的切除病例中都可遇到。因此胆囊癌患者不应单纯黄疸而放弃探查。

4.右上腹肿块

肿瘤或结石阻塞或胆囊颈部,可引起胆囊积液、积脓,使胆囊胀大,这种光滑而有弹性的包块多可切除,且预后较好。但硬而呈结节状不光滑的包块为不能根治的晚期癌肿。

5.其他

肝大、消瘦、腹水、贫血都可能是胆囊癌的晚期征象,表明已有肝转移或胃十二指肠侵犯,可能无法手术切除。

四、诊断

(一)症状和体征

前已述及,胆囊癌临床表现缺乏特异性,其早期征象又常被胆石症及其并发症所掩盖。除了首次发作的急性胆囊炎便得以确诊外,一般情况根据临床表现来做到早期诊断非常困难。因而,无症状早诊显得甚为重要。而要做到此点,必须对高危人群密切随访,如静止性胆囊结石、胆囊息肉、胆囊腺肌增生病等患者,必要时积极治疗以预防胆囊癌。

(二)影像学检查

1.X 线造影检查

早年的 X 线造影检查常用口服胆管造影,胆囊癌患者往往表现为胆囊不显影或显影很差,现在由于更多快速、先进的方法普及,已基本不用。血管造影诊断准确率高,但胆囊动脉显影并不常见,需要通过超选择性插管,胆囊动脉可有僵硬、增宽、不规则而且有间断现象,出现典型的肿瘤血管时可确诊,但此时大多是晚期,肿瘤不能切除。

2.超声诊断

超声诊断是诊断本病最常用也是最敏感的检查手段,包括常规超声、内镜超声、彩色多普勒等。能检出绝大多数病变,对性质的确定尚有局限。B 超检查目前仍是应用最普遍的方法,它简便、无创、影像清晰,对微小病变识别能力强,可用于普查及随访。但对定性诊断和分期帮助不大,易受到肥胖和胃肠道气体干扰,有时有假阳性和假阴性结果。因胆囊癌的病理类型以浸润型为多,常无肿块,易漏诊,故要警惕胆囊壁不规则增厚的影像特征。近年发展的超声内镜检查法(EUS)通过内镜将超声探头直接送入胃十二指肠检查胆囊,不受肥胖及胃肠道气体等因素干扰,对病灶的观察更细微。其分辨率高,成像更清晰,可显示胆囊壁的三层结构,能弥补常规超声的不足,对微小病变确诊和良恶性鉴别诊断价值高,但设备较昂贵,而且作为侵入性检查,难免有并发症发生。彩色多普勒检查可显示肿瘤内部血供,根据病变中血流状况区别胆囊良恶性病变,敏感度和特异性较高。超声血管造影应用也有报告,通过导管常规注入二氧化碳微泡,在胆囊癌和其他良性病变中有不同的增强表现,可以区分增厚型的胆囊癌与胆囊炎,亦可鉴别假性息肉、良性息肉与息肉样癌。

3.计算机断层成像(CT)诊断

CT在发现胆囊的小隆起样病变方面不如B超敏感,但在定性方面优于B超。CT检查不受胸部肋骨、皮下脂肪和胃肠道气体的影响,而且能用造影剂增强对比及薄层扫描,是主要诊断方法之一。其早期诊断要点有:①胆囊壁局限或整体增厚,多超过0.5 cm,不规则,厚薄不一,增强扫描有明显强化。②胆囊腔内有软组织块,基底多较宽,增强扫描有强化,密度较肝实质低而较胆汁高。③合并慢性胆囊炎和胆囊结石时有相应征象。厚壁型胆囊癌需与慢性胆囊炎鉴别,后者多为均匀性增厚;腔内肿块型需与胆囊息肉和腺瘤等鉴别,后者基底部多较窄。CT越来越普遍用于临床,对胆囊癌总体确诊率高于B超,结合增强扫描或动态扫描适用于定性诊断、病变与周围脏器关系的确定,利于手术方案制订。但对早期诊断仍无法取代B超。

4.磁共振(MRI)诊断

胆囊癌的MRI表现与CT相似,可有厚壁型、腔内肿块型、弥漫型等。MRI价值和CT相仿,但费用更昂贵。近年出现的磁共振胰胆管成像(MRCP),是根据胆汁含有大量水分且有较长的T_2弛豫时间,利用MR的重T_2加权技术效果突出长T_2组织信号,使含有水分的胆管、胰管结构显影,产生水造影结果的方法。胆汁和胰液作为天然的对比剂,使得磁共振造影在胆管胰管检查中具有独特的优势。胆囊癌表现为胆囊壁的不规则缺损、僵硬,或胆囊腔内软组织肿块。MRCP在胆胰管梗阻时有很高价值,但对无胆管梗阻的早期胆囊癌效果仍不如超声检查。

5.经皮肝穿刺胆管造影(PTC)应用

PTC在肝外胆管梗阻时操作容易,诊断价值高,对早期诊断帮助不大,对早期诊断的价值在于如果需要细胞学检查时可用来取胆汁。

6.内镜逆行胆胰管造影(ERCP)应用

对胆囊癌常规影像学诊断意义不大,仅有一半左右的病例可显示胆囊,早期诊断价值不高,适用于鉴别肝总管或胆总管的占位病变或采集胆汁行细胞学检查。

(三)细胞学检查

术前行细胞学检查的途径有ERCP收集胆汁、B超引导下经皮肝胆囊穿刺抽取胆汁或肿块穿刺抽吸组织细胞活检,通常患者到较晚期诊断相对容易,故细胞学检查应用较少。但早期诊断确有困难时可采用,脱落细胞检查有癌细胞可达到定性目的。

(四)肿瘤标志物检测

迄今为止未发现对胆囊癌有特异性的肿瘤标志物,故肿瘤标志物检测只能作为诊断参考,要结合临床具体分析。对胆囊癌诊断肿瘤标志物检查可包括血清和胆汁两方面。恶性肿瘤的常用标志如广谱肿瘤标志物DR-70可见于20多种肿瘤患者血液中,大部分阳性率在90%以上,对肝胆肿瘤的敏感性较高。肿瘤相关糖链抗原CA19-9和癌胚抗原(CEA)在胆囊癌病例有一定的阳性率,升高程度与病期相关,对诊断有一定帮助,在术前良恶性病变鉴别困难时可采用。检测胆汁内的肿瘤标志物较血液中更为敏感,联合检测能显著提高术前确诊率,提示我们术前可应用一些手段采集胆汁做胆囊癌的检测。近年来有报道通过血清中的游离DNA检测,可发现某些肿瘤基因的异常改变,已经在临床用于其他肿瘤。通过现代分子生物学发展,深入研究开发适用于临床的新指标是研究的方向。

(五)早期诊断的时间和意义

术前若能确诊原发性胆囊癌最为理想,据此可制订合理的手术方案,避免盲目的LC,因为胆囊癌早期LC术后种植转移时有报道。

术前怀疑而不能确诊的原发性胆囊癌,术中应对切除标本仔细地观察,必要时结合术中冰冻病理检查,条件许可时可应用免疫组化等方法检查一些肿瘤相关基因的突变表达,对发现胆囊癌,及时调整手术方式有很大帮助。

因良性病变行胆囊切除术,而术后病检确诊的早期病例,如属Nevin Ⅰ期则单纯胆囊切除术已足够;对Ⅱ期病例,应该再次手术行肝脏楔形切除及区域淋巴结清扫或扩大根治术。

五、治疗

(一)外科治疗

多年来,人们对胆囊癌临床病理分期与预后关系的认识逐渐加深,影像学检查日益普及使得胆囊癌术前诊断率有所提高,原发性胆囊癌的外科治疗模式产生了一定的发展和变革。

1.外科治疗原则

胆囊癌的手术治疗方式主要取决于患者的临床病理分期。经典的观念认为,对于 Nevin Ⅰ、Ⅱ期的病例,单纯胆囊切除术已足够,对Ⅲ期病例应采用根治性手术,范围包括胆囊切除术和距胆囊 2 cm 的肝脏楔形切除术、肝十二指肠韧带内淋巴结清扫术,而对于Ⅳ、Ⅴ期的晚期病例手术治疗已无价值。过去胆囊癌的诊断多为进行其他胆管良性病变手术时意外发现,随着人们对胆囊癌的重视程度提高,术前确诊的胆囊癌病例逐渐增多,加上近年对胆囊癌转移方式的研究深入,使许多学者对胆囊癌的经典手术原则提出了新的看法。基本包括两方面:①对于 Nevin Ⅰ、Ⅱ期的病例应做根治性胆囊切除术;②对于 Nevin Ⅳ、Ⅴ期的病例应行扩大切除术。这些观点均包括了肝脏外科的有关问题,尚存有一定争论,以下分别叙述。

2.早期胆囊癌的根治性手术

(1)早期胆囊癌手术方式评价:早期胆囊癌是指 Nevin Ⅰ、Ⅱ期或 TNM 分期 0、Ⅰ期,对此类患者以往以为认为仅行胆囊切除术可达治疗目的。近年研究表明,由于胆囊壁淋巴管丰富,胆囊癌可有极早的淋巴转移,并且早期发生肝脏转移也不少见,因而尽管是早期病例,亦有根治性切除的必要。许多学者的实践证明,对 Nevin Ⅰ、Ⅱ期病例行根治性胆囊切除术的长期生存率显著优于单纯胆囊切除术,故强调包括肝楔形切除在内的胆囊癌根治手术的重要性。目前基本认可的看法是,术前确诊为胆囊癌者应该做根治性的手术,因良性病变行胆囊切除术后病检意外发现胆囊癌者,如为 Nevin Ⅰ期不必再次手术,如为 Nevin Ⅱ期应当再次手术清扫区域淋巴结并楔形切除部分肝脏。

(2)手术方法:应用全身麻醉。体位可根据切口不同选取仰卧位或右侧抬高的斜卧位。手术步骤如下。

开腹:可依手术医师习惯,取右上腹长直切口,自剑突起至脐下 2～4 cm,亦可采用右侧肋缘下斜切口,利于暴露,切除肝组织更为方便。

探查:探查腹膜及腹腔内脏器,包括胆囊淋巴引流区域的淋巴结有无转移,以决定手术范围。

显露手术野:以肋缘牵开器将右侧肋弓尽量向前上方拉开,用湿纱布垫将胃及小肠向腹腔左侧和下方推开,暴露肝门和肝下区域。

游离十二指肠和胰头:剪开十二指肠外侧腹膜,适当游离十二指肠降段及胰头,以便于清除十二指肠后胆总管周围淋巴结。

显露肝门:在十二指肠上缘切开肝十二指肠韧带的前腹膜,依次分离出肝固有动脉、胆总管、门静脉主干,分别用橡皮片将其牵开以利于清除肝十二指肠韧带内淋巴组织。

清除肝门淋巴结:向上方逐步地解剖分离肝动脉、胆总管、门静脉以外的淋巴、神经、纤维、脂肪组织,直至肝横沟部。

游离胆囊:切断胆囊管并将断端送冰冻病理切片检查。沿肝总管向上分离胆囊三角处的淋巴、脂肪组织,妥善结扎、切断胆囊动脉。至此,需要保存的肝十二指肠韧带的重要结构便与需要切除的组织完全分开。

切除胆囊及部分肝:楔形切除肝中部的肝组织连同在位的胆囊。在预计切除线上用电凝器烙上印记,以肝门止血带分别控制肝动脉及门静脉,沿切开线切开肝包膜,钝性分离肝实质,所遇肝内管道均经钳夹后切断,将肝组织、胆囊连同肝十二指肠韧带上的淋巴组织一同整块切除。肝切除也可用微波刀凝固组织止血而不必阻断肝门。

处理创面:缝扎肝断面上的出血处,经仔细检查,不再有漏胆或出血,肝断面可对端合拢缝闭,或用就近大网膜覆盖缝合固定。

放置引流:肝断面处及右肝下间隙放置硅橡胶管引流,腹壁上另做戳口引出体外。

3.中晚期胆囊癌的扩大切除术

(1)中晚期胆囊癌手术方式的评价:因为中晚期的概念范围较大,临床常用的 Nevin 分期和 TNM 分期中包括的情况在不同病例中也有很大差别,故对此类患者不能一概而论。如有些位于肝床面的胆囊癌很早发生了肝脏浸润转移,而此时尚无淋巴结转移,这种患者按临床病理分期已属晚期,但经过根治性胆囊切除术可能取得良好效果。由于胆囊的淋巴引流途径很广,更为常见的是一些病例无肝转移,但淋巴结转移已达第三站,这时虽然分期比前面例子早,但治疗效果却明显要差。通常所谓的扩大切除术基本是指在清扫肝十二指肠韧带淋巴结、胰十二指肠后上淋巴结、腹腔动脉周围淋巴结和腹主动脉下腔静脉淋巴结的同时,做肝中叶、扩大的右半肝或肝三叶切除,仅做右半肝切除是不合适的,因为胆囊的位置在左右叶之间,胆囊癌常见的转移包括肝左内叶的直接浸润和血行转移。目前有人加做邻近的浸润转移脏器的切除,甚至加做胰头十二指肠切除术。这些手术创伤大、并发症多、死亡率高,尽管在某些病例中取得较好疗效,但还是应该谨慎选择。

(2)扩大切除术的方法:麻醉选用全身麻醉。体位取右侧抬高的斜卧位。手术步骤以扩大的右半肝切除并淋巴结清扫为例做简要介绍。

切口:采取右侧肋缘下长的斜切口,或双侧肋缘下的"∧"形切口。

显露:开腹后保护切口,用肋缘牵开器拉开一侧或双侧的肋弓,使肝门结构及肝十二指肠韧带、胰头周围得以良好暴露。

探查:探查腹腔,包括腹膜和肝、胆、胰、脾以及胆囊引流区域的淋巴结有无转移,必要时取活组织行冰冻病理切片检查,如果转移范围过广,需同时做肝叶切除和胰头十二指肠切除时应权衡患者的全身状况和病变的关系,慎重进行。

肝门部清扫:决定行淋巴结清扫和肝叶切除后,在十二指肠上缘切开肝十二指肠韧带的前腹膜,分离出胆总管、肝固有动脉、门静脉主干。由此向上清除周围淋巴、神经、纤维和脂肪组织直至肝脏横沟处。

清除胰头后上淋巴结:切开十二指肠外侧腹膜,将十二指肠及胰头适度游离,紧靠胆总管下端切断胆总管,两端予以结扎。暴露胰头十二指肠周围淋巴结,清除胰头后、上的淋巴及其他软组织。

清除腹腔动脉系统淋巴结:沿胃小弯动脉弓外切断小网膜向上翻起,贴近肝固有动脉向左分离肝总动脉至腹腔动脉,清除周围淋巴等软组织。

处理肝门部胆管和血管:将切断游离的近侧胆总管向上翻开,在肝横沟处分离出部分左肝管,距肝实质 1 cm 切断,近端预备胆肠吻合,远端结扎。在根部切断结扎肝右动脉以及门静脉右支。

游离肝右叶:锐性分离肝右叶的冠状韧带和右三角韧带,分开肝脏与右侧肾上腺的粘连,将肝右叶向左侧翻转,暴露下腔静脉前外侧面。

切除肝右叶:在镰状韧带右侧拟切除的肝脏表面用电凝划一切线至下腔静脉右侧,切开肝包膜,分离肝实质内的管道系统分别结扎。尤其要注意肝静脉系统应妥善结扎或缝扎,在进入下腔静脉之前分别切断结扎肝中静脉、肝右静脉及汇入下腔静脉的若干肝短静脉。切除肝脏时可行肝门阻断,方法如上文所述。

整块去除标本:至此切除的肝脏与下腔静脉分离,将肝右叶、部分左内叶、胆囊、胆总管以及肝十二指肠韧带内的软组织整块去除。

检查肝脏创面:将保留的肝左叶切面的胆管完全结扎并彻底止血。肝脏切除后的创面暂时用蒸馏水纱垫填塞。

胆管空肠吻合:保留第 1 根空肠血管弓,距 Treitz 韧带约 20 cm 切断空肠,远端缝合关闭。按照 Roux-en-Y 胆管空肠吻合术的方法处理空肠,将空肠远侧由横结肠前提起,行左肝管空肠端侧吻合,再行空肠近端与远端的端侧吻合,一般旷置肠袢约 50 cm。间断缝合关闭空肠袢系膜与横结肠系膜间隙。

处理肝脏创面:取出创面填塞的纱垫,检查创面无渗血及漏胆后,用大网膜覆盖肝左叶的断面。

引流:在右侧膈下及肝脏断面处放置双套管引流,由腹壁另做戳口引出。

不需做扩大的肝右叶切除,而行肝中叶切除者按照相应的肝脏切除范围做肝切除的操作,其余步骤相同;有必要做胰头十二指肠切除术的病变可按 Whipple 方式进行操作,在此不做赘述。

4. 无法切除的胆囊癌肝转移的外科治疗

胆囊癌肝转移方式多样,有些情况下无法行切除手术,多见于:①肝内转移灶广泛;②转移灶过大或侵犯肝门;③肝转移合并其他脏器广泛转移;④全身状况较差,不能耐受肝切除手术;⑤合并肝硬化等。

不能切除的原发性肝癌和其他肝转移癌的治疗方法同样适用于胆囊癌肝转移。主要有经股动脉穿刺插管肝动脉化疗栓塞、经皮 B 超引导下无水酒精注射等。全身化疗毒性反应大、疗效差,无太大价值。有时手术中发现不能切除的胆囊癌肝转移时,可采用动脉插管和(或)肝动脉选择结扎,也可联合应用门静脉插管化疗,放入皮下埋置式化疗泵。术中病灶微波固化、冷冻治疗等亦可考虑。对于合并肝门或远端胆管侵犯所致的各种梗阻性黄疸,应积极采取多种方式引流术以减轻痛苦,提高生存质量。

(二)非手术治疗

1. 放射治疗

为防止和减少局部复发,可将放疗作为胆囊癌手术的辅助治疗。有学者对一组胆囊癌进行了总剂量为 30 Gy 的术前放疗,结果发现接受术前放疗组的手术切除率高于对照组,而且不会增加组织的脆性和术中出血量。但由于在手术前难以对胆囊癌的肿瘤大小和所累及的范围做出较为准确的诊断,因此,放疗的剂量难以控制。而术中放疗对肿瘤的大小及其所累及的范围可做出正确的判断,具有定位准确、减少或避免了正常组织器官受放射损伤的优点。西安某医院的经验是,术中一次性给予肿瘤区域 20 Gy 的放射剂量,时间 10~15min,可改善患者的预后。临床上应用最多的是术后放射治疗,手术中明确肿瘤的部位和大小,并以金属夹对术后放疗的区域做出标记,一般在术后 4~5 周开始,外照射 4~5 周,总剂量40~50 Gy。综合各家术后放疗结果报道,接受术后放疗的患者中位生存期均高于对照组,尤其是对于Nevin Ⅲ、Ⅳ期或非根治性切除的病例,相对疗效更为明显。近年亦有报道通过 PTCD 的腔内照射与体外照射联合应用具有一定的效果。

2. 化学治疗

胆囊癌的化疗仍缺少系统的研究和确实有效的化疗方案,已经使用的化疗方案效果并不理想。我们对正常胆囊和胆囊癌标本的 P-糖蛋白含量进行了测定,发现胆囊自身为 P-糖蛋白的富积器官,所以需要合理选用化疗药物,常用的是氟尿嘧啶、阿霉素、卡铂和丝裂霉素等。

目前胆囊癌多采用 FAM 方案(5-FU 1 g,ADM 40 mg,MMC 20 mg)和 FMP 方案(5-FU 1 g,MMC 10 mg,卡铂 500 mg)。国外一项应用 FAM 方案的多中心临床随机研究表明,对丧失手术机会的胆囊癌患者,化疗后可使肿瘤体积明显缩小,生存期延长,甚至有少部分病例得到完全缓解。选择性动脉插管灌注化疗药物可减少全身毒性反应,我们一般在手术中从胃网膜右动脉置管入肝动脉,经皮下埋藏灌注药泵,于切口愈合后,选用 FMP 方案,根据病情需要间隔 4 周重复使用。此外,通过门静脉注入碘化油(加入化疗药物),使其微粒充分进入肝窦后可起到局部化疗和暂时性阻断肿瘤扩散途径的作用。临床应用取得了一定效果,为无法切除的胆囊癌伴有肝转移的患者提供了可行的治疗途径。腹腔内灌注顺铂和5-FU 对预防和治疗胆囊癌的腹腔种植转移有一定的疗效。目前正进行 5-FU、左旋咪唑与叶酸联合化疗的研究,可望取得良好的疗效。

3. 其他治疗

近年来的研究发现,K-ras、c-erbB-2、c-myc、p53、p15、p16 和 nm23 基因与胆囊癌的发生、发展和转归有密切关系,但如何将其应用于临床治疗仍在积极的探索中。免疫治疗和应用各种生物反应调节剂如干扰素、白细胞介素等,常与放射治疗和化学治疗联合应用以改善其疗效。此外,温热疗法亦尚处于探索阶段。

在目前胆囊癌疗效较差的情况下,积极探索各种综合治疗的措施是合理的,有望减轻患者的症状和改善预后。

(傅　华)

第七节　胆管癌

胆管分为肝内胆管和肝外胆管,通常所谓的胆管癌是指肝外胆管的恶性肿瘤,本节主要讨论肝外胆管癌的有关内容。

1889 年 Musser 首先报告了 18 例原发性肝外胆管癌,之后不少学者对此病的临床和病理特点进行了详细的描述。

一、流行病学

（一）发病率

以往曾认为胆管癌是一种少见的恶性肿瘤,但从近年来各国胆管癌的病例报告看,尽管缺乏具体的数字,其发病率仍显示有增高的趋势,这种情况也可能与对此病的认识提高以及影像学诊断技术的进步有关。早在 20 世纪 50 年代国外收集的尸检资料 129571 例中显示,胆管癌的发现率为 $0.012\%\sim0.458\%$,平均为 0.12%。胆管癌在全部恶性肿瘤死亡者中占 $2.88\%\sim4.65\%$。我国的尸检资料表明肝外胆管癌占 $0.07\%\sim0.3\%$。目前西欧国家胆管癌的发病率约为 2/10 万。我国上海市统计 1988—1992 年胆囊癌和胆管癌的发病率为男性 3.2/10 万,女性 5.6/10 万;1993 年和 1994 年男性分别为 3.5/10 万和 3.9/10 万,女性分别为 6.1/10 万和 7.1/10 万,呈明显上升趋势。

（二）发病年龄和性别

我国胆管癌的发病年龄分布在 $20\sim89$ 岁,平均 59 岁,发病的高峰年龄为 $50\sim60$ 岁。

胆管癌男性多于女性,男性与女性发病率之比为 $(1.5\sim3):1$。

（三）种族和地理位置分布

胆管癌具有一定的种族及地理分布差异,如美国发病率为 1.0/10 万,西欧为 2/10 万,以色列为 7.3/10 万,日本为 5.5/10 万,而同在美国,印第安人为 6.5/10 万。在泰国,肝吸虫病高发区的胆管癌发病率高达 54/10 万。

在我国以华南和东南沿海地区发病率为高。

二、病因

胆管癌的发病原因尚未明了,据研究可能与下列因素有关。

（一）胆管结石与胆管癌

1. 流行病学研究

约 1/3 的胆管癌患者合并胆管结石,而胆管结石患者的 $5\%\sim10\%$ 将会发生胆管癌。流行病学研究提示了胆管结石是胆管癌的高危因素,肝胆管结石合并胆管癌的发病率为 $0.36\%\sim10\%$。

2. 病理学研究

病理形态学、组织化学和免疫组织化学等研究已发现,结石处的胆管壁有间变的存在和异型增生等恶变的趋势,胆管壁上皮细胞 DNA 含量增加,增生细胞核抗原表达增高。胆管在结石和长期慢性炎症刺激的基础上可以发生胆管上皮增生、化生,进一步发展成为癌。

肝内胆管结石基础上发生胆管癌是尤其应该引起注意,因为肝内胆管结石起病隐匿,临床表现不明显,诊断明确后医生和患者大多首选非手术治疗,致使结石长期刺激胆管壁,引起胆管反复感染、胆管狭窄和胆汁淤积,从而诱发胆管黏膜上皮的不典型增生,最终导致癌变。

（二）胆总管囊状扩张与胆管癌

先天性胆管囊肿具有癌变倾向。由于本病大多合并有胰胆管汇合异常,胰液反流入胆管,胆汁内磷脂酰胆碱被磷脂酶氧化为脱脂酸磷脂酰胆碱,后者被吸收造成胆管上皮损害。在胰液的作用下,胆管出现慢性炎症、增生及肠上皮化生,导致癌变。囊肿内结石形成、细菌感染也是导致癌变发生的主要原因。

有报告 2.8%～28%的患者可发生癌变,成年患者的癌变率远远高于婴幼儿。

过去认为行胆肠内引流术除了反流性胆管炎外无严重并发症,但近年来报告接受胆肠内引流手术的患者发生胆管癌者逐渐增多。行囊肿小肠内引流术后,含有肠激肽的小肠液进入胆管内,使胰液中的蛋白水解酶激活,加速胆管壁的恶变过程。有调查表明接受胆肠内引流术后发生的胆管癌与胆管炎关系密切,因此,对接受胆肠内引流手术并有反复胆管炎发作的患者,要严密观察以发现术后远期出现的胆管癌。

(三)原发性硬化性胆管炎与胆管癌

原发性硬化性胆管炎组织学特点是胆管壁的大量纤维组织增生,与硬化型的胆管癌常难区别。一般认为原发性硬化性胆管炎是胆管癌的癌前病变。在因原发性硬化性胆管炎而死亡的患者尸解和行肝移植手术的病例中,分别有 40%和 9%～36%被证明为胆管癌。1991 年,Rosen 对 Mayo 医院 70 例诊断为原发性硬化性胆管炎的患者追踪随访 30 个月,其中 15 例死亡,12 例尸检发现 5 例合并有胆管癌,发生率占尸检者的 42%。

(四)慢性溃疡性结肠炎胆管癌

有 8%的胆管癌患者有慢性溃疡性结肠炎;慢性溃疡性结肠炎患者胆管癌的发生率为0.4%～1.4%,其危险性远远高于一般人群。慢性溃疡性结肠炎患者发生胆管癌的平均年龄为40～50 岁,比一般的胆管癌患者发病时间提早 10～20 年。

(五)胆管寄生虫病与胆管癌

华支睾吸虫病是日本、朝鲜、韩国和中国等远东地区常见的胆管寄生虫病,泰国东北地区多见由麝猫后睾吸虫(Opisthorchisviverrini)所引起的胆管寄生虫病。吸虫可长期寄生在肝内外胆管,临床病理学上可见因虫体梗阻胆管导致的胆汁淤积和胆管及其周围组织之慢性炎症。有报道此种病变持续日久可并发胆汁性肝硬化或肝内外胆管癌,因而认为华支睾吸虫具有作为胆管细胞癌启动因子作用的可能性。研究发现胆管细胞癌发生率与肝吸虫抗体效价、粪便中虫卵数量之间呈显著的相关性。本虫致癌机制可能是:①虫体长期寄生在胆管内,其吸盘致胆管上皮反复溃疡和脱落,继发细菌感染,胆管长期受到机械刺激。②本虫代谢产物及成虫死亡降解产物所致的化学刺激。③与其他因素协同作用。如致癌物(亚硝基化合物等)以及本身免疫、遗传等因素导致胆管上皮细胞发育不良及基因改变。

(六)其他

过去认为,丙型肝炎病毒(HCV)是肝细胞病毒,病毒复制及其引起的细胞损伤局限于肝脏,但近来研究发现,HCV 可以在肝外组织如肾、胰腺、心肌、胆管上皮细胞等存在或复制,并可能通过免疫反应引起肝外组织损伤。HCV 感染可致胆管损伤,胆管上皮细胞肿胀,空泡形成,假复层化,基膜断裂伴淋巴细胞、浆细胞和中性粒细胞浸润。目前认为 HCV 的致癌机制是通过其蛋白产物间接影响细胞增生分化或激活癌基因、灭活抑癌基因而致癌,其中 HCV C 蛋白在致癌中起重要作用。C 蛋白可作为一种基因调节蛋白,与癌基因在内调节细胞生长分化的一种或多种因子相互作用,使正常细胞生长失去控制形成肿瘤。

有报告结、直肠切除术后,慢性伤寒带菌者均与胆管癌的发病有关。有的放射性核素如钍可诱发胆管癌,另外一些化学致癌剂如石棉、亚硝酸胺,一些药物如异烟肼、甲基多巴肼、避孕药等,都可能和胆管癌的发病相关。

三、病理

(一)大体病理特征

根据肿瘤的大体形态可将胆管癌分为乳头状型、硬化型、结节型和弥漫浸润型四种类型。胆管癌一般较少形成肿块,而多为管壁浸润、增厚、管腔闭塞;癌组织易向周围组织浸润,常侵犯神经和肝脏;患者常并发肝内和胆管感染而致死。

1.乳头状癌

大体形态呈乳头状的灰白色或粉红色易碎组织,常为管内多发病灶,向表面生长,形成大小不等的乳头状结构,排列整齐,癌细胞间可有正常组织。好发于下段胆管,易引起胆管的不完全阻塞。此型肿瘤主要沿胆管黏膜向上浸润,一般不向胆管周围组织、血管、神经淋巴间隙及肝组织浸润。手术切除成功率高,预后良好。

2. 硬化型癌

表现为灰白色的环状硬结,常沿胆管黏膜下层浸润,使胆管壁增厚、大量纤维组织增生,并向管外浸润形成纤维性硬块;伴部分胆管完全闭塞,病变胆管伴溃疡,慢性炎症,以及不典型增生存在。好发于肝门部胆管,是肝门部胆管癌中最常见的类型。硬化型癌细胞分化良好,常散在分布于大量的纤维结缔组织中,容易与硬化性胆管炎、胆管壁慢性炎症所致的瘢痕化、纤维组织增生相混淆,有时甚至在手术中冷冻组织病理切片检查亦难以做出正确诊断。硬化型癌有明显的沿胆管壁向上浸润、向胆管周围组织和肝实质侵犯的倾向,故根治性手术切除时常需切除肝叶。尽管如此,手术切缘还经常残留癌组织,达不到真正的根治性切除,预后较差。

3. 结节型癌

肿块形成一个突向胆管远方的结节,结节基底部和胆管壁相连续,其胆管内表面常不规则。瘤体一般较小,基底宽、表面不规则。此型肿瘤常沿胆管黏膜浸润,向胆管周围组织和血管浸润程度较硬化型轻,手术切除率较高,预后较好。

4. 弥漫浸润型癌

较少见,约占胆管癌的7%。癌组织沿胆管壁广泛浸润肝内、外胆管,管壁增厚、管腔狭窄,管周结缔组织明显炎症反应,难以确定癌原始发生的胆管部位,一般无法手术切除,预后差。

(二)病理组织学类型

肝外胆管癌组织学缺乏统一的分类,常用的是按癌细胞类型分化程度和生长方式分为6型:①乳头状腺癌;②高分化腺癌;③低分化腺癌;④未分化癌;⑤印戒细胞癌;⑥鳞状细胞癌等。以腺癌多见。分型研究报告各家不尽一致,但最常见的组织学类型仍为乳头状腺癌、高分化腺癌,占90%以上,少数为低分化腺癌与黏液腺癌,也有罕见的胆总管平滑肌肉瘤的报告等。

(三)转移途径

由于胆管周围有血管、淋巴管网和神经丛包绕,胆管癌细胞可通过多通道沿胆管周围向肝内或肝外扩散、滞留、生长和繁殖。胆管癌的转移包括淋巴转移、血行转移、神经转移、浸润转移等,通过以上多种方式可转移至其他许多脏器。肝门部胆管癌细胞可经多通道沿胆管周围淋巴、血管和神经周围间隙,向肝内方向及十二指肠韧带内扩散和蔓延,但较少发生远处转移。

1. 淋巴转移

胆管在肝内与门静脉、肝动脉的分支包绕在 Glisson 鞘内,其中尚有丰富的神经纤维和淋巴。Glisson 鞘外延至肝十二指肠韧带,其内存在更丰富的神经纤维、淋巴管、淋巴结及疏松结缔组织,而且胆管本身有丰富的黏膜下血管和淋巴管管网。近年来随着高位胆管癌切除术的发展,肝门的淋巴结引流得到重视。有人在27例肝门部淋巴结的解剖中,证明肝横沟后方门静脉之后存在淋巴结,粗大的引流淋巴管伴随着门静脉,且在胆囊淋巴结、胆总管淋巴结与肝动脉淋巴结之间有粗大的淋巴管相通。

淋巴转移为胆管癌最常见的转移途径,并且很早期就可能发生。有报道仅病理检验限于黏膜内的早期胆管癌便发生了区域淋巴结转移。胆管癌的淋巴结分组有:①胆囊管淋巴结;②胆总管周围淋巴结;③小网膜孔淋巴结;④胰十二指肠前、后淋巴结;⑤胰十二指肠后上淋巴结;⑥门静脉后淋巴结;⑦腹腔动脉旁淋巴结;⑧肝固有动脉淋巴结;⑨肝总动脉旁前、后组淋巴结;⑩肠系膜上动脉旁淋巴结,又分为肠系膜上动脉、胰十二指肠下动脉和结肠中动脉根部以及第一支空肠动脉根部4组淋巴结。总体看来,肝门部胆管癌淋巴结转移是沿肝动脉途径为主;中段胆管癌淋巴结转移广泛,除了侵犯胰后淋巴结外,还可累及肠系膜上动脉和主动脉旁淋巴结;远段胆管癌,转移的淋巴结多限于胰头周围。

2. 浸润转移

胆管癌细胞沿胆管壁向上下及周围直接浸润是胆管癌转移的主要特征之一。癌细胞多在胆管壁内弥漫性浸润性生长,且与胆管及周围结缔组织增生并存,使胆管癌浸润范围难以辨认,为手术中判断切除范围带来困难。此外,直接浸润的结果也导致胆管周围重要的毗邻结构如大血管、肝脏受侵,使手术切除范围受限而难以达到根治性切除,而癌组织残留是导致术后很快复发的主要原因之一。

3.血行转移

病理学研究表明,胆管癌标本中及周围发现血管受侵者达 58.3%~77.5%,说明侵犯血管是胆管癌细胞常见的生物学现象。胆管癌肿瘤血管密度与癌肿的转移发生率明显相关,且随着肿瘤血管密度的增加而转移发生率也升高,提示肿瘤血管生成在胆管癌浸润和转移中发挥重要的作用。临床观察到胆管癌常常发生淋巴系统转移,事实上肿瘤血管生成和血管侵犯与淋巴转移密切相关。因此,在胆管癌浸润和转移发生过程中,肿瘤血管生成和血管侵犯是基本的环节。

4.沿神经蔓延

支配肝外胆管的迷走神经和交感神经在肝十二指肠韧带上组成肝前神经丛和肝后神经丛。包绕神经纤维有一外膜完整、连续的间隙,称为神经周围间隙(perineurol space)。以往多认为,神经周围间隙是淋巴系统的组成部分,但后来许多作者通过光镜和电镜观察证明,神经周围间隙是一个独立的系统,与淋巴系统无任何关系,肿瘤细胞通过神经周围间隙可向近端或远端方向转移。统计表明,神经周围间隙癌细胞浸润与肝及肝十二指肠韧带结缔组织转移明显相关,提示某些病例肝脏、肝十二指肠韧带及周围结缔组织的癌转移可能是通过神经周围间隙癌细胞扩散而实现的。因此,神经周围间隙浸润应当是判断胆管癌预后的重要因素。

四、临床分型和临床表现

(一)胆管癌分类

从胆管外科处理胆管癌的应用角度考虑,肝外胆管癌根据部位的不同又可分为高位胆管癌(又称肝门部胆管癌)、中段胆管癌和下段(低位)胆管癌三类。不同部位的胆管癌临床表现也不尽相同。肝门部胆管癌又称为 Klatskin 肿瘤,一般是指胆囊管开口水平以上至左右肝管的肝外部分,包括肝总管、汇合部胆管、左右肝管的一级分支以及双侧尾叶肝管的开口的胆管癌。中段胆管癌是发生于胆总管十二指肠上段、十二指肠后段的肝外胆管癌。下段胆管癌是指发生于胆总管胰腺段、十二指肠壁内段的肝外胆管癌。其中肝门部胆管癌最常见,占胆管癌的 1/2~3/4,而且由于其解剖部位特殊以及治疗困难,是胆管癌中讨论最多的话题。

Bismuth-Corlette 根据病变发生的部位,将肝门部胆管癌分为如下五型,现为国内外临床广泛使用:Ⅰ型,肿瘤位于肝总管,未侵犯汇合部;Ⅱ型,肿瘤位于左右肝管汇合部,未侵犯左、右肝管;Ⅲ型,肿瘤位于汇合部胆管并已侵犯右肝管(Ⅲa)或侵犯左肝管(Ⅲb);Ⅳ型,肿瘤已侵犯左右双侧肝管。在此基础上,国内学者又将Ⅳ型分为Ⅳa及Ⅳb型。

(二)症状和体征

早期可无明显表现,或仅有上腹部不适、疼痛、纳差等不典型症状,随着病变进展,可出现下列症状及体征。

1.黄疸

90%以上的患者可出现,由于黄疸为梗阻性,大多数是无痛性渐进性黄疸,皮肤瘙痒,大便呈陶土色。

2.腹痛

主要是右上腹或背部隐痛,规律性差,且症状难以控制。

3.胆囊肿大

中下段胆管癌患者有时可触及肿大的胆囊。

4.肝大

各种部位的胆管癌都可能出现,如果胆管梗阻时间长,肝脏损害至肝功能失代偿期可出现腹水等门静脉高压的表现。肝门部胆管癌如首发于一侧肝管,则可表现为患侧肝脏的缩小和健侧肝脏的增生肿大,即所谓"肝脏萎缩—肥大复合征"。

5.胆管炎表现

合并胆管感染时出现右上腹疼痛、寒战高热、黄疸。

6.晚期表现

可有消瘦、贫血、腹水、大便隐血试验阳性等,甚至呈恶病质。有的患者可触及腹部包块。

五、诊断

胆管癌可结合临床表现、实验室及影像学检查而做出初步诊断。术前确诊往往需行胆汁脱落细胞学检查,术中可做活检等。肝外胆管癌术前诊断目的包括:①明确病变性质;②明确病变的部位和范围;③确定肝内外有无转移灶;④了解肝叶有无萎缩和肥大;⑤了解手术切除的难度。

(一)实验室检查

由于胆管梗阻之故,患者血中总胆红素(TBIL)、直接胆红素(DBIL)、碱性磷酸酶(ALP)和 γ-谷氨酰转移酶(γ-GT)均显著升高,而转氨酶 ALT 和 AST 一般只出现轻度异常,借此可与肝细胞性黄疸鉴别。另外,维生素 K 吸收障碍,致使肝脏合成凝血因子受阻,凝血酶原时间延长。

(二)影像学检查

1.超声检查

B超是首选的检查方法,具有无创、简便、价廉的优点。可初步判定:①肝内外胆管是否扩张,胆管有无梗阻。②梗阻部位是否在胆管。③胆管梗阻病变的性质。彩色多普勒超声检查可以明确肿瘤与其邻近的门静脉和肝动脉的关系,利于术前判断胆管癌尤其是肝门部胆管癌患者根治切除的可能性。但常规超声检查易受肥胖、肠道气体和检查者经验的影响,有时对微小病变不能定性,而且对手术切除的可能性判断有较大局限性。近年发展的超声内镜检查法(EUS)通过内镜将超声探头直接送入胃十二指肠检查胆管,不受肥胖及胃肠道气体等因素干扰,超声探头频率高,成像更清晰,对病灶的观察更细微,能弥补常规超声的不足,但作为侵入性检查,难免有并发症发生。

2.计算机断层成像(CT)

计算机断层成像是诊断胆管癌最成熟最常用的影像学检查方法,能显示胆管梗阻的部位、梗阻近端胆管的扩张程度,显示胆管壁的形态、厚度以及肿瘤的大小、形态、边界和外侵程度,可了解腹腔转移的情况。

(1)直接征象:受累部胆管管腔呈偏心性或管腔突然中断。①肿块型:局部可见软组织肿块,直径为2～6 cm,边界不清,密度不均匀。②腔内型:胆管内可见结节状软组织影,凸向腔内大小为 0.5～1.5 cm,密度均匀并可见局限性管壁增厚。③厚壁型:表现为局限性管壁不均匀性增厚,厚度为 0.3～2 cm,内缘凹凸不平,占据管壁周径 1/2 以上。增强扫描后病灶均匀或不均匀强化,肝门区胆管癌肿瘤低度强化,胆总管癌强化低于正常肝管强化程度,胆总管末端肿瘤强化低于胰头的强化程度。值得注意的是胆管癌在CT 增强扫描中延迟强化的意义,在动态双期扫描中呈低密度者占大多数,但是经过 8～15min 时间后扫描,肿瘤无低密度表现,大部分有明显强化。

(2)间接征象:①胆囊的改变:肝总管癌如累及胆囊管或胆囊颈部,可使胆囊壁不规则增厚、胆囊轻度扩张;晚期累及胆囊体部表现为胆囊软组织肿块。胆总管以下的癌呈现明显的胆囊扩大,胆汁淤积。②胰腺的改变:胰段或 Vater 壶腹癌往往胰头体积增大,形态不规则,增强扫描受累部低度强化;常伴有胰管扩张。③十二指肠的改变:Vater 壶腹癌可见十二指肠壁破坏,并可见肿块突入十二指肠腔内。④肝脏的改变:肝门部胆管癌直接侵犯肝脏时表现为肿块与肝脏分界不清,受累的肝脏呈低密度;肝脏转移时表现为肝脏内多发小的类圆形低密度灶。

3.磁共振(MRI)

MRI 与 CT 成像原理不同,但图像相似,胆管癌可表现为腔内型、厚壁型、肿块型等。近年出现的磁共振胰胆管成像(MRCP),是根据胆汁含有大量水分且有较长的 T_2 弛豫时间,利用 MR 的重 T_2 加权技术效果突出长 T_2 组织信号,使含有水分的胆管、胰管结构显影,产生水造影结果的方法。

(1)肝门部胆管癌表现:①肝内胆管扩张,形态为"软藤样"。②肝总管、左肝管或右肝管起始部狭窄、中断或腔内充盈缺损。③肝门部软组织肿块,向腔内或腔外生长,直径可达 2～4 cm。T_1、T_2 均为等信号,增强后呈轻度或中等强化。④MRCP 表现肝内胆管树"软藤样"扩张及肝门部胆管狭窄、中断或充盈缺损。⑤肝内多发转移可见散在低信号影,淋巴结转移和(或)血管受侵有相应的表现。

(2)中下段胆管癌表现:①肝内胆管"软藤样"扩张,呈中度到重度。②软组织肿块,T_1 呈等信号,T_2 呈稍高信号,增强后呈轻度强化。③梗阻处胆总管狭窄、中断、截断和腔内充盈缺损等征象。④胆囊增大。⑤MRCP 表现肝内胆管和梗阻部位以上胆总管扩张,中到重度,梗阻段胆总管呈截断状、乳头状或鼠尾状等,胰头受侵时胰管扩张呈"双管征"。

4.经皮肝穿刺胆管造影(PTC)和内镜逆行胆胰管造影(ERCP)

经 B 超或 CT 检查显示肝内胆管扩张的患者,可行 PTC 检查,能显示肿瘤部位、病变上缘和侵犯肝管的范围及其与肝管汇合部的关系,诊断正确率可达 90% 以上,是一种可靠实用的检查方法。但本法创伤大,且可能引起胆漏、胆管炎和胆管出血,甚至需要急症手术治疗,因此 PTC 检查要慎重。PTC 亦可与 ERCP 联用,完整地显示整个胆管树,有助于明确病变的部位、病灶的上下界限及病变性质。单独应用 ERCP 可显示胆总管中下段的情况,尤其适用于有胆管不全性梗阻伴有凝血机制障碍者。肝外胆管癌在 ERCP 上的表现为边缘不整的胆管狭窄、梗阻和非游走性充盈缺损。胆管完全梗阻的患者单纯行 ERCP 检查并不能了解梗阻近侧的肿瘤情况,故同时进行 PTC 可加以弥补。

PTC 在肝外胆管癌引起的梗阻性黄疸具有很高的诊断价值,有助于术前确定肿瘤确切部位、初步评估能否手术及手术切除范围。虽然影像学诊断发展了许多新的方法,但不能完全替代 PTC。行 PTC 时如能从引流的胆汁中做离心细胞学检查找到癌细胞,即可确诊。还可以在 PTC 的基础上,对窦道进行扩张以便行经皮经肝胆管镜检查(PTCS),观察胆管黏膜情况,是否有隆起病变或黏膜破坏等。PTCS 如能成功达到肿瘤部位检查有很高价值,确诊率优于胆管造影,尤其是早期病变和多发病变的诊断。

5.选择性血管造影(SCAG)及经肝门静脉造影(PTP)

可显示肝门部血管情况及其与肿瘤的关系。胆管部肿瘤多属血供较少,主要显示肝门处血管是否受侵犯。若肝动脉及门静脉主干受侵犯,表示肿瘤有胆管外浸润,根治性切除困难。

(三)定性诊断方法

术前行细胞学检查的途径有 PTCD、ERCP 收集胆汁、B 超引导下经皮肝胆管穿刺抽取胆汁或肿块穿刺抽吸组织细胞活检,还可行 PTCS 钳取组织活检。国外还有人用经十二指肠乳头胆管活检诊断肝外(下段)胆管癌,报告确诊率可达 80%。

胆汁脱落细胞检查、经胆管造影用的造影管和内镜刷洗物细胞学检查,胆汁的肿瘤相关抗原检查、DNA 流式细胞仪分析和 ras 基因检测等方法,可提高定性诊断率,但阳性率不高。故在临床工作中不要过分强调术前定性诊断,应及时手术治疗,术中活检达到定性诊断目的。

(四)肿瘤标志物检测

胆管癌特异性的肿瘤标志物迄今为止仍未发现,故肿瘤标志物检测只能作为诊断参考,要结合临床具体分析。

1.癌胚抗原(CEA)

CEA 在胆管癌患者的血清、胆汁和胆管上皮均存在。检测血清 CEA 对诊断胆管癌无灵敏度和特异性,但胆管癌患者胆汁 CEA 明显高于胆管良性狭窄患者,测定胆汁 CEA 有助于胆管癌的早期诊断。

2.CA19-9 和 CA50

血清 CA19-9＞100 U/mL 时对胆管癌有一定诊断价值,肿瘤切除患者血清 CA19-9 浓度明显低于肿瘤未切除患者,因此 CA19-9 对诊断胆管癌和监测疗效有一定作用。CA50 诊断胆管癌的灵敏度为 94.5%,特异性只有 33.3%。有报道用人胆管癌细胞系 TK 进行体内和体外研究,发现组织培养的上清液和裸鼠荷胆管癌组织的细胞外液中,有高浓度的 CA50 和 CA19-9。

3.IL-6

在正常情况下其血清值不能测出。研究发现 92.9% 肝细胞癌、100% 胆管癌、53.8% 结直肠癌肝转移和 40% 良性胆管疾病患者的血清可测出 IL-6,从平均值、阳性判断值、灵敏度和特异性等方面,胆管癌患者显著高于其他肿瘤。IL-6 可能是诊断胆管癌较理想的肿瘤标志物之一。

六、外科治疗

(一)肝门部胆管癌的外科治疗

1. 术前准备

由于肝门部胆管癌切除手术范围广,很多情况下需同时施行肝叶切除术,且患者往往有重度黄疸、营养不良、免疫功能低下,加上胆管癌患者一般年龄偏大,所以良好的术前准备是十分重要的。

(1)一般准备:系统的实验室和影像学检查,了解全身情况,补充生理需要的水分、电解质等,并在术前和术中使用抗菌药物。术前必须确认心肺功能是否能够耐受手术,轻度心肺功能不良术前应纠正。凝血功能障碍也应在术前尽量予以纠正。

(2)保肝治疗:对较长时间、严重黄疸的患者,尤其是可能采用大范围肝、胆、胰切除手术的患者,术前对肝功能的评估及保肝治疗十分重要。有些病变局部情况尚可切除的,因为肝脏储备状态不够而难以承受,丧失了手术机会。术前准备充分的患者,有的手术复杂、时间长、范围大,仍可以平稳渡过围手术期。术前准备是保证手术实施的安全和减少并发症、降低死亡率的前提。有下列情况时表明肝功能不良,不宜合并施行肝手术,尤其禁忌半肝以上的肝或胰切除手术:①血清总胆红素在 256 μmol/L 以上;②血清清蛋白在 35 g/L 以下;③凝血酶原活动度低于 60%,时间延长大于 6 秒,且注射维生素 K 一周后仍难以纠正。④吲哚氰绿廓清试验(ICGR)异常。

术前应用 CT 测出全肝体积、拟切除肝体积,计算出保留肝的体积,有助于拟行扩大的肝门胆管癌根治性切除的肝功能评估。另外,糖耐量试验、前蛋白(prealbumin)的测定等都有助于对患者肝功能的估计。术前保肝治疗是必需的,但是如果胆管梗阻不能解除,仅依靠药物保肝治疗效果不佳。目前常用药物目的是降低转氨酶、补充能量、增加营养。常用高渗葡萄糖、清蛋白、支链氨基酸、葡萄糖醛酸内酯、辅酶 Q$_{10}$、维生素 K、大剂量维生素 C 等。术前保肝治疗还要注意避免使用对肝脏有损害的药物。

(3)营养支持:术前给予合适的营养支持能改善患者的营养状况,使术后并发症减少。研究表明,肠外营养可使淋巴细胞总数增加,改善免疫机制,防御感染,促进伤口愈合。目前公认围手术期营养支持对降低并发症发生率和手术死亡率,促进患者康复有肯定的效果。对一般患者,可采用周围静脉输入营养;重症患者或预计手术较大者,可于手术前 5~7d 留置深静脉输液管。对肝轻度损害的患者行营养支持时,热量供应 2000~2500 kcal/d,蛋白质 1~1.5 g/(kg·d)。糖占非蛋白质热量的 60%~70%,脂肪占 30%~40%。血糖高时,可给予外源性胰岛素。肝硬化患者热量供给为 1500~2000 kcal/d,无肝性脑病时,蛋白质用量为 1~1.5 g/(kg·d);有肝性脑病时,则需限制蛋白质用量,根据病情限制在 30~40 g/d。可给予 37%~50% 的支链氨基酸,以提供能量,提高血液中支链氨基酸与芳香族氨基酸的比例,达到营养支持与治疗肝病的双重目的。支链氨基酸用量 1 g/(kg·d),脂肪为 0.5~1 g/(kg·d)。此外,还必须供给足够的维生素和微量元素。对于梗阻性黄疸患者,热量供给应为 25~30 kcal/(kg·d),糖量为 4~5 g/(kg·d),蛋白质为 1.5~2 g/(kg·d),脂肪量限制在 0.5~1 g/(kg·d)。给予的脂肪制剂以中链脂肪和长链脂肪的混合物为宜。必须给予足够的维生素,特别是脂溶性维生素。如果血清胆红素>256 μmol/L,可行胆汁引流以配合营养支持的进行。

(4)减黄治疗。对术前减黄、引流仍然存在争论,不主张减黄的理由有:①减黄术后病死率和并发症发生率并未降低;②术前经内镜鼻胆管引流(ENBD)难以成功;③术前经皮肝穿刺胆管外引流(PTCD)并发症尤其嵌闭性胆管感染的威胁大。

主张减黄的理由是:①扩大根治性切除术需良好的术前准备,减黄很必要;②术前减压 3 周,比 1 周、2 周都好;③内皮系统功能和凝血功能有显著改善;④在细胞水平如前列腺素类代谢都有利于缓解肝损害;⑤有利于大块肝切除的安全性。国内一般对血清总胆红素高于 256 μmol/L 的病例,在计划实施大的根治术或大块肝切除术前多采取减黄、引流。普遍认为对于黄疸重、时间长(1 个月以上)、肝功不良,而且需做大手术处理,先行减黄、引流术是有益和必要的。如果引流减黄有效,但全身情况没有明显改善,肝功能恢复不理想,拟行大手术的抉择也应慎重。国外有人在减黄成功的同时,用病侧门静脉干介入性栓塞,促使病侧肝萎缩和健侧肝的增生,既利于手术,又利于减少术后肝代偿不良的并发症,可做借鉴。

(5)判断病变切除的可能性:是肝门部胆管癌术前准备中的重要环节,有利于制订可行的手术方案,减少盲目性。主要是根据影像学检查来判断,但是在术前要达到准确判断的目的非常困难,有时需要剖腹探查后才能肯定,所以应强调多种检查方式的互相补充。如果影像学检查表明肿瘤累及 4 个或以上的肝段胆管,则切除的可能性为零;如果侵犯的胆管在 3 个肝段以下,约有 50% 可能切除;如仅累及一个肝段胆管,切除率可能达 83%。如果发现肝动脉、肠系膜上动脉或门静脉被包裹时,切除率仍有 35%,但如血管完全闭塞,则切除率为零。有下列情况者应视为手术切除的禁忌证:①腹膜种植转移;②肝门部广泛性淋巴结转移;③双侧肝内转移;④双侧二级以上肝管受侵犯;⑤肝固有动脉或左右肝动脉同时受侵犯;⑥双侧门静脉干或门静脉主干为肿瘤直接侵犯包裹。

2.手术方法

根据 Bismuth-Corlette 临床分型,对Ⅰ型肿瘤可采取肿瘤及肝外胆管切除(包括低位切断胆总管、切除胆囊、清除肝门部淋巴结);Ⅱ型行肿瘤切除加尾叶切除,为了便于显露可切除肝方叶,其余范围同Ⅰ型;Ⅲa 型应在上述基础上同时切除右半肝,Ⅲb 型同时切除左半肝;Ⅳ型肿瘤侵犯范围广,切除难度大,可考虑全肝切除及肝移植术。尾状叶位于第一肝门后,其肝管短、距肝门胆管汇合部近,左右二支尾状叶肝管分别汇入左右肝管或左肝管和左后肝管。肝门部胆管癌的远处转移发生较晚,但沿胆管及胆管周围组织浸润扩散十分常见。侵犯汇合部肝管以上的胆管癌均有可能侵犯尾叶肝管和肝组织,有一组报道占97%。因而,尾状叶切除应当是肝门区胆管癌根治性切除的主要内容。胆管癌细胞既可直接浸润,也可通过血管、淋巴管,或通过神经周围间隙,转移至肝内外胆管及肝十二指肠韧带结缔组织内,因此,手术切除胆管癌时仔细解剖、切除肝门区神经纤维、神经丛,有时甚至包括右侧腹腔神经节,应当是胆管癌根治性切除的基本要求之一。同时,尽可能彻底地将肝十二指肠韧带内结缔组织连同脂肪淋巴组织一并清除,实现肝门区血管的"骨骼化"。

(1)切口:多采用右肋缘下斜切口或上腹部屋顶样切口,可获得较好的暴露。

(2)探查:切断肝圆韧带,系统探查腹腔,确定病变范围。如有腹膜种植转移或广泛转移,根治性手术已不可能,不应勉强。必要时对可疑病变取活检行组织冰冻切片病理检查。肝门部肿瘤的探查可向上拉开肝方叶,分开肝门板,进入肝门横沟并向两侧分离,一般可以发现在横沟深部的硬结,较固定,常向肝内方向延伸,此时应注意检查左右肝管的受累情况。继而,术者用左手示指或中指伸入小网膜孔,拇指在肝十二指肠韧带前,触摸肝外胆管的全程、肝动脉、门静脉主干,了解肿瘤侵犯血管的情况。可结合术中超声、术中造影等,并与术前影像学检查资料进行对比,进一步掌握肿瘤分型和分期。根据探查结果,调整或改变术前拟定的手术方式。

(3)Ⅰ型胆管癌的切除:决定行肿瘤切除后,首先解剖肝十二指肠韧带内组织。贴十二指肠上部剪开肝十二指肠韧带前面的腹膜,分离出位于右前方的肝外胆管,继而解剖分离肝固有动脉及其分支,再解剖分离位于后方的门静脉干。三种管道分离后均用细硅胶管牵开。然后解剖 Calot 三角,切断、结扎胆囊动脉,将胆囊从胆囊床上分离下来,胆囊管暂时可不予切断。

在十二指肠上缘或更低部位切断胆总管,远端结扎;以近端胆总管作为牵引,向上将胆总管及肝十二指肠韧带内的淋巴、脂肪、神经、纤维组织整块从门静脉和肝动脉上分离,直至肝门部肿瘤上方。此时肝十二指肠韧带内已达到"骨骼化"。有时需将左、右肝管的汇合部显露并与其后方的门静脉分叉部分开。然后在距肿瘤上缘约 1 cm 处切断近端胆管。去除标本,送病理检验。如胆管上端切缘有癌残留,应扩大切除范围。切缘无癌残留者,如果胆管吻合张力不大,可直接行胆管对端吻合;但是通常切断的胆总管很靠下方,直接吻合往往困难,以高位胆管和空肠 Roux-en-Y 吻合术为宜。

(4)Ⅱ型胆管癌的切除:判断肿瘤能够切除后,按Ⅰ型肝门部胆管癌的有关步骤进行,然后解剖分离肝门板,将胆囊和胆总管向下牵引,用 S 形拉钩拉开肝方叶下缘,切断肝左内外叶间的肝组织桥,便可显露肝门横沟的上缘。如果胆管癌局限,不需行肝叶切除,则可在肝门的前缘切开肝包膜,沿包膜向下分离使肝实质与肝门板分开,使肝门板降低。此时左右肝管汇合部及左右肝管已经暴露。如汇合部胆管或左右肝管显露不满意,可在切除胆管肿瘤之前先切除部分肝方叶。

尾状叶切除量的多少和切除部位视肿瘤的浸润范围而定,多数医者强调完整切除。常规于第一肝门和下腔静脉的肝上下段预置阻断带,以防门静脉和腔静脉凶猛出血。尾叶切除有左、中、右三种途径,左侧(小网膜)径路是充分离断肝胃韧带,把肝脏向右翻转,显露下腔静脉左缘;右侧径路是充分游离右半肝,向左翻转,全程显露肝后下腔静脉;中央径路是经肝正中裂切开肝实质,直达肝门,然后结合左右径路完整切除肝尾叶。应充分游离肝脏,把右半肝及尾叶向左翻起,在尾叶和下腔静脉之间分离疏松结缔组织,可见数目不定的肝短静脉,靠近下腔静脉端先予以钳夹或带线结扎,随后断离。少数患者的肝短静脉结扎也可从左侧径路施行。然后,在第一肝门横沟下缘切开肝被膜,暴露和分离通向尾叶的 Glisson 结构,近端结扎,远端烧灼。经中央径路时,在肝短静脉离断之后即可开始将肝正中裂切开,从上而下直达第一肝门,清楚显露左右肝蒂,此时即能逐一游离和结扎通向尾叶的 Glisson 系统结构。离断尾状叶与肝左右叶的连接处,切除尾叶。

左右肝管分离出后,距肿瘤 1.0 cm 以上切断。完成肿瘤切除后,左右肝管的断端成形,可将左侧和右侧相邻的肝胆管开口后壁分别缝合,使之成为较大的开口。左右肝管分别与空肠行 Roux-en-Y 吻合术,必要时放置内支撑管引流。

(5) Ⅲ型胆管癌的切除:Ⅲ型胆管癌如果侵犯左右肝管肝内部分的距离短,不需行半肝切除时,手术方式与Ⅱ型相似。但是大多数的Ⅲ型胆管癌侵犯左右肝管的二级分支,或侵犯肝实质,需要做右半肝(Ⅲa 型)或左半肝(Ⅲb 型)切除,以保证根治的彻底性。

Ⅲa 型胆管癌的处理:①同上述Ⅰ、Ⅱ型的方法游离胆总管及肝门部胆管;②距肿瘤 1 cm 以上处切断左肝管;③保留肝动脉左支,在肝右动脉起始部切断、结扎;④分离肿瘤与门静脉前壁,在门静脉右干的起始处结扎、缝闭并切断,保留门静脉左支;⑤离断右侧肝周围韧带,充分游离右肝,分离肝右静脉,并在其根部结扎;⑥向内侧翻转右肝显露尾状叶至腔静脉间的肝短静脉,并分别结扎、切断;⑦阻断第一肝门,行规则的右三叶切除术。

Ⅲb 型胆管癌的处理与Ⅲa 型相对应,保留肝动脉和门静脉的右支,在起始部结扎、切断肝左动脉和门静脉左干,在靠近肝左静脉和肝中静脉共干处结扎、切断,游离左半肝,尾叶切除由左侧径路,将肝脏向右侧翻转,结扎、切断肝短静脉各支。然后阻断第一肝门行左半肝切除术。

半肝切除后余下半肝可能尚存左或右肝管,可将其与空肠吻合。有时余下半肝之一级肝管也已切除,肝断面上可能有数个小胆管开口,可以成形后与空肠吻合。无法成形者,可在两个小胆管之间将肝实质刮除一部分,使两管口沟通成为一个凹槽,然后与空肠吻合;如果开口较多,难以沟通,而开口又较小,不能一一吻合时,则可在其四周刮去部分肝组织,成为一个含有多个肝管开口的凹陷区,周边与空肠行肝肠吻合。

(6) Ⅳ型胆管癌的姑息性切除:根据肿瘤切除时切缘有无癌细胞残留可将手术方式分为:R_0 切除——切缘无癌细胞,R_1 切除——切缘镜下可见癌细胞,R_2 切除——切缘肉眼见有癌组织。对恶性肿瘤的手术切除应当追求 R_0,但是Ⅳ型肝门部胆管癌的广泛浸润使 R_0 切除变得不现实,以往对此类患者常常只用引流手术。目前观点认为,即使不能达到根治性切除,采用姑息性切除的生存率仍然显著高于单纯引流手术。因此,只要有切除的可能,就应该争取姑息性切除肿瘤。如果连胆管引流都不能完成,则不应该再做切除手术。采取姑息性切除时,往往附加肝方叶切除或第Ⅳ肝段切除术,左右肝断面上的胆管能与空肠吻合则行 Roux-en-Y 吻合。如不能吻合或仅为 R_2 切除,应该在肝内胆管插管进行外引流,或将插管的另一端置入空肠而转为胆管空肠间"搭桥"式内引流,但要特别注意胆管逆行感染的防治问题。

(7) 相邻血管受累的处理:肝门部胆管癌有时浸润生长至胆管外,可侵犯其后方的肝动脉和门静脉主干。若肿瘤很大、转移又广,应放弃切除手术;若是病变不属于特别晚期,仅是侵犯部分肝动脉或(和)门静脉,血管暴露又比较容易,可以行包括血管部分切除在内的肿瘤切除。

如胆管癌侵犯肝固有动脉,可以切除一段动脉,将肝总动脉、肝固有动脉充分游离,常能行断端吻合。如侵犯肝左动脉或肝右动脉,需行肝叶切除时自然要切除病变肝叶的供血动脉;不行肝叶切除时,一般说来,肝左动脉或肝右动脉切断,只要能维持门静脉通畅,不会引起肝的坏死,除非患者有重度黄疸、肝功能失代偿。

如胆管癌侵犯门静脉主干,范围较小时,可先将其无癌侵犯处充分游离,用无损伤血管钳控制与癌肿粘连处的门静脉上下端,将癌肿连同小部分门静脉壁切除,用 5-0 无损伤缝合线修补门静脉。如果门静脉受侵必须切除一段,应尽量采用对端吻合,成功率高;如切除门静脉长度超过 2 cm,应使用去掉静脉瓣的髂外静脉或 Gore Tex 人造血管搭桥吻合,这种方法因为吻合两侧门静脉的压力差较小,闭塞发生率较高,应尽量避免。

(8)肝门部胆管癌的肝移植:肝门部胆管癌的肝移植必须严格选择病例,因为肝移植后癌复发率相对较高,可达 20%~80%。

影响肝移植后胆管癌复发的因素有:①周围淋巴结转移状况:肝周围淋巴结有癌浸润的受体仅生存 7.25 个月,而无浸润者为 35 个月;②肿瘤分期:UICC 分期 III、IV 期者移植后无 1 例生存达 3 年,而 I、II 期患者移植后约半数人生存 5 年以上;③血管侵犯情况:有血管侵犯组和无血管侵犯组肝移植平均生存时间分别为 18 个月和 41 个月。

因此,只有在下列情况下胆管癌才考虑行肝移植治疗:①剖腹探查肯定是 UICC II 期;②术中由于肿瘤浸润,不能完成 R_0 切除只能做 R_1 或 R_2 切除者;③肝内局灶性复发者。肝移植术后,患者还必须采用放射治疗才能取得一定的疗效。

(9)肝门部胆管癌的内引流手术:对无法切除的胆管癌,内引流手术是首选的方案,可在一定时期内改善患者的全身情况,提高生活质量。适用于肝内胆管扩张明显,无急性感染,而且欲引流的肝叶有功能。根据分型不同手术方式也不同。

左侧肝内胆管空肠吻合术:适用于 Bismuth III 型和少数 IV 型病变。经典的手术是 Longmire 手术,但需要切除肝左外叶,手术创伤大而不适用于肝管分叉部的梗阻。目前常采用的方法是圆韧带径路第 III 段肝管空肠吻合术。此段胆管位于圆韧带和镰状韧带左旁,在门静脉左支的前上方,在肝前缘、脏面切开肝包膜后逐渐分开肝组织应先遇到该段肝管,操作容易。可沿胆管纵轴切开 0.5~1 cm,然后与空肠做 Roux-en-Y 吻合。此方法创伤小、简便、安全,当肝左叶有一定的代偿时引流效果较好,缺点是不能引流整个肝脏。为达到同时引流右肝叶的目的,可加 U 形管引流,用探子从第 III 段肝管切开处置入,通过汇合部狭窄段进入右肝管梗阻近端,然后引入一根硅胶 U 管,右肝管的胆汁通过 U 管侧孔进入左肝管再经吻合口进入肠道。

右侧肝内胆管空肠吻合术:右侧肝内胆管不像左侧的走向部位那样恒定,寻找相对困难。最常用的方法是经胆囊床的肝右前叶胆管下段支的切开,与胆囊—十二指肠吻合,或与空肠行 Roux-en-Y 吻合。根据肝门部的解剖,此段的胆管在胆囊床处只有 1~2 cm 的深度,当肝内胆管扩张时,很容易在此处切开找到,并扩大切口以供吻合。手术时先游离胆囊,注意保存血供,随后胆囊也可作为一间置物,将胆囊与右肝内胆管吻合后,再与十二指肠吻合或与空肠行 Roux-en-Y 吻合,这样使操作变得更容易。

双侧胆管空肠吻合:对 IIIa 或 IIIb 型以及 IV 型胆管癌,半肝引流是不充分的。理论上引流半肝可维持必要的肝功能,但是实际上半肝引流从缓解黄疸、改善营养和提高生活质量都是不够的。因此,除 I、II 型胆管癌外,其他类型的如果可能均应作双侧胆管空肠吻合术,暴露和吻合的方法同上述。

(二)中下段胆管癌的外科治疗

位于中段的胆管癌,如果肿瘤比较局限,可采取肿瘤所在的胆总管部分切除、肝十二指肠韧带淋巴结清扫和肝总管空肠 Roux-en-Y 吻合术;下段胆管癌一般需行胰头十二指肠切除术(Whipple 手术)。影响手术效果的关键是能否使肝十二指肠韧带内达到"骨骼化"清扫。然而,有些学者认为,中段和下段胆管癌的恶性程度较高,发展迅速,容易转移至胰腺后和腹腔动脉周围淋巴结,根治性切除应包括胆囊、胆总管、胰头部和十二指肠的广泛切除,加上肝十二指肠韧带内的彻底清扫。对此问题应该根据"个体化"的原则,针对不同的患者而做出相应的处理,不能一概而论。手术前准备及切口、探查等与肝门部胆管癌相同。

1.中段胆管癌的切除

对于早期、局限和高分化的肿瘤,特别是向管腔内生长的乳头状腺癌,可以行胆总管切除加肝十二指肠韧带内淋巴、神经等软组织清扫,但上端胆管切除范围至肝总管即可,最好能距肿瘤上缘 2 cm 切除。胆管重建以肝总管空肠 Roux-en-Y 吻合为好,也可采用肝总管－间置空肠－十二指肠吻合的方式,但后者较为烦琐,疗效也与前者类似,故一般不采用。

2. 下段胆管癌的切除

(1)Whipple 手术及其改良术式:1935 年 Whipple 首先应用胰头十二指肠切除术治疗 Vater 壶腹周围肿瘤,取得了良好效果。对胆管癌患者,此手术要求一般情况好,年龄＜70 岁,无腹腔内扩散转移或远处转移。标准的 Whipple 手术切除范围对治疗胆总管下段癌、壶腹周围癌是合适及有效的。

胰头十二指肠切除后消化道重建方法主要有:①Whipple 法:顺序为胆肠、胰肠、胃肠吻合,胰肠吻合方法可采取端侧方法,胰管与空肠黏膜吻合,但在胰管不扩张时,难度较大,并容易发生胰瘘。②Child 法:吻合排列顺序是胰肠、胆肠和胃肠吻合。Child 法胰瘘发生率明显低于 Whipple 法,该法一旦发生胰瘘,则仅有胰液流出,只要引流通畅,尚有愈合的机会。Whipple 与 Child 法均将胃肠吻合口放在胰肠、胆肠吻合口下方,胆汁与胰液经过胃肠吻合口酸碱得以中和,有助于减少吻合口溃疡的发生。③Cattell 法:以胃肠、胰肠和胆肠吻合顺序。

(2)保留幽门的胰头十二指肠切除术(PPPD):保留全胃、幽门及十二指肠球部,在幽门以远 2～4 cm 切断十二指肠,断端与空肠起始部吻合,其余范围同 Whipple 术。1978 年 Traverso 和 Longmire 首先倡用,20 世纪 80 年代以来由于对生存质量的重视,应用逐渐增多。该术式的优点在于:简化了手术操作,缩短了手术时间,保留了胃的消化贮存功能,可促进消化、预防倾倒综合征以及有利于改善营养,避免了与胃大部分切除相关的并发症。施行此手术的前提是肿瘤的恶性程度不高,幽门上下组淋巴结无转移。该手术方式治疗胆管下段癌一般不存在是否影响根治性的争论,但是要注意一些并发症的防治,主要是术后胃排空延缓。胃排空延迟是指术后 10d 仍不能经口进流质饮食者,发生率为 27%～30%。其原因可能是切断了胃右动脉影响幽门与十二指肠的血供,迷走神经鸦爪的完整性破坏,切除了十二指肠蠕动起搏点以及胃运动起搏点受到抑制。胃排空延迟大多可经胃肠减压与营养代谢支持等非手术疗法获得治愈,但有时长期不愈需要做胃造瘘术。

(3)十二指肠乳头局部切除。①适应证:远端胆管癌局限于 Vater 壶腹部或十二指肠乳头;患者年龄较大或合并全身性疾病,不宜施行胰十二指肠切除术。手术前必须经影像学检查及十二指肠镜检查证明胆管肿瘤局限于末端。②手术方法:应进一步探查证明本术式的可行性,切开十二指肠外侧腹膜,充分游离十二指肠,用左手拇指和示指在肠壁外可触及乳头肿大。在乳头对侧(十二指肠前外侧壁)纵行切开十二指肠壁,可见突入肠腔、肿大的十二指肠乳头。纵行切开胆总管,并通过胆管切口插入胆管探子,尽量将胆管探子从乳头开口处引出,上下结合探查,明确肿瘤的大小和活动度。确定行本手术后,在乳头上方胆管两侧缝 2 针牵引线,沿牵引线上方 0.5 cm 用高频电刀横行切开十二指肠后壁,直至切开扩张的胆管,可见有胆汁流出。轻轻向下牵引乳头,用可吸收线缝合拟留下的十二指肠后壁和远端胆总管;继续绕十二指肠乳头向左侧环行扩大切口,边切边缝合十二指肠与胆管,直至胰管开口处。看清胰管开口后,将其上壁与胆总管缝合成共同开口,前壁与十二指肠壁缝合。相同方法切开乳头下方和右侧的十二指肠后壁,边切边缝合,待肿瘤完整切除,整个十二指肠后内壁与远端胆总管和胰管的吻合也同时完成。用一直径与胰管相适应的硅胶管,插入胰管并缝合固定,硅胶管另一端置于肠腔内,长约 15 cm。胆总管内常规置 T 管引流。

(4)中下段胆管癌胆汁内引流术:相对于肝门部胆管癌较为容易,一般选择梗阻部位以上的胆管与空肠做 Roux-en-Y 吻合。下段胆管梗阻时,行胆囊空肠吻合术更加简单,然而胆囊与肝管汇合部容易受胆管癌侵犯而堵塞,即使不堵塞,临床发现其引流效果也较差,故尽量避免使用。吻合的部位要尽可能选择肝总管高位,并切断胆管,远端结扎,近端与空肠吻合。不宜选择胆管十二指肠吻合,因十二指肠上翻太多可增加吻合口的张力,加上胆管肿瘤的存在,可很快侵及吻合口。中下段胆管癌随着肿瘤的生长,可能造成十二指肠梗阻,根据情况可做胃空肠吻合以旷置有可能被肿瘤梗阻的十二指肠。

(郭传申)

第八节　胆道感染

一、急性胆囊炎

急性胆囊炎(acute cholecystitis)是胆囊发生的急性炎症性疾病,在我国腹部外科急症中位居第二,仅次于急性阑尾炎。

(一)病因

多种因素可导致急性胆囊炎,如胆囊结石、缺血、胃肠道功能紊乱、化学损伤、微生物感染、寄生虫、结缔组织病、过敏性反应等。急性胆囊炎中90%~95%为结石性胆囊炎,5%~10%为非结石性胆囊炎。

(二)病理生理

胆囊结石阻塞胆囊颈或胆囊管是大部分急性结石性胆囊炎(acute calculous cholecystitis)的病因,其病变过程与阻塞程度及时间密切相关。结石阻塞不完全且时间较短者,仅表现为胆绞痛,阻塞完全且时间较长者,则发展为急性胆囊炎,按病理特点可分为四期:水肿期为发病初始2~4天,由于黏膜下毛细血管及淋巴管扩张,液体外渗,胆囊壁出现水肿;坏死期为发病后3~5天,随着胆囊内压力逐步升高,胆囊黏膜下小血管内形成血栓,堵塞血流,黏膜可见散在的小出血点及坏死灶;化脓期为发病后7~10天,除局部胆囊壁坏死和化脓,病变常波及胆囊壁全层,形成壁间脓肿甚至胆囊周围脓肿,镜下见有大量中性粒细胞浸润和纤维增生。如果胆囊内压力持续升高,胆囊壁血管因压迫导致血供障碍,出现缺血坏疽,则发展为坏疽性胆囊炎,此时常并发胆囊穿孔;慢性期主要指中度胆囊炎反复发作以后的阶段,镜下特点是黏膜萎缩和胆囊壁纤维化。

严重创伤、重症疾病和大手术后发生的急性非结石性胆囊炎由胆囊的低血流量灌注引起,胆囊黏膜因缺血缺氧损害和高浓度胆汁酸盐的共同作用而发生坏死,继而发生胆囊化脓、坏疽甚至穿孔,病情发展迅速,并发症率和死亡率均高。

(三)临床表现

1.症状

急性结石性胆囊炎患者以女性多见,起病前常有高脂饮食的诱因,也有学者认为与劳累、精神因素有关。其首发症状多为右上腹阵发性绞痛,可向右肩背部放射,伴恶心、呕吐、低热。当胆囊炎病变发展时,疼痛转为持续性并有阵发性加重。出现化脓性胆囊炎时,可有寒战、高热。在胆囊周围形成脓肿或发展为坏疽性胆囊炎时,腹痛程度加剧,范围扩大,呼吸活动及体位改变均可诱发腹痛加重,并伴有全身感染症状。约1/3患者可出现轻度黄疸,多与胆囊黏膜受损导致胆色素进入血液循环有关,或因炎症波及肝外胆管阻碍胆汁排出所致。

2.体征

体检可见腹式呼吸受限,右上腹有触痛,局部肌紧张,Murphy征阳性,大部分患者可在右肋缘下扪及肿大且触痛的胆囊。当胆囊与大网膜形成炎症粘连,可在右上腹触及边界欠清、固定压痛的炎症包块。严重时胆囊发生坏疽穿孔,可以出现弥漫性腹膜炎体征。

3.实验室检查

主要有白细胞计数和中性粒细胞比值升高,程度与病情严重程度有一定的相关性。当炎症波及肝组织可引起肝细胞功能受损,血清GPT、GOT和碱性磷酸酶(AKP)升高,当血总胆红素升高时,常提示肝功能损害较严重。

4.超声检查

超声检查是目前诊断肝胆道疾病最常用的一线检查方法,对急性结石性胆囊炎诊断的准确率高达85%~90%。超声检查可显示胆囊肿大,囊壁增厚,呈现"双边征",胆囊内可见结石,胆囊腔内充盈密度不均的回声斑点,胆囊周边可见局限性液性暗区。

5.CT

可见胆囊增大,直径常＞5 cm;胆囊壁弥漫性增厚,厚度＞3 mm;增强扫描动脉期明显强化;胆囊内有结石和胆汁沉积物;胆囊四周可见低密度水肿带或积液区(图 9-1)。CT 扫描可根据肝内外胆管有无扩张、结石影鉴别是否合并肝内外胆管结石。

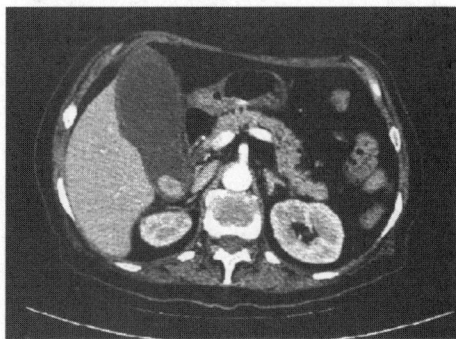

图 9-1　胆囊结石伴急性胆囊炎

6.核素扫描检查

可应用于急性胆囊炎的鉴别诊断。经静脉注入^{99m}Tc-EHIDA,被肝细胞摄取并随胆汁从胆道排泄清除。因急性胆囊炎时多有胆囊管梗阻,故核素扫描时一般胆总管显示而胆囊不显影,若造影能够显示胆囊,可基本排除急性胆囊炎。

(四)诊断

结合临床表现、实验室检查和影像学检查,即可诊断。注意与上消化道溃疡穿孔、急性胰腺炎、急性阑尾炎、右侧肺炎等疾病鉴别。当合并黄疸时,注意排除继发性胆总管结石。

(五)治疗

1.非手术治疗

为入院后的急诊处理措施,也为随时可能进行的急诊手术做准备。包括禁食,液体支持,解痉止痛,使用覆盖革兰阴性菌和厌氧菌的抗生素,纠正水电解质平衡紊乱,严密观察病情,同时处理糖尿病,心血管疾病等合并症。约 60%～80% 的急性结石性胆囊炎患者可经非手术治疗获得缓解而转入择期手术治疗。而急性非结石性胆囊炎多病情危重,并发症率高,倾向于早期手术治疗。

2.手术治疗

急性结石性胆囊炎最终需要切除病变的胆囊,但应根据患者情况决定择期手术、早期手术或紧急手术。手术方法首选腹腔镜胆囊切除术,其他还包括开腹手术、胆囊穿刺造瘘术。

(1)择期手术:对初次发病且症状较轻的年轻患者,或发病已超过 72 小时但无紧急手术指征者,可选择先行非手术治疗。治疗期间密切观察病情变化,尤其是老年患者,还应注意其他器官的并存疾病,如病情加重,需及时手术。大部分患者通过非手术治疗病情可获得缓解,再行择期手术治疗。

(2)早期手术:对发病在 72 小时内的急性结石性胆囊炎,经非手术治疗病情无缓解,并出现寒战、高热、腹膜刺激征明显、白细胞计数进行性升高者,应尽早实施手术治疗,以防止胆囊坏疽穿孔及感染扩散。对于 60 岁以上的老年患者,症状较重者也应早期手术。

(3)紧急手术:对急性结石性胆囊炎并发穿孔应进行紧急手术。术前应尽量纠正低血压、酸中毒、严重低钾血症等急性生理紊乱,对老年患者还应注意处理高血压、糖尿病等合并症,以降低手术死亡率。

3.手术方法

(1)腹腔镜胆囊切除术:腹腔镜胆囊切除术(laparoscopic cholecystectomy,LC)为首选术式。术前留置胃管、尿管。采用气管插管全身麻醉。患者取头高脚低位,左倾 15°。切开脐部皮肤 1.5 cm,用气腹针穿刺腹腔建立气腹,CO_2 气腹压力 12～14 mmHg。经脐部切口放置 10 mm 套管及腹腔镜,先全面探查腹腔。手术采用三孔或四孔法,四孔法除脐部套管外,再分别于剑突下 5 cm 置入 10 mm 套管,右锁骨中线脐水平和腋前线肋缘下 5 cm 各置入 5 mm 套管,三孔法则右锁骨中线和腋前线套管任选其一(图 9-2 和图 9-3)。

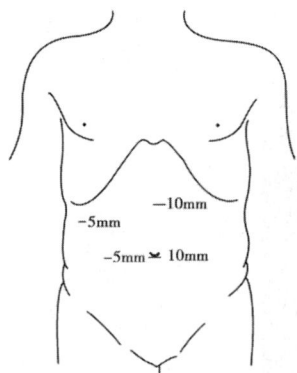

图 9-2　四孔法 LC 套管位置　　　　　　　　　图 9-3　三孔法 LC 套管位置

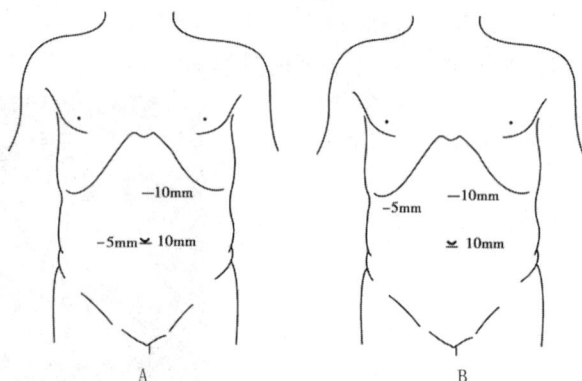

探查胆囊:急性胆囊炎常见胆囊肿大,呈高张力状态。结石嵌顿于胆囊颈部,胆囊壁炎症水肿,甚至化脓、坏疽,与网膜和周围脏器形成粘连。先用吸引器结合电钩分离胆囊周围粘连,电钩使用时一定要位于手术视野中央。

胆囊减压:于胆囊底部做一小切口吸出胆汁减压,尽可能取出颈部嵌顿的结石。

处理胆囊动脉:用电钩切开胆囊浆膜,大部分急性胆囊炎的胆囊动脉已经栓塞并被纤维束包裹,不需刻意骨骼化显露,在钝性分离中碰到索条状结构,紧贴壶腹部以上夹闭切断即可。

处理胆囊管:沿外侧用吸引器钝性剥离寻找胆囊管,尽量远离胆总管,确认颈部与胆囊管连接部后,不必行骨骼化处理,确认"唯一管径"后,靠近胆囊用钛夹或结扎锁夹闭胆囊管后离断。对于增粗的胆囊管可用阶梯施夹法或圈套器处理。胆囊管里有结石嵌顿则需将胆囊管骨骼化,当结石位于胆囊管近、中段时,可在结石远端靠近胆总管侧胆囊管施夹后离断;当结石嵌顿于胆囊管汇入胆总管部时,需剪开胆囊管大半周,用无创伤钳向切口方向挤压,尝试将结石挤出,不能直接钳夹结石,以避免结石碎裂进入胆总管。确认结石完整挤出后,夹闭胆囊管远端。处理胆囊壶腹内侧,急性炎症早期组织水肿不严重,壶腹内侧一般容易剥离。但一些肿大的胆囊壶腹会延伸至胆总管或肝总管后壁形成致密粘连无法分离,此时不能强行剥离,可试行胆囊大部分或次全切除,切除的起始部位应选择壶腹—胆囊管交接稍上方,要保持内侧与后壁的完整,切除胆囊体和底部。残留的壶腹部黏膜仍保留分泌功能,需化学烧灼或电灼毁损,防止术后胆漏,电灼时间宜短。

剥离胆囊:胆囊炎症可波及肝脏,损伤肝脏易出现难以控制的出血,应"宁破胆囊,勿损肝脏",可允许部分胆囊黏膜残留于胆囊床,予电凝烧灼即可。剥离胆囊后胆囊床渗血广泛,可用纱块压迫稍许,然后电凝止血。单极电凝无效可改用双极电凝。

取出胆囊:将胆囊及结石装入标本袋,由剑突下或脐部套管孔取出,亦可放置引流管后才取出胆囊。遇到巨大结石时,可使用扩张套管。

放引置流管:冲洗手术创面,检查术野无出血、胆漏,于 Winslow 孔放置引流管,由腋前线套管孔引出并固定。解除气腹并缝合脐部套管孔。

术中遇到下列情况应中转开腹:①胆囊组织质地偏硬,不排除癌变可能。②胆囊三角呈冰冻状,组织致密难以分离,或稍作分离即出现难以控制的出血。③胆囊壶腹内侧粘连紧密,分离后出现胆汁漏,怀疑肝总管、左右肝管损伤。④胆囊管—肝总管汇合部巨大结石嵌顿,有 Mirrizi 综合征可能。⑤胆肠内瘘。⑥胆管解剖变异,异常副肝管等。

术后处理:包括继续抗生素治疗,外科营养支持,治疗并存疾病等。24～48 小时后观察无活动性出血、胆漏、肠漏等情况后拔除引流管。

（2）其他手术方法：①分胆囊切除术：术中胆囊床分离困难或可能出现大出血者，可采用胆囊部分切除法，残留的胆囊黏膜应彻底电凝烧灼或化学损毁，防止残留上皮恶变、形成胆漏或包裹性脓肿等。②声或CT引导下经皮经肝胆囊穿刺引流术（percutaneous transhepatic gallbladder drainage，PTGD）：适用于心肺疾患严重无法接受胆囊切除术的急性胆囊炎患者，可迅速有效地降低胆囊压力，引流胆囊腔内积液或积脓，待急性期过后再择期手术。禁忌证包括急性非结石性胆囊炎、胆囊周围积液（穿孔可能）和弥漫性腹膜炎。穿刺后应严密观察患者，警惕导管脱落、胆汁性腹膜炎、败血症、胸腔积液、肺不张、急性呼吸窘迫等并发症。

（六）几种特殊类型急性胆囊炎

1.急性非结石性胆囊炎

指胆囊有明显的急性炎症但其内无结石，多见于男性及老年患者。病因及发病机制尚未完全清楚，推测发病早期由于胆囊缺血及胆汁淤积，胆囊黏膜因炎症、血供减少而受损，随后细菌经胆道、血液或淋巴途径进入胆囊内繁殖，发生感染。急性非结石性胆囊炎往往出现在严重创伤、烧伤、腹部大手术后、重症急性胰腺炎、脑血管意外等危重患者中，患者常有动脉粥样硬化基础。

由于并存其他严重疾病，急性非结石性胆囊炎容易发生漏诊。在危重患者，特别是老年男性，出现右上腹痛和（或）发热时，应警惕本病发生。及时行B超或CT检查有助于早期诊断。B超影像特点：胆囊肿大，内无结石，胆汁淤积，胆囊壁增厚＞3 mm，胆囊周围有积液。当存在肠道积气时，CT更具诊断价值。

本病病理过程与急性结石性胆囊炎相似，但病情发展更快，易出现胆囊坏疽和穿孔。一经确诊，应尽快手术治疗，手术以简单有效为原则。在无绝对禁忌证时，首选腹腔镜胆囊切除术。若病情不允许，在排除胆囊坏疽、穿孔情况下，可考虑局麻行胆囊造瘘术，术后严密观察炎症消退情况，必要时仍需行胆囊切除术。术后给予抗休克，纠正水、电解质及酸碱平衡紊乱等支持治疗，选用广谱抗生素或联合用药，同时予以心肺功能支持，治疗重要脏器功能不全等。

2.急性气肿性胆囊炎

临床上不多见，指急性胆囊炎时胆囊内及其周围组织内有产气细菌大量滋生产生气体积聚，与胆囊侧支循环少、易发生局部组织氧分压低下有关。发病早期，气体主要积聚在胆囊内，随后进入黏膜下层，致使黏膜层剥离，随病情加重气体可扩散至胆囊周围组织，并发败血症。本病易发于老年糖尿病患者，临床表现为重症急性胆囊炎，腹部X线检查及CT有助诊断，可发现胆囊内外有积气。注意与胆肠内瘘、十二指肠括约肌功能紊乱引起的胆囊积气，及上消化道穿孔等疾病相鉴别。气肿性胆囊炎患者病情危重，可并发坏疽、穿孔、肝脓肿、败血症等，死亡率较高，约15%～25%，应尽早手术治疗，手术治疗原则与急性胆囊炎相同。注意围术期选用对产气杆菌有效的抗生素，如头孢哌酮与灭滴灵联用。

3.胆囊扭转

指胆囊体以胆囊颈或邻近组织器官为支点发生扭转。胆囊一般由腹膜和结缔组织固定于胆囊床，当胆囊完全游离或系膜较长时，可因胃肠道蠕动、体位突然改变或腹部创伤而发生顺时针或逆时针扭转。病理上主要以血管及胆囊管受压嵌闭为特征，病变严重性与扭转程度及时间密切相关。扭转180°时，胆囊管即扭闭，胆汁淤积，胆囊肿大。超过180°为完全扭转，胆囊静脉受压回流受阻，表现为胆囊肿大，胆囊壁水肿增厚，继而动脉受累，胆囊壁出现坏疽、穿孔。当扭转达360°时，胆囊急性缺血，胆囊肿大，呈暗红甚至黑色，可有急性坏疽，但穿孔发生率较低。

本病临床罕见，误诊率高，扭转三联征有助提示本病：①瘦高的老年患者，特别是老年女性，或者合并脊柱畸形。②典型的右上腹痛，伴恶心、呕吐，病程进展迅速。③查体可扪及右上腹肿块，但无全身中毒症状和黄疸，可有体温脉搏分离现象。扭转胆囊在B超下有特殊影像：胆囊锥形肿大，呈异位漂浮状，胆囊壁增厚。由于胆囊管、胆囊动静脉及胆囊系膜扭转和过度伸展，在胆囊颈的锥形低回声区混杂有多条凌乱的纤细光带，但后方无声影。CT检查见胆囊肿大积液，与肝脏分离。磁共振胆道成像（MRCP）可清晰显示肝外胆管因胆囊管扭转牵拉呈"V"形。

高度怀疑或确诊胆囊扭转均应及时手术,首选腹腔镜胆囊切除术。因胆囊扭转造成胆囊三角解剖关系扭曲,可先复原正常胆囊位置,以利于保护胆总管。

二、急性梗阻性化脓性胆管炎

急性梗阻性化脓性胆管炎(acute obstructive suppurative cholangitis,AOSC)为急性胆管炎的严重阶段,病程进展迅速,是良性胆管疾病死亡的主要原因。

(一)病因

许多疾病可导致 AOSC,如肝内外胆管结石、胆道肿瘤、胆道蛔虫、急性胰腺炎、胆管炎性狭窄、胆肠或肝肠吻合口狭窄、医源性因素等,临床以肝内外胆管结石为最常见。近年随着内腔镜和介入技术的普及,经皮肝穿胆管造影(PTC)、经皮肝穿胆管引流(PTCD)、经内镜逆行胰胆管造影(ERCP)、经 T 管胆道镜取石等操作所致的医源性 AOSC 发生率有所上升。

(二)病理生理

AOSC 的发生和发展与多个因素相关,其中起主要作用的是胆道梗阻和感染,两者互为因果、互相促进。当胆道存在梗阻因素时胆汁淤积,细菌易于繁殖,引起的感染常为需氧菌和厌氧菌混合感染,需氧菌多为大肠杆菌、克雷伯菌、肠球菌等。胆汁呈脓性,胆管壁充血水肿,甚至糜烂。如果梗阻因素不解除,胆道压力将持续上升,当压力超过 2.94 kPa(30 cmH$_2$O)时,肝细胞停止分泌胆汁,脓性胆汁可经毛细胆管—肝窦返流进肝静脉。此外,脓性胆汁还可经胆管糜烂创面进入相邻的门静脉分支,或经淋巴管途径进入体循环。进入血循环的胆汁含有大量细菌和毒素,可引起败血症、全身炎症反应、感染性休克。病情进一步发展,将出现肝肾综合征、DIC、MODS 而死亡。

因梗阻位置不同,其病理特点也不一致。当梗阻位于胆总管时,整个胆道系统易形成胆道高压,梗阻性黄疸出现早。当梗阻位于肝内胆管时,局部胆管出现胆道高压并扩张,虽然局部胆血屏障遭受破坏,内毒素也会进入血内,但发生败血症、黄疸的几率较少。

(三)临床表现

根据梗阻部位的不同,可分为肝外型 AOSC 和肝内型 AOSC。

1. 肝外型 AOSC

随致病原因不同,临床表现有所差别。胆总管结石所致的 AOSC,表现为腹痛、寒战高热、黄疸、休克、神经中枢受抑制(Reynold 五联征),常伴有恶心、呕吐等消化道症状。胆道肿瘤所致的 AOSC,表现为无痛、进行性加重的黄疸,伴寒战高热。医源性 AOSC 常常没有明显腹痛,而以寒战高热为主。体检可见患者烦躁不安,体温高达 39 ℃～40 ℃,脉快,巩膜皮肤黄染,剑突下或右上腹有压痛,可伴腹膜刺激征,多可触及肿大胆囊,肝区有叩击痛。

2. 肝内型 AOSC

梗阻位于一级肝内胆管所致的 AOSC 与肝外型相类似,位于二级胆管以上的 AOSC 常仅表现为寒战发热,可无腹痛及黄疸,或较轻,早期可出现休克,伴有精神症状。体检见患者神情淡漠或神志不清,体温呈弛张热,脉搏细速,黄疸程度较轻或无,肝脏呈不对称性肿大,患侧叩击痛明显。

(四)辅助检查

1. 实验室检查

外周静脉血白细胞计数和中性粒细胞比值明显升高,血小板数量减少,血小板聚集率明显下降;有不同程度的肝功能受损;可伴水电解质紊乱及酸碱平衡失调;糖类抗原 CA19-9 可升高。

2. 影像学检查

B 超、CT、MRCP 检查对明确胆道梗阻的原因、部位及性质有帮助,可酌情选用。

(五)诊断

AOSC 诊断标准:胆道梗阻的基础上出现休克,或有以下 2 项者:①精神症状。②脉搏＞120 次/分。③白细胞计数＞20×10^9/L。④体温＞39 ℃。⑤血培养阳性。结合影像学检查确定分型及梗阻原因,注意了解全身重要脏器功能状况。

（六）治疗

AOSC 治疗的关键是及时胆道引流,降低胆管内压力。

1.支持治疗

及时改善全身状况,为进一步诊治创造条件。主要措施:①监测生命体征,禁食水,吸氧,高热者予物理或药物降温。②纠正休克,包括快速输液,有效扩容,积极纠正水电解质紊乱及酸碱平衡失调,必要时可应用血管活性药物。③联合使用针对需氧菌和厌氧菌的抗生素。④维护重要脏器功能。

2.胆道引流减压

只有及时引流胆道、降低胆管内压力,才能终止脓性胆汁向血液的反流,阻断病情进一步恶化,减少严重并发症发生。根据不同分型,可选择内镜、介入或手术等方法,以简便有效为原则。

1)肝外型 AOSC:可选择内镜或手术治疗。

(1)经内镜鼻胆管引流术(ENBD):内镜治疗 AOSC 具有创伤小、迅速有效的优点,对病情危重者可于急诊病床边进行。在纤维十二指肠镜下找到十二指肠乳头,在导丝引导下行目标管腔插管,回抽见脓性胆汁,证实进入胆总管后,内置鼻胆管引流即可。如病情允许,可行常规 ERCP,根据造影情况行内镜下括约肌切开术(EST),或用网篮取出结石或蛔虫,去除梗阻病因,术后常规留置鼻胆管引流。ERCP 主要并发症有出血、十二指肠穿孔及急性胰腺炎等,合并食管胃底静脉曲张者不宜应用。

(2)手术治疗:注意把握手术时机,应在发病 72 小时内行急诊手术治疗,如已行 ENBD 但病情无改善者也应及时手术。已出现休克的患者应在抗休克同时进行急诊手术治疗。手术以紧急减压为目的,不需强求对病因做彻底治疗。手术方法为胆总管切开并结合 T 管引流。胆囊炎症较轻则切除胆囊,胆囊炎症严重,与四周组织粘连严重则行胆囊造瘘术。单纯行胆囊造瘘术不宜采用,因其不能达到有效引流目的。术后常见的并发症有胆道出血、胆瘘、伤口感染、肺部感染、应激性溃疡、低蛋白血症等。

2)肝内型 AOSC:可选用介入或手术治疗。

(1)PTCD:对非结石性梗阻导致的肝内型 AOSC 效果较好,适用于老年、病情危重难以耐受手术,或恶性梗阻无手术条件的患者。可急诊进行,能及时减压并缓解病情。主要并发症包括导管脱离或堵塞、胆瘘、出血、败血症等。凝血功能严重障碍者禁用。

(2)手术治疗:手术目的是对梗阻以上胆道进行迅速有效的减压引流。梗阻在一级胆管,可经胆总管切开疏通,并 T 管引流;梗阻在一级胆管以上,根据情况选用肝管切开减压和经肝 U 管引流、肝部分切除＋断面引流或经肝穿刺置管引流术等(图 9-4)。

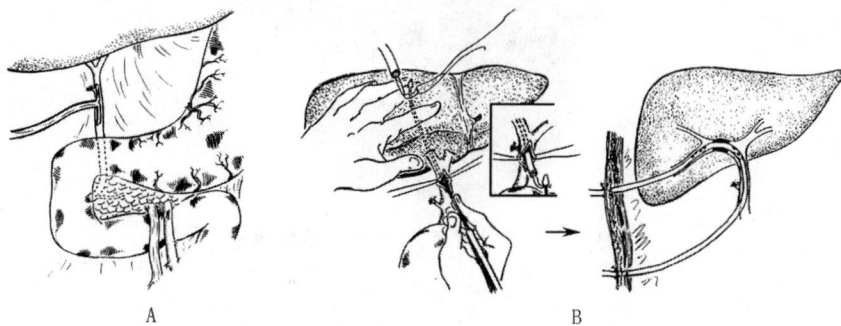

图 9-4 胆总管 T 管引流和经肝 U 管引流
A.胆总管 T 管引流;B.经肝 U 管引流图

3.后续治疗

待患者病情稳定,一般情况恢复 1～3 个月后,再针对病因进行彻底治疗。

（郭传申）

第十章 胰腺疾病

第一节 急性胰腺炎

急性胰腺炎(acute pancreatitis,AP)是指胰腺及其周围组织被胰腺分泌的消化酶自身消化而引起的急性化学性炎症,临床表现以急性腹痛、发热,伴有恶心呕吐、血尿淀粉酶升高为特征。大多数患者病程呈自限性,20%~30%的病例临床经过凶险,总体病死率5%~10%。AP按病情程度可分为轻症急性胰腺炎(mild acute pancreatitis,MAP)和重症急性胰腺炎(severe acute pancreatitis,SAP)。MAP无器官功能障碍和局部并发症,保守治疗效果好。SAP病情发展迅猛,并发症多,病死率高,短期内可引起多器官系统功能障碍、乃至衰竭而危及生命。

一、病因

(一)胆道疾病

胆道疾病在我国仍是主要的发病因素,胆石症、胆道感染、胆道蛔虫等均可引起AP。胆道结石常是AP首发及反复发作的主要原因,发病机制主要为"共同通道学说"(图10-1),也与梗阻或Oddi括约肌功能不全有关,导致胆汁或十二指肠液反流入胰管,激活消化酶,损伤胰管黏膜,进而导致胰腺组织自身消化而引起胰腺炎。Lankisch等总结过去50年各国关于AP的20项研究显示,胆道疾病是AP发病的首要原因,占41%。

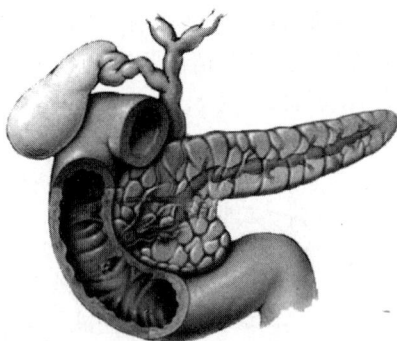

图 10-1 胆道结石阻塞胆胰共同通道

(二)高脂血症

自Klatskin 1952年首次报道1例高脂血证胰腺炎以来,国内外学者对其进行了大量研究,发现高脂血证胰腺炎与甘油三酯有关,而与胆固醇无关。近年来随着我国居民饮食结构发生改变,动物性食物比例上升,使高脂血证引起的AP数量上升,国内有些报道认为高脂血证已成为AP的第二位病因。目前高脂血证引起AP的原因尚不明确,可能由于其导致动脉粥样硬化,使内皮细胞损伤,合成或分泌前列腺素(PGI_2)减少,可激活血小板,释放血栓素(TXA_2),使PGI_2-TXA_2平衡失调,胰腺发生缺血性损伤。另外高脂血证时血液黏稠度增加,有利于血栓形成;过高的乳糜微粒栓塞胰腺微血管或在胰腺中发生黄色瘤;胰腺毛细血管内高浓度的甘油三酯被脂肪酶水解,生成大量具有毒性的游离脂肪酸,引起毛细血管脂肪栓塞和内膜损伤,均可引起胰腺炎发作。随着人们生活水平的提高,高脂血证引起的 AP 患病率正逐渐增高,故在 AP 防治中应重视控制血脂水平。

（三）大量饮酒

酗酒是西方国家急、慢性胰腺炎的首要病因,在我国占次要地位。一般认为乙醇通过下列机制与酒精性胰腺炎有关:刺激胰腺分泌,增加胰腺对胆囊收缩素的敏感性,使胰液中胰酶和蛋白质含量增加,小胰管内蛋白栓形成,引起胰管阻塞,胰液排出受阻;使胰腺腺泡细胞膜的流动性和完整性发生改变,线粒体肿胀,细胞代谢障碍,细胞变性坏死;引起胆胰壶腹括约肌痉挛,导致胰管内压力升高;引起高甘油三酯血证直接毒害胰腺组织;刺激胃窦部 G 细胞分泌胃泌素,激发胰腺分泌;从胃吸收,刺激胃壁细胞分泌盐酸,继而引起十二指肠内胰泌素和促胰酶素分泌,最终导致胰腺分泌亢进。

（四）暴饮暴食

暴饮暴食使短时间内大量食糜进入十二指肠,引起乳头水肿和 Oddi 括约肌痉挛,同时刺激大量胰液和胆汁分泌,进而由于胰液和胆汁排泄不畅而引发 AP。故养成良好的进食习惯非常重要,尤其对患有胆源道疾病的患者进行饮食指导可能对预防 AP 有重要作用。

（五）其他病因

包括药物、妊娠、手术和创伤、胰腺肿瘤、特发性胰腺炎等。

1.药物

迄今为止已经发现超过 260 种药物与胰腺炎发病有关,常用药物如氢氯噻嗪、糖皮质激素、磺胺类、华法令、拉米夫定、他汀类药物等均能导致胰腺炎发生,其发病机制至今仍未完全阐明,其发病率呈逐年上升趋势。

2.手术和创伤

胃、胆道手术或 ERCP 容易引发术后胰腺炎。

3.感染

感染是 AP 的少见病因。现已发现细菌感染(伤寒杆菌、大肠杆菌、溶血性链球菌)、病毒感染(柯萨奇病毒、HIV、泛嗜性病毒、乙肝病毒)和寄生虫感染(蛔虫、华支睾吸虫等)均能引起胰腺炎。

4.肿瘤

胰腺或十二指肠附近的良恶性肿瘤压迫导致胰管梗阻、胰腺缺血或直接浸润胰腺激活胰酶均可诱发 AP。

5.特发性胰腺炎(idiopathic acute pancreatitis,IAP)

部分胰腺炎未能发现明确病因,临床上称为特发性胰腺炎。

二、病理生理

正常情况下,胰液中的胰蛋白酶原在十二指肠内被胆汁和肠液中的肠激酶激活后,方具有消化蛋白质的作用。如果胆汁和十二指肠液逆流入胰管,胰管内压增高,使腺泡破裂,胰液外溢,大量胰酶被激活。胰蛋白酶又能激活其他酶,如弹性蛋白酶及磷脂酶 A。弹性蛋白酶能溶解弹性组织,破坏血管壁及胰腺导管,使胰腺充血、出血和坏死。磷脂酶 A 被激活后,作用于细胞膜和线粒体膜的甘油磷脂,使其分解为溶血卵磷脂,后者可溶解破坏胰腺细胞膜和线粒体膜的脂蛋白结构,致细胞坏死,引起胰腺和胰周组织的广泛坏死。饮酒能刺激胃酸分泌,使十二指肠呈酸性环境,刺激促胰液素分泌增多,使胰液分泌增加。乙醇还可增加 Oddi 括约肌阻力,或者使胰管被蛋白阻塞,导致胰管内压和通透性增高,胰酶外渗引起胰腺损伤。乙醇还可使自由脂肪酸增高,其毒性作用可引起胰腺腺泡细胞和末梢胰管上皮细胞损害。氧自由基损伤也是乙醇诱发胰腺损伤的机制之一。此外,细胞内胰蛋白酶造成细胞的自身消化也与胰腺炎发生有关,人胰腺炎标本的电镜观察发现细胞内酶原颗粒增大和较大的自身吞噬体形成。另外,脂肪酶使脂肪分解,与钙离子结合形成皂化斑,可使血钙降低。大量胰酶被吸收入血,使血淀粉酶和脂肪酶升高,并可导致肝、肾、心、脑等器官损害,引起多器官功能不全综合征(MODS)。

三、临床表现

AP 发病多较急,主要表现有腹痛、腹胀、腹膜炎体征及休克等,因病变程度不同而使临床表现复杂。

（一）腹痛

不同程度的腹痛常在饱餐或饮酒后 1～2 小时突然起病,呈持续性,程度多较重,也可因结石梗阻或 Oddi 括约肌痉挛而有阵发性加剧。腹痛位于上腹正中或偏左,有时呈带状,并放射到腰背部、左肩,患者常喜弯腰前倾,一般镇痛剂不能使疼痛缓解。腹痛原因包括胰腺肿胀,包膜张力增高,胰胆管梗阻和痉挛,腹腔化学性物质刺激和腹腔神经丛受压。

（二）恶心、呕吐

90％以上患者在起病时有频繁恶心、呕吐,呕吐后腹痛并不减轻,病程初期呕吐为反射性,呕吐物为食物和胆汁,至晚期因胰腺炎症渗出致麻痹性肠梗阻,呕吐物可有粪臭味。

（三）发热

根据胰腺炎的发病原因和是否继发感染,患者可出现不同程度的发热。若为胆源性胰腺炎,胆道感染可有寒战、高热。MAP 多为中等程度发热,体温一般不超过 38.5 ℃,SAP 体温常超过 39 ℃。早期的发热是由于组织损伤及代谢产物引起,后期发热常提示胰周感染、脓肿形成或其他部位如肺部感染的存在。若继发感染发生的较晚,病程中可有一个体温下降的间歇期。

（四）黄疸

胆源性胰腺炎时胆道感染、梗阻,胰头水肿造成胆总管下端梗阻,或 Oddi 括约肌痉挛水肿,都可引起梗阻性黄疸。病程长、感染严重者,可因肝功能损害而发生黄疸。

（五）休克

为 SAP 的全身表现,患者烦躁、出冷汗、口渴、脉细速、四肢厥冷、呼吸浅快、血压下降、尿少,进一步发生呼吸困难、发绀、昏迷、血压测不到、无尿等,主要原因是胰酶外渗、组织蛋白分解、多肽类物质释放使毛细血管通透性增加,腹膜及胰周组织受到刺激,大量组织液渗出至腹膜后和腹腔内,导致血容量大量减少。

（六）体征

1. 腹膜刺激征

MAP 时腹部压痛轻,局限于上腹或左上腹,肌紧张不明显。SAP 时有明显的腹部压痛,范围广泛可遍及全腹,腹肌紧张明显。

2. 腹胀、肠鸣音消失

腹膜后渗液、内脏神经刺激、腹腔内渗液导致肠麻痹,引起腹胀,随之肠鸣音消失。

3. 腹水

MAP 一般无腹水或仅有少量淡黄色腹水。SAP 腹水多见,可从淡黄色、粉红色至暗红色,颜色深浅常可反映胰腺炎症的程度,腹水内胰淀粉酶通常很高。诊断性腹腔穿刺抽出血性腹水对 SAP 有诊断价值。

4. 皮下出血征象

较少见,仅发生于严重的 SAP,在起病数日内出现,常伴有血性腹水。其发生机制为含有胰酶的血性渗液沿组织间隙到达皮下,溶解皮下脂肪,发生组织坏死、毛细血管破裂出血,表现为局部皮肤青紫色瘀斑。发生在腰部两侧的皮肤瘀斑称为 Grey-Turner 征,发生在脐周者称为 Cullen 征。

5. 腹部包块

在部分患者由于胰腺水肿增大,小网膜囊积液,胰腺周围脓肿或假性胰腺囊肿形成,在上腹部可扪及边界不清有压痛的肿块。

四、辅助检查

（一）血清酶学检查

强调血清淀粉酶测定的临床意义,尿淀粉酶变化仅作参考。血清淀粉酶活性高低与病情不呈相关性。

AP 血淀粉酶升高始于发病后 1～3 小时,24 小时达到高峰,超过 500 U/dL(Somogyi 法)有诊断意义,72 小时后降至正常;尿淀粉酶升高始于发病后 24 小时,可持续 1～2 周,超过 250～300 U/dL(Somogyi 法)有诊断意义。血清淀粉酶持续增高要注意病情反复、并发假性囊肿或脓肿、存在结石或肿瘤、肾功能不全、巨淀粉酶血症等。要注意鉴别其他急腹症引起的血清淀粉酶增高。血清脂肪酶活性测定具有重要临床意义,尤其当血清淀粉酶活性已经下降至正常,或其他原因引起血清淀粉酶活性增高时,血清脂肪酶活性测定有互补作用。血清脂肪酶活性与疾病严重度亦不呈正相关。

(二)血清标志物

推荐使用 C 反应蛋白(CRP),发病 72 小时后 CRP>150 mg/L 提示胰腺组织坏死。动态测定血清白细胞介素-6(IL-6),增高提示预后不良。

(三)影像学诊断

在发病初期 24～48 小时行 B 超检查,可以初步判断胰腺形态变化,同时有助于判断有无胆道疾病。但受 AP 时胃肠道积气影响,B 超可能不能做出准确判断,故推荐 CT 作为诊断 AP 的标准影像学方法,必要时可行增强 CT 或动态增强 CT 检查,根据炎症程度分为 A～E 级(Balthazar 分级)。A 级:正常胰腺;B 级:胰腺实质改变,包括局部或弥漫性腺体增大;C 级:胰腺实质及周围炎症改变,胰周轻度渗出;D 级:除 C 级外,胰周渗出显著,胰腺实质内或胰周单个液体积聚;E 级:胰腺或胰周有 2 个或多个积液区,不同程度的胰腺坏死。

五、诊断

以上腹痛为主诉的急腹症患者均需考虑急性胰腺炎可能,并进行相关检查,常规有血淀粉酶检查和 B 超或 CT。根据临床表现,实验室检查和影像学检查诊断并不困难。

六、治疗

因生长抑素类药物和外科营养支持的发展,现在 MAP 的治疗效果普遍较好。而 SAP 病情重,临床变化多样,存在较大的个体差异,虽经国内外学界多年探索,仍属复杂而疑难的临床问题,其治疗观点近年来也多有变化。AP 的基本治疗要点如下。

(一)发病初期的处理和监护

目的是纠正水、电解质紊乱,支持治疗,防止局部及全身并发症。内容包括血、尿常规检查,粪便隐血、血糖、肝肾功能、血脂、血清电解质测定,血气分析,心电监护,胸片,中心静脉压(IVP)测定,动态观察腹部体征和肠鸣音变化,记录 24 小时出入量。上述指标可根据患者具体病情作选择。常规禁食,对有严重腹胀、麻痹性肠梗阻者应留置胃管胃肠减压。在患者腹痛减轻或消失、腹胀减轻或消失、肠道动力恢复或部分恢复时可以考虑恢复流质饮食,开始以碳水化合物为主,逐步过渡至低脂饮食。血清淀粉酶活性不作为恢复饮食的判断指标。

(二)补液

补液量包括基础需要量和丢失液体量及继续丢失量,并根据间断复查实验室指标,调整水、电解质和酸碱平衡。

(三)镇痛

AP 诊断明确后,腹痛剧烈时可给予镇痛治疗,在严密观察病情下,可注射盐酸哌替啶(杜冷丁)。不推荐应用吗啡或胆碱能受体拮抗剂,如阿托品,654-2 等,因前者会收缩壶腹部和十二指肠乳头括约肌,后者则可能诱发或加重肠麻痹。

(四)抑制胰腺外分泌和应用胰酶抑制剂

生长抑素类药物可以有效抑制胰腺外分泌,已成为 AP 治疗的重要措施。H_2 受体拮抗剂和质子泵抑制剂可通过抑制胃酸分泌间接抑制胰腺分泌,并可预防应激性溃疡。蛋白酶抑制剂主张早期、足量应用,可选用加贝酯等。

（五）血管活性物药物

由于微循环障碍在 AP 发病中起重要作用,推荐应用改善胰腺和其他器官微循环的药物,如前列腺素 E_1 制剂、血小板活化因子拮抗剂、丹参制剂等。

（六）抗生素应用

对非胆源性 MAP 不推荐常规使用抗生素,而对胆源性 AP 应常规使用抗生素。AP 感染的致病菌主要为革兰阴性菌和厌氧菌等肠道常驻菌。使用抗生素应选用抗菌谱以革兰阴性菌和厌氧菌为主,脂溶性强,能有效通过血胰屏障的种类。推荐甲硝唑联合喹诺酮类药物为一线用药,疗效不佳时改用其他广谱抗生素,疗程不宜超过 7～14 天,否则可能导致二重感染。要注意真菌感染的诊断,如无法用细菌感染来解释的发热等表现,应考虑到真菌感染可能,可经验性应用抗真菌药,同时进行血液或体液真菌培养。

（七）营养支持

MAP 患者只需短期禁食,可仅需短期的肠外营养支持。SAP 患者常先施行全肠外营养支持,待病情趋向缓解,则过渡至肠内营养支持。肠内营养支持时需将鼻饲管放至 Treitz 韧带远端,输注能量密度为 4.187J/mL 的要素营养物质,若能量不足,可辅以部分肠外营养支持。应注意观察患者反应,如能耐受则逐渐加大肠内营养支持剂量。应注意补充谷氨酰胺制剂。对于高脂血证患者,应减少脂肪类物质的补充。进行肠内营养支持时,应注意患者的腹痛、肠麻痹、腹部压痛等胰腺炎症状和体征是否加重,并定期复查电解质、血脂、血糖、总胆红素、血清清蛋白、血常规及肝肾功能等,以评价机体代谢状况,调整营养支持剂量。

（八）免疫增强剂

对于重症病例,可选择性使用胸腺肽等免疫增强制剂。

（九）预防和治疗肠道衰竭

对于 SAP 患者,应密切观察腹部体征和排便情况,监测肠鸣音变化。早期给予促肠道动力药物,包括生大黄、硫酸镁、乳果糖等;给予微生态制剂调节肠道菌群;应用谷氨酰胺制剂保护肠道黏膜。同时可应用中药外敷,如皮硝。病情允许时应尽早恢复流质饮食或实施肠内营养支持,对预防肠道衰竭具有重要意义。

（十）中医中药

单味中药,如生大黄,复方制剂,如清胰汤、柴芍承气汤等被临床实践证明有效。中药制剂通过降低血管通透性、抑制巨噬细胞和中性粒细胞活化、清除内毒素而达到治疗功效。

（十一）胆源性 AP 的内镜治疗

对于怀疑或已经证实的胆源性 AP,如果符合重症指标,和（或）存在胆管炎、黄疸、胆总管扩张,或最初判断是 MAP,但在治疗中病情恶化,应首选内镜下括约肌切开术（EST）和鼻胆管引流。

（十二）并发症的处理

是 AP 治疗中较困难和复杂的部分,并发症多发生于 SAP,种类多样,个体差异较大。急性呼吸窘迫综合征（ARDS）是 AP 的严重并发症,治疗包括机械通气和大剂量、短程应用糖皮质激素,如甲泼尼龙,必要时行气管镜下肺泡灌洗术。对急性肾衰竭主要采取支持治疗,稳定血液循环,必要时透析。低血压与高动力循环相关,治疗包括密切的血流动力学监测,静脉补液和使用血管活性药物。AP 有胰液周围积聚者,部分会发展为假性胰腺囊肿,应密切观察,部分病例可自行吸收,若假性囊肿直径＞6 cm,且出现周围压迫症状,可行穿刺引流或外科手术引流。胰腺脓肿是外科手术的绝对指征。上消化道出血可应用制酸剂,如 H_2 受体拮抗剂和质子泵抑制剂。

（十三）手术治疗

手术治疗主要针对 SAP,而确定其手术时机和手术方式仍是临床疑难问题,观点不甚统一。而对处于高度应激状态的 SAP 患者实施手术,创伤大,风险高,更应慎重决定。现在较多支持的观点包括对胆源性 SAP 伴有胆道梗阻和胆管炎但无条件行 EST 者,经积极保守治疗 72 小时病情未有好转者,出现胰周感染者应予手术干预。

1.手术步骤

（1）切口:上腹正中纵行切口对腹腔全面探查的灵活性较大,组织损伤小,但对暴露全部胰腺,探查腹膜后间隙和清除坏死组织较困难,在切口开放者或栅状缝合者更易发生肠道并发症。两侧肋缘下切口可以良好暴露全部胰腺,有利于清理两侧腹膜后间隙的坏死组织,且网膜与腹膜缝闭后,将小肠隔离于大腹腔,对横结肠系膜以上的小网膜囊可以充分引流或置双套管冲洗,若须重复手术,肠道损伤机会亦减少。近年来一些有经验的医师倾向于选择两侧肋缘下切口或横切口(图 10-2)。

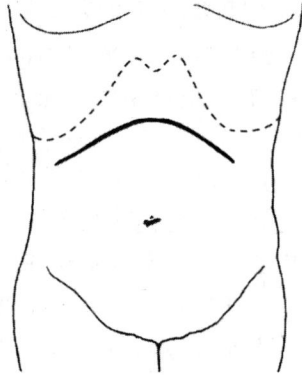

图 10-2　两侧肋缘下切口

(2)暴露胰腺:进入腹腔后先检查腹腔渗液,包括渗液量、性状及气味,抽取渗液做常规、生化、淀粉酶、脂肪酶检查和细菌培养。之后尽可能吸尽渗液,切开胃结肠韧带即可显露胰腺。

(3)确定胰腺坏死部位及坏死范围:发病 3 天内的手术,判断胰腺坏死部位和范围仍然是关键问题,也是当前尚未解决的问题。胰腺坏死范围一般分为局灶坏死(30%),大片坏死(50%~75%),和次全、全部坏死(75%~100%)。亦有以切除坏死组织的湿重区别程度,即局灶坏死(切除坏死组织湿重<50 g),大片坏死(<120 g),次全坏死(<190 g),超过 190 g,其中未检查到有活力组织者为完全坏死。

(4)胰腺坏死组织清除:用指捏法清除坏死组织,保护目测大致正常的组织。清除坏死组织无须十分彻底,对肠系膜根部的坏死组织切忌锐性解剖或试图完全清除,这样很可能会误伤肠系膜上动、静脉,发生致死性危险,明智的做法是任其自行脱落,经冲洗排出。坏死腔内应彻底止血,以免术中或术后发生大出血。清除的坏死物应称湿重并记录,以判断坏死范围,同时立即送细菌学检查,作革兰染色涂片和需氧、厌氧菌培养。标本需作病理检查,以进一步判断坏死程度。

胰腺坏死严重者往往在胰周和腹膜后间隙存留有大量渗出物,其中富含血管活性物质和毒素、脂肪坏死组织,故在清除胰内坏死组织的同时还应清除胰周和腹膜后间隙的坏死组织。探查腹膜后间隙时对胰腺头、颈部病变主要分离十二指肠结肠韧带,游离结肠肝曲、右侧结肠旁沟、肠系膜根部和肾周围;胰体尾部病变累及脾门、肾周围时,应游离结肠脾曲和左侧结肠旁沟、肠系膜根部。凡属病变波及范围均应无遗漏地探查,清除坏死组织,吸尽炎性渗液,特别应注意肾周围及两侧结肠后间隙的探查和清理。

(5)局部灌洗腔形成:将胰内、胰周和腹膜后间隙的坏死组织、渗出物清理后,用大量生理盐水冲洗坏死腔。缝合胃结肠韧带,形成局部灌洗腔。

(6)引流和灌洗:单纯胰腺引流目前已无人采用,无论胰腺坏死组织清除后或是胰腺规则性切除术后都必须放置引流和(或)进行双套管灌洗,放置位置包括小网膜囊,腹膜后间隙或结肠旁沟。胰腺广泛坏死者还须进行"栽葱"引流。有胆囊和胆总管结石并伴有黄疸,又不允许施行胆囊切除者应切开胆囊或胆总管取石,放置胆囊引流和胆总管 T 管引流。术后冲洗小网膜囊平均需 25 天,根据坏死范围大小而有不同,局灶性坏死平均 13 天,大片坏死平均 30 天,次全或全部胰腺坏死平均 49 天,最长 90 天。灌洗液体量局灶性坏死平均 6 L/24 h,大片、次全或全部坏死平均 8 L/24 h,最多可达 20 L/24 h。冲洗液体可以是等渗或稍高渗的盐水。停止灌洗的指征为吸出液培养无菌生长;组织碎片极少或未见(<7 g/24 h);淀粉酶同工酶和胰蛋白酶检查阴性。

(7)三造口术:指胆囊造口,胃造口和空肠造口。由于急性坏死性胰腺炎伴有肠梗阻、肠麻痹,特别是十二指肠空肠曲近端胃肠液潴留,胃液、胆汁和十二指肠液淤积,且胃肠道梗阻往往持续数周甚至数月,三造口术即针对此状况。近年来由于肠外营养支持的质量不断提高,加之三造口术在病变剧烈进展期难以达到预期目的,反而增加并发症危险,故而主张选择性应用。

(8)腹壁切口处理:急性坏死性胰腺炎病理变化复杂,尚无一种手术能将本病一次性治愈。胰腺坏死清除术辅以坏死区冲洗虽然手术次数减少,但再次乃至多次手术仍难避免。胰腺早期规则性切除术结果更差,据统计其再次手术的次数较坏死清除术更多。再次和多次坏死组织清除手术需要多次打开腹部切口,针对此点,提出对腹壁切口的几种不同处理方法:①如前所述将坏死区作成灌洗腔,插入两根粗而软的双套管,持续灌洗引流,切口缝合。②用不易粘连的网眼纱布覆盖内脏,再以湿纱垫填充于腹内空间和腹壁切口,腹壁切口不缝合,或做全层栅状缝合数针固定。根据病情需要,定期更换敷料。此法可动态观察病情,及时清除不断形成的坏死组织,进行局部冲洗,避免多次切开、缝合和分离粘连。但每次更换敷料均需在全麻下进行,切口形成肉芽创面后方可能在病房内更换敷料。此法仅适用于胰腺坏死已有明显感染,胰腺脓肿形成,或有严重弥漫性腹膜炎的病例。③胰腺坏死组织清除后,切口开放,填塞敷料,然后盖以聚乙烯薄膜,在腹壁安装尼龙拉链闭合切口。此法优点与切口开放填塞法相同,更因有拉链闭合切口,减少了经蒸发丢失的液体量。但反复全身麻醉,出血、肠瘘、感染等严重并发症风险也决定了此类方法必须严格选择病例,不可轻率施行。

2.术中要点

(1)胰腺坏死组织清除术的关键步骤是有效清除胰内、胰周和腹膜后间隙坏死组织及感染病灶,保护仍有活力的胰腺组织,尽量用手指做钝性分离,保护主要血管。肠系膜根部周围的坏死组织无须分离,切忌追求彻底清除而导致术中或术后大出血。必须彻底止血,必要时结扎局部主要供血血管,但若为肠系膜根部血管受累,只能修补不可结扎。

(2)选择引流管质地应柔软,以避免长期使用形成肠瘘。有严重腹膜炎时腹腔应灌洗1～3天。腹膜后间隙坏死,感染严重时应作充分而有效的引流。

(3)为不可避免的再次手术或重复手术所设计的腹部开放填塞或腹壁安装拉链术,要注意严格选择病例,不宜作为常规方式。

3.术后处理

(1)患者需 ICU 监护治疗。

(2)应用抗生素防治感染。选择广谱、对需氧及厌氧菌均有效的药物,或联合用药。

(3)严密监测主要脏器功能,及时治疗肺、肾、心、循环及脑功能不全。若有指征及时应用呼吸机辅助呼吸,观察每小时尿量及比重,观察神志、瞳孔变化。

(4)肠外营养支持,一旦肠功能恢复,即逐渐过渡至肠内营养支持。

(5)持续双套管冲洗,严格记录出入量,测量吸出坏死组织重量,吸出液行细菌培养,以决定何时停止冲洗。

(6)发现需要再次手术的指征,主要是经过坏死组织清除及冲洗,症状一度缓解却又再度恶化,高热不退,局部引流不畅。

(7)若发现坏死腔出血,应停止冲洗,出血量不大时可采用填塞压迫止血,出血量大则应急诊手术。

(8)发现继发性肠瘘,应立刻进行腹腔充分引流。

(9)主要并发症:胰腺坏死清除术的主要并发症为胰腺坏死进展,继发严重感染,形成胰腺脓肿或感染性假性胰腺囊肿;胰腺坏死累及主要血管发生大出血,继发休克;严重感染、中毒导致脓毒血症;多因素导致 MODS。①感染。坏死性胰腺炎手术中胰腺坏死组织细菌培养阳性率为 62.8%。手术引流不畅或感染进展时,细菌培养阳性率增高,术中培养阳性者病死率比培养阴性者高 1 倍。感染未能控制,发生脓毒血症者则存活率很低。②出血。往往由于术中企图彻底切除坏死组织或坏死、感染侵蚀血管引起。预防方法是术中对血管周围或肠系膜根部的坏死组织不必彻底清除,及时发现和处理出血。若发生大出血则病死率接近 40%。③肠瘘。包括小肠瘘和结肠瘘,是最常见的并发症之一。约 1/10 的患者发生肠瘘。与坏死病变侵蚀,反复行胰腺坏死组织清除术,或切口开放有关。④胰瘘。坏死性胰腺炎术后约 8% 的病例发生胰瘘,经充分引流,多可自行愈合。超过半年不愈合者应手术治疗。⑤假性胰腺囊肿。多在 SAP 发病 4 周以后形成,是由纤维组织或肉芽组织囊壁包裹的胰液积聚。直径<6 cm 无症状者可不处理,若发生感染或>6 cm 者,需作 B 超或 CT 引导下的介入引流,或手术行内引流或外引流。

(赵东海)

第二节　慢性胰腺炎

一、概述

慢性胰腺炎是各种原因所致的胰实质和胰管的不可逆慢性炎症,其特征是反复发作的上腹部疼痛伴不同程度的胰腺内、外分泌功能减退或丧失。

长期酗酒是慢性胰腺炎最主要的病因。甲状旁腺功能亢进的高钙血症和胰管内蛋白凝聚沉淀均可形成胰腺结石,导致慢性胰腺炎;此外,高脂血症、营养不良、血管因素、遗传因素、先天性胰腺分离畸形以及急性胰腺炎造成的胰管狭窄等均与本病的发生有关。

病理病变为不可逆改变。典型的病变是胰腺缩小,呈不规则结节样变硬。胰管狭窄伴节段性扩张,其内可有胰石或囊肿形成。显微镜下见:大量纤维组织增生,腺泡细胞缺失,胞体皱缩、钙化和导管狭窄。电子显微镜下可见致密的胶原和成纤维细胞增生,并将胰岛细胞分隔。

二、临床表现

腹痛是本病最常见症状。疼痛位于上腹部剑突下或偏左,常放射到腰背部,呈束腰带状。平时为隐痛,发作时疼痛剧烈,酷似急性胰腺炎。随着急性发作的次数增加,间歇期逐渐变短,最后呈持续痛。

疼痛的发作主要是由于结石或胰管上皮增生所造成的胰管阻塞,使胰液不能通畅流入十二指肠,管内压力增高所引起;在手术解除梗阻后,疼痛就得到缓解。如果梗阻原因得不到解除,反复急性发作,纤维化病变逐渐加重,最后是胰腺的主要管道多处出现狭窄,犹如串珠状,疼痛就更难缓解。

血糖增高和出现糖尿是胰腺内分泌腺遭到破坏的表现。由于胰腺炎的反复发作,胰岛破坏严重,胰岛素分泌减少。但与急性胰腺炎不一样,糖尿病不仅不会缓解,且日趋严重。

腹胀、不耐油腻、腹泻是胰腺外分泌缺少的症状。由于胰管的阻塞,腺泡被破坏,使蛋白酶、脂肪酶和淀粉酶的分泌减少,蛋白质、脂肪等吸收都受到影响,表现为大便次数增多、粪便量大、不成形、色浅、发亮带油粒,即所谓"脂肪泄"。由于吸收不良,加以进食后引起疼痛而畏食,患者逐渐消瘦,体质量减轻。

少数患者出现黄疸,是因为慢性胰腺炎在胰头的纤维病变,压迫胆总管下端,或因为同时伴有胆管疾患。如果引起慢性胰腺炎的病因是慢性酒精中毒,还可出现营养不良性肝硬化所引起的一系列症状。

三、诊断

依据典型临床表现,可做出初步诊断。

1.常规检查

粪便检查可发现脂肪滴,胰功能检查有功能不足。

2.超声检查

B超可见胰腺局限性结节,胰管扩张,囊肿形成,胰大或纤维化。

3.腹部 X 线

腹部 X 线平片可显示胰腺钙化或胰石影。

4.CT

CT 扫描可见胰实质钙化,呈结节状,密度不均,胰管扩张或囊肿形成等。CT 检查的准确性远较 B 超为高。

四、治疗

(一)非手术治疗

(1)病因治疗:治疗胆管疾病,戒酒。

(2)镇痛:可用长效抗胆碱能药物,也可用一般止痛药,要防止药物成瘾,必要时行腹腔神经丛封闭。

(3)饮食疗法:少食多餐,高蛋白、高维生素、低脂饮食,按糖尿病的要求控制糖的摄入。

(4)补充胰酶:消化不良,特别对脂肪泻患者,大量外源性胰酶制剂有一定治疗效果。

(5)控制糖尿病:控制饮食,并采用胰岛素替代疗法。

(6)营养支持:长期慢性胰腺炎多伴有营养不良。除饮食疗法外,可有计划地给予肠外和(或)肠内营养支持。

(二)手术治疗

手术治疗目的主要在于减轻疼痛,延缓疾病的进展,但不能根治。

1.纠正原发疾病

若并存胆石症应行手术取出胆石,去除病因。

2.胰管引流术

(1)经十二指肠行肝胰壶腹括约肌切开术或成形术:可解除括约肌狭窄,使胰管得到引流;也可经 ERCP 行此手术。

(2)胰管空肠侧侧吻合术:全程切开胰管,取除结石,与空肠做侧侧吻合。

3.胰腺切除术

有严重胰腺纤维化而无胰管扩张者可根据病变范围选用适宜的手术。

(1)胰体尾部切除术:适用于胰体尾部病变。

(2)胰腺次全切除术:胰远侧切除达胆总管水平,适用于严重的弥漫性胰实质病变。术后有胰岛素依赖性糖尿病的危险,但大部分患者可获得疼痛的减轻。

(3)胰头十二指肠切除术:适宜于胰头肿块的患者。可解除胆管和十二指肠梗阻,保留了富有胰岛细胞的胰体尾部。

(4)保留幽门的胰头十二指肠切除术:由于保留了幽门,较前者更为优越。

(5)保留十二指肠的胰头切除术:残留胰腺与空肠施 Roux-en-Y 吻合术,与 PPPD 效果相似。

(6)全胰切除术:适用于顽固性疼痛患者。半数以上患者可解除疼痛,但术后发生糖尿病、脂肪泻和体重下降,患者需终生依靠注射胰岛素及口服胰酶片的替代治疗。

(赵东海)

第三节 胰腺癌

一、概述

胰腺癌是一种较常见的恶性肿瘤,其发生率有逐年增加的趋势。本病 40 岁以上好发,男性多见,男女之比为 1.6∶1。胰腺癌恶性程度高,不易早期发现,切除率低,预后差。癌肿约 70%～80% 发生于胰头部,少数为多中心癌肿。Vater 壶腹周围癌是指 Vater 壶腹部、十二指肠乳头周围及胆总管下端所发生的癌肿。胰头部的恶性肿瘤与壶腹周围恶性肿瘤在临床上有很多相似之处,故在本节中一并予以叙述。

二、病因与病理

胰腺癌的病因尚不十分清楚,慢性胰腺炎和糖尿病可能和胰腺癌的发生有一定关系。胰腺癌可以发生在胰腺的任何部位,胰头癌较胰体、胰尾癌约多一倍。胰体癌又较胰尾癌多见。也有少数癌弥散于整个腺体,而难于确定其部位。胰腺癌常位于胰腺实质的深部,边界不清,与周围组织不可分开。胰腺癌多数起源于导管上皮,只有少数发生于腺泡。这种癌的特点为长成致密的纤维性硬癌或硬纤维癌,肿瘤硬实,浸润性强,切面常呈灰白色。胰头癌常早期侵犯胆总管。壶腹周围癌一般在发现时较胰头癌小,约1~2 cm直径,为实质性,可侵入胰头组织,也可向十二指肠腔内生长,显微镜下多为分化较好的乳头状腺癌。

三、临床表现

（一）症状

1.黄疸

黄疸为梗阻性黄疸,是胰腺癌,特别是胰头癌的重要症状。约1/3的患者黄疸为最初症状。伴有小便深黄及陶土样大便。黄疸为进行性加重,虽可以有轻微波动,但不可能完全消退。壶腹癌所产生的黄疸因肿瘤的坏死脱落,较容易出现波动。约1/4的患者合并顽固性皮肤瘙痒,往往为进行性的。

2.腹痛

约2/3~3/4的患者会有腹痛表现,以往认为胰头癌的特点是无痛性进行性加重的黄疸,这是不完全符合实际情况的。一般表现为上腹部深在的疼痛,根据肿瘤部位的不同可偏左或偏右,开始为隐痛,多伴有胀满不适。腹痛为持续性,逐渐加重,常有后背牵涉痛。典型的胰腺疼痛是平卧时诱发上腹部疼痛或原有的腹痛加重,夜间上腹尤其是腰背部疼痛是胰腺癌特征性的表现。

3.体重减轻

在消化道肿瘤中,胰腺癌造成的体重减轻最为突出,发病后短期内即出现明显消瘦,伴有衰弱乏力等症状。

4.消化道症状

胰腺癌常有不同程度的各种消化道症状,最常见的是消化不良和食欲不振,有时伴有恶心、呕吐。也有发生腹泻、上消化道出血者。

5.精神症状

胰腺癌患者往往有郁闷、急躁、焦虑、失去信心等情绪变化,且常自觉有身患重病感。

（二）体征

胰腺癌早期一般无明显体征,患者出现症状而就诊时,多已有显著的消瘦,巩膜及皮肤黄染,皮肤可见抓痕。胆囊肿大是胰头癌或壶腹周围癌的一个重要体征。部分患者可在上腹部摸到结节状或硬块状肿物。晚期患者出现腹水,少数患者出现锁骨上淋巴结肿大。

四、辅助检查

（一）实验室检查

（1）血、尿和粪便常规检查:可发现贫血、尿糖、尿胆红素,以及大便潜血阳性或大便中有脂肪滴。血生化检查,血清胆红素有不同程度的升高,以直接胆红素升高为主。转氨酶会有不同程度升高。碱性磷酸酶升高提示胆管梗阻。凝血酶原时间可以延长。

（2）癌胚抗原（CEA）、胰腺肿瘤胎儿抗原（POA）和用人结肠癌细胞制备的单克隆抗体的对应抗原物质 CA19-9 均可升高,但它们对胰腺癌的诊断缺乏特异性。

（二）影像学检查

1.B超

B超是怀疑胰腺癌患者的首选检查方法。可发现胰腺有无占位,肝内外胆管是否扩张,胆囊是否肿大,肝脏是否有转移灶。

2.CT 和 MRI

CT 和 MRI 能够提供与 B 超基本类似的信息,但能发现更小的病灶。可以了解胰腺的外形、质地和与周围组织的关系,有无胰腺外浸润,肠系膜上静脉和门静脉是否受到侵犯,腹膜后有无肿大的淋巴结等。

3.超声内镜检查

经纤维十二指肠镜(带有 B 超探头),在接近病变的部位进行扫描,对乳头肿瘤的诊断很有帮助。

4.钡剂造影

上消化道低张造影可发现十二指肠曲增宽,十二指肠降部可见"反 3 字征"等。

5.逆行胰胆管造影(ERCP)

ERCP 可发现壶腹部有无肿瘤。通过造影可发现胆管有无占位、胰管是否有扩张、狭窄、扭曲或中断。

6.经皮肝穿刺胆管造影(PTC)

胰腺癌并发较重的黄疸时,静脉胆管造影多不显影,PTC 可显示胆总管下端梗阻的情况,同时可确定梗阻的部位以及与结石鉴别。

7.选择性动脉造影

选择性动脉造影可了解肿物的血供情况以及肿物与周围血管的关系,尤其是肠系膜上动脉是否受到侵犯。

(三)细胞学检查

可在 B 超或 CT 引导下用细针穿刺肿瘤,吸取活组织做病理检查。对疑难患者可提供有意义的证据。

五、诊断与鉴别诊断

胰腺癌早期无明显症状,患者就诊时多属晚期,因此早期诊断十分困难。对中老年突然患有糖尿病、不明原因腹泻等的患者应有所警惕。临床上出现明显黄疸等症状的患者,借助上述辅助检查等手段,进行全面检查和综合分析,诊断不难做出。在鉴别诊断方面要注意与肝炎、胆石症、慢性胰腺炎等疾病进行鉴别。还要注意鉴别恶性肿瘤的部位,是胰头癌还是壶腹癌,或者是胆管癌、胆囊癌等。

六、治疗

(一)手术治疗

手术治疗效果虽不满意,但仍然是胰腺癌的主要治疗方法。适应证包括:凡临床症状明显,不能排除胰腺癌,但经过各种检查仍不能确定诊断的患者,均应手术探查;诊断比较明确,患者一般情况较好,无晚期转移体征的患者应手术探查,争取施行根治术。如有锁骨上淋巴结转移、肝转移或出现腹水则放弃探查。术前应给予积极的准备,如输血、补充蛋白质、改善肝功能等。黄疸患者应用维生素 K 以改善凝血机制。有的作者主张黄疸患者,特别是重症黄疸患者术前应做胆管内引流或外引流,以降低血清胆红素水平,改善肝肾功能,从而降低术后并发症及手术死亡率。但该方法增加了再次手术的难度,并使切除率降低。胰体尾癌一般施行包括脾切除在内的胰体尾切除术。现重点叙述胰头癌的手术方法。

1.胰十二指肠切除术(Whipple 手术)

切除范围包括胰头部、十二指肠全部及胆囊、胆总管远侧段,然后将近侧胆总管、胰体部断端以及胃体部的断端和空肠吻合,恢复胃、胆管、胰管和肠道的连续。做此手术应严格掌握如下适应证。

(1)胰腺癌的诊断已肯定。

(2)患者一般情况尚好,可以耐受这种手术。

(3)肿瘤局限于胰头,或仅侵及十二指肠,其周围的重要器官如门静脉、下腔静脉、肠系膜上动脉和静脉未受侵犯。

(4)无腹腔内组织如肝、腹主动脉周围淋巴结或腹膜、大网膜的广泛转移。

2.全胰腺十二指肠切除术

为了提高手术治愈率及减少胰瘘这一最常见并发症的发生,有学者主张施行全胰腺十二指肠切除术,但该手术死亡率并不低于胰十二指肠切除术,5 年生存率无显著提高,且术后丧失了胰腺的全部内分泌和外分泌功能,故多数报告不主张施行这种术式。

3.胰腺癌扩大根治术

切除范围包括全胰腺、十二指肠,还切除胰腺后方的一段门静脉,甚至切除一段肠系膜上动脉、腹腔动脉及肝动脉,并清扫区域淋巴结。切除的血管用吻合或移植的方法重建。对这种手术的价值也尚难做出结论。

4.姑息性手术

晚期患者合并较严重的黄疸而又无法行根治术时,可以做胆囊空肠,或胆总管空肠吻合内引流术,以减轻黄疸及有关症状。并可经动脉插管术后行区域性灌注化疗。

5.疼痛的对症处理

晚期胰腺癌可引起顽固而剧烈的疼痛,开腹探查时可在腹腔神经丛处注射 95％酒精。也可应用 X 线照射的方法。

(二)放疗和化疗

胰腺癌对于放疗和化疗均不敏感,但可以作为辅助治疗手段。

(赵东海)

第四节　胰岛素瘤

胰岛素瘤是一种罕见肿瘤,但在胰腺内分泌瘤中却最常见。约 95％为良性。男：女比约为 2：1。胰岛素瘤是起源于胰岛 B 细胞的肿瘤。B 细胞分泌胰岛素,大量的胰岛素进入血流,引起以低血糖为主的一系列症状。

一、病理

胰岛素瘤 90％以上是单发的圆形肿瘤,直径多在 1～2 cm 之间,在胰头、胰体和胰尾三部分的发生率基本相等。但胰岛素瘤的大小,以及数目可以有很大变异。与其他内分泌肿瘤一样,肿瘤的大小和功能不一定呈平行关系。胰岛素瘤常有完整的包膜,呈红色或褐色,与正常胰腺组织分界较清楚。它主要由 B 细胞构成,间质一般很少,常有淀粉样变。电镜下瘤细胞内可见 B 细胞分泌颗粒。从形态学上鉴别良性和恶性胰岛细胞瘤有一定困难,诊断恶性胰岛素瘤的最可靠指标是发现有转移灶。

二、临床表现

胰岛素瘤可发生在任何年龄,平均年龄 40 岁左右,男性较女性多见(2：1)。常在空腹时发作,主要表现为低血糖引起的中枢神经系统和自主神经系统方面的症状。

(一)意识障碍

意识障碍为低血糖时大脑皮质受到不同程度抑制的表现,如嗜睡、精神恍惚以至昏睡不醒,也可表现为头脑不清,反应迟钝,智力减退等。

(二)交感神经兴奋

交感神经兴奋为低血糖引起的代偿反应,如出冷汗、面色苍白、心慌、四肢发凉、手足颤软等。

(三)精神异常

精神异常为反复多次发作低血糖,大脑皮质受到损害的结果。

(四)癫痫样发作

癫痫样发作为最严重的神经精神症状,发作时意识丧失,牙关紧闭,四肢抽搐,大小便失禁等。

三、诊断

该病的诊断首先要依靠医务人员,如果他们能意识到本病的可能性,及时检查血糖,则多数患者可得到早期诊断。空腹血糖一般在 2.8 mmol/L(50 mg/dL)以下。Whipple 三联征对提示本病有重要的意义。

(1)症状往往在饥饿或劳累时发作。

(2)重复测定血糖在 2.8 mmol/L(50 mg/dL)以下。

(3)口服或静脉注射葡萄糖后症状缓解。

现代的诊断手段可以提供定性和定位诊断,B 超、CT、MRI 以及选择性腹腔动脉造影对胰岛素瘤的发现和定位均有帮助。经皮经肝门静脉内置管,分段采血,测定胰岛素浓度,可达到定性和定位的目的,且可发现多发性胰岛素瘤的部位,有助于术中找到和不致遗漏多发的肿瘤。

四、治疗

一旦诊断明确,应及早进行手术治疗,以免引起脑细胞进一步损害。如为恶性肿瘤,延迟手术将会增加转移的机会,手术应注意:

(1)彻底检查胰腺各部分,特别注意胰腺背部、钩突部肿瘤。术中 B 超帮助瘤体定位非常有效。

(2)摘除一个肿瘤后,仍应警惕有多发肿瘤存在的可能,要避免遗漏,术中可连续测血糖以了解肿瘤组织是否切净。

(3)应以冰冻切片检查手术中摘除物是否为肿瘤组织。

(4)如病理检查证实为胰岛增生,则往往需要切除 80％以上的胰腺组织。对于微小而数量众多不能切除干净的胰岛素瘤和已有转移的恶性胰岛素瘤可采用药物如二氮嗪、链佐霉素等,但这些药物长期应用均有一定不良反应。

(赵东海)

第五节　胰腺囊肿

一、胰腺真性囊肿

(一)诊断

1.症状

胰腺先天性囊肿常伴发肝肾等多发囊肿,很少见,常无明显症状。潴留性囊肿常有上腹部胀痛或钝痛,囊肿增大压迫胃肠道可出现消化道症状,还可以出现体重下降等。

2.体征

部分患者在上腹部可扪及肿块,常为单发、圆形、界限清楚的囊性肿块,可有不同程度的压痛。

3.实验室检查

部分潴留性囊肿患者可出现血液白细胞计数增加、血清淀粉酶升高。穿刺检查可发现囊液淀粉酶含量高。囊壁活检可以发现上皮样囊壁结构。

4.辅助检查

B 超检查先天性囊肿,一般较小,常伴有肝肾等多发囊肿;潴留性囊肿多为沿主胰管或其分支处出现单房无回声区。CT 检查能明确肿物为囊性及其与周围器官的关系,了解胰腺的情况。

(二)鉴别诊断

1.胰腺囊性疾病

如胰腺假性囊肿、胰腺囊性肿瘤,仅能通过手术切除后的病理诊断进行确诊。

2.胰腺脓肿

胰腺脓肿可出现发热、畏寒等脓毒血症表现,上腹部可出现腹膜刺激征,血液中白细胞计数显著增加,腹平片和 CT 上有时可见气体影。

3.胰腺癌

部分胰腺癌出现中心区坏死液化,可出现小囊肿,影像学检查有助于鉴别诊断。

(三)治疗原则

如无禁忌证需行手术探查,明确病理诊断。对于较大的囊肿,尤其是突出于胰腺表面的囊肿应尽量予以切除。难以切除的囊肿可考虑行胰腺囊肿空肠 Roux-en-Y 吻合术。

二、胰腺假性囊肿

(一)诊断

1.症状

病史多有急、慢性胰腺炎或胰腺外伤史。有不同程度的腹胀和腹部隐痛,常放射至右肩部。有胃肠道症状;压迫胆管可引起胆管扩张和黄疸;胰腺外分泌功能受损引起吸收不良。并发感染、消化道梗阻、破裂和出血时,可出现相应的症状。

2.体征

可在上腹部扪及肿块,圆形或椭圆形,边界不清,较固定,不随呼吸移动,有深压痛,巨大囊肿可测出囊性感。

3.实验室检查

在早期囊肿未成熟时部分患者可有血尿淀粉酶升高。囊壁活检无上皮细胞覆盖。囊液一般混浊,淀粉酶一般很高。

4.辅助检查

腹平片可见胃和结肠推挤移位,胃肠钡餐造影则可见到胃、十二指肠、横结肠移位及压迹。B 超可显示分隔或不分隔的囊性肿物。CT 检查对假性囊肿影像更清晰明确,并可了解胰腺破坏的情况。必要时行逆行胰胆管造影(ERCP),观察囊肿与胰管是否相通。

(二)鉴别诊断

术前不易与其他胰腺囊性疾病(胰腺真性囊肿、胰腺囊性肿瘤)进行鉴别诊断,仅能通过手术切除后的病理诊断进行确诊。

(三)治疗原则

(1)胰腺假性囊肿形成早期(<6周),囊壁较薄或较小时,如无明显并发症,无全身中毒症状,可在 B 超或 CT 随诊下观察。

(2)急性假性囊肿,特别是在伴有感染时,以及不适于手术的慢性胰腺假性囊肿,可在 B 超和 CT 引导下行囊肿的穿刺外引流。

(3)囊肿直径超过 6 cm,且有症状的胰腺假性囊肿,特别是胰头部假性囊肿而又不适宜手术的患者,可选择内镜进行囊肿造瘘或十二指肠囊肿造瘘。

(4)手术疗法是治疗胰腺假性囊肿的主要方法,对非手术疗法无效的病例,均应在囊壁充分形成后进行手术疗法,一般在发病后 3 个月以上手术为宜。

外引流术作为急症手术用以治疗囊肿破裂,出血及感染。术后多形成胰瘘或囊肿复发,而需再次行内引流术。

内引流术有囊肿胃吻合和囊肿空肠 Roux-en-Y 吻合术,吻合口应尽可能足够大,宜切除一块假性囊肿壁,而不是切开囊壁。吻合口应尽量选择在囊肿的最低点,以便重力引流。术中应注意:①先行囊肿穿刺,抽取部分囊液送淀粉酶测定。②对囊腔应做全面探查,发现赘生物应冰冻切片检查,同时切取部分囊壁做冰冻切片,确定是否囊腺瘤和有无恶变,并除外腹膜后肿瘤或恶性肿瘤坏死后囊性变。③如发现囊内有分隔,应将其分开,变成单囊后再做引流术。

对于一些多房性胰腺假性囊肿,估计内引流术的引流效果不彻底,可选择切除,如假性囊肿位于胰腺尾部可以连同脾脏一并切除外,胰头部囊肿可行胰十二指肠切除术。

三、胰腺囊腺瘤和胰腺囊腺癌

(一)诊断

1.症状

早期多无症状,生长慢,随肿瘤生长和病情发展可能出现上腹部持续性隐痛或胀痛。位于胰头部的囊腺瘤可压迫胆总管下端,发生梗阻性黄疸。病变广泛时,胰腺组织受损范围大,部分患者出现糖尿病;压迫胃肠道可发生消化道梗阻。位于胰尾部的囊性肿瘤,可压迫脾静脉导致脾肿大、腹水、食管静脉曲张。恶性变时体重减轻,胰腺囊性癌可发生远处转移。

2.体征

上腹部可有压痛,程度不一,多不伴有肌紧张。上腹部可扪及无压痛的肿块,稍活动,可出现腹水和脾肿大。

3.实验室检查

穿刺囊液测定的淀粉酶一般正常,囊液涂片发现富有糖原的浆液或黏液细胞,对囊腺瘤的诊断具有较高的特异性。囊液中 CEA 等肿瘤标记物有助于鉴别诊断。

4.辅助检查

(1)B 超发现病变部位的液性暗区,囊腔内为等回声或略强回声光团,并有粗细不等的分隔光带及等回声漂浮光点:囊壁厚薄不均或有乳头状突起,常提示恶性病变的可能。多数胰管不扩张,胰腺组织本身形态回声正常。

(2)CT 和 MRI 检查:可了解肿瘤的大小,部位和内部情况。进行增强扫描后出现囊壁结节提示囊性癌可能性大。

(3)X 线检查:腹平片可见上腹部肿块影,胃肠钡餐检查可出现周围肠管、胃等脏器受压移位。囊壁出现钙化灶影提示恶变的可能。

(4)术中必须进行全面探查,囊肿外观无特异性,良性病变和恶性病变可以并存,并多点多次取材才能避免误诊。

(二)鉴别诊断

1.胰腺假性囊肿

胰腺假性囊肿多发生在胰腺外伤或胰腺炎后,囊壁无上皮覆盖,而由囊肿与周围脏器共同构成。B 超和 CT 多显示单腔囊肿,呈水样密度,腔内无分隔。囊壁薄而均匀无强化,无囊壁结节。ERCP 检查常发现胰管变形,大部分囊肿与胰管相通,囊液淀粉酶明显增高。

2.乳头状囊性肿瘤

乳头状囊性肿瘤极少见疾病,极易与黏液性囊腺瘤或囊性癌混淆。瘤体部分较黏液性囊腺瘤更多,壁厚而不规则,可见乳头伸入,囊内充斥血块和坏死组织,CT 值较高,内无分隔。恶性程度低,根治术后可长期存活。

3.胰腺导管扩张症

胰腺导管扩张症多发生于胰腺钩突部,是由主胰管及其分支局限性囊状扩张所致,瘤体约 3 mL 大小早葡萄串状,囊内无分隔。ERCP 的典型表现是囊腔与主胰管相通充满造影剂。

(三)治疗原则

胰腺囊腺癌对放疗化疗不敏感,手术切除是其唯一的治疗方法,彻底切除肿瘤可获长期存活。肿瘤一般与周围组织粘连较少,切除不难。因囊腺癌的囊腔较大并且呈多房性,故不可做外引流术和内引流术,以免引发感染或贻误手术切除时机。手术中注意进行全面探查并行病理检查,如怀疑胰腺囊腺瘤应多处取材送病理检查,注意局部恶变的可能。

手术方式:位于胰体尾者可行胰体尾切除,一般同时行脾切除术;位于胰头者可行胰头十二指肠切除术。除非病变范围广泛,患者不能耐受根治性手术,或肿瘤已经有转移外,一般不作单纯肿瘤切除。

(赵东海)

第十一章　脾脏疾病

第一节　脾脏脓肿

一、概述

脾脓肿是脾脏的化脓性感染。某些引起脾脏肿大的感染性疾病或败血症、创伤及邻近器官的蔓延都可导致脾脓肿。临床上将脾脓肿分为三类:转移性脾脓肿、脾脏外伤和梗死引起的脓肿、邻近脏器化脓性感染直接侵袭脾脏所致的脾脓肿。脾脓肿中较多见的是厌氧菌和革兰氏阴性需氧菌感染,可有复合细菌感染。脓肿早期脾脏与周围组织无粘连,随炎症向脾表面波及,常与周围脏器发生致密粘连,还可穿入其他脏器,导致腹膜炎和内、外瘘的形成。也可穿破膈肌引起脓胸,或导致其他部位的转移性脓肿。

二、临床表现

(1)寒战、高热及左上腹疼痛,可伴恶心、呕吐及食欲不振等症状。

(2)脓肿向腹腔破溃后,可产生腹膜炎和感染中毒性休克的表现。

(3)脓肿向腹壁穿破时,则与腹壁脓肿极易混淆。

三、诊断要点

(1)有败血症、脾外伤史或邻近器官的化脓性感染,临床表现为寒战、高战及左上腹疼痛。

(2)局部明显的压痛、反跳痛及肌紧张,可触及肿大的脾脏。

(3)血白细胞及中性多核白细胞分类计数均明显升高,出现核左移。

(4)超声检查显示脾内多发或单发液性暗区;CT 显示脾内低密度灶;脾动脉造影及放射性核素扫描亦有助于诊断。

(5)X 线胸片可见左侧膈肌抬高、活动受限、左下肺肺炎、胸腔积液等表现。

四、治疗方案及原则

(一)全身支持治疗

给予充分的营养,纠正水及电解质平衡紊乱,高热时物理降温,对疼痛及呕吐给予对症处理。纠正贫血或低蛋白血症,必要时小量多次输新鲜血或血浆。

(二)抗生素治疗

首选广谱抗生素及抗厌氧菌抗生素,如有条件行脓液细菌培养或血培养检查,则根据细菌培养及抗生素敏感试验结果选用有效的抗生素。

(三)局部病变的处理

(1)及早行包括脓肿在内的脾切除术。

(2)对于脾脏周围粘连严重、行脾切除有困难,或全身情况较差不能耐受脾切除术者,可行脾脓肿切开引流术。

（3）对于症状重、全身状况极差、手术风险较大者，可考虑行 CT 或 B 超引导下经皮脾脓肿穿刺置管引流术。

（王付春）

第二节　游走脾

脾不在正常位置而在腹腔其他位置者，称为异位脾。如其随体位改变而有大幅度移位者，称为游走脾。此症较少见，女性较男性多见，尤以中年经产妇多见。以下原因可引起此症。

（1）先天性脾蒂及支持脾的各韧带过长或韧带缺如。

（2）脾肿大，因重力牵引作用致韧带松弛、拉长。

（3）腹壁肌肉薄弱或体弱脂肪少合并其他内脏下垂。

主要临床表现为腹部肿块，脾如无原发性或继发性疾病又无并发症者，仅表现为无痛性肿块。游走性肿块，肿块上可扪及脾切迹，因牵及或压迫邻近器官而出现胀满、不适和隐痛，立位加重，平卧消失；如压迫胃部可有恶心、呕吐、嗳气及消化不良；压迫肠道，可引起腹胀、梗阻症状；压迫盆腔器官，可出现排便、排尿异常，腰痛，如为女性则可引起月经失调。约 20% 的患者并发脾蒂扭转，其症状因扭转程度不同而异，轻度及慢性扭转，因脾瘀血肿大，出现腹部不适、胀痛、腹块增大、压痛等。如为急性扭转，且有脾出血、坏死等，临床表现为急剧腹痛、腹腔渗液、腹膜炎征象，甚至休克。急性期后，脾可发生炎症、粘连、坏死或脓肿形成。

游走脾的诊断并不困难，必要时可做辅助检查，B 超可发现左膈下脾消失而腹腔内其他部位出现脾反射；放射性核素扫描，可发现腹块有核素积聚，并能明确腹块轮廓；CT 检查可确定其位置和形态，选择性腹腔动脉造影，可发现腹块的血管来自脾动脉。

无论游走脾已经扭转或尚未扭转，均应行脾切除术，若再辅加自体脾片移植，更为有益。育龄妇女更应尽早手术，因游走脾可致月经失调。脾托及腹带支托效果不佳，仅适用于有手术禁忌证者。

（王付春）

第三节　脾功能亢进

脾功能亢进（hypersplenism）最早由 Chauffard 于 1907 年开始使用，用以描述因脾脏功能过度增强而不适当地隔离和破坏血液成分所引起的一组症状。主要表现为以下四个特点：①一种或多种末梢血细胞减少；②减少的血细胞的前体细胞在骨髓中增生或正常；③大多数病例合并脾大；④脾切除术后，上述症状多数能缓解或恢复正常。

一、发病机制

（一）脾内阻留学说

正常情况下脾内阻留有大量血小板和红细胞，而脾脏肿大时血小板阻留可达全身总数的 60%～90%，红细胞可达 30%。以 ^{51}Cr 标记患者的红细胞或血小板，回输后发现脾区 ^{51}Cr 量远超过肝脏及其他脏器。此外，脾大后血液在脾内循环时间明显延长，正常脾血循环时间平均为 2 min，而脾大者可延长至 1 h 以上。脾血循环时间延长不仅使细胞阻留增多，而且经实验证实病变脾每单位体积中的摄氧量也下降，脾血的葡萄糖浓度降低，酸度增高，在此恶劣环境下，血细胞活力下降，细胞膜稳定性差，易被吞噬破坏。

（二）体液抑制学说

1946 年 Dameshek 首先提出,脾脏在正常情况下会分泌一种抑制骨髓造血功能的内分泌激素,一旦此激素分泌过多,可过度抑制骨髓细胞的成熟和释放,并增加血细胞破坏。

（三）自身免疫学说

患者体内免疫系统产生针对自身血细胞抗原的抗体,对自身血细胞进行攻击,使血细胞破坏增加。Verheugt 等人已检测到抗红细胞抗体、抗血小板抗体和对各种中性粒细胞敏感的自身抗体。这些抗体多为 IgG,也可是 IgM 或 IgA。还有研究发现 IPH 患者淋巴细胞功能受抑制,OKT4/OKT8 比例增高,血液中抗核抗体和抗淋巴细胞抗体等自身抗体升高。在脾切除术后这些异常可消失。

（四）稀释学说

Blending 发现脾大时,血浆总容量明显增加,且与末梢血细胞减少呈显著相关性,因而推测脾大时循环血细胞减少与血液稀释有关。

二、病因和分类

脾功能亢进分原发性和继发性两大类。继发性脾功能亢进相对多见,是因某种原发病引起脾大后继之出现的脾功能亢进。门静脉高压是继发性脾功能亢进最常见的原因。而原发性脾功能亢进是指通过仔细检查（包括脾脏的病理检查）,排除了可能引起继发性脾功能亢进的因素后的一类脾功能亢进。临床上多先有某种血细胞减少,然后才发现脾脏肿大,并在骨髓涂片中有相应的血细胞增生。但大多数原发性脾功能亢进（如先天性红细胞形态或代谢异常类疾病）的原发病因为异常的血细胞在脾脏破坏过多,脾脏功能代偿性增强。真正源于脾脏自发性功能亢进的疾病实为少数。Orrilly 统计 70 年代前 50 年间 2056 例脾大病例,57％的脾大有血液系统疾病,而 81％的巨脾者为血液系统疾病。其余脾大病例中,19％有感染性疾病,11％有肝脏疾病,9％有充血性或炎症性疾病,余下的 4％为原发性脾脏疾病或不明原因的疾病。通常伴有脾大的疾病主要为感染性疾病（疟疾、心内膜炎）、肝脏病和充血性疾病（充血性心衰）。巨脾的病例中最常见为慢性白血病,巨脾发生率最高的疾病为骨髓纤维化。他还在 1996 年回顾 170 例脾大病例,其中病因为肝脏病者占 36％,血液病者占 35％,感染性疾病占 16％,炎症性疾病占 5％,原发性脾脏疾病占 4％,其他原因为 3％。随着时代发展,脾大病因有所改变。

三、脾大的病理改变

充血性脾大的脾脏基本病理改变为红髓增生,脾窦扩大,脾索变窄,脾窦内皮细胞孔隙大小不等,血细胞在脾窦长时间停留,因缺氧红细胞脆性增加,红细胞和血小板在脾脏破坏明显增多。白髓也有增生,但远不如红髓增生明显。动脉树出现异常的重排,动脉终末支延长,毛细血管增生。动脉周围淋巴鞘范围扩大,巨噬细胞被激活,皮质下见到网状纤维增生和髓纤维样增生。与特发性门静脉高压症（IPH）相比,肝硬化患者的脾脏红髓的脾索狭窄更甚。在光镜下 IPH 患者脾脏小动脉周围呈纤维性变,在电镜下,这些纤维性变结构中含网状细胞。脾索中也有增厚的网状细胞层占据。研究发现,IPH 脾脏病理改变类似于再生的脾脏。脾窦内皮细胞增生,向腔内凸出。

四、临床表现

脾功能亢进本身的表现主要是脾大和血细胞减少。脾大多为轻度和中度,少数可达脐下。一些患者自觉左上腹饱满或不适。脾大程度与脾功能亢进程度不成正相关。红细胞减少者可出现皮肤黏膜苍白、头晕、乏力、心悸等贫血症状。若血小板显著减少,则有出血倾向如皮肤瘀点、瘀斑、紫癜、黏膜出血等。粒细胞减少者易发生感染。在继发性脾功能亢进病例中同时合并有原发病表现。巨脾者偶有发生自发性脾梗死和自发性脾破裂的可能。前者表现为突然左上腹疼痛,一般有发热,梗死范围过大时可并发后期梗死灶细菌感染。后者则表现为突发的腹腔内出血和失血性休克。

五、诊断

（一）确定有无脾功能亢进

1.诊断依据

如下,其中以前三条最为重要。

(1)脾脏肿大。

(2)末梢血细胞减少:外周血中红细胞、白细胞和血小板单一或同时减少。

(3)增生性骨髓象:以外周血中减少的血细胞过度增生为主,部分病例可同时出现成熟障碍。

(4)放射性核素扫描:脾肝摄取率比大于 2∶1 和(或)红细胞、血小板半衰期缩短。

(5)脾切除术的效果:脾切除后可以使血细胞数接近或恢复正常。

2.鉴别诊断

脾功能亢进需与再生障碍性贫血、阵发性睡眠性血红蛋白尿(paroxysmal noctural hemoglobinuria,PNH)、巨幼细胞性贫血及血细胞减少性白血病等可以引起全血细胞减少的疾病鉴别。通过病史、体检、骨髓象检查及酸溶血试验等,一般不难区别。

（二）明确是原发性还是继发性脾功能亢进

根据病史、脾功能亢进合并的其他临床表现及辅助检查(包括组织活检),逐一寻找可引起继发性脾功能亢进的病因,若均排除,则脾功能亢进为原发性。

（三）脾脏大小的评估

1.触诊

一般脾大 2～3 倍时才能在肋下触及,因此肋缘下未触得脾脏并不能否定脾大,但增大的脾脏在能被触及前就有左侧肋缘上叩浊。临床上根据触诊结果常将肿大的脾脏分为三级:深呼吸时,脾脏在肋下不超过 3 cm 者为轻度肿大;自 3 cm 至脐水平线称为中度肿大;超过脐水平线以下则为重度肿大。

2.B 超

不仅能对脾脏大小进行定量测量,还可以观察脾脏轮廓及内部结构,且测量脾脏各径线极为方便,对诊断脾大很敏感。由于脾脏大小、形态个体差异甚大,目前尚无统一标准,一般认为正常人脾脏最大长径小于 10～11 cm,厚径小于 3.5 cm。若①最大长径＞12 cm;②厚径＞4.5 cm;③脾面积(长×厚)＞25 cm²,三者具备其一,则考虑为脾大。

3.CT

CT 仅显示脾脏横切面图像,对评估脾脏大小与 B 超相比并无优势,但对定性有较大帮助。CT 判断脾大的标准如下。

(1)脾脏厚度＞4.5 cm。

(2)脾脏下缘超过肝脏下缘,即扫描层面已见不到肝脏,但仍能见到脾脏。

(3)脾径大于 5 个肋单元。

4.核素^{99m}Tc 或^{113}In 扫描

对区别是脾脏还是其他腹腔内脏器,以及证实脾脏肿大或脾脏内部病变非常有用。

（四）脾脏功能的评估

脾功能亢进的程度能通过测定标记红细胞在循环中半衰期的缩短和脾、肝对其摄取比例的增加而得到定量的表示。以核素^{51}Cr 标记红细胞、血小板后回输体内,①测定其半衰期,若红细胞半衰期小于25 d、血小板半衰期小于 6 d,则有诊断意义,半衰期越短,说明血细胞破坏速度越快。②分别于体外测得脾与肝摄取率,求其比值,正常脾与肝摄取率之比为 1∶1,若大于 2∶1 则提示脾脏阻留作用明显,重者可达(3～4)∶1。

六、治疗

（一）药物治疗

临床上常用的治疗脾功能亢进的药物有促红细胞生成素、氨肽素、维生素 B₄、泼尼松和某些中药。但从总体来讲，药物治疗的效果不肯定，即使有作用，持续时间也较短暂，常有许多不良反应，有些药物价格昂贵，来源困难，因此只适用于某些轻度的血细胞减少者。输血或成分输血有时对治疗脾功能亢进有效，但同样持续时间太短，并容易发生反应，笔者医院既有因输血小板发生反应而死亡者。

（二）脾切除术

既往人们认为全脾切除对机体无太大影响，因而对脾外伤或其他脾脏疾病患者主张脾切除治疗。近20 年，人们对脾脏的功能有了新的了解，发现脾脏在机体微观免疫中具有多方面的重要作用，如婴幼儿时期的脾脏在免疫系统的发生、成熟、产生特异性抗体和免疫调节过程中发挥重要影响；脾脏参与多种免疫球蛋白、补体、调整素以及免疫因子 tuftsin 的产生；脾脏对机体内血源性颗粒性抗原（如细菌）有过滤、廓清作用并可阻抑癌肿扩散性转移以及抗癌作用等。脾切除术后凶险性感染（OPSI）的发生与患者年龄和原发病有关。1 岁以内儿童脾切除后 OPSI 发生率高达 50％，而 1 岁以上儿童则降为 2.8％。原发病中，以遗传性红细胞增多症、地中海贫血、网状内皮细胞疾病等患者脾切除术后 OPSI 的发生率高。本病起病急骤，病情凶险，患者死亡率在 50％以上。因此，对 4 岁以内的儿童不应作全脾切除术。有统计资料表明，成人肝硬化门静脉高压症患者脾脏切除后严重感染发生率达 6.1％。保脾手术在肝硬化门静脉高压症患者当中有逐年增加的趋势，但对保留多少体积脾脏既能保存脾脏的免疫功能又不致引起脾功能亢进复发，目前还没有统一的说法。

（三）脾栓塞术

为了使不能手术的患者得到治疗，有人曾用自身血凝块为一例肝硬化门静脉高压伴脾功能亢进的患者行脾栓塞，结果脾脏缩小及周围血细胞升高。还有人用明胶海绵栓塞肝硬化患者的脾动脉所有终末分支，使脾实质完全梗死，称全脾梗死。但因并发症和死亡率极高，此方法很快被放弃，目前仅用于治疗脾脏的恶性肿瘤。20 世纪 70 年代末，国外学者试行脾动脉主干栓塞术，用于治疗创伤性脾破裂效果较好。因其远端存在侧支循环，脾脏不会梗死，并发症少。1979 年 Spigos 首先将部分脾栓塞术应用于临床，产生部分脾切除效应，不仅削弱了脾脏破坏血细胞的能力，同时也削弱了产生血细胞相关抗体的功能，达到消除部分脾脏功能的作用。而且该手术后机体仍然维持正常的免疫功能和破血功能，避免了切脾后潜在感染和高粘滞血症的危险，这是与全脾切除和全脾栓塞最有意义的区别。其治疗脾功能亢进无严格禁忌证，用于门静脉高压症时，以肝功能 Child A 级或 B 级，脾中度大小，年轻患者效果满意。对于肝功能 C 级，代偿功能差，巨脾，年龄大，全身情况差，肾功能损伤严重者，效果较差。该术式是目前公认的治疗脾功能亢进的最好方法。在 X 线电视监测下行选择性脾动脉插管，栓塞脾实质的 20％～70％，可多次重复栓塞。栓塞后 3～4 个月，栓塞部分被吸收，残脾体积可保留数年不变。如首次栓塞脾实质达 80％，可不需重复栓。

（四）经皮脾内注射无水酒精

有学者提出对肝硬化脾功能亢进患者经皮脾内注射无水酒精治疗脾功能亢进。动物实验结果表明，经皮脾内注射无水酒精可造成脾实质的坏死，术后动物存活良好。临床操作时首先以超声波测量患者腹壁和脾脏厚度，确定进针部位和深度。然后在常规消毒和局部麻醉下，用 7 号腰穿针经皮刺入脾内，拔出针芯，套入装有无水酒精的注射器抽吸无回血即可缓慢注射，一般注射时间约 2～5 min，其间应多次抽吸针管，如有回血应调整针刺深度，无回血后方再注射。每次注射剂量为 5～10 mL，注射后局部按压半小时可起床活动。在治疗的第二周白细胞和血小板开始上升，而红细胞和血红蛋白上升不明显。治疗结束后一个月脾脏开始回缩，以中度脾大者回缩明显，而巨脾者效果较差。治疗后所有患者的肝功能及腹水均没有加重，部分患者肝功能有所改善，症状好转，腹水减轻，未发现出血现象。注射后的不良反应主要为左上腹疼痛和发热，一般可自行缓解，少数症状明显者给予对症治疗后均缓解。

（王付春）

第四节　脾脏肿瘤

一、脾脏良性肿瘤

（一）分类

脾脏良性肿瘤临床罕见。根据起源组织的不同，主要分为三大类型。

1. 脾错构瘤

极罕见，在脾切除术中发生率约 3/20 万，国内报道不足 10 例。其构成成分和脾正常成分相一致，又称脾内副脾、脾结节状增殖，也有文献称之为脾脏缺陷瘤，其病因是脾脏胚基的早期发育异常，使脾正常构成成分的组合比例发生混乱，瘤内主要是由失调的脾窦构成，脾小体很少见到，脾小梁缺如或偶尔可见。肉眼见瘤体切面呈圆形或椭圆形，边界清楚，无包膜，呈灰白色和浅红色。文献中脾错构瘤既有单发也有多发的报道。

2. 脾血管瘤

由海绵样扩张的血管构成，又称海绵状血管瘤、脾海绵状错构瘤、脾末梢血管扩张性血管瘤及脾血管瘤病，其发生基础系脾血管组织的胎生发育异常所致，亦罕见。

3. 脾淋巴管瘤

在三种良性肿瘤中常见，占 2/3。脾淋巴管瘤系由囊性扩张的淋巴管构成，又称脾海绵状淋巴管瘤或脾囊性淋巴管瘤。其发生基础是先天性局部发育异常，阻塞的淋巴管不断扩张。

（二）临床表现与诊断

脾良性肿瘤常常单发，大小不一，形态各异，因其症状隐匿，临床诊断较困难，常常在尸检或剖腹探查时偶然发现，少数病例因巨脾引起左上腹肿块、疼痛、食后饱胀、气急及心悸等症状，或因脾功能亢进引起贫血及出血倾向而就诊时发现，也有部分病例因肿块囊性变及钙化而被临床检查发现。

影像诊断在脾肿瘤的诊断及鉴别诊断中具有重要价值。腹部 X 线平片可发现脾影增大及局部压迫征象，如左膈上抬、胃底及大弯受压、结肠脾曲右移等；肾盂静脉造影可显示左肾下移；B 型超声显示脾实质不均或结节状的低回声改变；CT 扫描可显示肝、肝圆韧带、镰状韧带、脾门及脾本身的变化；选择性脾动脉造影可显示周围组织的压迫性改变，亦可显示脾实质的缺损。

脾良性肿瘤应与寄生虫性脾囊肿、原发性恶性脾肿瘤及转移性脾肿瘤相鉴别。寄生虫性脾囊肿常系包囊虫性，X 线检查易见囊壁钙化，血象示嗜酸性粒细胞增多及特异性血清试验阳性可确诊。原发性恶性肿瘤往往症状较良性肿瘤突出，肿块增长速度快，全身进行性消瘦等有助于鉴别。转移性脾肿瘤常源于肺癌、乳腺癌、恶性黑色素瘤及脾周围脏器癌等，只要详细检查，不难发现原发癌灶及多脏器损害的表现。

（三）处理

由于脾脏的良恶性肿瘤临床鉴别较为困难，目前主张一经发现，即应施行全脾切除术。对于肯定系良性肿瘤者，亦可考虑节段性脾切除或全脾切除后予以健康脾组织自体异位移植，尽可能保留脾脏的功能。也有人认为对于脾良性肿瘤可不作任何治疗，但应密切随访，定期复查。

脾良性肿瘤预后良好，但部分病例，尤其是脾血管瘤，因其动静脉交通的作用，易发生自发性脾破裂，引起致死性腹腔内出血。也有少数病例可发生恶变（如脾血管瘤恶变），引起肿瘤播散而导致患者死亡。

二、脾脏原发性恶性肿瘤

脾原发性非淋巴网织细胞恶性肿瘤非常罕见。国外 Das Gupla 1965 年报道了 198 例脾原发肿瘤后，只有零星报告。国内自 1986 年收集 41 例后，1997 年又报告 9 例原发脾肿瘤。文献大多为脾脏原发淋巴瘤的报告。据统计脾原发性恶性肿瘤仅占恶性肿瘤的 0.64%。

（一）病因与发病

脾脏肿瘤的起因至今尚未完全阐明。但近30年的研究发现了一些脾肿瘤发生的可能相关因素,如感染因素（某些病毒、分枝杆菌、疟原虫等）、遗传因素及其他脾脏慢性疾病等。Cecconi等研究一组病例,认为57%的脾脏淋巴瘤与感染有关,特别是与分枝杆菌的流行有关,也就是说它们的B超下表现一部分是结节状的,另一部分是非典型的。Wakasugi报告一例慢性丙型肝炎病毒感染患者暴发B细胞淋巴瘤;Ozaki等也证实,乙型肝炎病毒感染与脾脏T/δT细胞淋巴瘤相关;Kraus报告一例心脏移植患者在EB病毒感染致淋巴组织异常增生后发生T/δT细胞淋巴瘤;Bates等报告,在西非具绒毛状淋巴细胞的脾脏淋巴瘤和高度反应性疟疾性脾大有许多临床和免疫学的共同点,这一点为淋巴瘤发病机制的研究提供了线索。笔者在综合这些文献后分析认为,脾脏在受到病毒、细菌等病原体感染后,发生了非特异性的免疫反应,刺激了脾脏炎症区域内B淋巴细胞或T淋巴细胞的积聚和增生,在身体内部某些因素失去平衡的情况下,这种增生可能会变得不受限制而发展成肿瘤。另外,遗传因素及脾脏的一些慢性疾病与脾脏肿瘤的发病也可能有一定的关系。

（二）分类与病理

根据起源组织的不同,脾脏恶性肿瘤分为三大类。

1. 脾血管肉瘤

系脾窦内皮细胞呈恶性增生所形成的肿瘤,又称恶性血管内皮瘤或内皮肉瘤。自1879年Langhans首例报告以来,国内外文献至1997年仅收集到140例。男:女比为1.4:1,一般见于成年人,平均年龄52岁。多数患者于就诊时就有脾脏的肿大且常同时有肝脏的肿大。约1/3的患者发生脾破裂伴有血性腹水,其中多数病例发生肝、肺、骨或局部淋巴结的转移。

肉眼:脾脏肿大,被膜紧张,脾脏实质内有多个结节。结节紫红色、坚实、并可见出血、坏死、囊性变以及纤维化的区域。

镜下:组织学变化多端,有的区域呈实性的梭形细胞或多角形细胞的增生,其中可见被挤压的裂隙样管腔。有的区域可见相互吻合的小血管结构。在血管的腔内见有成堆的内皮细胞向管腔呈乳头样增生,内皮细胞胞体肥大,向管腔内突出呈钉突状。核大,富含染色质。核染色质和核仁呈粗团块状。核分裂象多见。肿瘤组织内可见出血和坏死,有时在原发肿瘤内见到髓外造血现象。

2. 纤维肉瘤、梭形细胞肉瘤和恶性纤维组织细胞瘤

在脾原发性恶性肿瘤中最为少见。纤维肉瘤或梭形细胞肉瘤指脾脏本身纤维组织的恶性增生,1881年Weichsel baum首先描述,目前文献报告仍不足10例。镜下见瘤细胞多呈束状排列或弥漫成片,瘤细胞呈梭形,有明显异形性,形态极不规则,多核瘤巨细胞及核分裂象多见,核多呈枣核状,粗颗粒,分布不均,核仁多较明显,胞浆淡伊红色,间质胶原纤维多,瘤细胞间有较多网状纤维,V、G染色胞浆呈红色。

恶性纤维性组织细胞瘤又称恶性纤维黄色瘤、纤维黄色肉瘤。为近年来逐渐被人们注意的一种独立类型的恶性肿瘤。较多发生于四肢,极罕见于脾脏。本瘤较多发生于老年人,但也见于青年人。Mayo所报道的3例分别为48岁、51岁和54岁。男女无明显的差异。

肉眼:脾脏肿大,被膜紧张,脾内肿瘤呈分叶状,肿瘤的质地较为坚实,切面灰白、灰红、灰黄和黄褐色不一,呈多彩状。中心可有坏死和囊性变。一般难见编织样结构。

镜下:瘤组织内有多种细胞成分,即纤维母细胞、组织细胞、多核巨细胞、黄色瘤细胞及不等量的炎性细胞的浸润。

纤维母细胞及组织细胞有一定程度的异形性,表现核肥大、深染,核膜增厚,外形不规则,核仁明显。纤维母细胞呈梭形,形成胶原纤维束,作车辐状排列,这点在诊断上非常重要。

3. 脾原发性恶性淋巴瘤

这是指原发于脾脏淋巴组织的恶性肿瘤,主要包括脾原发性霍奇金病和脾原发性非霍奇金淋巴瘤,而晚期恶性淋巴瘤的脾脏侵犯则不属此范畴。脾恶性淋巴瘤的发生率相对较高,占脾恶性肿瘤的2/3以上。国外Kaumhber 1931年作了首例报告,国内江晴芬1944年报告了首例,目前已有大量的病例报告。脾恶

性淋巴瘤的分期,一般采用 Ahmann 的三期分级法,即:Ⅰ期,瘤组织完全局限于脾内;Ⅱ期,累及脾门淋巴结;Ⅲ期,累及肝或淋巴结。

（三）症状与体征

脾原发性恶性肿瘤早期常无特殊症状,患者就诊时往往呈现晚期癌肿状态,具体表现如下。

(1)脾脏自身的表现:肿大的脾脏大多在脐水平以下,有文献报告,最大可达脐下 7.5 cm,呈渐进性增大,质硬,表面凹凸不平,活动度差,触痛明显。

(2)肿块所产生的局部压迫症状:如胃区饱胀、纳减、腹胀、心悸及气促等,甚至可引起泌尿系统的症状。

(3)恶性肿瘤的毒性表现:如低热、乏力、贫血、消瘦等。

部分病例可表现高热、白细胞减少,近 1/4 的病例可伴有肝脏肿大,也有部分病例因癌肿自发性破裂,以腹腔内出血作为就诊的首发症状。而脾脏不规则肿大,无长期发热,无脾功能亢进等,系脾原发性恶性肿瘤的特征。

（四）诊断与鉴别诊断

1.诊断标准

(1)最早的临床症状和体征表现在脾脏部位。

(2)血液生化及影像学检查有足够证据排除肾、肾上腺、结肠、腹膜、肠系膜和网膜的肿瘤。

(3)术中肝脏活检无肿瘤生长,肠系膜和腹主动脉旁淋巴结未见淋巴瘤病变。

影像检查在脾肿瘤的诊断中有举足轻重的作用。X 线检查可发现脾影增大及局部压迫征象,但不具特殊性。B 超检查可确定脾脏有无肿块,系实质或囊性,但不能区分良恶性。经皮穿刺活检,危险性较大,且穿刺部位难以定准。CT 及磁共振不仅显示脾脏本身的病变,尚可显示肿块与邻近脏器的关系、淋巴结或肝脏的侵犯以及腹腔和胸腔的其他病变。选择性脾动脉造影可显示脾实质缺损等征象。

2.鉴别诊断

鉴于恶性肿瘤的早期征象不明显,甚至部分晚期病例也无特异表现,鉴别诊断更为重要,常需与下列疾病相鉴别。

(1)伴有脾大的全身性疾病:如门脉高压所致瘀血性脾大、恶性淋巴瘤和慢性白血病侵及脾脏等。

(2)脾本身的良性疾患:如脾脓肿、脾结核、脾囊肿及脾脏其他的良性肿瘤。

(3)脾邻近器官的疾患:如腹膜后肿瘤、肾脏肿瘤、胰腺肿瘤等。

上述这些疾患,往往借助于病史、体检、实验室检查及影像学诊断、淋巴结穿刺活检等手段可资鉴别。同良性肿瘤一样,脾脏原发性恶性肿瘤有相当的病例确诊仍需手术探查及病理学检查。

（五）处理与预后

脾脏原发性恶性肿瘤的治疗应首选脾切除加放疗或化疗,以延长患者生命,其中部分病例可有较长的存活期。治疗效果决定于病期、有否转移和肿瘤的生物学特性。早期病例手术治疗效果尚可,手术应行全脾切除,术中注意脾包膜的完整及脾门淋巴结的清扫。据文献报告,全脾切除后辅以放疗及化疗,5 年生存率可达 30%,部分病例术后生存长达 23～27 年。Ahmann 报告 49 例脾淋巴瘤,Ⅰ、Ⅱ期 3 年生存率达 60%,5 年生存率 45%。国内曲度收集了 47 例脾原发性恶性肿瘤,手术切除率达 87.8%,但因诊治较晚,根治性切除率低,综合治疗措施不当,效果欠佳。

脾的恶性肿瘤诊治晚,预后较差,尤其是脾血管肉瘤,容易经血行转移,往往同时累及肝脏及其他器官,85% 的患者在确诊前已有转移,也有人认为这种现象系肉瘤多中心性发生的结果。脾恶性肿瘤较易破裂,除外伤性破裂外,尚有自发性破裂,均可形成致死性腹腔内出血,并且可引起肿瘤的迅速播散。

三、脾脏转移性肿瘤

（一）概述

脾转移性肿瘤是指起源于上皮系统的恶性肿瘤,不包括起源于造血系统的恶性肿瘤。脾脏转移性肿瘤大多数系癌转移,主要经血管转移,仅少数经淋巴途径。Willis 认为邻近器官的侵犯亦作为转移的另一途径考虑,而 Harmann 等人认为肿瘤的直接侵犯不应包括在转移性脾肿瘤之内。但多数人倾向前者,因为恶性肿瘤的转移途径通常认为是上述三个方面。笔者在临床工作中遇到 4 例脾转移癌,原发灶分别为肝、胃、直肠和子宫,均有腹腔淋巴结转移,而无腹腔外远处血行播散的证据,1 例贲门癌脾内转移合并胃扭转作贲门癌连同脾脏在内的贲门癌切除术,术后生存 1 年。结合文献复习,笔者认为脾转移癌的转移途径以淋巴逆行途径为主,但对有全身广泛血行转移的患者,脾可作为转移脏器之一。转移性癌灶肉眼常表现为多数结节或单个结节,亦可表现为多数微小结节和弥漫性浸润。

综合文献,脾转移性肿瘤发生率约 9%～16%,较淋巴结、肺、肝等脏器为低,可能是由于癌细胞侵入脾脏的机会较少及脾脏对癌转移具有一定的免疫防御能力的缘故。通常在癌转移时,只有机体的抵抗力大为减低,侵入脾脏的癌细胞方可生长形成转移灶。据尸检报告,有广泛癌转移者约 50% 以上同时有脾转移。有这么一种现象,脾转移性肿瘤百分率的高低与取材的范围成正比。资料表明,在恶性肿瘤患者转移性脾肿瘤的发生率镜检可高达 30%～50%。可见,若对恶性肿瘤患者的脾脏行常规检查,可提高转移性脾脏肿瘤的检出率。

转移性脾肿瘤的原发灶可以是全身各个器官,来自血行播散的以肺癌、乳腺癌、卵巢癌及恶性黑色素瘤较为多见,淋巴途径的以腹腔脏器常见,常伴腹主动脉旁或脾周淋巴结肿大。通常,肿瘤脾转移可作为全身转移的一部分,少数情况下可作为乳腺癌、卵巢癌等原发病灶的唯一继发转移性器官。

(二)临床表现与诊断

脾转移性肿瘤患者,临床常无特殊症状,或仅表现为原发病症状。仅在脾脏明显增大时,可产生左上腹肿块、腹痛、纳减、消瘦等征象,以左上腹肿块为多见。少数患者还可伴继发性脾功能亢进、溶血性贫血、胸腔积液及恶病质等,也有少数病例因自发性脾破裂呈现急性腹痛、休克征象。

病史、症状及体征,实验室和影像学检查在脾转移性肿瘤诊断中具有重要价值。B 型超声波可发现许多临床上未能诊断的脾转移,CT 及磁共振的诊断率达 90% 以上,选择性脾动脉造影可见血管强直、不规则狭窄、血管腔闭塞及不规则的新生血管形成。

(三)处 理

脾脏转移性肿瘤,如果仅限于孤立性脾转移,可在全身综合治疗的基础上行全脾切除,疗效尚可。对于已有广泛转移者,则已失去手术治疗的时机。至于转移性脾肿瘤的自发性破裂,应予急症手术。

(王付春)

第十二章　周围血管疾病

第一节　原发性浅静脉功能不全

下肢慢性静脉功能不全的病例多为原发性,由一组原发性静脉反流性病因所致。最常见的就是原发性浅静脉功能不全,即下肢浅静脉曲张,下肢浅静脉瓣膜功能不全致静脉内血液反流,远端静脉血液淤滞,从而引起静脉管扩张,浅静脉伸长、迂曲而呈曲张状态。

一、病因及病理生理

静脉壁较弱,静脉瓣膜结构不良及浅静脉内压力升高是引起浅静脉曲张的主要原因。静脉壁薄弱和静脉瓣膜结构不良与遗传因素有关。长期站立、重体力劳动、妊娠、慢性咳嗽、习惯性便秘等多种原因可致腹膜压力增高,使瓣膜承受过度的静脉压力,在瓣膜结构不良的情况下,可使瓣膜逐渐松弛,关闭不全,产生血液反流。在下肢浅静脉曲张形成过程中,静脉瓣膜与静脉壁的强度和静脉压力的高低,起着相互影响的作用。静脉瓣膜和静脉壁离心越远,强度越低,静脉压力则是离心越远则越高,因此,下肢浅静脉曲张的远期进展,要比开始阶段迅速,而扩张迂曲的浅静脉,在小腿部远比大腿明显。隐股静脉瓣位置最高,斜向下内侧,处于表浅位置,不受肌肉保护,抗逆向压力较差,极易受到破坏,导致大隐静脉曲张。在单纯性下肢浅静脉曲张中,小隐静脉还受到股静脉和股腘静脉瓣的保护,不至于受到血柱重力作用的直接影响,只有在大隐静脉曲张进展到相当程度后,通过分支而影响小隐静脉,才会在小隐静脉分布区域呈现浅静脉曲张。下肢静脉迂曲、扩张,血液回流缓慢,甚至逆流而发生淤滞,静脉压力增高。静脉壁发生营养障碍和退行性变,尤其是血管中层的肌纤维和弹力纤维萎缩变性,被结缔组织替代。部分静脉壁呈囊性扩张而变薄,增长曲张,有些部位因结缔组织增生而增厚,因而血管可呈结节状。因血流淤滞、静脉压增高和毛细血管壁的通透性增加,血管内液体、白细胞、蛋白质、红细胞和代谢产物渗出至皮下组织,引起纤维增生、色素沉着和脂质硬化。局部组织缺氧,大量纤维蛋白原堆积,阻碍了毛细血管与周围组织间的交换,导致皮肤和皮下组织的营养性改变,抵抗力降低,易并发皮炎、湿疹、溃疡和感染。

二、临床表现

原发性下肢静脉曲张早期多无局部症状,逐渐发展可出现进行性加重的浅静脉扩张、隆起和迂曲,尤以小腿内侧为明显,小隐静脉曲张主要位于小腿外侧。患者多有下肢酸胀不适感觉,伴肢体沉重乏力,轻度水肿,久站或傍晚时感觉加重,但平卧或肢体抬高或晨起时明显减轻。可伴有小腿肌痉挛现象。根据CEAP 分类中的临床分类,将受累肢体的体征进行分级诊断,重度的病例可出现 C_4 级以上的体征,如皮肤萎缩、脱屑、色素沉着、皮肤和皮下组织硬结、湿疹样皮炎和难愈性溃疡,溃疡侵蚀或外伤致破裂可发生急性出血,有时可并发血栓性静脉炎和急性淋巴管炎。

三、诊断

根据下肢静脉曲张的形态特征,诊断并不难,可做一些传统检查以进一步了解浅静脉瓣膜功能,下肢深静脉回流和穿通静脉功能,有助于制订治疗方案。

（一）浅静脉瓣膜功能试验（TRENDELENBURG 试验）

取仰卧位，抬高下肢使静脉排空，于腹股沟下方缚止血带压迫大隐静脉。嘱患者站立，释放止血带后10s 内如出现自上而下的静脉曲张则提示大隐静脉瓣膜功能不全。同样原理，在腘窝处缚止血带，可检测小隐静脉瓣膜功能（图 12-1A）。

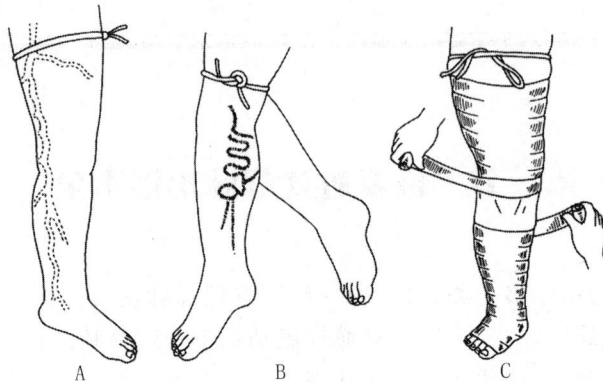

图 12-1　下肢静脉瓣膜功能试验
A. Trendelenburg 试验；B. Perthes 试验；C. Pratt 试验

（二）深静脉通畅试验（PERTHES 试验）

取站立位，于腹股沟下方缚止血带压迫大隐静脉，待静脉充盈后，嘱患者用力踢腿或下蹲 10 余次，如充盈的曲张静脉明显减轻或消失，则提示深静脉通畅；反之，则可能有深静脉阻塞（图 12-1B）。

（三）穿通静脉瓣膜功能试验（PRATT 试验）

患者仰卧，抬高下肢，于腹股沟下方缚止血带，先从足趾向上至腘窝缠第一根弹力绷带，再从止血带处向下缠第二根弹力绷带。嘱患者站立，一边向下揭开第一根绷带，一边继续向下缠第二根绷带，如在两根绷带之间的间隙出现曲张静脉，则提示该处有功能不全的穿通静脉（图 12-1C）。

（四）彩色多普勒超声检查

可了解血管壁、管腔、瓣膜、血流方向、速度和浅静脉曲张情况，同时可了解深静脉瓣膜功能和深静脉有无反流性改变，以及穿通静脉功能。

（五）容积描记和静脉造影

也可用于辅助诊断，可为单纯性浅静脉曲张提供诊断依据，主要用于了解有无深静脉和穿通静脉功能不全。

四、鉴别诊断

由于许多疾病均可出现下肢浅静脉曲张，因此在做出原发性下肢浅静脉曲张诊断前，必须注意与下列疾病相鉴别。

（一）原发性下肢深静脉瓣膜功能不全

是下肢深静脉瓣膜功能受损或深静脉扩张致深静脉瓣膜失去正常闭合功能，使血液向远侧反流的一种原发性深静脉功能不全疾病。此病常与原发性浅静脉曲张合并存在，因此，必须首先排除深静脉功能不全后才能诊断单纯性原发性浅静脉曲张，此病与原发性浅静脉曲张常互为因果。患肢常有沉重酸胀感，站立或行走时间长时加重，肿胀程度重于单纯性浅静脉曲张，其余症状体征也较严重。准确的鉴别方法是彩色多普勒超声检查和下肢静脉造影（尤其是逆行静脉造影），能够观察到深静脉瓣膜关闭不全的征象。

（二）下肢深静脉血栓形成后综合征

主要表现为下肢深静脉回流障碍。在下肢深静脉血栓形成的早期，浅静脉扩张属于代偿性表现，伴有明显肢体肿胀。随着病程迁延，在深静脉血栓的再通过程中，由于瓣膜逐渐破坏，深静脉出现血液反流，静脉压升高，可出现与原发性下肢深静脉瓣膜功能不全相似的临床表现。下肢肿胀不适，活动后加重，可合并出现小腿部穿通静脉功能不全以及皮肤营养不良性改变。彩色多普勒超声检查可清楚显示静脉内血栓形成状况，再通后静脉壁粗糙、管腔狭窄情况以及瓣膜功能受损情况，是首选的检查方法。必要时也可行静脉造影检查。

（三）动—静脉瘘

常可表现浅静脉曲张，但患肢局部皮温升高，局部常可触及震颤或闻及血管杂音，静脉压明显升高。先天性动—静脉瘘患肢常较健肢明显增粗增长。后天性动—静脉瘘多由创伤引起，有外伤史。抬高患肢后，曲张静脉难以缓解，穿刺时可有鲜红色氧合血。彩色多普勒超声可清楚显示动—静脉瘘情况，必要时可行动脉造影。

（四）先天性静脉畸形骨肥大综合征

一种先天性静脉畸形病变，可具有浅静脉曲张及深静脉瓣膜功能不全表现，患肢比健肢增粗增长、下肢外侧皮肤出现大片葡萄酒色红斑以及深静脉畸形为其三个主要特点。经彩色多普勒超声检查和静脉造影，常可显示畸形的深静脉情况；动脉造影常难以发现病变。

五、治疗

（一）非手术疗法

主要包括抬高患肢、卧床休息、药物治疗和加压治疗。加压治疗是最有效的非手术治疗方式，通常是患肢穿弹力袜或用弹力绷带，也可用充气加压带等机械性梯度压力装置，借助远侧高而近侧低的压力差，以使静脉血液回流，使曲张静脉处于萎瘪状态。日常生活中避免久站、久坐或长时间行走，可间歇抬高患肢，有助于血液回流。一般适用于：①病变局限，症状轻微而又不愿手术者；②妊娠期发病，常在分娩后曲张静脉可能自行消失；③全身情况差，难以耐受手术者。选择弹力袜时，应根据患者不同病情选择是踝部压力 20～60mmHg 的弹力袜，充气加压治疗是否有足底静脉泵渐进性充气加压等。针对浅静脉功能不全的药物主要有黄酮类药物、脉之灵、地奥司明片等。

（二）硬化剂注射疗法

利用硬化剂注入曲张静脉后引起炎症反应发生闭塞。适用于毛细血管扩张、网状静脉形成或小范围的局限性曲张病变，以及手术后残留的和局部复发的曲张静脉。一些高龄患者不愿接受手术，也可采用注射疗法。常用硬化剂（美国 FDA 批准使用的仅两种）为 5％鱼肝油酸钠和 3％十四烷硫酸钠。聚多卡醇还在临床试用阶段，但已在临床广泛使用。硬化剂注射后应予以弹性绷带包扎压迫，应避免硬化剂渗漏引起组织炎症、坏死或进入深静脉并发血栓形成。

（三）手术疗法

是根本的治疗方法。凡有症状且无禁忌证者都可手术治疗。手术目的是永久性消除静脉高压来源的静脉曲张。

1.手术适应证

①大范围的静脉曲张；②确定隐静脉有轴性反流；③大腿中或前内侧静脉曲张形成；④伴有疼痛、肢体酸胀感和长时间站立或坐位产生小腿疲劳感；⑤反复发作浅静脉血栓性静脉炎；⑥浅表静脉血栓形成；⑦湿疹性皮炎，色素沉着，脂质性硬皮改变；⑧静脉破裂出血；⑨静脉性溃疡形成。

大隐静脉抽剥和浅静脉曲张切除手术在深静脉阻塞情况下是否禁忌，是一个值得探讨的问题。从前的观点是绝对禁忌的。术前必须作深静脉通畅试验或检查，否则术后会加重肢体静脉淤滞，因为此时的浅静脉作为静脉回流的主要通道而起侧支循环作用。近年来，这种观念已有改变，许多人认为，深静脉阻塞并非浅静脉手术的绝对禁忌证。许多临床研究证明了大隐静脉手术在深静脉阻塞情况下仍是可行的手术方法，对于那些继发于下肢静脉血栓形成的浅静脉曲张尤其适用。其原因归于以下三点。

（1）下肢静脉血栓形成（DVT）后综合征多数以阻塞和反流合并存在为其主要病理表现。随病程迁延，反流性因素将占主导地位，而 DVT 后出现的静脉淤滞性皮肤改变，包括溃疡形成，则主要与反流性因素有关，与阻塞性因素关系较小。因此，曲张静脉的切除抽剥，反流因素的控制（如瓣膜重建术）能够缓解这些患者的临床表现,即使是在仍有阻塞因素存在时。

(2)深静脉具有丰富的侧支循环,本身对于阻塞性因素就有良好的耐受性,这包括肌间、肌内、股深、旋髂、阴部、坐骨和臀部、腹壁下以及隐静脉系统,隐静脉在深静脉阻塞后的侧支循环代偿方面所起的作用相对是比较小的。切除反流的隐静脉和曲张的静脉是可行的,术后非隐静脉的侧支循环(如其他浅静脉或深静脉)可迅速代偿隐静脉所起的功能作用。

(3)血栓形成后扩张的隐静脉可能是静脉反流血液的重要来源,可加重静脉淤滞性的一系列临床表现,抽剥和切除隐静脉可以阻断这种反流并改善小腿静脉泵功能。

2.手术方法

传统经典的手术方法是大小隐静脉高位结扎和剥脱术。从理论上来说,单纯高位结扎隐静脉及其属支可阻断深静脉血液逆流,使曲张静脉消失,达到治疗目的。但由于浅静脉曲张后,静脉壁已丧失弹性,站立时下肢血液仍能使曲张的浅静脉充盈,因此高位结扎术应结合剥脱术才能取得较好的临床疗效。既往要求高位结扎大隐静脉时应同时结扎其 5 条主要属支,但近年多数专家认为,不必强求一定要完全结扎所有属支,否则结果可能事与愿违,可能会促使曲张静脉复发。术后应鼓励患者尽早下床活动,使深静脉血液受肌泵挤压加速回流,有利于防止深静脉血栓形成。近年来更多人主张术后常规使用少量低分子肝素预防深静脉血栓形成,也可用弹力袜等加压措施预防深静脉血栓形成。

除了上述经典的手术方式外,还有许多浅静脉手术方法应用于临床,这些方法不但保证了消除静脉高压和静脉曲张的作用,而且注重了减少并发症和取得美观美容效果。如曲张静脉点式抽剥、电凝术、经皮环形缝扎术、隐股静脉瓣膜替代或环缩术、腔内激光闭塞术、腔内射频闭塞术、透光旋切术等,都取得了良好疗效。

1)经皮曲张静脉连续环形缝扎术:给予患者脊髓麻醉或硬脊膜外麻醉,常规进行大隐静脉高位结扎,大腿段曲张大隐静脉行抽剥术至膝关节处,膝以下的曲张静脉采取 PCCS 予以闭塞。少数大腿浅静脉迂曲严重而难以抽剥者,亦可用此法缝扎。小腿部小隐静脉曲张也可采用 PCCS 法缝扎。如足靴区有溃疡,则围绕溃疡边缘缝扎,以闭塞溃疡周围浅静脉。我们采用 2-0 不吸收尼龙线作为缝扎用线,具体手术方法如下:

(1)术前嘱患者站立位,使下肢曲张静脉充分充盈,用紫药水沿曲张静脉进行描记,应将所有静脉曲张都描记出来,作为体表的标志,并用碘酒固定描记线。

(2)在手术常规麻醉、消毒皮肤后,在曲张静脉远端的正常皮肤用尼龙线的一端穿过皮肤,在皮肤表面打结,结下结扎一花生米大小的纱布粒或可用 4 号丝线做一针皮肤缝线,缝线之间结扎纱布粒。

(3)用细长的角针,将尼龙线于曲张静脉的边缘处开始刺入皮肤(沿紫药水描记的浅静脉行程),在静脉(描记线)一侧的浅面处穿过,而于静脉的另一侧边缘穿出,如用丝线作为固定点,应将尼龙线末端与丝线结扎紧。

(4)于原穿出的侧孔处,从原针孔进针(注意勿刺断缝线),于静脉(描记线)的深面穿过静脉,再于静脉对侧缘出针,抽紧缝线。然后又从该出针孔进针,再从静脉浅面穿过到静脉对侧缘出针,如此循环,沿静脉描记线连续环形向远端缝扎,边缝边抽紧缝线至曲张静脉远端止。为避免缝线过长日后难抽出,缝扎长度应以 10~12cm 为宜。此时用一纱布粒作为固定点,在此处打结。然后再按上述方法沿静脉描记线继续缝扎下去。

(5)每条静脉描线顶缝扎到末端时,以纱布粒固定缝线打结,也可用丝线先固定纱布粒,再以丝线与尼龙线末端打结。全部缝扎结束后,除纱布粒上可见到缝线外,皮肤表面均见不到缝线(缝线在皮下潜行)。

(6)术后处理:用绷带轻压包扎下肢全长,翌日嘱患者起床活动,以防深静脉血栓形成,术后 1~3d 静脉缝扎处可能会比较疼痛,可给予止痛针或给予术后镇痛治疗(保留硬脊膜外管给药)1~2d。术后 2~3 周拆线。拆线时将所有纱布粒拆除,将连续缝扎线两端剪断,用血管钳夹住一端,将缝线抽出。3 个月左右针孔瘢痕会逐渐消失,不留瘢痕。

2)腔内激光灼闭术(endovenous laser treatment,EVLT):美国康奈尔大学血管外科 Robert J Min 博

士是该技术的发明者,上海第一人民医院在国内率先开展此项技术。与传统的大隐静脉高位结扎和剥脱术相比,EVLT 具有以下特点:创伤小、术后不遗留瘢痕、术后恢复快等。

(1)EVLT 的原理和设备要求:EVLT 治疗的原理是在血管腔内直接发射激光能量,并产生血管内皮和管壁损失,进一步导致纤维化。目前国际上使用的激光治疗仪有两种。针对血红蛋白的激光仪波长分别有 810nm、940nm 和 980nm,通过血管腔内的红细胞吸收激光能量并产生热能,引起静脉管壁热损失,并导致血栓性静脉阻塞。有文献显示静脉阻塞的主要机制是血液加热沸腾时产生蒸汽水泡,没有血液存在时可能并不出现对静脉管壁的直接热效应。管壁热效应的强弱直接与组织所暴露的热能大小和持续时间相关,而影响后者的因素包括管腔内的血液量,光纤回退速度和静脉周围浸润麻醉液量。对激光治疗后的静脉壁的病理学检查发现静脉壁的点状穿孔,被描述为"爆炸样"光断裂现象。动物实验发现波长810nm 的激光激发热量可高达 1200℃。有学者对离体静脉进行研究,发现管腔内没有血液存在时仅仅出现一条烧焦的条形痕迹,而在管腔内加入血液后则出现静脉壁的"爆炸样"的损伤。

开展 EVLT 技术需要的设备较为简单,即一台激光仪主机、操控脚踏和激光治疗术专用光纤。目前我们所使用的是英国 Diomed 公司的 810nm 的半导体激光系统,激光输出模式为光学耦合。通过一根血管外科专用光纤发射激光能量,损毁血管内壁,使血管闭合和纤维化。使用时将脚踏接入主机后板脚踏插孔,拧开侧面光纤口金属盖帽,旋转光纤连接头,接入光纤。启动主机后,光纤末段发出红色指示光,即可踩下脚踏进行手术。

(2)EVLT 的手术操作过程:①术前准备。所有患者均于术前标记小腿部曲张浅静脉,EVLT 常规术前血管彩色多普勒检查。②手术过程。平卧位,于内踝前方以套管针穿刺大隐静脉,穿刺困难时可做一小切口直视下切开该静脉,置 0.035 超滑导丝至大隐静脉汇入股静脉处,沿导丝置入 0.038 导管,超声引导下将导管顶端送至距隐股静脉交汇处约 2.0cm 处;撤出导丝,导管内注射肝素水证实导管于血管腔内;将光纤的末端与激光治疗机连接;打开激光发射器为准备状态,选择激光机功率为 12~14W,调整脉冲使持续时间为 1s,间隔时间为 0.8~1s,光纤顶端置于干纱布上,脚踏开关激发激光,如纱布被烤黑并冒烟,表示光纤工作状态良好;沿导管送入直径 600μm 的激光纤维,超声监测光纤顶端位于距隐股静脉交汇处1.5~2.0cm,并露出导管的顶端约 0.5cm;变手术室为暗视野,即可观察到光纤头端的光亮点;脚踏开关使激光机进入工作状态,同时以 2~3mm/s 的速度均匀自近端向远端回撤出导管与光纤,完成大隐静脉主干的激光治疗。对导丝向上引入有困难者,可选择膝关节水平处的大隐静脉穿刺或切开。推荐在超声引导下完成手术过程。③术后处理。术后患肢弹力绷带加压包扎,抬高患肢,麻醉过后即下床活动。对高危或年老患者可术后第二天起皮下注射低分子量肝素钠注射液(克赛)0.4mL,每天 1 次,1~2d。弹力绷带加压包扎 48 h,穿弹力袜 1 个月。

3)下肢静脉曲张射频消融闭合术。

(1)术前准备:以超声定位大隐静脉主干走行及其汇入股静脉处。

(2)麻醉:可采用腰麻或硬膜外麻醉。

(3)体位:平卧位,患肢上抬 30°。

(4)步骤。

A. 器械准备:①采用 VNUS 静脉腔内闭合系统(VNUS closure system,美国 VNUS Medicai Technologies 公司生产)。主要由计算机控制的腔内闭合射频发生器和直径为 6F 和 8F 的闭合电极两部分组成,后者由一个球形电极头和周围数个电极片组成治疗电极头部。该闭合系统还包括压力注射泵、脚踏开关等设备。根据设备说明书连接器械各部件,检查证实其处于正常工作状态。②麻痹肿胀液的配制:以2%的利多卡因加生理盐水稀释,调节浓度达 0.5%。肝素生理盐水溶液以肝素 50mg 加入生理盐水500mL 配制而成。

B. 射频消融闭合大隐静脉主干:①驱血使下肢浅表静脉网的血液流入深静脉。②采用踝静脉穿刺或静脉切开方法,先将血管鞘置入静脉内,然后根据患者情况选用合适的射频导管(6F 或 8F)逆行插入大隐静脉至隐股静脉交界下方 1~2cm 处,超声确认。③以输液器连接肝素盐水于射频导管尾部,液体通过导管内通道至球形电极头部,滴速保持 100 滴/分左右,防止电极片形成血栓。④沿大隐静脉主干周围注射肿胀液后,弹出导管射频电极、开放肝素盐水,接通电源,使自膨式电极片接触血管壁并产热,使血管内膜温度达到 85℃,内膜肿胀、管腔闭合,自上而下逐渐以 2~3cm/min 速度退出射频导管。如遇血管分支处,电极温度骤降,导管须停留片刻待其温度回升至 85℃继续回撤导管,直至整条血管闭合完毕。

C.下肢曲张的分支浅静脉处理:可采用切除、连续环形缝扎、透光直视旋切等手术方式处理,走行较直的粗大曲张静脉也可通过上述方式处理。

D.手术完成后,敷料覆盖,弹力绷带加压包扎。抬高患肢 30°平卧。鼓励术后早期活动。48 h 患者弹力绷带可松解。术后穿着弹力袜 3 个月。

4)下肢静脉曲张透光直视旋切术。

(1)术前准备:以记号笔标记站位时下肢明显静脉曲张,需要手术切除的范围。

(2)麻醉:可采用腰麻或硬膜外麻醉。

(3)体位:平卧位,患肢上抬 30°。

(4)步骤。

A.器械准备:①采用 TriVex 系统(美国 Smith&Nephew 公司生产),主要由刨刀和带灌注的冷光源组成。②灌注充盈液配制。以生理盐水 500mL 加 1∶1000 肾上腺素 1mL,再加 1% 的利多卡因 50mL 配制而成。冲洗液采用生理盐水。术中所采用压力注射泵的压力设定为 400~500mmHg。③根据设备说明书连接器械各部件,检查证实其处于正常工作状态。

B.大隐静脉主干处理:采用传统的高位结扎剥脱术或激光、射频消融闭合等方法处理大隐静脉主干。

C.下肢曲张静脉透光旋切。①选择皮肤切口:根据术前表示范围,每一切口长约 3mm(根据选择的刨刀粗细略有不同),切口部位以力求达到既满足最大限度地去除曲张静脉组织又能减少切口的数目为宜。尽量避免在胫骨前方作切口,也不要位于曲张静脉上。切口可交替使用,以减少数目。②旋切:一端切口置入照明光棒,以此透射皮下曲张的静脉团并注入灌注充盈液。从另一切口插入电动旋切刨刀。启动旋切刨刀开关,在曲张静脉平面内沿着曲张静脉的走行慢慢推进,同时术者用左手示指和拇指将该处皮肤向两侧拉平,将组织旋切器的窗口对准曲张静脉,该处的曲张静脉会被吸入并在直视下被碎解,然后立刻被连接在旋切器手柄后方的吸引器吸出。吸引器压力一般设为 400~700mmHg,刀头的转速设为 800~1500r/min。③切口处理:术前标记的所有曲张静脉旋切后,皮下残腔灌注适量灌注充盈液。切口可缝合或以粘胶黏合,或者敞开引流。

D.手术完成后,敷料覆盖,弹力绷带加压包扎。抬高患肢 30°平卧。鼓励术后早期活动。48 h 患者弹力绷带可松解。术后穿着弹力袜 3 个月。

这些术式均对传统手术进行了改进和改良,均能有效地治疗下肢浅静脉曲张。但目前没有一种术式能完全替代传统的手术方式成为疗效最确切的标准术式,且手术的基本原则并未改变,只不过是利用不同的方法或现代技术消除或闭塞大隐静脉和曲张浅静脉而已。近年来广泛使用的激光和射频闭塞技术仍然缺少 5 年以上随访的前瞻性随机临床研究结果来证实其优越性。不管怎样,从效价比来说,这些技术的花费比起传统手术来说是昂贵的。从大多数国内外临床报道来看,虽然这些技术可取得创伤小,住院时间短和美容效果,但从疗效、并发症和复发率分析,并不比传统手术好。因此,还需更多的临床研究来证实这些技术的优越性,以及发展更新的技术和方法以取代传统的手术方式,达到疗效好、创伤小、痛苦少、并发症少、美容效果好、复发率低且花费相对较少。

浅静脉手术不仅能有效地治疗浅静脉系统病变,而且可以有效改善深静脉和交通静脉功能。由于大隐静脉的血液通过隐静脉瓣膜和交通静脉反流重新进入深静脉而增加深静脉系统负荷,最终可引起深静脉扩张和延长,瓣膜功能损害。大隐静脉高位结扎和抽剥可打断这种反流,改善深静脉功能。有文献报道,对于合并浅、深静脉功能不全的病例仅施以浅静脉手术就可达到改善临床症状,改善血流动力学指标和促进溃疡愈合的疗效。

六、并发症处理

(一)血栓性静脉炎

曲张静脉内血流缓慢,易形成血栓并发非感染性炎症。也可因足部细菌侵入造成感染性炎症。患者腿部可出现红肿、发热,静脉呈条索状,有触痛。可采取抗感染治疗,炎症控制后才手术。同时嘱患者抬高患肢,活动时加压治疗,也可给予抗血栓和扩血管药物治疗。

(二)溃疡形成

踝上足靴区为静脉压较高的部位,且有恒定的穿通静脉,皮肤营养状况差。一旦损伤易引起难愈性溃疡,常并发感染。治疗有卧床休息、抬高患肢、加压治疗、抗感染、溃疡治疗等,但静脉性溃疡一般难以自愈,应进行手术。除上述静脉曲张手术外,有报道溃疡周围缝扎术和溃疡缝扎术有助于溃疡愈合。

(三)出血

曲张静脉管壁破裂,可致出血且难以自行停止,可抬高患肢,加压包扎止血,必要时可缝扎止血,应尽早行浅静脉手术,消除曲张浅静脉。

(杨瑞明)

第二节　急性深静脉血栓形成

深静脉血栓形成(deep venous thrombosis,DVT)主要指机体内凝血发生在错误的部位,也是血液异常地在深静脉内凝结,其发生率有增多趋势。肢体深静脉血栓形成多发生于下肢,大多始发于腓肠肌静脉丛或髂静脉至股静脉段。血栓形成后,除少数自行消融或局限于发生部位外,大部分扩展至整个肢体深静脉主干,若不能及时诊断和治疗,多演变为血栓形成后遗症。

由 Rudolph Virchow 最初描述的病理生理学三要素仍然沿用至今。然而,血管内皮在血栓和止血的作用与凝血和纤溶系统一样,其内容的理解有了较大的进步。已经认识到血栓前状态的许多新情况,而且更多更详尽地评价和认识了容易发生血栓形成的高危因素。此外,比较精确和可重复性的无损伤诊断方法,有了较大的应用和发展,例如双功彩超可观察到深静脉血栓形成相关的病理生理病程。目前显示,许多静脉血栓形成的发生是由于抗凝和纤维蛋白溶解失平衡,以及几种危险因素综合所致。血栓后静脉腔的再管化和反复发作血栓事件之间的平衡演变,也是影响急性深静脉血栓形成长期后果的重要因素。

一、流行病学

急性 DVT 发生率的精确统计取决于总体研究、广泛筛选和应用精确的诊断技术。尸体解剖研究报道 DVT 的发生率达到 35%~52%。以社区为基础的研究可以提供很好的比较全面的流行病学统计资料。1973 年,Coon 等以社区的问卷调查和临床检查进行研究,在美国人群中调查发现,DVT 发生率,男性为 3.6/万,女性为 13.4/万,每年超过 25 万人患病。

许多临床的试验和研究发现,急性 DVT 常常好发于比较特殊的住院患者,例如一些特殊部位手术的患者。1976 年,Doouss 应用放射性纤维蛋白原摄取试验,对 379 例施行普外科或髋关节手术的患者进行检查,发现 33% 的患者有 DVT,但多数并无临床症状。1983 年,Bergqvist 报道不同手术患者的 DVT 发病率:普外科手术为 29%,前列腺手术为 38%,妇科手术为 19%,髋部骨折为 40%。1990 年,Paiement 指出,行全髋关节置换的患者,如不采取适当的预防措施,50% 会发生 DVT。DVT 大多数发生于手术中和术后早期,术后 5~9d 发病者占 10% 左右。

有些学者认为,单凭临床症状和体征,不能作为诊断本症的可靠依据。近年来由于各种先进检测技术和设备的开展,本症的检出率有所增高。Ramaswasmi 指出,大多数始发于腓肠肌静脉丛以上的 DVT,肺栓塞发生率高达 50%,其中 25% 可发生致命的危险。在美国,每年因本病并发肺栓塞而死亡者约 15 万人,占每年所有手术患者的 0.2%,在 40 岁以上施行手术者中的死亡率为 1%。据 1990 年 Kakkar 统计,在美国住院患者中,每年有 60 万以上患本病。

很多患者由于延误诊断或者没有得到及时的治疗,即转为慢性病变,造成深静脉功能不全,影响生活和工作能力,严重者可以致残。在英国,患慢性下肢深静脉功能不全占总人口的 0.5%;在美国每年因本病而损失的劳动日在 200 万天以上;在德国,DVT 患者约有 500 万之多,其中大多数是血栓形成后遗症。据 Nandi 等报道,香港中国人手术后下肢 DVT 的发病率,远比上述数字为低,在他们的 150 例中,施行的手术涉及肝胆系、胃十二指肠、结直肠、盆腔和前列腺等良性或恶性病变,经纤维蛋白原检测,发现下肢 DVT 者 4 例,占 2.6%。我国手术后 DVT 发病率明显低于西方国家,可能与饮食习惯、食物中含脂肪量较低、血液溶纤维蛋白活力较强以及南方热带气候有关。但近年来由于饮食结构的改变和其他因素,我国患者手术后 DVT 发病率明显增高,特别是骨科手术和产后,DVT 发生率已与西方国家相近。

二、病因

正常人体内的血液,始终保持液化和流动状态。完整的血管内膜,循环血液中的凝固因素处于稳定和不活动状态,均为维持血液流动的各种可能因素。如果这些因素在病理状态下遭受障碍时,就有可能促使血液在血管内发生凝固,尤其是静脉系统,由于血液相对地比较缓慢和容量面积较动脉大,所以特别容易发生这种变化。

早在 19 世纪中期,Virchow 提出静脉血栓形成的三大致病因素,即血流缓慢、静脉壁损伤和血液高凝状态,至今仍然受到各国学者一致公认。百余年来,由于医学科学的发展,通过大量经验的积累,不仅使各种因素有了具体内容,而且可以用不少先进的检测方法来证实,使他的理论获得了新的认识和生命力。

(一)血流缓慢

1985 年 Kakkar 指出,下肢深静脉血流缓慢,可能是造成血栓形成的首要因素。静脉瘀血后可因细胞代谢障碍,造成组织缺氧,使局部产生的凝血酶积累,并由于细胞的破坏而释出 5-羟色胺和组胺。如果瘀血的状态持续不能纠正,则终将发生内皮细胞收缩,使基底膜裸露,血流中的血小板就会黏附,构成血栓形成的核心,并引起凝血物质的释放和激活。Wheeler 也报道,因手术或重病卧床,长时间乘车或飞机旅行,所谓经济舱综合征(travelling deepvenous thrombosis,TDVT),或者因其他原因而长时间静坐后,都能使下肢深静脉血流缓慢,引起静脉血栓形成。Kakker 等在手术中检测患者髂静脉的血流量,发现从麻醉开始到手术结束的整个过程中,血流量减少 55%。FearmLey 等通过手术前后,检测腓肠肌静脉丛中的 125I 纤维蛋白原,也得到同样的结果。Nicolaides 对仰卧不动的正常人,将造影剂注入足部静脉,显示造影剂先从胫静脉内流走,但在比目鱼肌静脉窦内滞留。据 Cotton 报道,比目鱼肌静脉窦内血液,只有依靠肌肉泵功能正常的作用,才能向心回流。在小腿肌肉收缩时,可对静脉系统施加高达 250mmHg 的压力,使交通静脉关闭,并迫使深静脉和静脉窦中的血液向心回流。小腿静脉窦多位于腓肠肌内,总容量约 140mL,接近于心脏容量,因此,又将小腿肌肉舒缩所产生泵的作用,称为"第二心脏"。

May 和 Thurner 发现,近侧左髂总静脉内有隆起。此外,左髂总静脉在解剖上,前受右髂总动脉骑跨,后受第 5 腰椎推抵,致内膜受到慢性激惹,其远侧血液回流也相对比较缓慢。Pinsolle 等细致分析了 130 具尸体的腔髂静脉连接点,其中 121 具尸体的左髂总静脉腔内存在异常结构,他将其结果分为五种结构状态:①崤状,双髂总静脉连接点处呈矢状位的三角形垂直突向腔内的细小结构;②瓣状,髂总静脉侧缘的类似燕窝的结构;③粘连状,静脉前后壁一定长度和宽度的融合;④桥状,长条状结构从而将管腔分为 2~3 个不同口径和空间部分;⑤束带状,隔膜样结构使管腔形成类似筛状的多孔状改变。国内的吕伯实等也报道了尸解中 55.88% 存在左髂总静脉隔。临床上血栓好发于手术后患者,左下肢较右下肢多见;腓肠肌静脉窦,瓣膜凹是血栓好发部位;约 24% 髂外静脉有瓣膜,其远侧也有较高的发病率。这些事实,都足以说明血流缓慢在血栓形成中占有重要的地位。

（二）静脉壁损伤

静脉内壁为一层扁平的内皮细胞，在内皮细胞表面的覆盖物中含有大量的肝素，因此它具有良好的抗凝作用，并能防止血小板的黏附。内皮细胞本身既能合成一些抗凝物质，又能与一些重要的抑制血栓形成的物质相结合，如 α_2 巨球蛋白（macroglobulin）等，但是它最重要的产物是前列腺素，具有强烈的抗血小板黏附和扩张血管的作用。1981 年，Esmon 等发现在内皮细胞的表面有蛋白质 C 存在。蛋白质 C 能通过使第 Va 因子和第 Ⅶa 因子灭活以及抑制血小板的第 Xa 因子受体，而发挥强烈的抗凝活力。此外，内皮细胞还能合成一些基底膜的组成部分，如第 Ⅳ 类和第 Ⅲ 类的胶原等。因此，完整无损的静脉管壁内膜，是防止纤维蛋白沉积的必要条件。有些学者还提出，静脉管壁内平滑肌对损伤的反应，也是造成内膜破坏的主要原因之一。

常见的静脉壁损伤原因可归纳为以下几种。

1. 化学性损伤

经浅静脉注射有激惹性的溶液，容易引起条束状血栓性浅静脉炎，日常临床工作中经常可以看到。高渗葡萄糖溶液、各种抗生素、有机碘溶液、烃化剂等药物，均能在不同程度上激惹静脉内膜，导致血栓性静脉炎。

2. 机械性损伤

静脉局部挫伤、撕裂伤或骨折碎片创伤；反复穿刺静脉或静脉内留置塑料输液导管；施行直接涉及静脉的手术，如深静脉瓣膜修复术、静脉段移植术或静脉转流术等，均可并发静脉血栓形成。髂总静脉内结构异常也是重要的因素之一，其来源和意义仍存在争论，目前更倾向于解释为静脉壁反复受刺激，是由于右髂总动脉、腰骶椎与左髂总静脉的紧密接触及动脉搏动引起静脉慢性损伤引起的组织反应所致。

这一观点主要有以下依据：①这一解剖结构位置相当恒定，总是在右髂总动脉与左髂总静脉的邻接点水平；②动静脉之间存在致密的纤维组织；③腔内正常的内膜、中膜组织被一种整齐的结缔组织代替，表面覆盖一层正常的内皮细胞，这种结构与机化的血栓显著不同。另一种观点涉及先天性因素。这种腔内异常结构同新生组织或炎性组织的类似粘连结构在组织学上明显不同。其次从胚胎发育上来说，右髂总静脉完全来源于右骶主要静脉；左髂总静脉来源于双侧骶主要静脉的融合，并常形成 2 个或 2 个以上管道，静脉内异常结构来源于这些管道在发育过程中的退化不完全。据文献报道该组织结构的存在具有家族史倾向。在髂静脉受压和腔内异常结构存在的基础上，一旦合并外伤、手术、分娩、恶性肿瘤或长期卧床，使静脉回流缓慢或血液凝固性增高，可继发髂－股静脉血栓形成。

Johnson 等认为长期服用避孕药有助于解释为什么髂静脉压迫综合征好发于青年女性。一旦血栓形成，髂静脉压迫及粘连段进一步发生炎症和纤维化，使髂静脉由部分阻塞发展为完全阻塞。由于压迫和腔内异常结构的存在，髂静脉血栓形成后很难再通，使左髂总静脉长期处于闭塞状态而难以治愈。

3. 感染性损伤

化脓性血栓性静脉炎可因静脉周围的感染灶所引起，典型的例子如化脓性乳突炎可并发横窦血栓形成，感染性子宫内膜炎可引起子宫静脉的脓毒性血栓性静脉炎等。

（三）血液高凝状态

由于血液组成成分改变而处于高凝状态，是酿成静脉血栓形成的基本因素之一。血小板在静脉血栓形成中占重要的地位，它对胶原纤维有很强的亲和力，当静脉内膜损伤后，血小板迅速开始聚集，并黏附于损伤部位，但是这种主要由血小板聚集而形成的凝块质地松散，直到因血小板释出凝血因子 V，在形态改变过程中露出血小板第 Ⅲ 因子，并激活凝血因子 Ⅻ 和 Ⅺ 等，使纤维蛋白沉积后，凝块才开始机化固定。除已知的一些因素外，近几年来发现了能被凝血酶激活的蛋白质 C，具有强烈的抗凝作用，表现为既能使 V、Ⅶ 和 Va 因子灭活，又可增加血液的溶栓能力。在血浆中蛋白质 C 仅能被凝血酶缓慢地激活，但是有一种与内皮细胞相结合的辅助因子蛋白质 S，能使蛋白质 C 的激活率增加 2 万倍。Pandolfi 等报道，血液中缺少蛋白质 C，会使静脉血栓形成复发。Hirsh 等指出，血细胞和血浆蛋白的改变有助于静脉血栓形成，如血小板黏附性增强、血小板计数增加、血浆纤维蛋白原增高、凝血因子增多和抗纤维蛋白溶酶，尤其是 α_2

球蛋白和 α_1 抗胰蛋白酶的含量升高等。但是,上述这些情况的发生,只表明静脉血栓形成的可能性增加。抗凝血酶的含量减少到 50mg/dL 以下时,则极易导致血栓形成。由于遗传因素造成的上述调节蛋白的缺乏或功能异常,称为原发性血液高凝状态。这是一种先天性常染色体显性遗传性疾病,表现为血液的高凝状态或血栓倾向。在临床上常酿成不明原因的血栓,应引起临床医师的重视。

使血液处于高凝状态有为数众多的因素,而最常见的与血栓形成关系最密切的,首推各种大型手术。1975 年 Hirsh Nicolaides 综合有关资料,报道了各种手术与 DVT 的关系。各家对手术与血液高凝状态进行了多方面的观察研究,发现手术期间凝血时间缩短,血小板计数增高,组织损伤可以增加血小板的黏稠度和凝固活力,容易形成血小板血栓;血小板引起凝固程序的激活和凝固产物进入血液循环,对滋长红血栓是很重要的因素。Nicolaides 等报道,手术性应激可使纤维蛋白溶解暂时地增加,但随即有较长时间的减少,这在随后并发 DVT 的患者中最明显。此外,Stamatakis 等报道,手术后数天内,患者体内抗凝血酶Ⅲ的含量活力均明显减退,也可能是造成术后血液高凝状态的重要原因。

除手术外,许多因素都可以增加血液的凝固度。Hirsh 等报道,年龄与静脉血栓形成有关,因为下肢 DVT 的患者,多在中年以上,老年人的发病率特别高,而儿童则几乎不发生本病。Hansson 等注意到,在男性患者中,DVT 的发生率随着年龄的增加,从 50 岁的 0.5% 至 80 岁的 3.8%。静脉血栓栓塞性疾病极少发生在 10 岁以下的儿童。流行病学调查的资料说明,14 岁以下的儿童血栓的发生率仅仅小于 0.06/万人。严重脱水时血液浓缩,血细胞相对增多;革兰阴性杆菌败血症常常伴有内毒素性毒血症,酿成局部和全身性施瓦茨曼反应和休克,血液处于高凝状态;若干肿瘤、如肺、胰腺、卵巢、前列腺、胃或结肠的癌,可以刺激或激活凝血因子Ⅹ,或在破坏组织细胞时释出一些物质,使某些酶的活性增高,以及组织因子进入血液循环,可以促使血凝固度提高。在药物应用方面,最受人注意的是避孕药,妇女口服含雌激素制剂后,可以因为血液中凝固因子增加和抗凝血酶Ⅲ的活性降低,容易发生血栓形成,可以作为独立的危险因素看待。妊娠妇女血液中血小板和凝血因子增高,来自胎盘中纤维蛋白溶解系统的抑制物增加,因此处于高凝和抗凝功能削弱状态。与男性相比,绝经期前妇女的发病率很低,但妊娠或使用雌激素时,发病率即明显升高。近年来,心血管外科中应用人工移植材料日益增多,血小板经常与人工瓣膜和人工血管表面接触后,能被激活而释放出聚集血小板和凝固血液的物质,容易发生血栓形成。

在综合上述静脉血栓形成病因时,应该强调指出血栓形成都是由于各种因素的组合所酿成。例如,血液中固然具有各种凝血因子,同时也具备各种溶血因素,保障血液处于流动状态。上溯自 Virchow 本人开始,一个历来一直得到公认的观点是,任何一个单独因素都不足以引起血液凝固。事实上,以上所列举的例子都涉及多种因素。如手术就涉及创伤、应激、制动,除了高凝和血液缓慢因素外,Stewart 曾报道在远处有组织损伤的条件下,血流缓慢的静脉段内有大量白细胞集聚,提示有化学趋向物质存在,可弥散出血管壁,造成浓度差,促使白细胞移向血管壁而停驻在内皮细胞与基底膜过程中,酿成血管壁损伤,导致聚集过程发生和发展。Criado 认为,静脉血栓形成的危险因素包括:外伤、烧伤、长时间复杂的手术、分娩、口服类固醇避孕药物、某些肿瘤、年龄大于 40 岁、长期制动、肥胖、过去有深静脉血栓形成或肺栓塞史等。现在对静脉血栓形成病因学方面的认识仍然是肤浅的。例如施行手术和妊娠、分娩者如此众多,但并发血栓形成者毕竟极少数。Virchow 三大因素或者它们之间的不同组合,究竟要达到什么程度,才是静脉血栓形成的扳机点,仍有待于进一步探索研究。

三、病理和病理生理

(一)分类

血栓性静脉炎和静脉血栓形成究竟应该是两类病变,还是一类病变在不同节段的表现,文献中一直存在着不同的看法。历史上,Hunter 认为内膜炎症酿成血栓形成,而 Virchow 的观点,支持血栓形成于正常的内膜,然后才激发细胞反应。

1939 年 Ochsner 和 DeBakcy 强调指出,静脉血栓形成应分成两类:①继发于静脉壁炎症的血栓形成,应称 thrombophlebitis;②静脉壁没有原发病变,主要由于静脉淤滞和血液组成改变而酿成的,应称为静脉血栓形成(phlebothrombosis)。他们认为这两类病灶从病因、病理、临床表现、预后和治疗上来看都是不相同的。在血栓性静脉炎,构成的血栓为白血栓或混合血栓,与血管壁紧密愈合,具有明显的临床症状,容易产生后遗症,但除非并发化脓,很少引起死亡。在急性静脉血栓形成,构成的血栓属红血栓,质软而脆,不与血管壁或仅疏松地与血管壁黏着,一般并无或只引起极轻的临床症状,容易因为血栓脱落而造成致命的肺栓塞。但是 Byme 认为,血栓性静脉炎和静脉血栓形成只是一种病变的不同表现,不应分别看待。Allen 等声称,静脉壁在没有炎症的状态下,可能有血栓形成,血栓在静脉内,只要经过几小时,就足以引起管壁的炎症反应。因此,这些学者认为 Ochsner 和 DeBakey 所指称的静脉血栓形成,实际上只存在一短暂时间,过后即形成血栓性静脉炎。从病理学的角度来看,根据静脉炎都与血栓形成同时存在,即使是细小的血栓形成亦足以引起壁组织反应的事实,说明血栓性静脉炎和静脉血栓形成的分类方法是不必要的。在 McLachlin 和 Fine 的著作中都一致指出,从静脉血栓形成和血液循环性静脉炎的分类来推测是否会发生肺栓塞是危险的,因为事实上两者都可以并发肺栓塞。

根据 Fontaine 的观点,静脉血栓形成开始时都是在静脉管壁内膜损伤部位有血栓形成,随即血栓开始收缩。如果收缩明显,血栓只有一点附着于静脉管壁,其浮游部分极易脱落而酿成肺栓塞,而血管壁的反应微弱,细胞的组织结构为正常。他称这种静脉血栓形成为栓塞类型。若干血栓只有轻度的收缩而附着于静脉壁,引起显著的血管痉挛,管腔保持于阻塞状态,血栓发生机化,静脉壁显示有炎症变化,则在镜检下与典型的血栓性静脉炎完全相同。因而他认为血管壁的炎症是继发而并不是原发的,这种血栓形成并发肺栓塞的机会极小,应称为粘连性类型。这说明,从病理学的角度上来看,静脉血栓形成的两种临床类型在开始时是完全相同的,以后由于血栓收缩力的差异,使静脉内发生不同的病理变化。

若干年后,各学者根据自己的观察提出了不同的观点,有待于理论上探讨,但无论如何,从临床实践角度上来看,不同命名能够代表诸多的不同点。

(二)血栓形成的部位

血栓形成发生于浅静脉者,可发生在全身各种不同部位。上肢可累及贵要静脉、头静脉及其属支;下肢累及大隐静脉、小隐静脉及其属支,特别在曲张的静脉段更为多见;躯干累及胸、腹部浅静脉。

DVT 大都发生于下肢,而位于属支的腋静脉—锁骨下静脉血栓形成远较下肢少见。下肢 DVT 的部位,各家意见不一,归纳起来可以分为以下几种。

1. 小静脉起源

Bauer 根据静脉造影检查,发现血栓起源于小腿静脉丛者,要占 80%。Kakkar 应用放射性纤维蛋白原试验,发现绝大多数的血栓形成,起源于小腿。Nicolaides 进一步指出,比目鱼肌和腓肠肌静脉窦是血栓形成最好发的部位。

2. 较大静脉起源

盛行于 20 世纪 50 年代,系指位于腘静脉及其近侧的主干静脉。Mclachlin 等认为,静脉血栓形成大都起源于骨盆和大腿的静脉。据 Fontaine 报道,起源于大静脉者要占 60%;Gery 根据尸体解剖资料,报道的数字更高,竟达 80%。

3. 多发性起源

20 世纪 60 年代初期,Sevitt 指出血栓形成可起源于不同位置,主要有 6 个,分别是髂静脉、股总静脉、股深静脉、腘静脉、胫后静脉和小腿肌静脉。Bimsting 认为,从足跟到下腔静脉,血栓形成可起源于任何部位。不同学者根据他们自己的观察,发表不同观点。几种观点之所以同时存在,足以说明对于血栓形成的确实起源部位,还没有完全了解。这一方面是由于研究的方法和观察的对象不同,有的是根据核素扫描,有的是静脉造影,有的是病理解剖;另一方面也可能是因为血栓形成后经历着不同的演变过程,有的吸收消散,有的繁衍扩展,可以互相交替进行,因而在不同时期观察,就可能得出不同的结论。

由于血栓形成后,在病程演变过程中可以繁衍、滋长,起源于小静脉的,可以向较大静脉扩展;起源于较大静脉的,也可以向小静脉蔓延。所以临床上看到的病例,多数累及整个肢体,少数局限于一段或散在地累及多处。小腿腓肠肌丛和大腿根部的髂—股静脉是好发部位,一般把它分为两类,即周围静脉血栓形成(肌肉小静脉丛形成)和髂－股静脉血栓形成。

（三）血栓的性质和演变

静脉血栓可以分为三种类型：①红血栓或凝固血栓。组成比较均匀，血小板和白细胞散在分布于红细胞和纤维素的网状块内。②白细胞。包括纤维素、成层的血小板和白细胞，只有极少的红细胞。③混合血栓。包括白血栓组成头部，板层状的红血栓和白血栓构成体部，红血栓或板层状的血栓构成尾部。

在具备血流滞缓、内膜损害和血液高凝状态的条件下，血小板可能粘连于瓣膜凹或管壁的内膜上，形成血栓。根据血液流速的快慢、纤维蛋白的变化、抗凝固因子活力的强弱等各种复杂因素的消长，或者停止演变，或者吸收，或者继续繁衍滋长。如果朝血栓形成的方面演变，将有血小板聚集、纤维素沉积，直至形成肉眼可以看到的白血栓。在白血栓上继续有并行而成层的血小板堆积上去，因而血栓的表面呈锯齿状，顺血流方向而倾斜。静脉与动脉的不同，在于白血栓尚未完全堵塞管腔前，其远段淤滞的血浆、红细胞和白细胞将缠结在血栓上发生凝固。血栓完全堵塞血管后，停滞的血液就好像放在试管内那样发生凝固，形成由红细胞、血小板和纤维素所构成的红血栓。静脉内的红血栓和试管内的血块不同之处，在于它可以**收缩和溶解**，或脱落成为栓子。

随后的变化特点是：

1. **血栓的滋长和繁衍**

开始时，血凝块顺静脉血流方向堆积，体积逐渐增大。血栓在起始时只有起源处附着于血管壁，容易脱落。血栓的收缩将挤出血清，内含大量初发凝血酶，血栓本身将变成相对干燥、坚实的结构。血栓开始时附着是属于纤维蛋白性的，但是迅速有来自内膜的内皮细胞侵入而开始固定。正因为血栓挤出的血清中含有初发凝血酶，在一定条件下，就很容易有新鲜的血栓凝块沉积于正在机化，甚至已经机化的血栓上面。血栓的进一步扩展，堵塞静脉管腔，将会导致逆向繁衍、滋长，可以在深静脉内造成累及整个肢体的血栓形成。简而言之，血栓的繁衍、滋长，包括一个向心扩展的头部，一个延长的体部和一个起于原始附着点周围逆向扩展的尾部。头部并不固定，随着血流中新的凝固物质沉积而发生滋长性变化，体部是逐渐形成头部的成层沉积物，尾部主要为凝固血栓。

2. **血栓的溶解**

由于正常存在于血栓、静脉壁和血浆内的纤维蛋白溶酶的作用，血栓在几天内迅速溶解，崩解的血栓，也可能成为栓子，随血流进入肺动脉。

3. **激发炎症反应**

除原发血栓外，激发性血栓亦将逐步地与血管粘连，激发静脉壁和静脉周围组织的炎症反应。

4. **血栓的机化**

停止繁衍、扩展的血栓，可以发生纤维性机化。静脉血栓的机化，类似创口愈合，纤维蛋白和组织碎片逐渐被机化的结缔组织取代。堵塞静脉的血栓，具有强大的再管化能力。Flanc指出，静脉血栓可能在5～12周发生广泛性再管化。在再管化的通道内，逐渐有上皮细胞覆盖而内膜化。但因管腔受纤维组织收缩的影响，以及静脉瓣膜遭受破坏，即使静脉再通，也丧失正常功能。血栓形成的演变见图。

从上述转变的过程，说明肢体主干静脉血栓形成后，除非能迅速地完全溶解，它的病理生理的影响将是：①漂浮的、繁衍扩展的血栓以及崩解的碎块，都可能脱落而酿成肺栓塞；②激发炎症反应而产生相应的临床表现；③由于堵塞管腔或破坏管腔和瓣膜，导致回流障碍或倒流，从而引起不同程度的静脉功能不全。

四、临床表现

静脉内血栓形成引起的病理生理改变，主要是血栓堵塞静脉管腔以及血栓激发静脉壁及其周围组织炎症反应，导致血液回流障碍。因而酿成的临床表现，可以归纳为下列几个方面。

（一）疼痛

静脉血栓形成所引起的疼痛，主要是血栓激发静脉壁炎症反应和血栓远段静脉急剧扩展，刺激血管壁内末梢神经感受器的缘故。由于血栓形成的范围、炎症反应的轻重、对疼痛敏感的个体差异，疼痛程度亦有所不同。一般位于浅静脉的血栓性静脉炎,范围比较广泛,炎症性疼痛呈烧灼性、持续性、多较严重。不仅疼痛,而且沿整个受累浅静脉的行程也有压痛。

位于深静脉者,疼痛可分为以下两种。

(1)发生于周围肌内小静脉丛者,范围小,激发严重反应程度轻,疼痛不明显。有的需要采取一些检查措施,如 Homans 征或 Neubof 征或血压表充气试验,才能激发疼痛,疼痛反应差的,甚至并不感到异常,直至血栓滋长繁衍,影响主干静脉,引起静脉血液回流障碍,肢体肿胀,进行检查时,才发现原发血栓行程位于小腿肌内小静脉丛。

(2)位于主干静脉的血栓行程,尤其是位于髂-股静脉者,范围一般较大,时间稍久,激发的炎症反应较为明显,更重要的是迅速引起远段肢体的血液回流障碍,除局部有疼痛、压痛外,尚有整个肢体重垂不适和胀痛。

静脉血栓形成时,无论哪种类型都会引起轻重不等的动脉痉挛,加重疼痛的程度。引起动脉痉挛的原因,并不完全明了。Laufman 认为是由于交感性放射;Anylan 和 Smith 认为是由于血栓中血小板崩解过程中释放 5-羟色胺所产生的局部作用;Wright 认为是静脉周围炎症影响邻近动脉的结果。动脉痉挛严重者,可形成股青肿。剧烈的动脉痉挛,可酿成远段肢体严重缺血,而剧烈的缺血性疼痛,是造成休克的一个因素。

(二)肢体肿胀

肢体肿胀是常见的表现。根据受累静脉的不同,肿胀的方式、程度和范围各异。如果受累的是浅或深部小静脉,不至于引起血液回流障碍。由炎症引起的肿胀,只局限于受累静脉附近,而且程度轻微。位于深部小静脉者,肿胀往往不易发现。如果位于肢体主干静脉,迅速引起静脉血液回流障碍,肢体明显肿胀。引起肢体肿胀的原因是,静脉血栓形成后,血栓远段静脉压力处于升高状态,甚至毛细血管明显充血,毛细血管的过滤因静脉压力改变而升高,加之血管内皮细胞因缺氧而渗透性增加,以致血管内液体成分向外渗出,移向组织间隙。引起肢体肿胀的另一重要因素是淋巴回流障碍。静脉淤滞和严重反应均可影响淋巴的回流。淋巴的流动在很大程度上要依靠动脉搏动,当静脉血栓形成时可以伴有一定程度的动脉痉挛,因此,在动脉搏动减弱的情况下,必然会引起淋巴的淤滞。Zimmermann 和 deTakats 发现在组织间隙积聚的水肿液体中,含有大量蛋白质。因此,水肿存在的时间延长容易发生机化和结缔组织反应,促使在水肿区域的淋巴管发生阻塞,而淋巴管的阻塞将加重水肿的程度。

(三)浅静脉扩张或曲张

浅静脉扩张和曲张是血栓形成后,由于远段静脉回流障碍,机体发挥代偿功能而产生的临床表现。回流障碍的程度,将取决于受累静脉的大小。部位以及血栓形成的范围。如果血栓形成位于浅静脉,或者发生于肌内小静脉丛,只要血栓的滋长繁衍不足以累及主干静脉时,就不会引起肢体远段静脉压力改变,也不至于酿成浅静脉曲张。

当肢体主干静脉发生血栓形成,如上肢的腋静脉-锁骨下静脉或者是下肢的髂-股静脉,受累的范围较大,就会产生与上述完全不同的情况。

在血栓形成的急性期,血栓远段的高压静脉血使在正常情况下不起作用的侧支循环开放,以增加静脉回流。这种侧支循环不论在上肢和下肢,都是很丰富的。例如大腿上部和腹壁下部的浅静脉可借吻合支至对侧躯干,向上可通过腹壁至同侧奇静脉及胸廓内静脉。这些静脉的适应性扩展,就能在体表清晰地看到浅静脉处于扩张状态。侧支静脉的扩展有利于血栓远段静脉血的向心回流,因此即使是广泛性的静脉血栓形成,亦很少威胁肢体的生存。另一方面,即使在丰富的侧支循环发生作用时,亦不能产生完全的代偿作用。在血栓机化过程中产生的再管化,使静脉恢复一定程度的通畅性,但是由于静脉瓣、静脉管壁与血栓凝聚在一起,破坏了静脉血液回流过程中瓣膜所起的作用。血液的淤滞将增高血栓远段静脉压,相应地造成肢体所有静脉(包括浅静脉在内)处于明显的曲张状态。

(四)全身反应

除范围较小的肌内小静脉血栓形成外,浅部血栓性静脉炎和主干静脉血栓形成都会引起不同程度的全身反应,包括体温升高,一般情况下波动在 37.5℃～38.5℃,个别可高达 40℃,脉率增快、白细胞计数增多。血栓性静脉炎,尤其是感染引起者能产生全身反应,是可以理解的。DVT 引起全身反应的原因,有人认为是由于早期的血栓分解产物进入血流的结果,也有人认为是由于水肿液中含有的蛋白质发生自体溶解和吸收,因而产生异体蛋白吸收样反应。

五、检查和诊断

血栓性浅静脉炎常常具有损伤和感染的病史以及鲜明的症状,诊断并不困难。但是,DVT 有时比较难诊断。1991 年,Criado 综合文献报道指出,根据病史和体格检查,大约 50% 的病例会做出错误诊断。并强调高危患者出现单侧下肢肿胀,小腿疼痛或触痛,足背跖屈时小腿疼痛,或者腘窝或腹股沟扪及条索时,应考虑有 DVT 的可能。对临床可疑病例必须进一步采用一些特殊检查。目前可供选用的特殊方法有以下几种。

(一)阻抗血流图检查

它与静脉作用结果相对照,准确率最高可达 94%。原理是通过暂时阻断静脉血流后,监测由腓肠肌内所回流的血量来达到诊断目的。这种检查方法特别有助于排除血栓形成的患者。但有许多因素可能影响诊断的准确性,如由于血管收缩时腓肠肌静脉丛充盈不足,以及疼痛、受冷、低血压、充血性心力衰竭、慢性阻塞性肺部疾病和原来已存在的患肢静脉回流障碍性病变等。新型的血流图仪配备电脑,有望提高诊断的可靠性。

(二)超声检查

近年来各家对多普勒超声诊断准确性的看法差异颇大,但一致的观点是,由有经验者进行检查时,其可靠性和准确率都大为提高。

1.频谱 Doppler

对有症状的主干静脉血栓敏感,而对无症状和腓肠肌静脉丛血栓的检出率低。

2.实时 B 超

对近端 DVT 敏感性为 100%,特异性为 99%,而对腓肠肌血栓敏感性仅 36%。腘静脉远端血栓小于 3cm、血栓仅累及双腘静脉中的一支、静脉扭曲或解剖位置变异以及蜂窝织炎等都可出现假阴性。有经验的检查者能利用 B 超鉴别新鲜或陈旧性血栓。

3.彩色超声双功血管显像

将超声血管成像系统和 Doppler 的方向、频谱分析结合起来,可同时获得血管的解剖和生理信息。对深静脉主干和肌肉静脉丛血栓都具有高度的敏感性和特异性,但对无症状的 DVT 敏感性仅 38%。

(三)容积描记法

容积描记法是通过记录下肢静脉血容量变化来监测静脉血栓形成,对诊断腘静脉及其近侧主干中的静脉血栓准确率较高,而对血栓部位的定位能力则较差,对腘静脉远侧静脉血栓的诊断率也较低。最常用的是阻抗容积描记(IPG)。这是一种功能性检测,对有症状的近端 DVT 诊断的敏感性为 96%,特异性为 83%。当血栓未干扰血流动力学状态时可出现假阴性。因此,不适用检测腓肠肌静脉丛和已形成侧支的陈旧性血栓。因其不能检出无症状血栓,故不适用于术后监测。任何影响静脉回流的因素都可能影响诊断的精确性。

(四)放射性核素检查

如 ^{125}I 纤维蛋白摄取试验,有报道其对远端静脉血栓和肺栓塞有很高的准确性和灵敏度。缺点是检查前必须先口服或静脉注射碘剂,以阻断甲状腺的摄碘功能,然后才能进行检查,更由于它不能和已经形成的血栓结合,因而限制它不能作为急症患者的诊断工具,只能作为筛选检查。

(五)磁共振静脉显像

DVT 磁共振静脉显像(magnetic resonance venography,MRV)表现为原静脉内流空效应消失,血流的高信号突然中断,而出现低信号影。据文献报道,磁共振对近端 DVT 的敏感性为 100%,特异性为

96%；对腓肠肌血栓敏感性为87%，特异性为97%。

（六）静脉造影

目前大多数学者公认，静脉造影检查的结果最可靠，准确率最高。然而，其缺点是一种有损伤性的检查方法，而且需要使用造影剂。约10%的患者因静脉穿刺失败、局部炎症、造影剂过敏或肾功能不全而无法应用此项检查。妊娠为相对禁忌证。应用时需注意适应证和并发症。

（七）实验室检查

在众多的血液指标中，抗凝血酶（AT）被认为具有较高的临床价值，血 AT 水平可反映血栓的易感性和对肝素治疗的敏感性。血 AT 水平低于 40%NHP（normal human plasma）时，肝素不能发挥作用，必须考虑选用其他抗凝治疗。

六、预防

分析静脉血栓形成的发病机制，都离不开 Virchow 提出的三大因素，因此，针对病因的预防方法，重点应该放在消除三大因素的形成上。高危患者，特别是施行手术者，术前、术中和术后都要考虑采用预防措施，由于DVT为常见病，尤其术后的发生率较高，根据发生 DVT 和 PE 的危险性，可将术后患者分为低危、中危和高危人群，并分别给予不同的预防措施。①低危患者。发生 DVT 的危险性小于10%，发生 PE 的危险性小于0.1%。包括 40 岁以上，经受不超过 30 min 的小手术和 40 岁以下，经受大手术（超过30 min）者，这组人群不需要进行特殊的预防。②中危患者。发生 DVT 的危险性为10%～40%，发生 PE 的危险性为0.1%～1%。包括 40 岁以上经受大手术或 40 岁以下，有下述一个或多个附加因素者。附加因素包括：肥胖、恶性疾病、静脉曲张、外伤、制动时间延长等。这组人群需给予口服抗凝剂或低分子肝素或物理方法促进静脉回流。③高危患者。发生 DVT 的危险性为40%～80%，发生 PE 的危险性为1%～10%。包括髋、膝或下肢的手术，骨盆或腹部恶性肿瘤的手术，有过静脉血栓史或有血栓倾向（AT-Ⅲ、蛋白 S、蛋白 C 缺乏），又经受大手术者。需联合应用多种预防措施，包括促进静脉回流、低分子肝素或口服抗凝剂、祛聚药物等。具体方法如下述：

（一）一般预防法

（1）具有血栓形成潜在因素的患者，要特别提高警惕，及时有效地控制感染，注意体液和电解质平衡。涉及四肢及其他静脉的一切治疗性操作，都应该爱护组织，尽可能做到细致和特别轻巧，避免静脉内膜遭受损伤。

（2）卧床休息：手术后不要在小腿下垫枕，以免影响小腿深静脉血液回流；床脚稍抬高，以发挥重力对静脉血流的有利影响；应避免半坐位斜坡卧式，以防髋关节和髂—股静脉处于屈曲状态而影响下肢静脉血液回流。膝关节应处于5°～10°屈曲位。

（3）鼓励患者多作踝关节和诸趾的主动伸屈活动，使腓肠肌能发挥有效的泵作用，加速下肢静脉血液回流。多作深呼吸和咳嗽动作，尽可能早期离床活动。必要时，下肢宜穿弹力长袜。

（二）机械预防法

机械预防法的原理，都是应用机械装置刺激或压迫腓肠肌，加速静脉血液向心回流，预防下肢 DVT。鉴于手术因素所造成的 DVT 在手术期中即可发生，所以无论采用哪种方法，都应在手术一开始就进行。现用方法有以下三种：

1. 被动运动

运动是增加下肢血流量最好的方法。1971 年 Robert 介绍，应用踏板装置，使足被动地作交替的跖屈、背伸运动。踏板间隔每 1～2 s 活动一次，以踝关节为轴心，使足作±30°活动，可使血流量平均增加35%，搏动度增加 3 倍。据 Sarbis 报道，根据放射性纤维蛋白原测定，手术期间应用被动运动，可使静脉血栓形成的发病率降低 77%。

2. 间歇性压迫法

1977 年 Cotton 的报道中指出，对预防静脉血栓形成来说，使静脉血流具有搏动性要比增加血流量更为重要。用间歇性加压或挤压,就能达到这种目的。各种类型的间歇性充气加压装置,使小腿受压迫。充气装置调节在每2～3 min加压一次,每次8s,压力为27mmHg。间歇2 min的目的,是使小腿静脉重新获得充盈。在电视屏监视下于注射造影剂后,可以发现在每次压迫后比目鱼肌静脉窦和瓣膜凹内的造影剂能完全排空,下肢静脉血液迅速流入下腔静脉。间歇性压迫仅在手术期中使用,但是应用发射性纤维蛋白原测定,提示它的预防作用一直可以延续到术后一周。据Robert报道,手术期中应用双侧性下肢间歇性压迫法,能使下肢静脉血栓形成的发病率下降75%。

3.腓肠肌电刺激法

1964年Doran首先倡导在手术期间使用,每4s一次。用标记核素24氯化钠测定,证明它能增加下肢静脉血液的流速。各家对于它的评价不一,例如Moloney、Delode认为并无价值;Browse报道可以降低DVT的发病率达60%;Rosenberg报道一组病例,下肢DVT的发病率对照组是35%,应用电刺激组是16%。

(三)药物预防法

用以抗高凝状态,干扰凝血机制和血小板功能。

1.小剂量肝素

近年来,对预防性应用小剂量肝素的报道很多。小剂量肝素的作用机制在于激活抗凝血酶Ⅲ。正常条件下,1U抗凝血酶能减少1个单位凝血酶的产生,而有肝素存在的环境中,当肝素的浓度为0.01U/mL时,1U抗凝血酶却能减少凝血酶750U。此外,激活的抗凝血酶Ⅲ还能抑制第Ⅹa、Ⅸa、Ⅺa、Ⅻa因子和纤溶酶的产生。使用方法,一般是术前皮下注射肝素5000U或低分子肝素0.4mL,以后每日1次,直至手术后5～7d为止。Hirsh曾总结8篇报道共1758例的效果,小腿静脉血栓形成的发病率从42%下降至15%。Kakker曾统计7个单位共1200例中,DVT的发病率比对照组下降了67%。关于应用小剂量肝素在胸、腹部择期手术中发挥的预防效果,统计20世纪70年代发表资料,根据放射性纤维蛋白原试验,对照组466例并发血栓形成者120例,占26%;与此对比,用药组291例并发血栓形成者仅16例,占4.3%。

1980年,Negus等应用超低量肝素,同样可以预防手术后并发静脉血栓形成。Holmer等报道,一种分子量为4000～5000的肝素,具有抗Ⅹa因子的作用,半衰期长于一般用的肝素,只需每日皮下注射1次(5000U),即能发挥良好的预防作用。1986年,Bergqvist等综合432例年龄在40岁以上施行腹部手术,且手术时间超过30 min的患者,术后分别给予小剂量肝素或低分子肝素,发现这两种预防方法,都具有同样的防治静脉血栓形成的效果。

2.肝素和双氢麦角胺(DHE)联合疗法

其作用机制为除肝素具有抗凝作用外,DHE更能选择性收缩静脉和小静脉,以加速静脉血液回流。DHE对毛细血管渗透性和动脉阻力并无显著影响,但却可使下肢静脉的流速增加2倍,此外它还能在局部减少凝血酶的生成,并能作用于血小板的外膜和合成前列腺素。术前给予DHE或DHE加肝素的患者,于手术中抽取股静脉血样检查,在电子显微镜下可见血小板的形态正常,不呈激活状态,而未给药或只给肝素者则否。因此,可以认为DHE不但能解除下肢深静脉的瘀血状态,更具有降低局部高凝状态的作用。Diserio等经临床应用后认为,给药DHE 0.5mg加肝素5000U,每日2次,共5d,这种疗法效果较好。

3.右旋糖酐

Verstrate曾收集各家对预防性应用右旋糖酐的评价,指出:①对妇科手术,如经腹部或阴道子宫切除术,效果比较明显,几乎与应用抗凝疗法相等;②对矫形外科特别是髋关节手术,可使血栓形成的发病率明显减低;③对年龄超过40岁,接受腹部择期手术,如胃、结肠、胆道或前列腺手术者,并无明显预防作用。据Evarts报道,36例施行髋关节手术后,并发静脉血栓形成者达55.6%,而31例使用右旋糖酐预防的患者发病率为6.4%。

常用的右旋糖酐70(平均分子量为70 000～80 000)或右旋糖酐40(分子量为20 000～40 000),可在术前或术中使用,也可在麻醉开始时给予静脉滴注500mL,术后再用500mL,然后隔日用1次,共3次。

Gruber认为,右旋糖酐所以能发挥预防作用,在于:①削弱血小板的活力,减低黏着性;②改变纤维凝块结构;③提高血栓的易溶性;④有扩容作用,能改善血液循环。

此外,影响凝血机制的药物,尚有阿司匹林和双嘧达莫等,均可改变血小板的凝聚作用而产生预防效果,但不如前述药物肯定,只能作为辅助用药,或在具有诱因的患者中,作为一般性预防药物。

4.其他

1990 年,McCardel 等报道应用阿司匹林预防静脉血栓形成,经多普勒超声波检查观察,全髋关节置换的患者,DVT 发生率仅为 5.7%。1989 年,Francis 等报道,给予抗凝血酶Ⅲ加肝素和给予右旋糖肝 40 的前瞻性对照试验,发现给予抗凝血酶Ⅲ加肝素组的静脉血栓栓塞性疾病发生率较低。

七、治疗

急性 DVT 治疗的原则是:①减轻或消除症状和体征;②预防肺栓塞,降低死亡率;③预防静脉血栓复发;④防治血栓形成后综合征。

（一）非手术疗法

虽然早期静脉切开取栓或插管直接溶栓可有效减轻症状和体征,然而,现在普遍接受的急性 DVT 治疗是系统性抗凝和溶栓治疗,包括门诊使用低分子肝素或华法林长期抗凝治疗。大多数临床报道都提示保守治疗对于大多数急性 DVT 患者具有良好的疗效。

1.抗凝疗法（肝素、低分子肝素或华法林）

是治疗 DVT 的最主要手段。抗凝疗法并不能溶解已形成的血栓,但能通过延长凝血时间来预防血栓的滋长、繁衍和再发。

1）抗凝疗法的适应证:①急性 DVT 早期治疗阶段、有利于控制病情进展,预防在其他部位再发血栓形成,即使病期迁延也适用。②溶栓和手术取栓后的辅助疗法,防止血栓再发。③为预防肺栓塞放置腔静脉滤器后的辅助疗法。④肌肉内小静脉丛血栓形成,范围小,不影响主干静脉血液回流,可用抗凝疗法促使病灶稳定和自体消融,预防繁衍和并发肺栓塞的可能。

2）常用抗凝药物:急性 DVT 的预防治疗常用药物有肝素静脉输入、监测条件下的固定剂量皮下注射肝素、皮下注射低分子肝素、皮下注射 fondaparinus、口服华法林。

3）治疗方法:目前国际上推荐的标准治疗方法是静脉肝素和口服华法林联合使用,可以使首次静脉使用肝素的时间缩短到 5d,可以缩短住院天数和节省治疗费用。对于病情稳定的 DVT 患者,初次治疗同时使用肝素和华法林已成为临床常用的给药方式,除了那些急需内科或外科干预的患者,比如溶栓或置入腔静脉滤器,或患者处于出血的高危状况。

肝素治疗的效果取决于治疗开始 24 h 肝素的治疗水平,即应提高 APTT 至正常的 1.5 倍。头 24 h 内每 6 h 测 APTT 一次,直到两次 APTT 已达治疗范围。之后每 24 h 监测 APTT 一次。静脉肝素治疗联合和序贯口服华法林至少 3～6 个月,一些病例的华法林治疗还可使用更长疗程,特别是有复发和高危因素的患者需要长期抗凝。

（1）如静脉输入肝素时,推荐首个负荷剂量为 5000U 或 80U/kg,然后序贯持续静脉输入[最初剂量为 18U/(kg·h)或 1300U/h],然后根据 APTT 调整剂量,使 APTT 延长时间与血浆肝素水平保持一致,即通过酰胺分解检测法所测得的抗Ⅹa 活动度范围为 0.3～0.7IU/mL。如选择皮下注射肝素治疗,推荐肝素初始剂量为 17 500U 或 250U/kg,每天 2 次。注射 6 h 后监测 APTT 以调整肝素剂量。

（2）低分子肝素治疗:由于低分子肝素的生物利用度高、半衰期长、并发症少、可不在监护下安全使用等特点,临床上更推荐使用低分子肝素抗凝疗法。推荐低分子肝素皮下注射 0.4～0.6mL,每天 2 次。合并严重肾衰竭的急性 DVT 患者应使用肝素而不是低分子肝素。

（3）华法林和肝素的治疗应重叠 3～5d,直到 INR 达到治疗范围(2.0～3.0)。肝素需要与华法林重叠使用的原因是华法林的抗凝作用有赖于凝血酶原(凝血因子Ⅱ)的明显下降。凝血酶原的半衰期为 72d,因此,口服华法林真正起作用至少需要 3d,此时体内原有的凝血因子Ⅱ水平才会明显下降。应用华法林初始阶段,凝血因子Ⅶ和蛋白 C、蛋白 S 水平很快下降,华法林不能加快原已合成的凝血因子Ⅱ的清除,反而会因为蛋白 C 和蛋白 S 的合成减少和迅速清除而导致用药初始阶段的高凝状态,甚至出现血栓并发症。最新的临床研究推荐抗凝治疗的第 1 天即可口服华法林联合肝素或低分子肝素或 fondaparinus,而不是延迟使用华法林。

4)抗凝疗法的禁忌证。①脑科术后;②活动性溃疡病、高血压、脑出血;③出血性疾病或有出血倾向;④心、肝、肾功能不全;⑤活动性肺结核,尤其合并空洞者。

肝素诱发的血小板减少并不常见,但肝素诱发的血小板集聚可能引起的静脉或动脉血栓所致的发病率和死亡率却较高,而这些患者的血栓形成是不可预知的。

2.溶栓疗法

适用于病程<72 h 的患者,但某些广泛的急性近端 DVT 患者(症状<14d)也可用溶栓治疗,可迅速减轻症状,预防肺梗死,恢复正常静脉血流,保护静脉瓣膜功能,防治静脉血栓后综合征。溶栓治疗不能预防血栓继续发展,血栓再形成或继发血栓。此外,当血栓黏附或重构时,溶栓治疗是无效的。因此,溶栓治疗后必须持续抗凝治疗。

常用的溶栓治疗有尿激酶、链激酶、组织型纤溶酶原激活剂(t-PA)、纤维蛋白溶酶(如巴曲酶),根据不同的文献报道,这些溶栓剂的使用剂量相差较大。应根据患者具体情况,选择有效而安全的溶栓剂量。

一般常用的溶栓药物有:

(1)链激酶:从溶血性链球菌的培养液中提取。成人首次剂量为 50 万 IU,溶于 5% 葡萄糖溶液中,在 30 min 内静脉滴入,以后按 10 万 IU/h 的维持剂量,连续静脉滴注,直到临床症状消失,并再继续维持 3~4 h,疗程一般为 3~5d。用药期间,应监测凝血酶时间和纤维蛋白原含量。

(2)尿激酶:从人尿中提取,不良反应小,优于链激酶。首次剂量为 3000~4000IU/kg,在 10~30 min 内静脉滴入,维持量为 2500~4000IU/(kg·h),疗程一般为 12~72 h。以后根据监测纤维蛋白原及优球蛋白溶解时间,可延续应用 7~10d。

(3)纤维蛋白溶酶(如巴曲酶):首次注射剂量为 5 万~15 万 IU,静脉滴注,以后每隔 8~12 h 注射 5 万 IU,共 7d。

(4)组织型纤溶酶原激活剂(t-PA):溶栓作用比尿激酶和链激酶强。治疗剂量为 0.75mg/kg,静脉滴注 60 min,总量在 100mg 左右。

溶栓过程中应根据血纤维蛋白原检测结果调整剂量。

许多 DVT 患者对溶栓治疗是禁忌的,如:①近期有消化道出血;②急性高血压,血压> 26.7/16kPa;③有出血性脑卒中病史者;④严重肝肾功能不全;⑤妊娠。

由于溶栓治疗引起的出血性并发症是难以控制的,包括罕见但致命的颅内出血。因此,国际上一些血栓治疗指南并不常规推荐系统性溶栓治疗。然而,对于广泛的髂一股静脉血栓形成患者或年轻急性起病的患者还是应该考虑使用。

溶栓治疗还可通过介入途径置管进行溶栓,溶栓装置通过静脉放置血栓远端,再注入溶栓剂,血栓溶解时可缓慢将导管推进。首选方法是在超声引导下行腘静脉穿刺,顺行插入一段长的灌注导管,可通过此途径联合使用辅助性机械取栓术。如腘静脉血栓形成,可在超声引导下经胫后静脉穿刺置入另一条导管,将导管定位于血栓内,持续灌注溶栓药物。尿激酶的灌注速度为 160 000IU/h,稀释于 80mL 生理盐水中(2000IU/mL)。

对于急性 DVT 患者,在成功进行经导管溶栓治疗后,建议用球囊血管成形术和支架来处理潜在的静脉损伤。在药物溶栓处理中也可联合机械溶栓,如碎栓或抽吸血栓,可缩短治疗时间。

3.祛聚疗法

祛聚药物包括右旋糖酐、阿司匹林、双嘧达莫、丹参等。在处理静脉血栓形成中,常作为辅助疗法,而不作为单独疗法。例如低分子或中分子右旋糖酐都有扩容作用,因而既能补充血容量、稀释血液、降低黏稠度,又能防治血小板凝聚,故可协助其他疗法而取得成效。

抗血小板治疗是祛聚疗法的主要部分,阿司匹林、双嘧达莫、氯吡格雷、盐酸沙格雷酯(安步乐克)、盐酸替罗非班(欣维宁)和前列环素(德纳)等药物的联合使用可有助于预防和治疗 VTE。

4.交感神经阻滞术

对静脉血栓形成合并动脉痉挛的患者,可以采用区域性交感神经阻滞术。其作用除能解除动脉痉挛外,还能协助侧支循环的建立,有利于缓解症状。应用普鲁卡因的交感神经阻滞术,应每天进行,直至急性期过去才停止。

5.制动和缓解症状

静脉血栓形成后,一般都主张采用卧床休息,抬高患肢处理。肢体的位置,宜高于心脏平面 20～30cm,膝关节安置于 5°～10°稍屈曲位。完全卧床休息的时间不必过长,一般为 10d。当全身症状和局部压痛消失后,即可开始进行轻度活动。长期卧床不仅不能预防肺栓塞的发生,减少慢性静脉功能不全的发病率,反而可减慢静脉的血流,有利于血栓在其他静脉内形成,并增加肢体残疾的程度。抬高肢体,有利于静脉血液回流,减轻水肿程度,必须严格执行。

开始起床活动时,应穿弹力袜或用弹力绷带,以适当地压迫浅静脉,并促使深静脉血液回流。弹力袜使用的时间,应依据血栓形成的部位和肿胀的程度而定:①对血栓性浅静脉炎或下肢肌内小静脉丛血栓形成,并不会影响静脉血液回流,可以不用;或者为了使小腿具有受约束和依赖感觉,可使用 1～2 周。②下肢主干静脉,特别是髂-股静脉血栓形成,将会严重影响静脉血液回流而产生不同程度的肿胀,至少应用 3 个月,最好能长期使用,以保护浅静脉和交通支的功能,推迟或预防皮肤营养性变化的发生。一般来说,在弹力绷带处理下,不仅患者可以活动,而且可以减轻静脉淤滞和水肿。

在 DVT 的急性期,往往需要使用镇静剂以缓解疼痛。镇静止痛剂可选择巴比妥酸盐类、水杨酸盐、可待因等药物,甚至吗啡等均可采用。为了缓解血管痉挛,协助肢体的血液循环,可以辅用交感神经阻滞药物,如妥拉唑林(日服 3 次,每次 25mg 或肌内注射 50～70mg)、双氢麦角胺(肌内注射 0.3mg)等均可采用。此外,在整个病程演变中,如伴有明显的炎症,应使用抗生素。受累肢体如果在趾(指)间兼有真菌感染,必须积极处理,除了局部可用高锰酸钾浸浴外,还用咪康唑霜涂抹,每日 2 次,也可用灰黄霉素每日口服 4 次,每次 250mg,在短期内即可清除感染。

(二)手术疗法

当 DVT 抗凝治疗无效,安全性低或对抗凝治疗禁忌时(如围生期妇女,手术或创伤后的患者等),可考虑外科手术疗法。在 DVT 治疗早期去除血栓对两类髂-股静脉血栓形成患者有明显益处:①对于可自由活动,预期寿命长的患者,可以预防或减轻可能发生的血栓形成后综合征;②对有严重水肿或股青肿的患者可减轻或迅速缓解症状,预防静脉性坏疽的进展,挽救肢体。即使对于有严重并发症,无法活动,预期寿命不长的老年患者,以及远端静脉(腘静脉、小腿静脉丛)血栓形成的患者,如面临静脉性时也应积极手术取栓。

1.血栓性浅静脉炎结扎和切除术

血栓性浅静脉炎在进行治疗和观察期间,如有繁衍扩展趋向,可能侵袭深部主干静脉者,应及时施行手术,近端结扎(例如大隐静脉进入股静脉或小隐静脉进入腘静脉处),再将病变静脉切除。

2.血栓摘除术

施行血栓摘除术已有 30 余年历史,20 世纪 50 年代和 60 年代初,文献中发表了不少手术能够取得良好效果的报道。但是,自从 20 世纪 70 年代开始,因手术后再发生率高,常后遗下肢静脉功能不全等原因,已不再予以重视。

据文献报道,只要严格掌握适应证,病程不超过 2d 的原发性髂-股静脉血栓形成,手术取栓仍然是简单、安全而有效的方法。血栓摘除术在 20 世纪 60 年代和 70 年代取得两项进展,分别是:①利用 Fongarty 球囊导管能协助取栓;②1970 年 Vollmar、1971 年 Gruss、1976 年 Baumann 和 1980 年 Eklof 先后提出,在取栓术后作暂时性股动-静脉瘘,术后 6～8 周再予以关闭。施行动-静脉瘘的目的是使取栓段的静脉能借助动脉血的压力和快速灌注,加速静脉血液回流,预防血栓再发。术后仍应辅用抗凝疗法。这种手术在北欧得到推广,人为的造瘘并不会造成不良影响,却能收到预防血栓再发生的效果,值得采用。

手术方法包括以下几种。

(1)血栓形成始发于髂—股静脉:血栓形成始发于髂—股静脉而后延及其远侧者,可用 7～8F 的 Fogarty 导管经股总静脉向近心侧取尽血栓,然后用橡皮驱血带或手法按摩小腿腓肠肌等,自足部开始,向股总静脉的切开处,排尽远心端静脉主干中的新鲜血凝块,以恢复回流通畅并希望尽量少地损伤瓣膜功能。近心端静脉回血较好并不是成功取栓的标志,因为髂总静脉闭塞时,髂内静脉分支仍有较多回血,这可能是国内静脉取栓后血栓再形成居高不下的主要原因之一。因此,应强调取栓术后造影检查的重要性,假如髂总静脉回流仍有阻碍时,可行血管成形术,并根据具体情况考虑是否放置血管内支架或行大隐静脉交叉转流术(Palma-Dale 手术)。倘若髂内静脉有血栓,则插入一根球囊导管阻断髂总静脉,另一根负压吸引导管插入髂内外静脉分支平面,取尽髂内静脉的残余血栓。

(2)髂—股静脉血栓:若髂—股静脉血栓是由其远心端(多数为腓肠肌静脉丛血栓形成)蔓延而来,病期和症状期往往不一致。在施行髂—股静脉段取栓时,股浅静脉及其远心端静脉中的血栓过于陈旧,并与管壁紧密粘连,因此已无法避免其中的瓣膜损坏。股浅静脉血栓不能取尽时,应显露股深静脉,并以 3～5F 的 Fogarty 导管取栓。有些学者主张,在取尽髂—股静脉内血栓后,行股浅静脉近心侧结扎术,以免股—腘静脉再通后,因瓣膜损坏引起血液倒流性病变。有学者认为,在这种情况下,不必结扎股浅静脉,待其再通后,若有较重的血液倒流时,再行深静脉瓣膜重建术,如静脉外瓣膜修复成形术、瓣膜包裹或缩窄术、自体带瓣静脉段股浅静脉或腘静脉移植术或者行腘静脉外肌襻成形术。

(3)下腔静脉血栓:如果下腔静脉亦被累及,则需先检查肺部是否有栓塞病灶,然后扩大手术范围,直接解剖并控制下腔静脉,以取尽下腔—髂—股静脉中的血栓。手术时作气管插管正压麻醉,尽量防止细小血凝块进入肺内。对不能耐受较大手术时,应放置下腔静脉滤器,预防致命肺栓塞的发生。髂—股静脉取栓后,可另外加做暂时性动—静脉瘘,以提高术后远期通畅率。暂时性动—静脉瘘的手术操作简便,即取一段自体大隐静脉或其他静脉段,于股动静脉两端作端—侧吻合。术后短期可用肝素,并于术后口服肠溶阿司匹林,持续 3 个月,3～6 个月后将暂时性动—静脉瘘结扎,结扎前可通过动脉造影或双功彩超检查下腔—髂静脉通畅情况。

八、深静脉血栓的介入治疗

(一)介入治疗深静脉血栓的选择

对 DVT 实施介入治疗宜从安全性、时效性、综合性和长期性四个方面考虑。

1.安全性

在对急性血栓作介入治疗前置入腔静脉滤器可有效预防肺动脉栓塞。采用机械性血栓清除、介入性药物溶栓,可明显降低抗凝剂和溶栓剂的用量,减少内脏出血的并发症。

2.时效性

急性 DVT 一旦明确诊断,如病情需要,宜尽快作介入处理,以缩短病程,提高管腔完全再通比率,避免或减少静脉瓣膜粘连,降低瓣膜功能不全、血栓复发的发生率,尽量阻止病程进入慢性期。

3.综合性

常采用几种介入方法综合治疗深静脉血栓,如对急性血栓在介入性药物溶栓的基础上,可采用导管抽吸、机械消融等机械性血栓清除,对伴有髂静脉受压综合征或伴有髂静脉闭塞的下肢 DVT,可结合使用 PTA 和支架置入术,以迅速恢复血流,提高介入治疗的疗效。

4.长期性

在综合性介入治疗后,宜继续抗凝 6 个月以上,定期随访、复查,以减少下肢 DVT 的复发。

(二)腔静脉滤器放置术

对静脉血栓形成,曾经并发过肺栓塞的患者或者肺栓塞反复发生的患者,都应采取积极措施,预防再次发生致命性肺栓塞。预防性手术有各种方法,其中腔静脉滤器放置术是目前常用的方法,目的是预防下肢深静脉的血栓脱落造成肺栓塞。目前滤器置入的成功率超过 95%,死亡率小于 1%。

1．适应证

（1）绝对适应证：①下肢急性 DVT 或肺栓塞而抗凝禁忌者。②抗凝治疗时仍然有肺栓塞发生者。③深静脉血栓形成或肺栓塞抗凝治疗失败而不得不终止抗凝治疗者。④既往有肺栓塞病史或有可能再次发生肺栓塞者。⑤肺动脉栓塞取栓术后的患者。⑥准备手术取栓，防止术中血栓脱落者。⑦慢性肺动脉高压或老龄，长期卧床伴高凝血状态者。⑧感染所致下腔静脉内脓毒性血栓栓子者。⑨上腔静脉系统血栓，已发生或可能发生肺栓塞者。⑩其他下腔静脉阻断措施失败，可能造成肺栓塞者。

（2）相对适应证：①髂－股静脉血栓出现超过 5cm 以上的漂移血栓者。②严重心肺血管疾病或肺动脉床闭塞超过 50％的高危患者。

2．禁忌证

（1）下腔静脉直径过大或过小，与滤器设计值不符者。

（2）经股静脉途径置入时，股静脉、髂静脉和下腔静脉内有血栓者。

（3）经颈静脉途径置入时，颈内静脉、头臂静脉干、上腔静脉内有血栓者。

（4）孕妇，X 线辐射影响胎儿者。

（5）广泛或严重的肺栓塞，病情凶险，生命垂危者。

3．常用的腔静脉滤器

（1）临时性腔静脉滤器：①Antheor Temporal Filter（ATF）；②LGT Tempofilter（LGT-TF）。

（2）永久性腔静脉滤器。常用的有：①Greenfield Filter（GF）；② Bird，S Nest Filter（BNF）；③ Simon Nitinol Filter（SNF）；④Trap Ease Filter（TEF）；⑤LGMVenaTech Filter（LGM-VTF）；⑥ LP-VenaTech Filter（LP-VTF）。

（3）临时、永久两用腔静脉滤过器：①Gunther Tulip Filter（GTF）；②国产 ZQL 型可回收式腔静脉滤器。

任何一种下腔静脉滤器置入前均须行下腔静脉造影，以了解下腔静脉管径、有无弯曲、有无血栓，并确定双肾静脉开口的位置，做好标记。滤器一般放置于肾静脉开口以下的下腔静脉内，但造影时肾静脉水平或其下 4cm 下腔静脉内存在血栓时，滤器则应置放在肾静脉水平之上。滤器一般经由健侧股静脉置入，但在双侧髂－股静脉均有血栓或下腔静脉内存在血栓时，应从一侧颈内静脉（常经右侧）或肘前静脉置入。滤器的选择宜根据下腔静脉形态、病程，血栓大小及游离程度而定。由于滤器本身也是一种静脉内异物，易引起血栓形成，需长期抗凝，因此在做各种取栓治疗前宜选择临时性滤器，有肺梗死发生倾向和有肺梗死史者应选用永久性滤器。

（三）经皮穿刺机械性血栓清除术

利用大腔导管抽吸血栓是治疗 DVT 时较简单，经济的方法，大腔导管包括各种 6～12F 导管鞘和导引管。普通导管因内腔较小，常不能对血栓进行有效的抽吸。大腔导管抽吸治疗 DVT 的缺点是费时、血液丢失、内膜损伤、血栓清除常不能彻底。近年来，10 余种经皮穿刺机械性血栓处理装置先后问世，包括：

1．单纯机械性血栓消融（无抽吸）装置

（1）Amplatz 血栓消融器，即 ATD（clot buster，Microvena，White Bear Lake，MN）。

（2）Percutaneous 血栓消融器，即 PTD（Arrow-Trerotola PTD，Arrow International，Reading，PA）。

（3）Castaneda 溶栓刷（MicroTherapeutics，Aliso Vlego，CA）。

（4）Cragg 溶栓刷（MicroTherapeutics）。

（四）带有抽吸的机械性血栓消融装置

（1）Angioje（tPossis Medical，Minnerpolis，MN）。

（2）Gelbfish-Endovac（Neovascular Technologies，Brooklyn，NY）。

（3）Hydrolyse（rCordis，Miami，FL）。

（4）Oasis（Boston Scientific/Medi-Tech，Watertown，MA）。

（5）Roterax（Straub Medical，Wangs，Switzerland）。

(6)Trelli s(Bacchus,Santa Clara,CA)。

目前,ATD应用较为广泛。ATD是一种气动旋转式血栓消融导管,常以氮气瓶或压缩空气作为气源。ATD的转速可达150 000r/min,驱动轴贯穿导管与封装于导管头端的叶轮相连,高速旋转的叶轮产生环流旋涡,使血栓与叶轮接触并使之消融成直径为13～1000pm的微粒。ATD可使99%左右的血栓消融成微粒,可用于治疗急性期和亚急性期静脉血栓,如髂－股静脉血栓、腔静脉血栓、门静脉血栓,对深静脉血栓相关的肺动脉栓塞也能进行有效地清除。

使用机械性血栓处理装置的目的是迅速清除血栓、恢复血流、减少抗凝剂和溶栓剂用量、防止或减少出血并发症和血管阻塞后遗症的发生。ATD对血管内长段急性血栓的消融效果较Hydrolyser和Oasis好,且无血液丢失,对血管内膜的损伤较PTD轻,适用范围较广。

Sharafuddin等通过犬模型试验发现,ATD对直径7mm或>7mm静脉的瓣膜无明显影响,而对直径<6mm的静脉瓣膜则常可形成损伤。ATD的主要不足之处是无导丝孔,不能沿导丝插入,无法调整方向,在血管弯曲、血管分支有角度时,需先沿导丝插入导引管,再拔去导丝,插入ATD。ATD头端抵住血管壁时,推送困难,血栓消融效果较差,可导致血管壁损伤。

(五)经导管溶栓治疗深静脉血栓形成

1.适应证

(1)DVT急性期。

(2)DVT亚急性期。

(3)慢性DVT急性发作。

2.禁忌证

(1)伴有脑出血,消化道及其他内脏出血者。

(2)患肢伴有较严重的感染。

(3)急性髂－股静脉或全下肢DVT,血管腔内有大量游离血栓而未行下腔静脉滤器置入术者。

所有溶栓剂的溶栓效果与其剂量均呈正相关,在用量较大时,均可导致出血并发症,此外,传统的溶栓治疗一般要求病程在两周内,超过两周通常效果不好。经导管介入性局部用药因能降低溶栓剂用量、减少出血并发症的发生,对病程超过两周的病例仍然有效,在下肢DVT的治疗方面,有代替或部分代替以往全身用药的趋势。

3.治疗方法

经导管介入性溶栓治疗DVT的方法较多,各自的优缺点亦不同。以下肢DVT为例,根据穿刺入路的不同,常用的方法可归纳为如下三种:

(1)顺流溶栓:①经患肢足背浅静脉或大隐静脉起始段穿刺插入导管针或留置针,给药时小腿、膝上下扎止血皮条。此方法简便易行,但有时效果不佳,对足、踝部高度肿胀者常不能穿刺成功。②经股腘静脉穿刺插管并保留导管进行溶栓,对股、髂静脉血栓疗效较好,但对腘静脉及小腿部深静脉血栓疗效不佳。

(2)逆流溶栓:①经健侧股静脉插管至患侧髂－股静脉,保留导管进行溶栓,对髂－股静脉血栓有一定疗效,但缺点较多,插管到位率不高,可能损伤静脉瓣膜,对腘静脉及小腿部深静脉血栓亦无效。②经颈内静脉插管至患侧髂－股静脉,插管到位率较高,但亦会损伤瓣膜,疗效同上,且并发症较多。

(3)经动脉留管顺流溶栓:①经健侧股动脉插管至患侧髂－股动脉内,保留导管进行溶栓。对全下肢深静脉血栓疗效较确切,方法简便易行,缺点主要为留管后动脉穿刺点处易出血。②经患侧股动脉顺流插管至股动脉远端留管溶栓,对腘静脉及小腿部深静脉血栓疗效较好,在伴有髂－股静脉血栓、大腿明显肿胀时穿刺较为困难。

4.选择入路、操作步骤及注意事项

(1)选择入路:对局限于股静脉中、上段的急性血栓,可经腘静脉穿刺,顺流插管至血栓处做介入溶栓,对全下肢急性DVT,可经健侧股动脉插管至患侧髂－股动脉内做介入溶栓。

（2）操作步骤。

腘静脉入路：以头皮针、导管针或留置针穿刺患肢足背静脉，于踝上和膝下各扎一止血带，患者取俯卧位，患肢腘窝部消毒、铺单，经足背静脉手推注入 60％的对比剂 10～15mL，待腘静脉显影后，在电视监视下作局麻和腘静脉穿刺，置入导管鞘，松解止血带，插入溶栓导管至股静脉中，上段血栓内，先注入肝素 3000IU，再以脉冲法缓慢注入尿激酶 25 万～75 万 IU，注入肝素 1000～2000IU，造影复查。如股静脉血流恢复，腔内充盈缺损消失，管壁较光滑，则拔去溶栓导管。回病房后，继续经患侧足背静脉抗凝、溶栓 7～10d，如股静脉血流不畅，腔内仍有充盈缺损，管壁不光滑，则留置溶栓导管，回病房后继续经留置导管抗凝、溶栓 2～3d，拔去留置管后经患侧足背静脉继续抗凝、溶栓 7～10d。

股动脉入路：局麻下自健侧股动脉穿刺，置入导管鞘，将 Cobra 导管插入患侧髂动脉，插入泥鳅导丝，置换猎人头导管或溶栓导管至患侧髂－股动脉内，以脉冲法缓慢注入肝素 3000IU，尿激酶 25 万 IU 固定导管和导管鞘，回病房后以压力注射泵继续经导管注入抗凝和溶栓剂，肝素每日用量为 3000～5000IU，尿激酶每日用量为 25 万～75 万 IU，保留导管 5～7d，待症状和体征好转后改从患肢足背静脉顺流溶栓。

（3）注意事项：如股静脉下段及腘静脉内存在血栓，一般不宜选择经腘静脉穿刺插管溶栓，以避免股腘静脉因穿刺插管损伤而导致血栓加重，此时宜选择作经足背静脉顺流溶栓或动脉插管静脉溶栓。对全下肢 DVT 作动脉插管静脉溶栓时，导管头位置宜根据血栓累及的平面而定。在髂－股静脉及下肢深静脉内均有血栓时，导管头置于患侧髂总动脉即可，药物通过髂内动脉和股深动脉，可作用于髂内静脉、股深静脉及其属支内的血栓，可取得较好的疗效。

抗凝剂和溶栓剂的用量不宜过大，以避免或减少出血并发症。每日或隔日检测凝血功能，对调整药物用量可有帮助。少数情况下，患者凝血功能检测结果并不与临床表现一致，患者已经出现镜下血尿或大便隐血阳性但凝血功能检测仍可在正常范围内，应根据临床具体情况及时调整抗凝、溶栓药物的用量。经导管溶栓治疗下肢深静脉血栓仅为综合性介入治疗中的一种方法。对髂－股静脉内的急性血栓尽早结合采用机械性血栓消融、抽吸或其他血栓清除术常可明显提高疗效、缩短病程。

自静脉或动脉内保留导管溶栓后的第 2～3 天开始，患者可出现轻度发热，其原因可能为血栓溶解所致，也可能为保留的导管本身成为致热原或者两者兼而有之。常不需特殊处理，必要时可在严格消毒后更换导管。

（六）深静脉腔内成形及支架置入

由于下肢静脉血流速度慢、压力低、管壁薄而弹性差，尤其是髂－股静脉压迫综合征者，是在内膜增生的基础上引起血栓形成，溶栓、血栓清除术，甚至球囊扩张术后往往难以完全恢复管腔通畅，管壁极易塌陷或复发血栓，多数情况下需行支架置入术以保持长期通畅。

1. 支架置入适应证

髂－股静脉血栓形成患者，经溶栓、血栓清除术和球囊扩张术后管腔残余狭窄仍超过邻近正常管腔直径的 30％以上者均需行支架置入术。

2. 注意事项

（1）急性下肢 DVT，经介入溶栓、机械性血栓消融术或球囊扩张术后，管腔完全通畅或残留狭窄小于邻近正常管腔直径的 30％者，无须行支架置入术。

（2）支架置入通常位于髂－股静脉内，股静脉以远瓣膜较多，不宜置入支架，以减少栓塞后综合征的发生。

（3）置入支架的直径应大于邻近正常静脉管径 2～3mm，长度应足以完全覆盖狭窄段，当病变累及髂总静脉汇入口时，支架近心端应伸入下腔静脉内 0.5cm，长段病变应尽可能使用长支架，减少重叠。

（4）支架置入术中应维持足量的肝素化，支架置入后口服抗凝治疗至少 6 个月，术后 1 个月、3 个月、6 个月、12 个月造影或多普勒超声复查支架通畅情况，以后每年复查一次。

（5）如发现支架内再狭窄或闭塞，且患者出现下肢肿胀等症状，可再次行支架内介入溶栓治疗；如果造影显示支架内狭窄或闭塞的同时盆腔内交通静脉和（或）腰升静脉代偿良好，而患者无症状时，则无须特殊处理。

（6）注意检查和治疗其他引起患者高凝状态的疾病，如转移性肿瘤、抗凝脂综合征、缺乏蛋白质 C 等。

（张青云）

第三节　原发性下肢深静脉瓣膜功能不全

原发性下肢深静脉瓣膜功能不全指无确定病因的由于深静脉瓣膜延长、松弛和脱垂或深静脉扩张致深静脉瓣膜关闭不全所引起的反流性血流动力学病理改变。可导致静脉高压、血液淤滞，从而引发一系列静脉功能不全表现，是慢性静脉功能不全的重要病因。自从 Kistner 1968 年发现并在 1980 年正式提出"原发性下肢深静脉瓣膜功能不全"的概念以来，人们对于原发性深静脉瓣膜反流引起深静脉功能不全有了更深的认识，尤其是更多的临床研究证实了深静脉瓣膜功能不全在 CVI 发病中的重要作用，根据国内外大多数文献报道，60%～70% 的 CVI 患肢有深静脉瓣膜功能不全。Raju 报道一组 147 例下肢静脉功能不全的患者，经各种检查证明深静脉反流性功能不全占 69%，深浅静脉均有反流性病变占 31%。上海蒋米尔等对 4771 例共 4877 条患浅静脉曲张的肢体进行静脉造影检查，发现原发性深静脉瓣膜反流者占 55.6%，单纯性大隐静脉曲张者（隐股静脉瓣膜反流）占 16.6%，而深静脉血栓形成后瓣膜反流者占 23.5%。

然而，许多重度深静脉瓣膜功能不全的病例多存在多系统静脉瓣膜反流和功能不全，常常是浅、深静脉和交通静脉系统瓣膜功能不全同时存在。Morano 等曾对 485 条静脉曲张患肢进行了逆行静脉造影检查，发现浅、深静脉瓣膜同时存在反流者占 51%，仅在股浅静脉瓣膜存在反流者占 19%；仅在股深静脉瓣膜存在反流者占 12%，在隐静脉存在瓣膜反流者仅占 2%；而隐静脉与股浅、股深静脉均存在瓣膜反流者占 16%。Perrin 的报道则认为重度 CVI 患者中，仅累及深静脉系统者＜10%，而 46% 的患者合并浅静脉反流和（或）交通静脉功能不全。因此，往往深静脉瓣膜功能不全的表现是与其他静脉系统功能不全的表现同时或交叉、混合存在，在诊断和鉴别诊断中应注意分辨。

一、发病原因和病理特征

原发性慢性深静脉瓣膜功能不全的发病原因至今尚未阐明，下肢慢性深静脉功能不全的一个重要病理特征就是静脉瓣膜反流。不论先天性、原发性还是血栓形成后遗症都可导致静脉瓣膜反流。正常的静脉瓣膜呈双瓣叶形，瓣叶为袋形，由内膜皱折而成，袋形的两侧和底部均附于内膜上，称附着缘。袋形上侧游离，呈半挺直状，称游离缘，仅由内皮细胞组成。附着缘和游离缘相交处称交合点，为瓣叶的最高点。瓣叶与管壁之间的潜在间隙称瓣窝。两个瓣叶交合点之间相距约 1cm，称瓣叶交汇处。在正常生理状态下，血液向心回流时，两瓣叶贴附于管壁的内膜，使管腔处于通畅状态，当近侧压力逆向作用增强时，血液反流使瓣窝充满血液，两个瓣叶的游离缘向管腔正中互相合拢，形成水式关闭状态，阻止血液反流。当各种原因导致瓣膜功能不全时，瓣膜失去阻止血液反流的作用，使部分回心血液又反流到瓣膜以下，造成下肢静脉容量扩大，血液淤积而引起一系列的静脉系统病理改变。

目前对深静脉瓣膜功能不全可能的发病机制主要有以下三种情况。

（一）瓣膜学说

静脉瓣膜具有向心单向开放功能，有引导血液向心回流并阻止逆向血流的作用。如瓣膜结构薄弱，在下肢深静脉逆向压力的持续增强及血流重力的作用下，瓣膜游离缘松弛延长，不能正常关闭，造成血流经瓣叶间隙向远端反流。有的病例属于先天性瓣膜发育不良，仅有单叶或瓣叶不在同一平面，甚至瓣膜阙如，从而丧失瓣膜的正常关闭功能。

（二）管壁学说

由于持久的超负荷向心血量或管壁病变引起深静脉扩张，管腔直径扩大，以致瓣膜在血液反流时不能紧密对合关闭,导致静脉反流性病变,又称为"相对性深静脉瓣膜功能不全"。

（三）小腿肌泵功能不全

各种因素导致小腿肌泵功能不全,肌泵驱血能力减弱,肌泵收缩时,静脉血液回流量减少,血液淤滞,可致静脉高压和瓣膜功能不全。

浅静脉瓣膜的反流也可引起深静脉瓣膜功能不全,由于隐股静脉瓣膜功能不全使大隐静脉的血液反流,再通过穿通静脉进入深静脉而增加深静脉系统的负荷,最终引起深静脉扩张、延长,并致瓣膜功能受损。深浅静脉功能不全之间的这种相互作用和互为因果的关系,使两种疾病常合并存在。

二、临床表现

由于深静脉瓣膜功能不全常与原发性浅静脉曲张合并存在,且会影响浅静脉功能,因此其临床表现与原发性浅静脉曲张相似,甚至许多表现是一样的,但表现程度要重于单纯性浅静脉曲张。患者常有小腿酸胀沉重感,特别在站立时明显,初期行走时由于肌泵收缩促进血液回流,可使症状有所缓解。但随着行走时间延长,酸胀沉重感加重。平卧或抬高患肢休息后,症状可明显缓解。患者常感小腿部胀痛、易疲劳乏力,可发生与浅静脉曲张一样的临床体征。每条患肢均可用 CEAP 分类法进行临床分级和诊断,患肢常伴浅静脉曲张、足踝部水肿,严重病例可发生皮肤改变,如色素沉着、脱屑、湿疹样皮炎、硬结、皮肤脂质性硬化、溃疡形成。

三、诊断

浅静脉曲张患者伴有的下肢酸胀沉重感、胀痛和足踝部水肿。常较单纯性浅静脉曲张明显时,应该考虑同时伴有下肢深静脉瓣膜功能不全。仅以临床表现难以鉴别有无深静脉瓣膜功能不全,因此,必须辅助一些检查进行深静脉瓣膜功能的测定才能明确诊断。

（一）彩色多普勒超声检查

具有创伤、无痛、方便快捷、可重复性强、诊断效率高等优点。成为首选辅助检查,能准确检测血液反流情况,从而判断深静脉瓣膜功能,可采用 Kistner 静脉造影的分度标准对深静脉瓣膜功能进行分度（表 12-1）。于患者平卧时做 Valsalva 运动,必要时站立位进行检测。

表 12-1 深静脉瓣膜功能不全分度（KISTNER 分度法）

分度	表现
0 度	瓣膜功能正常,无反流
Ⅰ度	极少量反流局限大腿上段
Ⅱ度	更多量反流到达大腿下段,腘静脉瓣膜正常,小腿水平无反流
Ⅲ度	在Ⅱ度反流基础上伴腘静脉瓣膜功能不全,造影剂进入膝下小腿静脉
Ⅳ度	瓣膜功能异常,大量反流快速进入小腿到达胫后静脉

（二）动态静脉压测定（AVP）

间接了解深静脉瓣膜功能,如腘静脉瓣膜正常（即静脉瓣膜功能 0～Ⅱ度）,AVP 为 32～68mmHg（平均为48mmHg）。踝部加止血带以消除浅静脉回流影响,AVP 一定＜45mmHg。如腘静脉瓣膜功能不全（即静脉瓣膜功能不全Ⅲ～Ⅳ度）,AVP 为 50～95mmHg（平均为 70mmHg）,踝部上止血带也无多少作用。

（三）体积描记仪检测

空气体积描记仪和光电体积描记仪可为判断深静脉瓣膜功能提供量化数据。VFI（静脉灌注指数）反映小腿静脉容量扩增程度,静脉瓣膜功能不全时可明显提高;RVF（剩余容量分数）反映小腿充分收缩射出回血后仍余下之量,可反映瓣膜阻挡反流血液的功能,静脉瓣膜功能不全时可升高;EF（射血分数）一般反映肌泵收缩功能。这些指标有助于判断深静脉瓣膜功能。

（四）下肢静脉造影

有顺行性造影和逆行性造影两种方法。

1.顺行性造影

在上止血带阻断浅静脉后,经足背浅静脉注入造影剂,可见深静脉全程通畅,管腔扩张,瓣膜影模糊或消失,失去正常竹节形态。做 Valsalva 屏气动作,可见造影剂向瓣膜远侧反流。

2.逆行性造影

于患侧腹股沟股静脉注入造影剂或于对侧股静脉入管经下腔静脉进入患侧股静脉进行造影。诊断深静脉瓣膜功能不全主要应采用逆行性造影,以血液反流情况判断静脉瓣膜功能,根据血液向瓣膜远侧的反流速度和范围,对静脉瓣膜功能分度(Kistner 分度法)。

四、鉴别诊断

（一）深静脉血栓形成后综合征（继发性深静脉瓣膜功能不全）

原发性深静脉瓣膜功能不全应与深静脉血栓后综合征(继发性深静脉瓣膜功能不全)相鉴别,两者均可出现深静脉瓣膜功能不全、浅静脉曲张、湿疹样皮炎、色素沉着、溃疡形成。鉴别要点见表 12-2。

表 12-2　原发性下肢深静脉瓣膜功能不全与深静脉血栓形成后综合征鉴别要点

	原发性深静脉瓣膜功能不全	深静脉血栓形成后综合征
静脉血栓形成病史	无	有
浅静脉曲张	发生较早,可合并出现局限于下肢	发生较晚,可累及下腹壁、耻骨上
病变静脉段	股静脉、腘静脉	髂总静脉、髂外静脉、股总静脉
彩超和静脉造影检查	全程通畅,浅静脉可扩张,瓣膜影可见	深静脉部分再通,壁增厚,不规则,瓣膜影模糊或消失
淋巴水肿	无或轻度	晚期常伴重度水肿

（二）单纯性大隐静脉曲张

参阅"原发性浅静脉功能不全"。一般根据彩超和静脉造影可鉴别。

（三）淋巴水肿

淋巴水肿无含铁血黄素色素沉着、皮肤常增厚。小腿、踝部、足背部肿胀最重,休息后水肿消退不明显。深静脉瓣膜功能不全者肿胀主要局限于足踝部,休息后可明显消退。可行放射性核素淋巴造影明确是否有淋巴管阻塞。彩超和静脉造影可明确深静脉瓣膜功能。

五、治疗

（一）手术治疗

外科手术是治疗深静脉瓣膜功能不全的主要方法。

1.深静脉瓣膜功能不全的手术指征

由于深、浅静脉功能不全的病理变化常互为因果,因此对两者间的因果关系有不同的看法。从血流动力学分析,深静脉瓣膜功能不全导致深静脉压升高,静脉管腔增大,可致反流入浅静脉的血容量增大,浅静脉压增高,浅静脉瓣膜功能不全,导致浅静脉曲张。另外,浅静脉曲张发生后,沿着大隐静脉的血液反流可通过交通静脉重新进入深静脉系统而增加深静脉的负荷,最终引起深静脉扩张和延长,瓣膜功能损害。因此,有人提出浅静脉手术不仅可以有效治疗浅静脉功能不全所致的 CVI,而且可以减少或消除浅静脉系统向深静脉的回流量,从而降低深静脉容量和压力,改善深静脉功能。建议对于那些合并浅、深静脉功能不全的病例仅施以浅静脉手术就可达到改善临床症状和促进溃疡愈合的疗效。

由于大多数原发性下肢深静脉瓣膜功能不全肢体常同时伴有浅静脉曲张或穿通静脉功能不全,在纠治了浅静脉曲张或穿通静脉功能不全后,深静脉瓣膜功能可得到改善。因此,对于原发性深静脉瓣膜功能不全患者可先行浅静脉手术(即大隐静脉高位结扎抽剥)和(或)穿通静脉结扎术,如疗效好,可不需进行深静脉瓣膜修复手术。

深静脉瓣膜重建术的手术指征:①保守治疗失败者,年龄轻者;②浅静脉手术和(或)穿通静脉结扎术后疗效不佳者;③深静脉瓣膜反流≥Ⅲ度(Kistner 分度);④静脉再充盈时间<12s,站立位时静止静脉压与标准运动后静脉压相差>40%;⑤继发性深静脉瓣膜功能不全在保守治疗失败后,经穿通静脉结扎术(可联合浅静脉手术)治疗后疗效不佳者。

2.深静脉瓣膜功能不全的手术方法

针对两个发病学说主要开展了以下两类手术。

1)瓣膜直接修复方法(针对瓣膜学说)。

(1)静脉内瓣膜修复成形术:适用于原发性深静脉瓣膜功能不全。这类患者的深静脉瓣叶结构基本保持正常,但瓣叶游离缘松弛、伸长和下垂,并皱折外翻,呈荷叶状,导致瓣叶接合不紧,不能阻止血液反流。此术式正是针对这一病变特点,缩缝松弛下垂的瓣叶,使皱折外翻的瓣叶拉直对合,阻止血液反流。静脉瓣膜区切开方法有 4 种:Kistner 法、Raju 法、Sottiural 法和 Tripathi 法。

此 4 种技术以不同方法暴露瓣叶,但都是以精细的缝合技术准确修补延长的瓣叶。早期和远期疗效较一致。大多数报道修复的瓣膜 5 年保持功能良好在 60%~70%。此术式的缺点是操作较为复杂,术中需阻断静脉,切开静脉,术后易引起血栓形成以及需用大量的抗凝药物,可能导致术后出现血肿、出血等并发症。

(2)静脉外瓣膜修复成形术:适用于原发性和继发性深静脉瓣膜功能不全。技术原理与静脉内瓣膜修复成形一样,主要是针对静脉内手术修复的缺点而设计的。它可以避免阻断静脉和切开静脉,术中、术后无须用抗凝药物,伤口并发症极少,且可一次手术修复多对瓣膜,同时也有缩窄管径作用,手术操作简单,时间短。缺点是由于在非直视下进行手术,在修复瓣膜时准确性较差,疗效不如静脉内瓣膜修复成形术肯定。主要的技术方法为:静脉外瓣叶交汇部开始间断或连续缩缝,也可在血管镜直视下静脉外瓣叶缩缝。

术前Ⅳ度反流的瓣膜术后 81%的功能恢复到Ⅱ度以下,40.5%恢复到正常功能。采用流速剖面图彩超技术测定静脉反流量显示:术前瓣膜Ⅲ度反流的肢体静脉反流量均值为 71.06 ± 12.04(mL/s),术后减少到 23.36 ± 3.93(mL/s);术前瓣膜Ⅳ度反流的肢体静脉反流量均值为 101.66 ± 21.18(mL/s),术后减少到 44.46 ± 9.26(mL/s)。APG 检测结果显示:VFI(静脉灌注指数)均值术前 11.21 ± 1.32,改善到术后 2.64 ± 1.41,RVF(残余容量分数)术前 59.71 ± 2.20 术后改善到 41.82 ± 1.91。这些肢体的静脉功能不全评分均值由术前的 17.38 ± 2.07 改善到术后的 7.25 ± 1.12。说明该项技术对于瓣膜功能重建,改善静脉功能具有良好的疗效。

2)瓣膜替代方法。

(1)腘静脉肌襻替代术:由 Psathakis 于 1968 年首创,主要利用股薄肌和半腱肌构成"U"形肌襻,肌襻的舒缩活动产生间歇性外压迫,在腘静脉处发挥瓣膜样功能。国内张柏根等相继开展了此方面的研究与临床应用。1994 年刘咸罗等针对 Psathakis 法对肌腱创伤较大,影响膝关节功能的缺点进行改良,采取自体阔筋膜做生物襻,取得良好的疗效。但这类肌襻在站立位时并不能阻止静脉血液反流,只有在行走时才能产生瓣膜样功能,身体特别矮胖者不一定能够形成具有足够长度的肌襻。此外并未曾见到每次肌襻活动时能增加多少血流量的报道。

(2)带瓣膜的静脉段移植:主要适用于瓣膜毁损严重而无法修复者。利用带瓣膜的肱静脉或腋静脉段移植于股浅静脉或腘静脉处进行瓣膜重建。自 1982 年 Taheri 首次报道 1 例自体带瓣膜静脉段移植于股浅静脉以治疗血栓形成后瓣膜反流的病例以来,至今已有多组的瓣膜移植疗效报道。超过 50%的病例移植瓣膜可发挥功能数年,但 6~8 年随访结果显示仅有 30%~50%的病例移植瓣膜仍有功能。

此术式的缺点主要是肱静脉或腋静脉段的管腔与股浅静脉或腘静脉管径相差较大,难以匹配,且这些静脉内瓣膜抗逆向压力比股浅静脉第一对瓣膜明显降低,术后出现血栓形成的危险较大,术中、术后需使用较大量的抗凝药物。

(3)带瓣膜静脉段移位术:此术式适应证与静脉瓣膜移植术相同。1979 年,Kistner 和 Sparkuhl 描述了静脉瓣膜移位术,方法是将瓣膜功能良好的大隐静脉(端-端吻合)或股深静脉(端-侧吻合)段移位于瓣膜关闭不全的股浅静脉上,以纠正股浅静脉反流,改善静脉瓣膜功能。术后患者需给予抗凝药物治疗及穿弹力袜治疗。

Raju 报道此法术后瓣膜会逐渐变性,可能是由于移位瓣膜本身有潜在扩张变性的倾向。Kroener 等提出在静脉移位术后应在远端行人工动-静脉瘘,有助于维持移位瓣膜的功能。有 40%～50% 的患者在 5 年随访期后仍保持好的疗效。

(4)各种新的瓣膜替代或置换的手术方法,如:①人工瓣膜移植,新鲜的和冷冻保存的同种异体静脉瓣膜(或肺心瓣膜)移植。②带支架的静脉瓣膜段移植。利用血管镜技术将带有瓣膜的静脉段表衬于一个扩张的支架上,送到静脉瓣膜移植区,支架扩张后将此段静脉固定于静脉内,使其瓣膜发挥功能。进一步发展到将一层自体组织覆盖于支架上,以防止支架可能引发的血栓形成。③利用纳米技术制造的人工生物瓣膜移植。

(5)瓣膜间接修复方法(针对管壁学说):静脉瓣膜外的外包裹和缩窄术主要以静脉壁外的各种静脉瓣膜段,包括静脉瓣膜包裹环缩、戴戒、环缝以及经皮置放瓣膜外缩窄装置为代表,旨在缩小静脉管壁周径。

最初这些技术仅限于隐股静脉瓣膜处应用。1972 年 Hallberg 首先报道用 Dacron 片包裹静脉瓣膜以缩窄扩张的静脉窦达到治疗目的。Jessup 则改用涤纶加固的硅酮套进行静脉管腔缩窄手术。国内张柏根等在瓣环下 2mm 处自静脉后壁中点开始沿静脉壁两侧,分别缝至前壁将该瓣环缝线打结,使第 1 对瓣膜远心侧的静脉保持痉挛状态,口径缩窄约 1/3。陈翠菊等利用自体大隐静脉片在瓣膜远端环绕一周,缝合后形成"戴戒",并于静脉外壁缝合 2～3 针固定;或取大隐静脉片环绕整个股浅静脉第 1 对瓣膜一周并缝合,亦缩窄约 1/3 管径。这些技术都取得了一定的临床效果,但均缺少长期疗效的报道。近期疗效报道有引起血栓形成(缩窄过度)和复发(缩窄不够)的病例。

3.开展深静脉瓣膜修复手术应注意的问题

(1)深静脉瓣膜重建手术的必要性问题:近年来,对于深静脉瓣膜功能重建手术的指征掌握存在争议和不一致,而掌握手术技巧具有一定的难度,以致这些手术目前在国内外均仅在为数不多的一些血管外科中心开展。争议的焦点在于"深静脉瓣膜功能重建手术有无必要"。由于深、浅静脉功能不全的病理变化常互为因果,因此对两者间的因果关系有不同的看法。

在治疗深静脉瓣膜功能不全时,应考虑这一点。不是所有的深静脉功能不全患肢都必须选择深静脉瓣膜重建术,否则可能会使一些能够经过简单的浅静脉手术即可改善深静脉功能的病例不必要地接受了更复杂和创伤较大的深静脉瓣膜重建术。许多专家都赞同这样一种选择:即对合并浅深静脉瓣膜功能差的病例可先行浅静脉手术,特别是临床分级轻度至中度者(CEAP C3 以下),如术后疗效不佳时,再考虑行深静脉瓣膜修复重建术。

然而对于严重 CVI 的病例,浅静脉手术联合深静脉瓣膜重建手术有利于临床症状改善和溃疡愈合。Makarova 等的一项前瞻性随机对照研究结果表明,对于临床进展型(即 5 年未临床分级升高 1 级以上者)的病例,浅静脉手术不能纠正股静脉反流,也不能防止其进一步发展,在浅静脉手术同时修复一对股静脉瓣膜可大大改善远期疗效,可改变原发性 CVI 的进程。USM 等 2007 年的临床研究也证实了静脉外瓣膜修复成形术+静脉外包裹术是治疗深静脉反流的有效技术,可有效降低溃疡复发率,提高瓣膜保持功能率。对于合并浅深静脉瓣膜功能不全和(或)交通静脉功能不全的病例,特别是临床分级重度(CEAP C4 以上)的病例,可对其行深静脉瓣膜修复成形术,可在浅静脉手术和(或)交通静脉结扎术后二期进行,也可同期进行。

(2)手术方法选择的问题:根据目前有 5 年以上随访资料证实,瓣膜修复成形术(包括静脉内和静脉外瓣膜修复成形术)可使 70% 的病例取得良好疗效,主要体现在溃疡无复发、症状减轻、静脉瓣膜功能恢复以及血流动力学指标改善。而在此两者间如何选择?就目前的趋势来看,静脉外瓣膜修复成形术更多地为人们所采用。这是因为两者术后的长期随访结果并无显著性差异。而静脉腔内瓣膜修复成形术需切开静脉,阻断术区静脉,易损伤静脉内膜,术后易在腔内残留异物和引起静脉血栓形成,为防止血栓形成,术中术后应用大量抗凝药物可能导致术后出现血肿、出血等并发症;手术时间长,操作技巧难度大,且不适用于年老体弱者。相比之下,静脉外瓣膜修复成形术操作简便,损伤小,术中术后不需抗凝,术后伤口并发症极少;可与其他静脉手术同期进行;有瓣膜修复成形和静脉管腔缩窄双重作用。此外,针对静脉瓣膜相对功能不全(静脉管壁扩张)的静脉瓣膜包裹缩窄等手术,也可使 50%～70%病例取得良好疗效。静脉瓣膜移植术和瓣膜移位术的疗效则较差,这些手术方法多用于瓣膜完全阙如或严重损毁的病例,特别是血栓形成后综合征的病例。文献报道其维持瓣膜功能率为 30%～50%。冷冻保存的同种异体静脉瓣膜移植术目前仍处于不成熟的临床试验阶段。

(3)认真掌握静脉瓣膜重建术的技巧:许多股静脉瓣膜修复术后的疗效不佳,往往是由于手术技巧问题所致。不论是静脉内或静脉外的瓣膜修复成形,还是静脉段的移植和移位,都需要精细的血管外科技巧。就是较简单的静脉壁外包裹环缩手术也有游离静脉段、包裹环缩静脉瓣等技巧问题。瓣膜修复重建术后最常发生的并发症是术后发生静脉血栓形成和手术无效。前者往往是由于术中损伤了静脉或血管吻合时缝合技术粗糙所致,常发生于静脉腔内瓣膜修复成形术和静脉段移位术和移植术后。在静脉壁外包裹环缩或戴戒环缝术中,由于缩窄过度也可造成管腔狭窄而致血栓形成。因此,在进行瓣膜修复成形术时,应认真仔细地解剖游离和切开静脉。在做静脉壁缝合或静脉吻合时,应注意采用正确的方法和手术技巧,切勿粗暴操作造成血管壁不必要的损伤。在缩窄静脉管腔时应注意不要超过 50%,特别是经过解剖和游离,常使静脉痉挛而管腔缩小,容易造成错误判断和处置。手术无效常由于在修复瓣膜时不准确以致瓣叶并没有修复,这常发生于静脉外瓣膜修复成形术。由于在非直视下进行修复,术者对静脉壁上的瓣膜线观察不清,无经验,造成修复时不能准确缝合于瓣膜线上,达不到修复瓣膜的作用。对此,应该经过必要的训练,熟练掌握瓣叶在静脉壁外的交汇点和瓣膜线的方向,以保证准确地修复瓣叶。此外,手术无效还常发生于静脉壁外包裹环缩术,往往是由于环缩度不够而达不到缩窄静脉管腔的作用。这也需要有较多的临床经验,判断缩窄度的能力和熟练的缩窄技巧。

(二)加压治疗

加压治疗是保守治疗的主要方法。各种压力的弹力袜、弹力绷带及间歇性充气加压等均可有效压迫下肢静脉,增加肌泵功能,增加静脉回流量,减少下肢静脉淤滞量,改善静脉瓣膜功能。瓣膜修复成形术后的患肢也可采用弹力袜等加压治疗措施,有助于改善静脉瓣膜功能。

(张青云)

第四节 肠系膜上静脉血栓形成

肠系膜上静脉(superior mesenteric vein,SMV)血栓形成于 1935 年由 Warren 等首先描述,是一种少见急腹症,约占急性肠缺血的 3%～7%,因其可导致范围不等的肠管坏死,是一种危重的急腹症。本病多为急性病程,临床表现复杂多变,特别是在肠管坏死前并无特异性症状和体征,使早期诊断颇有难度。在急诊病例较少的单位,缺乏对本病的诊治经验,使本病容易被误诊和延误。对本病的早期发现和及时治疗非常重要,可以避免进展至肠管坏死或尽量减少坏死范围,从而避免危及生命的重症状态和短肠综合征等严重并发症。

一、病因

发生 SMV 血栓的患者 80%以上有可能成为诱因的既往病史,多为引起凝血机制异常的疾病,主要包括 AT-Ⅲ缺乏症,血小板增多症,真性红细胞增多症,恶性肿瘤,高血压,糖尿病,肝硬化,门静脉高压,脾切除后。长期吸烟,口服避孕药及剖宫产术后也可为本病诱因。少于 20%的患者没有明确的既往史或诱因,当然这也可能与急诊病史采集不够翔实有关。而以上诱因若有叠加,则更增加本病的危险因素。部分患者既往就有多次其他部位血栓形成病史,常见反复下肢深静脉血栓形成脑梗死等。

二、病理生理

肠系膜静脉血栓形成常开始于 SMV 的分支,由于肠管静脉回流受阻,出现逐渐加重的肠壁水肿、充血和黏膜下出血,肠腔内有血性液体渗出,肠系膜水肿,腹腔内有淡红血性液体渗出。严重的静脉回流障碍最终导致动脉供血不足,动脉痉挛、闭塞,血栓形成,最后发展至肠管坏死。其病变过程比肠系膜动脉栓塞慢,多区域性累及肠系膜及其所属肠管节段。肠系膜静脉血栓形成可随病程逐渐蔓延,累及肠系膜及肠管范围不断扩大,直至 SMV 主干,造成大部或全部空回肠坏死,甚至延及升结肠,患者病情呈危重状态,围术期死亡率很高,或可能已失去手术机会。并非所有 SMV 血栓形成都发展至肠坏死阶段,在部分患者,可能因血栓栓塞不完全或再通而使病情缓解。

三、临床表现

SMV 血栓形成在发生肠坏死、出现腹膜炎之前诊断较困难,临床表现多样且缺乏特异性。部分患者可能在本次发病前数月内,有 1 至数次腹痛发作又自行缓解的过程,程度轻重不等,为定位不明确的腹部绞痛或钝痛。这可能由患者存在的基础疾病状态导致,如高血压、糖尿病引起的小动脉硬化、狭窄和闭塞,造成慢性肠系膜动脉供血不足。而这些疾病也造成血栓形成倾向,属于 SMV 血栓形成的诱因。

本病起病缓急不等,多见在发生肠坏死前腹痛持续 2 天至 2 周。腹痛初为定位不清的隐痛和钝痛,持续加重或呈阵发性加重,多伴有发热、呕吐、腹胀、腹泻、便血。腹部可有广泛压痛,而压痛最剧处可能不甚明确或不固定,肠鸣音多减弱。当发生肠坏死时,多有心率加快,腹痛腹胀加重,腹部出现固定区域的压痛、反跳痛和肌紧张,即坏死肠管所在区域,在病变范围广的患者,出现弥漫性腹膜炎体征,或全腹高度膨隆,腹壁张力高并有广泛压痛,肠鸣音消失。

四、诊断

(一)实验室检查

在有凝血功能障碍的患者可发现红细胞及血红蛋白升高,血小板升高,AT-Ⅲ低,血黏度增高等。而血浆凝血酶原时间(PT)和活化部分凝血活酶时间(APTT)多在正常范围,部分患者有国际标准化比值 INR<1。患者多有白细胞升高,中性粒细胞比值升高,电解质平衡紊乱。发生肠坏死后肌酸激酶(CK)和乳酸脱氢酶(LD)可有轻度升高。血浆纤维蛋白降解产物(FDP)对观察 SMV 血栓形成的病情进展有一定参考作用,在因本病急诊入院的患者,FDP 多升高至大于 4000 ng/mL,随病情进展可继续升高,而经手术和抗凝治疗,病情好转时,FDP 多逐渐下降,若再次发生 SMV 血栓,病情反复时,FDP 可再次升高。

(二)影像学检查

X 线腹平片在未发生肠管坏死前无特殊征象,仅可发现肠道积气,发生肠坏死后可见有气液平面的扩张肠管。B 超和多普勒超声可发现腹腔积液,静脉血栓,肝硬化,脾肿大,门静脉海绵样变等。CT 和 CTA 可提供有价值的信息,目前在本病诊断中常用。本病中肠管病变的 CT 征象主要包括腹腔积液,肠管扩张积气积液,肠管壁增厚水肿,系膜密度增高、水肿,腹膜增厚、腹膜炎。CTA 则可显示静脉血栓形成征象。间断复查 CT 和 CTA 可作为监测病情进展的指标。

本病的诊断难点在于,肠坏死和腹膜炎发生之前,其临床症状变化较多,又无特征性的症状和体征。对于有危险诱发因素的腹痛患者,鉴别诊断时应想到本病,利用血液学检查,B 超,CT 和 CTA 可发现相关异常。诊断中最重要的是及时判断手术适应证,而不一定要在术前完全明确原发病。SMV 血栓形成发展至肠坏死阶段后诊断较明确,依据腹膜炎 B 体征,肠鸣音消失,已可确定手术探查适应证。诊断性腹腔穿刺抽出淡红血性液,可带有粪臭味,是已发生肠坏死的征象。需注意在个别年老体弱患者,由于对疼痛的反应迟钝,腹肌薄弱,机体防御能力低下,即使发生肠坏死后,其症状主诉、体征及实验室检查仍可能并无明显征象,而患者将很快出现神志淡漠甚至昏迷,病情转为危重状态。此时腹腔穿刺、B 超和 CT 则可提供重要依据。

五、治疗

(一)非手术治疗

诊断为 SMV 血栓形成的患者,若无腹膜炎体征,腹腔穿刺阴性,影像学检查未发现肠管坏死征象者,可以与血液科协同进行溶栓抗凝治疗,部分患者病情可缓解。同时严密观察病情,包括心率、体温、腹痛转归、腹部压痛变化等,间断复查血细胞计数,凝血功能,FDP 和 CT,一旦出现肠管坏死、腹膜炎征象,应尽快手术探查。

(二)手术治疗

因肠系膜静脉血栓形成病变累及范围会逐渐扩大,肠管坏死病情危重,故对此类患者一旦明确手术适应证,就应尽快完善准备,手术探查,以最大限度地减少受累肠管范围,避免短肠综合征。手术切口选择经腹正中线切口或经右腹直肌探查切口。切口应足够长度以获得良好暴露。手术应选择最简单快速的方式,切除坏死肠管及其所属的肠系膜。术中肉眼可见肠系膜静脉内的血栓,切除范围应略超过坏死肠段,两端各超出 3~5 cm 为宜。术毕前应用蒸馏水或生理盐水冲洗腹腔,吸尽积液,留置腹腔引流管。因此类患者病情重,且有肠坏死和腹腔污染,切口最好采用全层减张缝合。

SMV 血栓形成后,若肠管病变进展至较严重的淤血,表面有少量渗出时,即可引起腹膜炎体征。开腹后可能见肠管呈暗红色明显淤血状,比正常肠管肿胀变硬,但尚未完全坏死,此时可在术中与血液内科协同处理,使用抗凝药物和扩血管措施观察肠管血运是否有改善,至少应观察 30 分钟以上,若肠管血运及活力有明显改善,可留置腹腔引流后关腹,术后继续抗凝治疗,并密切观察腹部体征,监测凝血功能,间断复查 CT、B 超,直至病情稳定。若肠管状况不能改善或继续恶化,则应果断切除。在手术中使用溶栓治疗风险很大,可能引起小栓子脱落阻塞重要血管,导致心、肺、脑梗死等严重问题,亦可能造成难以控制的出血,此时可在多专业科室协同和严密监测下试用尿激酶或阿替普酶等。在肠管病变范围大,切除后可能引起短肠综合征的情况下,若有可能应尽量抢救肠管。

小肠吻合口较少出现术后吻合口漏,但若患者病情危重,吻合口血运不佳时,可先将吻合口外置,或暂不吻合而将双侧断端外置,结束手术,术后进行 ICU 治疗,待患者全身情况好转,观察吻合口愈合良好则回纳腹腔,肠管断端血运良好则行肠吻合术。若吻合口或肠管断端继续坏死,则需再次切除坏死肠管,至此患者病情将危重且棘手。

(三)血管介入治疗

对尚未发生肠坏死的 SMV 血栓形成,可以进行血管介入治疗。本病 DSA 表现为肠系膜上动脉及其分支痉挛,动脉变细,动脉时相延长超过 40 秒,SMV 显影超过 40 秒,肠壁增厚,肠管内可见造影剂渗漏。明确诊断后可进行超选择插管,注入肝素或尿激酶、血管扩张剂,以期改善肠管血运,阻止肠管病变向坏死发展。介入治疗后应严密监护病情,观察重点是出血和各系统血栓栓塞征象。抗凝治疗应继续使用,从皮下注射低分子肝素逐渐过渡至口服华法林,剂量需根据复查凝血功能调整,维持 INR 在 2.0~3.0 为宜。

六、术后处理

(一)切口换药

肠坏死切除术的切口属Ⅲ类切口,发生切口感染风险很高,宜选择全层减张缝合,可避免分层缝合形成的层间死腔。此时即使发生切口感染,脓性渗出物也不会存留于切口内,每日酒精湿敷换药即可,直至切口红肿渗出消失,最终愈合。发生感染的全层减张缝合切口应酌情延长拆线时间至 1 个月或以上。若分层缝合的切口发生感染,则必须拆除表层缝线,敞开引流,每日换药至切口内坏死组织排尽,再行二期缝合,或用胶带拉拢切口,待其愈合。

(二)抗凝治疗

SMV 血栓形成导致肠坏死,切除术后的抗凝治疗非常重要,否则可能血栓再发,继续引起肠坏死,被迫再次手术,导致病情危重甚至死亡。术后 18 小时即可开始抗凝治疗,常用低分子右旋糖酐静脉输注,每日不超过 500 mL,低分子肝素钠 0.4 mL 皮下注射,2 次/天。恢复饮食后改为口服华法林,用量个体差异较大,应依据凝血功能监测结果调整剂量,使 INR 维持于 2.0~3.0。患者出院后应定期复诊血液科门诊,调整抗凝治疗方案。

（三）短肠综合征

SMV 血栓形成累及肠管范围大时,经肠切除术后可能造成短肠综合征。小肠的代偿能力很强,经大范围肠切除后,在无回盲部存在时,至少应剩余 110~150 cm 小肠,才能通过肠内营养满足基本营养需求,若有回盲部存在时,则至少应有 50~70 cm 小肠保留。而这仅为达到生存需求,并不是与正常人一样的营养状况和生活质量。

短肠综合征患者在术后需经 3 个阶段的小肠代偿期,以达到稳定的小肠代偿功能,第 1 阶段为术后 2 个月内,患者每天大量腹泻,可达 2 L/d,此期以静脉肠外营养支持和补液调整水、电解质平衡为主,逐渐恢复口服少量等渗液体,或进行近似等渗的肠内营养支持,并用药物控制胃酸分泌和腹泻。第 2 阶段为术后 2 个月至 1~2 年,患者饮食量逐渐增加,营养不足部分由肠外营养补充。第 3 阶段为完全代偿期,即达到完全由饮食满足营养需求。但部分患者无法达到肠道完全代偿,仍需长期肠外营养支持。肠内营养对肠道有营养和促进再生的作用,故应坚持肠内营养以最大限度地获得小肠功能代偿。

长期肠外营养支持价格昂贵,且可引起多种并发症,如导管感染,胆结石,肝功能障碍,骨质病变等。现已有方便使用的 all-inone 肠外营养支持输液袋。除补充足够能量和每日所需电解质外,还需补充复合维生素和微量元素。长期肠外营养支持需根据每个患者的情况调整摸索,制订个体化方案。

Byrne 和 Wilmore 在 1995 年提出用生长激素、谷氨酰胺、谷物纤维等联合经肠道应用,治疗短肠综合征的方法,可促进肠道功能代谢,国内经南京军区总医院临床研究亦证实有效,可改善短肠综合征疗效。此外还有一些效果仍待定论的手术治疗方法,包括倒置部分肠管,或将肠管作成环形吻合等,但并未形成治疗常规。

小肠移植目前已成为治疗短肠综合征的理想方式。自 1988 年加拿大 Grant 等首次成功地完成临床肝小肠联合移植以来,随着外科技术和免疫抑制方案的进步,经过 20 余年发展,小肠移植已经从临床实验阶段进入实用阶段,从挽救终末期患者生命的措施转变为显著提高患者生存质量的措施。小肠移植在美国已被纳入联邦医疗保险范畴。2009 年全球小肠移植登记处(intestine transplant registry, ITR)的最新资料显示,全世界 73 个移植中心对 2061 例患者完成了 2291 次小肠移植,1184 例患者仍存活,其中 726 例患者拥有良好的移植肠功能并成功摆脱肠外营养支持,1 年和 5 年总生存率分别达 70% 和 50%。在所有小肠移植病例中儿童患者占 2/3 以上。在一些先进的移植中心,1 年和 5 年生存率可高达 91% 和 75%（美国 Pittsburgh 大学）。ITR 资料显示 2005 年以后,登记的小肠移植例数已增至每年 200 例次。我国南京军区南京总医院于 1994 年成功完成国内首例成人单独小肠移植,目前已有南京、西安、广州、武汉、天津、上海、哈尔滨、杭州和内蒙古多家移植中心共完成总计数十例单独或与其他脏器联合小肠移植,但与国际水平相比,小肠移植在中国仍是极富挑战的领域。

（张青云）

第五节　急性动脉血栓形成

急性动脉血栓形成大多在动脉壁原有的病变基础上发生,如动脉粥样硬化、糖尿病动脉炎和动脉瘤等病变引起动脉管腔狭窄,易遭受某些意外的影响;或动脉外伤、动脉缝合或移植、动脉造影术后、放射性元素等刺激,造成血液成分改变,血黏度增加,血流减慢,导致急性动脉血栓形成。

一、临床表现

（一）临床症状

在采集病史和询问临床症状时,要注意:①疼痛发生的时间、严重程度;②疼痛发生以前是否有过肢体的不适;③疼痛发生的部位,是否随病程发生变化;④疼痛有无伴有肢体的运动和感觉的异常症状。

(二)体格检查

除了了解发育、营养、体重、精神、血压和脉搏以外,要特别仔细地进行局部检查,应注意以下内容。

1.皮肤色泽改变

皮肤色泽可反映肢体的血液循环状况,肢体血液循环障碍酿成色泽改变时,皮肤苍白或发绀。组织缺血后,皮肤乳头层下静脉丛的血液排空,皮肤呈蜡样的苍白。有时在苍白皮肤间呈现散在的青紫斑块,是因血管内血液排空不全,仍积聚少量的血液。肢体周径缩小,浅表静脉萎瘪,在皮下出现蓝色线条。皮肤厥冷,肢端尤甚,常伴有皮温降低,皮温可降低3℃~4℃。若病变进一步发展,皮肤可出现大理石样改变,在苍白的皮肤上出现片状的发绀。如以手指压迫皮肤数秒后移开,正常者因受压时血液排入周围组织而呈苍白色,放开后1~2s内皮肤色泽复原;动脉供血不足或静脉回流障碍时,复原时间延缓;在发绀区,指压后不出现暂时性的苍白色,提示局部组织可能已发生不可逆性的组织坏死。

2.皮肤温度改变

肢体皮肤的温度取决于通过肢体的血液流量,动脉阻塞性病变时血流减少,肢体皮温降低,动脉闭塞的程度愈严重,距离闭塞平面越远,皮温越低。

3.动脉搏动的减弱或消失

肢体近端的动脉搏动,如股动脉的搏动和肢体远端的动脉搏动,如足背动脉的搏动都应仔细检查,要注意比较双侧同部位的动脉搏动,在搏动较弱的情况下,要避免将检查者本身手指的动脉搏动误为患者的动脉搏动。如动脉闭塞没有完全阻塞管腔,有部分血流通过,或因肢体的侧支循环代偿较好时,在栓塞部位的远端可触到减弱了的动脉搏动。当动脉痉挛严重或形成继发性血栓时,栓塞近端的动脉搏动也可减弱。

(三)伴随情况

因为大多数患者有心血管系统的器质性疾病,急性动脉缺血将加重原来的心血管系统功能紊乱,当心脏不能耐受栓塞引起的血流动力学改变时,就会出现休克和左心功能衰竭。严重者可致血压下降、休克、严重心律失常而导致心搏骤停。肢体动脉栓塞后,受累肢体发生大面积坏死,造成代谢障碍,表现为氮质血症、高钾血症、肌蛋白尿和代谢性酸中毒,最终导致肾衰竭。

二、辅助检查

(一)血液化验检查

1.血常规

急性动脉缺血发生后,白细胞计数通常升高。

2.血生化

急性动脉缺血的患者可能发生肢体坏死,造成代谢障碍,出现氮质血症、高钾血症、肌蛋白尿和代谢性酸中毒等。

3.凝血功能

了解患者的凝血功能,对于诊断和指导治疗过程都相当重要。D-二聚体通常是增高的。

(二)踝肱指数(表12-3)

表 12-3　踝肱指数与病程关系

临床类型	踝肱指数
正常	>0.97(一般1.10)
间歇跛行	0.40~0.80
静息痛	0.20~0.40
溃疡、坏疽	0.10~0.40
急性缺血	常<0.10

（三）影像学检查

1.多普勒超声检查

通过超声回声反射原理和超声多普勒显像原理的应用，超声检查可测定血管、血流的图像。彩色双功超声仪能提供血管切面的形态图像，显示脉冲式和连续式频谱多普勒，还可测定流速和流量，可清楚显示血管病变。动脉阻塞时，受累动脉的搏动消失、腔内无血流信号。超声检查因无创、操作简便、费用低，可重复使用而受欢迎，但超声检查可受到肠腔气体等的影响，结果多依赖操作者的经验。

2.CT 血管造影

CT 血管造影（CT angiography，CTA）是无创伤的血管检查技术，CTA 通过重组 CT 的血管解剖影像获得二维或三维立体成像，冠状面和矢状面的图像可显示血管的全长。清晰地看到血管的狭窄或闭塞的部位、程度、长度；显示血管腔内的病变，如有无钙化斑或附壁血栓、有无合适的流出道以及直观显示病变血管与周围组织的解剖关系等。

3.磁共振成像和磁共振血管造影

磁共振成像（MRI）的基本原理是置于强磁场中的受检物体与质子运动频率相同的射频脉冲激发质子磁矩，发生能级转换，释放能量并产生信号，从而获得 MRI。MRI 能够与 B 超一样从多个平面成像，但避免 B 超对操作者技巧的依赖，可提供清晰超过 CT 的软组织图像。但 MRI 的空间分辨率仍不高，仅对大血管显像较好，体内有磁性金属物时不能做 MRI 检查。磁共振血管造影（magnetic resonance angiography，MRA）由 MRI 基础上发展起来，利用时间飞跃效应（time of flight，TOP）和相位对比技术（phase contrast，PC），使血管的信号明显增强，近乎于动脉造影的影像效果。

4.数字减影血管造影（digital subtraction angiography，DSA）

通常经皮穿刺股总动脉或肱动脉置管行动脉造影，对急性动脉缺血患者进行动脉造影，可筛选急性动脉血栓形成或栓塞。DSA 可显示动脉广泛、不规则、节段性的狭窄和闭塞，或伴有动脉壁的钙化，也可累及腘动脉甚至胫前动脉、胫后动脉的病变。血栓闭塞性脉管炎患者动脉造影显示中、小动脉节段性闭塞，周围可见树根状的侧支循环形成。进行 DSA 检查，不仅是诊断动脉闭塞，更重要的是发现流出道，能够为动脉旁路重建手术提供依据。近年来对急性动脉缺血的患者进行腔内介入治疗，是开放性外科手术进行血管重建外的另一个选择，此时 DSA 检查是必要的前提。

三、诊断

（一）病史

病史中有慢性缺血症状，如肢体麻木、发凉和小腿或臀部、股部间歇性跛行等，突然发生肢体剧痛者，可能是急性动脉血栓形成，因此，应详尽询问病史，确切了解发病全过程、治疗史、治疗结果及相关病史。

（二）临床表现

急性肢体动脉缺血时，发病急骤，并伴有心脏疾病，特别是心房纤颤、心律失常，具有典型的临床表现。通常将急性肢体动脉缺血的特征总结为所谓"5P"征，即疼痛（pain）、无脉（pulselessness）、苍白（pallor）、麻木（parasthesia）和运动障碍（paralysis）。需要注意的是，当患者突然发生肢体剧痛，苍白，肢体的动脉搏动减弱或消失时，已经基本上可以诊断急性动脉缺血，并不需要等待出现"5P"征的全部表现。

判断急性动脉缺血是否存在固然重要，明确动脉阻塞的部位也相当重要。Duplex 超声显像、磁共振动脉显像（MRA）、数字减影动脉造影（DSA）和 CTA 等影像学检查有助于判断动脉阻塞的部位和范围，可以根据具体情况选择采用。

在没有条件进行影像学检查时，可通过病史和体检的特点进行综合考虑，大致确定阻塞的位置，如最初疼痛的位置、正常动脉搏动消失的位置、皮肤温度变化的平面等，肢体动脉阻塞的部位较皮肤温度降低的平面高，一般要高 6～8cm，大约为一横掌。例如腹主动脉骑跨部血栓形成时，双下肢剧烈疼痛，位于脐部的腹主动脉远端搏动不能触到；如腹主动脉搏动良好，则双髂动脉闭塞的可能性大。表现为一侧下肢剧痛、肢端动脉搏动消失的患者，股动脉搏动不可触及时为同侧髂动脉闭塞，髂动脉搏动好时则可能为股动脉闭塞。

（三）临床分类

根据急性动脉缺血的严重程度,急性动脉缺血又可分为以下几类。

Ⅰ类:轻度缺血时表现为轻到中度的肢体静息痛,感觉障碍不明显,肢体能存活,没有立即坏死的风险。对轻度缺血的患者应立即开始肝素抗凝治疗,评价患者的心肺功能并进行必要的治疗和调整,根据动脉缺血肢体对肝素抗凝治疗的反应情况,决定是否需要进行延迟动脉血栓取除手术。

Ⅱ类:中度缺血的患者表现严重的肢体静息痛和感觉障碍,具有坏死的风险,但肢体没有发生不可逆的肌肉损伤,如果得到及时妥善的处理,例如血管重建,则可以避免截肢。Ⅱ类又可分为两个亚型,Ⅱa型需要及时的治疗,而Ⅱb型需要紧急处理。此时,应立即开始肝素抗凝治疗和动脉血栓取除手术,以避免不可逆的损伤发生。

Ⅲ类:已发生肢体动脉严重缺血,缺血的肢体已发生永久性的神经和肌肉的深度损伤,此时不必考虑其他的治疗手段,截肢成为唯一的选择。不应该过分强调保留肢体而进行动脉血栓取除手术。因为在严重缺血的肢体重建血液循环后,将出现再灌注综合征,继而发生成人呼吸窘迫综合征(ARDS)、急性肾衰竭、严重心律失常等,死亡率可高达50%～70%。

四、鉴别诊断

（一）急性动脉栓塞

急性动脉血栓形成的临床表现虽与动脉栓塞酷似,但它具有下列特点:①有长期的患肢慢性缺血、循环功能不全的症状和体征,如小腿或臀股部的麻木感、疼痛、发凉、间歇性跛行等症状,肢体皮肤干燥而过于光滑,汗毛减少,趾(指)甲增厚变形和肌肉萎缩,干性溃疡,静脉充盈时间延长等体征;②起病缓慢,通常有其他部位动脉硬化表现;③血栓形成的肢体皮肤苍白、寒冷,搏动消失等症状的分界平面模糊;④血胆固醇往往升高;⑤X线摄片可见动脉壁上有钙化斑和骨质疏松;⑥动脉造影见受累动脉管壁粗糙、不光整、扭曲、狭窄和节段性阻塞,周围侧支循环较多呈扭曲、螺旋形。

急性动脉血栓形成与急性动脉栓塞的鉴别诊断有时相当困难,甚至动脉造影也不能区分,有时正确的诊断要在手术中才能做出。有学者提出,有无心房纤颤可能是区分急性动脉血栓形成与急性动脉栓塞的唯一可靠的临床征象。

急性动脉血栓形成后,动脉痉挛、动脉壁退行性变,有继发性的血栓形成。栓塞远段动脉内压力的锐降,造成血流缓慢、管腔萎瘪以及原发血栓收缩释放出促凝血物质,加速血液凝固。由于栓塞邻近组织缺血,前列腺素 E_1(PGE$_1$)生成减少,加速并增多血栓的繁衍。

（二）股青肿

急性下肢深静脉血栓形成合并动脉痉挛时可与动脉急性血栓形成相混淆。因为动脉血液滞缓,使患肢苍白或发紫、发凉、动脉搏动减弱,但急性下肢深静脉血栓形成的患肢静脉瘀血、肢体高度肿胀,与动脉血栓形成迥然不同。

（三）主动脉夹层动脉瘤

夹层动脉瘤形成的内膜瓣片如堵塞一侧肢体动脉的开口时,可表现为肢体的急性缺血。但本病患者既往有高血压或 Marfan 综合征病史,首先表现为腹部或胸背部剧烈疼痛,但也有的患者仅表现为肢体缺血,容易误诊。彩色多普勒超声检查、CTA 和 MRA 可以观察到主动脉壁的分离,主动脉真腔与假腔形成。

五、治疗

（一）治疗原则

急性动脉缺血患者的病情大多较重,治疗应尽量简单,以有效地解除动脉阻塞,恢复患肢的血液供应为目的,并兼治原发性疾病。

（二）治疗方案

1.非手术治疗

包括肢体局部处理和药物治疗。

（1）肢体局部处理：患肢一般可下垂15°左右，低于心脏的平面，以利动脉血液流入肢体。室温保持在27℃左右。患肢局部不可热敷，以免增加组织代谢，加重缺氧，甚至促使肢体发生坏死。

（2）抗凝治疗：抗凝剂可防止栓塞的远近端动脉内血栓的延伸、心房附壁血栓的再生或发展，以及深静脉继发性血栓形成。常用肝素和香豆素类衍生物等。在急性期，先静脉用肝素3～5d，如用肝素2000～4000U/d，加至0.9%的氯化钠注射液1000mL中持续滴注，滴注前先静脉注射5000U作为初始剂量。肝素干扰血液凝固过程中的许多环节，阻止血小板凝集和破坏，妨碍凝血激活酶的形成；抑制凝血激活酶的形成，阻止凝血酶原变为凝血酶；抑制凝血酶，从而妨碍纤维蛋白原变成纤维蛋白。近年来较多使用低分子肝素，低分子肝素选择性抗凝血因子Ｘa活性，对其他凝血因子影响不大。抗血栓作用与出血作用分离，保持肝素抗血栓作用而降低出血危险。低分子肝素皮下注射每天1～2次即可，使用较方便。

（3）溶栓治疗：溶栓剂仅能溶解新鲜血栓，一般对发病3d以内的血栓效果最好。给药途径，最好是直接穿刺或经导管注入，或持续灌注溶栓剂于栓塞近端的动脉腔内，或以多孔喷雾式导管向血栓内作持续滴注。也可经静脉滴注给药。所用药物有链激酶、尿激酶、东菱克栓酶等，以尿激酶应用较多，较为安全。每日用尿激酶50万～100万单位，需严密监测纤维蛋白原、优球蛋白溶解时间和纤维蛋白降解产物（FDP），注意皮肤、黏膜、泌尿道等部位的出血，但纤溶剂对纤维性栓子本身难以发挥作用。

（4）解除血管痉挛的治疗：产生动脉痉挛的原因，是灵敏的神经末梢感受器受刺激的结果。栓子直接刺激管腔，反射性引起交感神经纤维兴奋，使动脉壁平滑肌强烈收缩。同时血栓内大量凝集的血小板激活，释放组胺与5-羟色胺等物质，加重动脉的痉挛。持久的动脉痉挛造成肢体远段的缺血，远比血栓阻塞主干动脉血流更为严重。因此，可采用交感神经阻滞或血管扩张剂以消除痉挛。可用0.1%的普鲁卡因静脉滴注，罂粟碱或妥拉唑林直接注入栓塞的动脉腔内或静脉滴注；也可采用交感神经阻滞或硬脊膜外阻滞，以解除动脉的痉挛，促进侧支循环的建立。

2.手术治疗

手术治疗是治疗急性动脉缺血的主要方式，在抗凝的同时用Fogarty球囊取栓导管取栓是急性动脉栓塞时首选的治疗措施，越早进行越好。

1）Fogarty球囊取栓导管取栓术。

（1）手术适应证：①趾或指动脉分支以上的动脉栓塞；②动脉栓塞后肢体未发生坏疽；③为降低坏疽肢体的截肢平面。

（2）手术禁忌证：①肢体肌肉已发生坏死；②患者处于濒死状态。

（3）麻醉：手术时的麻醉可采用硬脊膜外阻滞麻醉、全麻或局麻。上肢的动脉栓塞取肘部切口，下肢动脉栓塞常规取股部切口。

（4）Fogarty球囊取栓导管取栓手术的实施：以经股动脉的下肢动脉取栓为例，取患侧腹股沟中点纵切口，避免损伤大隐静脉。在缝匠肌内侧显露股总动脉、股浅动脉和股深动脉，以橡皮条分别绕过动脉以控制血流，注意保护内侧的股静脉和外侧的股神经不受损伤。肝素化后，阻断上述3个动脉，在股总动脉前壁做纵切口约1.5cm或横切口。横切口的优点是在手术完成后可直接缝合切口，而不必顾虑纵行切开及缝合后可能造成的动脉狭窄。放松股动脉近端橡皮条，向近侧插入Fogarty导管，使其前端进入腹主动脉下端，然后向导管注入肝素盐水1～1.5mL，充盈球囊，再缓慢持续用力向外拉出导管，轻柔地将血栓拖出股动脉切口，用血管镊取除血栓，重复此过程直至近端股动脉出现活跃搏动性喷血，再次阻断近端股动脉血流。然后取除远端动脉的继发性血栓，以Fogarty导管向远端动脉插入，依上法取除继发性血栓，直至动脉回血良好。在病变范围较广时，常需多次重复，分次取除血栓，务必使导管到达踝部附近的动脉。向远侧动脉取栓，需插入其他分支时，常需再插入另一导管取栓，以获得较好的逆行回血。如膝下分支有阻塞，或Fogarty导管只能到达腘窝时，可在膝下内侧做纵向切口，显露膝下动脉的分支，切开动脉取栓。

当对远侧动脉通畅是否有疑问时,可行术中动脉造影。最后向远端动脉注入尿激酶 50 000U,溶解远端小动脉分支内的残留血栓。放松股动脉近端的橡皮条,检查近端动脉的喷血情况,如动脉喷血良好即再次阻断,用 6-0 prolene 线外翻缝合动脉壁切口。

(5)取栓术后处理。

A.全身处理:多数患者伴有器质性心脏病,有时甚至在心肌梗死时发病,因而患者的内科情况常需与有关科室协同处理。发病时间较长或较大动脉栓塞的病例在取栓成功,恢复循环后,大量的缺氧代谢产物回流,可导致重度酸中毒、高血钾、低血压、休克、肾衰竭、心律失常以致心搏骤停,因此术后监护十分重要,如监测心、肺、肾功能,密切观察动脉血气、电解质、肝肾功能和尿量等。

如果动脉栓塞发生于较粗的肢体主干动脉,受累组织相当广泛,而施行栓子摘除术的时间又较晚,当栓子摘除后,血液循环急骤恢复,大量坏死组织内的代谢产物迅速进入全身循环,可在短时间内出现明显的代谢紊乱。发生于栓塞后的这种病理生理变化,临床上称肌肾酸中毒综合征。预防代谢性肌肾酸中毒综合征需调节补液量,用碳酸氢钠、利尿剂、强心剂或抗心律失常药物。

B.局部处理:远侧动脉搏动恢复为手术成功的指标。必要时以 Doppler 听诊器或 Doppler 仪监听动脉血流,测节段性动脉收缩压和做肢体血流图。但由于常伴动脉痉挛,可使血液循环恢复较慢。肢体静脉充盈、肢体变暖常较早,而动脉搏动有时需在术后数小时甚至 1~2d 后才恢复。当并发患肢动脉硬化时,有时搏动不能恢复,而仅转为“暖足”。取栓术后观察患肢疼痛、麻木情况,功能障碍是否缓解;观察动脉供血和回流情况;观察患肢皮温、静脉充盈时间、毛细血管充盈情况和患肢周径,并观察患肢运动和感觉功能。术后患肢明显肿胀首先应想到缺血后再灌注损伤,此时可抬高患肢,一般一周左右可消退。

如果术后症状不缓解,体征不改善或症状缓解后又加剧等,都是取栓不成功或栓塞再发生,或再发血栓形成的表现,应该再次进行手术探查。再次手术时应争取明确失败的原因,以求再度手术成功。如再次术中发现患肢近侧动脉有喷射样血流时,常提示患肢远端小动脉病变未解除,可能需再切开远端动脉取栓。再次术后应以大量肝素盐水灌入远侧动脉,使微小血栓得以清除。必要时行术中动脉造影。

术后出现患肢明显肿胀时,应想到可能发生“缺血后再灌注损伤”,或是急性静脉血栓形成,或是发生间隙综合征。所谓缺血后再灌注损伤,是由于氧自由基释放等因素,毛细血管通透性增加而导致组织水肿,严重时甚至影响已经再通的组织供血。间隙综合征,尤其是胫前间隙综合征,表现为小腿前侧骤然疼痛、明显肿胀和触痛、皮肤色呈紫红,胫前神经麻痹时表现为足下垂、第一趾间感觉障碍。应立即作筋膜切开减压术。严重病例小腿诸间隙均被压迫,可切除腓骨中段 1/3,此法可同时使小腿诸间隙均获减压达到根治性筋膜减压的目的。

2)其他手术方式:对急性动脉血栓形成的病例单纯进行 Fogarty 球囊取栓导管取栓术治疗,常不能取得理想的治疗效果。应合并施行其他的手术方式,如取栓术加内膜切除术、血管旁路重建术等。

(1)取栓术加内膜切除术:在取栓术同时将增厚的动脉血栓内膜切除。动脉内膜切除术的临床应用早于动脉旁路转流术,该术式未曾得到广泛应用,因为早期开展此术式时手术远期通畅率低、对继发动脉瘤的恐惧和人工血管旁路术的问世。但因其能保存自体血管管腔,故随着手术技术的改进,合并施行自体静脉补片或 PTFE 补片的股深动脉成形术,内膜切除术又重新得到重视。此法适用于病变较局限时,尤其适用于股深动脉起始部的动脉粥样硬化性狭窄,可矫正动脉狭窄。行股深动脉开口处的内膜切除后,即使股浅动脉的狭窄或阻塞不能彻底解决,也能达到保留肢体的目的。因为即使是在动脉硬化较晚期的患者,股深动脉远侧常依然保持通畅。如股深动脉起始部内膜切除术后发现局部狭窄时,可用自体静脉或人工血管补片,此为股深动脉补片成形术。

(2)血管旁路重建术:经上述处理仍不能解决急性肢体远端的动脉缺血时,如果经动脉造影,发现动脉阻塞的远端有通畅动脉,即远端动脉流出道,可考虑行腹主动脉—股动脉、腋—股动脉、股—股动脉血管旁路术以解决髂动脉阻塞,以髂—股动脉、股—腘动脉、股—胫动脉、股—腓动脉甚至股—踝动脉的血管旁路以解决股动脉、腘动脉阻塞,重建血运。对于膝关节以上动脉的血运重建材料,可用人工血管,而膝关节以下的动脉则用自体静脉为佳。

动脉旁路重建手术成功的关键是找到理想的近端动脉流入道和通畅的远端动脉流出道。故应强调手术前的动脉造影检查。在重建手术中解剖暴露远端的动脉,找到动脉流出道后可向其远侧注入生理盐水,如生理盐水能十分流畅地向动脉流出道内注入,提示动脉流出道通畅,这对重建手术中检查远端动脉流出道通畅性很有帮助。

(3)静脉动脉化:在急性动脉血栓形成的病例合并广泛性动脉闭塞时,寻找可用来进行吻合的远端动脉流出道十分困难。因而可考虑施行股动—静脉转流术(静脉动脉化)手术。股动—静脉转流术的确切作用机制至今仍未能得到阐明,但大量临床经验已证明该手术方式确有一定的临床疗效,而且手术方式相对简单、易行,故在确信不能进行解剖性的动脉旁路重建手术时,可适当采用。

3)经导管溶栓治疗:溶栓治疗作为手术治疗的辅助治疗,其疗效不容置疑。急性肢体动脉缺血小于14d时,经导管溶栓治疗是有效的。尿激酶、重组组织型纤溶酶原激活物(rt-PA)是常用的溶栓药物。应用多侧孔的溶栓导管,可以增加溶栓药物进入长段血栓的效率。目前,针对急性动脉缺血的溶栓治疗主要是指经动脉腔内的导管注射溶栓药物。经静脉全身使用溶栓药物的效果不好,而且不良反应较多。大于14d的急性肢体动脉缺血,也可以考虑经导管溶栓或取栓治疗。

关于溶栓药物的剂量和溶栓治疗的时间,至今没有统一标准。对于发生在 6~12 h 内的急性心肌梗死病例,国内采用尿激酶 150 万~200 万单位在 30 min 内完成外周静脉注射已经广为接受。但急性肢体动脉缺血与急性心肌梗死毕竟是不同的疾病,对后者的治疗更强调紧急、追求有效。一般认为,急性肢体动脉缺血的溶栓药物的剂量和溶栓治疗的时间,应该根据同时监测动脉复通和并发症的情形进行调整。溶栓治疗的主要并发症是纤溶过多而导致的出血。颅内出血的后果尤为严重,是死亡的主要原因。一般的出血不用处理,出血严重时应终止溶栓和抗凝治疗,必要时应进行输血。在溶栓和抗凝治疗过程中,注意临床观察和实验室监测,是提高治疗效率、减少并发症的重要措施。

4)截肢术或取栓术加截肢术:当患者就医时肢体已经坏疽,需预防感染的扩散和改善患肢血液循环。待坏疽与健康组织间的界限明确后行截肢或截趾术。如患者虽尚无坏疽平面形成,但肢体缺血已导致周身情况恶化而威胁生命时,也应立即截肢。有时患者做了较高位的截肢,但残端因缺血而不能愈合,这时可考虑合并进行动脉取栓术和截肢术。手术时先行动脉取栓术,使血流尽可能地恢复,紧接着行截肢术,其优点是:①常可有效地降低截肢平面;②增加肢体残端的血液供应,促进残端的愈合。

5)术后观察及处理:一般处理包括观察生命体征,如呼吸、血压、脉搏等,应每 30 min 观察直至平稳。对于并发症的观察及处理,包括:①观察下肢动脉血供,如足背动脉、胫后动脉搏动、皮色、皮温等。若出现明显的搏动减弱、消失,皮温厥冷、苍白,尤其是在术后逐渐出现的以上临床症状,应考虑血栓形成可能。②术后抗凝、抗血小板凝聚,并在术后使用抗生素 1~2d。③健康教育,例如教会患者日常生活不应压迫皮下隧道处的人工血管。

6)出院后随访:得到及时有效治疗的急性动脉缺血的疗效是肯定的,但由于发生急性动脉缺血患者的情况不同,例如动脉缺血的解剖状况,患者的全身情况不同,因此患者的治疗结局常相差甚远。血管重建术后,患者应长期使用抗血小板药物治疗,通常是阿司匹林 75~325mg/d 或氯吡格雷 75mg/d,除非有禁忌证。另外,由于对动脉缺血的治疗大多不是根治性的,因而随访相当重要。随访的内容包括:缺血症状是否复发或加重、股动脉搏动情况、旁路血管近、远端和旁路血管搏动情况、多普勒超声检查旁路血管全程、静息和运动后的踝肱指数等。

（张东来）

第六节　急性动脉栓塞

急性动脉栓塞是由脱落的血栓堵塞动脉,造成血流障碍的紧急疾病之一。栓子随血液循环停留在口径较小的周围动脉或内脏动脉产生栓塞,造成受累动脉供应的肢体、脏器、组织等急性缺血甚至坏疽(死)。

血栓栓子的 90% 以上来自心脏病,而且血栓栓子嵌塞于腹主动脉末端及其下方的下肢动脉者占 90%。急性动脉栓塞的特点是发病突然、症状明显、进展迅速、预后严重,需紧急处理。急性动脉栓塞可分两大类,即周围动脉栓塞和内脏动脉栓塞,现主要介绍周围动脉栓塞。

一、病因

动脉栓塞的栓子可以是血栓、空气、肿瘤、脂肪、羊水、子弹等,但最常见的是血栓。血栓主要有三个来源:①心脏病;②动脉病;③人工瓣膜代用材料。其中心脏病为主要来源。

（一）心源性血栓

血栓大多来自心血管系统,特别是左心。Metcalfe 报道 200 例下肢动脉栓塞的血栓栓子,来自心脏病的占 90%,其中 70% 伴有心房颤动。Fogarty 报道 338 例动脉栓塞,血栓栓子来自心脏者占 94%,其中 77% 伴有心房颤动。在心脏疾病中,风湿性心脏病和冠心病两者都可发生左心内的血栓形成。在风湿性心脏病中,尤其是二尖瓣狭窄时,左心房血流受限,血流缓慢,压力升高,心房扩大,收缩力减弱,容易引起血栓形成。冠心病,特别是心肌梗死致左心室扩大、收缩乏力,有利于血栓形成。

近年来,人工瓣膜的应用日益广泛,也是血栓形成的所在部位,后者可使血流缓慢,诱发血栓形成。Cooley 对 2097 例心脏瓣膜手术的患者做了随访,存活 6 年的 1550 例中,动脉栓塞发病率为 15.5%。二尖瓣置换术较主动脉瓣置换术的动脉栓塞率高,分别为 17% 和 11.5%。

（二）血管源性血栓

动脉手术如肾动脉下腹主动脉瘤切除、腘动脉瘤切除、胸廓出口上的锁骨下动脉瘤切除、血管移植术以及动脉造影等,均可以导致动脉栓塞。外周动脉硬化斑块所形成的微栓子、血管损伤的血管壁上也可有血栓形成,脱落后形成栓子。静脉系统血栓,在右心房压力超过左心房时,血栓可经未闭的卵圆孔到达体循环,成为动脉内的"反常血栓",但较为少见。

（三）其他原因

恶性肿瘤可溃破进入动脉循环成为栓子,常见为原发或转移性肺癌。恶性肿瘤手术切除时或手术后也可能发生癌栓导致的动脉栓塞。有 4%~5% 的患者,经过所有的检查后,仍不能发现血栓的来源。

二、病理解剖与病理生理

动脉栓塞部位与血栓栓子的大小有密切关系,在周围动脉栓塞中,下肢比上肢多见,股总动脉发病率最高,其次是髂总动脉、腹主动脉、腘动脉和胫后动脉。有文献报道,心源性血栓进入升主动脉后,小的栓子可以通过无名动脉或左颈总动脉进入脑部动脉者约为 20%;进入内脏动脉,例如肠系膜上动脉和肾动脉等者约为 6%~7%;进入上肢动脉,如肱动脉者约为 2%;而较大的栓子可以阻塞腹主动脉分叉和下肢的动脉,为 70%。上肢动脉发病率依次为肱动脉、腋动脉、桡动脉、尺动脉。Warren 报道腹主动脉及其远侧动脉栓塞占 50%,Tyson 报道为 90%,Fogarty 报道为 89%。

绝大多数的栓子位于动脉分叉处,这是因为分叉处动脉管腔突然变窄,阻力增大;同时也与动脉分支的角度和血流有关。从血流动力学来看,血流的阻力与动脉半径的 4 次方成反比,也即动脉管径越小,阻力越大。栓塞导致动脉管腔部分或完全阻塞后,阻塞远端的动脉及其侧支发生动脉痉挛、血管壁变性、栓塞近远端继发性血栓形成等一系列病理生理变化。

(一)动脉痉挛

包括栓塞处的动脉本身和邻近侧支动脉,产生痉挛的原因是栓子直接刺激和管腔压力增高,通过神经反射,引起支配动脉的交感神经纤维兴奋,致使动脉壁平滑肌出现强烈收缩。同时,血栓内大量凝集的血小板也会释放 5-羟色胺类物质,加重动脉痉挛。持久的动脉痉挛所造成的远段缺血,远比血栓栓子阻塞主干动脉血流时更为严重。因此,在治疗时除摘除栓子外,可采用交感神经阻滞或血管扩张剂。

(二)继发性血栓形成

动脉痉挛也影响到动脉滋养血管,造成动脉壁血供障碍,内皮细胞受损,内弹力层增厚、断裂,内膜下层水肿、内膜退行性变、血小板和纤维蛋白黏附于动脉内膜造成继发性血栓形成。这是栓塞远端的动脉内继发性血栓形成的主要原因。这种血栓与动脉内膜紧密粘连,难于摘除,即使摘除,由于内膜的损伤可造成再度血栓形成,这是动脉栓子摘除后需使用抗凝剂的病理基础。而栓塞近端动脉的继发性血栓是由于血流滞缓,血液中有形成分沉积,血液发生凝固而形成血栓,这种血栓与动脉内膜粘连较松,容易摘除。栓塞远端先形成新的血栓,而后近端再形成新血栓。继发性血栓常在栓塞后 8～12 h 发生,因而手术摘除栓子最好在栓塞发生后 6～8 h 内施行。伴行静脉也可发生继发性血栓,一旦发生,肢体血液循环障碍加重。

(三)栓塞对受累肢体的影响

与组织缺血缺氧有关,如产生肢体皮色改变,感觉和运动障碍,动脉搏动消失等一系列征象。周围神经对缺氧最敏感,其次是肌肉组织。下肢动脉栓塞 8 h 后,可有组织细胞坏死,12 h 后就有不同程度的坏疽(死)。上肢动脉栓塞,由于侧支循环丰富,发生坏疽(死)较迟。

(四)栓塞对心脏的影响

栓塞发生后,或多或少地加重心脏的负担。栓塞动脉越大,阻塞和痉挛越明显,对心脏影响也越大。如果心脏不能代偿这种血流动力学的变化,就会出现血压下降、休克和左心力衰竭,甚至造成死亡。

(五)栓塞对全身代谢的影响

栓塞发生后,肢体发生坏疽,造成代谢障碍。栓塞后 10～12 h 就会出现一定程度的氮质血症、高钾血症、肌蛋白尿和代谢性酸中毒,最终可导致肾衰竭。临床上称肌病－肾病－代谢综合征,发病率为7%～7.5%。

三、临床表现

急性动脉栓塞可发生于任何年龄,但以 50 岁以上者占多数,这与心脏病发病年龄有关,如风心病引起栓塞者年龄较轻,冠心病发生动脉栓塞者年龄较大。急性动脉栓塞的症状轻重,决定于栓塞的部位、程度,新的血栓形成多少,侧支循环是否发挥作用,以及对全身影响等因素。

(一)一般症状

急性动脉栓塞在没有侧支循环代偿的情况下,将导致急性肢体缺血征象:疼痛(pain)、苍白(pallor)、无脉(pulselessness)、麻痹(paralysis)和感觉异常(paresthesia),即"5P"征。上述症状的出现和严重程度与缺血程度有关。

1.疼痛

疼痛是最早出现的症状,大多为急性锐痛,少数患者仅感酸胀,个别患者可无疼痛感觉,而代之麻木感觉。疼痛开始发作时,位于阻塞平面处,以后逐渐加剧,延及远侧,甚至整个下肢。疼痛主要原因是组织缺血缺氧,栓塞处的剧烈疼痛与局部血管压力骤增,血管突然扩张有关。

2.苍白

由于组织缺血,皮肤乳头层下静脉丛血液排空,皮肤呈蜡样苍白。若血管内尚积聚少量血液,在苍白皮肤间可出现小岛状紫斑。由于动脉血的输出量极少,致使浅静脉瘪陷,时间长久后,肢体周径较健侧小。由于动脉血供中断,致使皮肤厥冷,肢体远端尤为明显。皮肤温度的改变,实际比真正栓塞平面要低得多,一般约低一个手掌宽的距离。如腹主动脉骑跨栓塞者,皮温改变平面约在双侧大腿和臀部;髂总动脉栓塞者约在大腿上部;股总动脉栓塞者约在大腿中部;腘动脉栓塞者约在小腿下部。如果皮肤温度锐降而向近端发展,则提示新的血栓继续向近侧繁衍。

3.动脉搏动减弱或消失

栓塞部位的动脉有压痛,栓塞近端动脉可出现弹跳状强搏动,但若动脉发生严重痉挛,栓塞近端搏动也可减弱。栓塞以下的动脉搏动减弱或消失。有时由于血液的冲动,栓塞近端动脉的搏动可传导到栓塞远端的动脉,这时远端动脉可有传导性搏动,产生搏动依然存在的假象。如栓塞不完全,远端动脉搏动减弱。动脉栓塞后,相应部位动脉搏动减弱或消失,皮肤颜色、感觉和运动障碍的改变部位较皮温降低平面更低。

4.感觉异常和麻痹

患肢远端呈长袜形感觉丧失区,这是由周围神经缺血引起的功能障碍。近端有感觉减退区,再近端可有感觉过敏区。患肢可有针刺样感觉,肌力减弱,甚至麻痹。这些征象都是由于所有组织包括周围神经在内,遭受严重缺血的结果。

(二)几种动脉栓塞的临床特点

1.腹主动脉分叉处栓塞

起病急骤而严重,可有下腰和下腹疼痛,有时伴恶心、呕吐。疼痛和运动障碍常累及两个下肢。麻木、苍白、厥冷和紫斑自大腿上部开始直到足趾。双下肢自股动脉以下均无搏动。由于血栓骑跨在腹主动脉分叉处,两下肢症状大致相等,但并不完全对称。

2.髂总动脉栓塞

同侧股动脉以下搏动消失,尽管对侧健肢未受累,但也常会显示动脉反射性痉挛,而使搏动强度有所减弱。

3.股总动脉分叉处栓塞

疼痛局限于小腿以下,麻木及皮肤颜色改变的范围不超过膝关节以上。肢体厥冷可达大腿中部,足与趾运动障碍,坏疽限于小腿和足部。

4.腘动脉分叉处栓塞

疼痛局限于足和小腿下部,但较为严重。常伴有肌肉肿胀与痉挛。腘动脉栓塞易发生动脉周围炎。皮色改变和麻木局限于足,但厥冷可波及小腿,坏疽常发生于第1～2足趾。

5.胫前或胫后动脉栓塞

临床症状较轻,由于侧支循环多,足部血供影响小。

6.腋动脉、肱动脉和远端分支动脉栓塞

腋动脉栓塞可产生整个上肢疼痛,肘关节平面以下温度、感觉、运动等障碍。肱动脉栓塞比腋动脉栓塞多见,受累平面涉及前臂。至于桡、尺动脉栓塞,由于侧支循环丰富,发生症状都比较局限而轻微。

四、诊断

突然发生严重的肢体缺血现象,相应动脉搏动消失,即有"5P"征者,伴有器质性心脏病、动脉硬化,特别是伴有心房纤颤或近期发生心肌梗死或腹主动脉瘤手术后者,诊断并不困难。栓子阻塞的位置可通过最初疼痛的部位;正常脉搏消失的平面;皮温皮色改变的平面等来决定。

(一)定位

阻塞的动脉管腔越大、位置越高症状也越严重(表12-4)。

(二)辅助检查对动脉栓塞的定位诊断有意义

(1)皮温测定:能精确测出皮肤温度正常与降低交界处转移带的部位,以此来确定栓子部位。

(2)踝肱指数(ABI)和节段性动脉压测定:能显示肢体动脉的搏动强度和消失部位,对定位诊断有帮助。

(3)彩色多普勒超声检查:能判断动脉栓塞部位,且对判定栓塞动脉远端的开放情况有帮助,如远端动脉开放,预示血管重建效果好。此检查并可了解伴行静脉系统情况。

(4)动脉造影检查:是确定栓子阻塞部位的最准确方法,但具有创伤性。如急性动脉栓塞诊断已明确,可不作动脉造影检查。但当诊断有疑问,特别是对原有血管疾病或曾行血管移植或重建术的患者,动脉造

影检查是必要的。

表 12-4　下肢动脉阻塞位置与症状的关系

栓塞位置	动脉搏动	皮色变化	皮温降低	感觉影响	其他神经征象
腹主动脉末端	双侧股动脉以下均消失	双足及小腿苍白有时延及大腿,甚至下腹壁有散在紫斑	双大腿和臀部以下均明显发凉	足和小腿感觉丧失或减退,大腿感觉过敏	双足下垂,足趾运动麻痹
髂动脉	患侧股动脉以下搏动均消失	患肢足明显苍白,延及小腿和大腿,有散在紫斑	大腿以下明显发凉	足和小腿感觉丧失或减退,膝以上感觉过敏	常有足下垂,足趾运动麻痹,膝部动作也受影响
股动脉	腹股沟韧带处动脉搏动增强,远端搏动均消失	足、小腿苍白,可延及小腿,足趾有紫斑	大腿中部以下发凉	踝以下感觉消失,小腿下部感觉过敏	可能有足下垂、足趾运动麻痹,踝部动作可有影响
腘动脉	股动脉搏动正常,腘动脉搏动增强,其下均消失	足部苍白	小腿中部以下皮温降低	足部麻木和感觉过敏	无明显神经征象

（三）当诊断周围动脉栓塞时,需明确以下问题

（1）是否有动脉栓塞:根据临床"5P"征象,以及上述非创伤性检查可以明确诊断。

（2）动脉栓塞的部位:可根据患肢皮温降低的平面和动脉搏动消失的范围来估计栓塞部位。患肢皮温降低平面要比栓塞部位低约一个手掌宽的距离,而皮色改变、感觉、运动障碍的平面要比皮温改变更低。

（3）动脉栓塞的时间:周围动脉栓塞后,以 6 h 以内手术者效果最佳。因此确定栓塞时间对选择治疗方法和判断预测肢体的预后有密切关系。大多数患者首要症状是疼痛,以此可估计栓塞开始发生的时间,但也有患者无明显疼痛,仅有轻度麻木、发冷等模糊症状,这时判断栓塞时间就有困难,只能详细询问分析病史才能做出估计。

（4）动脉栓塞的病因:通过全面询问病史及体检,并做相应检查,大多可以明确病因,但仍有一小部分无法查明。动脉栓塞多发生在动脉原有病变的基础上,如动脉硬化、动脉瘤、动脉移植术后、介入治疗后等。

五、鉴别诊断

（一）急性动脉血栓形成

急性动脉血栓形成后,其症状与动脉栓塞相似,在鉴别时下列几点可供参考。

（1）以往有肢体慢性缺血症状,如间歇性跛行、肢体麻木、发冷等。

（2）以往有肢体慢性缺血体征,如毛发脱落、趾（指）甲增厚变形,皮肤干燥而光滑、肢体溃疡、肌肉萎缩等。

（3）起病不如动脉栓塞急骤,往往有一段时间的血管功能不全前驱期。

（4）血栓形成造成的皮肤苍白、冷感、搏动消失等症状的分界平面比较模糊。

（5）X 线片显示血管壁钙化或骨质疏松。

（6）动脉造影见受累血管动脉壁粗糙、扭曲、狭窄或节段性阻塞、周围有较多侧支循环。

（二）急性深静脉血栓形成

急性深静脉血栓形成可依肢体胀痛、肿胀伴浅表静脉曲张等临床症状和体征来诊断,配合彩色超声多普勒检查、容积描记和静脉造影等可确诊。

临床上严重的深静脉血栓形成者,发生股青肿时,有时可引起反射性动脉痉挛,使远端动脉搏动减弱或消失,致使皮温降低,皮色苍白,易误诊为动脉栓塞,但这种动脉痉挛一般不超过 12 h,随后肢体缺血改善。此外,急性动脉栓塞者中有少数同时合并深静脉血栓形成,也应警惕。

六、治疗

急性动脉栓塞诊断明确后,需积极采用有效措施,在处理上既要考虑局部栓塞所引起肢体的后患,更

要重视心血管疾病给患者带来的危险性。

（一）非手术治疗

1.适应证

非手术治疗只是一种辅助治疗,但作为术前准备和术后处理能提高手术疗效。只有出现下列情况的少数患者,才采用单一的非手术治疗。

（1）伴有心、脑或其他脏器病变处于濒危状态,不能耐受手术者。

（2）胭动脉或肱动脉段以下的栓塞。

（3）肢体已有坏疽,不适宜手术取栓者。

2.非手术治疗的措施

（1）抗凝治疗:它能防止栓塞部位血栓的蔓延,心房附壁血栓的再发生及抑制深静脉血栓形成。1995年 Ascer 指出,急性动脉栓塞一经确诊,最早和最重要的治疗措施是用肝素进行全身抗凝治疗,口服抗凝药物作用缓慢,不适宜紧急情况下起立竿见影的效果。

肝素通过提高 AT-Ⅲ 活性而起作用。肝素分普通肝素和低分子肝素。普通肝素分子量为 15 000,分子量 <6000 称为低分子肝素。低分子肝素半衰期较长,抗血栓效果好,而出血倾向弱,已取代普通肝素。低分子肝素在血小板激活状态下,抗凝作用不受影响;对 Ⅹa 因子有选择性抑制作用,可维持 20 h,故抗凝作用好,然而抗Ⅱa 因子作用弱,故出血倾向少,临床上可不进行实验室监测;低分子肝素皮下注射生物利用度为 100%,而普通肝素只有 24%;低分子肝素钙盐和钠盐具有相同的药代动力学。低分子肝素采用灌药针筒包装在一次性注射器内,每支有 0.3mL(3200aⅩa IU),0.4mL(4250aⅩa IU),0.6mL(6400aⅩa IU)不同剂量,根据临床上病情需要决定。由于半衰期长,每日只需使用 2 次(每 12 h 1 次)。

急性期治疗后或溶栓治疗后,需口服抗凝剂 3～6 个月,如肠溶阿司匹林、噻氯匹定、盐酸沙格雷酯等。

（2）溶栓治疗:1985 年 Sherry 等推荐急性动脉栓塞采用溶栓治疗,以后得到了迅速发展。血栓溶解剂可分两大类,一类是作用于纤维蛋白的水解酶,如纤溶酶、胰蛋白酶等;另一类是作用于纤溶酶原的激酶,如链激酶(SK)、尿激酶(UK)、组织型纤溶酶原激活物(rt-PA)。

链激酶:半衰期为 25 min,有抗原性,需连续用药才能维持血中有效浓度,对 5d 内新鲜血栓效果好,7d 后效果差。链激酶不良反应较大,已少用。

尿激酶:是一种丝氨酸蛋白酶。对新鲜血栓溶解迅速,无抗原性。局部给药优于静脉给药。使用期间需凝血象监测。尿激酶目前多数人主张突击、大量、短程和持续给药。采用穿刺置管于栓塞近端动脉,作诊断性动脉造影,再将导管继续插入血栓近端或血栓内。剂量为 25 万～50 万单位,溶于 5% 的葡萄糖液 100～200mL 中,60 min 滴完,每天 2 次,用微量泵输入,5～7d 为一疗程。

组织型纤溶酶原激活物:具有持续溶解纤维蛋白的作用,比尿激酶的溶栓作用大 5～10 倍。但如剂量使用不当,有引起颅内出血的危险。使用时应特别小心,需凝血常规严密监测。

（3）血管扩张剂:目的是解除血管痉挛,可用 0.1% 的普鲁卡因静滴或使用血管扩张剂。但 Robert 等指出,在急性动脉栓塞中,动脉痉挛不是主要的。使用血管扩张剂后,血流从受累区转流至正常的血管床,使血栓有可能进入原被血管痉挛保护的小动脉,因而可能有害。

（4）抗血小板治疗:目的是抑制血小板黏附、聚集和释放反应。如肠溶阿司匹林、双嘧达莫、噻氯匹定和盐酸沙格雷酯等。

（二）手术治疗

Shumacker 等分析腹主动脉、髂动脉、股动脉和胭动脉栓塞后,下肢总存活率为 75%～82.5%,其中发病 14～24 h 内者,肢体存活率为 67%,12 h 以内手术者,肢体存活率为 81%,6 h 以内者,肢体存活率为 95%。

1.手术治疗的适应证

（1）胭动脉或肱动脉分支以上的动脉栓塞。

（2）动脉栓塞后肢体尚未坏疽,应争取在 6～8 h 以内手术。

2.手术治疗的禁忌证

(1)肢体已发生坏疽。

(2)患者处于濒危状态。

3.手术取栓的方法

1963年Fogarty使用球囊导管取栓术,沿用至今效果良好。采用这种方法行腹主动脉或髂动脉、股动脉取栓可采用局麻,手术操作简便,术后并发症少。Fogarty球囊导管有2～7F等6种不同大小型号,球囊直径自4～14mm,导管配有合适的内芯,在取栓时有助于克服阻力。

下肢无论是髂动脉、股动脉、腘动脉或胫动脉、腓动脉栓塞均采用腹股沟下纵切口,经股动脉切开取栓。上肢无论是锁骨下动脉、腋动脉、肱动脉、桡动脉或尺动脉,均作肘窝部S形切口,经肱动脉切开取栓。腹主动脉跨栓需做双侧腹股沟下纵向切口,暴露双侧股动脉,经股动脉切开取栓。任何部位取栓后近端动脉应有喷血,远端动脉应有逆行回血。如动脉通畅程度有疑问时,应做术中动脉造影。

Fogarty球囊导管取栓术有可能发生并发症,如损伤动脉内膜或穿破动脉,将栓子推向动脉远端,加重肢体缺血,因而在操作过程中应轻柔,并防导管折断。

4.术后处理

栓子取除后,肢体血液循环逐渐好转,但往往由于动脉痉挛存在,使血液循环恢复较慢。一般肢端肤色和温度恢复较早,动脉搏动有时需1～2d才恢复。术后仍需使用低分子量肝素或抗血小板聚集药物。

肢体缺血时间超过6～8 h,即使恢复血流,有时由于肢体肌肉水肿,可出现胫前肌间隔综合征,再次压迫动脉,造成肢体缺血征象,这时需要作紧急小腿深筋膜切开减压术。

急性动脉栓塞致肢体缺血超过24 h,可导致缺血性横纹肌溶解及由此产生的肌红蛋白血症、肌红蛋白尿、代谢与电解质紊乱、酶学变化,甚至发生急性肾衰竭,称为肌病－肾病－代谢综合征。发生率为7％～37.5％,预后较差。

5.截肢术

患者肢体已出现坏疽,需预防继发感染,一旦分界线明确,需行截肢术。如肢体已不能存活,但分界线尚不明确,仍可行取栓术,目的是降低以后的截肢平面。

(张东来)

第十三章　甲状腺疾病

第一节　单纯性甲状腺肿

单纯性甲状腺肿多见于高原、山区地带。本病属世界性疾病,据 WHO 估计全世界有 10 亿人口生活于碘缺乏地区,有地方性甲状腺肿患者 2 亿~3 亿。我国目前有约 4.25 亿人口生活于缺乏地区,占全国人口的 40%,70 年代的粗略统计,有地方性甲状腺肿患者 3500 万人,是发病最多的地方病。

一、病因

(1)碘缺乏:可以肯定碘缺乏是引起本病的主要因素,外环境缺碘时,机体通过增加激素合成,改变激素成分,提高肿大甲状腺组织对正常浓度促甲状腺素(TSH)的敏感性来维持甲状腺正常功能,这是机体代偿性机制,实际上是甲状腺功能不足的表现。但是,这种代偿功能是有一定限度的,当机体长期处于严重缺碘而不能获得纠正时,就会因代偿失调发生甲状腺功能低下。青春期、妊娠期、哺乳期、绝经期妇女,全身代谢旺盛,对激素需要量相对增加,引起长期 TSH 过多分泌,促使甲状腺肿大,这种情况是暂时性的。

(2)化学物质致生物合成障碍:非流行地区发生单纯性甲状腺肿可能是由于甲状腺激素生物合成、分泌过程中某一环节的障碍,如过氯酸盐、硫氰酸盐等可防碍甲状腺摄取无机碘化物,磺胺类药、硫脲类药、含有硫脲的萝卜、白菜等能阻止甲状腺激素的生物合成,引起甲状腺激素减少,也会增加 TSH 分泌增多促使甲状腺肿大。

(3)遗传性先天性缺陷:遗传性先天性缺陷,缺少过氧化酶、蛋白水解酶,也会造成甲状腺激素生物合成、分泌障碍,导致甲状腺肿大。

二、诊断

(1)结甲常继发甲减症状,临床表现皮肤苍白或蜡黄、粗糙、厚而干、多脱屑,四肢冷,黏液性水肿。毛发粗,少光泽,易脱落,睫毛、眉毛稀少,是由于黏多糖蛋白质含量增加所致。甲状腺肿大,且为多结节型较大甲状腺肿,先有甲状腺肿以后继发甲减。心肌收缩力减退,心动过缓,脉率缓慢,窦性心动过缓,低电压 T 波低平,肠蠕动变慢,故患者厌食、便秘、腹部胀气、胃酸缺乏等。肌肉松软无力,肌痉挛性疼痛,关节痛,骨密度增高。跟腱反射松弛时间延长。面容愚笨,缺乏表情,理解、记忆力减退。视力、听力、触觉、嗅觉迟钝,反应减慢,精神失常,痴呆,昏睡等。性欲减退,阳痿,月经失调,血崩,闭经,易流产,肾上腺功能减退,呼吸、泌尿、造血系统均有改变。在流行区任何昏迷患者,若无其他原因解释都应考虑甲减症所致昏迷。基础代谢率(BMR)-50%~-20%。除脑垂体性甲减症外,血清胆固醇值均有显著增高。甲状腺 I^{131} 摄取率显著降低。血清 FT_3 值低于 3 pmol/L,FT_4 值低于 9 pmol/L。TSH 可鉴别甲减的原因。轻度甲减 TSH 值升高。若 FT_3 值正常、TSH 值升高,甲状腺处于代偿阶段。TSH 值低或对促甲状腺激素释放激素(TRH)无反应,为脑垂体性甲减。甲状腺正常,TSH 偏低或正常,对 TRH 反应良好,为下丘脑性甲减。血清甲状腺球蛋白抗体(ATG)、甲状腺微粒抗体(ATM)阳性反应为原发性甲减。有黏液性水肿可除外其他原因甲减。甲减症经 X 线检查心脏扩大、心搏缓慢、心包积液,为黏液性水肿型心脏病。心电图检查有低电压、Q-T 间期延长、T 波异常、心动过缓、心肌供血不足等。

(2)结甲合并高血压除有血压增高、甲状腺肿大、压迫症状外,还有心悸、气短、头晕等,无眼球突出、震颤。收缩压≥23.1 kPa(160 mmHg),舒张压≥12.7 kPa(95 mmHg),符合二者之一者可诊断为结甲合并高血压症,血压完全恢复正常水平为痊愈,收缩压、舒张压其中一项在可疑高血压范围为好转。

(3)临床上以 X 线摄片检查结甲钙化较为方便可靠,并能显示钙化形态。以往甲状腺钙化被认为是良性结节退化,由于乳头状癌也可发生钙化,故引起学者们的重视。甲状腺癌钙化率约 62.5%。良性肿瘤多呈斑片状、团块状、颗粒大、密度高、边缘清楚,圆形或弧形钙化表示肿块有囊性变。乳头状癌中有砂粒瘤形成,可发生在腺泡内或间质中,常见于乳头尖端,可能是乳头尖端组织发生纤维性变、透明样变。由于体液内外环境改变,表现为细胞外液相对碱性,降低了细胞呼吸,二氧化碳产物减少,可能改变钙、磷的浓度,产生钙盐沉积。近年来,提出糖蛋白理论,认为黏蛋白是一种糖蛋白,它对钙有很大亲和力,故甲状腺癌的钙化率相当高。钙化颗粒大小与肿瘤分化程度有关,颗粒越粗大肿瘤分化越好。砂粒样钙化为恶性肿瘤所特有,多是乳头状癌。粗大钙化中有 1/10～1/5 是恶性肿瘤,其中滤泡癌占比例较大。髓样癌是粗大钙化、砂粒钙化混合存在。坚硬如石的钙化、骨化灶直接长期压迫磨损气管壁,致无菌坏死,引起气管软化。胸骨后的钙化影像可作为诊断胸内甲状腺的佐证之一。

(4)结甲囊变率 57.9%。由于长期缺碘,甲状腺组织过度增生、过度复原,发生血管改变,出血、坏死导致功能丧失,形成囊肿。囊肿越大,对甲状腺破坏也越大,是不可逆的退行性变。囊肿生长较快,结节内出血可迅速扩大产生周围器官压迫症状,以呼吸系统症状最显著。结节内急性出血囊肿发生都很突然,增长迅速,伴有疼痛、颈部不适,触之张力大,有压痛。B超检查为实性或囊性,在鉴别诊断上有肯定的价值。针吸细胞学检查、X 线摄片均为重要诊断方法。

(5)结甲合并血管瘤样退行性变的诊断,主要靠手术中观察、病理学检查。临床表现多种多样,常见有海绵状血管瘤样变、静脉瘤样变,手术前难以正确诊断。

三、治疗

(一)碘治疗

因长期严重缺碘的继发性病变,破坏甲状腺组织,导致机体代偿功能失调而发生甲减。由于机体碘摄入不足,产生甲状腺激素量不足,应当给予足量碘治疗,可获得治愈。必要时辅以甲状腺激素治疗,心脏病患者初治剂量宜小,甲状腺片 20～40 mg/d 或优甲乐 50～100 μg/d,根据治疗效果增加至甲状腺片 80～240 mg/d 或优甲乐 100～300 μg/d。治疗 2～3 周症状消失后,再适当减少剂量以维持。结节性甲状腺肿合并高血压,手术前给利血平、他巴唑 3～5 d,手术后未用降压药者有效率 97.5%。手术后无效患者,高血压可能非结甲所致。结甲继发钙化用碘盐治疗,不能使甲状腺缩小而使钙化加重,不行手术切除很难治愈。结甲继发囊性变碘剂治疗无效,还有可能发生多种并发症,并有发生癌变可能性,感染发生率 3.18%,恶变率 2%～3%。结甲继发血管瘤样变不能被碘剂、其他药物治愈,放疗也难以奏效。

(二)手术治疗

(1)由于结甲多数为大小不等结节、囊肿坏死、化脓成瘘等致甲状腺组织损害,使甲状腺功能不足,可以手术将压迫甲状腺组织的无功能结节切除,清除炎性病变,剩余甲状腺组织可以复原。手术后辅以甲状腺片或优甲乐治疗,以弥补甲状腺功能不足,对残留的小结节也有抑制作用以预防复发。将压迫甲状腺的结节,损害甲状腺组织的脓肿、瘘管尽量切除干净,但必须最大限度保留甲状腺结节、脓肿周围的甲状腺组织。有些患者手术后可出现永久性甲减。近年来,采用带血管同种异体甲状腺移植、胎儿甲状腺组织移植,有一定效果,但是技术复杂,难以达到长远疗效,还是应用药物替代治疗为宜。

(2)结甲继发钙化,不行手术切除难以治愈。若整个腺叶钙化或钙化位于气管壁处时,应行包括钙化全部甲状腺肿的大部分切除,不可将钙化灶挖出,钙化灶、腺肿部分切除,难免造成较大的、坚硬的、无法结扎缝合的渗血创面。结甲的血管变化以动脉变性、钙化最常见,常为甲状腺动脉颗粒状钙盐沉积、内弹力膜断裂、毛细血管广泛玻璃样变。由于血管钙化、变脆、易断裂,手术中处理血管,尤其动脉不可过分用力钳夹,以防动脉被夹断。结扎动脉用线、用力要合适,以防割断钙化血管。

(3)结甲继发囊性变,囊肿直径不超过 1 cm 可以观察,直径超过 3 cm 以上穿刺抽液治疗易复发可行手术切除,较大囊性结节 5%~23% 为恶性,故应尽早手术切除。手术方式的选择视具体情况而定,手术中要注意保留甲状腺后包膜,以避免切除甲状旁腺,损伤喉返神经。

(4)结甲继发血管瘤样变手术切除是唯一的治疗方法,手术中应防止大出血,手术中应先谨慎结扎甲状腺主要动脉、静脉,然后做包膜内甲状腺次全切除,可避免切除肿瘤时出血较多的危险。

(李云鹏)

第二节　结节性甲状腺肿

一、概述

由于甲状腺非炎性和肿瘤性原因阻碍甲状腺激素合成,而导致垂体前叶分泌多量促甲状腺激素,使甲状腺代偿性肿大,称为单纯性甲状腺肿。甲状腺可呈对称性或多结节性肿大,女性多见。也可呈地方性分布,常因缺碘所致,又称地方性甲状腺肿。当病灶持续存在或反复恶化及缓解时,甲状腺不规则增生或再生,逐渐形成结节,则称为结节性甲状腺肿,为甲状腺外科的常见疾病。

二、临床表现

(1)甲状腺肿大,开始呈弥漫性、对称性,后出现单个或多个大小不等、质地不一的结节,呈不对称性。

(2)甲状腺结节可发生囊性变、坏死、出血、纤维化或钙化,囊内出血或囊性变可在短期内迅速增大,出现疼痛。

(3)结节生长缓慢,可随吞咽上下移动。随腺体增大和结节增多,可出现压迫症状:①气管压迫:出现堵塞感,呼吸不畅,甚至呼吸困难。气管可狭窄、弯曲移位或软化。②食管压迫:巨大甲状腺肿可伸入气管和食管之间,造成吞咽困难。③喉返神经压迫:出现声音嘶哑。④颈交感神经压迫:可出现 Horner 综合征(眼球下陷,瞳孔变小,眼睑下垂)。⑤上腔静脉压迫:上腔静脉综合征(单侧面部、颈部或上肢水肿),往往由于胸骨后甲状腺肿压迫所致。

(4)部分患者可合并甲亢(毒性多结节性甲状腺肿),可出现甲亢症状,但比 Graves 病症状轻。

(5)部分病例的结节可恶变,出现质硬结节,甚至颈部淋巴结肿大。

三、诊断要点

(1)多见于地方性甲状腺肿流行区,病程长,可数年或十数年。多见于成年女性。

(2)甲状腺内可扪及单个或多个大小不等、质地不一的结节,甲状腺肿结节巨大者可伴有压迫症状,如气管压迫、声嘶、Horner 综合征等。

(3)少数可发生癌变,表现为近期肿块迅速增长,并出现恶性变体征。

(4)合并甲亢病例可表现为甲亢症状。

(5)甲状腺功能基本正常,合并甲亢病例可出现 T_3、T_4 增高,吸^{131}I率增高。

(6)尿碘排泄减少,一般低于 100 ng/L,血浆蛋白结合碘(PBI)降低。

(7)甲状腺球蛋白(Tg)升高,为衡量碘缺乏的敏感指针。

(8)B超检查可确定甲状腺的结节大小,证实甲状腺内囊性、实性或混合性多发结节的存在。B超引导下细针穿刺细胞学检查,诊断准确性更高。

(9)放射性核素扫描可评估甲状腺功能状态,多数结节性甲状腺肿表现为温和凉结节。如出现热结节,表示该结节有自主功能。如发生冷结节,则应警惕恶性结节的存在。

(10)CT、MRI 有利于胸骨后甲状腺肿或纵隔甲状腺肿的诊断。

四、治疗方案及原则

(1)青春发育期或妊娠期的生理性甲状腺肿,可以不给药物治疗,也不需手术治疗。应多食含碘丰富食物。

(2)25 岁以前年轻人弥漫性单纯性甲状腺肿者,可给以少量甲状腺素,以抑制垂体前叶促甲状腺激素的分泌。常用剂量为左旋甲状腺素 50～100 μg/d 或甲状腺素片 60～120 mg/d,连服 3～6 个月。

(3)手术指征:①结节性甲状腺肿并有坏死、囊性变、出血、钙化者。②腺叶过于肿大,压迫气管、食管、喉返神经或交感神经节而引起临床症状者。③胸骨后甲状腺肿。④巨大甲状腺肿,影响工作生活者。⑤结节性甲状腺肿继发甲状腺功能亢进者,应按甲亢术前严格准备后再行手术。⑥结节性甲状腺肿疑有恶变者。⑦为美观要求,患者迫切要求手术。

手术方式应根据结节多少、大小、分布而决定。一般可行甲状腺叶次全切除术或全切除术,也可行近全甲状腺切除术。如术中对可疑结节行冰冻切片检查证实为恶性,应行全甲状腺切除。

(李云鹏)

第三节　甲状腺腺瘤

甲状腺结节是临床常见征象,发生率 4％～7％,中年妇女占 11.3％,甲状腺腺瘤(简称甲瘤)占其中 70％～80％。因此,甲状腺腺瘤是常见的临床疾病。

一、病因

甲状腺腺瘤是甲状腺组织的一种良性内分泌肿瘤,甲状腺局灶(小叶)区域增生,可以扩大并伴有进行性生长成为腺瘤。这种腺瘤,虽然开始依赖 TSH,但最终达到自主性生长。一个良性腺瘤伴有大小不同、组织学表现各异的滤泡细胞,分为滤泡状、乳头状囊性腺瘤及大滤泡状腺瘤。这些病变是腺瘤性甲状腺肿的多样性变化而不是各自特殊的疾病。

二、诊断

甲状腺瘤诊断的重要性在于如何从甲状腺结节中将其鉴别出来并排除甲状腺癌。即使有经验的医师,采取常规检查、触诊、^{131}I 甲状腺扫描等,诊断不符合率可达 23.6％。单发、多发结节的判断,临床、手术、病理之间误差率也在 37.5％～50％。因此,提高甲状腺瘤诊断符合率,正确判断单发、多发、囊性、实性,对治疗有重要意义。近 10 余年来随着诊断技术的发展,已使甲状腺瘤诊断,甲状腺瘤、甲状腺癌的鉴别诊断水平大有提高。B 超诊断甲状腺肿块囊性、实性结节正确率达 100％,单发、多发结节 99.4％,可显示 0.5cm 以上病变,对鉴别甲状腺瘤、甲状腺癌有帮助,诊断甲状腺瘤符合率达 94.0％。甲状腺瘤为瘤体形态规则、边界清楚、有完整包膜,内部为均质低回声,不完全囊性图像,图像囊、实相间提示甲状腺癌可能性 27.5％,完全囊性均为良性病变,部分囊性甲状腺瘤 82.35％,甲状腺癌 11.75％。B 超在定性诊断方面不及针吸活检,故不能作为最终诊断,可作为筛选性检查。针吸活检(FNA)未见有针道癌转移的报道,并发症也极少,临床应用日趋广泛。FNA 诊断甲状腺瘤、甲状腺癌准确率为 90％,冰冻切片为 95％,两者无显著差异。FNA 假阳性率为 0％～3.3％,假阴性率为 1％～10％。造成假阴性原因有针头未穿刺到癌灶部位,以及单从细胞学角度不易鉴别甲状腺瘤与甲状腺癌。若固定专人抽吸、专人看片、若见到异型细胞以及滤泡样瘤细胞要反复穿刺检查,可提高 FNA 的诊断符合率。FNA 作为一种补充诊断技术,还需结合临床与其他检查综合判断。冰冻切片与针吸活检鉴别甲状腺瘤、甲状腺癌的可信性均在 90％ 左右。

FNA 有假阴性和假阳性结果,而 FS 无假阳性结果,假阴性率为 5%。FS 可作为 FNA 的一种补充。甲状腺扫描可了解甲状腺肿块的功能和形态,而不能定性诊断。甲状腺淋巴造影为侵入性检查,准确率为 70%,且有并发症,已很少应用。甲状腺癌的红外热象图表现为高温结节。流式细胞分析技术,分析 DNA 含量,倍体情况有助于鉴别,但技术要求太高不易推广。总之,在众多的甲状腺瘤诊断技术中,FNA 为一种快速、安全、有效的诊断技术,优于其他检查。

三、治疗

甲状腺瘤治疗涉及诊断的可靠性和病因等问题。过去认为 TSH 的慢性刺激是导致甲状腺瘤增长的主要原因,甲状腺素可阻断其刺激达到治疗目的。但治疗效果并非理想,因为并不能改变甲状腺瘤的自然病程,表明 TSH 刺激并不是导致甲状腺瘤增长的主要原因。在激素治疗中甲状腺瘤增大要警惕甲状腺癌可能,甲状腺瘤与甲状腺炎性疾病难以鉴别时,可试用激素治疗 1～3 个月。甲状腺单纯性囊肿可应用囊肿针吸注射治疗,利用刺激性药物造成囊内无菌性炎症,破坏泌液细胞,达到闭塞、硬化囊肿目的。常用硬化药物:四环素、碘酊、链霉素加地塞米松等。由于非手术治疗效果不确切,部分甲状腺瘤可以恶变为甲状腺癌,而手术切除效果确切,并发症少,所以多数学者推荐手术切除。腺瘤摘除可避免作过多的甲状腺体切除便于基层开展,由于隐匿性甲状腺癌发生率日渐增多可达 15.7%,加上诊断技术的误差,若仅行腺瘤摘除,手术后病检为甲状腺癌时则需再次手术,也要增加手术并发症。另外,腺瘤摘除手术后有一定复发率,尤其是多发腺瘤。因此,持腺瘤摘除观点者已逐渐减少。目前从基层医院转来需再次手术的患者看,在基层医院作腺瘤摘除的人不在少数。现在多数学者推荐做腺叶切除术,这样可避免因手术不彻底而行再次手术,腺瘤复发率极低。即使手术后发现为甲状腺癌,大多数情况下腺叶切除已充分包括了整个原发癌瘤,可视为根治性治疗。部分学者推荐同时切除甲状腺峡部腺体,如因多中心性癌灶对侧腺叶需要再次手术时,可不要解剖气管前区。折衷观点认为,甲状腺瘤伴囊性变或囊腺瘤,发生甲状腺癌的可能性低,浅表囊腺瘤可行腺瘤摘除,而对实性甲状腺瘤则行腺叶切除。有学者认为,不论怎样还是行保留后包膜的腺叶切除为宜。单侧多发甲状腺瘤行腺叶切除,双侧多发甲状腺瘤行甲状腺次全切除,多发甲状腺瘤也有漏诊甲状腺癌可能,应予注意。自主功能性甲状腺瘤宜行腺叶切除,因为有恶变成癌的可能。巨大甲状腺瘤并不多见。瘤体上达下颌角,下极可延伸至胸骨后,两侧叶超过胸锁乳突肌后缘。手术中出血多,操作困难,可能损伤周围重要结构。因此,手术中应注意:采用气管内插管麻醉,切口要足够大,避免损伤颈部大血管;胸骨后甲状腺的切除可先将上部切除,再将手指向外侧伸入胸骨后将腺体托出,直视下处理下极血管,切除全部腺体,可不必切开胸骨;缝合腺体背面包膜时不宜过深,以避免损伤喉返神经;对已存在气管软化、狭窄者,应做预防性气管切开或悬吊。巨大腺瘤切除后常规行气管切开,对手术后呼吸道管理颇有好处。妊娠期甲状腺瘤少见,除非必要手术应推迟到分娩以后行手术切除。

(李云鹏)

第四节　甲状腺癌

甲状腺癌大多为原发性,根据起源于滤泡细胞或滤泡旁细胞,可将原发性甲状腺癌分为滤泡上皮癌和髓样癌两大类。而滤泡上皮癌又可分为乳头状癌、滤泡状癌及未分化癌。

一、原发性甲状腺癌分类

1.乳头状癌

乳头状癌好发于 40 岁以下的年青女性及 15 岁以下的少年儿童。乳头状癌占甲状腺癌的 60%～80%。癌肿多为单个结节,少数为多发或双侧结节,质地较硬,边界不规则,活动度差。肿块生长缓慢,多无明显的不适感,故就诊时,平均病程已达5年左右,甚至达10年以上。癌肿的大小变异很大,小的癌肿直径可小于1 cm,坚硬,有时不能触及,常因转移至颈淋巴结而就诊,甚至在尸检时病理切片才得以证实为甲状腺癌。

2.滤泡状癌

滤泡状癌是指有滤泡分化而无乳头状结构特点的甲状腺癌,其恶性程度高于乳头状癌,约占甲状腺癌的20%,仅次于乳头状癌而居第2位。主要见于中老年人,特别是40岁以上的女性。一般病程长,生长缓慢,多为单发,少数也可为多发或双侧结节。质实而硬韧,边界不清,常缺乏明显局部恶性表现。

3.未分化癌

未分化癌恶性程度高,常见于60~70岁的老年人,约占甲状腺癌的5%。发病前可有甲状腺肿或甲状腺结节,但短期内肿块迅速增大,并迅速发生广泛的局部浸润,形成双侧弥漫性甲状腺肿块。肿块局部皮肤温度增高,肿块大而硬,边界不清,并与周围组织粘连固定,伴有压痛,常转移至局部淋巴结而致淋巴结肿大。

4.髓样癌

髓样癌起源于甲状腺滤泡旁细胞,不常见,约占甲状腺癌的5%,可见于各种年龄,但好发于中年患者,女性多于男性,属于中等恶性程度的肿瘤。甲状腺髓样癌一般可分为散发型和家族型两大类。散发型约占80%,家族型约占20%。癌肿易侵蚀甲状腺内淋巴管,经淋巴结转移,常转移的部位是颈部淋巴结、气管旁软组织、食管旁或纵隔淋巴结,可产生压迫症状及转移性肿块。也可经血行转移至肺、骨骼或肝脏。

二、临床表现

1.症状

甲状腺肿块多数在无意中或普查时发现,增长速度较快,有的患者出现声音嘶哑或呼吸、吞咽困难,亦有甲状腺肿块不明显而首先发现颈淋巴结肿大者。

2.体征

甲状腺癌多为单个结节,结节可为圆形或椭圆形,有些结节形态不规则,质硬而无明显压痛,常与周围组织粘连而致活动受限或固定。若发生淋巴结转移,常伴有颈中下部、胸锁乳突肌旁肿大的淋巴结。一般来说,甲状腺单个结节比多个结节、小的实质性结节比囊性结节、男性比女性发生甲状腺癌的可能性大,但多发性结节、囊性结节均不能排除甲状腺癌的可能。家族型甲状腺髓样癌常为双侧肿块,并可有压痛。

甲状腺癌较大时可压迫和侵袭周围组织与器官,常有呼吸困难、吞咽困难及声音嘶哑。远处转移时,可出现相应的临床表现。甲状腺髓样癌可有肠鸣音亢进、气促、面颈部阵发性皮肤潮红、血压下降及心力衰竭等类癌综合征体征。

三、辅助检查

(一)实验室检查

1.甲状腺功能测定

一般应测定血清 TT_4、FT_4、TT_3、FT_3、sTSH(uTSH)。必要时还应检测抗甲状腺球蛋白抗体和TPOAb 或 TSAb 等。如均正常,一般不考虑有甲状腺功能异常。如 sTSH<0.5 mU/L,FT_4(或 FT_3)正常或稍升高,即应考虑有亚临床型甲亢可能。甲状腺癌患者的甲状腺功能一般正常,少数可因肿瘤细胞能合成和分泌 T_3、T_4 而出现甲亢症状,较轻者可仅有 TSH 下降和 FT_3、FT_4 的升高。肿瘤出血、坏死时,有时也可出现一过性甲亢。

2.血清甲状腺球蛋白测定

血清 Tg 测定主要用于分化良好的甲状腺癌的复发判断。

当血 TSH 很低时,一般测不到 Tg,使用重组的人 TSH(rhTSH)后,Tg 分泌增多,血 Tg 一般升高10 倍以上;分化程度差的肿瘤患者升高不足 3 倍。但分化较好的甲状腺癌患者(约20%)血清中存在 Tg

自身抗体,用免疫化学和 RIA 法测定 Tg 时可使 Tg 呈假性升高或降低。分析结果时必须引起注意。接受 L-T₄ 治疗的甲状腺癌患者,如血清 Tg 正常或测不出,提示复发的可能性小,5 年存活率高;如血清 Tg 高于正常,提示肿瘤已复发。

3.血清 CT 测定及五肽促胃液素兴奋试验

血清 CT 升高是甲状腺髓样癌的较特异性标志。髓样癌患者在滴注钙剂后,血 CT 进一步升高,而正常人无此反应。因此,血清 CT 测定及钙滴注兴奋试验可作为本病的诊断依据,同时可作为家族型甲状腺髓样癌患者家族成员的筛选与追踪方法之一。血清 CT 测定还可用于筛选非家族型甲状腺髓样癌和甲状腺 C 细胞增生症病例。

因此,在甲状腺肿瘤的术前诊断中,事实上血 CT 测定和五肽促胃液素兴奋试验已经成为继细针活检、B 超、放射核素扫描等的另一项诊断方法。

(二)影像学诊断

1.超声波检查

高分辨率 B 超在甲状腺疾病中主要有以下用途。

(1)了解甲状腺容量和血流情况。B 超较单光子发射计算机断层扫描(SPECT)、CT、MRI 等均有其独到的优越性,尤其在了解血流情况方面其优点突出。

(2)了解甲状腺结节的大小、位置,可发现"意外结节",明确甲状腺后部的结节位置以及与附近组织的关系。

(3)作为结节穿刺、活检的引导,甲状腺 B 超检查已成为甲状腺肿瘤术前诊断和术后追踪的重要方法。在高分辨率 B 超系统中,加入立体定位系统(3D 扫描 B 超),可进一步提高其敏感性和诊断效率。

2.甲状腺核素扫描

采用¹³¹I或⁹⁹ᵐTc作为示踪剂对甲状腺进行扫描,可显示甲状腺肿块的大小、位置、形态、数目及功能状态,有助于甲状腺肿块的性质及异位甲状腺肿块的鉴别与定位。热结节和温结节多为良性甲状腺腺瘤(但也有例外),而凉结节和冷结节提示为无功能甲状腺腺癌、甲状腺囊肿伴有出血坏死或甲状腺癌肿。特别是男性患者,出现边界不清的单个冷结节时,应高度怀疑甲状腺癌的可能。

临床上应用核素扫描显像检查的另一目的是确定甲状腺结节(包括肿瘤)的功能性(摄取碘、合成和分泌 TH 等)。与¹³¹I或¹²³I 比较,⁹⁹ᵐTc或(⁹⁹ᵐTcO⁻)的特异性和敏感性更高,而且不会导致碘甲亢。甲状腺恶性病变行甲状腺全切后,可用诊断性¹³¹I检查来判断是否有病灶复发。如血清 Tg 水平大于 10 ng/mL,可应用¹³¹I(剂量为 3.7 GBq,即 100 mCi)行甲状腺扫描,以确定是否有复发或甲状腺外转移。

3.甲状腺 CT 和 MRI 检查

(1)甲状腺区 CT 扫描。可用于肿瘤的分级。注意在 CT 片上发现任何多发性淋巴结存在钙化、血供增多、增大、出血、形态不规则,或在 MRI 图像上发现结节呈低至中等 T₁ 和 T₂ 信号强度(提示含多量 Tg),不论甲状腺内有无病灶,都应考虑甲状腺癌转移灶的可能。

(2)甲状腺区 MRI 检查。当重点了解病变与毗邻组织的关系时,可首选 MRI 检查。MRI 能清楚地显示甲状腺位置、大小、肿块与腺体及周围组织的关系。甲状腺良性肿瘤常为边界清楚、局限性长 T₁ 与长 T₂ 信号肿块。甲状腺癌常表现长 T₁ 及不均匀长 T₂ 异常肿块。肿块可向上下蔓延,左右浸润,常伴有颈部淋巴结肿大。

(三)细胞学检查

临床上凡有甲状腺结节(尤其是迅速增大的单个的甲状腺结节)患者都应想到甲状腺癌可能。细针(或粗针)抽吸甲状腺组织,进行细胞学检查是鉴别甲状腺肿块病变性质的简单、易行而且较可靠的方法。

其具体方法为选用 22～27 号针头套在 10 mL 或 25 mL 针筒上,颈部常规消毒后,将针头刺入甲状腺肿块抽吸,也可将针头转换几个不同的角度进行抽吸,抽吸的标本涂片做细胞学检查。目前认为该技术对区别甲状腺肿块性质其敏感性大于 80%,特异性大于 70%。但限于技术因素和组织细胞类型不同等问题,仍有 16%～20% 的病例难以做出诊断。如区别滤泡细胞癌的良、恶性可能需要血管、包膜浸润的证据,因此,没有病理组织学的发现是难以诊断的,同时也可出现假阳性或假阴性。但细针穿刺仍然是大多数病例首选的诊断方法。如果细针穿刺失败,或所得结果不能确诊,换用粗针抽吸活检可提高诊断率,筛选手术病例。穿刺获得的细胞也可作细胞遗传学和分子生物学(如癌基因与抑癌基因突变等)分析协助诊断。

四、诊断

甲状腺癌的诊断应综合病史、临床表现和必要的辅助检查结果。

(1)甲状腺癌患者的主诉常常为"颈部肿块"或"颈部结节"。在病史询问中,要特别注意肿块或结节发生的部位、时间、生长速度,是否短期内迅速增大;是否伴有吞咽困难、声音嘶哑或呼吸困难;是否伴有面容潮红、心动过速及顽固性腹泻等表现;是否因患其他疾病进行过头颈部、上纵隔放射治疗及有无 RAI 治疗史等;是否暴露于核辐射污染的环境史;从事的职业是否有重要放射源以及个人的防护情况等。髓样癌有家族遗传倾向性,家族中有类似患者,可提供诊断线索。

(2)检查时肿块边界欠清,表面高低不平,质硬,活动度小或完全固定,颈部常可扪及肿大淋巴结。髓样癌约有 15% 病例呈家族性倾向,可伴发肾上腺嗜铬细胞瘤和甲状旁腺瘤等内分泌系统新生物。

(3)既往有头颈部的 X 线照射史。现已确诊 85% 的儿童甲状腺癌的患者都有头颈部放射史。

(4)B 超有助于诊断。放射性核素扫描,大多数甲状腺癌表现为冷结节。

(5)血清降钙素测定对早期诊断甲状腺髓样癌有十分重要的价值,用放射免疫法测定。

(6)有多发性内分泌腺瘤病的家族史者,常提示甲状腺髓样癌。

(7)孤立性甲状腺结节质硬、固定,或合并压迫症状。

(8)存在多年的甲状腺结节,突然生长迅速。

(9)有侵犯、浸润邻近组织的证据;或扪到分散的肿大而坚实的淋巴结。

(10)借助^{131}I甲状腺扫描、细胞学检查、颈部 X 线平片、间接喉镜等检查,可明确诊断。

(11)确诊应依靠冰冻切片或石蜡切片检查。

五、鉴别诊断

甲状腺癌应与甲状腺瘤或囊肿、慢性甲状腺炎等相鉴别。

1.甲状腺瘤或囊肿

甲状腺瘤或囊肿为甲状腺一侧或双侧单发性或多发性结节,表面平滑,质地较软,无压痛,吞咽时移动度大。囊肿张力大,也可表现质硬。甲状腺放射性核素扫描,B 型超声波检查等可帮助诊断。仍鉴别困难时,可穿刺行细胞学检查。

2.慢性甲状腺炎

慢性甲状腺炎以慢性淋巴性甲状腺炎和慢性纤维性甲状腺炎为主。慢性淋巴性甲状腺炎,起病缓慢,甲状腺弥漫性肿大,质地坚韧有弹性,如象皮样,表面光滑,与周围正常组织无粘连,可随吞咽运动活动,局部不红不痛无发热,可并发轻度甲状腺功能减退,晚期压迫症状明显,实验室检查可示血沉加快,肝功能絮状反应阳性,血清蛋白电泳分析示 γ 球蛋白增高,甲状腺扫描常示摄^{131}I率低且分布不匀。慢性侵袭性纤维性甲状腺炎,甲状腺逐渐肿大,质地异常坚硬,如岩石样。其特点为侵袭甲状腺周围组织,甲状腺被固定,不能随吞咽活动,其也可压迫气管、食管,引起轻度呼吸困难或吞咽困难,但一般不压迫喉返神经或颈交感神经节。晚期多合并有甲状腺功能减退。鉴别困难时,可行穿刺细胞学检查。

六、治疗

(一)手术治疗
甲状腺癌一经诊断或高度怀疑甲状腺癌患者,一般均需尽早手术治疗。

1.术前准备
手术前(特别是手术因故推迟时)服用 L-T$_4$ 进行抑制性治疗,可使手术操作更容易,同时也可抑制癌细胞的扩散。手术时应常规行病理检查,以进一步明确病变性质及决定手术方式。

2.甲状腺癌的手术方式和范围

根据布达佩斯国家肿瘤研究所和医学院的建议以及美欧的普遍意见和经验,一般标准术式是甲状腺近全切,仅遗留 $2\sim4$ g 上叶组织,并清扫全部可疑淋巴结。术中应仔细探查颈部淋巴结,如颈部淋巴结受累,应行颈部淋巴结清除术。术后 4 周可根据甲状腺癌的组织类型、是否转移与浸润来进行术后的残留或复发组织的放射碘扫描及放射碘治疗。放射碘全身扫描可确定颈部残留的甲状腺组织及癌组织,同时也可确定远处的转移灶。

（二）术后治疗

1.术后放化疗的原则

对肿瘤直径小于 1 cm 的低危复发患者,术后不必行局部放疗,但对肿瘤直径大于 1 cm 的低危复发患者和所有高危复发患者,在术后必须进行放疗,或给予治疗量的放射性碘。如肿瘤的摄碘能力很差,应行外放射治疗。

甲状腺癌术后应常规用 L-T_4 替代治疗,以维持甲状腺功能,如肿瘤摘除后仍保留有足够的甲状腺组织,一般亦主张加用 L-T_4（或干甲状腺片）,其目的是抑制 TSH 分泌,防止肿瘤复发。不论是何种甲状腺癌,均应在术后（至少 5 年内）应用 L-T_4,抑制血 TSH 水平在 0.1 mU/L 以下（sTSH 或 uTSH 法）,5 年后可用 L-T_4 维持在 $0.1\sim0.3$ mU/L 范围内。

2.术后患者的病情变化

可能有三种主要类型。

（1）局部复发或远处转移。

（2）临床上有或无症状体征;用 T_4 治疗时,血 Tg 正常或稍高,停用 T_4 后 Tg 升高。

（3）无复发的临床表现和影像学依据,用 T_4 治疗时或停用 T_4 后 Tg 均正常,后两类患者均应积极使用 T_4 抑制 TSH 分泌,一旦确诊为复发,应再次手术或采取放射性碘治疗。

3.术后追踪的主要生化指标

是血清 TSH 和 Tg,一般每 $3\sim6$ 个月复查 1 次。必要时可定期行 B 超或 CT（MRI）检查,亦可考虑作全身放射碘扫描追踪（至少相隔 2 年）。如临床上高度怀疑有复发,而上述影像检查阴性,可考虑做 ^{201}Tl,或 ^{99m}Tc（^{99m}Tc-sesta-M1B1）扫描,或 18 氟-脱氧葡萄糖-PET,或 ^{11}C-蛋氨酸-PET 扫描,以确定复发病灶的部位和程度。

4.放射性碘治疗

^{131}I 扫描能显示手术后的残余癌组织或远处转移灶。如果患者首先使用 L-T_4（$50\sim70$ μg）进行替代治疗,当停用 3 周后,患者 TSH 水平升高。再经 $2\sim3$ 周,当血清 TSH 上升到 50 mU/L 时,可服用 ^{131}I $5\sim10$ mCi,72h 后行全身扫描。近来,人们已改用重组的人 TSH（rhTSH）先刺激甲状腺（包括含 TSH 受体的癌细胞）及 PET 扫描来对转移灶进行定位与追踪,方法可靠,灵敏度高。如果发现残留的甲状腺癌组织或转移灶,通常可施以 ^{131}I $50\sim60$ mCi,如果是有功能的转移癌则剂量加倍。一般 ^{131}I 总量为 $100\sim150$ mCi。$1\sim2$d 后可继以 TH 抑制治疗,将血清 TSH 抑制到小于 0.1 mU/L 或对 TRH 全无反应为止。一般 T_4 的用量为 300 μg。定期的 ^{131}I 扫描要根据患者的情况而定,以每 6 个月 1 次为宜。如果前次扫描已发现有转移病灶,则需要再次行 ^{131}I 全身扫描。而对甲状腺球蛋白不高,前次 ^{131}I 扫描证明无转移的患者,则不需再次扫描,但可在手术 1 年后重复扫描。扫描显示复发,则再次使用 ^{131}I 治疗,并且剂量较前次要大,但 ^{131}I 的总治疗量不超过 500 mCi。扫描显示无复发,则继续使用 T_4 治疗。TH 治疗的目的一方面是替代,维持甲状腺的正常功能,另一方面是反馈抑制 TSH 分泌。

（三）放射治疗

未分化癌具有一定的放射敏感性,可采用放射线治疗。乳头状、滤泡状及髓样癌一般不采用放疗。但当乳头状、滤泡状癌组织无摄碘功能或髓样癌术后有高 CT 状态及难以切除的复发癌、残余癌和骨转移癌,亦可用外放射治疗。

（四）化疗

甲状腺癌对化疗不敏感,可用于甲状腺癌综合性姑息治疗。对晚期甲状腺癌或未分化癌可试用环磷酰胺、阿霉素等治疗。

手霉素为法尼基-蛋白转移酶抑制剂,常单独或与其他药物联合用于治疗未分化性甲状腺癌。

近年来开始试用的单克隆抗体靶向治疗可能是治疗甲状腺癌(主要是髓样癌)的一种新途径(如抗CEA 放射标记的抗体)。近年来试用生长抑素类似物和干扰素治疗甲状腺髓样癌,有一定疗效,化疗药物与免疫调节剂合用,可提高机体免疫力,加强抗癌效果。

（五）经皮酒精注射治疗

经皮酒精注射治疗主要用于实性小至中等结节的治疗。对拒绝行^{131}I治疗或手术治疗的良性结节亦可考虑用此法治疗。注射酒精最好在 B 超引导下进行,在结节内找到血管最丰富的区域后,用 21～22 号针头注入酒精。治疗前和治疗后应追踪 TSH、FT_4、FT_3 和 Tg。此法可有 60％左右的治愈率。

酒精注射主要用于治疗无功能性甲状腺结节、高功能结节和甲状腺腺瘤。对甲状腺癌患者,尤其是有转移和局部压迫症状者,不能首选酒精注射治疗。

（六）对症治疗

甲状腺癌术后出现甲状旁腺功能减退时,可补充钙剂和维生素 D。甲状腺髓样癌伴类癌综合征时,可服用赛庚啶缓解症状。

七、预后

1.甲状腺癌的预后依肿瘤性质和治疗方法而异

一般可用 Mayo 医院的 MACIS 计分系统进行评判。在这一评判体系中,用 Cox 模型分析和逐步回归分析(n＝1779)得到五个影响预后的独立变量 MACIS:转移(M)、年龄(A)、完全切除程度(C)、侵犯情况(I)和肿瘤大小(S)。即:MACIS＝3.1[(年龄不超过 39 岁)或(年龄大于或等于 40 岁)]＋0.3[肿瘤大小,单位(cm)]＋1(完全切除时)＋1(不完全切除时)＋1(有局部侵犯)＋3(有远处转移)。用这一公式得到的 20 年存活率与相应 MACIS 计分值分别为:MACIS＜6 者,20 年存活率为 99％;MACIS 为6～6.99 者,20 年存活率为 89％;MACIS 为 7～7.99 者,20 年存活率为 56％;MACIS≥8 者,20 年存活率为 24％。经多年验证,MACIS 预后评判已被绝大多数人所接受和应用。

2.甲状腺癌的预后与肿瘤的组织类型有关

未分化癌恶性程度高,其治疗往往是姑息性的。乳头状癌预后好,常通过近全部甲状腺切除、长期的TH 的抑制治疗及^{131}I治疗具有摄碘功能的转移灶,可降低甲状腺癌的复发率,延长生存时间,其术后生存期常在 10～20 年以上。滤泡状癌常因转移至肺和骨,较乳头状癌恶性程度高、侵袭力大,预后较差。因此,对其治疗措施应比乳头状癌更有力。除监测血清甲状腺球蛋白外,定期的 X 线追踪检查是必要的。甲状腺髓样癌的恶性程度仅次于未分化癌,2/3 患者的生存期为 10 年左右,对于得到早期诊断、早期治疗的患者有望获得痊愈。

（李云鹏）

第五节　甲状腺功能亢进症

甲状腺功能亢进症(简称甲亢)治疗方法有内科治疗与外科治疗及同位素碘治疗。每个患者都需要选择恰当的治疗方法。每种治疗方法各有其优缺点。若能获得良好的治疗效果,内科治疗最好。当今,欧美日本及我国治疗甲亢都施行甲状腺次全切除术,其最大理由系内科治疗难以获得永久缓解。甲状腺肿对患者带来诸多不便,此类甲亢病例最适合手术。美国几乎都采用同位素碘治疗甲亢,这是因为同位素碘治疗甲亢价廉易行,而选择外科治疗需高额费用,对手术并发症持严厉批判态度。实际上注意手术操作完全可以预防手术并发症。内科治疗需要时间长而无法缓解的病例,选择外科治疗可获得确实效果,提高患者生存质量。

一、甲状腺功能亢进症治疗历史

应用抗甲状腺药物治疗与同位素碘治疗研制开发之前,切除甲状腺肿是治疗甲亢确实有效的唯一方法。19世纪后半期Billroth,Kocher等人对甲亢均施行手术治疗。1909年瑞士人Theodor Kocher获得诺贝尔医学奖金时,获奖的演讲题目"轻度甲状腺疾病状态"之中,施行4000例甲状腺手术中甲亢手术为155例,其死亡率为2.5%,取得优秀的治疗成绩。Kocher获此成绩时供职于瑞士的伯尔尼大学外科。当时瑞士为缺碘地方甲状腺肿流行地区。其实论文中作为甲亢病例含有现在称为中毒性结节性甲状腺肿。当时,甲亢手术最大并发症是术后甲状腺危象,死亡率高。中毒性结节性甲状腺肿多为轻度功能亢进。不管怎样,呈甲状腺功能亢进状态手术发生甲状腺危象可能性很大。1923年美国MAYO诊所的Plummer报告使用碘剂后可以安全地进行甲亢手术。1942年Hamilton发现^{131}I于甲状腺内聚集,从而将其应用于甲亢治疗。1943年Astwood用硫氧嘧啶治疗甲亢,因硫氧嘧啶毒性大,以后广泛应用带丙基的硫氧嘧啶。同时期研制开发他巴唑,才开创甲亢内科治疗。美国广泛应用同位素碘治疗甲亢以来,似乎甲亢外科手术成为过时的治疗方法。但是用抗甲状腺药物治疗甲亢缓解率很低为40%～50%,为了获得缓解多数患者需要长时间服药。也有用抗甲状腺药物治疗使甲状腺肿越来越大。美国用同位素碘治疗甲亢50余年,日本有40余年中国也有30余年经验来看,已经否定其致畸性与对性腺影响,否定发生白血病与癌的可能性。因而广泛应用同位素碘治疗甲亢。但对妊娠者当属禁忌,近期希望妊娠女性也不合适。

关于放射线对甲状腺影响,众所周知婴幼儿时期颈部照射X线可能成为发生甲状腺癌的因素。Belarux报告切尔诺贝利核电站的核泄漏事故后发生很多小儿甲状腺癌病例。可能系放射性碘为主要发病因素之一。关于同位素碘治疗后发生甲状腺癌与甲状旁腺癌的频率还没有结论。Holm等人报告10552人同位素碘治疗后调查结果胃癌发生率上升。而美国所有年龄组甲亢患者均为同位素碘治疗对象。

二、甲亢手术适应证

(1)年轻者;结婚希望妊娠者;对于中年或高龄者用侵袭不大的同位素碘治疗为好,本人希望手术的病例也适合手术。某些眼球突出非常严重病例适合手术。

(2)用抗甲状腺药物治疗不能获取永久缓解的病例。用抗甲状腺药物几年也无法定期到医院检查治疗者。控制甲亢需要大剂量的抗甲状腺药物的病例不如做手术为好。每日服用他巴唑90 mg以上,甲状腺功能难以达到正常化的病例需同时服用碘剂地塞米松暂时将甲状腺功能达到正常就施行手术。

(3)因抗甲状腺药物不良反应使其无法继续服用抗甲状腺药物的病例。服用抗甲状腺药物最严重并发症是颗粒细胞减少症,大约500例中可有1例发生此症。对于年轻患者发生颗粒细胞减少症时即使甲状腺肿小也需要劝其手术治疗。如发生其不良反应如皮疹、关节痛、肝功能障碍无法使用抗甲状腺药物的病例需要考虑手术治疗。

(4)甲状腺肿大超过40 g以上,或TRAb(促甲状腺激素受体抗体)呈高值为60%以上者。因甲状腺肿比较大,应用抗甲状腺药物多数难以缓解,或多次复发。甲状腺肿大即使应用同位素碘治疗也不容易缓解。

(5)只有手术才能治疗的病例,如甲亢合并甲状腺恶性肿瘤。甲亢合并有潜在性分化癌的频率高。为手术适应证的恶性肿瘤均为显性癌。合并甲状腺良性肿瘤体积比较大者也是手术对象。

(6)可以说社会性适应情况,希望早期缓解拒绝同位素碘治疗病例,如到医疗机构不发达的国家或地区工作,或无法定期到医院复查的病例也是手术对象。从美容角度看劝其手术治疗。患者自身熟知甲亢病态也多数希望手术治疗。

三、甲状腺次全切除术

（一）手术目的

甲状腺大部分切除，使甲状腺刺激发生反应的甲状腺滤泡细胞数目减少，使分泌甲状腺激素保持正常状态。

（二）术前准备

如前所述甲亢手术主要使甲状腺功能恢复正常。如果甲状腺功能正常的话，那么完全不用担心术后发生甲状腺危象。通常使用抗甲状腺药物可使甲状腺功能正常化。当其药物疗效差，不良反应强无法继续服药时可用如下方法使甲状腺功能正常化，即：只用抗甲状腺药物，抗甲状腺药物＋碘剂；抗甲状腺药物＋碘剂＋肾上腺皮质激素；抗甲状腺药物＋碘剂＋肾上腺皮质激素＋心得安；只用碘剂；碘剂＋肾上腺皮质激素；碘剂＋肾上腺皮质激素＋心得安；只用心得安。

大剂量碘剂有抑制甲状腺激素分泌与合成的作用。一般轻度或中度甲亢者待甲状腺功能恢复正常时需要服用复方碘溶液，每次 10 滴，每日 3 次，连服 7～14 d 手术，服用碘剂 3 周以上出现逃逸现象失去作用。

即使应用碘剂甲状腺功能仍呈高功能状态可并用肾上腺皮质激素。肾上腺皮质激素促进 T_4 向反 T_3 转换以减少血中 T_4，使代谢正常化。应用地塞米松，倍他米松 6～8 mg，4～6 d 口服。如脉搏频数时可并用心得安。也有单用心得安作术前准备的方法。因术前术后心得安的剂量不好掌握，术后 1 周继续口服心得安。有少数患者术后发生甲状腺危象。

（三）甲状腺次全切除手术操作要点

为了获得确实治疗效果，应该施行并发症少的手术方式。现在一般广泛施行甲状腺次全切除术。为了保护喉返神经及甲状旁腺，手术开始时不要触及甲状腺背侧。尽可能保留甲状腺后方被膜。也有确认喉返神经后再施行甲状腺次全切除。当甲状腺肿比较大或甲状腺与周围组织粘连密切病例，确认喉返神经很困难。一般甲状腺残留量两侧为 4～6 g。Feliciano 认为甲亢手术的新进展，即：①保留甲状腺下动脉可确保上甲状旁腺的血液循环。②保留喉上神经外支。③完整切除锥体叶。④甲状旁腺自家移植。⑤置放持续吸引的引流管。

（四）手术步骤

（1）切口与颈前肌群显露。切开皮肤及颈阔肌，显露胸锁乳突肌，胸骨甲状肌的前面。

（2）手术入路。一般常用正中与侧方手术入路，可用正中颈白线纵行切开，直达甲状腺峡部，用于甲状腺瘤非常小，可以很好地观察甲状腺左右叶。如图 13-1 所示的侧方手术入路充分显露甲状腺上、下动静脉，喉返神经与甲状旁腺。当锥体叶大时难以处理。于胸锁乳突肌前缘切开筋膜剥离胸骨舌骨肌与胸骨甲状肌间隙。直达甲状腺表面。

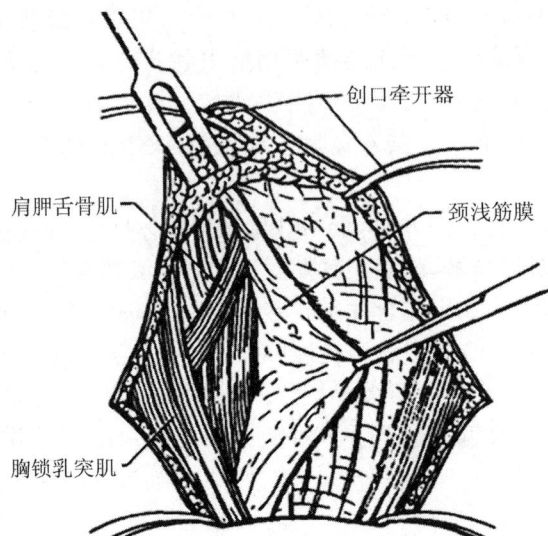

图 13-1　手术入路

（3）显露甲状腺上动静脉。以甲状腺钳子挟持甲状腺上极附近，将甲状腺向前下方牵引，仔细剥离显露甲状腺上动静脉分支，通过止血钳子。

（4）结扎切断甲状腺上动静脉。于甲状腺上动静脉分支的头侧通过结扎线行双重结扎。紧贴甲状腺上极结扎甲状腺上动静脉的前支，外侧支，保留，背支。

（5）结扎切断甲状腺中静脉，向正中方向夹持甲状腺，显露甲状腺侧方的甲状腺中静脉，双重结扎。

（6）显露甲状腺下动脉，喉返神经。靠近颈总动脉，牵引甲状腺侧方，使甲状腺下动脉紧张，剥离其周围组织，确认喉返神经，此图中系喉返神经位于甲状腺下动脉主干之下处。

（7）确认喉返神经与甲状旁腺。如图 13-2 所示喉返神经位于甲状腺下动脉分支间或外侧，各占 20％，余下 10％系甲状腺下动脉不发达难以确认。

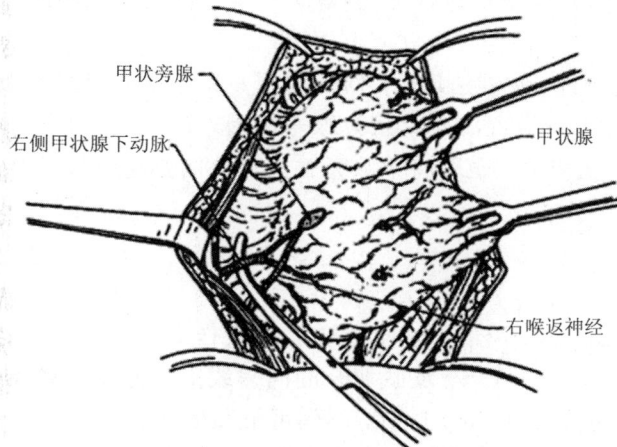

图 13-2 确认喉返神经与甲状旁腺

（8）结扎切断甲状腺下动脉。结扎甲状腺下动脉，术后甲状旁腺功能减退症发生率不增高。注意不要将甲状腺下动脉与喉返神经一起结扎。数针缝合甲状腺峡部的实质遮断对侧叶的血流。为了保护后方甲状腺与甲状旁腺按甲状腺后方缝合结扎一周。

（9）切除甲状腺侧叶。首先切断峡部锐性剥离气管与甲状腺之间隙，应用手术刀切除甲状腺，其断端缝合止血。一般先切除右叶，同样操作切除左叶，两叶残留量合计 6～8 g。距离创口数厘米处插入硅胶引流管，24～48 h 拔引流管。

四、甲状腺超次全切除术（栗原手术）

（一）甲状腺次全切除术后有 10％～20％患者甲亢复发

日本国栗原英夫教授首创甲状腺超次全切除术。指甲状腺组织残留量为 2 g 的甲状腺切除手术。施行此手术可使原发性甲状腺功能亢进症百分之百缓解而治愈。其理由系一般的甲状腺次全切除不能完全去除甲状腺刺激抗体，患者认为手术是唯一最好治疗措施术后不应复发；当甲状腺组织残留量 2 g 以下术后无复发病例；术后发生甲状腺功能减退可应用甲状腺激素补充疗法调整治疗；甲状腺组织残留量 1.5～2.0 g 时患者没有正确服用甲状腺激素呈潜在性甲状腺功能减退症，但不会呈现严重甲状腺功能减退状态。

（二）手术要点

1.需特殊准备的器械

为了确认游离甲状旁腺与喉返神经准备一个手术用放大镜与几把小蚊式钳子，甲状腺钳子或二齿式宫颈钳子；甲状腺组织残留量模型用黄铜制造，由 6 g 至 1 g 等 6 个模型。

2.为了完成此术式需要研习

（1）甲状旁腺及甲状腺游离手术技术。

（2）确认喉返神经方法。

(3)关于 Berry 韧带周围的局部解剖等。

3.游离甲状旁腺的方法如下进行

将覆盖甲状腺表面的外科被膜剥离开,去显露甲状旁腺,需将支配甲状旁腺的血管分支与甲状腺交通支一支一支地仔细处理,将其向外侧游离。发现甲状旁腺有血液循环障碍时,应将其细切后移植于胸锁乳突肌内。

4.确认喉返神经的方法

多数术者喜欢应用喉返神经与甲状腺下动脉交叉部位判断确定。一般从外侧游离甲状腺在第1第2气管软骨高度的所谓 Zuckerkandl 结节背部,Berry 韧带外侧可见喉返神经。本法优点在于此部位肯定有喉返神经,因为喉返神经不贯穿甲状腺与 Berry 韧带,故在甲状腺表面仔细地游离不会损伤喉返神经。如果错误地将一侧喉返神经切断时,应对端缝合神经,对于正常生活没什么妨碍。

5.甲状腺残留量问题

游离甲状旁腺,确认喉返神经,在左右 Berry 韧带周围只留下 1 g 甲状腺组织,甲状腺残留组织位于喉返神经前内侧。手术中于甲状腺背面游离甲状旁腺非常困难时,可将附有甲状旁腺的甲状腺组织残留量大小为 1 g 至 2 g 而对侧叶全切除。也可将甲状旁腺向背外侧游离确认喉返神经,使左右 Berry 韧带周围各留下 1 g 甲状腺组织。

(三)手术步骤

1.切口与显露甲状腺

皮肤切口位置在胸骨上缘 1～1.5 横指处,沿着皮肤皱纹作 Kocher 切口。如需延长皮肤切口尽量延向侧方,避免沿颈部纵向切开(图 13-3)。与皮肤切开的同一线上切开游离颈阔肌。用组织钳子将皮下组织与颈阔肌一同夹持上提,在颈阔肌下面向上方游离到可触及甲状腺上极,向下方游离到可触及锁骨上缘为止。将皮瓣在上方固定二处,下方在中央与皮肤缝合固定。显露出覆盖有颈浅筋膜的胸骨舌骨肌。显露甲状腺有三种方法(图 13-4,图 13-5,图 13-6)。当甲状腺肿小时可行正中切开,一般行颈前肌群于两方外侧切开加横行切断颈前肌群;甲状腺肿大时再加肩胛舌骨肌也横行切断,能触及左右甲状腺上极为止。颈前肌群横行切断时,先将胸骨舌骨肌的上、下两侧的肌肉全层缝合结扎切断,即在胸骨舌骨肌背面插入两把 Kocher 钳子在两钳子之间以电刀切断。再将胸骨甲状肌也双重结扎其间切断。因为胸锁乳突肌,胸骨舌骨肌与胸骨甲状肌以各自筋膜覆盖,且三者之间血管穿通支很少均为疏松地结合。将颈前肌横行切开时,很容易用手指剥离开颈前肌的间隙。

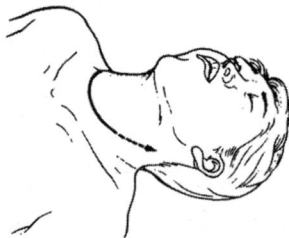

图 13-3　皮肤切口

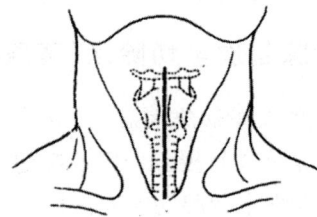

图 13-4　正中切开

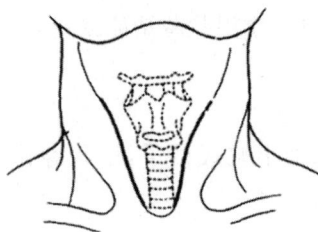

图 13-5　双外侧切开

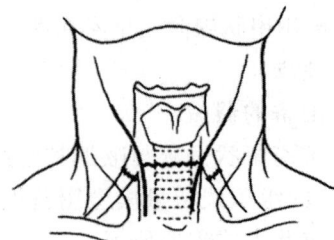

图 13-6　颈前肌群横行切断

2.游离甲状腺

（1）因甲状腺与胸骨甲状肌之间有小血管穿通支,应当一支一支地仔细钳夹止血进行剥离。甲状腺肿比较大时,游离胸骨甲状肌的外侧,尤其是上方充分剥离后处理甲状腺上极就容易多了。游离外侧时因血管多必须慎重剥离。这样制止出血可顺利地将甲状腺暴露出来。

（2）从峡部上方游离甲状腺及锥体叶需紧贴甲状腺,结扎切断甲状腺上动脉前支外侧支如图13-7,为了保留甲状旁腺血液循环,不能切断甲状腺上动脉的背支,甲状腺上极背侧不要剥离很深、避免损伤甲状旁腺。从外侧向背部平行剥离不会损伤喉上神经外支。

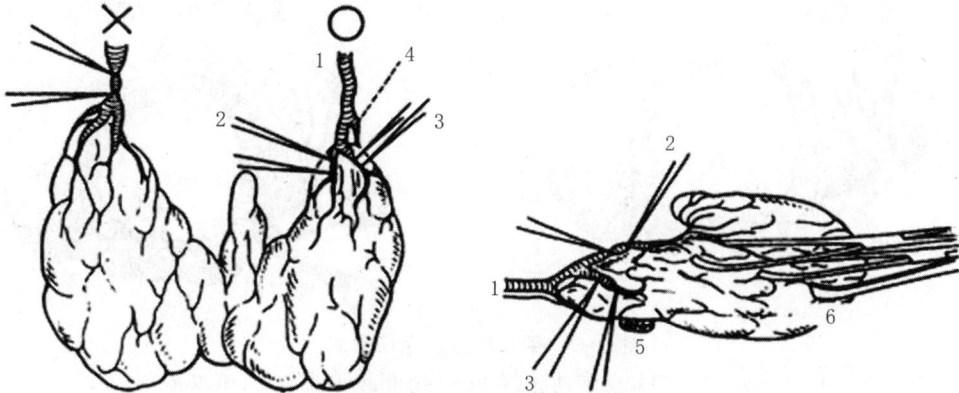

图 13-7　游离甲状腺的术式

游离上极时,保留甲状腺上动脉背支,保留上甲状旁腺血循,左图不要像 X 那样集束结扎。只结扎甲状腺上动脉的前支与外侧支。

1.甲状腺上动脉主干;2.前支;3.外侧支;4.背支;5.甲状旁腺;6.甲状腺右侧叶

（3）在游离甲状腺外侧与下极时,应用甲状腺钳子或组织钳子将甲状腺向内侧牵引,切断结扎甲状腺中静脉,继续游离一直到甲状腺后被膜处,此时应将覆盖于甲状腺表面的薄薄的纤维性被膜（外科被膜）用蚊式钳子剥离。将与甲状腺之间疏松结缔组织用剪刀锐性剥离将甲状腺向前方游离起来。当处理甲状腺动静脉时尽可能靠近甲状腺被膜处结扎切断。并不损伤甲状旁腺血液循环。当甲状腺残留量小时,甚至气管,食管以至甲状腺上动脉向甲状旁腺的侧支循环也减少,故不结扎甲状腺下动脉主干可保留甲状旁腺的血液循环。

3.游离甲状旁腺

一般行甲状腺次全切除时,即使甲状旁腺位于前方也不会损伤甲状旁腺。当甲状腺切除很多时两叶总残留量为 2 g 以下,为了保留甲状旁腺血循必须将甲状旁腺从甲状腺上游离下来移向背外侧,将黄色物体全部留下。

如图 13-8 所示按点线作切断面不会损伤甲状旁腺。

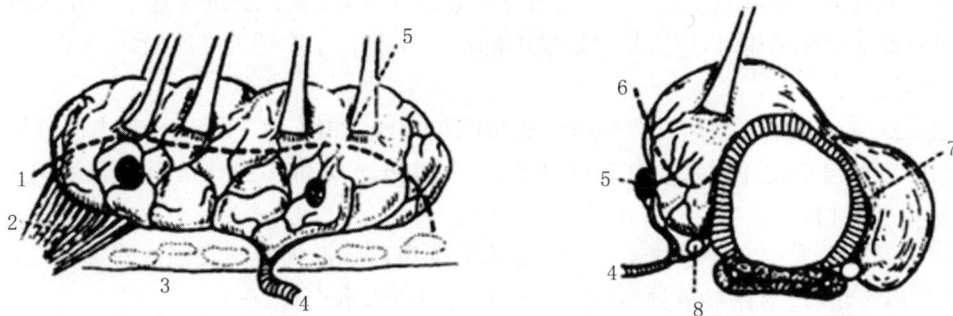

图 13-8　游离甲状旁腺的术式

1.切断线;2.喉头;3.食管;4.甲状腺下动脉;5.甲状旁腺;6.切断面;7.气管;8.喉返神经

施行甲状腺超次全切除时,残留甲状腺组织非常小,多数情况下必须将甲状旁腺游离移动到后被膜处。在游离甲状旁腺时,为了保留其血液循环尽可能远离甲状旁腺而靠近甲状腺处结扎切断血管,如图13-9中的点线为甲状腺切断面,位于Berry韧带处的残留甲状腺组织重量约1 g。

游离移动甲状旁腺处理血管时,尽可能距甲状腺近,离甲状旁腺远些。点线为切断面,甲状腺残留量为1 g。

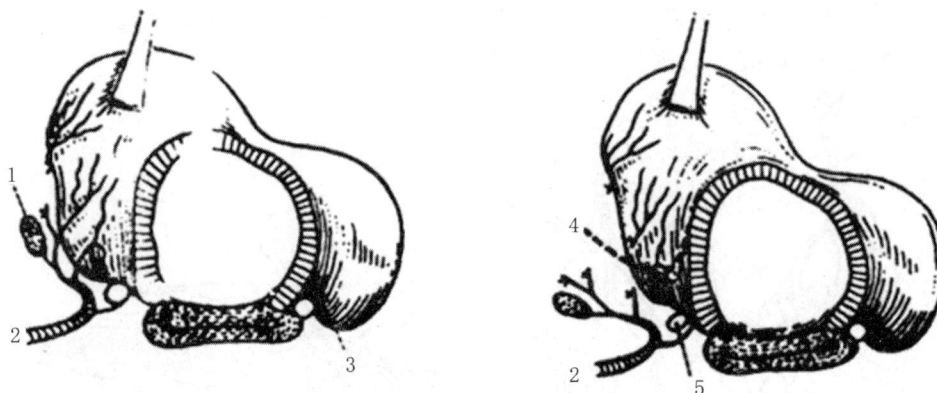

图13-9 甲状腺超次全切除术
1.甲状旁腺;2.甲状腺下动脉;3.Berry韧带;4.切断面;5.喉返神经

如图13-10所示,将甲状腺向前内方向边牵引,边将甲状腺由外侧向背部纵深进行剥离。在第1第2气管软骨高度可见甲状腺呈半球状隆起部分称为Zuckerkandl结节。

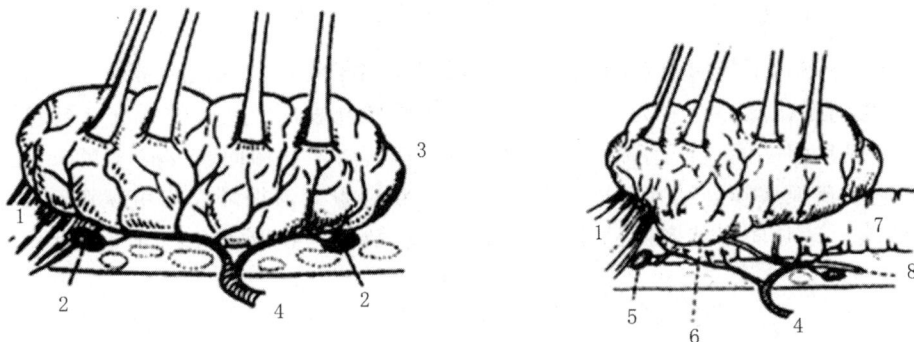

图13-10 第1~2气管软骨高度有个半球状隆起称为Zuckerkandl结节
1.喉头;2.甲状腺;3.甲状腺右侧叶;4.甲状腺下动脉;5.甲状旁腺;6.Zuckerkandl结节;7.气管;8.喉返神经

当游离甲状旁腺之际,应用蚊式钳子或小镊子将覆盖甲状腺表面的外科被膜钝性分离显露甲状旁腺。为了保留甲状旁腺血液循环尽可能接近于甲状腺处结扎切断血管,反复多次进行这个操作来游离甲状旁腺。当确认甲状旁腺有血液循环障碍时,应将其细切成1 mm³大小移植于胸锁乳突肌内。

4. 显露喉返神经

进一步将Zuckerkandl结节剥离到背侧可显露出喉返神经,如图13-11所示,其内侧可见Berry韧带。此Berry韧带系将甲状腺固定于喉头与气管的结缔组织。Berry韧带周围残留甲状腺组织重量约有1 g。图中的点线表示甲状腺切断线。

在Berry韧带的外侧肯定有喉返神经走行。如果需要游离喉返神经则必须沿着神经走行插入蚊式钳子,边作隧道式分离组织,边显露喉返神经可追溯到喉返神经入喉之处。

5. 切除甲状腺方法

游离甲状腺上极背侧到Berry韧带附近,游离甲状腺下极到气管前外侧的Berry韧带附近,将韧带周围的甲状腺组织保留下来,左右叶各1 g。也可行一侧叶切除对侧叶保留2 g。

切除甲状腺之前,将峡部由气管前游离下来,然后通过两根粗丝线分别结扎峡部,结扎线之间横断峡部,向左右侧叶分离。在切除甲状腺之前,在切断线以下细丝线缝合结扎一周后,这样切除甲状腺组织时可呈无血状态。

如图 13-12A、B 于左右 Berry 韧带附近各叶残留 1 g 组织。

如图 13-12C、D 一侧叶切除对侧叶残留 2 g 组织。

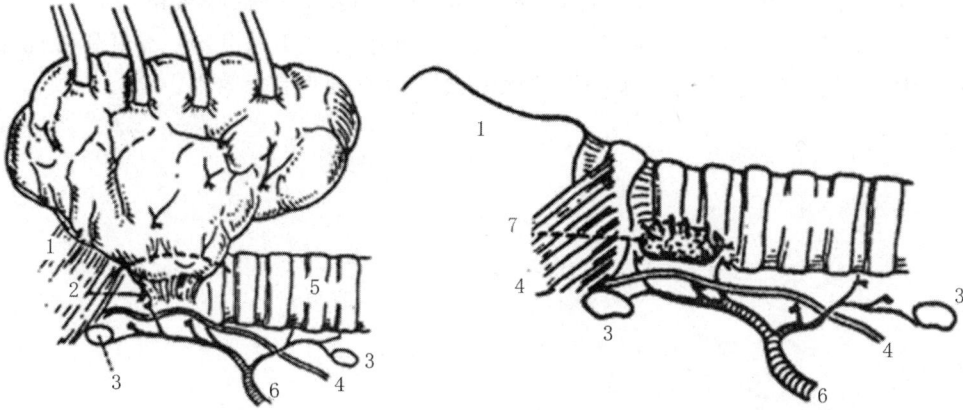

图 13-11 显露喉返神经

其内侧可见 Berry 韧带,韧带周围可残留 1 g 甲状腺组织,图中点线为切断线

1.喉头;2.Berry 韧带;3.甲状旁腺;4.喉返神经;5.气管;6.甲状腺下动脉;7.残留甲状腺组织

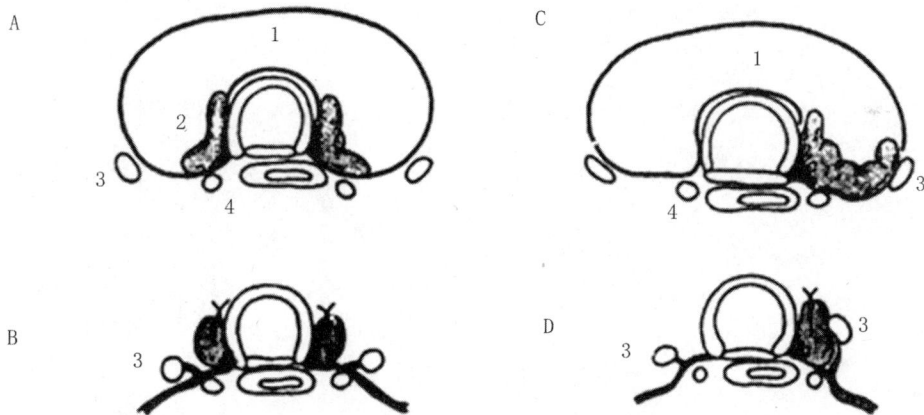

图 13-12 切除方法

1.切除甲状腺组织;2.甲状腺残留部;3.甲状旁腺;4.喉返神经

6.测量甲状腺残留量

经常应用佐佐木纯教授研制发明的甲状腺残留量模型,在手术中加以比较判定甲状腺组织残留量多少。

7.切口缝合

需要冲洗创腔确认无出血,胸骨柄下 3 cm 皮肤戳孔,置剪有侧孔的胶管持续负压引流创腔。缝合颈前肌群,再仔细缝合切断的颈阔肌与皮肤。

8.确认声带功能

手术结束时,患者麻醉清醒拔除气管内插管之际用喉镜检查确认声带功能。

(四)术后处置

术后第二天早晨开始离床洗漱饮食活动。饮食从喝茶水、喝粥开始。最初不要饮用果汁那样有刺激性饮料。如果没有误咽、恶心呕吐,可适应患者情况逐渐改成普食。甲状腺超次全切除术后可导致甲状腺功能减退症或潜在性甲状腺功能减退症。故术后继续进行甲状腺功能检查适当补充甲状腺激素。

年轻人(20 岁左右年龄段),甲状腺很大(40 g 以上)甲状腺刺激抗体 TRAb 呈高值者单纯行甲状腺次全切除术后易复发,认为均是甲状腺超次全切除术适应证。因本手术的术后患者均无甲亢复发,且术中边确认喉返神经及甲状旁腺边进行手术,故并发症极少。术中仔细手术操作处理血管,出血量极少经常不输血也不必备血。

因术后一过性甲状腺功能减退,故术后所有病例均需服用左旋甲状腺素钠(商品名优甲乐)。术后 3 个月甲状腺功能降低到最低值。一年后恢复正常。一部分患者一年后 TSH 还很高可能是潜在性功能减退症。如果医生正确地指导患者坚持服用甲状腺激素可达到预期治疗效果。

(李云鹏)

第十四章　乳腺疾病

第一节　急性乳腺炎

急性乳腺炎是俗称"乳痈"，多是由金黄色葡萄球菌感染所引起，乳腺的急性化脓性感染，几乎所有患者均是产后哺乳的产妇，初产妇尤为多见，发病多在产后 3～4 周。

其发病原因除产后全身免疫功能下降外，乳汁淤积和细菌入侵是两个重要因素。乳汁淤积有利于入侵细菌的生长繁殖。导致乳汁淤积的原因如下：

(1)乳头发育不良(过小或内陷)，妨碍哺乳。

(2)乳汁过多或婴儿吸乳少，以致乳汁排空不畅。

(3)乳管阻塞，影响排乳。

乳头破损，致使细菌沿淋巴管入侵是感染的主要途径。婴儿口含乳头而睡或婴儿患有口腔炎而吸乳，也有利于细菌直接侵入乳管。

一、临床表现

初期患者主要感觉乳房肿胀疼痛；患处出现有压痛的硬块，表面皮肤红热；同时可伴有全身性症状，如畏寒、发热、乏力等。病变如果继续发展，则上述症状加重，疼痛可呈搏动性，并出现寒战，高热，脉搏加快。患侧腋窝淋巴结常肿大，并有压痛。白细胞计数明显增高。

乳腺急性炎症肿块常在数天内局限软化而形成脓肿。脓肿可位于浅表容易发现，也可位于深部需穿刺明确诊断。脓肿可为单房或多房；同一乳腺也可以同时有几个炎症病灶而先后形成几个脓肿。脓肿进一步发展，可向外溃破，或穿破乳管而自乳头流出脓液。向深部侵犯者则可穿至乳房与胸肌间的疏松组织中，形成乳房后脓肿。感染如不及时处理，严重时可并发败血症。

二、诊断要点

(1)哺乳期产妇(尤其是初产妇)，出现乳房发胀，并有红、肿、热、痛感染征象。

(2)患乳检查有红肿、压痛、肿块，边界不清，如脓肿形成可有波动感，穿刺可抽出脓液。

(3)患者畏寒有发热、乏力等全身症状。白细胞计数升高，中性粒细胞增加。

三、治疗

(一)脓肿形成前的治疗

1.停止哺乳

用吸乳器吸出乳汁，保证乳汁通畅排出。

2.局部理疗

局部热敷，每次 30 min，每日 3 次。亦可用红外线、超短波等治疗。水肿明显者可用 25％硫酸镁湿热敷，也可用金黄散或犁头草、蒲公英、金银花等鲜中草药捣烂外敷。

3.青霉素局部注射

皮试阴性后,将含有 100 万 U 青霉素的等渗盐水 20 mL 注射在炎性肿块四周,有促使早期炎症消散,必要时每 4～6 h 可重复注射 1 次。

4.抗菌药物

根据病情不同给予红霉素、螺旋霉素口服或青霉素、头孢类抗生素肌内注射或静脉滴注。

(二)脓肿形成后的治疗

急性乳腺炎形成脓肿后应及时切开引流。脓肿切开应注意以下问题。

1.正确选择切口

为避免乳管损伤形成乳瘘,浅脓肿切口应按轮辐状方向切开;深部脓肿或乳房后间隙脓肿应取乳房下缘弧形切口,经乳房后间隙引流。乳晕下脓肿应做乳晕边缘的弧形切口。

2.及早发现深部脓肿

如果炎症明显而无波动感,应考虑深部脓肿的可能,及时进行穿刺,明确诊断。

3.正确处理多房脓肿

术中应仔细探查脓腔,分离隔膜。

4.引流通畅

引流位置要位于脓腔最低点。脓肿巨大时行对口引流。

四、注意事项

(1)避免乳汁淤积,防止乳头损伤,并保持其清洁是预防急性乳腺炎的关键。①妊娠期应经常用温水,肥皂水清洗双侧乳头,保持清洁。②乳头内陷,一般可经常挤捏、提拉矫正。③要养成定时哺乳习惯,不让婴儿含乳头而睡。每次哺乳应将乳汁吸空,如有淤积可用吸乳器或按摩将其排出,乳头如有破损,应及时治疗。

(2)急性乳腺炎后,应停止哺乳,但不一定要终止乳汁分泌,否则影响婴儿喂养,要根据炎症发展情况而定。如感染严重或脓肿引流后并发乳瘘,须终止乳汁分泌。

(3)终止乳汁分泌,可口服己烯雌酚 1～2 mg,每日 3 次,2～3 d;或肌内注射苯甲雌二醇,每次 2 mg,每日 1 次,至收乳为止。也可用炒麦芽 120 g 煎服,连服 3 d。

(闫进贵)

第二节　积乳囊肿

积乳囊肿(galactocele)是因乳汁潴留而引起的囊肿,是乳腺不太常见的疾病,多单个发生,常在哺乳停止后被发现,以外上象限相对多见。它的发病原因是哺乳期,乳腺导管阻塞,乳汁无法排放,淤积而成。肉眼观,积乳囊肿一般在 1～3 cm 大小,椭圆形或圆形,囊壁厚薄不一,但比较完整,囊肿内包含有陈旧的乳汁或浓缩的如奶酪样的液体。显微镜下,囊肿由立方或扁平上皮细胞排列形成,由于脂类的刺激,可见细胞质空泡形成,囊壁常常纤维化。囊肿周围的间质中常有淋巴细胞的浸润,一旦囊肿破裂,囊内物质外溢,可以刺激周围组织,诱发炎性反应。

一、临床诊断

(一)临床表现

积乳囊肿发生于 20～40 岁的育龄妇女,往往在断乳后的数月到 2 年之间被发现,因为随着乳腺组织的日渐复原,乳房内的肿块逐渐显得格外容易被发现。妊娠的中后期也可以发生,但不常被发现。肿块常不大,往往在1~3 cm,表面极光滑、活动,呈球形或椭圆形,质地稍硬,活动,与皮肤和胸壁无粘连,被覆皮肤也无水肿和颜色改变,一般无自觉痛,也无触痛,无乳头异常分泌物,与月经周期无关,无腋下淋巴结肿大。但个别在有炎症反应时,它的表现可以类似乳腺炎,有红肿热痛,可以与周围组织有粘连,及腋下淋巴结肿大。

（二）相关检查

乳腺X线摄影检查对积乳囊肿的诊断有意义。一般可见一个圆形的或椭圆形的、边界光滑清楚的块影,可发生于乳房的任何部位。这个积乳囊肿在放大的图像中,呈现由脂肪和稠密的液体混合而成,而其中的一些斑驳影可能是乳汁凝结造成。但有时它们在图像上和一些其他的含有脂肪的病灶之间,又不太容易鉴别。这种情况可以借助B超帮助。

B超下可以显示囊肿的情况,液性回声,完整的包膜,囊内呈均匀一致的等回声,中后部有增强的回声光点聚集,此为乳汁的细小凝结块所致。探头在肿块部位加压时,囊肿的形态可以有部分改变。

细针穿刺检查是最常用的。在积乳囊肿中,只要抽到像陈旧的乳汁样、黄白色或灰白色较稠的囊液,诊断就可以确定。有的病程较短者,抽出的囊内液和新鲜乳汁相似,在涂片上往往为脂性蛋白物质和泡沫状细胞。有继发感染时,囊内液浑浊,涂片可见较多炎性细胞。

二、鉴别诊断

（一）乳腺纤维腺瘤

乳腺纤维腺瘤是光滑活动的实性肿块,有时它呈分叶状,在乳腺X线摄影检查中,它多呈均匀的密度增高影,在B超中,它为边界光滑的低回声区,探头在肿块上加压时纤维腺瘤不变形。穿刺活检有重要鉴别意义。

（二）乳腺癌

中后期的乳腺癌,由于它有特征的表现,诊断不难,但早期的乳腺癌则易于与乳腺积乳囊肿发生混淆,癌性肿块坚硬,呈多形性,边界不清,表面欠光滑,常有酒窝征。在乳腺X线摄影检查中,有沙粒样钙化,不规则的块影,肿块边缘有毛刺等。

（三）乳腺囊性增生症

乳腺囊性增生症中有较大的囊肿发生时,也会出现类似的临床表现,但囊性增生症的囊肿常成串的多发,活动度较小,病员有周期性的乳房疼痛,往往双乳发生,增生部位常有触痛。针吸活检进针有涩针感,抽到的囊液是浆液状的,与乳汁样的积乳囊肿完全不同。

（四）乳腺囊肿

乳腺单纯囊肿和复合囊肿往往发生的时间和哺乳无关,部分乳腺囊肿有疼痛,部分和月经周期有关,最主要的鉴别在于穿刺所抽取的囊内液体的不同。

三、治疗

积乳囊肿的治疗很简单,就是细针穿刺,完全抽出囊内液,此项操作可以在B超下顺利完成。若是在医生掌控之下进行的,可以在穿刺一周后B超复查,以证实囊内液已消除。对于还需要生育的女性,或个别囊肿有反复炎症发作者,或囊肿不断增大者,可以考虑行乳腺积乳囊肿摘除术。

（一）穿刺抽液治疗

有些小囊肿能自行消退,或穿刺抽液后消退,故体积小,无症状的囊肿,可将囊内乳汁吸尽,继续观察。

（二）手术切除

较大的囊肿、抽吸治疗肿块不消者,有继发感染反复发作者,应手术切除。方法是:

（1）麻醉:一般用局麻,用皮内麻醉。即用2%利多卡因,沿切口注射连续皮丘,呈一条线的皮内麻醉。

（2）做一与乳头呈放射状切口,切开皮肤、皮下、脂肪组织。

（3）用手指触找囊肿,触清囊肿后,用弯止血钳顺囊壁做钝性分离。分离中尽量不要分破囊肿。此时若患者有疼痛,可在囊肿周围的乳腺组织内,追加注射麻药。厚壁囊肿常可顺利剥下,一般多无困难,但剥离面应妥善止血。

（4）遇上较韧的粘连条索，不要强行分断，应用止血钳夹住切断结扎，因此类条索中，常有血管和乳管分支。

（5）薄壁囊肿一旦在分离中破裂，只要将囊壁清除完即可，无须切除乳腺正常组织。

（6）切除囊肿后的空腔，做间断缝合。皮下置橡皮引流条，逐层缝合切口，外加敷料包扎，24h 后拔除橡皮引流条，术后第 9 天拆线。

（三）中医治疗

为了达到最好的治疗效果，建议在穿刺抽液后加服 1～2 周的中药或加用针灸治疗，以帮助其复原。如果单纯用中医的方式治疗积乳囊肿效果常不理想。

主证：乳房乳汁潴留性囊肿，肿块光滑、活动、无痛，患者可伴胸闷，胁胀，舌淡红或有瘀斑，苔薄白，脉弦涩。

治法：疏肝活血，化痰散结。

方药：桃红四物汤合二陈汤加味（孕妇不宜）。

桃仁 10 g，红花 10 g，当归 10 g，白芍 15 g，丝瓜络 15 g，川芎 10 g，生地 12 g，陈皮 12 g，枳壳 12 g，路路通 15 g，夏枯草 12 g，莪术 6 g，半夏 10 g，茯苓 12 g，白芥子 10 g。每日一剂，经期停用。

针刺：平补平泻为主，选用天宗、膻中、合谷、太冲、足三里、肝俞、膈俞（孕妇不宜）等穴。每 10min 行针一次，留针 30min，每周 3 次，用于穿刺后的患者，两周后就可停用。

四、预防

本病的预防主要是在哺乳期，尽量减少乳汁淤积的发生，授乳时尽量排空乳汁，可以用手从乳房的四周向中央部位按摩，防止乳汁潴留。哺乳期应使用松紧合适的乳罩托起乳房。在乳房发生炎症时要积极治疗，以防对乳腺组织造成太大的损伤。对年轻女性进行外科手术时，应注意尽可能少地损伤导管。以上所说的几个方面都有助于减少积乳囊肿的发生。

（闫进贵）

第三节　乳腺腺病

一、病因

乳腺腺病可能与卵巢功能紊乱雌激素刺激乳腺致使乳腺组织增生，但其确切病因仍不十分清楚。

二、病理

（一）病理分期

①早期——小叶增生期；②中期——纤维腺病期；③晚期——纤维化期。

（二）大体所见

标本为灰白色较坚硬的肿块，无包膜与周边乳腺组织分界不清，与乳腺癌病理标本很难鉴别。

（三）镜下所见

（1）早期：乳腺小叶内导管及腺泡均增生、数目增多，小叶体积增大，但乳腺小叶及小叶间纤维组织增生不明显，小叶间界限仍保持清楚，乳腺小叶结构仍存在。

（2）中期：除乳腺小叶内导管和滤泡的增生进一步加重外，乳腺小叶内及小叶间的纤维组织增生更加明显，肿块质地更加硬韧，小叶内导管腺泡继续增生，使小叶结构紊乱形态消失。

（3）后期：小叶导管及腺泡受压变形逐渐萎缩呈现所谓硬化性腺病改变。再进一步发展，镜下可见实质性增生被纤维组织包裹，此时酷似浸润性乳腺癌。此种改变称为乳腺腺病瘤。这种晚期（纤维化期）病理特点是乳腺腺病早、中期病理表现已经消失。小叶完全失去了原有的结构和形态，被大量增生的纤维组织代替，致使管泡萎缩消失。

三、临床表现

乳腺腺病多发于 20～50 岁育龄期妇女，早期可出现一侧或双侧乳腺局限性肿块，伴有疼痛，但疼痛与月经周期无明确的关系。肿块一般在 1～3 cm，质地较韧活动度不好，与周围腺体境界不清，多位于外上象限，可单发也可多发。部分患者伴有浆液性或血性乳头溢液。病变继续发展，肿块可以进一步增大，此时肿块很少伴有疼痛，质地也更加硬韧，活动度不佳。临床上极易和乳腺癌混淆。应认真鉴别。

四、治疗

乳腺腺病的治疗主要是外科手术，首先行肿块局部切除或乳腺区段切除，术中可做冰冻切片，如有恶变应按乳腺癌处理。如病变范围较广累及乳腺大部可考虑行乳腺单侧切除术。

（闫进贵）

第四节　乳腺良性肿瘤

一、乳腺纤维腺瘤

乳腺纤维腺瘤（fibroadenoma）常见于青年妇女。早在 19 世纪中叶，国外学者即对本病进行了阐述及命名。在对本病的认识过程中，曾被称为乳腺纤维腺瘤、腺纤维瘤（adenofibroma）、腺瘤（adenoma）等。实际上这仅仅是由构成肿瘤的纤维成分和腺上皮增生程度的不同所致，当肿瘤构成以腺管上皮增生为主，而纤维成分较少时则称为纤维腺瘤；如果纤维组织在肿瘤中占多数，腺管成分较少时，则称为腺纤维瘤；肿瘤组织由大量腺管成分组成时，则称为腺瘤。但上述 3 种情况只是具有病理形态学方面的差异，而 3 种肿瘤的临床表现、治疗及预后并无差别，所以准确分类并无必要。

（一）发病率

乳腺纤维腺瘤的发病率在乳腺良性肿瘤中居首位。好发年龄 18～25 岁，月经初潮前及绝经后妇女少见。Demetrekopopulos 报道，本病在成年妇女中的发病率为 9.3%。

乳腺纤维腺瘤是良性肿瘤，但文献报道少数可以恶变。肿瘤的上皮成分恶变可形成小叶癌或导管癌，多数为原位癌，亦可为浸润性癌，其癌变率为 0.038%～0.12%。肿瘤间质成分也可以发生恶性变，即恶变为叶状囊肉瘤，此种恶变形式较为常见，为叶状囊肉瘤的发生途径之一。如果肿瘤的上皮成分及间质成分均发生恶变即形成癌肉瘤，此种癌变形式少见。纤维腺瘤恶变多见于 40 岁以上患者，尤以绝经期和绝经后妇女恶变危险性较高，临床上应予注意。

（二）病因

乳腺纤维腺瘤虽好发于青年女性，但详细发病机制不详，一般认为与以下因素有关。

（1）性激素水平失衡，如雌激素水平相对或绝对升高，雌激素的过度刺激可导致乳腺导管上皮和间质成分异常增生，形成肿瘤。

（2）乳腺局部组织对雌激素过度敏感。

（3）饮食因素，如高脂、高糖饮食。

（4）遗传倾向。

（三）临床表现

乳腺纤维腺瘤可发生于任何年龄的妇女，多见于 20 岁左右。多为无意中发现，往往是在洗澡时自己触及乳房内有痛性肿块，亦可为多发性肿块，或在双侧乳腺内同时或先后生长，但以单发者多见。肿瘤一般生长缓慢，怀孕期及哺乳期生长较快。

查体：本病好发于乳腺外上象限，一般乳腺上方较下方多见，外侧较内侧多见。肿瘤多为单侧乳房单发性肿物，但单乳或双乳多发肿物并不少见，有时，乳腺内布满大小不等的肿瘤，临床上称之为乳腺纤维腺瘤病。肿瘤直径一般在 1～3 cm，亦可超过 10 cm，甚或占据全乳，临床上称之为巨纤维腺瘤，青春期女性多见。肿瘤外形多为圆形或椭圆形、质地韧实、边界清楚、表面光滑、活动，触诊有滑动感，无触压痛，肿瘤表面皮肤无改变，腋窝淋巴结不大。对该肿瘤的详细触诊，是对该病诊断的重要手段，仔细触诊，虽肿瘤光滑，但部分肿瘤有角状突起或分叶状。有学者将本病临床上分为三型。

1.普通型

普通型最常见，肿瘤直径在 3 cm 以内，生长缓慢。

2.青春型

青春型少见，月经初潮前发生，肿瘤生长速度较快，瘤体较大，可致皮肤紧张变薄，皮肤静脉怒张。

3.巨纤维腺瘤

巨纤维腺瘤亦称分叶型纤维腺瘤。多发生于 15～18 岁青春期及 40 岁以上绝经前妇女，瘤体常超过 5 cm，甚至可达 20 cm。扪查肿瘤呈分叶状改变。以上临床分型对本病的治疗及预后无指导意义。

（四）病理

1.大体形态

肿瘤一般呈圆球形或椭圆形，直径多在 3 cm 以内，表面光滑、结节状、质韧、有弹性、边界清楚，可有完整包膜。肿瘤表面可有微突的分叶。切面质地均匀，灰白色或淡粉色，瘤实体略外翻。若上皮成分较多则呈浅棕色。管内型及分叶型纤维腺瘤的切面可见黏液样光泽，并有大小不等的裂隙。管周型纤维腺瘤的切面不甚光滑，呈颗粒状。囊性增生型纤维腺瘤的切面常见小囊肿。病程长的纤维腺瘤间质常呈编织状且致密，有时还可见钙化区或骨化区。

2.镜下观察

根据肿瘤中纤维组织和腺管结构的相互关系可分为五型。

（1）管内型纤维腺瘤：管内型纤维腺瘤主要为腺管上皮下结缔组织增生形成的肿瘤，上皮下平滑肌组织也参与肿瘤形成，但无弹力纤维成分。病变可累及一个或数个乳管系统，呈弥漫性增生，早期，上皮下结缔组织呈灶性增生，细胞呈星形或梭形，有程度不等的黏液变性。增生的纤维组织从管壁单点或多点突向腔面，继而逐渐充填挤压管腔，形成不规则的裂隙状，衬覆腺管和被覆突入纤维组织的腺上皮因受挤压而呈两排密贴。在断面上，因未切到从管壁突入部分，纤维组织状如生长在管内，故又称之为管内型纤维腺瘤，纤维组织可变致密，并发生透明变性，偶可见片状钙化。上皮及纤维细胞无异形。

（2）管周型纤维腺瘤：管周型纤维腺瘤病变主要为腺管周围弹力纤维层外的管周结缔组织增生，弹力纤维也参与肿瘤形成，但无平滑肌，也不呈黏液变性。乳腺小叶结构部分或全部消失，腺管弥漫散布。增生的纤维组织围绕并挤压腺管，使之呈腺管状。纤维组织致密，常呈胶原变性或玻璃变，甚至钙化、软骨样变或骨化。腺上皮细胞正常或轻度增生，有时呈乳头状增生。上皮及纤维细胞均无异型。

（3）混合型纤维腺瘤：一个肿瘤中以上两种病变同时存在。

（4）囊性增生型纤维腺瘤：囊性增生型纤维腺瘤为乳腺内单发肿块，与周围乳腺组织分界清楚，可有包膜。肿瘤由腺管上皮和上皮下或弹力纤维外结缔组织增生而成。上皮病变包括囊肿、导管上皮不同程度的增生、乳头状瘤病、腺管型腺病及大汗腺样化生等。上皮细胞和纤维细胞无异型。本病与囊性增生病的区别在于后者病变范围广泛，与周围组织界限不清，且常累及双侧乳腺，镜下仍可见小叶结构。

（5）分叶型纤维腺瘤（巨纤维腺瘤）：本瘤多见于青春期和 40 岁以上女性，瘤体较大，基本结构类似向管型纤维腺瘤。由于上皮下结缔组织从多点突入高度扩张的管腔，又未完全充满后者，故在标本肉眼观察和显微镜检查时皆呈明显分叶状。一般纤维细胞和腺上皮细胞增生较活跃,但无异型。本型与向管型的区别在于,分叶型瘤体大、有明显分叶。与叶状囊肉瘤的区别在于,后者常无完整包膜、间质细胞有异型,可见核分裂。以上几种分型与临床无明显关系。

(五)诊断

乳腺纤维腺瘤的诊断一般较为容易,根据年轻女性、肿瘤生长缓慢及触诊特点,如肿瘤表面光滑、质韧实、边界清楚、活动等,常可明确诊断。对于诊断较困难的病例,可借助乳腺的特殊检查仪器、针吸细胞学检查甚至切除活检等手段,以明确诊断。

1.乳腺钼靶片

乳腺纤维腺瘤表现为圆形、椭圆形、分叶状,密度略高于周围乳腺组织且均匀的块影,肿瘤边界光滑整齐,有时在肿瘤周围可见一薄层透亮晕,病程长者可有片状或弧形钙化,但无沙粒样钙化。瘤体大小与临床触诊大小相似。乳腺钼靶拍片不宜用于青年女性,因为此阶段乳腺组织致密,影响病变的分辨,且腺体组织对放射线敏感,过量接受放射线会造成癌变。

2.B超

B超是适合年轻女性的无创性检查,且可以重复操作。肿瘤为圆形或卵圆形,实质性,边界清楚,内部为均质的弱光点,后壁线完整,有侧方声影,后方回声增强。B超可以发现乳腺内多发肿瘤。

3.液晶热图

肿瘤为低温图像或正常热图像,皮肤血管无异常。

4.红外线透照

肿瘤与周围正常乳腺组织透光度基本一致,瘤体较大者边界清晰,周围没有血管改变的暗影。

5.针吸细胞学检查

乳腺纤维腺瘤针吸细胞学检查的特点是可以发现裸核细胞或有黏液,诊断符合率可达90%以上。

6.切除活检

切除活检既是一种诊断手段,又是一种治疗手段。但对于有以下情况者不宜盲目行切除活检,宜收入病房,并在快速冰冻病理监测下行肿瘤切除活检。①患者年龄较大,或同侧腋下有肿大淋巴结;②乳腺特殊检查疑有恶性可能者;③有乳腺癌家族史者;④针吸细胞学有异形细胞或有可疑癌细胞者。

(六)治疗

乳腺纤维腺瘤的治疗原则是手术切除。

1.关于手术时机

(1)对于诊断明确且年龄小于25岁的患者,可行延期手术治疗。因为该病一般生长缓慢、极少癌变。

(2)对于已婚,但尚未受孕者,宜在计划怀孕前手术切除。妊娠后发现肿瘤者,宜在妊娠3~6个月间行手术切除,因妊娠和哺乳可使肿瘤生长加速,甚至发生恶变。

(3)对于年龄超过35岁者,均应及时手术治疗。

(4)如肿瘤短期内突然生长加快,应立即行手术治疗。

2.手术注意事项

因本病患者多为年轻女性,手术应注意美观性。放射状切口对乳腺管损伤较小,对以后需哺乳者较为适宜;环状切口瘢痕较小,更美观。乳晕附近的肿瘤可采取沿乳晕边缘的弧形切口;乳腺下部近边缘的肿瘤,可沿乳房下缘作弧形切口,瘢痕更隐蔽。临床触摸不到的纤维腺瘤可以B超定位下手术治疗。

近年来,出于美学的要求,开展了麦默通微创手术治疗乳腺纤维腺瘤。麦默通微创旋切装置需在B超或钼靶X线引导下进行,切口一般选择在乳腺边缘,约0.3~0.5 cm,术后基本不留瘢痕,且一个切口可以对多个肿瘤进行切除。但肿瘤最大直径应小于2.5~3.0 cm,术后加压包扎。该方法价格较为昂贵。手术切除的肿瘤标本一定要送病理组织学检查,以明确诊断。

(七)预后

乳腺纤维腺瘤手术时,应将肿瘤及周围部分正常乳腺组织一并切除,单纯肿物摘除,增加术后复发的机会。乳腺纤维腺瘤如能完整切除,则很少复发。但同侧或对侧乳腺内仍发生异时性乳腺纤维腺瘤,仍应手术切除。

二、乳腺分叶状瘤

乳腺分叶状瘤(phyllodes tumor)是罕见的乳腺良性肿瘤,占所有乳腺良恶性肿瘤的 0.3%～1%。大多发生在 50～70 岁的女性,发病原因至今仍不清楚,也找不出发病的相关因素。它和乳房纤维腺瘤一样,来源于小叶内间质,不同的是乳腺分叶状瘤具有巨大的生长潜能,可以比纤维腺瘤大数倍,甚至占据整个乳房后仍然向外膨胀性生长。

它的特点是瘤体生长很快,在过去它常常以一个大得难以预料的肿块出现在临床。手术中和切下的标本肉眼观察是一个大的分叶状的肿块,形状怪异,质地较硬,肿块和正常组织间有明显的分界,它的周边正常组织如腺组织和胸肌组织往往是受到推挤而未受到浸润,有些很大的乳腺分叶状瘤内可见有囊性分隔。

显微镜下,它是纤维上皮瘤,分支状的增生的导管被过度生长的乳腺间质所包围。它的主要成分是纤维,但细胞数目比纤维腺瘤更多,细胞可能会有一些异型。

(一)临床诊断

1.临床表现

乳腺分叶状瘤是以局部膨胀性生长为特点的乳腺良性肿瘤。常单个乳房发生,肿块常在几个月内成倍地长大,两三年后甚至可以大到长 30～40 cm,表面成块状的凸凹不平,质硬,但与皮肤无粘连,其基底部也可以活动。当肿块巨大时,患侧乳房常常严重变形,皮色光亮或微紫,乳房皮下静脉淤曲扩张,有的触诊时有囊样感。早期常无疼痛,但当肿块大到一定程度后,开始出现疼痛,步行时或受到挤压、碰击时会痛,巨大的肿块会有触痛,常不伴腋下淋巴结肿大。

乳腺分叶状瘤无明显家族史及遗传倾向。在其小的时候,如 1～5 cm 大小时,很难与纤维腺瘤鉴别。在这种时候,观察它的生长速度便是一个重要的方面。

2.相关检查

(1)乳腺 X 线摄影:早期的乳腺分叶状瘤呈现圆形、卵圆形、分叶形的类似纤维腺瘤的 X 线摄影图像,当它长大以后呈不规则型的大块影,一般边界较清楚,密度增高,其内密度均匀或不均匀,可伴见较大的钙化灶。一般即使肿块大,但边缘光滑呈弧形,而不像乳腺癌常有角状凸起或毛刺等征象。

(2)B超:B超可以显示实质性的低回声的肿块,圆形或卵圆形,常有分叶,大肿块可以呈不规则型,边缘清楚,光滑圆整,结构致密,其内回声可不甚均匀。有的巨大肿块内还可以探及有低回声的呈分隔状的囊性变。

(3)CT 扫描:CT 扫描也可以见到一个与周边组织分界清楚的乳房肿块,多呈分叶形,在使用对比增强的方式后,可以看到肿块常无明显的增强。

值得注意的是,凭病史、临床表现和相关检查,对于有上述特征的大的生长迅速的肿块,不难想到它是乳腺分叶状瘤。但是它与另外一个发病率更少的恶性疾病即乳腺分叶状囊肉瘤,则很难用临床的这些方式进行鉴别,病理切片几乎是唯一的鉴别方式。

由于这类肿瘤生长迅速,一旦发现都以手术切除获得病理结果。如果穿刺细胞活检,很难区别是乳腺分叶状瘤还是乳腺分叶状囊肉瘤,或处于它们中间的良恶性交界状态,所以不主张选用针吸活检,而应当直接手术活检。

(二)治疗

乳腺分叶状瘤在术中冰冻活检明确诊断之后,一般应当施行单乳全切术,一些发现早的病例可以考虑行扩大范围的肿块切除术,即至少连同其周边 1～2 cm 范围内的组织也一并切除,术后应复查追踪。另外,由于它和乳腺分叶状囊肉瘤在临床中难以鉴别的缘故,应实行限期手术,以获得可靠的病理诊断。

乳腺分叶状瘤应先手术治疗,待手术得到准确的病理结果后,可以开始中医调理及预防局部复发。它的治法与纤维腺瘤很接近,仍然以理气化痰散结为主法,适当增加少许扶正的中药。基本处方还是以逍遥散合二陈汤加减。炙黄芪 30 g,当归 6 g,白芍 10 g,陈皮 12 g,莪术 6 g,生牡蛎 10 g,茯苓 15 g,甘草 6 g,白术 12 g,郁金 10 g,枸杞子 15 g,柴胡 10 g,枳壳 10 g,泡参 15 g,浙贝母 12 g。

每日一剂,服用 1～2 个月即可。治疗中可以根据舌脉和症状随证加减。

耳压治疗选用胸、肝、脾等穴,两耳交替进行,每周 3 次,可使用 1～2 个月。

(三)预后

乳腺分叶状瘤是良性疾患,一般手术完整切除后预后很好,但有个别术后局部复发,特别是那些仅行了肿块切除术或扩大范围的肿块切除术的患者。对复发病灶的处理,就是手术再次切除病灶,如果上次手术保留了患侧乳房,复发是应当考虑做单乳切除术,连复发病灶带残留的乳腺组织一并切除。另外,在随后的追踪访问中,要多留心其对侧乳房的情况,它或有双乳发生的可能。

三、乳腺导管内乳头状瘤

导管内乳头状瘤(intraductal papilloma)又称大导管乳头状瘤、囊内乳头状瘤等,是发生于乳头及乳晕区大导管的良性乳头状瘤。肿瘤由多个细小分支的乳头状新生物构成,常为孤立、单发,少数亦可累及几个大导管。

本病多见于经产妇女,以 40～45 岁居多。其确切发病率很难统计,但发病率较低,从临床上看,导管内乳头状瘤较乳腺纤维腺瘤,甚至较乳腺癌亦明显少见。本病病程长,少数可以发生癌变。乳腺导管内乳头状瘤与乳腺纤维腺瘤、乳腺囊性增生的发病原因相同,多数学者认为主要与雌激素水平增高或相对增高有关。

(一)病理

1. 大体观察

大导管内乳头状瘤是发生在乳管开口部至壶腹部以下 1.5 cm 左右的一段乳管内的肿瘤。病变大导管明显扩张,内含淡黄色或棕褐色或血性液体,管腔内壁有乳头状物突向腔内,乳头状物的数目及大小不等,一般直径 0.5～1.0 cm,亦有直径达 2.5 cm 者,乳头的蒂粗细、长短不一,也可为广基无蒂。一般短粗的乳头内纤维成分较多,呈灰白色,质地较坚实,不易折断;而细长顶端呈颗粒状鲜红的乳头质脆,特别是呈树枝状尖而细的乳头更易折断出血。有时乳头状瘤所在的导管两端闭塞,形成囊肿样,即称为囊内乳头状瘤。

2. 镜下所见

乳腺导管内乳头状瘤的基本特点是导管上皮及间质增生形成有纤维脉管束的乳头状结构。该瘤边界清楚,但无纤维包膜。乳头及腔壁表面被覆双层细胞,表层为柱状上皮,其下是圆形或多边形细胞层,该层外是基膜,上皮与基膜之间可见肌纤维细胞。瘤细胞无异型,排列极性整齐。纤维脉管束可纤细疏松,亦可粗厚致密。多数肿瘤可见灶性上皮增生、大汗腺化生及实性上皮细胞巢。1988 年乳腺疾病专题讨论会上有学者认为,乳腺导管内乳头状瘤上皮有Ⅲ级以上增生者恶变率较高。

发生于乳腺中小导管的多发性乳头状瘤称为乳头状瘤病,该病常伴有乳腺囊性增生。乳头状瘤病在中小乳管内呈白色半透明状小颗粒,附于管壁,无蒂,上皮生长旺盛,属癌前病变,癌变率 5％～10％。

(二)临床表现

1. 症状

导管内乳头状瘤多以乳头溢液就诊,多数是在内衣上发现血迹或黄褐色污迹。无疼痛及其他不适,挤压乳腺时乳头溢液。少数以乳房肿块就诊,而以肿块就诊者,病变多在中小乳管。发生于大导管的乳头状瘤溢液发生率 70％～85％,Stout 报道的乳头状瘤,溢液发生率仅为 10％～25％。乳头溢液的性质一半左右为血性,其次是浆液性溢液,约占 30％。有学者统计 300 例血性乳头溢液患者,45 岁以上癌变率约为 23％。

2. 查体

本病的特点是挤压肿瘤所在区域,乳头出现血性或其他性质的溢液。大导管内乳头状瘤能在乳晕区触及肿块者占 1/3 左右,肿块呈圆形、质韧、表面光滑、边界清楚。如继发感染,则肿瘤有压痛,也可与皮肤粘连。

发生于中小乳管的乳头状瘤,肿瘤多在周边区,瘤体较大,可能由于乳管被阻塞、液体潴留所致。肿瘤亦可与皮肤粘连。

(三)诊断

对于有乳头溢液,特别是血性溢液的患者,如能在乳晕附近扪及 1 cm 以下的圆形肿物,则 95％的患者可诊断为乳腺导管内乳头状瘤。对于只有溢液而不能触及肿块的患者,则应采取一些辅助检查,以明确诊断。

1. 选择性乳导管造影

对乳头溢液而言,选择溢液乳导管进行造影,是一项既能明确诊断又安全可靠的方法。

(1)方法:常规患侧乳头及周围皮肤消毒,找准溢液乳导管开口,用钝头细针轻轻插入病变乳导管,避免用力插入,以免刺破乳导管,一般进针 1～2 cm 后,注入碘油或 76％复方泛影葡胺,然后拍钼靶片。注意注药时不要推入空气。

(2)正常乳导管造影表现:乳导管自乳头向内逐渐分支、变细,呈树枝状。自乳管开口处可分为:①一级乳管:宽 0.5～2.3 mm,长 1～3 cm;②二级乳管:宽 0.5～2.0 mm;③三级乳管:宽 0.2～1.0 mm。

正常乳腺导管壁光滑、均匀、分支走向自然。如注射压力过高,造影剂进入腺泡内,形成斑点状阴影。哺乳期乳管略粗。

(3)乳腺导管内乳头状瘤的表现:肿瘤多位于主导管及二级分支导管,表现为单发或多发的圆形或椭圆形充盈缺损。可有远端乳导管扩张,或出现导管梗阻,梗阻处呈弧形杯口状,管壁光滑、完整,无浸润现象。中小乳管内乳头状瘤主要表现为乳管梗阻现象。较大的乳腺导管内乳头状瘤可见病变导管扩张,呈囊状,管壁光滑完整,其间可见分叶状充盈缺损。

2. 脱落细胞学或针吸细胞学检查

将乳头溢液涂片进行细胞学检查,如能找到瘤细胞,则可明确诊断,但阳性率较低。对于可触及肿物的病例,采用针吸细胞学检查,可与乳腺癌进行鉴别诊断。

3. 乳导管镜检查

乳管镜是近几年发展起来的一种特殊检查,通过此方法可以明确诊断。找到溢液乳导管,先注入表面麻醉剂,用扩张器扩张乳导管,放入乳导管镜对一、二、三级导管进行检查。导管内乳头状瘤呈粉红色或鲜红色突出于导管壁或堵塞乳导管。

4. 乳腺钼靶片

对鉴别诊断有一定参考价值。

(四)鉴别诊断

因乳管内乳头状瘤的主要症状为乳头溢液,故凡可引起乳头溢液的乳腺疾病均应进行鉴别诊断。

1. 乳腺癌

乳腺导管内乳头状癌、导管癌等可引起乳头溢液。

(1)乳管造影表现:①乳管本身受到癌浸润、梗阻,破坏引起的征象包括:患病乳导管不规则浸润、僵硬、狭窄及中断,截断面呈"鼠尾状"。②因癌侵犯、收缩、压迫等引起的征象有:树枝状结构受压或受牵引移位,导管分支减少或结构紊乱,有时因肿瘤浸润而致多个相邻分支突然中断。

(2)乳管镜检查:发现乳导管僵硬、结节状改变。

(3)脱落细胞学或针吸细胞学检查:可发现异型细胞,可疑癌细胞甚或癌细胞。

(4)钼靶拍片:有时可见沙粒状钙化。

2. 乳腺囊性增生

本病溢液多为浆液性或黄绿色,且多为双乳头多乳导管溢液,临床上本病呈周期性疼痛,月经前疼痛明显,乳腺可扪及结节状肿物,质韧且压痛。

乳导管造影无充盈缺损之表现。硬化型腺病表现为乳管及其分支变细,呈细线状;囊肿型表现为与导管相连的较大囊性扩张；小导管及腺泡囊性增生型表现为终末导管、腺泡呈较均匀的小囊状或串珠状扩张。

3.乳导管扩张

临床上有乳头溢液，但多为淡黄色液体，偶有溢血。乳管造影示：乳晕下大导管显著扩张、纡曲，严重者呈囊性，无充盈缺损。

4.乳管炎

溢液为浑浊、脓性，乳管镜发现乳导管充血、水肿、有分泌物。

（五）治疗

乳腺导管内乳头状瘤能明确诊断者均应手术治疗。40 岁以下者以区段切除为主，年龄超过 40 岁或多个乳管溢液者，可行保留乳头的乳腺单纯切除术（皮下乳房切除术）。术后标本均应送病理检查，如有癌变，可追加放疗或化疗。

手术注意事项：术前两天不要挤压乳房，以免积液排净，术中找不到溢液乳管；术中用钝针插入溢液导管作为引导或注入亚甲蓝，将整个蓝染的乳腺小叶及相关乳导管一并切除。如疑有恶变，术中应行冰冻病理检查。

对于乳头溢液的治疗，当除外生理性、内科疾病及药物等因素所致者外，原则上亦应手术治疗，特别是年龄在 40 岁以上者，更应行手术治疗。

四、乳房脂肪瘤

乳房脂肪瘤（breast lipoma）是发生于乳房中的良性肿瘤，较常见。它是脂肪组织呈瘤样生长被结缔组织薄膜包裹而形成。多见于 40～60 岁的女性，一般它不会和乳腺癌发生混淆。肉眼观呈黄色，质软，但较正常脂肪组织质地稍硬，有透明薄膜包裹。显微镜下见成熟的脂肪细胞，细胞的大小形态较一致，细胞排列紧密，可见纤维组织伸入脂肪细胞内，构成分叶状结构。

（一）临床诊断

1.临床表现

（1）绝经后妇女多见，多单个发生，较易发生在脂肪丰富的大乳房。

（2）肿块质软，直径一般在 3～5 cm 之间，较松散，表面光滑，活动度尚可，边界清楚，常呈分叶状，自觉无痛，也无触痛，生长很缓慢，甚至许多自发现后数年无变化。

（3）乳房脂肪瘤有时根本就无临床表现，而是在做例行乳腺 X 线摄影检查中无意被发现的。

2.相关检查

发生在乳腺组织内部的乳房脂肪瘤，在乳腺 X 线摄影图像中，往往呈透明椭圆形或伴分叶状的病灶，它的周边有细的白色的弧线环绕着病灶是肿瘤的被膜，它可能会挤压它周围的组织而使它们有些变形，但不会有浸润生长的表现，所以脂肪瘤周边的组织显示常常是正常的。当乳房脂肪瘤发生在乳房皮下脂肪组织中时，由于其密度和皮下正常脂肪组织接近，往往不能被显示出来。

依据临床表现和乳腺 X 线摄影诊断乳房脂肪瘤不难，其他的检查如 MRI、CT 扫描、穿刺活检等很少被用在它的诊断上。乳房脂肪瘤在 B 超上呈现一个低回声区，回声是分散的、减弱的，很像正常的皮下或乳腺内脂肪组织。若需要针吸穿刺活检诊断，一般穿刺在入针时容易、有空虚感，涂片上有成团的脂肪细胞，这些都是乳腺脂肪瘤的特点。

（二）治疗

乳房脂肪瘤一般不需要做任何治疗，但当乳房脂肪瘤快速长大或变硬时，或者患者自觉有妨碍的时候，应该行肿块切除术。偶尔乳腺内的脂肪瘤也含有纤维和腺组织的成分，这种称乳房脂肪纤维腺瘤，临床表现介于乳腺纤维腺瘤和乳房脂肪瘤之间，治疗方法也是手术肿块切除。

五、乳房错构瘤

乳房错构瘤（hamartoma）是罕见的乳房良性肿瘤，由含量不定的脂肪、乳腺导管及小叶组织和纤维结缔组织构成。它常常是无征兆的悄悄增长的质地较硬的肿块,多发生于 35 岁以上的女性。发病原因不清楚,有的学者认为它的发生和孕期及哺乳期激素的变化有关。

乳房错构瘤包括不同含量的脂肪组织、纤维组织、乳腺导管和小叶组织,包膜可以是完整的或部分的,它常比一般纤维腺瘤大,稍软或硬度相近,边界清楚,断面呈白色的或粉红色,其内有多个呈岛形分布的黄色脂肪组织。因其内所含的各成分的比例不同,肉眼观也可以有不同。显微镜下可以见到瘤体由不同数量的间质和上皮成分混合而成,导管和小叶虽然有不同程度的改变,但仍然可以辨认,纤维和脂肪组织增生。

（一）临床诊断

1.临床表现

乳腺错构瘤,多发于有怀孕生育史的女性,一般表现为一个单发、较硬、形状较规则、较大、活动的肿块,乳房皮肤和乳头无改变,大部分不具有疼痛,增长速度略快,所以常引起乳房变形。

2.相关检查

乳房错构瘤在乳腺 X 线摄影检查上,往往呈现分界清楚的大肿块,脂肪、纤维和腺组织,被白色的薄膜包裹着或部分包裹着,它和正常乳腺组织间有一个能透 X 线的透明带,可以将它们很好地区分开,其内密度不均匀,不同质,往往可分辨出有脂肪和密度较高的腺组织及纤维组织,所以常常被报告为纤维脂肪瘤脂肪纤维腺瘤或被直接的病灶描述报告。

B 超显示一个形状较规则的、不同质的、边界清楚的低回声肿块。

（二）治疗

乳房错构瘤的治疗方法,就是择期行乳腺肿块切除术。

（三）预后

本病为乳房良性肿瘤,只要手术成功,肿瘤切除彻底,一般极少有复发。

六、乳腺平滑肌瘤

乳腺平滑肌瘤是一种少见的乳腺良性肿瘤。细胞来自乳头、乳晕区的平滑肌及乳腺本身的血管平滑肌。发生于乳头的称乳头平滑肌瘤,发生在乳头以外乳腺其他部位的称乳腺平滑肌瘤。根据其生长部位、细胞来源和结构的不同又可分为三个类型:来源于乳晕区皮肤平滑肌的浅表平滑肌瘤;来源于乳腺本身血管平滑肌的血管平滑肌瘤;来源于乳腺本身血管平滑肌和腺上皮共同构成的腺样平滑肌瘤。

（一）病理

肿瘤呈圆形或卵圆形,边界清楚,可有包膜,直径 0.5～3 cm,实性,质中等硬,切面灰白色或淡粉色,稍隆起,呈编织状,偶见血管样腔隙或有黏液样物。镜下观察肿瘤由分化成熟的平滑肌细胞构成。瘤细胞呈梭形,胞浆丰富、粉染,边界清楚并可见肌原纤维。胞核呈杆状,两端钝圆,位于细胞中央,不见核分裂。瘤细胞排列呈束状、编织状或栅栏状,间质为少量的纤维组织。血管平滑肌瘤由平滑肌和厚壁血管构成,血管腔大小不等,内含红细胞。腺样平滑肌瘤在平滑肌细胞之间夹杂着数量不等的由柱状或立方腺上皮构成的乳腺小管。

（二）诊断

在临床中很容易被误诊为乳腺纤维腺瘤。乳腺 X 线摄片可以显示一个质地均匀、中等密度、边界清楚的圆形块影,无内部结构紊乱,无局部皮肤增厚,无钙化的良性病灶。

（三）治疗

乳腺部分切除术。完整切除肿块和其周围 1 cm 正常乳腺组织。偶有复发的报道,复发乳腺平滑肌瘤的治疗方法仍为手术切除。

（闫进贵）

第五节　乳腺癌

一、流行病学特征及病因

(一)乳腺癌发病情况

据 WHO 公布的资料,2000 年全球女性乳腺癌的新发病例超过 105 万例。2002 年全世界新发乳腺癌病例 115 万例,占女性全部恶性肿瘤新发病例的 23%,其中一半以上的病例发生在工业化国家,欧洲约 36.1 万(占女性癌症的 27.3%),北美洲 23 万(占女性癌症的 31.3%)。由于发病率较高和预后相对较好,乳腺癌已成为当今世界上流行率最高的癌症,据估计全球在 1998—2002 年确诊的病例中,仍然存活的现患病例高达 440 万(全世界男女合计的肺癌现患病例仅为 140 万),而美国的乳腺癌现患病例已经占全部妇女人口的 1.5%。

从世界范围看,乳腺癌已成为全球女性易发的恶性肿瘤。然而,乳腺癌的发病率在世界各地之间存在着显著差异:北美、西欧、北欧、大洋洲和以色列犹太人居住区为高发区,东欧、南欧以及拉丁美洲位居其后,亚洲和非洲的发病率最低。移民流行病学的研究告诉我们:在美国的亚洲人与西班牙人、印度人的乳腺癌发生率明显低于白种人;而同一种族的人因为居住地的不同,乳腺癌的发病率也有明显差异。由此可见乳腺癌发病率的地域差别很大程度上与环境因素尤其是妇女早期的生活环境有关。而另一个支持乳腺癌的发病与环境因素有关的证据是:从 20 世纪 70 年代起,原先发病率较低的日本、新加坡及我国沿海城市发病率逐年上升。这与这些地区经济发展迅速、生活逐步西化不无关系。

据 2000 年中国大陆城乡调查资料显示:我国妇女的乳腺癌标化发病率和死亡率分别为 16.39/10 万和 4.51/10 万,为全球最低。2002 年,中国女性乳腺癌世界人口年龄调整发病率为 18.7/10 万。我国是乳腺癌发病率增长速度最快的国家,据收录在五大洲发病率中的我国 7 个地区肿瘤登记资料,我国乳腺癌增加的幅度每年高达 3%~4%。与 2000 年相比,2005 年我国妇女各年龄组的乳腺癌发病率均有上升,其中45~64 岁年龄段的发病率上升得特别显著。但数据亦显示:我国乳腺癌发病率存在明显的城乡差异,高发地区集中在沿海城市。其中以上海为最高,每年新增病例数近 3000 例。尤其是近 20 年城市乳腺癌的发病率比农村高出 1 倍有余,已成为女性恶性肿瘤中的第 1 位。另外,我国的港澳地区也属于乳腺癌相对高发区,据香港 2000 年统计资料报道,乳腺癌的标化发病率为 34.42/10 万。目前,乳腺癌已成为我国女性第一大常见的恶性肿瘤和第三大恶性肿瘤死因。

(二)乳腺癌发病年龄

从年龄—发病曲线看,乳腺癌的发病率 30 岁以后开始上升,30 岁以下病例少见,20 岁以下罕见。美国白种人乳腺癌的发病率基本上是随着年龄上升,到 85 岁达到高峰。但亚洲妇女乳腺癌发病高峰年龄在 40~50 岁,而在绝经后 5~10 年亦有一个小高峰。此外,乳腺癌的发病曲线在绝经期前后有一段迟滞走势,这种现象强烈提示女性体内雌激素水平在乳腺癌的病因中扮演着重要角色。

(三)病因

1.家族史与乳腺癌相关基因

Anderson 在 1974 年就报道了一级亲属患乳腺癌的美国妇女发生乳腺癌的概率比无家族史的要高 2~3 倍。上海的一项调查也显示有乳腺癌家族史的妇女患乳腺癌的相对危险度为 4.50(95% 可信区间为 2.09~9.68)。可见乳腺癌的家族史是重要的危险因素。乳腺癌可有家族集聚的特征,即同一家系有 3 个以上亲属患乳腺癌,同时有乳腺癌和卵巢癌家族史,有双侧和(或)早期乳腺癌的家族史。家族集聚性的乳腺癌可分为两种形成机制:一种是由于多种基因改变而导致,另一种是由于某一单一基因突变而发生遗传性乳腺癌。已知的乳腺癌相关基因有 p53、BRCA-1 和 BRCA-2 等,这些基因的突变被认为与遗传性乳腺癌有关。

2.生殖因素

妇女的乳腺在青春期受卵巢激素的作用发育成熟,而乳腺细胞受每月体内激素水平的周期性变化以及妊娠期体内激素水平的升高而发生生理性的增殖改变。这种细胞增殖分裂的形式于妇女绝经时终止。乳腺癌的发生与上述的多种生殖因素有着密切的关系。

(1)初潮年龄:初潮年龄小的妇女患乳腺癌的概率大。初潮年龄推迟 1 岁,患乳腺癌的危险度可减少 20%。

(2)停经年龄:目前已证实,停经晚是乳腺癌的危险因素之一。停经每推迟 1 年,则患乳腺癌的概率增加 3%。

(3)月经周期:月经周期较长,无论是否规则,都会降低乳腺癌的危险性。

(4)第一胎足月妊娠年龄:未育妇女患乳腺癌的危险性比生育过的妇女大,而第一胎正常妊娠年龄越小,一生中患乳腺癌的概率也越小。

(5)产次:高产次的妇女患乳腺癌的概率小,而两次足月妊娠间隔时间越短,一生中患乳腺癌的危险性越小。

(6)哺乳史:未哺乳妇女易得乳腺癌,其假说亦符合乳腺的生理与乳腺癌的发生学。已有数项研究显示长时间母乳喂养在降低乳腺癌的危险性上具有统计学意义。

3.性激素

种种迹象表明性激素在乳腺癌的发生中扮演了重要的角色。

(1)内源性和外源性雌激素:前瞻性研究证实内源性雌激素与绝经前妇女乳腺癌危险性的相关性。另外,绝经后的乳腺癌患者体内总雌激素水平比同龄健康女性平均高出 15%~24%。绝经后妇女采用激素替代疗法已被证实会增加患乳腺癌的机会。

(2)雄激素:雄激素增加乳腺癌的危险性,因雄激素可以直接促进乳腺癌细胞的增殖和间接转化为雌激素而发挥作用。

(3)催乳素:大量研究提示催乳素对乳腺癌的发生有促进作用。

(4)其他激素:雌三醇和孕酮对乳腺有保护作用。血清胰岛素样生长因子-1(IGF-1)及其主要的结合蛋白 IGFBP-3 的水平与乳腺癌的发病呈正相关。

4.营养饮食

(1)脂肪与高热量饮食:大量流行病学研究证实体重的增加与乳腺癌的发生有关,尤其是绝经后。上海市的一项调查显示:妇女体型逐渐变胖者乳腺癌的相对危险度增加,以 60 岁左右为甚,每增加 10 kg 体重,乳腺癌的危险性将增加 80%。近年也有资料显示少年时期高热量饮食使生长发育加速,月经提前,从而导致中年以后体重增加,最终增加乳腺癌的发生率。

(2)乙醇:Longnecker 等和 Howe 报道每日饮酒 3 次以上的妇女患乳腺癌的危险性增加50%~70%。另有报道称每日饮酒 2 次者体内雌激素水平上升。

(3)纤维素:纤维素对乳腺癌和大肠癌的发生都有抑制作用,少食蔬菜的妇女发生患乳腺癌的危险性轻度增加。

(4)微量营养素:维生素 A 类物质对乳腺细胞有保护作用。国外也有报道黄豆蛋白质及其重要成分 Soilbin 有明显的抑制乳腺癌发生的作用。

5.其他环境因素

(1)电离辐射:接受过放射线治疗的妇女乳腺癌的发病率增高。暴露于放射线的年龄越小,发生乳腺癌的危险性越大。

(2)药物:某些化疗药物在治疗肿瘤的同时,本身也有致癌作用,如烷化剂可诱导多种实体瘤的发生。另外,多种治疗高血压的药物,如利血平、酚噻唑、甲基多巴和三环类药物有增加催乳素分泌的作用,因而可能增加乳腺癌的危险性。到目前为止,至少有 50 项研究表明口服避孕药几乎不增加妇女患乳腺癌的危险性。

(3)体育锻炼:40 岁以前适当运动可以减少乳腺癌的危险性。

(4)职业:许多研究显示从事美容业、药物制造等职业的妇女乳腺癌的危险性升高。

6.其他系统的疾病

一些疾病会增加乳腺癌的危险性,最有代表性的就是非胰岛素依赖型糖尿病。由于胰岛素是人类乳腺癌细胞的生长因子之一,因此,非胰岛素依赖型糖尿病的高胰岛素血症可直接促进乳腺癌的发生。

二、病理分类及临床分期

(一)乳腺癌的组织学分类

(1)非浸润性癌包括导管内癌、小叶原位癌和乳头 Paget 病(又称湿疹样癌)。

(2)早期浸润性癌包括导管癌早期浸润、小叶癌早期浸润。

(3)浸润性特殊型癌包括乳头状癌、髓样癌伴大量淋巴细胞浸润、小管癌、腺样囊性癌、黏液腺癌、鳞状细胞癌。

(4)浸润性非特殊型癌包括浸润性导管癌、浸润性小叶癌、硬癌、髓样癌、单纯癌、腺癌、大汗腺癌。

(5)罕见癌包括分泌型癌、富脂质癌、印戒细胞癌、腺纤维瘤癌变、乳头状瘤病癌变、伴化生的癌等。

(二)乳腺癌的组织学分级

组织学分级与患者的预后相关。分为Ⅰ级(分化好)、Ⅱ级(中分化)、Ⅲ级(分化差)。

(三)临床分期

乳腺癌的临床分期具有十分重要的意义,它有助于准确记录、评估病情、制订治疗计划、客观评估疗效及有利于国际间信息交流,促进癌症研究的发展。随着循证医学的发展、临床资料的积累和治疗观念的更新,美国肿瘤联合会(AJCC)和国际抗癌联盟(UICC)对乳腺癌的分期进行了不断地再版更新。

2002 年第 6 版乳腺癌 TNM 分期如下。

T——原发肿瘤(tumor)。

Tx:原发肿瘤无法确定(例如已切除)。

T_0:原发肿瘤未查出。

Tis:原位癌(DCIS:导管原位癌,LCIS:小叶原位癌,Paget:不伴肿瘤的乳头佩吉特病)。

T_1:肿瘤最大径≤2 cm。

T_2:肿瘤最大径>2.0 cm,≤5.0 cm。

T_3:肿瘤最大径>5.0 cm。

T_4:不论肿瘤大小,直接侵犯胸壁或皮肤。

N——区域淋巴结(node)。

Nx:区域淋巴结无法分析(如已被切除)。

N_0:区域淋巴结无转移。

N_1:同侧腋淋巴结转移,可活动。

N_2:同侧转移性腋淋巴结互相融合,或与其他组织固定。

N_3:同侧内乳区淋巴结转移。

M——远处转移(metastasis)。

Mx:不能肯定有无远处转移。

M_0:无远处转移。

M_1:有远处转移。

三、临床表现

乳腺癌从发生到出现临床症状通常需要 2～3 年的时间。大多数的乳腺原位癌、早期浸润癌及一部分的浸润癌是没有任何症状和体征的,而是通过乳腺 X 线普查发现的。

（一）乳房肿块

90％以上的患者是无意中发现乳房肿块而就诊的。典型的乳腺癌多无痛性肿块、质地硬、表面不光滑、与周围分界不清。

（二）局部皮肤改变

随着肿瘤的进展可出现一系列特征性的表现：如累及乳腺悬韧带（Cooper's 韧带），使其短缩造成皮肤凹陷，形成"酒窝征"；累及乳头使乳头变平、回缩、凹陷；累及皮下淋巴管致使淋巴回流障碍，出现真皮水肿，皮肤呈"橘皮样"改变。皮肤有卫星结节时会溃破，形成溃疡。

（三）乳头糜烂

乳头糜烂是乳头 Paget 病的典型症状，常伴乳头瘙痒。早期可见乳头增厚、变红、粗糙，或者表现为结痂、脱屑，伴有少量分泌物，揭去痂皮可见鲜红糜烂面，经久不愈。进一步发展可侵犯乳晕形成大片糜烂，整个乳头被浸润而消失。约 2/3 的患者可伴有乳晕或乳房肿块。

（四）乳头溢液

乳腺癌伴有乳头溢液者为 5％～10％，而乳头溢液为唯一症状者为 1％。乳头溢液多为血性，也可见浆液性或水样。乳头溢液常见于起源自大导管的乳腺癌。

（五）乳房疼痛

乳腺癌不常引起疼痛，肿块大多是无痛性的。少数患者可有牵拉感或轻微的疼痛。晚期病例肿瘤侵犯胸壁神经可引起明显的疼痛。

（六）区域淋巴结肿大

最常见的淋巴结转移部位是同侧腋窝淋巴结。淋巴结由小到大、由少到多，从可推动到相互融合、固定。肿大的淋巴结侵犯、压迫腋静脉可使同侧上肢出现水肿。侵及臂丛神经可引起肩部酸痛。

临床上以腋窝淋巴结肿大为第一症状，而临床体检或影像学均未发现可疑病灶的乳腺癌称为隐匿性乳腺癌。

（七）远处转移的临床表现

乳腺癌的远处转移包括淋巴转移和血行转移。75％的转移性乳腺癌发生在原发性乳腺癌的 5 年之内，但也有 25～30 年后发病的报道。常见的转移部位分别是骨（49％～60％）、肺（15％～20％）、胸膜（10％～18％）、软组织（7％～15％）和肝（5％～15％）。

70％的转移性乳腺癌患者或早或晚都会发生骨转移，脊椎、肋骨、骨盆和颅骨是常见的受累部位。通常表现为骨痛和骨质脆弱。其中约 15％的患者会发生病理性骨折而产生剧痛，失去活动能力，甚至缩短生存期。此外，脊椎转移还可引起脊髓压迫症状，甚至截瘫。

85％～95％的肺转移患者起初并无症状。当病变广泛或侵犯肺实质时，可表现为呼吸不畅和咯血。胸膜下的转移灶会发生气胸、胸水等症状。胸痛常提示有胸膜受侵的可能。乳腺癌肝转移的预后较差，中位生存期不超过 6 个月。多数患者有肝功能损害的表现。

四、诊断

（一）体格检查

临床体检包括视诊和触诊两部分。

1. 视诊

观察双侧乳腺是否对称、双侧乳头是否在同一水平，乳头有无凹陷、糜烂、回缩，乳腺皮肤有无改变。

2. 触诊

用指腹平坦地在乳房表面按象限触诊。触及肿块时注意部位、大小、边界、质地、活动度。

（二）乳腺 X 线检查

乳腺 X 线检查是目前最有效的早期发现乳腺癌的检查方法，也是普查的主要工具。由于 X 线不易穿透年轻妇女较致密的乳腺且具有辐射作用，故适合 35 岁以上的非妊娠妇女，两次检查的间隔时间不宜短于6个月。

（三）超声检查

超声检查无痛、无损伤，也无放射线作用，而且简便易行，可反复探测比较和随访。乳腺超声诊断良、恶性的准确度在85%～90%。在乳腺普查中适合乳腺较致密妇女。

（四）乳管内视镜

对有乳头溢液的患者，除了溢液涂片细胞学检查外还可应用乳管内视镜检查。乳管内视镜可以更直观地观察乳腺导管内深达第5或第6级分支的病变情况，明确溢液的原因，并能对病变部位进行定位，便于手术活检。

（五）乳腺 MRI 检查

乳腺 MRI 是近年乳腺影像学的一大进展，它利用乳腺癌血供较周围正常组织丰富为基本原理对乳腺病灶的良、恶性做出判断。乳腺 MRI 以其准确地显示病灶范围以及发现亚临床乳腺癌方面的优势，越来越多地被应用于保乳手术前的常规检查和乳腺癌高危人群的普查。

（六）实验室检查

迄今为止尚未发现敏感而又特异性高的血清肿瘤标志来早期发现及跟踪乳腺癌。

（七）病理学检查

上述的检查方法都存在假阴性和假阳性结果的可能，最终要依靠病理学诊断来明确病变的良、恶性质。病理学诊断的另一作用是明确病灶的病理类型和特征，为进一步选择治疗方案提供依据。

1.细胞学诊断

细胞学诊断包括脱落细胞学检查和细针吸取细胞学检查。

（1）脱落细胞学检查：乳头溢液病例做溢液涂片细胞学检查阳性率可达50%。乳头糜烂、怀疑为乳头 Paget 病时可做糜烂部位的刮片或涂片检查，阳性率为70%～80%。

（2）细针吸取细胞学检查：包括乳腺肿块和转移淋巴结穿刺检查两种，具有简便、快速、经济、准确等优点，主要用于确定病变的良、恶性，而不做分型，故而不能代替组织学活检。

2.活组织检查

活组织检查包括切除活检和空芯针活检。

（1）切除活检：切除活检是获得组织学检查最常用的方法。术中行快速冰冻切片可使诊断和治疗在一次手术中完成，标准的石蜡切片是最终的诊断。

（2）空芯针活检：通过电子计算机立体定位引导，对乳腺可疑病灶进行空芯针穿刺活检，可提高早期乳腺癌的诊断率。对局部晚期乳腺癌患者，应用空芯针穿刺活检获取组织可以在新辅助化疗前对肿瘤进行定性、检测组织细胞中的生物学因子、评估肿瘤的生物学特性、预测肿瘤对新辅助化疗的敏感性，从而指导局部晚期乳腺癌的治疗，提高疗效和长期生存率。

五、治疗

（一）外科治疗

乳腺癌的外科治疗有着悠久的历史，至今依然是重要的治疗方式之一。近20余年来，分子生物学的研究揭示了乳腺癌的某些生物学特性，使人们认识到貌似相同的乳腺癌有不一样的转归，因而个体化的治疗更适合乳腺癌患者。目前外科手术的方式以改良根治术、保乳术和乳房重建术为主。

1.手术方式

（1）乳腺癌根治术：标准的乳腺癌根治术的手术范围为如下。①整块切除原发灶及区域淋巴结；②切除患侧全部乳腺组织及表面覆盖皮肤且皮瓣尽可能薄；③切除胸大、小肌；④彻底清扫腋窝淋巴结。该方式主要适用于腋窝有明显肿大淋巴结或肿瘤累及胸大肌的病例。

（2）乳腺癌改良根治术：乳腺癌改良根治术是目前最常用的手术方式之一，用于临床Ⅰ、Ⅱ期的病例，手术范围较根治术明显缩小。分为保留胸大肌的 Patty 术及保留胸大肌和胸小肌的 Auchincloss 术，而后者更为常用。

(3)乳腺癌扩大根治术:在根治术或改良根治术的同时行内乳区淋巴结清扫。适用于Ⅱ、Ⅲ期病灶位于内侧及中央区的病例。由于术后可行放疗来代替,临床上扩大根治术的应用逐步减少。

(4)保留乳房手术:由于乳腺癌的生物学理论研究认识到乳腺癌是全身性疾病,手术方式仅影响少数患者的预后,同时放射设备及技术的改善、患者对手术后外形和生活质量要求的提高,保留乳房手术逐步增多。欧洲癌症研究和治疗组织(EORTC)、美国国立癌症研究所(NCI)、美国乳腺癌与肠癌外科辅助治疗计划(NSABP)的前瞻性随机试验资料证实了乳腺癌局部治疗方法的差异并不影响乳腺癌患者的生存率。保留乳房手术范围包括:尽可能切除原发病灶并保证切缘阴性,清扫腋窝淋巴结,术后进行全乳放疗。

(5)单纯乳房切除术:本术式适合乳腺原位癌、乳腺原位癌有微小浸润、Paget病仅限乳头、年老体弱不适合做根治术的患者。切除范围包括全部乳腺组织、腋尾部及胸大肌筋膜。

(6)乳房重建术:乳房重建术起源于1932年,Keinhard将健侧乳房劈分两半,转移到患侧再造乳房。20世纪70年代起有假体植入报道,而后因种种因素,促使人们比较接受自体组织移植乳房再造。目前,常用的有腹直肌肌皮瓣乳房再造、扩大背阔肌肌皮瓣乳房再造、背阔肌肌皮瓣乳房再造、臀大肌肌皮瓣乳房再造、腹壁下动脉穿支皮瓣乳房再造。

(7)前哨淋巴结活检:乳腺癌前哨淋巴结活检的开展使乳腺专科医生有可能选择性地切除那些最有可能发生肿瘤转移的淋巴结,并根据前哨淋巴结的病理检查结果决定进一步的治疗方案,使前哨淋巴结阴性的乳腺癌患者免于行腋窝淋巴结的清扫,从而缩小了乳腺癌的手术范围,同时使患者避免了腋窝淋巴结清扫术后的并发症,减少了手术给患者带来的创伤,提高了生活质量。前哨淋巴结活检适用于临床体检淋巴结阴性的乳腺癌患者,当原发肿瘤小于2 cm时,前哨淋巴结预测腋淋巴结有无癌转移的准确性可接近100%。下述患者目前认为不宜行前哨淋巴结活检:①乳腺多原发病灶;②患侧乳腺或腋窝已接受过放疗;③患侧腋窝淋巴结已行活检;④乳腺原位癌;⑤妊娠哺乳期乳腺癌;⑥示踪剂过敏。

2.手术常见并发症

(1)出血:在行肿块切除和根治术后,均可出现此并发症,出血部位常见于乳内血管分支及侧胸壁前锯肌表面肋间血管。

(2)腋窝及皮下积液:有10%~20%的患者会出现皮下积液,形成的原因可能是皮下积液未能彻底引流、皮下淋巴管开放、皮瓣张力过大。

(3)皮瓣坏死:皮瓣坏死是乳腺癌根治术后常见的并发症,一般在术后24 h即可见皮瓣缺血变白逐步发紫,3~7 d后坏死区域界限清晰,皮肤呈黑色。

(4)上肢水肿:乳腺癌根治术后,由于上肢的淋巴及血液回流障碍易引起上肢水肿,发生率为5%~40%。造成水肿的原因通常为:①腋窝淋巴结清扫不当,破坏了局部的侧支循环;②腋窝积液、感染,局部纤维化,妨碍了腋窝淋巴结侧支循环的建立;③术后放疗致结缔组织增生,局部纤维化而引起水肿。

(5)乳房再造术后,根据不同的手术方式会出现腹壁疝、切口裂开、脂肪液化等。

(6)胸膜穿破:在行扩大根治术清扫淋巴结时可能会穿破胸膜,造成气胸。

(7)神经损伤:手术时将臂丛神经表面的鞘膜或神经分支损伤,则会引起上肢相应部位的麻木、肌肉萎缩。多见于尺神经的损伤。

(二)化学治疗

化疗是治疗乳腺癌的重要手段之一。根据治疗目的和时间的不同,通常将乳腺癌的化疗分为术后辅助化疗和新辅助化疗。

1.术后辅助化疗

术后辅助化疗旨在消灭亚临床的微小转移灶,以降低或推迟局部复发及减少远处转移。一般从术后第7 d开始,连用6个疗程。常用的方案如下。

(1)CMF方案(环磷酰胺+甲氨蝶呤+氟尿嘧啶):第1日、第8日静脉注射,28 d为一周期。

(2)CEF方案(环磷酰胺+表柔比星+氟尿嘧啶):第1日静脉注射,21 d为一周期。

（3）紫杉醇类药物与蒽环类药物的联合应用：如环磷酰胺＋表柔比星＋紫杉醇方案。

2.新辅助化疗

新辅助化疗又称术前化疗或诱导化疗，是术前就给予全身性、系统性的细胞毒性药物治疗，以杀灭全身微小转移灶，抑制肿瘤在手术切除后的快速增殖，同时也可测定肿瘤对化疗的敏感性。新辅助化疗可使原发病灶缩小，达到降期和提高手术切除率的目的。常用的化疗方案为PC（紫杉醇＋卡铂）、CEF、TE（多西他赛＋表柔比星）和NE（长春瑞滨＋表柔比星）。常用2～4个疗程后手术。

（三）放射治疗

乳腺癌的放疗属于一种局部治疗的措施，随着保留乳房手术的兴起，放疗在乳腺癌综合治疗中的地位被提高，在局部治疗中起着不可替代的作用。

（1）根治术或改良根治术后的胸壁和区域淋巴结的预防性放疗：可显著降低高危患者的局部复发率，从而在整体上提高患者的无病生存率和总生存率。

（2）早期乳腺癌保乳手术后的乳房根治性放疗：其是乳房保留治疗不可或缺的部分。不仅保证了保乳手术后的局部控制率，而且照射技术直接影响到长期的乳房美容效果和生活质量。

（3）无手术指征的局部晚期乳腺癌的单纯放疗：与化疗和内分泌治疗配合，放疗可达到满意的局部疾病控制，部分患者由不可手术转为可手术，约25％的患者可获得长期生存。

（4）局部复发患者的放射治疗：包括胸壁和淋巴引流区域的复发，是重要的补救性治疗措施，恰当的放疗可有效地控制局部疾病。

（5）转移性乳腺癌的姑息性放疗：放疗可有效地缓解转移灶引起的症状，改善患者带病生存期内的生活质量，并延长部分患者的生存时间。

（四）内分泌治疗

乳腺癌是激素依赖性肿瘤，受雌激素及孕激素的调控。大多数肿瘤内有这两种激素受体（ER/PR）的表达。大约50％的乳腺癌ER为阳性。由于PR的表达也受到雌激素的调节，因而大多数PR阳性的乳腺癌其ER也同时为阳性。ER和PR的表达与乳腺癌的发病年龄有关，绝经后患者的受体阳性率明显高于绝经前患者。一般说来，激素受体阳性的肿瘤分化较好，发生内脏转移的概率较低，对内分泌治疗敏感；而受体阴性的乳腺癌通常分化较差，容易发生内脏（尤其是肝脏）及脑转移，对内分泌治疗反应较差。

内分泌治疗通过改变乳腺癌生长所依赖的内分泌环境，降低雌激素水平，使肿瘤生长受到抑制，达到临床缓解，因此是一种全身治疗手段。这种治疗不良反应少，尽管起效慢，但疗效维持时间长，而且患者的生活质量也比较好。

1.内分泌治疗分类

（1）手术：手术切除内分泌腺体，如双侧卵巢、肾上腺、脑垂体等，目的在于进一步降低体内雌激素水平，但是这些疗法有很多不良反应，临床上仅对1/3患者有效，故目前这些手段已经被内分泌药物所取代而极少使用。

（2）内分泌药物治疗：内分泌药物种类较多，有雌激素、雄激素、孕酮类药物、肾上腺皮质激素、抗雌激素药物、芳香化酶抑制剂、促黄体激素释放激素类似物等。目前临床上应用较多的是后三类药物。抗雌激素类药物有他莫昔芬（三苯氧胺，TAM）、托瑞米芬（法乐通）、氟维司群。芳香化酶抑制剂有阿那曲唑（瑞宁得，anastrozole）、来曲唑、依西美坦。促黄体激素释放激素类似物有戈舍瑞林。

2.内分泌治疗指征

（1）可手术乳腺癌的辅助内分泌治疗：手术后肿瘤组织免疫学检测结果ER和PR为阳性者，可服用内分泌药物，一般推荐持续服用5年。

（2）复发和转移性乳腺癌的内分泌治疗：绝经后妇女体内雌激素主要来源于外周雄激素向雌激素的转变，这种转变需要有芳香化酶的作用，故而应用芳香化酶抑制剂即可抑制雌激素的生成。绝经后转移性乳腺癌患者的内分泌治疗可首选芳香化酶抑制剂。

（五）生物治疗

生物治疗药物通过选择性作用于肿瘤发生和发展所必需的分子靶点而产生疗效。

癌基因 HER-2 亦称 neu 基因或 ferbB-2 基因,是乳腺癌中研究的比较透彻的癌基因之一,其过度表达在乳腺癌的发生、发展、转移过程中起重要作用,已成为目前为止第一个可进行针对性治疗的靶基因。药物曲妥珠单抗,即是第一个直接针对 HER-2 受体(即人类表皮生长因子受体)的单克隆抗体,也是第一个应用于乳腺癌临床治疗,并被证实有效的生物治疗药物。它能拮抗生长因子对肿瘤细胞生长的调控,同时加快过度表达的 HER-2 受体的降解,并增加肿瘤细胞对常规化疗药物的敏感性。

曲妥珠单抗临床上一般用于免疫组织化学结果为 HER-2＋＋/＋＋＋的患者。早期乳腺癌的标准方案是初始 4 mg/kg 静脉注射,随后每周 2 mg/kg 静脉注射,时间为 1 年。由于严重的注射相关不良反应多见于在第 1 次应用曲妥珠单抗的 2 h 内,建议首剂注射后应至少观察 2 h。曲妥珠单抗与化疗联合应用可以延缓疾病进展时间、延长无病生存期、提高总体生存期。临床常用紫杉醇与曲妥珠单抗联用。大约 40％的患者在第 1 次应用曲妥珠单抗时会出现类似感冒的症状,如发热、寒战等,但这些症状大部分并不严重,给予普通感冒疗法即可缓解。部分患者会出现心功能不全的表现,而骨髓抑制表现比较少见。

(李云鹏)

第十五章 食管疾病

第一节 食管癌

食管癌是发生于食管上皮最常见的恶性肿瘤,大多数为鳞状细胞癌(鳞癌),少数为腺癌。我国是世界上食管癌高发地区之一,在地理流行病学以华北地区发病率最高,其中江苏、山西、河北、福建、陕西、安徽、湖南等地,食管癌死亡率均显著高于全国其他地方。食管癌的死亡率在我国恶性肿瘤死亡率中仅次于胃癌、肝癌、肺癌居第四位。据卫生部统计资料 20 世纪 90 年代食管癌死亡率 17.4/10 万,其中城市 9.62/10 万,农村 20.15/10 万;男性较高,占 22.13/10 万,女性为 12.39/10 万,男女之比约为 2∶1,但高发区男女比例接近。我国食管癌男女合计平均死亡年龄 63.79 岁(男平均 63.04 岁,女 64.31 岁),60～70 岁年龄组死亡率随年龄增长而升高。不同民族之间食管癌的发病率也不相同,可以排除自然环境的影响。

一、病因与发病机制

发病原因尚未完全明确,一般认为系综合因素造成。

(一)饮食因素

亚硝胺类化合物有高度的致癌性,在高发区的居民食物中亚硝胺的含量显著增高。真菌和霉变食物会产生亚硝胺化合物等致癌物。过去认为饮食习惯中粗食、快食、热食等易损伤食管上皮,增加致癌的敏感性。过量长期饮烈性酒及多量吸烟者,在欧美国家中可能是发生食管癌的危险因素。所进食物中营养物质缺乏,尤其是新鲜水果、蔬菜和动物蛋白不足,以及维生素 A、B_1、B_2、C 摄入甚低,均有一定影响。

(二)环境因素

饮用水因管理不善被污染而产生硝酸盐、亚硝酸盐,成为摄入致癌前身物的重要来源。在食管癌高发区的土壤中缺乏钼、锌、铁等微量元素,粮食中钼、镍、锰、铁含量较低,对食管癌的发生均有一定的影响。

(三)癌前病变

食管上皮高度增生是食管癌的癌前病变,慢性食管炎,不论伴有或不伴有食管反流,均可促使食管上皮重度增生;食管因经酸或强碱腐蚀发生继发性食管狭窄,产生瘢痕,或经食管扩张,均可促使发生癌变。其他如巴雷特(Barret)食管,其特征为食管下段正常的鳞状上皮被柱状上皮取代,是由于先天性或胃食管反流所引起,贲门失弛缓症、巨食管症、食管裂孔疝、食管憩室等均是危险因素。这些疾病导致的食管慢性炎症及食物潴留能促癌变的发生。

流行病学调查发现食管癌患者中有家族史的可高达 60%,但是否与遗传抑或是相同的饮食习惯有关尚待进一步证明。在病历记载中应记录上述相关因素。

二、病理

(一)组织学特性

食管癌大多数(约 90%)为鳞癌,腺癌较少(占 1%～7%),未分化癌和癌肉瘤极罕见。食管癌的好发部位是中 1/3 段占 50%,其次是下 1/3 段占 30%,上 1/3 段较少,约 20%。食管癌有多点起源呈多发灶,

普外科常见病诊断与处理

PUWAIKE CHANGJIANBING ZHENDUAN YU CHULI ◎ ···

是术后残余复发的重要原因。记住其多发灶的特点,在诊治时才不会遗留。

1.早期食管癌

肿瘤侵犯不超过食管壁黏膜下层,且无淋巴结转移,发生部位以食管中段为主,上段较少。大体上可分为 4 型:隐伏型、糜烂型、斑块型及乳头型。①隐伏型:肉眼较难辨认,只能根据细胞学及组织切片证实,多数为原位癌;②糜烂型:病变凹陷区内呈颗粒状,病变多数限于黏膜固有层;③斑块型:病变稍隆起,常为原位癌或早期浸润癌;④乳头型:有时呈息肉状,突向腔内,绝大多数为早期浸润癌。上述 4 型中以糜烂型与斑块型占大多数。

2.中、晚期食管癌

中、晚期食管癌均有明显临床症状,可分为 5 型。①髓质型:占 60%,食管造影显示对称性偏心性充盈缺损,有时可见软组织阴影。本型手术切除率低,对放射治疗敏感性较差,预后欠佳。②蕈伞型:占 15%,病史较长,食管造影钡剂通过缓慢,有碟形充盈缺损,边缘有唇状。本型手术切除率高,放疗敏感性较高,预后也较好。③溃疡型:占 12%,患者常有胸背痛,易发生食管穿孔。食管造影钡剂通过较畅,有不规则边缘或较深大的溃疡。手术切除率中等,放射治疗易发生穿孔。④缩窄型:占 10%,临床吞咽困难明显,食管造影钡剂通过困难,食管腔上方扩张,切除率较低,放射治疗效果欠佳。⑤腔内型:占 3%,食管造影钡餐通过轻度受阻,有香肠样充盈缺损,手术切除率较高,放疗敏感。

(二)食管癌的扩散与转移

1.直接扩散

食管的上皮细胞癌变后,首先侵犯黏膜下层,然后向上下左右扩散,超过 5 cm 的不少见。有时黏膜下扩散呈跳跃性发展。中、晚期癌灶穿透食管肌层、外膜后,向邻近脏器浸润,累及气管膜部、喉返神经、胸主动脉、胸膜、肺、奇静脉、胸导管、膈、心包等区域。

2.淋巴转移

癌细胞首先侵入黏膜下淋巴管,穿过肌层,到达肿瘤相应部位的淋巴结,然后再达远隔淋巴结。肿瘤在上段者倾向流向头端,而中、下段向下。但各段均可流向头端和尾端。外科手术标本的淋巴结转移发生率为 40%～60%。

3.血行转移

血行转移最常见的部位为肝(30%),其次是肺和胸膜转移(约 20%),骨骼(8%)及身体其他部位。通常在确诊时已有 5%～6% 的患者发生内脏转移。但食管癌死亡尸检中约 38% 未发现任何转移。

在为患者体检时,应有意识地重点检查可能发生肿瘤转移部位的表浅淋巴结如锁骨上淋巴结,尤其是位于胸锁乳突肌二头之间者及身体其他部位,有无可疑转移灶。

三、症状和体征

症状的发生与病理变化有关。

(一)早期食管癌

在大口进食时有轻微的哽噎感,吞咽时食管内有异物感,另有 10% 的患者无症状。

(二)中期食管癌

吞咽困难呈进行性,程度因肿瘤的类型不同而异。髓质型与缩窄型吞咽困难明显,而蕈伞型、溃疡型、腔内型则较前者为轻。吞咽困难的程度与肿瘤大小、手术切除率和生存率无正相关。有明显梗阻者,可吐出黏液样物,其内容为唾液及食管腺分泌物反流而来。若出现胸背疼痛,常提示肿瘤有外侵,下段肿瘤的外侵出现上腹部疼痛。

(三)晚期食管癌

症状多系压迫邻近器官及并发症所致。如咳嗽、呼吸困难,多由压迫气管或支气管树引起,声嘶系侵犯喉返神经。远处脏器转移、恶病质已属晚期症状。

中、晚期食管癌患者的主诉与症状均较明显,但早期患者首诊时,主诉仅有轻微发噎或偶发的进食不适,虽经一般检查无阳性发现,但要提醒定时随诊(1~3 个月),或有与首发相同的症状呈持续状态时随时来诊。

四、诊断

(一)病史及体检

首先要了解病史,询问症状及体检发现阳性体征,并需进行下列检查才能确诊。

(二)细胞学诊断

采取食管脱落细胞(通过食管,双腔管气囊拉网)检查,阳性率可达 80% 以上。对于拟行手术的病例,可行分段拉网。其方法是采用一端带有线网气囊的塑料管,受检查者空腹时吞下至距门齿 25 cm、35 cm、35 cm 以下分别拉网定位,在另端注气约 20 mL 使网囊膨胀并将其拉出,将网囊上物涂片,用巴氏法染色,镜检有无癌细胞及异常细胞。由于纤维食管镜检查的普及,现今拉网细胞学检查应用较少。对可疑食管癌但 X 线检查不能显示病变及高危人群的普查时,可施行此项检查。

(三)影像学诊断

1. X 线钡餐造影

观察食管蠕动状况,管壁舒张度,黏膜改变,充盈缺损及梗阻程度。对于早期食管癌,钡餐造影不能作为独立确诊的方法。用气钡双重对比造影有助于食管表浅癌的诊断。对中、晚期食管癌,造影有很高的确诊率。

2. CT 扫描

其可清晰显示食管与邻近纵隔器官的关系,肿瘤的大小,外侵范围及程度,食管旁淋巴结有无转移等。检查时,应口服稀释的造影剂和静脉注入对比剂。CT 可显示纵隔内及膈下淋巴结。一般认为 1~1.5 cm 直径的淋巴结可疑有肿瘤转移,1.5 cm 直径以上者为不正常。CT 不能诊断正常大小的转移淋巴结。

3. 磁共振成像(MRI)

MRI 较少用于检查食管癌。MRI 能清晰显示肿瘤的部位、范围,尤其是肿瘤与大血管的关系。有助于显示淋巴结和选择治疗方法。

4. 内镜超声(EUS)

将超声探头经食管或胃腔能直接显示肿瘤部位,浸润深度,周围组织的结构及有无淋巴结转移,为评估肿瘤切除的可能性。EUS 可判断直径小于 5 mm 的淋巴结。一般情况下淋巴结直径越大,转移的可能性越大,直径大于 10 mm 或直径 5~10 mm,同时切面短/长径(S/L)≥0.5 者,形态学上出现淋巴结成串或融合,应考虑为转移。不足之处为可因肿瘤堵塞而不能深入及影像面积小。

(四)纤维内镜检查

下列情况为食管纤维镜检查的适应证:早期患者;X 线检查无肯定发现而脱落细胞学阳性;X 线所见与良性病变不易鉴别;已确诊的食管良性病变与憩室或贲门失弛缓症,症状有加重时。对早期食管癌,纤维内镜检出率可达 85% 左右。检查中可用 1%~2% 甲苯胺蓝溶液或 Lugol 碘液活体染色,提高早期食管癌的发现率。中、晚期食管癌的镜下所见,易于辨认。内镜检查时可同时做刷检或活检提高诊断正确率。

对食管癌可疑与气管有侵犯者,应用纤维支气管镜检查。

临床应用中食管钡餐造影、脱落细胞及食管纤维内镜等 3 种为最常用的方法。应由简至繁,有条件及必要时再行其他项目检查。

五、鉴别诊断

(1)食管外压性梗阻。某些疾病如纵隔肿瘤、纵隔淋巴结炎症、转移性纵隔淋巴结肿大,尤其要与老年性主动脉硬化以及迂曲延长相鉴别。

(2)食管裂孔疝并发反流性食管炎,有长期吞咽疼痛,反复食管反流造成瘢痕狭窄,出现吞咽困难。

(3)食管良性狭窄和憩室,食管良性肿瘤。

（4）食管结核。

上述诸病症都可出现吞咽困难,若注意病史,食管钡餐造影或食管内镜检查,均可做出鉴别诊断。

六、治疗

食管癌治疗方法选择的原则:目前仍以手术和放疗有比较肯定的疗效。首选为外科切除,而放疗仅用于年龄较大,病变过长或位置太高,同时患者有其他疾病不宜手术的中、晚期病例。其他尚有激光治疗、介入治疗及综合治疗。随着外科技术的提高,手术效果逐步上升。

（一）手术治疗

1.适应证

（1）TNM 分期中的 0、I、II$_a$、II$_b$ 和 III 期中的 $T_3N_1M_0$。

（2）放疗后复发者,病变范围不大,无远处转移,全身情况良好者。

（3）食管癌有明显梗阻症状,无明显远处转移,无手术禁忌证,均可做手术探查。亦可先行术前放疗,术中不能切除肿瘤,可做分流术解决进食困难,为术后放疗或化疗创造条件。

2.禁忌证

（1）TNM 分期中 III 期晚期（T_4,任何 N,M_0）及 IV 期。

（2）重要脏器严重并发症,如肺功能不足,心脏病伴心力衰竭或半年内心肌梗死等。

（3）明显恶病质者。

3.对手术切除可能性的判断

（1）病变的部位:上段的切除率最低,中段次之,下段最高。

（2）肿瘤的放射学形态:蕈伞型和腔内型切除率最高,髓质型和溃疡型次之,缩窄型最低。

（3）食管造影轴象异常,呈拐角形成或位置偏斜:有一处或多处轴象异常时切除率低,在 X 线片或 CT 片上出现大的软组织阴影,或 CT 片上见肿物推挤气管、支气管、心包,或包绕主动脉圆周超过 1/4 圈时,切除可能性小。

4.患者能耐受的判断

（1）年龄:一般认为 70 岁以上患者手术危险性较高,随着外科技术的提高和设备的完善,对年龄要求放宽。应重视患者的生理年龄而非实际年龄。高龄不能视为手术的绝对禁忌证。

（2）营养状况与免疫状态:由于长期进行性吞咽困难,营养呈负平衡,免疫功能低下。体重较前下降 15%～20%,实验室检查血清蛋白低于 30 g/L,皮肤迟发性超敏反应阴性(红硬结≤5 mm),均表示热量摄入量不足,免疫功能低下,术后发生并发症的几率增加。术前应予以辅助营养纠正,如经胃肠营养(口服、管饲),或静脉营养,纠正水、电解质系紊乱,提高血清清蛋白,纠正维生素缺乏。

（3）呼吸功能与心功能:高龄食管癌患者中常因患有慢性支气管炎、肺气肿等使肺功能低下的疾病,术后发生肺部并发症的可能性大。肺功能检查项目较多,但重点注意最大通气量(MVV)低于 33% 预计值,第一秒用力呼气量(FEV_1)/用力肺活量(FVC)比值小于 50% 时,术后发生呼吸道并发症的危险性增加。评估应全面考虑。有些患者虽然检查肺功能差,但已长期适应低氧血症,手术操作不至于损害更多的肺功能,加强术后呼吸道管理,如积极排痰,应用呼吸机等,可安度手术及术后关。

心脏功能的评定:单纯高血压在用药能控制并稳定者不是手术禁忌。伴有冠心病者如伴有频发心绞痛发作则应延缓手术,有心肌梗死病史者,在发病后 3～6 个月择期手术。从临床判定若患者能常速步行走 1 km 或连续登上三层楼,心脏储备当可耐受手术负担。

初学者要从以上几个方面综合判断手术的必要性与可能性,在术前讨论中发表意见,并与讨论结果相衡量,比较自己原来的抉择有哪些差距。

5.术前准备

食管癌患者多数年老体弱,手术创伤较大,对呼吸、循环系统多有干扰,术前准备尽量充分。

（1）详询病史及体检:体检注意有无远处转移。有心肺疾病者,摄胸片,肺功能测定,检查心电图。

（2）改善全身情况：纠正低蛋白血症，水、电解质紊乱者，术前需静脉补充。

（3）粪便常规检查：发现蛔虫卵者予以驱蛔治疗。蛔虫有钻孔习性，能影响术后吻合口，造成并发症。

（4）注意口腔卫生及呼吸道准备：督促早晚刷牙及漱口。治疗龋齿及牙龈感染。有吸烟习惯者入院后禁吸烟。有肺部感染者，应用雾化吸入、排痰，痰细菌学培养及药敏试验。术前3天预防性抗生素应用。

（5）冲洗食管：有严重食管梗阻者，术前2天每晚用温盐水插管冲洗食管。每日口服链霉素1g。手术晨经鼻置胃管，再用温盐水冲洗1次，并留置插管。

（6）肠道准备：准备结肠移植者，应做钡灌肠了解结肠情况。术前3天肠道准备，包括少渣饮食及术前清洁灌肠。

（7）特殊并发症患者：糖尿病患者控制血糖在7.25～8.34 mmol/L水平，24 h尿糖低于5～10 g。术前放疗患者在放疗结束后2～4周手术为宜。注意放疗或化疗患者的血象，血白细胞及血小板下降者应予以纠正。

6.手术方法的选择

确定食管癌的诊断并评定患者可以耐受手术，且肿瘤具有可切除性者选择手术方法。

（1）根治性手术：能将全部肿瘤及区域淋巴结清除者可视为根治性手术。切除病变的食管两端距肿瘤至少5～7 cm，因肿瘤可在黏膜下扩散并有卫星灶，术中核对切下标本，必要时冷冻切片病理检查切缘两端，以免吻合口癌肿复发。

各种径路据病变范围及医师的习惯而选定。其中不开胸切除食管癌，经胸腹切口行食管钝性剥离或内翻拔脱术者，仅限于食管癌早期及全身情况差，心肺功能不全，不能耐受开胸术者。缺点是不能清扫淋巴结，不符合肿瘤切除的原则，术中游离食管时有损伤周围器官的危险。

食管切除后替代以胃为首选。以往有过胃部手术史或胃部有病变者，需用结肠代替食管，或游离空肠移植，或带蒂空肠移植，但后者需有显微外科吻合微血管的技术。将胃大弯剪裁成顺置或倒置胃管与食管吻合，因操作费时，已较少应用。代食管的移植途径可经胸内、食管床、胸骨后隧道及胸骨前皮下等途径。其中以食管床距离最短，胸骨前皮下隧道最长。但后者一旦发生并发症，如吻合口瘘，处理较容易，不致造成胸内污染。在胸内吻合者，吻合口应避免紧贴主动脉弓与或降主动脉。

（2）姑息性手术：不能施行根治术，为解决患者进食困难，可行局部切除术，为术后放疗、化疗创造条件。不能切除者做分流术、食管腔内置管术，解决进食，之后再进一步治疗。其他尚有以下方法。

食管分流术：开胸探查不能切除肿瘤时，在肿瘤上方行主动脉弓上或弓下食管胃吻合术。若食管中、上段癌估计切除可能性小，可经腹部切口，行结肠移植，在胸骨前皮下或胸骨后，在颈部做结肠胃及腹部结肠胃吻合术。胃造瘘对晚期患者得益不大，尽量少用。

食管腔内置管术：手术探查后不能切除者，可将适当长度及粗细的塑料管或记忆合金管，经口腔推入或在术中切开食管插入。术中观察要点：注意开胸后如何顺序探查癌肿能否切除及决定手术方案。注意游离食管，胃肠道重建方法，如吻合技巧，吻合器应用；术中处理突发事件的应变方法。

7.术后处理及并发症

（1）术后处理：①持续胃肠减压，每2～4 h冲洗胃管1次，使保持通畅，待2～3天胃肠蠕动恢复后拔除。②禁食3～5天，经术中置入的十二指肠管滴入要素饮食，或经全静脉营养滴注葡萄糖液、氨基酸溶液、电解质及维生素等，可减少患者负氮平衡。术后第6天经口进清流，每小时1次，每次30 mL，以后逐渐增加，至第8天进全量流质，第2周可进半流质。③应用抗生素预防感染。④胸腔插管在术后24～36 h引流减少后，床边胸部摄片证实肺膨胀良好后拔除。

（2）并发症的治疗：预防并发症的发生及早期发现与有效处理，可以降低死亡率和提高手术疗效。常见的并发症有吻合口瘘、肺部并发症、脓胸、膈疝、喉返神经麻痹等。

8.食管癌切除后的远期效果

国内报道的切除效果优于国外文献报道。国内大组病例报道食管癌的切除率为83%～93%，手术死亡率为2.3%～5.5%，5年和10年生存率分别为25%～40%和23.6%。

影响远期生存率的因素有：①临床分期，早期癌手术者 5 年生存率可达 90％，而晚期者仅为 11％ 左右；②癌切除的彻底性尤其是食管切缘有癌的阳性者，其远期生存率远低于切缘无癌者；③其他尚有年龄、病变类型、癌的分化程度以及患者机体免疫力等因素。

采用综合治疗可以提高远期生存率。术前放射治疗，不但可扩大手术适应证，也可增加远期生存率；术后放疗，对残余原发灶、残端癌有减低复发的作用；围术期应用抗癌药物作为辅助治疗，有利于切除，减少术中脱落癌细胞扩散和术后抑制淋巴结转移的功能。

（二）放射、激光及其他治疗

1.放射治疗

食管癌单纯放射治疗效果不理想。5 年生存率为 8％～16％，治疗失败的主要原因是局部复发，占 80％ 左右。治疗仪器为 ^{60}Co 或直线加速器。方法有体外照射，腔内近距离放疗，立体定向放射治疗，微波局部加温配合放疗增加放疗疗效。选择原发灶估计不能切除或不愿手术者施行。

2.经内镜激光治疗

采用 Nd：YAG 激光治疗对晚期有明显吞咽困难的患者可以开通食管腔，配合腔外放疗及腔内近距离放疗，可延长缓解期，平均生存期不超过 6 个月。同样经内镜射频加热或冷冻治疗，使瘤体组织坏死，可缓解瘤体造成的梗阻或吻合口狭窄的进食困难。

（胡志亮）

第二节 食管穿孔

食管穿孔常由于器械或异物损伤引起，近年来，随着内镜的广泛使用，其发生率有所上升，如不及时处理，几乎毫无例外地发生急性纵隔炎、食管胸膜瘘，并可能致死。正确的诊断和及时的治疗有赖于对食管穿孔临床特征的认识及正确选择影像学检查，治疗效果与引发因素、损伤部位、污染程度及穿孔至治疗的时间有关。据报道，食管穿孔的死亡率可达 20％，穿孔 24 h 后接受治疗死亡率甚至可高达 40％。外科手术治疗较其他治疗方法可减少 50％～70％ 的死亡率。

一、病因及发病机制

食管可以被多种不同的原因引起穿孔。近年来，随着在食管腔内用仪器进行诊断和治疗的病例迅速增加，医源性食管穿孔在这类疾病中占的比例也不断增大，目前已达 59％；其次依次是食管内异物（12％）、创伤（9％）、手术损伤（2％）、肿瘤（1％）及其他（2％）。

食管由于没有浆膜层而不同于消化道的其他部位，更易受到损伤。食管的颈段后壁黏膜被覆一层很薄的纤维膜，中段仅被右侧胸膜覆盖，下段被左侧胸膜覆盖，周围没有软组织支持，加上正常胸腔内压力低于大气压，这些是食管易于穿孔的解剖因素。食管腔内检查和治疗引起的食管穿孔多位于食管的 3 个解剖狭窄段，最常见的部位是环咽肌和咽括约肌连接处颈部食管的 Killian's 三角，这个三角由咽括约肌和在颈椎 5、6 水平的环咽肌构成，这一区域的食管后侧没有肌层保护。其他易于发生食管穿孔的部位是食管的远端与胃连接处，还有梗阻病变的近段、食管癌延伸的部位以及进行检查活检或扩张的部位。发生食管穿孔的原因也与患者的体质、年龄以及患者是否合作有关。

医源性食管穿孔常见于食管镜检查、硬化治疗、曲张静脉结扎、球囊扩张、探条扩张及激光治疗。纤维食管镜的使用使因硬质食管镜检查导致的食管穿孔由 0.11％ 下降至 0.03％，同期行食管扩张则可使食管穿孔的发生率上升 0.09％。内镜下硬化剂治疗食管静脉曲张可使食管黏膜坏死性损伤而导致食管穿孔的发生率为 1％～6％，降低硬化剂的浓度和用量可使食管穿孔发生率下降。球囊扩张治疗贲门失弛缓症的食管穿孔发生率为 1％～5％，球囊压力过高、既往有球囊扩张史患者发生率上升。放置胃管、球囊压迫止血、食管支架放置、气管内插管等操作同样可引起食管穿孔。

手术过程中可因直接损伤或在食管周围的操作导致食管穿孔的发生。常见于肺切除术、迷走神经切断术、膈疝修补术、颈椎骨折手术、食管超声及主动脉手术等。

穿透性食管穿孔主要发生在颈部，其发生率和死亡率与合并伤相关。胸部钝性损伤导致的食管穿孔极少见，常见于车祸和 HeimLich 操作手法。异物和腐蚀性物质的摄入所导致的食管穿孔常发生于咽食管入口、主动脉弓、左主支气管及贲门等解剖狭窄处。白发性食管穿孔常见于剧烈呕吐、咳嗽、举重等原因使食管腔内压力突然升高，常发生于膈上升高左侧壁，呈全层纵行破裂，溢出的液体可进入左侧胸腔或腹膜腔。食管癌及转移性肿瘤、Barrett's 溃疡、食管周围感染、免疫缺陷性疾病等均可导致食管穿孔。

食管穿孔后口腔含有的大量细菌随唾液咽下，酸度很强的胃液、胃内容物在胸腔负压的作用下，较易经过穿孔的部位流入纵隔，导致纵隔的感染和消化液的腐蚀，并可穿破纵隔胸膜进入胸腔，引起胸腔内化脓性炎症。重者引起中毒性休克。

二、临床表现

食管穿孔的临床表现与食管穿孔的原因、穿孔部位以及穿孔后到就诊的时间等因素有关。由于食管穿孔的临床表现常与心肌梗死、溃疡穿孔、胰腺炎、主动脉瘤撕裂、自发性气胸、肺炎等胸腹部疾病相混淆，因而临床诊断较困难。常见的临床表现主要有胸痛、呼吸困难、吞咽困难、皮下气肿、上腹部疼痛、发热、心率增快等。

颈部食管穿孔症状较轻，较之胸部和腹部食管穿孔更易于治疗。颈部食管穿孔后污染物经食管后间隙向纵隔的扩散比较慢，而且食管附着的椎前筋膜可以限制污染向侧方扩散。患者诉颈部疼痛、僵直，呕吐带血性的胃内容物和呼吸困难。颈部触诊可发现颈部僵硬和由于皮下气肿产生的捻发音。95％患者有影像学检查阳性。

胸部食管穿孔后污染物迅速污染纵隔，胸膜完整的患者，胃内容物进入纵隔形成纵隔气肿和纵隔炎，迅速发展为坏死性炎症。如胸膜破裂，可同时污染胸膜腔。由于胸膜腔为负压，胃液及胃内容物经破口反流到纵隔和胸膜腔，引起胸膜腔的污染和积液，形成纵隔和胸膜腔化脓性炎症。中上段食管穿孔常穿破右侧胸腔；下段食管穿孔则常穿破入左侧胸腔。食管穿孔后引起的这种炎症过程和体液的大量积蓄在临床上表现为一侧胸腔剧烈疼痛，同时伴有呼吸时加重。在穿孔部位有明确的吞咽困难，低血容量，体温升高，心率增快。全身感染中毒症状、呼吸困难的程度，根据胸腔污染的严重性、液气胸的量以及是否存在有气道压迫而有轻重不同。体格检查可发现患者有不同程度的中毒症状，不敢用力呼吸，肺底可听到啰音，当屏住呼吸时，可听到随着每次心跳发出的纵隔摩擦音或捻发音。颈根部或前胸壁触及皮下气体，当穿孔破入一侧胸腔胸膜腔时，出现不同程度的液气胸的体征。受累侧胸腔上部叩诊鼓音，下部叩诊为浊音，病侧呼吸音消失。少数病例可发展为伴有气管移位、纵隔受压的张力性气胸，纵隔及胸腔的炎症产生对膈肌的刺激可表现为腹痛、上腹部肌紧张、腹部压痛，应注意与急腹症鉴别。

腹腔食管穿孔较少见，胃的液体进入游离腹腔，引起腹腔污染，临床表现为急性腹膜炎的症状和体征，与胃、十二指肠穿孔很相似。有时污染仅局限在后腹膜，使诊断更加困难，由于腹腔段食管与膈肌相邻近，常有上腹部疼痛和胸骨后钝痛并放射到肩部的较典型的特征，患者常诉背部疼痛，不能平卧。和胸腔内穿孔一样，患者早期即可出现心率增快、呼吸困难、发热并迅速出现败血症和休克。

三、诊断

早期迅速诊断可减少食管穿孔死亡率和并发症发生率。50％患者由于症状不典型导致延误诊断和治疗。对所有行食管内器械操作后出现颈部、胸部或腹部疼痛的患者，均应想到发生食管穿孔的可能性。结合有关病史、症状、体征及必要的辅助检查多可做出及时正确诊断。少数病例早期未能及时诊断，直至后期出现脓胸，甚至在胸穿或胸腔引流液中发现食物方做出诊断。

1.X 线检查

颈部穿孔行侧位 X 线检查可以发现颈椎前筋膜平面含有气体,这一征象早于胸部 X 线和临床症状。胸部食管穿孔时 90％患者胸部正侧位 X 片发现纵隔影增宽,纵隔内有气体或气液平、胸腔内气液平,但与摄片时间有关,软组织影和纵隔气肿一般于穿孔后 1 h 左右出现,而胸腔积液和纵隔增宽则需数小时。腹部食管穿孔时可发现隔下游离气体。

2.食管造影

食管造影仍然是诊断食管穿孔的主要手段。对于怀疑食管穿孔而考虑行食管造影者首选口服泛影葡胺,其阳性率颈部为 50％、胸部 75％～80％,但一旦吸入肺内,其毒性可引起严重的坏死性肺炎。如泛影葡胺未能发现食管穿孔而临床仍高度怀疑,可使用薄钡进行造影,钡剂造影可显示穿孔瘘口的大小、部位及纵隔的污染程度,阳性率在颈部为 60％,胸部达到 90％。尽管使用造影剂作为常规诊断手段,但仍有 10％的假阴性,因此当造影阴性时也不能完全除外食管穿孔,可在造影后间隔数小时复查或进行 CT、纤维食管镜检查。

3.纤维食管镜检查

纤维食管镜的食管穿孔诊断率可达到 100％,尤其对于微小穿孔、黏膜下穿孔的诊断。用纤维食管镜可直接看到食管穿孔的情况,并能提供准确的定位,了解污染的情况。但同时应该注意,当怀疑有微小穿孔时,禁忌通过食管镜注入空气。食管镜的结果也有助于治疗的选择。

4.CT 检查

当今的胸腹部 CT 检查已应用得相当普遍。当临床怀疑有食管损伤而 X 线不能提示确切的诊断依据、食管造影无法进行时,可选择胸部或腹部 CT 检查。CT 影像有以下征象时应考虑食管穿孔的诊断:食管周围的纵隔软组织内有气体;食管壁增厚;充气的食管与一个邻近纵隔或纵隔旁充液的腔相通;在纵隔或在胸腔的脓腔紧靠食管;左侧胸腔积液则更进一步提示食管穿孔的可能。经初步治疗患者症状无明显改善的可应用 CT 定位指导胸腔积液的抽取或胸腔引流的定位。

5.其他检查

食管穿孔患者由于唾液、胃液和大量消化液进入胸腔,在做诊断性胸腔穿刺时,抽得胸腔液体内含有未消化的食物,pH 低于 6.0,并且淀粉酶的含量升高,是一项简单而有诊断意义的方法。在怀疑有食管损伤的病例口服小量亚甲蓝后和可见引流物或胸腔穿刺液中有蓝色,同样有助于诊断。

四、治疗方法

食管穿孔的治疗选择取决于诱发食管穿孔的原因、部位、穿孔的严重程度以及穿孔至接受治疗的间隔时间。除年龄和患者的全身状态外,应同时考虑食管周围组织的损伤程度、伴随的食管病理及损伤。治疗的目标主要是防止来自穿孔的进一步污染,控制感染,恢复消化道的完整性,建立营养支持通道。因此,清除感染和坏死组织,精确的闭合穿孔,消除食管远端的梗阻,充分引流污染部位是治疗成功的关键。同时,必须应用胃肠外营养、抗生素。

1.手术治疗

手术治疗包括一期缝合、加固缝合、食管切除、单纯引流、T-管引流食管外置和改道。手术方式及手术径路的选择与以下因素有关:损伤的原因;损伤的部位;是否同时存在其他食管疾病;从穿孔到诊断的时间;食管穿孔后污染的程度;炎症蔓延的情况;是否有邻近脏器损伤;患者年龄及全身情况;医院的医疗条件及医生的技术水平等。较小、污染程度轻的颈部至气管隆突的穿孔可经颈部切口行单纯的引流。胸部食管中上段穿孔选择右侧进胸切口,下段则选择左侧胸部进胸切口。上腹部正中切口则是治疗腹段食管穿孔的最好选择。

早期食管穿孔多采用一期缝合手术。术中应进一步切开肌层,充分暴露黏膜层的损伤,彻底清除无活力的组织,在良性病变大多数病例黏膜正常,手术时应将穿孔缘修剪成新鲜创缘,大的穿孔应探查纵隔,仔细找到穿孔的边缘,用 2-0 的可吸收缝线,也可以用不吸收的细线,间断缝合修补,同时灌注和引流污染区域。分层闭合黏膜和肌层是手术修复成功的关键。没有适当的暴露和严密的缝合是术后发生漏、增加死亡率和延长康复时间的主要原因。如果损伤时间较长,组织产生水肿时,可以仅闭合黏膜层,并同时彻底冲洗和清除污染的组织。用较大口径的闭式引流,7~10d 后行食管造影,如没有造影剂外溢,则可恢复经口进食。食管穿孔时间大于 24 h 或局部污染、炎症反应严重、组织有坏死时,应只做局部引流,不修补穿孔。一期缝合最好是在健康的食管组织,当有远端梗阻时,单纯一期缝合是无效的,必须同时解决梗阻,才能达到成功的修复。

由于一期缝合食管损伤有因组织继续坏死而发生裂开和瘘的可能性,因此有必要采用周围组织移植包垫加固缝合的方法闭合食管穿孔。Grillo 等首先报道胸部食管穿孔一期缝合后采用周围较厚、发生炎症反应的胸膜片进行加固。其他可利用的组织还有网膜、膈肌瓣、背阔肌、菱形肌、心包脂肪垫等。对于颈部食管穿孔,可选择胸骨舌骨肌、胸骨甲状肌、胸锁乳突肌等组织材料。膈肌瓣不易坏死,有一定的张力,弹性较好,再生能力强。取全层 12 cm 长、5~7 cm 宽,基底位于食管处,向上翻起,用于食管下段的修复。缺损的膈肌切口可直接缝合。在使用带蒂的肋间肌瓣时,其基底部在内侧、椎旁沟处,并要有足够的长度。不论用哪种组织修复加固,这种组织最好是用在修复的食管壁之中,而不是简单覆盖于修复上。

对部分有严重的食管坏死、食管病理性梗阻的患者可选择食管切除与重建术。除保持胃肠道的完整性外,食管切除术可消除造成污染的食管穿孔,治疗造成食管穿孔的基础食管病变。Orringer 等建议使用颈部胃食管吻合,该方法使吻合口远离污染处,即使发生吻合口漏,其治疗较胸腔内吻合更为简单。

因延误诊断造成严重污染和炎症的食管穿孔患者禁忌一期缝合。颈部穿孔可单纯行引流。而胸腹部食管穿孔由于污染物的继续污染使胸腹部感染持续存在,因而不能单纯行引流手术,可行 T 形管引流,控制食管胃内容物继续污染胸腹部。

食管外置或旷置的手术方式有多种报道,其基本方法是关闭穿孔、广泛引流污染组织,同时行颈部食管外置造瘘术或胃造瘘减压术。但该方法近年来已很少使用,仅仅适应于营养状况极度不良的患者及无法用常规手术方法治疗的病例或手术失败的病例。

近年来有报道胸腔镜辅助治疗食管穿孔,疗效有待于进一步观察。

食管有梗阻性病变如食管狭窄、贲门失弛缓症或严重的胃肠道反流等病变的食管穿孔必须在手术治疗食管穿孔的同时加以处理。食管狭窄、贲门失弛缓症可采用食管扩张,Moghissi 等报道显示,仅修补穿孔而未同期处理远端梗阻的食管穿孔患者死亡率达 100%,而同时处理食管穿孔和梗阻性病变的死亡率为 29%。胃肠道反流可采用临床常规应用的抗反流手术。食管穿孔合并食管恶性肿瘤患者必须行食管肿瘤切除术,广泛转移者可行食管内支架放置。

2. 保守治疗

食管穿孔患者行保守治疗必须经过严格的选择。1965 年,Mengold 等首先报道应用保守治疗成功治愈食管穿孔患者,18 例因腔内损伤且 24 h 内诊断明确的患者经保守治疗仅死亡1 例。1975 年,Larrieu 报道成功治愈自发性食管穿孔。

经过多年临床经验的积累,Altorjay 等总结食管穿孔接受保守治疗的指征为:①器械引起的颈部食管穿孔;②早期诊断小的局限的穿孔;③食管狭窄行食管扩张或硬化剂治疗食管静脉曲张;④食管穿孔延误诊断但临床症状轻微;⑤食管穿孔后食管周围有纤维化形成,能限制纵隔的污染;⑥穿孔引起的污染限于纵隔或纵隔与壁层胸膜之间,没有造影剂溢入附近体腔;⑦穿孔的位置不在肿瘤部位、不在腹腔、不在梗阻的近端;⑧症状轻微,无全身感染迹象。

具体治疗方法为:①禁食:禁食 48~72 h,如患者临床症状改善,可口服无渣流质;②应用广谱抗生素7~14 d;③完全胃肠外营养;④经 CT 引导下行穿刺或置管引流纵隔或胸腔积液;⑤食管镜引导下行食管灌洗;⑥胃肠减压:应该有选择性地应用胃肠减压,目前有学者认为放入胃肠减压管使食管下段括约肌不能完全关闭,加重胃反流,导致纵隔污染加重;⑦穿过癌症或非癌症部位在食管腔内置管或置入支架。

五、预后及治疗效果

Clayton 等总结 1990—2003 年文献报道的 726 例食管穿孔患者治疗效果显示食管穿孔患者死亡率为 18%。死亡率与导致食管穿孔的原因、穿孔部位、诊断是否及时、食管的原发病变及治疗方法相关。

病因影响食管穿孔患者的预后。自发性食管穿孔的死亡率为 36%，医源性食管穿孔为 19%，创伤性食管穿孔为 7%。自发性食管穿孔死亡率较高的原因在于临床症状常常与其他疾病相混淆而延误诊断，污染广泛并迅速发展至败血症。医源性食管穿孔多发生于食管腔内操作过程中，易于诊断和治疗。创伤性食管穿孔多发生于颈部，污染较局限，多死于其他脏器的损伤。

食管穿孔部位同样影响患者的转归。颈部食管穿孔患者死亡率 6%，胸部食管穿孔为 27%，腹部穿孔为 21%。造成差异的原因在于颈部污染物污染区域由于颈部筋膜的限制而局限，而胸部、腹部食管穿孔可造成胸腹部的二次污染，如延误诊断可迅速导致败血症。

尽管目前临床抗生素应用及临床监护的进步，24 h 后诊断的食管穿孔患者死亡率仍明显高于 24 h 内诊断的患者。White 等报道两者的死亡率分别为 31% 和 13%。在一组 390 例食管穿孔患者治疗报道中，死亡率分别为 27% 和 14%。

手术方式的选择对食管穿孔患者的死亡率有明显影响。一期缝合和加固缝合的死亡率为 0%～31%，平均 12%。适当的暴露和严密的黏膜缝合、消除食管穿孔远端梗阻是降低死亡率的关键。24 h 后食管穿孔患者是否采取一期缝合或加固缝合目前尚有不同的观点，Wright 等报道一组食管穿孔采用一期缝合或加固缝合的患者中有 46% 为 24 h 后诊断明确。因而一期缝合或加固缝合适合没有恶性肿瘤、纵隔无弥散性坏死、穿孔远端无梗阻患者。食管切除的死亡率为 17%，对于污染严重、合并肿瘤、穿孔远端狭窄患者行食管切除切除是合理的选择。食管外置或旷置患者死亡率为 24%，单纯行引流患者死亡率为 37%，死亡率较高的原因可能与纵隔污染严重、患者全身情况差等因素相关。

在一组 154 例接受保守治疗患者的报道显示，保守治疗患者死亡率为 18%，甚至有报道接受保守治疗患者生存率达 100%。这一结果与严格控制保守治疗指征相关。但有报道约 20% 接受保守治疗的患者由于患者病情进展于 24 h 内改为手术治疗。

（胡志亮）

第三节　食管狭窄

多数食管狭窄的患者为后天获得性，少数为先天性的。食管良性狭窄多是患者误服强酸、强碱造成食管腐蚀性损伤所致瘢痕性狭窄。这类损伤在临床中并不少见，儿童及成人均可发生。在儿童，主要是将家用化学剂误认为是饮料或药品而自服或由他人给予误服。但这种类型所致食管损伤多不甚严重。在成人常因企图自杀而吞服腐蚀剂，因而吞服量较多，治疗也很困难。我国对食管烧伤的发生率尚无精确统计，各地区均有病例报道，城市以吞服碱性腐蚀剂居多，而农村常因吞服酸性农药所致。其他原因有反流性食管炎及食管损伤合并感染。

一、病理生理

一般引起食管烧伤的腐蚀剂分为强酸和强碱两类，酸和碱浓度较高时均可造成食管及胃的严重损伤。强碱可使蛋白溶解、脂肪皂化、水分吸收而致脱水，并在溶解过程中产生大量热量对组织也有损伤。若灼伤面积广而深，容易发生食管壁坏死及穿孔。而酸性腐蚀剂则产生蛋白凝固性坏死，通常较为浅表。较少侵蚀肌层。但酸性腐蚀剂不像碱性腐蚀剂可被胃酸中和，因而可引起胃的严重损伤。腐蚀剂被吞服后可迅速引起食管的变化。引起病变的严重程度与吞入腐蚀剂的剂量、浓度和性质密切相关，固态物质易黏附于黏膜表面,烧伤面积较小,液态物质进入食管,接触面积广,破坏也严重。轻型病例仅是食管黏膜充血、水肿,数天即可消退。较严重的病例,表层组织坏死,形成类似白喉样的假膜,食管黏膜可能发生剥脱及溃疡形成,并有纤维素渗出。如果没有其他因素影响,这类病变可以逐渐愈合,严重食管烧伤则可引起波及食管全层的深部溃疡,甚至引起穿孔,形成纵隔炎,或穿入邻近的大血管引起致命性的大出血,这种深部溃疡愈合后形成的瘢痕,可引起不同程度的食管狭窄。临床上以胸中段瘢痕狭窄为最多见,其次为胸上段和下段。服化学剂量大者,可致全食管瘢痕狭窄甚至累及口咽部。一组 1 682 例食管烧伤后瘢痕狭窄部位的统计中,上段占 36.9%,中段占 45.8%,下段占 15.1%,多发性狭窄为 20%～25%,全食管狭窄占4%～5%。

二、诊断

根据患者有吞服腐蚀剂病史,口唇、舌、口腔及咽部有灼烧伤,主诉咽部、胸部等疼痛,吞咽痛或吞咽困难,诊断并不困难,但需要对烧灼伤的范围及严重程度进行了解。对吞服腐蚀剂的剂量、浓度、性质(酸或碱)及原因(误服或企图自杀)等的了解对诊断或治疗均有帮助,尤其应注意企图自杀的患者,吞服腐蚀剂的量较多,损伤较为广泛,病情也甚严重。应注意神志、呼吸、血压、脉搏及中毒可能出现的症状及体征,有液气胸及腹部的体征均为食管、胃烧伤最严重的表现。一般情况食管吞钡检查是安全的,检查时可见到黏膜不规整、局部痉挛、充盈缺损或狭窄,如有穿孔则可见钡剂外溢。纤维食管镜检查可以及早提供有价值的资料,同时尚可进行治疗。早期行食管镜检查尚有不同意见,但近来不少人认为,有经验的内镜专家进行这项检查并无多大危险,而且能早期明确损伤的严重程度,对处理做出比较正确的对策,主张24～28 h内甚至在 3h 内就可行纤维食管镜检查。

三、病史

吞服强酸、强碱后,食管黏膜出现广泛充血、水肿,继之脱落坏死,腐蚀严重区域出现溃疡、肉芽组织形成、成纤维细胞沉积。此时患者疼痛甚重,不能进食,时间为 3～4 周。由于食管组织的反复脱落、感染及肉芽组织增生,成纤维细胞变为纤维细胞,食管组织渐被纤维结缔组织所替代,管腔变窄,但患者疼痛减轻,可进流质或半流质饮食,此时为食管灼伤后 5～6 周。随着食管组织的进一步修复,肉芽组织增生,瘢痕形成,管腔失去扩张功能,而变得挛缩,僵硬,严重狭窄,患者出现严重吞咽困难,有的连唾液都难以咽下,因而引起严重营养缺乏及脱水、酸中毒。食管狭窄的程度和范围需 5～6 个月才能稳定。因此,为维持患者的营养,应及早行空肠或胃造瘘术,以防患者消耗衰竭。

四、早期处理

此病一旦确诊,就应给予积极的早期处理,因早期处理的好坏可直接影响患者的预后。在食管化学灼伤的早期,首先应确定患者有无酸中毒、脱水、电解质紊乱及休克,是否合并有胃或食管穿孔及纵隔炎。此时应保证正常血容量,维持体内酸碱平衡。如患者无食管及胃穿孔,应行食管灌洗,并吞服与化学剂相反的药液以中和、稀释吞服的腐蚀剂,减少其对组织的损害。服用强酸者,可用肥皂水、氧化镁等弱碱性液体冲洗;服用强碱者,可给予稀醋酸或枸橼酸等弱酸中和。服用的药液不定者,可给予生理盐水冲洗。能吞咽者,可给予蛋白水、色拉油口服,以保护食管及胃黏膜,减轻灼伤程度。同时,静脉除给予胶体及晶体液外,还应给予高效抗生素,以减轻食管黏膜组织的坏死及感染,减轻食管腔瘢痕狭窄程度。能进食者,应口服氢氧化铝凝胶,以保护食管及胃黏膜。同时给予高热量、高蛋白饮食,口服抗生素盐水及 0.5% 丁卡因溶液,以减轻食管黏膜的刺激性疼痛。妥善的早期处理可显著减轻食管灼伤后的并发症,如食管胃穿孔、纵隔炎、败血症,减轻食管腔瘢痕狭窄,使一些患者可避免食管重建术。

五、手术适应证

(1)广泛性食管狭窄,广泛而坚硬的瘢痕狭窄,考虑扩张治疗危险较大而效果不好的。

（2）食管化学灼伤后短而硬的狭窄，经反复扩张治疗效果不佳者。

（3）有的学者认为，食管化学灼伤后2～4周即可行手术治疗，因此时患者消耗轻微，食管已开始瘢痕狭窄，是手术的最佳时机。而大多数学者认为，化学灼伤后2～4周其瘢痕范围尚未完全确定，瘢痕狭窄程度尚不稳定，术后残余食管有再狭窄的可能，并有术后再狭窄的经验教训，故认为灼伤后5～6个月是手术的最佳时机，此时病变已较稳定，便于判定切除和吻合的部位。

六、手术方法

除个别非常短的食管狭窄可采取纵切横缝的食管成形术外，绝大多数的患者需要进行食管重建。胃、结肠、空肠，甚至肌皮瓣均可用于食管重建。常用食管良性狭窄的手术方法有胃代食管术及结肠代食管术，但必须注意，行胃代食管术要求胃基本正常，如胃长度受限，就应行结肠代食管术。

（胡志亮）

第十六章　疼痛治疗

第一节　概　述

一、疼痛的定义

疼痛是组织损伤或与潜在的组织损伤相关的一种不愉快的躯体感觉和情感经历,同时可伴有代谢、内分泌、呼吸、循环功能和心理学的改变。疼痛是主观的,包括感觉和情感的反应,这种反应是神经末梢痛觉感受器受到伤害和病理刺激后,通过神经冲动传导到中枢的大脑皮质而产生。生物学家认为引起疼痛的刺激,易于造成组织的损伤,因此疼痛总是与组织损伤相关。有些人在没有组织损伤的情况下,主诉疼痛,这通常与心理因素有关。

二、疼痛与疾病的关系

疼痛是许多疾病的常见或主要的症状,如脑肿瘤的头痛、冠心病发作时的胸痛、胆石症的胆绞痛、腹痛、晚期肿瘤的癌性疼痛等。但有些疼痛其本身就是一种疾病,如带状疱疹的神经痛、三叉神经痛。疼痛不仅给患者带来痛苦,而且还对中枢神经、循环、呼吸、内分泌、消化和自主神经等系统造成不良影响,甚至是某些严重、威胁生命的疾病症状。因此,治疗疼痛既是一项重要的临床工作,也是患者的迫切要求。

三、疼痛诊断与治疗的范围

疼痛诊疗的范畴是在医学发展和临床实践中形成并不断拓展。疼痛学的范畴是相对的,许多临床学科与疼痛相关的疾病或疼痛都可纳入疼痛处理的范围。临床疼痛诊疗主要有以下几类:

(一)慢性疼痛性病症

这里是指非癌性的慢性疼痛。主要又分为以下几类。

1.软组织慢性损伤为主的疼痛

如肌筋膜疼痛综合证、梨状肌综合证、腱鞘炎、肩周炎、慢性腰肌劳损等。

2.骨关节炎的疼痛

常见的骨关节炎有膝关节骨性关节炎、强直性脊柱炎、骶髂关节炎、风湿性关节炎、类风湿性关节炎、痛风性关节炎等。

3.软组织、骨和小关节损伤或炎症

颈椎病、颈椎间盘突出、腰椎间盘突出等。

4.神经病理性疼痛

带状疱疹、带状疱疹后神经痛、复杂性区域疼痛综合证、糖尿病性神经病变等。

5.血管源性疼痛

血管源性疼痛主要有雷诺综合证、血栓闭塞性脉管炎等。

(二)头痛

头痛是常见的慢性疼痛性疾病,其病因及病理生理复杂,分原发性头痛和继发性头痛两大类。

（三）创伤后疼痛

创伤后疼痛是指病理性的创伤所引起的急性疼痛，主要包括骨折、软组织撕裂伤、锐器伤、烧灼伤等引起的急性疼痛。

（四）内脏痛

内脏痛多为急性发作性疼痛，常见于冠状动脉硬化性心脏病的心绞痛、急性胰腺炎、胆石症胆绞痛、肾及输尿管结石的肾绞痛等。内脏痛必须以诊疗原发病为重点，同时，在不影响诊断和病情观察的前提下，进行疼痛处理。

（五）术后痛

术后痛是指因手术创伤所造成的刀口及创面疼痛。属于急性疼痛。

（六）分娩痛

分娩痛是指经阴道分娩引起的疼痛，属于急性疼痛。一般采用麻醉性药物或神经阻滞缓解或消除疼痛，称为分娩镇痛。

（七）癌性疼痛

癌性疼痛主要由于肿瘤浸润或压迫神经、重要脏器或骨转移引起的疼痛，变成慢性病经过，亦可表现为暴发性疼痛。

此外，某些非疼痛性疾病，如神经炎、顽固性呃逆、不定陈诉综合证等，采用以神经阻滞为主的综合疗法，有一定疗效。因此疼痛门诊也常常收治这类患者。

（曹绍军）

第二节　疼痛的机制

疼痛由能使机体组织受损伤的伤害性刺激所引起，是一种对周围环境的保护性适应方式。其形成机制包括周围神经机制和中枢神经机制两个方面。

一、疼痛的周围神经机制

疼痛的周围神经机制是指分布于身体不同部位的各种感受器把疼痛的刺激转换为相应的信息，并由相应的感觉神经纤维向中枢神经系统（CNS）传导的过程。

（一）伤害性感受器

伤害性感受器是产生痛觉信号的外周换能装置，主要分布于皮肤、黏膜、胃肠道黏膜和浆膜下层、肌肉间的结缔组织、肌腱表面和内部、深筋膜、骨膜和血管外膜等处。一般认为初级传入伤害性感受器是 Aδ 纤维和 C 纤维的终末分支，在形态学上是游离或未分化的神经束梢，其细胞体位于背根神经节。根据伤害性感受器位置及对不同刺激条件的敏感性，将其分为体表伤害性感受器，肌肉、关节伤害性感受器和内脏伤害性感受器三种不同的类型。

（二）伤害性感受的传入

伤害性感受器被激活后所产生的伤害性信息由不同外周初级传入纤维传递到 CNS。与伤害性感受传递有关的神经纤维包括 Aδ 纤维和 C 纤维。然而这些纤维并不是简单的感觉信息传导体。最近研究显示切断或损伤外周神经后，其本身就作为一个疼痛的病灶而引起许多生理学、形态学和生物化学等方面改变，如外周初级传入终末或背根节的活动异常。

（三）外周交感纤维活动与疼痛

交感神经系统在慢性疼痛的形成和持续过程中具有重要作用。神经损伤甚至是轻微的创伤也能导致交感神经功能紊乱，而交感神经紊乱与复杂的局部疼痛综合证的发生存在着密切的联系。复杂的局部疼痛综合证往往伴有交感神经功能失调,表现为烧灼痛、痛觉过敏和触诱发痛。研究证实,在周围神经损伤后,其形成的新芽对 α-肾上腺素能激动剂非常敏感,并且还发现背根神经节上存在有 α-肾上腺素能受体,背根神经节与交感神经传出纤维终末之间形成了神经支配,这意味着交感神经传出纤维的活动能使周围传入纤维的活动和反应发生异常。

（四）外周敏感化

在组织损伤和炎症反应时,损伤细胞如肥大细胞、巨噬细胞和淋巴细胞等释放炎症介质,伤害性刺激也导致神经源性炎症反应,从而使血管舒张,血浆蛋白渗出以及作用于释放化学介质的炎症细胞。这些相互作用导致了炎症介质的释放,如 K^+、H^+、血清素、缓激肽、P 物质(SP)、组胺、神经生长因子、花生四烯酸代谢的环氧化酶和脂氧化酶途径代谢产物(如前列腺素、白三烯等)以及降钙素基因相关肽(CGRP)等,这些化学物质或炎症介质使正常时不能引起疼痛的低强度刺激也能导致疼痛。在组织损伤后所发生的这一系列变化称之为外周敏感化。如果外周伤害性感受器发生敏感化作用,可表现为:①静息时疼痛或自发性疼痛。②原发性痛觉过敏。③触诱发痛。

二、疼痛的中枢神经机制

（一）初级传入纤维在脊髓背角的终止

脊髓背角是伤害性信息向中枢传递的第一个中继站。初级传入伤害性感受器主要终止于脊髓背角的第Ⅰ、Ⅱ和Ⅴ层,其中 C 纤维终止于Ⅰ、Ⅱ、Ⅲ层,Aδ 纤维终止于Ⅰ、Ⅱ、Ⅲ层外,还终止于Ⅴ层。后角胶状质(Ⅱ、Ⅲ层)是调控伤害性信息的重要部位。

（二）传递痛觉信息的上行通路

伤害性感受器的传入冲动,在脊髓背角神经元初步整合后,上行通路进入中枢的高级部位。传递痛觉信息的上行通路包括脊髓丘脑束(STT)、脊髓网状束(SRT)、脊髓中脑束(SMT)、脊髓颈核束(SCT)、背柱突触后纤维束(PSDC)、脊髓旁臂杏仁束(SPAT)、脊髓旁臂下丘脑束(SPHT)和脊髓下丘脑束(SHT)。在这些痛觉传导束中,SRT、SCT 和 PSDC 传导快痛,而 STT、SMT、SPAT、SPHT 和 SHT 既传导快痛又传导慢痛。

（三）痛觉中枢

1. 皮层下中枢

参与疼痛的整合、调控和感知作用的皮层下中枢主要是指丘脑、下丘脑以及脑内的部分核团和神经元。在丘脑与疼痛传递有密切关系的核团包括内侧核群及外侧核群中的腹后外侧核,腹后内侧核和髓板核群中的束旁核、中央核;下丘脑的视前区-下丘脑前区,下丘脑腹内侧核,室局部等核团中含有对伤害性刺激呈兴奋或抑制反应的痛敏神经元。这些神经元在疼痛的调控中或多或少都起着一定的作用。

2. 大脑皮质

大脑皮质是疼痛的感觉分辨和反应冲动整合的高级中枢。疼痛过程涉及广泛的区域,同时疼痛冲动也必然进入意识领域。一般认为参与疼痛全过程的大脑皮质区有第一、二、三感觉区和边缘系统。第一感觉区为疼痛的感觉分辨区;第二感觉区主要是感觉内脏的疼痛;第三感觉区参与深感觉的分辨和疼痛反应活动;边缘系统主要参与内脏疼痛和心理性疼痛的调控作用。

（四）中枢敏感化

在组织损伤后,对正常的无害性刺激反应增强(触诱发痛),不仅对来自损伤区的机械和热刺激反应过强(原发性痛觉过敏),而且对来自损伤区周围的末损伤区的机械刺激发生过强反应(继发性痛觉过敏)。这些改变均是损伤后脊髓背角神经元兴奋性增强所致,也就是中枢敏感化。

初级传入神经元 C 纤维反复持久刺激,致使 CNS 的功能和活性产生实质性改变。组织损伤后,伤害性刺激经 C 纤维传入,并释放谷氨酸、SP、CGRP、神经生长因子等递质或调质,这些神经递质或调质作用于相应的受体,如 N-甲基-D 天门冬氨酸(NMDA)和非 NMDA 受体、神经激肽(NK)1 受体等,致使脊髓背角神经元兴奋性呈活性依赖性升高。伤害性刺激增加初级传入纤维肽类递质的释放,增加 Ca^{2+} 内流,激活第二信使系统,改变蛋白激酶的活性和使蛋白质磷酸化。在长期炎症期间,蛋白激酶的激活产生转录变异,其结果是脊髓背角细胞对现存传入冲动和原来的阈下传入冲动的反应性升高,产生:①对正常刺激的反应增强。②接受区域扩大。③新近传入冲动激活阈值降低等变化。

(五)疼痛的中枢调整机制

外周伤害性刺激冲动传入后,经中枢各级水平的调整作用,痛觉被感知或受抑制。神经生理学研究证实,刺激脑的广泛区域可以抑制伤害性的疼痛反应,也就是说中枢神经对伤害性的传入冲动有抑制作用。这种抑制作用一方面是通过节段性机制,另一方面是来自高位中枢的下行性机制。

1.节段性抑制机制

节段性抑制是通过脊髓不同节段的纤维间节段性联系的反应,它是脊髓内反射弧的组成部分。节段性抑制主要表现为背角的广动力或特异性伤害性感受神经元的反应,可受到脊髓水平输入的选择性地抑制。

2.脑干下行性抑制机制

脑干下行性抑制的中枢结构主要由三部分组成:①中脑导水管周围灰质(PAG)。②延脑腹内侧头端网状结构(RVM)。③桥中脑背外侧顶盖(DLPT)。对于脑干下行性痛觉调整系统,其功能的正常发挥主要与去甲肾上腺素能神经元、5-羟色胺能神经元和内源性阿片肽有关。此外 γ-氨基丁酸,生长抑素等也发挥着重要作用。

(曹绍军)

第三节　疼痛评估方法

一、评估目的与意义

疼痛的测量一般指用某些测量标准对疼痛强度进行测定;疼痛的评估则包括对疼痛全过程中不同因素互相作用的测量。通过疼痛的测量与评估可以确定疼痛的强度、性质和持续时间,有助于对疼痛原因进行鉴别诊断,帮助选择治疗方法和评价不同治疗方法的相对有效性。

二、评估方法的分类

目前国内常用的定量测定方法有以下几类:疼痛强度简易描述量表(VRS)、视觉模拟量表(VAS)或数字疼痛强度量表(NRS)、麦吉尔疼痛问卷调查量表(MPQ)、手术后疼痛评分法(Prince－Henry 法)、疼痛行为量表(PBS)、45 区体表面积评分法、儿童疼痛评估法等。临床工作中以 VAS、MPQ 和 PBS 方法最为常用。疼痛是一种个人的主观体验,具有明显的主观性,现今尚无客观的方法得出患者疼痛的程度。信任患者的主诉是重要而真实的态度,来自患者本人诉说的疼痛是可靠而有效的测量。

三、视觉模拟评分法(VAS 法)

(一)方法

视觉模拟评分法是在白纸上画一条长 10 cm 的直线,两端分别标上"无痛"和"最严重的疼痛"(图 16-1)。患者根据自己所感受的疼痛程度,在直线上某一点做一记号,以表示疼痛的强度,从起点至记号处的距离长度也就是疼痛的量。

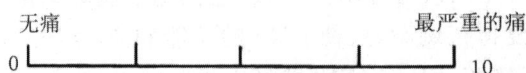

图 16-1　疼痛的视觉模拟评分方法(VAS)

（二）注意事项

（1）使用前对患者需作详细解释，让患者理解该方法的概念以及此法测痛与真正疼痛的关系，然后让患者在直线上标出自己疼痛的相应位置。

（2）可使用正面有 0 和 10 之间游动的标尺，背面有 0～10 数字的视觉模拟评分尺。如果患者移动标尺，医师能立即在尺的背面看到具体数字，可精确到毫米。

（3）不宜用于老年人，因老年人准确标定坐标位置的能力不足。

四、麦吉尔疼痛问卷调查法

（一）方法

麦吉尔疼痛问卷表含有 4 类 20 组疼痛描述词，每组词按程度递增的顺序排列，其中 1～10 组为感觉类，11～15 组为情感类，16 组为评价类，17～20 组为其他相关类（表 16-1）。被测者在每一组词中选一个与自己痛觉程度相同的词（没有合适的可以不选）。

表 16-1　麦吉尔疼痛调查表的总体评级法举例

	感觉	情绪	评估
	1 忽隐忽现 1	11 疲倦 * 1	16 烦扰的 * 1
	抖动样重 2	疲惫 2	恼人的 2
	搏动性痛 * 3		悲惨的 3
	跳痛 4		严重的 4
	打击痛 5		难堪的 5
	猛击痛 6		
亚小组评级：	3/6＝0.5	1/2＝0.5	1/5＝0.2
	4 锐利的痛 1	14 惩罚的 * 1	
	刀割样痛 2	折磨的 * 2	
	撕裂样痛 3	残酷的 3	
		狠毒的 4	
		致死的 5	
亚小组评级：	3/3＝1.0	2/5＝0.4	
	7 热痛 * 1		
	烧灼痛 2		
	滚烫样痛 3		
	烧烙痛 4		
亚小组评级：	1/4＝0.25		
亚小组总分：	1.75	0.9	0.2
小组 PRI	1.75/10＝0.175	0.9/5＝0.18	0.2/1＝0.2
总评级	(0.175＋0.18＋0.2)/3＝0.185		

注：* 选中的词；PRI 为疼痛评估指数

由 MPQ 可以得到 3 种测定方法：

1. 疼痛评估指数（PRI）

根据被测者所选出词在组中的位置可以得出一个数字（序号数），所有这些选出词的数值之和即疼痛评估指数。PRI 可以求四类的总和，也可以分类计算。

2. 现时疼痛强度（PPI）

用 6 分 NRS 评定当时患者全身总的疼痛强度。即 0～5 的疼痛强度：①无痛（0 分）。②轻度疼痛

(1分)。③引起不适感的疼痛(2分)。④具有窘迫感的疼痛(3分)。⑤严重的疼痛(4分)。⑥不可忍受的疼痛(5分)。所以现时疼痛强度评估实际上是6点口述分级评分法。

（二）注意事项

1.原来假定

MPQ和每亚组中疼痛形容词的词汇在次序衡量方面是等距离的,但在目前的研究中已明确,描绘疼痛所用词汇之间的差别是不等同的。有些词汇虽然不在同一组内,但它们的意义极为接近,故难以区别。例如第10小组的"绷紧"和第18小组的"勒紧"难以辨别;三大组所包含的亚组数目不同。每亚组所列出的描绘字数目也不相等,多者有6个词汇,少者2个词汇,所以"疼痛评估指数"的算法不合理,合理的算法应是总体评级、每组的评分相加后,再算出其平均数。

2.简化的 McGill 疼痛问卷(SF-MPQ)

由于MPQ包括内容多,检测费时,较繁琐,Melzack又提出内容简洁、耗时短的SF-MPQ(表16-2)。SF-MPQ仅由11个感觉类和4个情感类对疼痛的描述词以及PPI和VAS组成。所有描述词均用0~3分别表示"无""轻""中"和"重"的不同程度。由此可以分类求出PRI或总的PRI。PPI仍用6分法评定。SF-MPQ适用于检测时间有限,同时又要获得其他疼痛强度信息,如VAS评分结果。同典型的MPQ一样,SF-MPQ是一种敏感、可靠的疼痛评价方法,其评价结果与MPQ具有很高的相关性。SF-MPQ也能对不同的疼痛综合证进行鉴别。

表 16-2　SF-McGill 疼痛问卷表

	无	轻微	中度	重度
跳痛	0)	1)	2)	3)
放射痛	0)	1)	2)	3)
戳痛	0)	1)	2)	3)
锐痛	0)	1)	2)	3)
夹痛	0)	1)	2)	3)
咬痛	0)	1)	2)	3)
烧灼痛	0)	1)	2)	3)
创伤	0)	1)	2)	3)
猛烈痛	0)	1)	2)	3)
触痛	0)	1)	2)	3)
割裂痛	0)	1)	2)	3)
疲劳衰竭	0)	1)	2)	3)
不适感	0)	1)	2)	3)
恐惧	0)	1)	2)	3)
折磨人的	0)	1)	2)	3)

五、六点行为评分法(BRS-6)

将疼痛分为6级每级定为1分,从0分(无疼痛)到5分(剧烈疼痛,无法从事正常工作和生活):

(1)无疼痛。

(2)有疼痛但易被忽视。

(3)有疼痛,无法忽视,但不干扰日常生活。

(4)有疼痛,无法忽视,干扰注意力。

(5)有疼痛,无法忽视,所有日常活动均受影响,但能完成基本生理需求如进食和排便等。

(6)存在剧烈疼痛,无法忽视,需休息或卧床休息。

六、疼痛日记评分法(PDS)

由患者、患者亲属或护士记录每天每时间段内(4 h、2 h、1 h 或 0.5 h)与疼痛有关的活动,其活动方式为坐位、行走、卧位。在疼痛日记表内注明某时间段内某种活动方式,使用的药物名称和剂量。疼痛强度用 0~10 的数字量级来表示。睡眠过程按无疼痛记分(0 分)。

(曹绍军)

第四节　诊断性及治疗性神经阻滞

神经阻滞是指采用化学或物理的方法(措施)作用于神经节、根、丛、干和末梢的周围,使其传导功能被暂时或永久地阻断的技术。由于对疼痛的定性、定量仍然缺少客观的指标,为临床诊断疼痛和评价治疗效果造成困难。当遇到难以诊断的疼痛时,常可依据神经的类别及其支配、走行的解剖学基础,通过阻滞某一神经根暂时阻断其功能,鉴别痛源之所在,从而做出诊断和鉴别诊断。

在临床实践中,神经阻滞的目的主要包括:①诊断性神经阻滞:阻滞固有神经或节段性脊神经后,根据疼痛消失的情况进行诊断。②治疗性神经阻滞:通过神经阻滞可以消除疼痛,改善血流,达到治疗的目的。③为判断预后而应用的神经阻滞。神经阻滞主要通过阻断疼痛的神经传导通路、阻断疼痛的恶性循环、改善血液循环和抗炎作用等机制发挥作用。

一、神经阻滞的种类

(一)化学性神经阻滞
化学性神经阻滞主要采用局部麻醉药阻滞传导功能,可用于手术中镇痛,而更多的是用于疼痛治疗。

1.可逆性神经阻滞

使用常规的局部麻醉药进行神经阻滞,一般是可逆性的。

2.不可逆性神经阻滞

为了一定的治疗目的而使用高浓度的局部麻醉药或神经破坏药进行神经阻滞,可较长时间或永久性地(不可逆性)阻滞传导功能。破坏性治疗应按照治疗程序,列为最后的治疗措施,非万不得已时不可实施,更不可滥用。

(二)物理性神经阻滞
临床上使用加热、加压或冷却等物理方法以阻断神经传导功能,称为物理性神经阻滞。

二、神经阻滞常用药物

(一)局部麻醉药
局部麻醉药如普鲁卡因、利多卡因、布比卡因和罗哌卡因等。

(二)糖皮质激素
糖皮质激素如泼尼松、泼尼松龙、地塞米松、倍他米松,常用混悬液针剂进行痛点、关节腔及腱鞘内或硬膜外隙注射,每次剂量为 0.5~1 mL,5~7 天 1 次,2~3 次为一疗程,常与局部麻醉药混合注射。合并有高血压、糖尿病、溃疡病和急性化脓性炎症的患者忌用糖皮质激素。

(三)维生素
临床上常与局部麻醉药、糖皮质激素混合应用,以期在局部发挥营养神经的作用。一般常用 B 族维生素。

(四)神经破坏药
神经破坏药指能对周围神经具有破坏作用,能毁损神经结构,使神经细胞脱水、变性、坏死,导致神经组织的传导功能中断,从而达到较长时间感觉和运动功能丧失的一类化学性药物。临床上只应用于一般神经阻滞效果不佳的患者。常用的神经破坏药有10%～20%氧化钠溶液、乙醇和苯酚。行周围神经阻滞、蛛网膜下腔或硬膜外腔阻滞,临床上均应严格掌握适应证。

三、神经阻滞的适应证

(1)药物或手术治疗不能奏效的急慢性疼痛。
(2)非痛性疾病的治疗,如对面神经麻痹、面肌痉挛、眼睑痉挛、膈肌痉挛、外阴瘙痒等症有一定疗效。

四、神经阻滞的禁忌证

凡阻滞部位有感染、炎症或全身重症感染的患者,有出血倾向者或对局部麻醉药过敏史者均禁忌神经阻滞疗法。

五、神经阻滞的并发症

神经阻滞技术采用微创的方法注射药物,操作相对简单、易行,但仍需经过专业培训的人员,严格遵守无菌操作规范,避免严重不良反应的发生,其常见并发症包括如下。

(一)感染

感染是发生最常见的并发症。主要原因为无菌条件不严格、无菌操作不规范或者缺乏无菌观念引起注射部位感染。其中较严重的当属关节腔内感染和硬膜外腔感染。膝关节腔内感染屡见报道,多为注入混悬剂型的糖皮质激素类药物,此种药物不易吸收,加之操作不当,一旦感染,炎症难以控制,往往预后不良,遗留关节功能障碍甚至致残。

感染的防治:①神经阻滞操作应在正规手术室内进行。②严格执行无菌操作。③感染部位忌行神经阻滞。④合并感染性疾病的患者,应同时加强抗感染治疗,预防或控制感染灶扩散。⑤对已合并关节腔感染的患者应使用抗生素治疗、关节腔冲洗引流和物理治疗,严重感染应切开引流。

(二)气胸

气胸可发生于颈、背、肋部和肩部穿刺过深,刺破胸膜,损伤肺组织。表现为穿刺过程中突发的疼痛或刺痛;注入少许药液即可引发胸背部广泛剧痛或伴咳嗽;数小时后或次日逐渐出现憋气、呼吸困难或伴有呼吸时胸痛;胸片提示气胸或血气胸。

气胸的防治方法:①明确体表解剖定位,穿刺操作需谨慎。②密切观察。③半坐位休息。④应用抗生素预防、控制感染。⑤适当应用镇静剂及镇咳剂。⑥轻者可自行吸收,重者行胸腔穿刺抽气、抽液,严重者需行胸腔闭式引流。

(三)药物不良反应

药物不良反应包括局麻药、糖皮质激素类药物不良反应和神经破坏药物造成的功能障碍。

(1)局麻药:神经阻滞疗法所使用的局麻药虽然一般剂量较小,但不除外发生变态反应和局麻药中毒的可能性,因此操作过程中应注意注药速度、反复回吸,以免药物误注入血管内,同时密切观察,及时发现可能的不良反应。

(2)糖皮质激素:过量、滥用激素所引发的不良反应屡有报道,除全身不良反应外,尚可引起注射部位较浅使皮下组织溶解、凹陷、皮肤菲薄等。

(3)神经破坏药物:由于神经损毁药物如无水乙醇等可引起相应感觉、运动异常和功能障碍,往往涉及患者的生理和心理改变,如排便异常和失禁、仪容和仪表欠缺等医学伦理问题,并且可合并神经炎及周围组织坏死等,因此术前必须周密考虑、权衡利弊,告知患者及家属,取得知情同意。

六、常用诊断性及治疗性神经阻滞技术

根据病变部位不同,可采用不同的神经阻滞方法。临床常用的神经阻滞方法包括颅神经阻滞、周围神

经阻滞、交感神经阻滞和痛点阻滞等。

（一）脑神经阻滞

脑神经阻滞如头面部三叉神经阻滞、面神经阻滞等。

（二）周围神经阻滞

头颈部、躯干和四肢的疼痛可根据神经分布,阻滞相应的神经干及其分支。如三叉神经痛应阻滞三叉神经;胸壁和上腹部的疼痛可阻滞肋间神经;肩周炎行肩胛上神经阻滞;枕部神经痛施行枕神经阻滞;慢性腰背痛和腹壁神经痛可施行椎旁脊神经根阻滞。

（三）交感神经阻滞

交感神经阻滞包括星状神经节、腹腔神经节和腰交感神经节阻滞等,主要适应证有:①交感神经功能障碍引起疼痛性疾病有反射性交感神经营养不良、灼痛等。②由血管痉挛和血运障碍引起的疾病,如雷诺病、血栓闭塞性脉管炎、血栓栓塞、肢体缺血性溃疡坏死等。③内脏原因引起的疼痛,如急性胰腺炎、内脏癌痛、肠痉挛、心绞痛等。④躯体疼痛兼有交感神经因素者,如乳癌疼痛,除躯体神经阻滞外,还应合并星状神经节阻滞,膀胱癌和支气管肺癌疼痛应同时阻滞躯体神经和交感神经才能取得良好的镇痛效果。

（四）痛点阻滞

局部压痛点阻滞适用于腱鞘炎、肱骨外上髁炎、肩周炎及肋软骨炎等引起的局部疼痛,每周 1 次,4 次为一疗程。躯干常见扳机点见图 16-2。

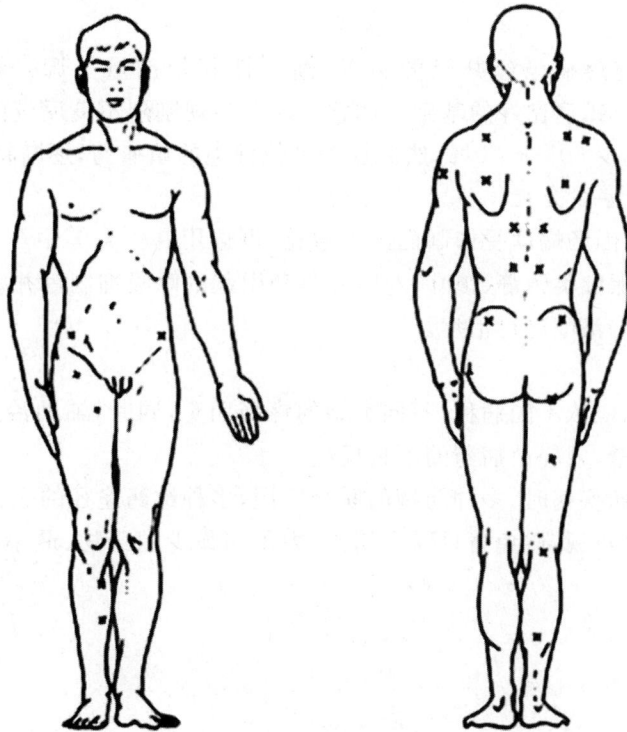

图 16-2　躯干常见扳机点

（曹绍军）

第五节　药物干预

用于疼痛治疗的药物种类繁多。在用药前必须熟悉药物作用,不良反应及疼痛的原因、特点、性质、部位,合理选择药物,以达到镇痛疗效高,不良反应小,患者易于接受的目的。

一、药物治疗原则

（一）选择适当的镇痛药物和剂量

基于每个疼痛患者的疼痛类型和疼痛强度与目前治疗的相互作用选择适当的镇痛药物。

（二）选择给药途径

口服给药方法简单，易于掌握，患者愿意接受，是药物治疗的首选给药途径，而对于吞咽有困难的患者，可经舌下含化或经直肠给药。经皮给药（如芬太尼透皮贴剂）也是有效、方便的方法。对于经口服或皮肤用药后疼痛无明显改善者，可肌内注射或经静脉注射给药；对于全身镇痛，产生难以控制的毒副反应时，可选用椎管内给药或复合局部阻滞疗法。

（三）制定适当的给药间期

根据药物不同的药代动力学特点，制定合适的给药间期，不仅可以提高药物的镇痛疗效，还可减少不良反应。如各种盐酸或硫酸吗啡控释片的镇痛作用可在给药后 1 h 出现，2～3 h 达高峰，共可持续 12 h；而静脉注射吗啡，可在 5 min 内生效，持续 1～2 h。为治疗持续性疼痛，定时给药是非常重要的。

（四）调整药物剂量

在疼痛治疗之初有一个药物剂量调整过程。爆发性疼痛反复发作需频繁追加药物剂量的患者，可能存在药物剂量不足，可适当增加剂量，增加幅度一般为原用药剂量的 25%～50%，最多不超过 100%，以防各种不良反应造成的危害。

对于因其他辅助治疗使疼痛已经减轻的患者，渐进性药物剂量下调是必要的，一般每天可减少 25%～50%，但首先应在保证镇痛良好的基础上调整。对于出现剧烈不良反应而需调整药物剂量时，应首先停药 1～2 次，再将剂量减少 50%～70%，然后加用其他种类的镇痛药，逐渐将有反应的药停掉。

（五）镇痛药物的不良反应及处理

长期使用阿片类药物可因肠蠕动受抑制而出现便秘，可选用麻仁丸等中药，软化和促进排便，阿片类药物所致的呕吐，可选用氟哌啶类镇静、镇吐；对阿片类药引起的呼吸抑制等并发症，可在进行生命支持的同时，采用阿片受体拮抗药纳洛酮进行治疗。

（六）辅助治疗

辅助治疗的方法和目的应依不同病种、不同类型的疼痛而定，同时，辅助治疗可以加强某些镇痛药的镇痛效果，减少镇痛药的用量，减轻镇痛药的不良反应。

总之，选用药物治疗疼痛疾病时，多种药物的联合应用，多种给药途径的交替使用可取长补短，提高疗效。但在药物选择上应予以重视，避免盲目联合用药，力争用最少的药物、最小的剂量来达到满意的镇痛效果。

二、常用药物

（一）麻醉性镇痛药

麻醉性镇痛药是疼痛治疗的主要药物，该类药物与中枢神经系统内的阿片受体结合而产生镇痛作用。

按照药物与阿片受体的关系将麻醉性镇痛药及其拮抗药分为三类：①阿片受体激动药：主要激动阿片受体，如吗啡、可待因、哌替啶、芬太尼、阿芬太尼等。②阿片受体激动－拮抗药：又称部分激动药，主要激动 κ 和 δ 受体，对 μ 受体有不同程度的拮抗作用，如喷他佐辛等。③阿片受体拮抗药：主要拮抗 μ 受体，对 κ 和 δ 受体也有一定的拮抗作用，如纳洛酮等。

麻醉性镇痛药主要适用于严重创伤、急性心肌梗死等引起的急性疼痛，以及手术后疼痛和癌性疼痛。椎管内小剂量注入阿片类镇痛药，可产生显著的镇痛效应。最近研究表明，外源性和内源性阿片类物质均可对中枢神经系统以外的阿片受体产生特异性抗伤害效应。阿片类药物的外周镇痛作用为临床疼痛治疗提供了一个新的途径。

（二）非甾体类抗炎药（non-steroidal anti-inflammatory drugs，NSAIDs）

NSAIDs 均具有解热镇痛和抗炎作用。NSAIDs 有中等程度镇痛作用，对头痛、牙痛、神经痛、肌肉痛和关节痛均有较好的镇痛效果，对炎症性疼痛疗效更好。此外也可用于术后镇痛和癌性疼痛治疗。长期应用无耐受性和成瘾性。

NSAIDs 的镇痛作用机制主要在外周，是通过抑制局部的前列腺素合成而实现的。当机体损伤时，局部释放的化学介质，既有致炎作用，还可刺激痛觉神经末梢，引起疼痛。PG 除本身有致痛作用外，还能降低痛觉神经的兴奋阈，增强神经对化学和机械性刺激的敏感性，有增敏作用。NSAIDs 能抑制 PG 合成，从而产生中等程度镇痛作用。

此类药物大体分为：①水杨酸类，如阿司匹林。②苯胺类，对对乙酰氨基酚。③吡唑酮类，如保泰松；④吲哚乙酸类，如吲哚美辛。⑤芬酸类，如双氯芬酸。⑥丙酸类，如布洛芬、奈普生。⑦苯噻嗪类，如吡罗昔康。

（三）局部麻醉药

疼痛治疗中常用的局部麻醉药有普鲁卡因、利多卡因、布比卡因和罗哌卡因等。

在疼痛治疗神经阻滞时，一般选用 0.25%～1.0% 的普鲁卡因溶液，适用于浅层组织神经阻滞。

利多卡因属中效局部麻醉药，具有起效快、弥散广、穿透性强，无明显扩张血管作用，安全范围较大等特点，神经阻滞时常选用 0.25%～1.0% 利多卡因注射液，而行硬膜外阻滞时一般多用 0.25%～0.5% 溶液。

布比卡因为酰胺类长效局部麻醉药，该药麻醉性能强，起效较慢，作用时间长达 5～6 h，适用于疼痛治疗，常用浓度为 0.125%～0.15%，一般不超过 0.25%。

罗哌卡因是一种新型的长效酰胺类局部麻醉药，与布比卡因比较，罗哌卡因具有心脏毒性较低，中枢神经系统耐受性好，术后运动功能恢复更快，产妇分娩需器械助产者明显减少等特点，因此在临床急慢性疼痛治疗时罗哌卡因是一较为理想的局部麻醉药，尤适用于无痛分娩和产科镇痛，常用浓度为 0.2%。

最近另一种新型的长效酰胺类局部麻醉药左旋布比卡因也已成功地应用于术后镇痛治疗和产科镇痛。左旋布比卡因麻醉效能与消旋布比卡因相仿，作用时间更长，对机体中枢神经系统和心脏毒性较小，临床安全范围较大，常用浓度为 0.062 5%～0.125%。

（四）激素

按其作用原理分为含氮激素和甾体激素两大类。在疼痛治疗中常用的是甾体激素中的糖皮质激素和性激素。

1. 糖皮质激素

糖皮质激素如泼尼松、地塞米松、得保松、醋酸泼尼松、甲泼尼龙、曲安奈德等一直是许多痛症治疗中的常用药物之一。临床上对糖皮质激素的应用存在不同观点，如何正确、合理使用激素，仍需深入讨论。

（1）糖皮质激素使用原则：①掌握适应证，尽量不用或短期小剂量应用。②治疗中根据需要常规小剂量应用。

（2）长期超剂量或超常规使用导致的不良反应：①肥胖症、高血压和电解质紊乱、糖尿病等。②并发和加重感染。③骨质疏松和肌肉萎缩，伤口愈合延迟，可致跟腱断裂、局部皮下组织坏死和骨坏死。④月经紊乱和胎儿发育畸形。⑤诱发和加重溃疡病、精神症状。⑥医源性肾上腺皮质功能不全。⑦其他，如睡眠问题或眼部并发症。⑧反跳现象或停药综合征。

2. 性激素

在性激素中，雌激素在体内既有参与正常的生理效应的作用，又有增加骨骼钙盐的沉淀，加速骨骺闭合的作用。雄激素有促进蛋白质合成和骨质形成，并有保留钙、磷的作用。所以在治疗绝经期的老年性骨质疏松症中，有一定的疗效。但是过量的性激素可引起癌肿，已在临床中得到证实。所以在疼痛治疗中，对激素的应用需要采取慎重态度。

（五）抗抑郁、抗惊厥药物

1.抗抑郁药

抗抑郁药除了抗抑郁效应外还有镇痛作用,可用于治疗各种慢性疼痛综合征。此类药包括三环类抗抑郁药如阿米替林和单胺氧化酶抑制剂(MAOI)。

三环类抗抑郁药物(如阿米替林、多塞平、氟西汀、帕罗西汀等)广泛用于治疗慢性疼痛伴随的精神抑郁状态和一些特殊类型的神经源性疼痛,在临床实践中常用于辅助镇痛治疗。其作用机制主要通过抑制神经突触部位的5-HT和去甲肾上腺素的再摄取而影响中枢神经系统递质的传递而产生抗抑郁作用和特殊的镇痛效能。

MAOI能抑制中枢神经系统、肾上腺素能神经末梢、肝和胃肠道中的单胺氧化酶,阻碍了突触的单胺神经递质的氧化脱氨作用,导致神经末梢细胞浆中的去甲肾上腺素和5-HT水平升高。单胺水平升高所产生的镇痛效应的机制还不清楚。

临床主要不良反应是由于中枢及外周抗胆碱作用所致,部分患者偶有口干、头昏、心悸、多汗和兴奋等;同时应注意心血管系统和精神方面的不良反应,如心动过速、直立性低血压、失眠或嗜睡等,特别是老年人及伴有重要脏器功能障碍的患者。临床口服应该从小剂量开始,以后逐渐增加剂量。新型抗抑郁药物文拉法辛(venlafaxine)作用机制仍是抑制去甲肾上腺素和5-HT重吸收,但其抗胆碱能的不良反应更小。

2.抗痉挛药

抗痉挛药(抗惊厥、癫痫药)在临床上也应用于慢性疼痛的辅助治疗,尤其是慢性神经源性疼痛的治疗,代表性药物有卡马西平、苯妥英钠,对神经自发性闪电样(电击样)或刀割样疼痛有效。抗惊厥药有时单独使用效果不明显,合用抗抑郁药可提高疗效。

近年来,加巴喷丁(gabapentin)已广泛应用于神经源性疼痛,对糖尿病性多发性神经痛有显著疗效,患者耐受性较好,不需要监测血浓度。其作用原理不完全清楚,考虑与抑制受损神经元的异常放电或过度兴奋有关。常见不良反应嗜睡、眩晕、无力,最严重的不良反应是惊厥,长期应用此类药物会引起肝、肾、胃肠道及造血系统功能异常,应当在密切监测下应用或交替使用。

（六）其他

1.维生素类

维生素类作为神经系统损伤后修复过程中的辅酶类物质,对维持神经系统正常生理功能具有极重要的作用,所以在临床上不论对于神经损伤产生的神经系统结构或功能异常,还是因神经系统受到各种刺激发生功能紊乱的治疗中都具有重要意义。B族维生素(如维生素B_1、维生素B_6、维生素B_{12}等)是慢性疼痛治疗中最常使用的药物之一。

2.离子通道阻滞剂

文献报道一些抗心律失常药可用于慢性疼痛治疗。由于周围神经受损后其兴奋性增加,自发性发放冲动异常增加是引起中枢敏感性改变和产生慢性顽固性疼痛的主要原因和物质基础,通过阻滞Na^+通道可抑制神经组织的兴奋性而镇痛。电压依赖型Na^+通道阻滞药美西律(mexiletine)和托吡酯(topiramate)通过阻滞电压依赖性Na^+通道,增加GABA受体部位的GABA浓度,激动谷氨酸受体的红藻氨酸亚型减少神经元活动,可能对慢性疼痛治疗有帮助。

3.交感神经阻滞剂

由于交感神经因素在许多慢性疼痛发病中起重要作用,因此交感神经阻滞剂(如α_2-受体激动剂可乐定)可以治疗这类慢性疼痛。

可乐定为α_2肾上腺素受体激动药,近年来研究发现其具有镇痛、镇静和减少麻醉药物用量作用,其镇痛机制是通过抑制脊髓后角水平的伤害性刺激的传导,明显减弱伤害性神经元的放电,从而产生长时间的强效镇痛作用。在临床疼痛治疗中,可乐定主要用于术后镇痛和癌性疼痛的治疗,给药途径主要为神经鞘内或椎管内给药。

4.镇静催眠抗焦虑药

对于慢性疼痛的患者来说,苯二氮䓬类药物(如地西泮、艾司唑仑、咪达唑仑等)具有镇静、遗忘、抗焦虑及肌松作用,故常用于急性疼痛伴焦虑,肌痉挛或失眠患者,其主要治疗作用在于减轻患者的焦虑状态或不安情绪,改善睡眠质量,加强镇痛药物的治疗作用。

酚噻嗪类和丁酰苯类药物如氯丙嗪、异丙嗪及氟哌利多等,具有较明显的中枢神经系统抑制作用,并能增强催眠、镇痛及麻醉药物的作用,临床可用于慢性疼痛、癌性疼痛、神经性疼痛的治疗。

5.非阿片类中枢镇痛药

曲马多为人工合成的非阿片类中枢镇痛药,它具有独特的双重镇痛机制,即兼有弱阿片和非阿片两种性质。前者是指曲马多为阿片受体的完全激动剂,但亲和力低,其对 μ 受体的亲和力仅为吗啡的1/6 000。后者则是指其具有通过调节神经递质(去甲肾上腺素和5-HT)的释放和吸收,从而增强中枢神经系统对疼痛的下行传导抑制作用。曲马多主要用于中等程度的各种急性疼痛和手术后疼痛,由于其对呼吸抑制作用弱,尤适用于老年人和婴幼儿的镇痛。此外,也可作为癌症三阶梯治疗方案的选用药物。

6.NMDA 受体拮抗剂

氯胺酮(ketamine)为苯环已哌啶的衍生物,系静脉全身麻醉药。近年来,小剂量氯胺酮用于疼痛性疾病的治疗,尤其是通过椎管内给药用于手术后的镇痛以及癌性疼痛的止痛有一定疗效。目前认为,椎管内氯胺酮镇痛作用机制是其阻断了脊髓内 NMDA 受体,从而阻断了伤害性信息的传递,削弱了机体对疼痛刺激的反应。此外氯胺酮也可竞争性与阿片受体相结合而产生镇痛效应。

7.其他药物

如用于改善肌紧张的药物氯唑沙宗、乙哌立松;钙制剂;防粘连药物透明质酸钠;激素样中药火把花根等具有抑制病理性免疫反应、抗炎、镇痛作用。

三、药物治疗常见并发症及处理

(一)恶心呕吐

恶心呕吐是急性疼痛治疗最常见的并发症,多与阿片类药物的不良反应有关,可给予镇吐药物治疗,鉴于恶心呕吐在急性疼痛治疗过程中发生率很高,也可预防性应用镇吐药物。

(二)嗜睡和呼吸抑制

不常见但是最危险的并发症,与阿片类药物抑制呼吸中枢有关,治疗可采用阿片药物拮抗剂,如纳洛酮 0.4 mg 肌内注射或静脉注射,如无缓解可再次使用,但应排除其他原因引起的呼吸抑制。如症状不是非常严重或紧急,推荐选用小剂量纳洛酮(0.04~0.2 mg)。

(三)瘙痒

需排除药物过敏,阿片类药物引起的皮肤瘙痒的治疗药物为抗组胺药和阿片拮抗剂。

(四)尿潴留

尿潴留是药物镇痛的常见不良反应,更常见于椎管内镇痛。

(五)其他

如肢体麻木可见于椎管内镇痛,可能与局麻药过量有关,但需排除硬膜外血肿;惊厥和抽搐是某些阿片类药物(如哌替啶)的不良反应;幻觉可能与睡眠不佳、组胺 H_2 受体拮抗剂、抗胆碱药物等有关;低血压与硬膜外局麻药物有关,一般全身用镇痛药物或硬膜外使用阿片类药物不会引起低血压。

(曹绍军)

第六节　附加治疗

一、物理疗法

物理疗法是临床治疗疼痛的常用方法,各种物理疗法的作用机制主要是利用物理因子对机体的刺激作用,引起各种反应,利用这些反应调节机体的生理功能,影响机体的病理过程,消除病因达到治疗作用。

现代物理疗法主要包括两大类,第一类是利用大自然的物理能源,如日光疗法、大气疗法、气候疗法、海水浴疗法和矿泉疗法等;第二类是利用人工的物理因素有电疗法、光线疗法、磁疗法、水疗法、各种温热疗法、冷冻疗法及各种运动疗法等。为了提高疗效,缩短病程,可将几种物理疗法综合运用,有协同或相加作用,但要注意合理选择及施用的先后顺序。

二、射频热凝疗法

射频热凝疗法是利用高频率电流通过电极,使电极周围组织中的离子振荡质点相互摩擦产热产生可控的温度,作用于神经节、神经干、神经根等部位,在组织内形成所需范围的蛋白质凝固变性而发生局部细胞毁损,阻断神经冲动的传导,是一种物理性神经阻滞疗法。由于射频热凝是一种高选择性神经破坏方法,需要医生具有良好的神经阻滞技能和在 X 线透视下进行操作的经验,掌握神经组织的三维解剖知识,以免对患者造成损伤。

三、中医药、针灸、按摩、小针刀疗法等

(一)中药疗法

中药治疗疼痛性疾病在临床上通常分为内服和外治两大疗法。中药内服疗法是将中药制成汤剂、丸剂、散剂等不同剂型,根据不同需要选用最佳剂型内服,从而达到治疗疼痛的目的,是治疗疼痛症最常用的方法,适用于所有的疼痛疾病。中药外治法是以中医基本理论为指导,将中草药制剂施于皮肤、孔窍、腧穴及病变局部等部位治疗各种病痛的方法,常用方法包括贴药疗法、敷药疗法、熏洗疗法、涂擦疗法、脐疗法、发泡疗法以及中药离子导入疗法等。

(二)针灸治疗

中医认为针灸镇痛是通过 3 个途径来治疗各种疼痛的:①病因治疗。②病机治疗。③症状治疗,这三者往往是相辅相成的,共同发挥作用。针灸治痛常用的腧穴有中脘、足三里、内关、公孙、脾俞、胃俞、合谷、曲池等。

(三)推拿

推拿是通过医生的手法作用于人体体表的特定部位,通过舒筋活络、活血化瘀、理筋整复调节机体的生理、病理状况,达到镇痛效果。从现代医学理论来看,推拿镇痛的机制主要与调节机体神经兴奋性,增强人体抗病能力有关,此外推拿使机体内的内啡肽浓度升高,并增强人体的心肺功能。推拿的基本技术包括按法、摩法、推法、揉法、捏法、掖法、擦法和拔伸法,主要适应证包括急慢性腰肌劳损、腰椎间盘突出症、强直性脊柱炎、肩关节周围炎等。

(四)小针刀疗法

小针刀疗法是将中医传统针刺疗法与现代手术疗法结合在一起的一种医疗技术。该疗法具有见效快、损伤小、操作简单、患者痛苦小、费用低等优点,其治病机制除了有经络刺激调整作用外,更多的是用于解剖学上肌筋膜粘连的分离。小针刀首先是机械刺激和分离,使局部组织活动能力加强和淋巴循环加快,局部被切开的瘢痕组织被吸收。

四、外科手术

外科手术用于疼痛治疗的适应证主要包括癌痛（顽固性疼痛）和疼痛经非手术治疗无效,严重影响患者生活质量者两个方面。其理想的目标是只切断（或切除）痛觉纤维,而不损伤其他感觉纤维或运动纤维;手术对周围正常组织无侵袭;术后疼痛不复发。常用的手术方法包括外周神经切断术、脊髓神经前根或后根切断术、脊髓部分切断术、交感神经切除术、丘脑部分核破坏术、垂体破坏术、三叉神经感觉根切断术及脑立体定向毁损手术等。目前尚无任何一种手术方法能够达到上述理想目标。

五、精神心理疗法

许多疼痛患者均有不愉快的感觉和情绪体验。因此,任何一种心理疗法只要能使患者的主观状态得到改善,都可以用于治疗疼痛。

（一）行为疗法

行为疗法是通过各种方式,消除患者原来已建立的条件反射,建立新的条件反射和健康行为。在行为治疗中,除医生的作用外,患者的自我调节在慢性疼痛的行为治疗中具有重要的指导意义。在慢性疼痛治疗中常用的行为治疗方法包括社会强化法、分级活动练习法、定时用药法以及自我控制方法等。

（二）心理动力学疗法（精神分析法）

这是一种以弗洛伊德的精神分析为理论基础的治疗方法,是在治疗过程中通过分析患者的某些思想、情感和问题,引导患者认识到导致这些症状的原因,使患者产生顿悟,获得生活与抗病的勇气,从而使症状消除或缓解。通常将这种方法同其他治疗方法结合使用,以获得较好的效果。

（三）支持疗法

支持疗法是一种应用最为广泛的心理治疗方法。利用患者对治疗者的信任,重新树立起患者的自尊和自信,改变以前的错误认识和不良行为方式,提高各方面的适应能力。

（四）催眠和暗示疗法

指在催眠状态下给予暗示,从而使患者的疼痛状况消除或减轻。该疗法的镇痛效果主要取决于患者的配合情况,而与疼痛的种类或来源关系不大。任何疼痛,包括外周痛、中枢痛、顿痛、锐痛、冷痛、外伤痛、良性痛、恶性痛、急性痛、慢性痛,经催眠处理后状况都会有所缓解。

（五）放松疗法

此法对缓解疼痛的病理反应具有显著作用。既可解除疼痛躯体和全身肌紧张,缓解血管痉挛,又可消除心理恐惧和精神紧张。

六、神经电刺激疗法

对神经系统的各个水平进行电刺激,能通过内源性神经调控系统的相互作用机制,最后产生镇痛效果,这种电刺激镇痛技术的理论和实践依据是基于 Meizack 的脊髓闸门控制学说和我国针刺麻醉数百万例临床实践及针麻原理研究的基础上而发展形成的,该方法具有既能减少患者对麻醉性药物的依赖性,又能避免损伤性手术的后遗症等优点。目前可采用的方法包括经皮神经电刺激疗法（TENS 疗法）、经皮穴位电刺激疗法（SPP 疗法）和硬膜外隙电刺激疗法。

（曹绍军）

参考文献

[1] 朱上林,黄育万.普外科手术并发症的早期诊断和处理[M].北京:世界图书北京出版公司,2013.

[2] 张永生,涂艳阳,冯秀亮.外科手术学基础[M].西安:第四军医大学出版社,2013.

[3] 张水军.普通外科围术期管理[M].郑州:郑州大学出版社,2013.

[4] 张启瑜.腹部外科症状诊断与鉴别诊断学[M].北京:人民卫生出版社,2011.

[5] 姚礼庆,徐美东.实用消化内镜手术学[M].武汉:华中科技大学出版社,2013.

[6] 杨春明.实用普通外科手术学[M].北京:人民卫生出版社,2014.

[7] 杨玻,宋飞.实用外科诊疗新进展[M].北京:金盾出版社,2015.

[8] 武正炎.普通外科手术并发症预防与处理[M].北京:人民军医出版社,2011.

[9] 卫生部医政司.普通外科临床路径[M].北京:人民卫生出版社,2012.

[10] 王跃东,叶再元.实用普通外科内镜手术学[M].武汉:华中科技大学出版社,2012.

[11] 王宇.普通外科学高级教程[M].北京:人民军医出版社,2010.

[12] 王杉.外科与普通外科[M].北京:中国医药科技出版社,2014.

[13] 王钦尧.胆道与胆胰十二指肠区域外科手术图谱[M].北京:科学出版社,2013.

[14] 谭永琼,谬安鹊,叶辉.图解普外科手术配合[M].北京:科学出版社,2015.

[15] 苏忠学,丁峰.普通外科腹腔镜技术与介入治疗学[M].武汉:湖北科学技术出版社,2013.

[16] 彭开勤,全卓勇.普外科重症患者围手术期处理[M].武汉:华中科技大学出版社,2012.

[17] 苗伟,李淑平,董丽娟,等.外科病诊治绝招[M].石家庄:河北科学技术出版社,2011.

[18] 刘金钢.普外科急重症与疑难病例诊治评述[M].北京:人民卫生出版社,2012.

[19] 刘德成.腹部手术部位切口并发症的治疗[M].沈阳:辽宁科学技术出版社,2013.

[20] 林擎天.普通外科临床解剖学[M].上海:上海交通大学出版社,2015.

[21] 李敬东,王崇树.实用临床普通外科学教程[M].北京:科学出版社,2014.

[22] 李海志,徐群,武正炎.实用乳腺手术学[M].北京:人民军医出版社,2013.

[23] 雷学锋,张磊,祝海洲.手术学基础[M].北京:人民卫生出版社,2010

[24] 兰明银,罗杰,狄茂军.普通外科手术并发症防治学[M].武汉:华中科技大学出版社,2010.

[25] 姜洪池.普通外科疾病临床诊疗思维[M].北京:人民卫生出版社,2012.

[26] 韩建立.普外科基础与临床[M].北京:科学技术文献出版社,2014.

[27] 高志清.普通外科临床经验手册[M].北京:人民军医出版社,2014.

[28] 高振华,杨建勇.普通外科放射解剖与诊断图谱[M].广州:广东科技出版社,2013.

[29] 方先业.腹部外科手术技巧[M].第3版.北京:人民军医出版社,2012.

[30] 方国恩.腹部外科手术并发症的预防与处理[M].北京:中国协和医科大学出版社,2012.

[31] 方国恩,毕建威.普外科手册[M].上海:上海科学技术出版社,2014.

[32] 范丽莉,李秀云.普通外科分册[M].长沙:湖南科学技术出版社,2011.

[33] 戴朝六.消化外科手术图解[M].北京:人民卫生出版社,2011.

[34] 陈英.普通外科疾病诊疗学[M].武汉:湖北科学技术出版社,2013.

[35] 陈孝平,易继林.普通外科疾病诊疗指南[M].北京:科学出版社,2014.

[36] 陈德兴.消化道微创外科手术学[M].北京:人民卫生出版社,2011.

［37］白纪刚.普外科常见病诊疗精要［M］.北京:世界图书北京出版公司,2013.

［38］LeeJohnShandlalkis.外科解剖和手术技巧［M］.原书第3版.翻译版.北京:科学出版社,2013.

［39］朱正纲,彭承宏,沈柏用,等.实用普外科医师手册［M］.上海:上海科学技术出版社,2013.

［40］邢彦峰,尚冰.胃旁路术对2型糖尿病合并胃癌患者的治疗作用［J］.浙江临床医学,2013,15(8):1206-1207.

［41］连心,晋娟,徐胜东.超声引导经皮穿刺置管引流术治疗肝脓肿患者的效果［J］.国际医药卫生导报,2016,22(20):3112-3114.

［42］宋淑华.普外科手术切口感染的原因分析与处理［J］.齐齐哈尔医学院学报,2013,34(10):1511-1512.

［43］陈帆,张艳亭,乔慧捷.肺炎克雷伯菌肝脓肿的临床特征分析［J］.临床肝胆病杂志,2016,32(4):764-768.

［44］郝新闻,任虎平.肝脏及胆管术后胆瘘合并腹腔感染的诊治分析［J］.现代诊断与治疗,2013,24(8):1861.

［45］姚宁.以腹部损伤为主的多发性损伤的临床特点分析［J］.当代医学,2015,21(9):44-45.

［46］戴鹏,林平,艾秋宝.90例普外科手术患者切口感染的因素探讨［J］.中国实用医药,2013,8(8):125-126.